骨外科疾病处理与手术精要

（上）

史文宇等◎主编

吉林科学技术出版社

图书在版编目（CIP）数据

骨外科疾病处理与手术精要/史文宇等主编. -- 长春：吉林科学技术出版社，2016.6
ISBN 978-7-5578-0768-9

Ⅰ. ①骨… Ⅱ. ①史… Ⅲ. ①骨疾病－诊疗②骨疾病－外科手术Ⅳ. ①R68

中国版本图书馆CIP数据核字(2016) 第133760号

骨外科疾病处理与手术精要
Gu waike jibing chuli yu shoushu jingyao

主　　编　史文宇　庄正陵　石　晶　贾光辉　孙亚澎　刑文钊
副 主 编　袁彦浩　李盼祥　张　峰　文　文
　　　　　胡　擘　高　飚　朱　博　吕振超
出 版 人　李　梁
责任编辑　张　凌　张　卓
封面设计　长春创意广告图文制作有限责任公司
制　　版　长春创意广告图文制作有限责任公司
开　　本　787mm×1092mm　1/16
字　　数　986千字
印　　张　40.5
版　　次　2016年6月第1版
印　　次　2017年6月第1版第2次印刷

出　　版　吉林科学技术出版社
发　　行　吉林科学技术出版社
地　　址　长春市人民大街4646号
邮　　编　130021
发行部电话/传真　0431-85635177　85651759　85651628
　　　　　　　　　85652585　85635176
储运部电话　0431-86059116
编辑部电话　0431-86037565
网　　址　www.jlstp.net
印　　刷　虎彩印艺股份有限公司

书　　号　ISBN 978-7-5578-0768-9
定　　价　160.00元
如有印装质量问题　可寄出版社调换
因本书作者较多，联系未果，如作者看到此声明，请尽快来电或来函与编辑部联系，以便商洽相应稿酬支付事宜。

主编简介

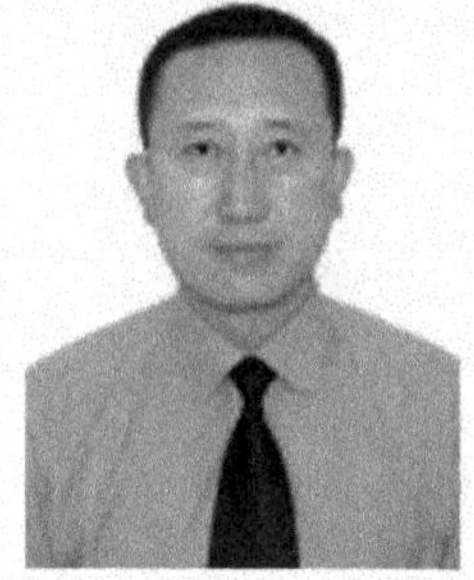

史文宇

1972年出生。医学硕士，中医骨科副主任医师，甘肃省卫生系统领军人才。中华中医药学会整脊分会委员，中华中西结合学会骨科微创专业委员会青年委员，世界中医联合会骨伤分会理事，甘肃省中西结合学会骨科微创专业委员会委员，甘肃省中医药学会骨伤分会委员。甘肃省第五批中医传承工作继承人。主持完成省级科研项目三项，国家级核心期刊发表专业论文20余篇。曾在第三军医大学新桥医院、上海复旦大学华山医院脊柱外科中心进修，2013年公派赴丹麦glostrup医院进修脊柱外科。擅长脊柱创伤，脊柱退行性疾病，脊柱畸形，脊柱结核，脊柱脊髓肿瘤及其他脊柱疾病，以及四肢骨关节创伤、骨病的手法、手术治疗。

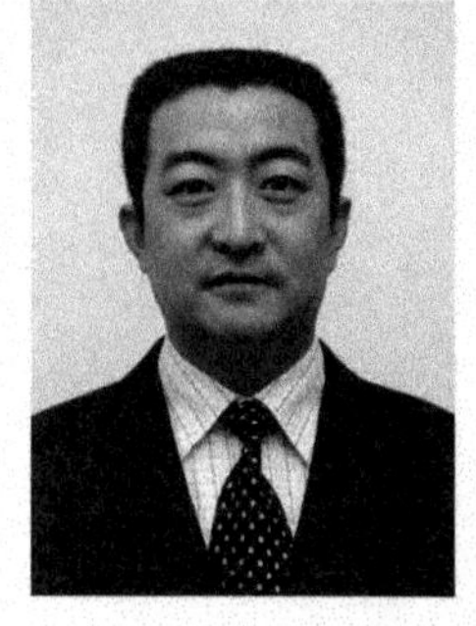

庄正陵

1974年出生。湖北医药学院附属襄阳医院，副主任医师。1997年毕业于湖北医药学院临床医学专业，2006年毕业于华中科技大学获硕士学位，从事骨科专业工作20年，擅长脊柱前后路手术，髋、膝关节置换及各种创伤的诊治。获省科技自然科学进步三等奖1项，市级科技进步二等奖2项，参与完成国家基金项目1项，世纪科研课题6项，在核心期刊发表文章10余篇。

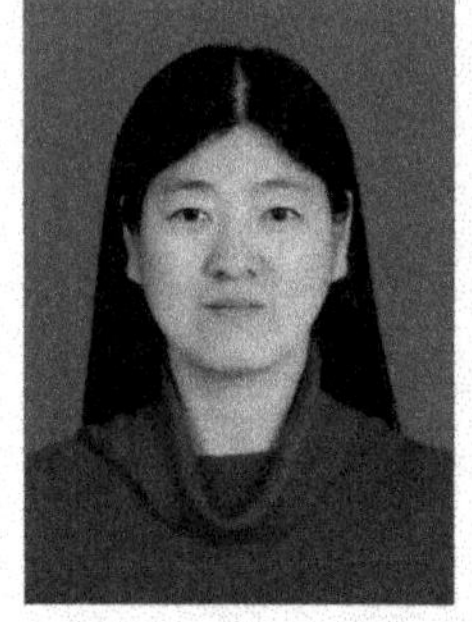

石　晶

1974年出生。工作于河北省沧州中西医结合医院，医学硕士在读，副主任医师。1997年毕业于河北医科大学，毕业后从事骨科临床、教学及科研工作17年。主要研究方向为创伤骨科、脊柱外科及关节外科，擅长关节镜治疗各种疾病。完成省级科研2项，市级科研2项，在核心期刊发表学术论文10余篇，主编著作2部，参编著作3部，获得河北省医学科技二等奖3项。

编　委　会

主　编　史文宇　庄正陵　石　晶
贾光辉　孙亚澎　邢文钊

副主编　袁彦浩　李盼祥　张　峰　文　文
胡　璧　高　飚　朱　博　吕振超

编　委　(按姓氏笔画排序)

文　文　湖北省荆州市中心医院
石　晶　河北省沧州中西医结合医院
史文宇　甘肃省中医院
邢文钊　河北医科大学第三医院
吕振超　河南省洛阳正骨医院
河南省骨科医院
朱　博　河南省洛阳正骨医院
河南省骨科医院
庄正陵　湖北医药学院附属襄阳医院
孙亚澎　河北医科大学第三医院
李盼祥　河北大学附属医院
张　峰　甘肃省白银市第一人民医院稀土分院
胡　璧　襄阳市中医医院
袁彦浩　河南省洛阳正骨医院
河南省骨科医院
贾　鹏　内蒙古自治区人民医院
贾光辉　郑州市骨科医院
贾学峰　江阴市人民医院
高　飚　武汉科技大学附属孝感医院
（孝感市中心医院）

·前 言·

随着现代分子生物学、影像学、材料学等的飞速发展，骨科学的诸多理论也出现了革命性的进展。同时，由于国际、国内同行之间交流的不断增进，许多新技术和新方法在临床上得到了推广和应用，极大地推动了现代骨科、创伤外科，尤其是关节外科和脊柱、脊髓损伤学科诊断和治疗水平的不断提高和发展。

本书重点阐述了骨科功能解剖、创伤骨科、关节外科、脊柱外科、常见骨病的常规手术治疗、小儿骨科手术以及骨科康复；针对最新的骨外科微创手术治疗技术也做了详细论述，内容新颖，实用性强，图文并茂，可供骨关节与运动创伤外科医生、骨科医生与医学生参考使用。

本书编委均是高学历、高年资、精干的专业医务工作者，对各位同道的辛勤笔耕和认真校对深表感谢！由于写作时间和篇幅有限，难免有纰漏和不足之处，恳请广大读者予以批评指正。

编 者

2016 年 6 月

·目　录·

第一章

骨科手术治疗基础

一、手术前的准备

（一）患者及家属的医疗知识培训和告知

骨科手术的难易和重要程度差别很大，有相对简单的足趾矫正，也有复杂的多节段脊柱融合。在决定选择手术方法治疗后，应帮助患者完全理解术前、术中和术后的情况。这个在法律程序上被称为“知情同意”的过程，其更重要的目的是保证患者的合作。

医生必须解释手术风险、预后、手术方案的选择以及可能并发症。对于常见的典型风险应进行比较详细的解释。风险和并发症是密切相关的，因此应同时交代。有时对于交待手术方案的选择可以直截了当。例如，对于一个开放骨折的患者，如果不尽快进行冲洗、清创以及抗生素治疗就有很高的感染风险。任何讲道理和理智的人都会同意这个手术。但是有些手术方案的选择会更为微妙。例如，有时必须在两种不同的手术或是否手术间进行选择，这种情况下医生必须考虑患者的社会心理以及生理因素，帮助患者做出决定。生活方式比较活跃的患者会更关心术后的情况，包括何时可以安全地旅行、工作以及完全生活自理。他们还会关心在他们生活不能完全自理的情况下有什么社会服务可以帮助他们。医生必须准备好讲解这些问题，而且对于有下肢和脊柱疾患的患者要提出关于何时可以下地行走的建议。同样对于手和上肢术后的患者医生必须对何时可以使用手提出建议。

1. 截肢　除严重的创伤外，截肢的问题很少被早期涉及。截肢的问题经常被和感染的风险一起讨论，因为缺血和感染可能会增加截肢的风险。

2. 麻醉　骨科手术的一个主要风险是和麻醉有关的，并不是因为麻醉的并发症经常发生，而是因为一旦发生结果可能是灾难性的。麻醉导致的死亡率是1/200 000。另外还可能出现如下的并发症：神经阻滞导致神经损伤和麻痹；椎管内麻醉后出现头痛；胃内容物的误吸；心脏问题，如缺血和心律失常等等。外科医生应该仅向患者交代关于麻醉的一般情况，由麻醉师向患者具体解释。

3. 关节炎　除关节置换外，所有关节内的手术都有可能损伤关节。例如，对于关节内骨折，手术可能会减低关节炎的风险，但即使如此还是应该告诉患者关节破坏的风险是现实存在的，因为关节面的愈合最终不会是一个完全正常的软骨面。

4. 失血　术前准确地估计失血量也利于自体血回输。自体血回输不一定更加安全，但给患者一种安全感。为减少术中的失血，应该在术前2周停用非甾体类消炎药。停用NSAIDs会使很多患者不适并可能引起类风湿的加重。为减少这些问题可以在这段时间使用COX－Ⅱ抑制剂NSAIDs作为替代，这类药物不会引起血小板和出凝血时间的异常，因为它们不会影响血小板功能或抑制凝血因子 A_2。

5. 血管损伤　血管尺寸越大，损伤的后果越严重，随年龄增加和血管疾病的存在会增加动脉的硬化。患者通常会理解这些，但还是应该向他们适当地强调。髋和膝关节置换时会对股动脉或腘动脉造成异常的张力，可能会损伤硬化的动脉。

6. 深静脉血栓/肺栓塞　事实上所有下肢和脊柱的骨科手术都会涉及深静脉血栓（DVT）的风险，医生必须把这个情况向患者交代。在全髋置换的患者中有多达25%的患者能通过静脉造影发现 DVT。但致死性肺栓塞（PE）的风险要小得多，大约是0.3%。

7. 骨折　很多手术都有术中发生骨折的风险。有些手术例如非骨水泥型髋关节置换，此风险的发生率很高，不过其实所有骨科手术都有这种风险。因此必须告诉患者出现此类问题的可能性。

8. 感染　骨科手术发生感染的风险从0（例如关节镜手术）到百分之几（例如开放骨折的手术）。要根据风险的程度向患者强调感染的问题。例如，对一个要接受全膝置换同时有糖尿病的患者不仅要说明医生会使用所有可能防止感染的方法（如预防应用抗生素、使用超净化的空气或手术室使用紫外线照射等），还应该说明一旦感染发生会考虑采用各种方法来解决。这些方法包括：扩创、假体取出、腓肠肌瓣、重新置换假体、关节融合以及截肢等。对于骨折经常使用的外固定架术往往会出现针道的问题，医生应该向患者及家属交代针道感染的问题，以免他们误认为是某些过程出了问题。皮肤问题通常是和感染相关的，但也可能是其他问题引起的，如邻近瘢痕对皮瓣血运的影响等。老年患者、吸烟者、糖尿病患者以及下肢远端有伤口的患者，他们出现皮肤问题的风险会增高。对他们应该交代伤口延迟愈合以及皮缘坏死的可能性。

9. 复位丢失　尽管针对骨折的手术在不断提高，但如出现内固定物或骨折块的移位可能还需要再次手术治疗，对这种风险的解释要根据不同的骨折和不同的人进行。复位丢失可能会导致骨折的延迟愈合或不愈合。有时虽然医生采取了最好的治疗方法但这种可能性依然会发生。血运差或吸烟可能会导致骨折不愈合。骨折不愈合和骨折位置有关，但是占很少的比例。

10. 神经损伤　某些手术容易发生神经损伤，尽管通常是很小的神经。例如膝关节的髌内侧切口容易损伤隐神经的髌下支从而导致某些区域的麻木。患者在术前应被告知预期有小的神经会因手术入路而被损伤，还有在所有手术中都有意外损伤神经的风险。

（二）术前计划

由治疗组中的护士、住院医生、麻醉师以及其他成员共同进行术前计划可以提高手术效率以及治疗的最终结果。正确估计手术时间、失血量以及需要肌松的情况，能减少手术和麻醉的风险。复习一下手术部位的情况，并估计术中可能需要的特殊设备、材料，如人工假体、激光或牵引床等，这些也同样会有助于提高手术效率以及治疗的最终结果。治疗组的所有成员必采用一些特殊的处理方式防止手术“做错边”，应在患侧做标记。

1. 手术准备和患者的体位　一旦患者进入手术室，应尽力使其舒适。每个人在麻醉前后均保持镇静、高效和专业的作风是必要的。如果麻醉师建议使用防血栓栓塞的弹力袜、简短充气加压的长筒袜或止血带等，可以在麻醉诱导前安置。动脉插管、中心静脉插管和 Foley 导管应尽可能在麻醉后进行。要调整手术台的位置以利于光线、术者和工作人员的操作以及保持无菌。

患者体位的安置是术者和麻醉师的共同责任，以便于手术和保证患者安全。因术野以外的某处没垫好而导致的神经麻痹会使一个原本很完美的手术被破坏。对于侧卧位的患者要注意保护膝关节处的腓总神经和腋窝下的臂丛神经。在肩部手术要扩大术野时，要避免牵拉臂丛神经和颈神经根。同样，不应使患者的肩关节外展超过90°，也不应用力使挛缩的关节置于过度的位置。这些警告尤其适用于治疗类风湿或骨质疏松的患者。仔细计划并且在摆放体位时保持同步可以避免损伤肢体或损失对线。

2. 应用抗生素　除某些特殊的需要明确细菌培养结果的病例，一般应在切皮之前开始使用预防用抗生素。一代或二代头孢比较适合于骨科手术。

3. 止血带的使用　止血带对于很多手术是非常有帮助或必需的。止血带可以阻断一个肢体的血流。为达到这个目的，要将充气式止血带打到明显高于动脉压的压力，止血带下方的软组织会分散很多的压力。

（1）止血带尺寸和放置：在不影响手术显露的情况下，止血带应足够宽。尤其当手术涉及通过肘关节或膝关节的肌肉时，应尽可能使止血带靠近近端，以防止肌肉影响关节活动。当在肥胖的肢体上使用止血带时应注意防止下滑，这可能会造成止血带褶皱以及局部皮肤的压力集中。防止下滑的一个方法是将止血带下方的衬垫用5cm的胶布纵行固定。

（2）止血带时间和压力：止血带对组织的影响是根据不同个体的时间和压力的共同结果。神经和肌肉组织是最敏感的，直接的压力和远端的缺血会导致其坏死。

选择止血带压力是要考虑以下两个方面问题：首先要低于可能造成神经组织损伤的压力水平，力又要使作用于动脉周围的压力高于收缩压。第二，如果患者的血压不稳定，把握好安全范围非常重要。如果患者的血压稳定，止血带压力比收缩压高75mmHg通常是比较合适的，尽管有些医生使用收缩压两倍的压力。如果用于肥胖的肢体，需要使用高一些的压力以使得在动脉周围有足够的压力阻断血流。止血带的压力可以通过单独测压装置来校准，也可以通过一边摸动脉搏动一边逐步升压直至搏动消失。

止血带压力长时间持续会导致并发症。不良的后果有时可以通过使用宽大弧形的袖带减轻。这样的袖带可以允许止血带下方有更高也是更均匀的压力。首要的原则是，止血带压力不能持续2小时以上，时间越短越好。在一个狗的动物试验中，研究者发现，每90分钟的止血带间隔5分钟能减少远端肌肉组织的缺血损伤。松止血带后经常会出现反应性充血和水肿，使关闭伤口的困难增加。打止血带前用驱血带驱血有利于清空肢体大静脉里的血液。认真驱血可以有助于防止DVT，尤其是打算多次打止血带时。

二、手术

除了新开展的手术外，所有手术的成功其实已在手术之前确定了。这是因为术者的经验决定的，但是术前计划是十分必要的。譬如，骨折的手术在术前就应知道术中用何内置物，内置物摆放的位置，多少颗螺钉。最有效的办法是在X线看片灯上用X线片描绘出骨折图形，用重叠技术复原正常的骨质。对于住院医生是一种必要的训练。

（一）切口和入路

切口应垂直于皮肤，一般采用纵行的方式，应使用锐利的手术刀。肿瘤活检通常使用纵切口。通过皮下脂肪层的入路根据身体的不同部位而有所不同。在多数部位，一般是用刀锐性分离皮下组织达筋膜层。在上肢的某些区域如果损伤皮神经会造成麻烦，那么应该钝性分离，因为皮神经走行于脂肪组织中。很多医生喜欢用剪刀垂直于切口方向钝性分离。止血要逐层进行。通常不把脂肪从皮肤剥离，因为可能会造成坏死。

手术医生应非常注意保护皮肤，在使用止血钳时必须避免捻挫皮肤。皮肤不能钳夹，也不能过度牵拉。大一点的切口比过度牵拉要好得多。保护软组织的措施包括：保持湿润、避免过度牵拉以及特别慎重对待血管神经束等。张力和压力对神经均有损伤。在医生和患者都会认为，神经损伤会破坏原本做得很好的手术。

手术入路要通过神经平面之间，例如三角肌和胸大肌之间，避免造成肌肉的失神经支配。应避免劈开肌肉，这样通常会造成更大的创伤，而且可能损伤神经肌支。这个原则不一定适用于肿瘤的手术，因为必须保持肿瘤细胞在单一间室。

（二）骨科器械和引流

必须一直保持工具的锐利，以避免在伤口深处过度的压力引起问题。在使用骨刀或骨膜剥离器时最好同时使用锤子，可以通过锤击的力量和次数进行确切的控制，而光靠手去推骨刀是很难控制的。保持钻头和电锯的锐利可以减少热坏死而且利于手术操作。如不使用套筒，在开始钻骨头时应保持垂直，即使最终需要与骨有一定的成角。这样可以防止从选定的入点处滑开。长骨上的钻孔是应力集中的地方，应该注意减少圆孔应力集中的可能和程度。如果长骨上有钻孔，尤其是在下肢，应建议患者避免使其产生旋转应力。

骨质上止血比较困难，由于骨蜡会产生异物反应，所以最好是用微晶体蛋白胶。术后骨面通常有渗血。虽然医生们传统上都使用引流，如果使用引流，应该注意防止意外拔出，而且要有足够直径，防止被凝血块阻塞。除非是用于消除死腔，一般在术后 48 小时拔管。

（三）缝合包扎

应该快速有效地缝合伤口以减少整个的手术和麻醉时间，同时要注意防止进一步损伤皮肤。如果从原有瘢痕处切开，有时需要在正常皮肤边界处切除瘢痕，同时切除相应的皮下组织，以利于愈合。对于四肢的很多部位，应仔细缝合皮下组织，以防止皮肤张力过大。每针至少要打 4 个方结，尤其对术后在伤口愈合前需要使用 CPM 或需进行早期活动的患者。

术后用棉花或纱布包扎防止形成血肿。避免使用胶布，因为胶布有时会引起过敏反应，而且伤口的肿胀和胶布压力的共同作用会导致水疱或其他问题。

三、术后处理

（一）术后处理

从麻醉恢复室开始，包括住院和门诊。医生必须积极地进行早期术后处理，包括止疼、止血预防 DVT 等。术后应尽快进行神经和血管的评价，尽快记录肢体感觉、运动的检查情况。如果远端动脉搏动消失或减弱应尽早请血管外科会诊。应该检查伤口引流量，并在适当时候考虑是否有骨筋膜间室综合征的可能。虽然患者的一般状况是术后早期是麻醉师关注的内容，但也要通过自己的检查以确认麻醉师已经了解每个患者的特殊情况。

在接下来的术后过程中，对于多数手术的骨科方面处理相对是常规的。骨科医生主要根据临床的不同情况而定。通常每日观察即可，但对于有潜在骨筋膜间室综合征可能的患者需要每小时检查一次。硬膜外吗啡镇痛会明显掩盖或改变术后疼痛情况，使术后对骨筋膜间室综合征的判断困难加大。

（二）疼痛治疗

近年来疼痛治疗已经成为一个很重要的课题。越来越多的医生关注患者疼痛的治疗，使患者无须无谓地忍痛。人们也已经接受这个概念，使得疼痛治疗得到规范。疼痛评分用数字0～10，类似于一种视觉类比方式，0代表无痛，10代表无法忍受的疼痛，可以接受的疼痛用4及其以下的数字表示。

疼痛是一种非常主观的感觉，是疼痛刺激的一个情绪反应。疼痛刺激由4个单独的过程组成。首先是组织损伤，导致第一个过程，形成神经脉冲，下一个过程是传导到脊髓，在这里又产生第三个过程，神经调制。这个调制信号最后被大脑皮层感知。疼痛感知取决于文化、种族、性别等。这是非线性的，两倍的刺激并不一定导致两倍的疼痛。

传统的疼痛治疗包括静脉或口服镇痛药。患者自控止痛（PCA）已经成为主流。这种设备用吗啡作为止痛剂，一般通过静脉给药，每剂1mg，通常可以每10分钟一剂。剂量可以根据患者的情况增减。这个水平的剂量对有些病人可能会有呼吸抑制，但另一方面，更加谨慎的剂量可能无法足够的缓解疼痛，从而对有些患者可能会加重心脏负担，导致心肌缺血。用传统的镇痛剂治疗疼痛也会导致其他的问题，患者的康复会被延迟。恶心、呕吐、便秘、幻觉以及定向力障碍等会致使住院时间延长以及患者产生不满情绪。

其他的术后镇痛方法也发展过，包括通过连续或“单发”的装置在硬膜内、外注射局麻药和止疼药。这些方法能明显缓解疼痛，但因为诸多缺点而未能推广。“单发”式方法是向腰麻或硬膜外麻醉追加吗啡，能在有限的时间内缓解疼痛，一般是12小时。它的问题是不能再通过其他途径给止疼药，因为可能会导致过量。长时间使用椎管内镇痛的问题是限制康复锻炼。护士和理疗师不会去移动椎管内有导管的患者，在有些医院这些患者还强制被送往ICU。神经阻滞和关节腔内注射受局麻药物作用时间的限制。使用泵以一定速度持续注射可以延长作用时间，这些泵通常使用长效药物，如布比卡因（0.25%或0.5%），速度一般是2～4ml/h。

四、深静脉血栓（DVT）/肺栓塞（PE）

深静脉血栓是一种威胁生命的病变，是骨科手术的一个阴影。在全髋置换、脊柱手术以及下肢术后制动时更为突出。这是一个可以预见的术后风险。静脉血栓栓塞可以导致3种问题：静脉炎后综合征、非致命性肺栓塞以及致命性肺栓塞。PE可以发生在非手术的情况下。发生PE需要很多的因素，包括年龄、体重、静脉曲张、制动、吸烟、既往DVT的发生、季节、雌激素治疗以及病变部位等。DVT和发生PE可能性之间没有明确的关系。很明显，没有凝血块就不可能有PE，但是哪个凝血块可能脱落变成栓子以及哪个会导致问题，还没有明确的概念。以前认为，大腿的凝血块比小腿的更危险，因为体积大可能造成脱落。然而，目前普遍承认，DVT是PE的一个制造者，也是判断PE疗效的一个变量。非致死性PE造成忽略不计的肺部损伤，但这种说法也是靠不住的，据推测，0.01%～0.1%的患者有非致死性PE造成的后遗症。DVT本身也是一个严重的问题，会造成下肢深静脉瓣功能不全。这会导致持续的水肿，长期会进展成硬水肿以及溃疡。但是除DVT外，还有很多情况会导致这些变化。致死性PE的发生率随年龄而增加，尽管年龄可能仅仅是健康和活动水平的一个指标。在所有人群中，65岁以上发生致死性PE的比例是0.03%，而对于全关节置换的病人，这个比例是0.3%，因而对于全髋或全膝置换的病人，致死性PE的风险要高出10倍。

有3类药物可以用于预防DVT：华法林（维生素K抑制剂）、低分子肝素以及血小板凝集抑制剂。每种方法各有优缺点。华法林钠起效比较慢，有时需要几天才能达到治疗水平，可是它的口服给药方式很方便。但是需要监测凝血酶原时间（PT）以确保适当的治疗水平。低分子肝素不影响PT或APTT，但影响Ⅱa、Xa因子的水平。这些指标不需要监测，因为给药剂量是标准的。华法林和低分子肝素都有与出血相关的问题。阿司匹林等NSAIDs尽管也造成术中出血，但确实对预防DVT没有什么作用。预防DVT的物理方式包括加压长筒袜和间断充气加压。这些作为辅助治疗是有效的。

美国胸科学会定期荟萃分析并发表DVT方面的数据，并提出最新的建议。通常对于骨科高风险的手术后，可以使用华法林INR2－3或术后12～24小时后使用低分子肝素，并且应用弹力袜或间断充气加压作为辅助预防DVT。建议至少使用7天。对高风险情况下，建议偶尔可使用肝素或腔静脉滤网。表1－1列出目前的一些建议。

表1－1　深静脉血栓预防性用药建议

措施	级	建议
全髋/全膝置换	1A	手术后12～24小时开始使用低分子肝素
	1A	手术后立即开始华法林（2－3国际标准比率）
髋部骨折	1B	低分子肝素或华法林
创伤	1A	可以安全使用时使用低分子肝素
	1C	弹力加压袜肺间歇性加压至可以安全使用低分子肝素
急性脊髓损伤	1B	低分子肝素

注：全髋置换＝THA；全膝置换＝TKA；低分子肝素＝LMWH；脊髓损伤＝SCI；1A＝基于随机对照试验，有明确的风险受益比，没有重要的限制；1B＝与1A相同，但结果不恒定，或有数理缺陷；1C＝基于观察研究，有明确的风险受益比。

骨科组织的标准可能与胸科学会的标准不同。最近的骨科文献建议选用华法林，但要求较小的INR值。然而，预防用药的选择应由医生和患者决定，需权衡血栓栓塞和出血问题。

华法林和肝素，无论是低分子还是常规的，都会导致一些副作用。华法林会引起与手术无关的皮肤坏死和坏疽。肝素会导致血小板减少。目前市场上又出现一些新药，但并不适用于预防DVT。

诊断——如果患者在术后出现小腿肿胀或Homan征，可以用超声诊断DVT。有些高风险骨折的DVT发生率会升高。这些包括制动、下肢和骨盆手术（术后4周内）、既往DVT病史以及癌症病史。超声对于发现大腿静脉DVT非常可靠，但对于小腿静脉略差。DVT诊断的金标准是静脉造影，但这种方法应当谨慎使用，因为会使患者非常不适。PE的检测已经有所进展。D－二聚体对于非手术治疗患者的PE诊断很有帮助，但术后PE的风险持续数周，因此它对术后晚期也有一定的作用。过去通气/血流扫描是标准方法，如果不能确定再进行肺血管造影。目前螺旋CT是非常可靠的，但据报道仅有70%的敏感性和91%的特异性。在门诊，超声和肺扫描正常的患者，螺旋CT仅有7%的假阳性率和5%的假阴性率。另外据初步研究的证据表明，有PE和没有PE的全髋置换患者的纤维蛋白单体可能是有区别的。PE患者的D－二聚体也较高，但直到术后7天以后才明显升高。

五、失血与输血

输血已经成为一个复杂的问题，所幸不是所有的骨科手术都面临这个问题。血液占体重的7% ~8%，一个70kg的人大约有5L。一般人在失血25%之内通过输液可以自行恢复。在失血的急性期应监测凝血状态，防止进一步出血加重。在术后出血的亚急性期可以补充血容量并根据病情决定是否需要输红细胞。患者有脑卒中、心肌损害或其他心输出减低的危险时，可能在较高的血红蛋白（Hb）水平即需输血。年轻健康的患者能耐受更低的Hb水平，除非有姿势性低血压、心动过速、眩晕以及虚弱等。

（一）输血的标准

术后早期输血取决于很多的因素，包括年龄、医疗条件以及心脏功能、估计失血、预计失血、血液供应（自体、异体或库存）以及患者对输血风险的接受程度。对年轻健康的患者，输血要慎重考虑，直到患者血细胞比容（HCT）20% ~22%或出现姿势性低血压、心动过速、眩晕以及虚弱等症状时，才考虑输血。老年患者有脑卒中、心肌损害或其他心输出减低的危险时，可能在较高的Hb水平或症状较轻时即需输血。

（二）减少输血相关风险的策略

手术中失血是不可避免的。由于血库的血液虽然风险很低，但仍有一定风险，相应地减少风险的策略也因此产生。

为此目的，一个很明显的方法是减少失血。麻醉控制性降压既能实际减少出血也能通过缩短手术时间而减少失血。患者在术前应避免使用抗血小板的药物，包括所有含有NSAIDs的药物，这些药物可以说是无所不在，如止疼药、感冒药以及关节炎用药等。在术中，应考虑使用局部的用药，如骨蜡、明胶海面或类似胶原制品、凝血酶、氨基己酸（抗纤溶剂）以及纤维蛋白胶等。手术操作要有效而且细致、以减少手术时间及失血。患者的体位应有利于降低静脉的压力，从而减少失血，例如全膝术后置于屈膝位可以减少出血。以下方法可以减少患者输异体血的风险，即预先储存自体血、术前通过稀释自体供血以及术中术后回吸收自体血处理后回输等。自体输血也有费用高的问题，但这是另外的话题。有些老年人不能耐受供血后的贫血。异体输血最大的风险可能是细菌污染和程序性的错误，这种错误会导致可能致命的ABO配型错误。自体血如果不用就会被抛弃，不会被放入常规的血库。

术前血稀释会因为抽血延长手术室时间以及麻醉师参与等而增加费用。术前可以通过口服促红素升高HCT，这样可以减少手术失血的影响。促红素的价格相对于自体输血要高得多。另外还可能因HCT过高出现别的危险。因此这只适用于没有其他选择的情况下，如患者拒绝输血。

血液可以被储存35天或制成血细胞比容冷冻保存1年，但这方法均会影响红细胞的活性。使用自体输血能减少很多但不是全部骨科患者对库存血的需要。比如，有些患者的化验结果处临界水平（如Hb 10g/dl，HCT_3 0），他们就不能自体供血。患者预先自体供血的能力和供血量可以通过重组人促红素的治疗来提高。每周可以注射两次，能显著提高HCT水平。虽然很昂贵，但可能对有些患者有益，尤其是有些患者很难配型或因宗教信仰原因不能接受异体输血。在术中的吸引器和术后引流中可以回收红细胞，当然一定的失血量会使这个过程的性价比提高。回收的血液通常需要洗去细胞碎屑、脂肪以及骨块等。新的过滤技术可以不需洗涤而将回收的血液回输。

六、骨科手术伤口缝合方法、缝合材料的选择

对于骨科医生而言，理想的缝线应该强度高，在愈合过程中提供足够的张力；组织相容性好，不易引起不良反应；材质最终被人体吸收而不留任何异物；能够防止细菌粘附、繁殖、扩散。

外科缝线的意义在于在伤口愈合的关键期内提供足够的张力，促进组织的愈合。当伤口愈合达到自身的必要强度时，缝线就失去了自身的意义，而应该从体内消失。

1. 外科缝线的分类　外科缝线（表1－2）按照原料可以分为天然和人工合成缝线，按照形态可以分为单股和多股编织缝线，按照是否吸收可以分为可吸收和不可吸收缝线。

表1－2　缝线的分类

缝线分类	特点
天然	在人体内受酶的消化；有较大的组织反应
人工合成	张力更大；组织反应小
单股	细菌不易附着；组织拖曳小
多股编织	成结性好；抗张强度大；如有涂层，也可具有单股缝线的优点
可吸收	在体内不留异物
不可吸收	永久支撑伤口

天然材质的缝线如肠线、丝线，是动物蛋白，通过机体细胞酶的作用而降解，因此会引起缝线周围的炎症反应和变态反应。在可吸收缝线中，人工合成的可吸收缝线则与之不同，它是化学合成的，通过自身水解过程而降解，不需要依赖缝线周围的细胞活性，最后在体内形成的最终产物是水和二氧化碳，因此组织反应较轻。另外，每一种可吸收的人工合成缝线其伤口支撑时间和材质吸收时间都是可预知的，而天然材质的缝线则难以精确预测。因此，随着外科手术的范围和难度不断增大，以及外科医生对缝线的张力、操作性和吸收性的要求，外科缝线向着合成新型聚合体材料的方向发展。自20世纪50年代至今，外科专家和化工专家共同协作，创造出能满足各种要求的人工合成缝线。

2. 选择外科缝线的原则　缝线的品种很多，可以根据骨科组织特性、各层组织的关键愈合期以及伤口的分类，选择合适的缝合材料。

（1）骨科手术常见层次、愈合特性与缝合要求（表1－3）。

表1－3　骨科组织特性

手术常见组织	组织特性	缝合要求及注意事项
皮肤	愈合较快	应注意对合整齐，缝合美观；对于术后有较多渗出和需要承受较大张力的皮肤，应选损伤小、反应较小的缝线，可吸收或不可吸收缝线均可
皮下脂肪	血供差，组织稳定度差，不易对合准确，柔软易撕脱，过度牵拉、电切容易导致脂肪液化	减少死腔和感染机会，良好和足够强度的对合是减少皮肤开裂的最有效手段；防止出现因缝线异物反应导致感染和异物囊肿，应选用可吸收缝线

续表

手术常见组织	组织特性	缝合要求及注意事项
深筋膜	愈合慢，术后2个月恢复到原始张力的40%，需要1年时间才到最大张力，但不会恢复到原始张力	要求缝合材料的强度高，组织反应小，无异物残留，应选用可吸收缝线
肌肉	血供丰富，不同于腹部宽扁的肌肉，需要更强的缝合张力	
关节囊	活动性强，愈合期间需要更强的张力支撑	封闭关节囊防止关节液外渗，注意减少关节内积血，以及关节粘连和僵直的可能，应选择无损伤、异物反应小的可吸收缝线
肌腱/韧带	血供差，愈合周期长，愈合时需要较强的张力和更长的支撑时间	缝合时需要维持肌腱对合和足够的张力，以利于愈合和早期锻炼，较小的组织反应，有效减少肌腱粘连。应选择不可吸收缝线或长吸收期的缝线
骨骼	坚硬，血供差，愈合慢	高强度的不可吸收缝线可用于粉碎骨折的固定、撕脱性骨折的固定，以及肌腱骨性止点的重建

（2）骨科手术各层组织的愈合关键期：伤口愈合的关键期是指伤口愈合达到一定的抗张强度，在不需要外力拉合（比如缝线）的情况下也不会裂开。人体内各类组织都有各自的特性，这些特性决定了组织的伤口愈合关键期并不完全相同。因此，在选择手术缝线时，应根据愈合关键期的不同选择合适的缝线。

骨科手术常见组织的愈合期见表1－4。

表1－4　人体各类组织缝合后愈合时间

组织名称	伤口愈合时间	缝合材料选择
皮肤	5～7天	可吸收缝线/单股不可吸收缝线
皮下组织	7～10天	可吸收缝线
筋膜	21～28天	可吸收缝线
关节囊	21～28天	可吸收缝线
肌肉	14天	可吸收缝线
肌腱	21～28天	长张力支撑的可吸收缝线/不可吸收缝线
韧带	21～28天	长张力支撑的可吸收缝线/不可吸收缝线
跟腱	35～42天	强张力的不可吸收缝线

（3）骨科伤口分类：根据伤口内有无微生物污染，继而可能出现感染几率的高低，手术伤口可以分为：清洁伤口（如关节置换手术）、清洁污染伤口、污染伤口（如开放性创伤）和污染感染伤口。在清洁污染、污染伤口应特别避免使用丝线。由于细菌可以停留在缝线纤维的空隙中，有可能使得污染的伤口转变为感染的伤口，而经久不愈。应改用单股或可吸收缝线，特别是有抗菌作用的可吸收缝线。

3. 缝合方法　骨科手术中常用的缝合方法包括连续缝合、间断缝合、包埋缝合、皮下缝合。

连续缝合是用一根缝线所做的一系列缝合，其强度来源于沿整条缝线均匀分布的张力，然而必须注意运用稳定张力而不是紧绷张力以避免张力过强和器械损伤，防止缝线断裂而使伤口裂开。连续缝合使伤口内几乎没有异物残留。存在感染时最好使用单股可吸收缝线，它不存在能使细菌生存的细小间隙。

大块肌肉组织，比如臀部、脊柱肌肉筋膜组织的缝合，也可采取“圈套线”缝线连续缝合的办法，加快缝合速度。

间断缝合是利用许多缝线闭合伤口。缝入后的每条缝线被分别结扎、剪断，这使得缝合更加牢固。因为即使有一条缝线断裂，其余的缝线仍能使伤口边缘对合。存在感染时，可采用间断缝合，因为细菌几乎不可能沿着一系列间断缝合线进行传播。

包埋缝合完全置于表皮层的下面，可像连续缝合或间断缝合那样进行包埋缝合。缝合线术后无法拆除。

皮下缝合是位于上皮层下的皮下组织的连续缝合，缝合线与伤口平行，沿着整个伤口边缘进行短小缝合。当缝线拉紧后，远侧端以与近侧端相同的方式固定，缝线的两端在伤口的中部结扎。

在骨科手术中肌腱的缝合方法与普通软组织（筋膜、肌肉、皮下脂肪、皮肤）有所不同。肌腱缝合的适应证包括：①急性或陈旧性肌腱损伤和断裂或缺损。②开放性损伤的肌腱断裂，凡在伤后 8～12 小时以内，污染不重，清创彻底，有完整健康皮肤覆盖，可一期缝合肌腱。否则应延期或待伤口完全愈合后择期修复。③因肿瘤或其他病变需要切断或部分切除的肌腱，应予一期修复。

在外科缝合的过程中，手术技术是第一位的。但是如果医护人员能够熟悉各种缝线的不同特点并且懂得如何选择它们，势必将有助于外科医生获得最佳的伤口缝合效果。

（史文宇）

第二章

功能解剖与手术入路

第一节　肩关节的功能解剖与手术入路

一、肩关节的功能解剖

肩关节指自由上肢与躯干连接的部分，包括臂上部、腋窝、胸前区及肩胛骨所在的背部区域等身体很大的一部分。

在体表可见以下结构：锁骨，锁骨全长皮下可及，呈S形，内侧是胸锁关节，两锁骨间是胸骨上窝，锁骨向外与肩峰相关节。肩峰前角及后角可摸及，肩胛骨喙突为三角肌前缘所覆盖，在锁骨外侧部前下2.5cm，肩峰向后与肩胛冈相连，肩胛骨的脊柱缘及下角在上肢下垂时极易摸得，肱骨大结节突出于肩峰之外，为肩部最外的骨点，肱骨小结节位于喙突外侧2.5cm处。肋骨于胸前后均可及，第一肋为锁骨覆盖，第二肋与胸骨柄相连，胸骨全长可及，胸骨最下方为剑突。背部中线可见脊椎棘突，屈颈时以第七颈椎棘突最明显。胸椎棘突较长尖，腰椎棘突宽钝，耳后可及乳突。

肩关节的肌肉不仅附着于锁骨、肩胛骨、肱骨、还与脊柱、胸廓相连。肩关节的肌肉部分起于肩胛骨止于上肢骨，作用于肩关节，称肩关节的内在肌；部分起于胸廓脊柱等中轴骨止于上肢骨，作用于肩关节，称肩关节的内在肌。胸前方大部分及后方几乎全部被肩胛带肌肉所包绕，前方主要是胸大肌构成腋窝前壁，后方主要是背阔肌及大圆肌构成腋窝后壁。胸大肌在胸前区可见，在男性它是胸区轮廓的主要标志，而且是腋窝前壁的主要组成部分。在肌肉发达者胸前外侧壁可见前锯肌轮廓。在背侧可见斜方肌外缘及背阔肌下缘，背阔肌及大圆肌一起构成腋窝后壁。三角肌构成了肩关节外上角，肩关节外展时可摸及冈上肌收缩，但因其上有斜方肌覆盖边界不易确定。

上肢带包括锁骨与肩胛骨。肩胛骨主要由肌肉悬吊所以活动度很大。锁骨近端与胸骨构成胸锁关节，可有一定的前、后、左、右及旋转活动度，锁骨远端与肩胛骨形成肩锁关节，肩胛骨的肩盂与肱骨近端构成盂肱关节。

肩胛骨在胸壁上的运动有上提、下降、前伸（protraction，指肩胛骨沿胸廓远离脊柱）、回缩（retraction，肩胛骨沿胸廓靠近脊柱）、旋转，包括肩胛骨下角的内旋和外旋。肩胛骨的活动同时伴有胸锁、肩锁关节的活动，与上肢的活动相互配合，可协助稳定肩关节，增加上肢的运动范围。盂肱关节的活动包括前屈、后伸、内收、外展、内旋、外旋，在检查肩关节旋转活动时要注意与前臂的旋前、旋后活动分开。肩关节所有的复杂活动都可以分解为上述活动的组合。

支配肩关节肌肉的神经大部分起于臂丛，营养血管来自锁骨下动脉或腋动脉。

（一）臂丛神经

臂丛由 C_5 至 T_1 神经根组成，起于颈下部，向外下走行，穿锁骨与第 1 肋间的斜角肌间隙，与锁骨下动脉、腋动脉伴行至腋窝，在腋窝外侧壁于肱骨内侧可摸及臂丛。臂丛从中枢到外周可分为根、干、股、束 4 部分：C_5 至 T_1 神经根前支参与臂丛组成（后支细小向后走行支配脊柱周围的肌肉及皮肤），肩胛背神经起于 C_5 神经根，胸长神经由 C_5、C_6、C_7 神经根分出；C_5、C_6 神经根合成上干，C_7 神经根单独形成中干，C_8 及 T_1 神经根合成下干，由上干分出肩胛上神经，至锁骨下肌的肌支；上、中、下干又分别分成前股及后股，每个神经分为前后股都没有分支；上干与中干的前股汇合成外侧束，下干的前股形成内侧束，上干、中干与下干的后股汇合成后束，所谓的内侧、外侧及后束是以神经束与腋动脉的位置关系命名的，外侧束发出胸外侧神经和肌皮神经，内侧束发出胸内侧神经与尺神经，之后内、外侧束汇合成正中神经，后束发出上肩胛下神经至肩胛下肌，胸背神经至背阔肌，下肩胛下神经至肩胛下肌和大圆肌，然后分出腋神经与桡神经，腋神经穿四边孔绕肱骨颈向后支配三角肌与小圆肌，较粗的桡神经向后绕肱骨干支配臂后肌群。

按其所支配的肌肉，臂丛可分为两组功能单位：内、外侧束主要支配胸肌组及臂、前臂前方的肌肉，即屈肌群；后束主要支配肩胛区和臂、前臂后方的肌肉，即伸肌群。

（二）骨与关节

肩胛骨呈三角形，有两面，前面（肋面）与背面；3 个角，外角、下角、上角；3 个边，分别为上边、内侧边、外侧边。外侧角有一卵圆形较浅的关节盂称肩盂，肩盂周围有盂唇以增深增大肩盂。肩胛骨上缘有一小而深的半圆形切迹，称为肩胛切迹，其上有肩胛上横韧带。从肩胛颈向前伸出钩状的喙突。肩胛骨的前面（肋面）光滑，称肩胛下窝，为肩胛下肌起点。背面以肩胛冈分为冈上窝和冈下窝，分别容纳冈上肌和冈下肌。肩胛冈向外上伸展形成肩峰，构成肩关节最上缘且与锁骨相关节形成肩锁关节。肩峰与喙突以喙肩韧带相连，形成喙肩弓，与其下方的冈上肌及肱骨头构成第二肩关节。肩胛骨与锁骨及肱骨相关节，主要以肌肉悬吊与躯干相连接。

锁骨为长骨，呈 S 形，内 1/3 断面为锥形，中部断面为圆形，外 1/3 扁平。锁骨内侧与胸骨相关节，胸锁关节中锁骨向上后方突出。外侧扁平与肩峰相关节。锁骨主要作用是使上肢远离躯干，增加上肢活动范围。胸锁关节中间有纤维软骨盘，有 35°前后活动，30°～35°上下活动度，44°～50°旋转活动度，其上下活动主要发生于纤维软骨盘与锁骨之间；前后向及旋转活动发生于纤维软骨盘与胸骨之间。但当锁骨远端受到向下的力时，以肋骨为支点锁骨可向上移位。胸锁关节周围由前后胸锁韧带加强，其中以后胸锁韧带更坚强，可防止锁骨向上移位。两锁骨间有锁骨间韧带加强，可防止锁骨向外移位，肋锁间有肋锁前、后韧带分别可防止锁骨向外侧及内侧移位。肩锁关节对合面小，肩锁关节囊很薄弱。喙突与锁骨间有喙锁韧带相连接，喙锁韧带分为内侧的锥形韧带与外侧的斜方韧带，喙锁韧带是悬吊肩胛骨乃至上肢的主要静力稳定结构。肩锁关节有 5°～8°活动度。锁骨两端均有滑膜关节，使其活动度大增，肩胛骨活动时必然伴有胸锁关节及肩锁关节的活动。

肱骨为长骨，近端膨大形成肱骨头，肱骨头关节面呈半圆形，肱骨头前下方为小结节，外侧为大结节，大小结节向下延伸为大小结节嵴，其间为结节间沟。肱骨头与肱骨干有130°～135°颈干角，15°后倾角。围绕肱骨头关节面与肱骨结节间有一浅沟，为肱骨解剖颈。外科颈指大小结节下方肱骨较狭窄的一段区域，因易于发生骨折而得名。

盂肱关节由肩盂及肱骨近端组成，其关节囊在未加强处很薄，关节囊前方有喙肱、盂肱韧带加强，关节囊纤维近端止于盂唇，远端止于解剖颈，于结节间沟处有滑膜鞘包绕肱二头肌肌腱，肱二头肌肌腱于肩关节腔内止于肩胛骨盂上结节。肩关节腔在前方与肩胛下滑囊相连。当肩关节反复脱位时，盂唇会从盂缘撕脱，在未有脱位史的老年人中盂唇也有很高的退变比例。肩关节主要是承担悬吊上肢的作用，除关节囊韧带外，悬吊力量主要来自肩关节周围肌肉。肩大小结节、肩峰等骨性结构及肩周韧带、短肌肉等限制了这一球窝关节的运动，同时稳定了肩关节。

（三）皮神经、浅静脉及筋膜

皮肤感觉：胸前区上方皮肤感觉由锁骨上神经支配，为颈丛 C_3、C_4 的分支；胸区皮肤由肋间神经支配，T 支配胸骨柄水平，T_4 支配乳突水平；背部皮肤由肋间神经支配；臂外侧上部由腋神经支配；腋窝底及臂内侧由来自 T_2 区域或 T_2、T_3 的肋间臂神经支配；臂内侧下方由来自内侧束的臂内侧皮神经支配。

肩部浅静脉主要可见头静脉上端，此静脉位于三角肌与胸大肌之间，穿锁胸筋膜汇入腋静脉。

胸前区皮下组织发达，含有大量脂肪，包含乳腺，肩部其余区域浅筋膜不明显，与深筋膜融合。肩区的深筋膜分层包绕所遇到的肌肉等结构，再与骨组织结合。在胸小肌与锁骨之间的深筋膜形成锁胸筋膜，其间有胸肩峰动脉，头静脉，胸外侧神经通过。腋窝底的筋膜称腋筋膜，中央部较薄，为众多血管、淋巴管及神经所穿通。

（四）肌肉、神经及血管

胸前区：胸前区最大的肌肉为胸大肌，它覆盖胸前区的大部，按肌起可分为 3 部分，锁骨部起于锁骨上面前部内侧 2/3，其起点上方是胸锁乳突肌止点，胸大肌锁骨头与三角肌间有一明显间隙，其间走行头静脉；胸肋部起于胸骨及与其相连的上六肋软骨前面；腹部起于腹直肌鞘前层，全部肌纤维向外聚合移行于一个扁平的总腱，同时有一 90°旋转，最下部纤维转向最上，止点分两层，前部是锁骨部及胸肋部上部纤维，后部是胸肋部下部及腹部纤维。胸大肌血管主要来自胸肩峰动脉，部分可能来自胸外侧动脉，胸背动脉，肩胛下动脉，胸廓内动脉的胸大肌支等。神经支配有穿出锁胸筋膜的胸外侧神经及穿出胸小肌浅出的胸内侧神经，其根部神经纤维来自臂丛所有神经根，因此说胸大肌是受全臂丛神经支配的肌肉，胸大肌完全瘫痪是全臂丛神经损伤的标志。胸大肌的主要作用是使上臂内收、内旋，胸大肌锁骨部尚可使上臂外展，锁骨部与三角肌协同可屈曲肩关节，胸肋部可下压肩关节，在前臂屈曲位可协助伸肩关节，在呼吸困难时外展肩关节，止点固定，胸大肌收缩可协助上提胸廓辅助呼吸。胸大肌有时缺如，行乳癌根治术时可全切，此时三角肌前部纤维、喙肱肌、背阔肌等会代偿其部分功能。

胸小肌是胸大肌下方一三角形肌肉，起于 3～5 肋，止于肩胛骨喙突，锁胸筋膜分前后两层包绕胸小肌，锁胸筋膜在胸小肌下外侧覆盖胸前外侧壁的浅肌肉，向上包绕锁骨下肌与锁骨相连，胸小肌的神经支配为胸内侧神经，作用为下拉肩胛骨外角，使肩胛骨下降，下角内旋，胸小肌的血供主要来自胸肩峰动脉及胸外侧动脉。

腋窝：腋窝前壁是胸大肌、胸小肌及锁胸筋膜，内侧壁是前锯肌及胸廓，后壁是背阔肌、大圆肌及肩胛下肌，外侧壁是肱骨的内侧面及喙肱肌和肱二头肌，腋窝尖由第1肋、锁骨、肩胛上肌上界围成，其间有上肢的大血管、神经通过，中间的是腋动脉，周围是臂丛神经，分为3束，以其与腋动脉的位置关系称为内侧束，外侧束及后束。在胸廓外侧前锯肌浅层可见胸长神经。腋动脉于第1肋水平续接锁骨下动脉，过大圆肌后称为肱动脉。腋动脉的分支主要营养胸壁，胸前区的肌肉，肩关节及臂的上部，通常腋动脉有6个主要分支：胸上动脉，营养胸壁上部；胸肩峰动脉主要营养胸肌，三角肌，锁骨及肩锁、胸锁关节；胸外侧动脉营养胸壁和胸肌，尤其是胸小肌及前锯肌；肩胛下动脉是腋动脉的最大分支，又分为旋肩胛动脉及胸背动脉，旋肩胛动脉穿三边孔绕肩胛颈向后营养肩胛骨及其后方肌肉，胸背动脉向下营养背阔肌；其下的两个分支为较细的旋肱后动脉，主要营养肱骨头，较粗的旋肱后动脉，与腋神经伴行向后营养三角肌。旋肩胛动脉、肩胛背动脉及肩胛上动脉在肩胛骨后面形成肩胛动脉网，构成上肢重要的侧副循环。

静脉变化较大，尺侧的贵要静脉续接为腋静脉，头静脉穿锁胸筋膜后注入腋静脉。另外各主要动脉均有伴行静脉，腋窝中主要神经血管均由筋膜包绕，周围有结缔组织脂肪等填充。腋窝中还含有大量淋巴结收受上肢、胸壁包括乳腺的淋巴回流。

肩部：除了胸前区的两块肌肉，肩区的肌肉还有胸锁乳突肌，以腱性起自胸骨锁骨，肌纤维斜向上止于耳后的乳突，主要作用为屈头至本侧，面部转向对侧，双侧同时收缩，可使颈后伸仰头，上端固定能上提胸前壁辅助呼吸。神经支配为第十一对脑神经副神经，感觉支来自 C_2。锁骨下肌：以一短腱起自第1肋向外上止于锁骨下缘，作用为向内下方拉锁骨，或协助上提第1肋辅助呼吸，由臂丛上干分支支配。

其余的肩胛带肌在背侧：斜方肌起自上项线，枕外隆突，项韧带及全部胸椎棘突，止于肩胛冈，肩峰、锁骨外1/3。副神经是其运动神经，C_3、C_4 是其感觉神经，因起点广泛故其作用多样，上部纤维止于锁骨及肩峰，可上提肩胛骨外角，使肩胛骨下角外旋，下部纤维可下拉肩胛骨，中部纤维或上下部纤维同时收缩可将肩胛骨向脊柱靠拢。斜方肌下覆盖3块小肌肉。上方为肩胛提肌，起于上4个颈椎棘突，止于肩胛骨上角及肩胛骨内侧缘上部。下方是小大菱形肌，分别起于 C_7、T_1 及 $T_{2\sim5}$ 棘突，止于肩胛骨脊柱缘。这几块肌肉的主要作用为上提肩胛骨内侧缘使肩胛骨下角外旋，使肩盂向下倾斜，同时可使肩胛骨向脊柱靠拢。肩胛提肌及大小菱形肌均由来自 C_5 的肩胛背神经支配。斜方肌血运来自颈横动脉，肩胛提肌及大小菱形肌血运来自颈横动脉降支。

背阔肌起自下6个胸椎、全部腰椎、髂嵴外缘后1/3，止点汇成一个扁腱止于邻近小结节嵴的结节间沟，作用为后伸、内旋、内收上臂，也可下拉肩胛骨与胸大肌共同悬吊上肢。背阔肌在后伸臂及下拉肩胛骨时作用更明显，例如扶腋杖时背阔肌可稳定肱骨近端。神经支配为胸背神经，营养动脉为胸背动脉。

前锯肌以锯齿形起于前外侧胸壁的上8或9肋，肌纤维沿胸壁向后行止于肩胛骨内侧缘前面，以下角处最坚强，主要作用是向前拉肩胛骨，外旋肩胛骨下角，将肩胛骨内侧缘向胸廓靠拢，前锯肌一度被认为是一个呼吸辅助肌，现认为该作用不明显，神经支配为胸长神经，由 C_5、C_6、C_7 神经根发出，胸长神经损伤为臂丛神经根性损伤的标志，前锯肌的血运主要来自供应肩胛骨及胸前外侧壁的胸外侧动脉。

三角肌起于锁骨外 1/3、肩峰、肩胛冈全长，它的起点与斜方肌止点相延续，止于肱骨干外侧的三角肌粗隆，因三角肌纤维分布于肩关节的前、外、后，所以有相应的功能。中部纤维主要作用为外展肩关节，前部纤维可屈曲内旋肩关节，后部纤维可后伸外旋肩关节，而且前后部纤维的下部在肩关节于中立位时有一定内收肩关节的作用。三角肌的神经支配为腋神经，腋神经从后束分出后从后下向前上方绕过肱骨外科颈进入并分支支配三角肌，所以在三角肌后部纤维中腋神经位置较低，而前部纤维中位置较高，所以如从前中 1/3 纵劈三角肌要特别保护腋神经。动脉供养为旋肱后动脉。三角肌的三部分纤维肉眼可分出界限，神经支配为腋神经沿途不同分支，功能上具有相对独立性，因此可将其分为三个较独立的部分，其前、中、后三个部分的独立性甚至说比大小菱形肌的区分不论从功能还是从形态上来讲都更有意义。认清这一点也就有利于理解三角肌的多种功能，并可理解一些手术入路中经常采用纵劈三角肌的形式。

冈上肌起于冈上窝内侧 2/3 骨面及其表面筋膜，移行为扁平短腱，止于大结节上部。冈下肌起于冈下窝及其表面筋膜，该肌较宽大，为双羽肌，肌中间可见黄色脂肪线，止于冈上肌止点下方的大结节。小圆肌起于肩胛骨外缘中 1/3 的背面，止于冈下肌止点以下的大结节。冈上肌主要为肩的外展肌，在肩外展 30°之内，将肱骨头向内下方拉向肩盂，起稳定肩关节的作用，协助三角肌完成肩外展动作。冈下肌、小圆肌是肩的主要外旋肌，在肩活动时可稳定肩关节。冈上肌，冈下肌由肩胛上神经支配，小圆肌由腋神经支配，与肩胛上神经伴行的肩胛上动脉参与构成肩胛动脉网，营养该组肌群。肩胛下肌起于肩胛骨几乎全部肋面，经肩关节前方止于小结节。在该肌与肩胛颈间有滑囊，多与肩关节腔相通。该肌由上下肩胛下神经支配，由肩胛下动脉分支营养，主要作用为使肩关节内收内旋。这 4 块肌肉与肩关节囊融合构成肩袖，是肩关节的重要动力稳定结构。

大圆肌起于肩胛骨下角的背面，止于小结节嵴。走行中与小圆肌间有肱三头肌长头穿过。背阔肌止腱从后向前包绕大圆肌止点。大圆肌由下肩胛下神经支配，作用为使肩关节内收、内旋、背伸。

（五）肩关节的运动

狭义的肩关节的运动主要指盂肱关节的活动，但其活动同时多伴有肩胛骨的运动，这二者有许多协同的动作。大部分作用于盂肱关节的肌肉为短肌肉，力臂较短，肩胛骨的运动增加了上肢运动的力量，且通过改变肩盂方向增加上肢活动范围。例如在肩外展活动中一三角肌、冈上肌是动力肌，外展最初 30°肩胛骨保持稳定，以后肩关节每有 2°外展就有 1°肩胛骨外旋，该旋转活动由前锯肌及斜方肌完成。所以肩关节（盂肱关节）融合后，以肩胛骨与胸壁间连接的代偿，上肢仍有 90°活动度。所以要讨论肩关节运动，首先要讨论肩胛骨的运动。

1. 肩胛骨的运动包括

（1）上升：4 个肌肉可上提肩胛骨，斜方肌上部纤维可提肩胛骨外角；肩胛提肌及大小菱形肌只上提肩胛骨脊柱缘，如斜方肌瘫痪时（如副神经损伤）在上肢重力作用下肩胛骨外角下沉，肩胛提肌及大小菱形肌收缩导致肩胛骨上角上升，肩胛骨内旋。

（2）下降：胸小肌、锁骨下肌、背阔肌、斜方肌下部纤维、前锯肌、胸大肌都参与该动作。只前锯肌有使肩胛骨下角外旋作用，其余均有使肩胛骨内旋作用。锁骨下肌因其小且肌纤维下抑作用内旋不明显。斜方肌下部纤维下拉肩胛骨时使其内收内旋，背阔肌通过肱骨近端止点可向下拉肩胛骨。胸大肌下部纤维当下提肩胛时可使之向前，当引体向上或双拐支撑体重时可防止肩胛骨上升并维持盂肱关节的对应关系。

（3）外旋：肩胛骨的外旋由斜方肌及前锯肌协同完成。斜方肌上部纤维拉锁骨肩峰向上使肩胛骨外旋。前锯肌下部纤维拉肩胛骨下角向前向外使肩胛骨下角外旋。前锯肌在使肩胛骨外旋时有向下拉的作用，可被斜方肌上部纤维向上的拉力抵消，使肩胛骨避免被拉向前下方。通常，肩胛骨的外旋伴有肩胛骨上升以协助上肢上举。

（4）内旋：肩内旋主要由菱形肌、肩胛提肌提升肩胛骨内侧缘，而胸大肌、胸小肌、背阔肌及上肢的重力作用使肩胛骨外角下降共同完成。肩胛骨内旋多伴有肩胛骨下降动作以协助上肢向下伸的动作。

（5）前伸：肩胛骨前伸由前锯肌、胸大肌、胸小肌共同完成。

（6）后伸：斜方肌中部纤维或全部纤维同时收缩可使肩胛骨后伸，大小菱形肌、背阔肌也有使肩胛骨后伸的作用。

肩胛骨的大多数动作由许多不同神经支配的肌肉协同完成，所以单独一个神经的损伤一般不会明显影响肩胛骨的活动。

2. 肩关节（盂肱关节）的运动　作用于肩关节的肌肉可分为两组：短肌，主要作用为稳定肩关节位置，次要作用为供给关节活动的动力，如冈上肌、冈下肌、小圆肌、肩胛下肌；长肌，主要作用为供给关节活动的动力，产生肱骨相对于肩盂的相对活动，如胸大肌、斜方肌等。

（1）屈曲：肩关节屈曲主要由三角肌前部纤维、胸大肌锁骨部、喙肱肌、肱二头肌完成，其中三角肌前部纤维最明显。除喙肱肌主要由 C_7 支配外，其余均由 C_5、C_6 支配。

（2）伸展：肩关节伸展的肌肉主要有三角肌后部纤维、背阔肌、胸大肌的胸肋部、大圆肌和肱三头肌长头，其中三角肌后部纤维作用最大。胸大肌的胸肋部主要是使已屈曲的肩关节伸回原位，例如引体向上时，支配伸展的肌肉神经来自全臂丛。

（3）外展：肩关节的外展由三角肌（主要是其中间束）及冈上肌完成。当肩处于内旋或外旋位置时，三角肌在最外侧的部分即后部或前部纤维是外展的主要肌肉，当肩外旋时外展肌力要更强些，所以当三角肌肌力下降时在外旋位检查肩外展的肌力，肌力下降表现更明显。在这两块肌肉中三角肌可使肩外展到90°。肩外旋时可使大结节避开撞击，肩可完全外展，肩外展肌主要由 C_5、C_6 神经支配，因此当臂丛上干损伤时，肩关节外展功能受限。

（4）内收：肩关节的内收肌肉主要有胸大肌、大圆肌、背阔肌、喙肱肌、肱二头肌长头，此外三角肌前后部纤维也有内收作用，因后部纤维较低，因此当肩处于外展45°以内时就可协助内收，且可同时对抗胸大肌、背阔肌的内旋作用，而前部纤维只在臂处于中立位时才有内收作用，且内收同时又具有屈曲肩关节的作用。

（5）内旋：内旋肌主要是肩胛下肌，胸大肌及背阔肌当前臂内收屈曲时也有内旋的作用，三角肌前部纤维当屈曲时也有内旋的作用，大圆肌也有一定的内旋作用，这些内旋肌肉由全臂丛神经支配。

（6）外旋：肩关节的外旋肌有冈下肌、小圆肌及三角肌后部纤维，这些肌肉由 C_5、C_6 神经支配。

从各运动肌的神经支配可以看出臂丛神经上干损伤会影响肩关节的屈曲、外展及外旋，而伸展、内收及内旋不受影响，所以上干损伤时上肢会出现后伸、内收、内旋畸形。

有许多看似简单的动作其实是由许多肌肉参与的，例如肩关节外展动作主要由冈上肌及三角肌完成，但外展肩同时要求将肱骨头固定在肩盂上，否则三角肌的收缩会使肱骨头上移，而肩外展后上肢重量又有使肱骨头下移的趋势，所以在完成肩关节外展的动作时，冈下肌、小圆肌、肩胛下肌同时收缩将肱骨头拉向肩盂。肩关节外展的同时多伴肩胛骨外旋，使肩盂向上倾斜，增加了盂肱关节的活动度及稳定性，而肩胛骨的外旋主要是由前锯肌及斜方肌上部纤维共同收缩完成的，同时肩胛提肌及大小菱形肌也辅助收缩使肩胛骨的活动更平稳，所以可以看出一个简单的肩外展活动就有 10 块肌肉参与，若肩关节极度外展时甚至可包括对侧躯干肌肉的参与。

讨论肩关节的活动不能不提及肩峰下滑囊，在成人它通常与三角肌下滑囊相通，它位于冈上肌与其上方的三角肌、喙肩韧带、肩峰之间，任何使肱骨头向上的动作会使肱骨头与上方结构相接触，所以有人将这称为第二肩关节。肩关节或肩峰下滑囊周围组织钙化或病变会使肱骨头在运动时产生摩擦，肩周所有肌肉都有可能损伤，但最常见的为肩袖及肱二头肌肌腱损伤，肩周肌肉损伤多为创伤性损伤，而肌腱损伤多为在肌腱退变基础上的损伤。

作为人体活动度最大的关节，肩关节在解剖上有与其功能相适应的特点。①肩关节的活动是盂肱关节与肩胛骨胸壁关节甚至包括胸锁关节、肩锁关节的联合运动。②盂肱关节为多轴关节，有屈、伸、内收、外展、内旋、外旋 6 组肌肉，同一肌肉可有两种以上的作用。③当肩关节处于不同位置时，肌肉因其与关节运动轴关系不同，作用也不同。④在依靠关节囊、韧带等提供静力稳定的同时，肩关节主要依靠肩袖等短肌肉提供运动时的动力稳定。⑤肩关节臂丛神经走行交叉错综，肌肉功能多样使单一肌肉或神经损伤对肩关节功能的影响可降到最小。认清这些有助于我们充分理解肩关节的功能解剖。

二、肩关节的手术入路

充分了解肩关节周围解剖后，就可很清晰的理解肩关节的手术入路。下面介绍 3 个肩关节常用的手术入路。

因肩关节邻近头颈部，生活中暴露的机会较多，所以术后手术切口瘢痕问题是术者在术前必须要考虑的一个问题，手术切口在不影响显露的同时要尽可能平行于皮纹线，以使术后切口瘢痕最小。

（一）肩前方入路

主要用于肱骨近端骨折切开复位内固定，人工肩关节置换，习惯性肩关节前脱位的切开手术等。

（1）麻醉可用全麻或局部麻醉，体位可选用平卧位或 20°～70°半坐位，应使患肩充分游离可于术中做各方向活动，铺单及护皮膜后应可充分显露锁骨外侧 1/2 及臂上部。

（2）切口有 3 种方法：①起于肩锁关节前方沿锁骨前缘向内达锁骨中外 1/3，切口转向下外沿三角肌前缘至该肌中下 1/3，即“7”字形切口；②直接从锁骨中外 1/3 向下外沿三角肌前缘至该肌中下 1/3，此切口大部分情况下也可达到充分显露；③从锁骨中外 1/3 直接垂直向下沿腋皮纹至腋窝，该切口主要是皮肤瘢痕较小。切开皮肤后要游离皮下组织以达充分显露。

（3）显露三角肌前缘，于胸大肌三角肌间沟找到头静脉及胸肩峰动脉的三角肌支。注意尽可能勿损伤头静脉，尤其在老年人头静脉壁很容易破损，将头静脉连同部分相邻胸大肌纤维与三角肌一同向外侧拉开，拉开时可见头静脉在胸大肌侧的属支，可结扎；胸肩峰动脉的三角肌支可结扎。若皮肤采用“7”字形切口可将三角肌在锁骨上起点行骨膜下剥离，将三角肌纤维向外拉开以增加显露。

（4）将三角肌向外拉开，胸大肌向内牵开，可显露下方结构。必要时可将胸大肌止点部分切开以增加显露。分开下方筋膜组织，于切口内侧可找到喙突及其下方的联合腱，外侧可找到肱二头肌长头腱及其两侧的大小结节，与小结节相连的为肩胛下肌。在该肌的下部可见平行向外的较细的旋肱前动脉。该肌下方外侧是由（上）肩胛下肌、（外）肱骨、（下）大圆肌、（内）肱三头肌长头围成的四边孔，有腋神经及旋肱后动脉从中穿过向后走行，注意保护。

（5）关闭切口时注意三角肌起点的重建，一般以2#爱惜邦不可吸收线将肌起固定于锁骨上。关闭胸大肌三角肌间隙时，注意勿伤及头静脉。

（二）肩外侧入路

用于大结节骨折切开复位内固定、肩峰成形、肩袖修补手术等。

（1）麻醉可用全麻或局部麻醉，体位可选用20°～70°半坐位，应使患肩充分游离可于术中做各方向活动，铺单及护皮膜后应可充分显露锁骨外侧1/2。

（2）切口于肩峰外2.5cm前后向沿皮纹线切开皮肤，约5cm，分离皮下组织及三角肌表面筋膜。

（3）于肩峰前角处即三角肌前中1/3交点处纵劈三角肌，此处是三角肌的一个自然分界线，由此分开出血较少。纵劈向上可达三角肌在肩峰上起点，若需要可向前或向后骨膜下剥离三角肌起点。纵劈三角肌向下可到肩峰下3.8cm，于此处可用2#爱惜邦不可吸收线横向跨越切口延长线缝一针，以防止三角肌再向下劈开，伤及腋神经。一般认为腋神经在三角肌前中1/3处位于肩峰下4cm，伤及此神经可发生三角肌前部纤维的失神经支配。

（4）劈开三角肌后即可显露肩峰下滑囊及三角肌下滑囊，以组织剪分开结缔组织可显露肩峰前角、冈上肌腱、大结节。

（5）关闭切口时注意以2#爱惜邦不可吸收线牢固重建三角肌的起点。

（三）肩后方入路

用于肩胛颈、肩盂骨折的切开复位内固定，习惯性肩关节后脱位的切开手术等。

（1）麻醉可用全麻或局部麻醉，体位可选用侧卧位、俯卧位或70°半坐位。

（2）切口有两种方法：①从肩峰后角外侧向后沿肩峰、肩胛冈向内达肩胛骨内侧横切口；②从肩峰后角向下至腋窝纵切口。

（3）分离皮下显露三角肌在肩胛冈上起点，可将三角肌在肩胛冈上起点行骨膜下剥离，将三角肌向外下方拉开。或从肩胛骨后角处即三角肌中后1/3交界处纵劈三角肌，纵劈不要超过小圆肌下缘。分清下方结缔组织即可显露冈下肌及小圆肌。

（4）冈下肌及小圆肌分别由肩胛下神经及腋神经支配，是一神经界面，可由二者之间进入肩胛颈及肩盂，二肌的肌间隙可由以下3点区分：①冈下肌为双羽肌，肌中间可见脂肪线；②冈下肌与小圆肌肌纤维方向不同；③小圆肌在肱骨上止点为一明显突起。

（5）为显露后方关节囊可将冈下肌及小圆肌止腱与其下方的关节囊分开，将其腱性部分切断，可L形或T形切开关节囊显露肩关节后方。在小圆肌下方外侧是由（上）小圆肌、

（外）肱骨、（下）大圆肌、（内）肱三头肌长头围成的四边孔，有腋神经及旋肱后动静脉从中穿出，注意保护。在小圆肌下方内侧是由（上）小圆肌、（下）大圆肌、（外）肱三头肌长头围成的三边孔，有旋肩胛动静脉从中穿出，注意保护。冈上肌上方有肩胛上神经及血管绕冈盂切迹下行，注意勿损伤。

（6）关闭切口时注意三角肌起点的重建：肩关节周围重要的神经血管较多，术前要有充分准备，概括说来前方入路要注意胸大肌三角肌间的头静脉、联合腱内侧的肌皮神经、肩胛下肌下部前方的旋肱前动脉、肩胛下肌下方的腋神经、背阔肌下内侧的桡神经；外侧入路要注意从后下向前上走行的腋神经、三角肌起点的重建；后侧入路要注意小圆肌下方的腋神经、旋肱后动静脉及旋肩胛动静脉，绕冈盂切迹的肩胛上血管及神经。

（高　飚）

第二节　肘关节的功能解剖与手术入路

肘关节指由肱骨远端与桡尺骨近端构成的关节。肘关节是上臂和前臂的运动连接，解剖上虽然只有一个关节腔，但生理上却具有两种不同的功能—前臂的旋转功能近端发生在上尺桡关节，肘关节的屈伸功能发生在肱桡和肱尺关节。肘关节发挥功能起到的作用是调节手至躯干之间的距离和控制手的空间朝向，从而使手在特定的空间位置发挥作用。

一、肘关节的功能解剖

（一）体表标志

在体表可见以下结构：有几个骨性标志很易触及，包括肱骨外髁、肱骨内上髁和尺骨鹰嘴等。在肘关节后方，完全伸肘时，肱骨内上髁、外髁和鹰嘴几乎在一条直线上；屈肘90°时，三者组成一个等腰三角形。另一个骨性标志是肱骨小头的外侧缘，它位于外髁的远端和下方，不应与外髁相混淆。在肱骨小头的远端可触及桡骨头，被动旋转前臂时更易触及。肘关节前方的肘横纹肱骨投影位置在肱骨髁上，桡骨头体表投影位置结位于肘横纹远端，接近肱桡肌最丰满处。

（二）骨与关节

肱骨远端前后位扁平，有两个关节面—滑车和小头。滑车关节面的上方有三个凹陷，前侧有冠状突窝和桡骨头窝（radial fossae），屈肘时容纳冠状突和桡骨头；后侧为鹰嘴突窝，伸肘时容纳鹰嘴突，它比冠状突窝深，使完全伸肘成为可能并可轻度过伸。肱骨远端骨质比较坚硬的部分位于冠状突窝和鹰嘴突窝的两侧，形成支柱状，称之为内侧柱和外侧柱，向远端延伸张开，由鹰嘴窝分隔；再进一步靠远端，由滑车分隔。在肘关节正位片上观察，外侧柱与肱骨干纵轴约成20°偏斜角，而内侧柱与肱骨干纵轴约有40°～45°偏斜角。在肘关节侧位片上观察，肱骨小头和滑车关节面自肱骨远端向前、向下倾斜，与肱骨干成角约30°～45°，但内外髁的旋转中心都处于同一水平面上。当有一个髁的旋转中心相对于另一个髁发生异常时，就会影响肘关节屈伸活动。

桡骨近端包括关节面呈盘状的桡骨头、桡骨颈及桡骨结节。桡骨头和部分桡骨颈位于关节内。桡骨头并不呈圆形，而是呈椭圆形，长轴在前后位并且稍斜行。其浅凹状关节面与肱骨小头凸状关节面相关节，完全位于关节囊内，周围无任何韧带、肌腱附着。桡骨头的血供在骨骺愈合之前完全靠附着于桡骨颈周围的滑膜内血管供给。桡骨头边缘的关节面与位于鹰嘴半月切迹桡侧的桡骨切迹相关节，并且有环状韧带环绕，称之为上尺桡关节。桡骨结节属关节外结构，后方粗糙，为肱二头肌腱附着处；前方光滑，将肌腱与桡骨结节分开。由于桡骨头位于手和前臂传导应力至上臂的力线上，当前臂旋转和轴向负荷向上传导时，桡骨头与桡骨颈受到冲击，故临床上桡骨头、颈骨折比较多见。

构成肘关节的尺骨近端包括鹰嘴突、冠状突及二者组成的半月切迹。半月切迹有一条纵行的骨嵴，起于上方的鹰嘴突，向下向前延伸，止于冠状突，其形态与滑车中央沟形态相一致。嵴的两侧为凹面，与滑车的凸状关节面相吻合，提供了肘关节的内在稳定。内、外侧副韧带附于尺骨近端，肱三头肌也附着于鹰嘴后方的宽阔区域，前方还有肱肌附着于冠状突远端。

（三）关节囊及韧带结构

关节囊在前、后分别附着于冠状突窝上缘和鹰嘴窝上缘，两侧附着于内、外上髁下方和半月切迹的两侧，外侧还附着于环状韧带。滑膜衬于关节囊内面，在冠状突窝与鹰嘴窝内有脂肪组织充填。桡骨头及冠状突完全位于关节囊内，骨折后易于游离并造成关节腔出血，鹰嘴骨折也可使鹰嘴皮下滑囊与关节腔相交通。

肘关节周围韧带多为肘关节囊的纤维组织局部增厚形成，包括内侧（尺侧）副韧带（MCL）、外侧（桡侧）副韧带（LCL）、环状韧带及方形韧带，加强了关节的稳定性。

1. 内侧（尺侧）副韧带　是肘内侧最重要的稳定结构，呈扇形，起于内上髁，分为3束：前束止于冠状突内侧缘，为坚强的圆形束，伸肘时紧张；后束（又称为 Bardinet 韧带）止于鹰嘴内侧，较薄弱，屈肘时紧张；中束（又称为 Cooper 韧带）止于冠状突与鹰嘴之间的骨嵴上，为斜行纤维，加深了滑车切迹。

2. 外侧（桡侧）副韧带　起于外上髁，也呈扇形，分为3束：前束在前方加强环状韧带的前部，中束在后方加强环状韧的后部，后束止于尺骨上端的鹰嘴突，加强了后关节囊。

3. 韧带　环状韧带围绕桡骨头附着于尺骨上端桡骨切迹的前后缘，对维持桡骨头的位置有重要作用。环状韧带本身具有一定的弹性，能够允许椭圆形的桡骨头在合适的位置自由旋转而自身保持一定的张力。

4. 方形韧带　方形韧带起于尺骨上端桡骨切迹的下缘，止于桡骨颈，覆盖肘下方滑膜层，薄而松弛。其前部纤维限制桡骨的过度旋后，后部纤维限制桡骨的过分旋前。

（四）肌肉

跨越肘关节的肌肉共有15块，根据肌肉起止点的分布，可将其分为3类：

1. 上臂肌群　起自肱骨近端，止于尺桡骨近端，共3块。它们是肱二头肌、肱肌位于肱骨前方，肱三头肌位于肱骨后方。肱二头肌和肱肌由肌皮神经支配，主要起屈肘作用，肱二头肌有强有力的前臂旋后作用。肱三头肌由桡神经支配，主要起伸肘作用。

2. 肘关节周围肌　起自肱骨远端，止于尺桡骨近端，共2块。它们是：肘肌和旋后肌。肘肌由受来自支配肱三头肌内侧头的桡神经分支支配，它的主要作用是稳定肘关节，也有伸肘的作用。旋后肌由桡神经支配，起前臂旋后的作用。

3. 前臂肌群　起自肱骨远端，止于尺桡骨远端，共10块。从分布位置和功能上的区别，又可将其分为两组。

（1）桡侧伸肌群：共5块，位于肘关节桡侧，起自肱骨外髁，止于桡尺骨远端及手腕部。它们是肱桡肌、桡侧腕长伸肌、桡侧腕短伸肌、伸指肌总腱、尺侧腕伸肌。它们都由桡神经支配，除肱桡肌外，都对肘关节伸展起作用。肱桡肌是有力的屈肘肌。

（2）尺侧屈肌群：共5块，位于肘关节尺侧，多起自肱骨内上髁，止于桡尺骨及手腕部。它们是旋前圆肌、桡侧腕屈肌、掌长肌、屈指浅肌、尺侧腕屈肌。旋前圆肌、桡侧腕屈肌、掌长肌、屈指浅肌由正中神经支配，尺侧腕屈肌由尺神经支配。它们都对肘关节屈曲起作用。旋前圆肌是前臂旋前的动力。

（五）肘关节周围的血管

肱动脉自肘关节的内侧进入肘关节前方进入肘窝，向远端分为尺动脉和桡动脉进入前臂。肘关节周围有丰富的血管网，血管网的桡侧近端有来自肱深动脉的中副动脉、桡侧副动脉，桡侧远端有来自桡动脉的桡侧返动脉；血管网的尺侧近端有来自肱动脉的尺侧上副动脉和尺侧下副动脉；尺侧远端有来自尺动脉的尺侧返动脉。肘关节周围动脉血供丰富，血管网相互交通，所以肘关节很少出血缺血坏死的病变。

肘部前方的浅静脉主要分为桡侧的头静脉组、尺侧的贵要静脉组和中间的正中静脉组。它们在肘前方有相互吻合的交通支，肘前静脉网在人群从解剖上有不同的组合形态。肘部的深静脉血管均伴随同名动脉，一般分为两支，分布在同名动脉两侧且有交通支相互吻合。

（六）肘关节周围的神经

上肢的3个主要神经从3个不同方位通过肘关节。桡神经在肱骨髁上部位位于肱桡肌和肱肌的肌间隙内，此解剖位置固定，常作为手术探查桡神经的起始部位。桡神经在肱骨外上髁前面分为深支和浅支；桡神经浅支在肱桡肌深面经肘关节前方进入前臂，成为前臂和手部背外侧的感觉神经。桡神经深支在肱骨外上髁水平分出后经桡骨头前外方绕骨颈向后外后方旋转进入旋后肌后，分出许多肌支支配前臂多数伸腕伸指肌肉。正中神经在肘关节内侧进入肘关节前方肘窝内，在肘部与肱动脉伴行。在肘关节前方肱二头肌腱桡侧还有肌皮神经的终末支从此进入前臂外侧成为前臂外侧皮神经。尺神经从前臂内侧经肱骨远端后外侧的尺神经沟进入前臂。

二、肘关节的运动与生物力学

肘关节的运动主要指肱尺、肱桡关节间的伸屈运动和上尺桡之间的前臂旋转运动。

（一）肘关节的运动

肘关节类似于一个真正的铰链关节，主要运动形式是屈伸活动，其运动轴位于相对于肱骨内外上髁平面内旋3°～8°的轴线上，此轴线的垂线与肱骨长轴相交呈4°～8°角。也可以认为运动轴位于肱骨干长轴与尺骨长轴交角的平分线上，由内侧背侧向外侧掌侧，接近于通过滑车的中部，可大致看作与肱骨滑车的轴线一致，但并不是恒定不变的，在屈伸过程中有轻微的摆动，可以看成是基底在内侧的锥形，锥形顶角为10°，基底直径为2mm。Morrey和Chao（1976年）指出肘屈伸运动的瞬时转动中心变化在2～3mm之间。

肘关节在屈伸活动接近终了时尺骨有轴向的旋转活动，完全伸肘时尺骨内旋，完全屈肘时尺骨外旋；同时桡骨有纵向的变位：屈曲时桡骨上移，尺骨伴有内收活动，伸直时桡骨下移，尺骨伴有外展活动。Hultkrantz（1976 年）指出尺骨在屈伸过程中的内收外展活动可有 5°～10°。Morrey 等（1979 年）的研究结果与上述作者的意见相同，通过观察肘关节被动屈伸，发现开始屈肘时前臂旋前，完全屈肘时前臂旋后，并认为这是由关节面形态和韧带的制约作用所致。

实际上肘关节有两个运动轴：屈伸运动的横轴与肱尺关节的运动轴相一致，另一运动轴是前臂旋转的运动轴，它上方通过桡骨头，下方通过尺骨小头。由于桡骨头的关节面呈浅凹状，肱桡关节之间的接触面积较小，前后存在间隙，Kapandji 指出在完全伸肘时，仅桡骨头前部 1/2 的关节面与肱骨小头有接触，当完全屈肘时，桡骨头边缘超过肱骨小头上方进入桡骨头窝。前臂旋后时，桡骨长轴与桡骨头关节面相垂直；旋前时，桡骨长轴向尺侧移动而变得倾斜，造成桡骨头关节面也相应变得向外向远端倾斜。前臂旋转活动时尺骨是否存在纵轴方向的摆动还未得到证实。

伸肘位，肱骨干轴线与前臂轴线并不在一条直线上，形成的交角称为携带角，男性是 10°～15°，女性 20°～25°。由于肱尺关节面的倾斜，在伸肘位产生了携带角，比正常范围增大时为肘外翻，减小时为肘内翻。Morrey 和 Chao（1979 年）指出由伸肘位开始逐渐屈肘时，携带角逐渐变小。

（二）肘关节稳定结构的组成和四柱学说

双足哺乳类动物在发育进化过程中，为了保证在肘部活动范围增加的同时稳定有力，发生了许多结构性改变，具体表现为滑车前倾、滑车切迹变深、冠状突明显突出、滑车切迹嵴与滑车沟紧密咬合以及桡骨保持传导应力的作用。

1. 骨性和关节部分　滑车切迹包裹滑车约 190°，使肘关节成为人体内最受限制的关节之一，并在很大程度上赋予其具有良好的内在稳定性。肱骨外髁远端关节前倾 30°，与滑车切迹的后倾相适应，它具有两个重要作用：首先它使冠状突相对更加突出，防止屈伸活动时向后半脱位；其次，它使冠状突与肱骨间的屈肌群有足够空间，使屈肘活动范围增加。冠状突、鹰嘴突及相对应之冠状突窝、鹰嘴突窝为肱尺关节在极度屈曲和伸直时提供了更大的活动度与稳定性。肱尺关节的形态也进一步增加了稳定性：滑车呈线轴样，且其冠状面有一深沟与鹰嘴切迹相咬合从而增加了关节的稳定。

肘关节稳定主要取决于肱尺关节，它不仅保证了前后稳定，也提供了内外及旋转稳定。尽管对影响此关节的稳定结构尚未进行深入研究，但鹰嘴对抗各种载荷的相关作用研究表明其与尺骨近端的切除范围呈线性关系。鹰嘴关节面需保持一定长度，至少 30% 以上，这也是侧副韧带附力的位置，以维持肱尺关节的稳定。冠状突对维持肘部稳定也很重要。冠状突基底骨折从两方面影响了关节稳定，它不仅破坏了滑车切迹的稳定结构，也使止于冠状突基底的内侧副韧带受到损伤，骨折块较大时也有可能涉及肱肌止点，而后者有助于关节的静态和动态稳定。

尽管在进化过程中为了保证前臂旋转，桡骨头变得更小、更圆，但它仍具有传导负荷及稳定关节的作用。尸体研究表明不管肘处于何种位置，桡骨头均传导手和前臂至肱骨的负荷。当前臂处于旋前、伸肘位时，肱桡关节具有最大接触面积并传导最大负荷；即使将骨间膜切断，肱桡关节仍传导手和前臂至肱骨载荷的 60%。侧副韧带损伤后，肱桡关节骨性结构对肘部稳定起重要作用。尸体研究证实当内侧副韧带前束完整时，切除桡骨头对肘部动力学影响有限；当内侧副韧带也受损，切除桡骨头将严重破坏肘部稳定并致脱位，虽然此种不稳定可由肌肉收缩来部分代偿，但仍会严重影响肘部功能。

2. 关节囊、韧带部分　临床上已经认识到，单纯桡骨头骨折时切除桡骨头并不影响肘部稳定，与肱桡关节稳定性关系最为密切的是侧副韧带的完整性。研究表明 50% 的关节稳定由侧副韧带提供，另 50% 由骨性结构提供。只有一个例外，那就是在完全伸肘位，前关节囊能够对抗内翻和外翻应力，此点对骨折脱位合并内、外侧副韧带和前关节囊撕裂的治疗很重要。

对桡骨头与外侧副韧带尺侧束（LUCL）之间的相互关系已进行了实验研究。O'Driscoll 等人提出了 LUCL 变薄弱或撕裂以后的临床表现，认为不论是桡骨头完整或缺如，均可发生后外侧旋转半脱位。但临床经验表明，桡骨头完整时，重建 LUCL 比缺乏桡骨头时临床疗效要好。这也再次说明，桡骨头尽管起辅助作用，但也能够对外侧旋转不稳定提供某些对抗作用。

内侧副韧带后束及横束仅表现为关节囊轻度增厚，但前束可以完整的解剖分离。一系列尸体研究表明 MCL 前束在不同屈肘状态下提供 1/3 ~ 1/2 抗外翻应力；完全伸肘时，前关节囊紧张，关节囊及周围软组织提供了 40% 抗外翻应力和 1/3 抗内翻应力，主要归功于前关节囊。也有人认为在屈肘 0° ~ 20°时，外翻稳定主要由骨性结构维持，MCL 的作用有限；屈肘 20° ~ 125°，MCL 是维持外翻稳定的重要结构。

LCL 起自外上髁肱尺旋转轴线，止于环状韧带，后者将桡骨头固定于尺骨近端桡骨切迹。一些学者着力强调其尺骨止点而将其称为外侧尺骨副韧带（lateral ulnar collateral ligament，LUCL）。大部分未伴骨折的复发性肘脱位的原因是 LCL 损伤后导致后外侧旋转不稳定。

3. 肌肉部分　跨越肘部的肌肉对肘关节也有稳定作用，肌肉收缩能帮助维持肱尺关节对合。一组尸体标本研究显示，切断 MCL 前束后，模拟肌肉生理性收缩，可使关节动力学获得部分性恢复。

4. 四柱理论　根据骨性结构及关节囊韧带损伤范围，Heim 等（1998 年）认为应将肘关节看作是一个由前、后、内、外四柱结构组成的一个完整稳定环。前柱包括冠状突、肱肌、前关节囊，后柱包括鹰嘴突、三头肌、后关节囊，内侧柱由 MCL、冠状突、内髁或内上髁组成，外侧柱则由桡骨头、肱骨小头和 LCL 组成。此环的组成部分破坏增加时，肘部稳定性即下降。放射学检查显示有一个柱的结构破坏时，需要考虑到柱的对应部分亦可能受累。例如 X 线片显示桡骨头骨折时，应想到 MCL 也可能受到了损伤。

三、肘关节的手术入路

了解肘关节周围解剖后，就可很清晰的理解肘关节的手术入路。下面介绍 5 个肘关节常用的手术入路。

（一）肘关节后正中入路

肘关节后正中入路是最常用的手术入路，因其能广泛暴露肘关节内外后方，在尺骨鹰嘴骨折或行尺骨鹰嘴截骨时还能显露肘关节前方，所以被称为肘关节关节外科中的“万能”入路。主要用于肱骨髁间骨折切开复位内固定术、尺骨鹰嘴骨折切开复位内固定术、陈旧肘关节脱位切开复位术等。该手术入路位于肘后方，是经伸肘装置（肱三头肌和尺骨鹰嘴）的手术入路。

（1）麻醉和体位：多采用臂丛麻醉，也可采用全麻。可有两种体位：仰卧位和侧卧位。仰卧位，患者屈肘，将肘关节置于胸前，肘下胸前垫好敷料。侧卧位：患肢在上，屈肘90°，患者胸前和前臂间垫好敷料，肘关节后方朝上。作者认为侧卧位术中操作比较稳妥可靠。

（2）皮肤切口：以尺骨鹰嘴为中心的后方直切口，可根据手术需要选择切口大小。为避免切口经过鹰嘴突起处和美观的原因，手术切口也可弧向内侧。

（3）切开皮肤、皮下组织，于肌肉浅层向肘关节两侧剥离皮瓣。切除鹰嘴皮下滑囊，暴露肱三头肌腱膜。

（4）如需暴露肱骨内髁，应先在尺神经沟处分离暴露尺神经，并加以保护。

（5）显露肱骨远端可因手术目的和要求不同采用不同方法。

1）如对肘关节内显露要求不高，可于肱骨内外髁骨嵴处切开肱三头肌内外侧边缘，于肱骨远端骨膜下剥离，将内外侧切开切口于骨膜下联通，暴露肱骨远端。

2）沿肱三头肌腱膜做舌形肌瓣，翻向远端，纵行切开肱三头肌深层肌肉组织，剥离暴露肱骨远端。术后将肱三头肌重新缝合。

3）沿肱三头肌内外缘分离至尺骨鹰嘴，尺骨鹰嘴截骨，将鹰嘴和肱三头肌翻向近端，这时可充分暴露肱骨滑车和肱骨小头，对需要进行关节内精细复杂操作的手术很有必要。术后应用张力带技术重新固定尺骨鹰嘴。

4）将肱三头肌腱与远端深筋膜一起从尺骨近端剥离，翻向外侧。可暴露肱骨远端和尺骨近端，并将肘关节脱位。此法用于肘关节置换术。术后将伸肘装置复位固定于尺骨近端。

此切口向近端延伸时，应注意避免损伤桡神经。

（二）肘关节后外侧入路（Kocher 入路）

为肘关节手术常用入路，多用于需暴露桡骨头的手术。该手术入路经过前臂桡侧伸肌群，常位于肘肌和尺侧伸腕肌之间。

（1）麻醉和体位：多采用臂丛麻醉，也可采用全麻。患者仰卧位，屈肘，将前臂置于胸前。

（2）皮肤切口：肱骨外髁上方至桡骨结节水平的尺骨嵴处直切口，远端通常距尺骨鹰嘴末端5～7cm。

（3）切开皮肤、皮下组织，向两侧拉开皮瓣。于肘肌外缘切开肌膜，分离肘肌与尺侧腕伸肌间隙，拉向切口两侧，显露肘关节囊后方。亦可根据手术需要，于尺侧腕伸肌和伸指总肌间分离进入。

（4）沿切口切开关节囊即可暴露桡骨近端。为避免损伤桡神经，切开关节囊时应靠近尺骨侧，并将前臂旋前。向远端延长切口时应沿尺骨嵴处。

（三）肘关节外侧入路

主要用于肱外髁骨折固定、肱桡关节探查、肘关节外侧肿瘤切除、游离体取出等手术，肱骨髁上截骨矫形手术通常采用此手术入路。该手术入路位于前臂桡侧屈肌群后外侧，肱骨外侧肌间隔处。

（1）麻醉和体位：多采用臂丛麻醉，也可采用全麻。患者仰卧位，患肢外展大于30°，上臂内旋位。

（2）皮肤切口：皮肤切口以肱桡关节为中心，位于肘关节外侧，沿肱骨外髁骨嵴做直切口，或轻度向后弧形切口，向下延至桡骨颈外侧。

（3）切开皮肤、皮下组织，向两侧拉开皮瓣，于肱骨外髁骨嵴向前剥离肱桡肌附丽，向后剥离肱三头肌附着部，必要时可剥离肱骨外上髁处前臂伸肌附力点，暴露肱骨远端。必要时可向下部分切开肘肌，近尺骨侧切开旋后肌暴露桡骨近端。

（4）于肘关节囊外侧可及增厚的外侧副韧带。于外侧副韧带的前后方纵行切开关节囊，可暴露肱桡关节。

（5）为避免损伤桡神经，桡骨近端入路易邻近尺骨近端，并将前臂旋前。向远端延长切口时应沿尺骨嵴处。

（四）肘关节内侧入路

主要用于尺神经探查、前置手术，肱骨内髁骨折手术、肘关节探查松解、肘关节融合手术等。该手术入路位于前臂尺侧屈肌群后外侧，上臂内侧肌间隔位置。

（1）麻醉和体位：多采用臂丛麻醉，也可采用全麻。患者仰卧位，患肢外展，肘关节朝上。肩关节外展受限时手术体位摆放困难。

（2）皮肤切口：以肱骨内上髁为中心，多位于内上髁后方，做直切口或轻度向后弧形切口。

（3）分离皮下组织，于尺神经沟处游离尺神经并保护，沿尺神经向远端分离至尺侧屈腕肌间隙，向近端分离至臂内侧肌间隔后方，达肱骨内上髁骨嵴。

（4）沿肱骨内上髁骨嵴分离前方的肱肌和肱二头肌，分离后方的肱三头肌，可显露肱骨远端内侧、肘关节后内侧和尺骨鹰嘴半月切迹的尺侧。

（5）如需显露肘关节前内部分，可用骨刀截下肱骨内上髁，将附丽的前臂尺侧屈肌群翻向下方，因有正中神经分支进入该肌群中，故不宜过度牵拉。此时深层可显露肘关节前内方、肱骨内髁和肱尺关节。

（五）肘关节前方入路

肘关节前方入路临床应用较少，是经前臂屈肌群和主要用于肱动脉、正中神经探查修复手术。有时也用与肘前方肿瘤和骨折的手术。该手术入路位于前臂桡侧屈肌群和肱桡肌之间的间隙内。

（1）麻醉和体位：多采用臂丛麻醉，也可采用全麻。患者仰卧位，患肢外展，肘关节朝上。

（2）皮肤切口：以肘关节前方肘横纹为中心，由内上至外下做“S”形切口，内上端自肘上 5cm 的肱二头肌内缘，经肘横纹至桡骨近端，向远延长 5cm，全长约 12～15cm。

（3）分离肘窝浅部的浅静脉和皮神经：分离皮下组织，向两侧拉开皮瓣，显露肘窝浅层的浅静脉和皮神经。外侧有头静脉，内侧有贵要静脉，中间是肘正中静脉；肱二头肌腱内缘与贵要静脉相伴行的是前臂外侧皮神经。

（4）显露肱动脉和正中神经：弧形切开肱二头肌腱膜，于前臂屈肌群和旋前圆肌内缘和肱二头肌腱外侧分离深面的正中神经和肱动脉。

（5）保护好正中神经和肱动脉，结扎部分静脉分支，向两侧牵开，可显露肘关节前方。

（史文宇）

第三节　腕关节手术入路

一、掌侧正中入路

（一）长切口

1. 适应证

（1）屈肌支持带切断。

（2）正中神经、尺神经松解与修复。

（3）Ⅲ～Ⅴ区指屈肌腱松解及修复。

（4）指屈肌腱滑膜切除。

（5）掌侧关节囊松解或韧带修复。

（6）腕骨掌侧脱位切开复位或切除。

（7）桡骨远端掌侧移位及掌侧缘骨折切开复位。

（8）腕管及前臂远端病变切除。

2. 应用解剖　自浅入深，依次是皮肤、皮下组织、掌腱膜、屈肌支持带、正中神经、指屈肌腱及关节囊。

（1）皮肤及皮下组织：腕横纹近侧皮肤，薄软，移动性大；远侧皮肤，即手掌皮肤，厚而坚韧，角化层也厚，有垂直纤维与掌腱膜相连，少有移动。横纹远侧，直径 >75μm 神经，从深、浅层论，皮下组织内最多，其次是皮肤、掌短肌和腕横韧带；以桡、尺侧论食、中指指蹼中点纵行线上最多，其次是环指轴线、中指轴线、中环指指蹼中点纵行线。为减少大径神经损伤几率，腕掌侧切口最好位于中、环指蹼中点纵行线或中指轴线上。

（2）掌腱膜：位于皮下组织深层，为致密腱性结构，呈三角形；尖端位于近侧，与掌长肌腱相延续，并有纤维与屈肌支持带相连；底边位于远侧，形成 4 条束带，即腱前束，至指屈肌腱鞘，止于近侧指间关节水平。

（3）屈肌支持带：位于掌腱膜下方，深面有正中神经、指屈肌腱穿行，浅面有尺动脉浅支，正中神经掌支、返支分布。它分远、中、近 3 部分：①远侧 1/3 为大、小鱼际肌及其间腱膜；②中 1/3 是腕横韧带；③近侧 1/3 为前臂远端筋膜。

（4）腕横韧带：桡侧附着在舟骨、大多角骨结节，尺侧附着于豌豆骨和钩骨钩，分深、浅两层，各层纤维多是横向走行，但有时也斜行。韧带内外遍布神经，既有游离神经末梢，又有环层小体。前者是伤害性感受器，后者是机械性感受器（感知关节运动体位的变换）。

（5）正中神经：入腕管前，走行在于掌长肌腱、桡侧腕屈肌腱深面，指屈肌腱浅面；入腕管后，紧贴腕横韧带深面，沿中指长轴行走，外被一层疏松结缔组织，与周围结构相连；出腕管，即分内、外两束：前者稍细，分出 2 条指总神经之后又分支至第 2 蚓状肌、示指尺侧、中指两侧及环指桡侧皮肤；后者较粗，在发出返支支配大鱼际肌后继续分支下行，至第 1 蚓状肌、示指桡侧及拇指两侧皮肤。

（6）正中神经返支：又称鱼际支，极具变异性，切断屈肌支持带时容易伤及此神经。80% 发自正中神经外侧部，出腕管远端，向近侧折返至大鱼际肌；其余从中央部发出，少数由尺侧发出。其走行有如下几种类型：①腕管内发出，紧贴正中神经行走，出腕管后返至大鱼际肌；②腕管内发出，距腕横韧带远侧缘 0.2～0.6cm 处穿韧带至大鱼际肌，约 20%；③起于正中神经内侧，出腕管先至韧带浅面然后再至大鱼际肌，罕见；④于腕横韧带近侧发出，经韧带浅面至腕管远侧与主干汇合后再发支至大鱼际肌或与主干并行过腕管或斜行穿经韧带至大鱼际肌。

（7）正中神经掌支：于腕横纹近侧 5～7cm、正中神经桡侧发出，与主干同行 1.6～2.5cm 后独自走行于掌长肌腱和桡侧腕屈肌腱之间的前臂筋膜下，在近侧腕横纹近侧 1.6～2.6cm 处穿出，位于掌长肌腱桡侧，分支，走行在皮下组织内。其较大的分支经掌腱膜浅层至手掌皮肤，偏桡侧分布；小的分支穿掌腱膜进入腕横韧带，分布在其浅层。

（8）掌浅动脉弓：由桡、尺动脉浅支组成，位于掌腱膜深面，正中神经和指屈肌腱浅面，距屈肌支持带远侧缘 0.7～1.0cm。手掌中部切口，有伤及此神经的可能。

（9）尺动脉：位于腕横韧带浅层、豌豆骨桡侧，即尺管内。尺动脉分成深、浅两支。深支通常于钩骨钩尺侧进入手掌，与桡动脉深支汇合，组成掌深动脉弓。但有时它也出现在钩骨钩的桡掌侧，切开手掌时需加以注意。

（10）掌侧关节囊：分纤维、滑膜两层，其间含有大量韧带，即囊内韧带。这些韧带大多起自桡、尺骨，然后向腕关节中央汇聚，止在头、月骨掌侧。

3. 方法　自 Kaplan 基线与环指轴线交汇点，沿环指中轴线向近侧纵行切开，至远侧腕横纹偏向尺近侧，与前臂长轴交角约 30°，走行 2～3cm 再偏向桡近侧，与前臂交角也是 30°左右，止于桡侧腕屈肌腱，或再折向尺近侧侧延展，视手术需求定（图 2－1）。切开深筋膜，于掌长肌腱尺侧分离，显露手术结构。

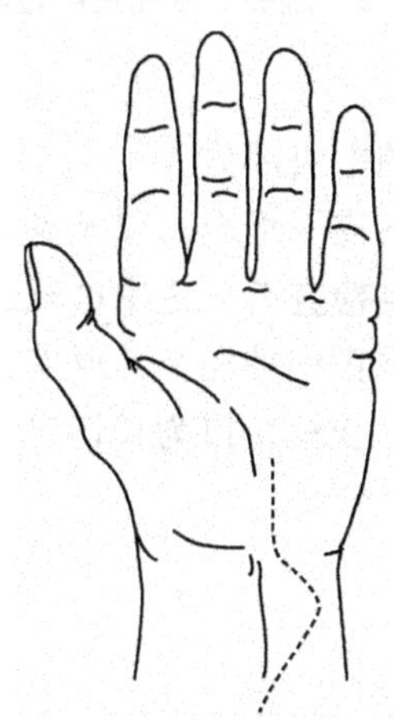

图 2－1　腕关节掌侧正中长切口

4. 注意事项

（1）拇指背伸时其远侧缘延长线恰经钩骨钩，为腕管远端出口的体表标志，称 Kaplan 基线。

（2）沿鱼际纹向远侧延长切口，可显露手掌结构。

（3）切口初始沿环指轴线走行，目的在于减少大径神经损伤。

（4）切口过腕横纹即偏向尺侧，目的是防止损伤正中神经掌支。

（5）显露尺神经，于屈肌支持带浅层向尺侧游离即可。

（6）切开关节囊，以纵口为宜。自头状骨至桡骨远端切开，以减少韧带损伤。

（二）短切口

1. 适应证　屈肌支持带切断。

2. 应用解剖　同上。

3. 方法　自 Kaplan 基线与环指轴线交汇点，沿环指中轴线向近侧纵行切开，止于远侧腕横纹，约 2～2.5cm 长（图 2－2）；钝性分离皮下组织，用浅宽拉钩向两侧牵拉；纵行切开掌腱膜，用深宽拉钩牵向两侧，显露屈肌支持带，确定无正中神经返支穿出，偏于尺侧纵行切开；用弯蚊钳向上牵拉屈肌支持带断端，显露正中神经及其返支；用窄深拉钩向上牵拉切口近侧端，用剪刀切开前臂筋膜。

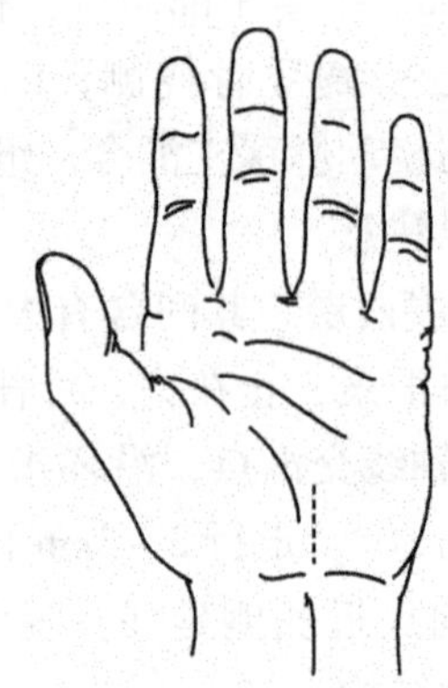

图 2－2　腕关节掌侧正中短切口

4. 注意事项

（1）此切口实际是上述长切口的中央部分。

（2）切开皮肤之后，需钝性分离皮下组织，以减少大径神经损伤。

（3）切开屈肌支持带前，须认真检查有无正中神经返支穿出，以免损伤之。

（4）切开屈肌支持带后，可检视正中神经及其返支，肌腱滑膜及腕骨底部。

（5）显露有困难，可延长切口，变短切口为长切口。

二、桡侧入路

（一）长切口

1. 适应证

（1）桡骨茎突骨折切开复位内固定与切除。

（2）舟骨骨折切开复位植骨内固定与切除。

2. 应用解剖　由浅入深依次是皮肤、皮下组织、第 1 骨纤维鞘管、桡动静脉、关节囊及桡骨茎突。

（1）皮肤及皮下组织：皮肤甚松弛，极具移动性；皮下组织甚薄。

（2）前臂外侧皮神经：肌皮神经终支，位于桡骨远端掌侧皮下组织内，支配桡骨远端桡掌侧及鱼际近外侧皮肤。

（3）桡神经浅支：桡神经终支之一。于桡骨茎突近侧 9cm 处穿出深筋膜，进入皮下组织，于第 1 骨纤维鞘管上方经过，分支至手背桡侧及桡侧 2 个半手指背侧皮肤。

（4）第 1、2 骨纤维鞘管间伸肌支持带上动脉：桡骨茎突近侧 5cm 由桡动脉发出，过肱桡肌深面浅出，于第 1、2 骨纤维鞘管间的伸肌支持带浅面进入解剖鼻烟窝，然后再与桡动脉、桡腕动脉弓吻合。于桡骨茎突近侧 1.5cm，有滋养血管进入桡骨背面骨嵴。此动脉有静脉伴行。

（5）伸肌支持带及第 1 骨纤维鞘管：腕关节背侧有一由深筋膜增厚而成的伸肌支持带，两端附着在桡骨、尺骨和腕骨上；深面发出 5 个纤维隔，止在桡、尺骨背面的骨嵴上，形成 6 个骨纤维性管道，包被滑膜鞘及指伸、腕伸肌腱，阻止肌腱在腕关节背伸时远离桡、尺骨。第 1 骨纤维鞘管位于桡骨茎突外侧，拇长展和拇短伸肌腱由此经过，止在拇指掌骨基底和近节指骨基底。第 2 骨纤维鞘管位于桡骨远端背侧，第 1 骨纤维鞘管的尺侧，桡侧腕长、短伸肌腱于此通过，止在第 2、3 掌骨基底背侧。第 1、2 骨纤维鞘管之间有纵行骨嵴相隔。

（6）桡动、静脉：紧贴桡骨远端桡侧缘下行，在桡骨茎突、桡舟头韧带与拇长展、拇短伸肌腱之间进入解剖鼻烟窝，斜过拇长伸肌腱深面，钻至第 1 骨间背侧肌肌起间隙。

（7）桡舟头韧带：起自桡骨茎突掌侧缘，向远尺侧行走，经舟骨腰部掌侧止在头状骨体的掌侧。

3. 方法一　于桡侧腕屈肌腱桡侧沿近侧腕横纹横行切开，至桡骨茎突再沿第 1 骨纤维鞘管斜行 2～2.5cm（图 2－3）；显露并保护前臂外侧皮神经、桡神经浅支，纵行切开第 1 骨纤维鞘管，用橡胶条牵开拇长展、拇短伸肌腱；向掌侧游离桡动、静脉，显露桡舟头韧带起点；自桡骨茎突尖向近侧纵行切开骨膜及关节囊，向两侧游离，显露桡骨茎突。舟骨骨折者，切除桡骨茎突，可充分显露舟骨及骨折线。

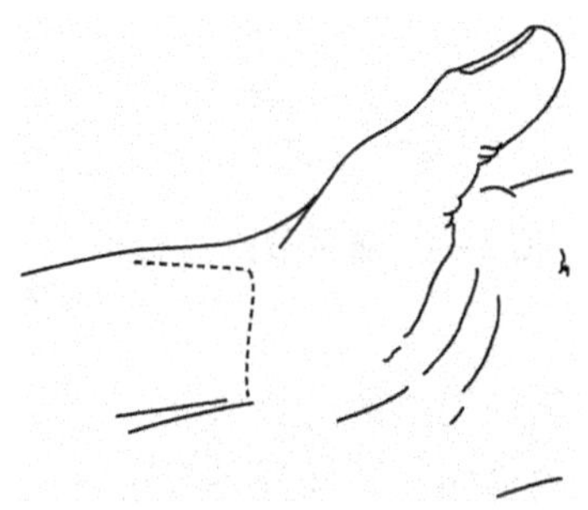

图 2－3　腕关节桡侧长切口

4. 注意事项

（1）切开皮肤切勿过力，以免损伤前臂外侧皮神经、桡神经浅支。

（2）切除桡骨茎突，注意多保存桡舟头韧带起点。关闭切口前，要紧缩缝合骨膜及关节囊（包括了桡舟头韧带），尽可能保持桡舟头韧带原有张力。切骨量以断面在腕关节桡侧时不与舟骨骨折线接触为宜。

（3）实施舟骨手术，最好使用牵开器及微型动力工具，以免损伤血管、神经等重要结构。

5. 方法二　皮肤切开同上。于伸肌支持带浅层分离，显露第 1、2 骨纤维鞘管间伸肌支持带上动、静脉。于血管两侧、沿第 1、2 骨纤维鞘管内、外侧壁纵行切开，用橡胶条将拇长展、拇短伸肌腱牵向掌侧，桡侧腕长、短伸肌腱牵向背侧，显露第 1、2 骨纤维鞘管间嵴。

于伸肌支持带下切开骨嵴两侧及近侧骨膜，向基底游离，然后用球形锉去除骨嵴皮质。用小骨刀于基底两侧及近侧切骨，由近向远将骨嵴掀起，形成一个以第1、2骨纤维鞘管间伸肌支持带上动、静脉为蒂的骨瓣。沿桡骨茎突掌、背侧缘切开关节囊，显露并切除桡骨茎突，显露舟骨及骨折线。

6. 注意事项

（1）舟骨骨折切开复位带血管桡骨瓣移植适用此法。

（2）于茎突尖端切骨要浅于近侧，以免由近及远掀起骨嵴致茎突骨折。

（3）掀起骨嵴之后，要适量切除远端骨质，以相应增大软组织蒂长度。

（4）修整骨瓣，要注意保护软组织蒂，并保证血管入骨处不受破坏。

（二）短切口

1. 适应证　适用于第1骨纤维鞘管切开。

2. 应用解剖　同上。

3. 方法　于桡骨茎突外侧，沿第1骨纤维鞘管斜行切开，长2～2.5cm（图2－4）；钝性分离皮下组织，注意保护桡神经浅支；沿第1骨纤维鞘管内侧壁切开，显露并游离拇长展肌腱和拇短伸肌腱。

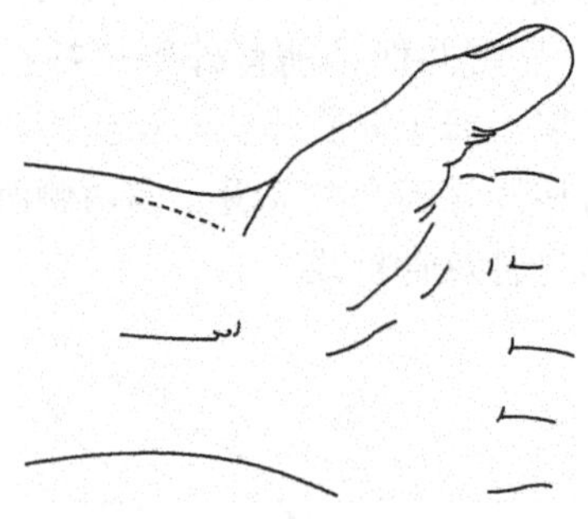

图2－4　腕关节桡侧短切口

4. 注意事项

（1）此切开实际是腕关节桡侧长切口的近侧部分。

（2）切开皮肤切勿过力，以免损伤其下桡神经浅支。

（3）切开鞘管，最好沿着内侧壁，鞘管顶壁保持完整，向桡侧掀起后有阻挡肌腱桡侧滑脱的作用。

（4）第1骨纤维鞘管，常有纵隔存在，使肌腱分处两管道，需切开才能充分游离内含肌腱。

三、背侧入路

（一）适应证

（1）伸肌支持带修复与重建。

（2）指伸肌腱松解及修复。

（3）指伸肌腱滑膜切除。

（4）背侧关节囊松解或韧带修复。

（5）腕关节滑膜切除。

（6）腕骨骨折/背侧脱位切开复位或切除。

（7）腕关节病灶清除或融合。

（8）桡骨远端背侧移位及背侧缘骨折切开复位。

（9）人工关节植入。

（二）应用解剖

由浅入深依次是皮肤、皮下组织、伸肌支持带、指伸肌腱、关节囊。

1. 皮肤及皮下组织　皮肤甚松弛，极具移动性；皮下组织薄，富有静脉，如头静脉和贵要静脉。

2. 伸肌支持带　由深筋膜增厚而成，两端附着在桡骨、尺骨和腕骨上；深面发出5个纤维隔，止于桡、尺骨背面的骨嵴上，形成6个骨纤维性管道，包绕滑膜鞘管及指伸、腕伸肌腱，防止肌腱在腕关节背伸时远离桡、尺骨。从桡侧到尺侧，依次通过骨纤维鞘管的肌腱是：①拇长展肌腱与拇短伸肌腱；②桡侧腕长、短伸肌腱；③拇长伸肌腱；④指伸肌腱及示指固有伸肌腱；⑤小指固有伸肌腱；⑥尺侧腕伸肌腱。

3. 桡神经深支　又称骨间后神经，是桡神经终支之一。于腕部背侧，它走行在第3、4骨纤维鞘管底面，即拇长伸及指伸肌腱下方，有筋膜覆盖，终于远排腕骨背侧。

（三）方法

（1）以桡腕关节为中心，做纵向弧形切开，5～6cm长（图2－5）；显露伸肌支持带，于第3、4骨纤维鞘管间切开，将拇长伸肌腱牵向桡侧，指伸肌腱牵向尺侧；于月、头骨背侧纵行切开关节囊，向两侧游离，显露腕骨及关节。

（2）于Lister结节远侧二横指处向尺骨头近侧三横指处做斜行直切开，显露伸肌支持带；纵行切开第3骨纤维鞘管，将拇长伸肌腱牵向桡侧；纵行切开骨膜，向两侧游离；必要时可切除Lister结节（图2－6）；按皮肤切口方向切开关节囊，向两侧游离，显露腕骨及关节。

（3）沿第5骨纤维鞘管，即小指固有伸肌腱鞘，做纵行切开，切开第5骨纤维鞘管，牵开小指固有伸肌腱；切开骨膜及关节囊，向两侧游离，显露桡尺远侧关节或尺侧腕骨。

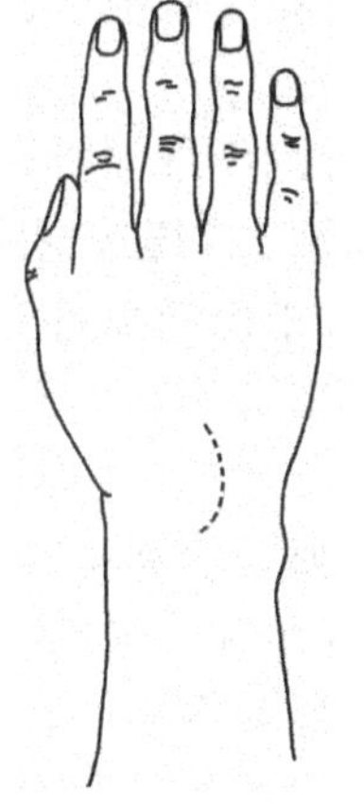

图2－5　腕关节背侧弧形切口

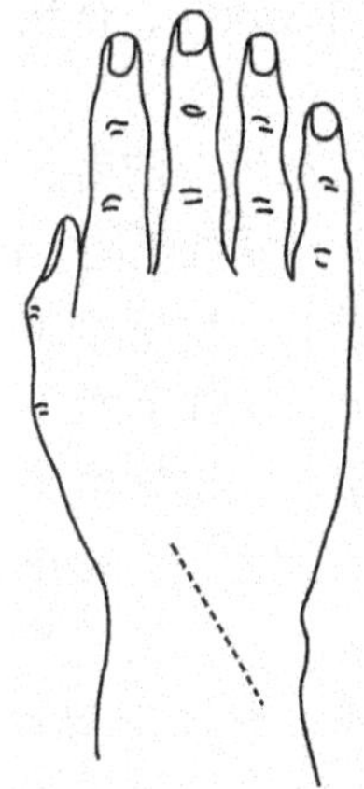

图2－6　腕关节背侧直行切口

(四) 注意事项

(1) 弧形切口较直切口显露更充分一些，中央部通常突向病变侧。

(2) 尽可能不切断静脉，以减少术后关节肿胀。

(3) 闭合切口前，须用4-0 PDSⅡ缝线紧缩缝合关节囊及伸肌支持带。

(4) 指伸肌腱无伤者，术后需制动腕关节屈曲5°~10°，以便指伸肌腱只沿关节背面滑动，不绷起干扰伸肌支持带愈合。

(5) 若是从骨膜下游离，可保留第4骨纤维鞘管的完整性，术后无需像上述那样屈曲制动腕关节。

(6) 预计术后关节，尤其是桡尺远侧关节仍会有疼痛者，可于桡尺远侧关节近侧切断桡神经深支。

(史文宇)

第四节 手部手术入路

一、手指手术入路

(一) 掌侧入路

又称Bruner切口、Z字形切口、锯齿状切口。

1. 适应证

(1) 腱前束、螺旋韧带切除。

(2) 指掌侧固有神经松解与修复。

(3) 指掌侧固有动脉修复。

(4) 指屈肌腱滑车重建与修复。

(5) 指屈肌腱鞘或滑膜切除。

(6) 指屈肌腱松解与修复。

2. 应用解剖　自浅入深，依次是皮肤、皮下组织、掌腱膜腱前束、指屈肌腱鞘及指屈肌腱。

(1) 皮肤及皮下组织：前者，厚韧，借助垂直及斜行的纤维与指屈肌腱鞘相连，少移动。后者，充填于垂直纤维隔间，内含浅静脉网、皮系韧带、掌腱膜腱前束及螺旋韧带。

(2) 掌腱膜腱前束及螺旋韧带：前者，走行于掌侧，于近侧指间关节水平与指屈肌腱鞘汇合。后者，在神经血管束侧方。正常人上述结构细薄，分布在皮下组织内，不易辨认。掌腱膜挛缩者，增厚，成结节状。

(3) 指掌侧固有神经、动脉位于指屈肌腱鞘两侧，动脉位居神经深面。

(4) 指屈肌腱鞘：自掌指关节至远侧指间关节，分滑膜和纤维鞘两层。纤维鞘由一些环状、交叉韧带组成，附着于指骨、掌板边缘。环状韧带共有5个，分别位于掌指关节(A_1)、近节指骨近侧1/2部(A_2)、近侧指间关节(A_3)、中节指骨中部(A_4)、远侧指间关节(A_5)处，充当滑车，限制肌腱在手指屈曲时远离骨关节。其中，A_2最宽，A_4次之，滑车作用也最显著，手术时应予修复和保留。交叉韧带有3个，分别位于A_2与A_3、A_3与

A_4、A_4 与 A_5 之间，窄而细，手指屈曲时可皱缩，使腱鞘具有一定的柔韧性。

（5）指屈肌腱：每指各有两条屈肌腱，即指深和指浅屈肌腱。前者止于远节指骨基底掌侧，后者止于中节指骨干掌侧。

3. 方法一　Bruner 切口：由远侧指横纹一侧顶端斜经中节指掌侧，至中间指横纹对侧顶端，然后再斜经近节指掌侧到近侧指横纹另侧顶端切开，切口形如 Z 字（图 2-7），于指屈肌腱鞘浅层游离，牵开皮肤瓣，显露手术结构。

4. 注意事项

（1）切口起止须在指横纹顶端，以保持一定的斜度，避免发生线状瘢痕挛缩。

（2）腱前束、螺旋韧带挛缩者，指固有神经、血管束移向手指掌侧中线，切开皮肤勿过力，以免损伤上述结构。

（3）向远侧延展，显露远节手指，一般是沿指侧中线切开，尽可能不跨越指腹；近侧延展，显露手掌结构，继续向掌指关节及掌骨中部斜摺。

5. 方法二　以手术结构为中心，先沿手指侧中线自远向近切开，至手术结构横经指掌侧到手指对侧面，接着向近侧作侧方正中纵行切开（图 2-8）；于指屈肌腱鞘浅层游离，向远、近侧牵开皮肤，显露手术结构。

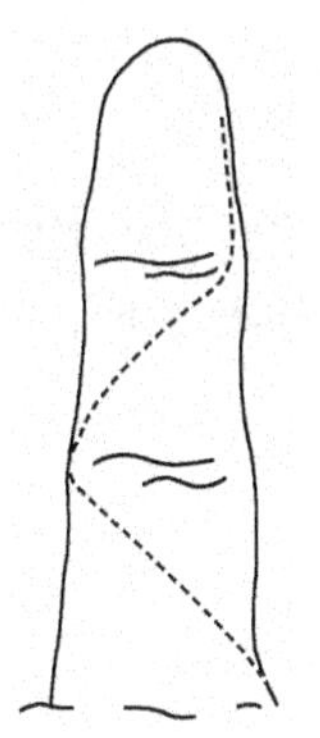

图 2-7　Bruner 切口

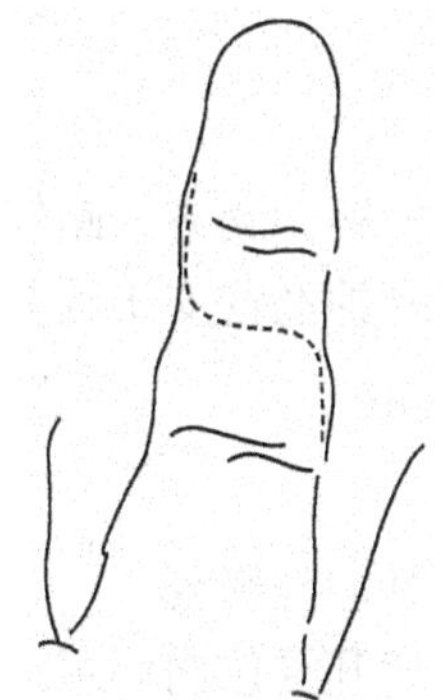

图 2-8　手指掌侧切口

6. 注意事项　用于拇指，切开始于桡侧，于掌指关节横过手指掌侧，接着沿鱼际纹斜向近尺侧，牵开皮肤，显露手术结构。

（二）侧方正中入路

1. 适应证

（1）指掌侧岛状皮瓣移位。

（2）指掌侧皮瓣推进。

（3）指掌侧固有神经松解及修复。

（4）指掌侧固有动脉修复。

（5）指屈肌腱鞘切开引流、重建与修复。

（6）指屈肌腱松解与修复。

（7）指伸肌腱松解。

（8）指间关节侧副韧带修复。

（9）指间关节掌侧关节囊松解。

(10) 指骨骨折切开复位内固定。

(11) 指间关节融合。

2. 应用解剖

(1) 皮肤及皮下组织：切口位于手指掌、背侧皮肤交界处；前者厚韧，少移动；后者薄软，移动性强。掌侧皮下组织，富有韧带纤维，包含指掌侧固有神经、动脉；背侧皮下组织，富有静脉网。

(2) 指掌侧固有神经背支：食、中、环指掌侧固有神经于近节指骨基底水平各发出一分支，向远侧斜行，于近侧指间关节至指背侧，支配中、远节手指背侧皮肤。拇、小指固有神经无背支，远节背侧皮肤由固有神经分支支配。

(3) 指掌侧固有神经动脉：位于切口掌侧皮下组织内。

3. 方法　于手指侧方，沿侧中线或远侧、中间指横纹顶端连线纵行切开（图 2－9），在指屈肌腱鞘及指骨浅层游离，显露手术结构。

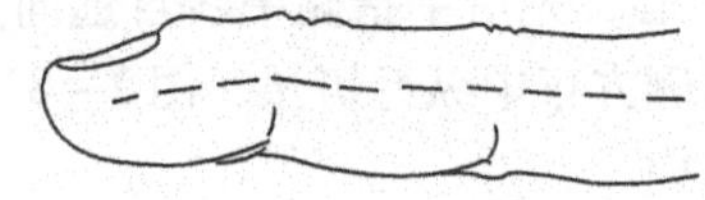

图 2－9　手指侧正中切口

4. 注意事项

(1) 指屈肌腱松解，侧方入路较少承受分离张力，延迟愈合率较掌侧入路低。

(2) 指掌侧固有神经背支于近节指骨侧方斜向远背侧，分离皮下组织时需注意保护。

(三) 背侧入路

1. 适应证

(1) 指伸肌腱紧缩与修复。

(2) 指骨骨折切开复位内固定。

(3) 指间关节滑膜切除。

(4) 人工关节植入。

(5) 指间关节融合。

2. 应用解剖

(1) 皮肤及皮下组织：前者，薄软，富有移动性；后者疏松，内含静脉网。

(2) 指掌侧固有神经背支：食、中、环指掌侧固有神经于近节指骨基底水平各发出一分支，向远侧斜行，于近侧指间关节至指背侧，支配中、远节手指背侧皮肤。拇、小指固有神经无背支，远节背侧皮肤由固有神经分支支配。

(3) 指伸肌腱：来自指伸肌腱的中央腱与手内在肌的侧腱于近节指骨相互连接，从三面包绕近节指骨并远行，中央腱止于中节指骨基底背侧，侧腱于中节指骨背侧汇合后形成终腱，止于远节指骨基底背侧。

3. 方法

(1) 以手术结构为中心，沿指侧中线自远向近切开，至手术结构横过指背到对侧，继续沿侧中线向近侧切开（图 2－10）；于指伸肌腱浅层游离，向远、近侧掀起皮瓣，显露手术结构。

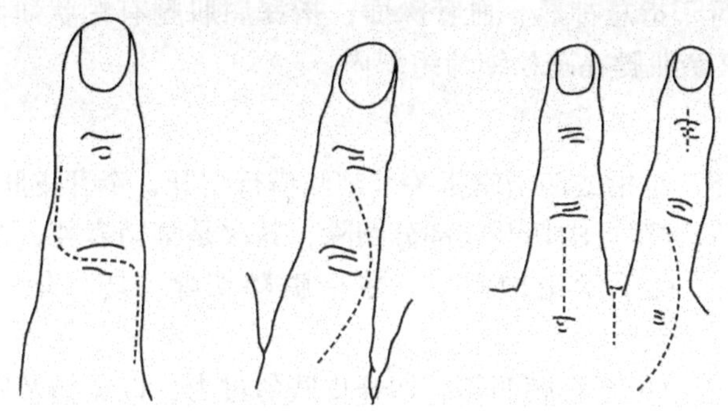

图2-10　手指背侧切口

（2）以近侧指间关节或掌指关节为中心，于指背侧做弧形切开，向两侧掀起皮瓣，显露手术结构。

（3）于指背侧纵行切开，向两侧牵开皮肤，显露手术结构。

4. 注意事项

（1）近侧指间关节滑膜切除，可于中央腱、侧腱联合处纵行切开，用咬骨钳清除增生的滑膜；闭合皮肤前，需用5-0 PDSⅡ缝线缝合肌腱。

（2）弧形切口，中部凸出，位于指背中线侧方。

（3）近节指骨骨折切开复位者，多是纵行切开指伸肌腱；闭合皮肤前需用5-0 PDSⅡ缝线做缝合。

二、手掌侧手术入路

（一）适应证

（1）掌腱膜切除。

（2）指总及指固有神经松解与修复。

（3）指总及指固有动脉修复。

（4）指屈肌腱鞘管切开。

（5）指屈肌腱滑膜切除。

（6）指屈肌腱松解及修复。

（7）手掌间隙切开引流。

（8）尺神经深支松解与修复。

（二）应用解剖

由浅入深，依次是皮肤、皮下组织、掌腱膜、指屈肌腱。

1. 皮肤及皮下组织　皮肤厚韧，角化层也厚，有垂直纤维与掌腱膜相连，少有移动。皮下组织充填于纤维之间。

2. 掌腱膜　是致密的腱性结构，呈三角形，厚韧；近侧尖端，附着于屈肌支持带掌侧，并与掌长肌腱要相连续；两侧分别与鱼际、小鱼际筋膜相延续；远侧部分散出4条纤维束，远行，在2~5指近侧指间关节与指屈肌腱鞘相融合。

3. 指总神经、动脉　位于指屈肌腱两侧，在指蹼处分出指固有神经和动脉。

4. 指屈肌腱　走行于指总神经、血管深面；指深屈肌腱有蚓状肌附着；拇、小指指屈肌腱位于滑膜鞘内，其余肌腱在疏松结缔组织内。

（三）方法

（1）于食、中、环、小指或四指掌指关节掌侧横行切开，牵开皮肤，显露指屈肌腱鞘。

1）主要用于指屈肌腱鞘近端切开或部分切除，其次是腱鞘囊肿、指神经瘤切除。

2）切口可长可短，视手术结构而定：单指腱鞘切除，切口短；四指腱鞘切开，切口长。

3）指固有神经血管束位于腱鞘两侧，切开皮肤勿过力，以免伤及后者。

（2）于食、中、环、小指掌指关节掌侧横行切开，然后于切开中点向近侧纵行切开，切口成T字形，牵开皮肤，于掌腱膜浅层分离。

1）主要用于掌腱膜切除。

2）皮肤剥离过薄，极易出现坏死。

（3）由手指 Bruner 切口向近侧延展而来，呈多Z字形（图2－11）。

1）切口不能垂直跨越掌横纹，以免出现线状瘢痕挛缩。

2）可与腕掌侧正中切口相连到前臂。

（4）由鱼际纹桡侧端向手心，向腕关节做弧形切开，牵开皮肤，切开掌腱膜，显露手术结构（图2－12）。

1）向近侧延展，可与腕掌侧正中切口连续到前臂。

2）显露尺神经深支，需切断掌浅弓血管，牵开指屈肌腱才行。

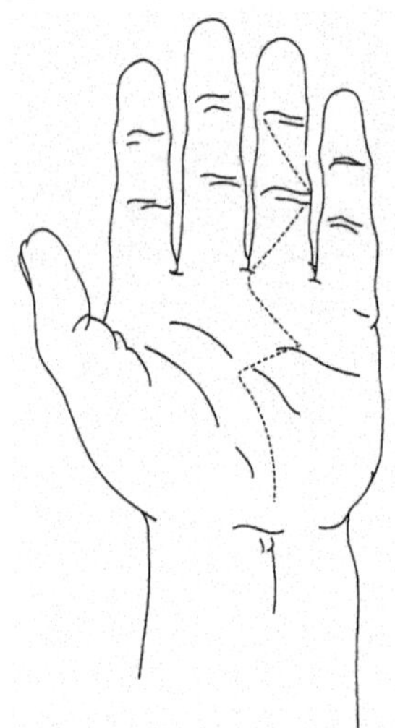

图2－11　手掌切口三

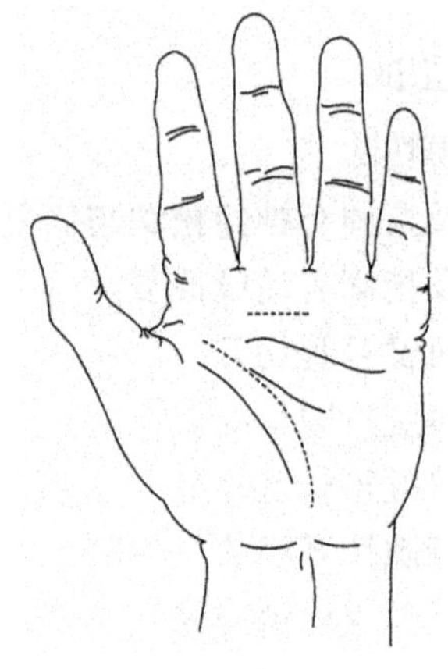

图2－12　手掌切口四

三、手背手术入路

（一）适应证

（1）掌骨间室切开。

（2）指伸肌腱松解与修复。

（3）指伸肌腱侧腱切断。

（4）掌指关节侧副韧带切断。

（5）手掌间隙切开引流。

（6）掌骨骨折切开复位内固定。

（二）应用解剖

1. 皮肤及皮下组织　薄软，富有弹性，极具移动性。

2. 手背静脉　甚多，相互连接成网状。

3. 指伸肌腱　自伸肌支持带远侧缘走出，向远侧辐射，至掌指关节背侧，与侧腱相互连接，形成腱帽，从三面包绕近节指骨远行。

（三）方法

（1）于掌骨背侧或掌骨之间做纵行切口，牵开皮肤，显露手术结构。

（2）于指蹼背侧做纵行切口，牵开皮肤，与手间隙向相通，或显露指伸肌腱侧腱，或向上掀起侧腱显露掌指关节侧副韧带。

（3）自第2、3掌骨头间隙向近侧纵行切开，至腕掌关节斜向尺骨头桡侧缘，再折向前臂桡侧（图2－13），于指伸肌腱、伸肌支持带浅层游离，牵开皮肤，显露指伸肌腱。

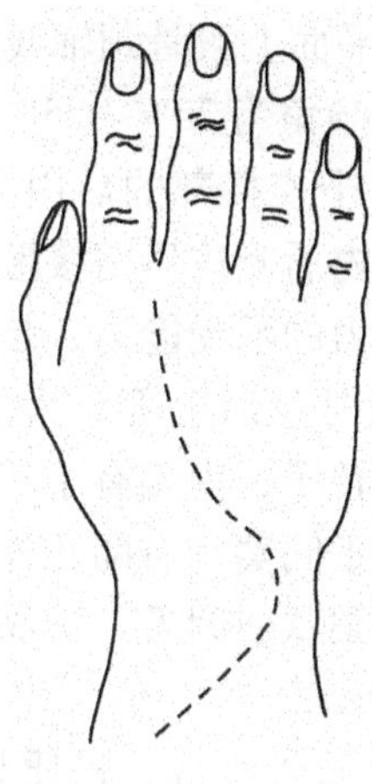

图2－13　手背切口

（四）注意事项

松解Ⅲ～Ⅴ区指伸肌腱粘连，手背切口如方法三，不宜横行，且须垂直褥式缝合，以免术后手指屈伸活动裂开伤口。

（史文宇）

第五节　髋关节功能解剖及手术入路

一、髋关节的功能解剖

（一）髋关节的结构

1. 髋臼　髋臼是由髂骨、耻骨及坐骨3部分组成。髋臼的顶部由髂骨构成，髋臼的前壁由耻骨构成，髋臼的后壁由坐骨构成。其朝向前外下方，髋臼的上部骨质厚而坚固，是强有力的负重区，而髋臼的后下部达坐骨结节处，成为在坐位时传达身体重量的另一个强有力的持重点，后壁最薄。

髋臼内关节软骨面呈半月鞍形，其中央处深，内下方无关节软骨覆盖，称为髋臼窝，在下缘有一切迹称为髋臼切迹，切迹处有横韧带封闭，髋臼窝内有股骨头圆韧带，为纤维脂肪所填充，当关节内压力增大或减小时，这些移动的脂肪可被挤出或吸收，以维持关节内外压力的平衡。正常髋臼外展角约45°，前倾角15°，髋臼边缘因有软骨盂唇附着而加深，可容纳2/3股骨头，增加了髋关节的稳定性。

2. 股骨近端

（1）股骨头：股骨头为球形，是髋关节球臼结构中的一部分，相当于圆球的2/3，其顶部稍后有一小窝，为股骨头凹，是股骨头圆韧带附着部。股骨头均覆以关节软骨，但其厚薄不一，中内侧面最厚，承受负荷最大，周围承受重力小，软骨较薄。股骨头前上方显露于髋臼盂唇外方，这是因为髋臼朝向前外下方，而股骨头朝向前内上方。

（2）股骨颈：股骨头以远较细部为股骨颈，股骨颈朝向前内上方，其远端与股骨干相连。股骨干与股骨颈之间形成两个角度，即颈干角和前倾角。在额状面上，股骨颈和股骨干之轴线相交构成颈干角，正常范围在125°~135°，平均127°，儿童颈干角较大，约为150°~160°，随年龄增大角度逐渐减少。水平面上股骨颈轴线与股骨内外髁横轴构成前倾角，成人约12°~15°，平均约14°，新生儿前倾角为20°~25°，随年龄增大逐渐减小。

（3）股骨距：位于股骨颈与股骨干连接部的后内方，股骨距上极与股骨颈后侧皮质衔接融合，下极与小转子下方的股骨干内后侧皮质衔接融合，并与两组骨小梁密切连接。股骨距的存在大大加强了颈干连接部对应力的承受能力，是直立负重时压缩应力最大的部位。

（4）大、小转子：大转子位于股骨颈后上部，为关节囊及韧带附着，后面有连接大小粗隆的隆起，为转子间嵴，对侧有大转子，内侧有小转子，前面有转子间线，是起自骨盆壁的小外旋肌附丽处，大转子内侧为转子间窝，有闭孔外肌腱附着，大转子外侧有自后上斜向前下一条嵴，有臀中肌附着，后面有梨状肌附着，下缘有股外侧肌附着。小转子位于股骨干内后面，有髂腰肌附着。

（5）股骨近端：股骨颈内部由松质骨组成，松质骨形成排列有序的骨小梁系统，一种是抗压力系统，另一种是抗张力系统。

内侧为抗压力系统，起自股骨干内侧皮质和股骨颈下面的皮质，可分为主要抗压力骨小梁和次要抗压力骨小梁，主要抗压力骨小梁坚固而厚，垂直向上，止于股骨颈上面和股骨头上面的皮质。次要抗压力骨小梁细而薄，排列较疏松，向外上弓形放散达大转子及附近的股骨颈部皮质。

外侧为抗张力骨小梁，起自股骨干外侧皮质，弯曲向上止于股骨颈上部和股骨头下部，分为主要抗张力骨小梁和次要抗张力骨小梁。主要抗张力骨小梁呈弯向上内的弓形曲线，与压力系统60°相交，次要抗张力骨小梁为不太重要的成分。Ward三角位于两组骨小梁间区，此处承受负荷最小，骨小梁数量最少，股骨颈皮质骨越向远端越厚。

3. 髋关节囊　关节囊近侧附着于髋臼边缘、盂缘及髋臼横韧带，远侧前面至于转子间线，向远端达小转子，后面在转子间嵴内侧约1.25cm，相当于股骨颈中外1/3交界处，故股骨颈前面全包在关节囊内，但后面只有2/3在关节囊内，股骨头颈之间的横行骨骺板包在关节囊内。关节囊的纤维由浅层纵行纤维和深层横行纤维构成。

4. 髋关节韧带　髋关节囊内外由 4 条主要的韧带加强，其中位于关节囊前方的髂股韧带最强大，起自髂前下棘，呈扇形向下跨越关节囊前方，分两股分别止于转子间线及小转子前方。关节囊下方的耻股韧带和后方的坐股韧带较为薄弱，耻股韧带可限制髋关节的外展活动，坐股韧带可防止髋关节过度内收内旋活动。圆韧带位于关节腔内，起自髋臼横韧带和髋臼切迹，止于股骨头凹，外覆滑膜，内含血管，当髋关节处于轻度屈曲、外展、外旋位时，关节囊最松弛，容积最大，伸直位时关节囊紧张，可限制股骨头在髋臼中的活动。轮匝带是关节囊在股骨颈部深层纤维的环状增厚部分，环绕股骨颈中部，可约束股骨头向外脱出，具有扶持力。

（二）髋关节的相关肌群

髋关节周围有着丰富的肌肉覆盖包绕，这些肌肉对髋关节的稳定性和活动功能起着重要的作用。髋关节可沿 3 个轴运动：沿额状轴作屈伸运动；沿矢状轴作内收、外展运动；沿垂直轴作内、外旋运动。髋关节的肌群按功能可分为屈曲肌群、后伸肌群、外展肌群、内收肌群、内旋肌群和外旋肌群。

1. 屈髋肌群　主要是髂腰肌，由腰丛和股神经支配。股直肌、缝匠肌、长收肌和耻骨肌也参与屈髋活动。前两者受股神经支配，后两者受闭孔神经支配。髂腰肌是屈髋力量最强的肌肉，止于小转子，此肌收缩除使髋关节屈曲外，还有外旋作用，并与髂股韧带一起限制大腿后伸。

2. 伸髋肌群　主要是臀大肌，由臀下神经支配。当伸膝伸髋时，股二头肌长头、半腱肌、半膜肌、大收肌坐骨部也参与伸髋活动，由坐骨神经支配，但高度屈膝位伸髋时，臀大肌成为唯一有效的伸髋肌。

3. 髋外展肌群　髋外展是下肢向外离开正中面的运动，范围是 0°～60°主要由臀中肌、臀小肌和阔筋膜张肌组成，均由臀上神经支配。其他辅助髋外展的肌肉还有缝匠肌和梨状肌。髂胫束主要由阔筋膜张肌和臀大肌大部纤维向下构成，与股骨干后方皮质有纤维连接，可防止髂胫束经大转子表面前后移动，主要起行走时身体重量的平衡作用，其前内侧纤维协助屈髋，后外侧纤维协助外展、内旋髋关节。

4. 髋内收肌群　髋内收是下肢从外展位朝向身体正中面的运动，范围是 60°～0°，主要由大收肌、长收肌、短收肌、耻骨肌、股薄肌等组成，均由闭孔神经支配。双脚站立时，内收肌的主要作用是稳定骨盆。

5. 髋外旋肌群　主要是臀大肌和股外旋短肌（包括梨状肌、闭孔内外肌、上下孖肌、股方肌、臀大肌后部）等组成，除闭孔外肌由闭孔神经支配外，其余由骶丛支配。伸髋位外旋肌群力量最大，屈髋位则明显减弱。梨状肌是重要的神经血管解剖标志，臀上神经和臀上动脉从梨状肌上方进入骨盆，而其他所有血管神经从梨状肌下方进入骨盆，这些短肌止于大转子和股骨后外侧。

6. 髋内旋肌群　由阔筋膜张肌、臀小肌前部纤维组成，髋关节内旋肌数量比外旋肌少，肌力约为外旋肌肌力的 1/3。髋关节的活动范围大而灵活，而且肌肉的起止点广泛，使得髋部肌肉功能复杂，功能交叉可变。

（三）髋关节的血液供应

1. 髋关节周围血管分布　髋关节周围主要有 6 组血管供应股骨头、颈的血运，它们是旋股内侧动脉、旋股外侧动脉、闭孔动脉、臀上动脉、臀下动脉和股深动脉的第1穿动脉。它们以及髂腰动脉、旋髂深动脉和旋髂浅动脉等还供应髋关节周围的肌肉和软组织。

其中以旋股内侧动脉最重要，它从股深动脉或股动脉发出，经髂腰肌和耻骨之间上行。髋臼横韧带、邻近关节囊及部分髋臼组织血供来源于旋股内侧动脉深支发出的髋臼支，供应内收肌群、股薄肌和闭孔外肌，最后与闭孔动脉吻合。

旋股外侧动脉起自股深动脉，营养髂腰肌、股外侧肌和股中间肌，也发出分支供应阔筋膜张肌。

第1穿动脉供应大小粗隆后区，它穿过股骨大收肌上部，行走在臀大肌下方股骨止点附近处，并分别供应着两块肌肉的血运，最后在股骨峡部上方进入股骨干，成为髓内血管供应。

供应大转子、臀中肌和臀小肌的血管主要有3个来源，是髂内动脉和旋股外侧动脉的两个分支，在常规粗隆截骨时，容易损伤后两个分支。

2. 股骨头、颈的血供　主要由3组构成

（1）闭孔动脉：起自髂外动脉，发出分支经髋臼横韧带下方与骨组织间隙进入髋臼，成为圆韧带动脉，只供应卵圆窝附近的小区域血运。常有变异或缺失，对股骨头供血不起重要作用，旋股内侧动脉也可能有分支一起进入髋臼，术中臼底脂肪清除后，可能成为持续性出血点，故术中需及时处理。

（2）关节囊动脉：又称支持动脉，有旋股外侧动脉升支在股骨颈的前面与旋股内侧动脉在股骨颈后面的分支形成囊外血管环，然后发出3～4支支持带动脉。一般认为上支持带动脉最重要，它们在关节囊纤维层和滑膜包绕下沿滑膜深层紧贴股骨颈上行，到达头下沟关节软骨边缘，股骨颈表面组成囊内动脉环，最后进入股骨头供应骺与干骺端血运。

（3）股骨干滋养动脉：在股骨干髓腔内行走，一般只达股骨颈和股骨头血管吻合较少，关节囊血管是股骨头血供的主要来源，股骨颈骨折时容易受到损伤。

（四）髋关节的神经支配

支配髋关节的感觉神经有不同来源，前后方各有两条，前方的神经来自闭孔神经和股神经，后方的来自臀上神经和坐骨神经。

股神经主要分布在髋关节的前面和下面，闭孔神经前支在闭孔附近发出髋臼支与旋股内侧动脉关节支同时由髋臼切迹进入髋关节。坐骨神经的关节支在坐骨神经的基部发出绕行关节囊后面。臀上神经发出的关节支分布在关节囊后方的上部及外部。

总之，髋关节的神经支配以闭孔神经为主，由于闭孔神经亦同时支配膝关节，因此临床上时有髋关节疾患首先表现为膝关节疼痛，很容易产生错觉。由于髋关节支配神经变异较大，对于顽固性髋关节疼痛患者可考虑行闭孔神经切断术，切断闭孔神经本干或其后支，同时切断支配股方肌的分支可能效果更佳。这种失神经支配关节疼痛缓解了，却加重了关节的磨损，失去了对关节的保护性，最后导致关节严重的骨关节炎，只能行人工全髋置换术。

二、手术入路

人工全髋置换术各种手术入路各有优缺点，前外侧入路易发生髋关节前脱位，外侧入路易发生外展肌乏力，后方入路易出现髋关节后脱位。因此手术入路的选择要根据手术医师的个人经验来选择，最安全的方法，就是选择手术医师最熟悉的入路。除此之外还要根据手术的具体情况而定，如：是初次手术还是翻修手术，骨缺损的程度如何，骨缺损的部位，准备结构性植骨还是准备施行打压植骨，既往手术入路，假体种类等。无论选用何种手术切口均要达到切口暴露充分的目的，必要时应可随时延伸切口以完成手术。我们施行人工全髋置换术或翻修术一般均采用后外侧入路，而且不需行大转子截骨术。

（一）髋关节后外侧入路

又称 Gibson 入路，是人工髋关节置换术中最为广泛采用的手术入路。其入路操作方便，对髋部结构破坏最小，软组织损伤小，出血少，术后康复快，不必行大转子截骨术，外展肌力不受影响。

1. 适应证　髋关节后外侧入路几乎适用于所有全髋关节置换术的病例。

（1）髋关节成形术。

（2）髋关节外伤性脱位，切开复位术。

（3）髋臼后壁和后柱骨折复位固定术。

（4）人工全髋关节置换术。

（5）髋关节病灶清除术（后路）。

（6）髋关节融合术等。

2. 麻醉、体位　全麻或连续硬膜外麻醉，患者侧卧位于手术台上。

3. 手术显露　皮肤切口以股骨大转子为中心，起自髂后上棘正下方约 6cm 处，顺臀大肌肌纤维方向，向大转子后缘走，到达大转子后缘后转向下方沿股骨干方向延伸 5cm，切口长约 10 ~ 14cm。

切开皮肤、皮下、深筋膜，显露臀大肌和股外侧肌，切开大转子滑囊，用手指钝性剥离阔筋膜张肌和臀大肌纤维，注意止血，显露臀中肌后缘及外旋肌群，用骨膜起子刮除表面脂肪，可见血管，进行止血，可见数块旋转小肌肉，极度内旋，自旋转肌附丽处“门”形切断旋转肌及关节囊，有关节滑液溢出，准备手术结束时再缝合回去以保持关节囊的张力。继续松解，屈曲内收内旋髋关节，股骨头顺利脱位。

（二）髋关节外侧入路（Harding 入路）

1. 适应证　该入路可运用于大部分髋关节手术。

2. 麻醉、体位　全麻或连续硬膜外麻醉，患者可平卧位（患髋侧臀部垫一扁枕）或侧卧位。

3. 手术显露　皮肤切口：于髋关节外侧作一小弧形切口约 10 ~ 14cm，近端稍偏后，远端稍偏前。

切开皮肤、皮下、深筋膜，剥离阔筋膜张肌，显露臀中肌、大转子及股外侧肌附丽处，不破坏髋关节外展装置结构的连续性，用电刀沿臀中、小肌前 1/3 切开，达大转子附力处，切开臀中肌及股外侧肌附丽部，使臀中肌与股外侧肌保持连续性，然后做一个整体向前牵开，显露关节囊，髋关节屈曲、内收、外旋时股骨头顺利脱位，显露髋关节。

（三）髋关节前外侧入路（Smith - Peterson 入路）

1. 适应证　是髋关节常用入路之一，适用于大部分髋关节手术，特别适用于髋关节周围软组织有瘢痕挛缩，严重屈髋畸形的患者。

2. 麻醉、体位　全麻或连续硬膜外麻醉，平卧位，患侧臀部垫一扁枕。

3. 手术显露　皮肤切口：自髂嵴中段沿髂嵴外缘向前达髂前上棘，然后转向髂骨外缘方向，直达远侧延长 10 ~ 12cm 至大腿中上 1/3 交界处。

切开皮肤、皮下、深筋膜，将切口适当向两侧游离，先切开髂前上棘以远的阔筋膜，可见缝匠肌与阔筋膜张肌间隙，进行分离并找到股外侧皮神经，将其牵向内侧，将分离后的缝匠肌向内侧牵开后，切开髂嵴前 1/3 外侧缘的阔筋膜，再于髂嵴前 1/2 外侧缘的肌肉附着处和阔筋膜张肌与股直肌之间作切口。沿阔筋膜张肌与股直肌之间切开肌膜，于肌间隙剥离，将阔筋膜张肌向外侧牵开，可见股直肌上段深面穿出旋股外侧动脉的升支，予以切断结扎。沿髂嵴前 1/2 外侧缘的切口切断阔筋膜张肌、臀中肌的附着处和骨膜，并用骨膜剥离器作髂骨外侧面的骨膜下剥离，直至髋臼上缘，用干纱布填塞止血后将髂骨翼外侧面的剥离间隙与阔筋膜张肌、缝匠肌、股直肌之间的肌间隙加以沟通，沿髂前上棘外下缘的切口切开骨膜，小心切断结扎通过此处的旋髂浅动脉的分支。此时，阔筋膜张肌、臀中肌和臀小肌可以向外侧牵开，缝匠肌、股直肌可向内侧牵开，髂骨外翼、髋关节和远侧股外侧肌得以显露，根据手术需要显露其中手术部位。将髋关节囊外脂肪剥净后，T 形切口切开髋关节囊，则股骨头、股骨颈、髋臼清楚显露，髋关节屈曲、内收、外旋，使其脱位。

（孙亚澎）

第六节　膝关节的功能解剖及手术入路

一、膝关节的功能解剖

股骨、胫骨与髌骨参与形成膝关节，上述 3 骨相互对应而形成 3 个相对独立的膝关节内侧室、外侧室与髌股关节室。

（一）股骨

股骨是人体最长的骨骼，股骨干近似圆柱形其横断面的直径也较为恒定，但一般来讲股骨的前弓变异较大。膝关节手术时如需采用髓内定位器械，尤其是全膝置换术需采用带延长杆的假体或需采用髓内钉内固定时，深入了解股骨干前弓的大小及股骨干横断面的直径就显得尤为重要。术前拍片时最好使用标记物以确定放大率，同时应注意无论是正位片还是侧位片均应使用足够长度的片盒以反映股骨的全貌。

股骨远端向内外方扩张形成股骨的内外髁，其横径约为股骨干横径的 3 倍。股骨内外髁的远端与后方分别与胫骨内外侧平台相关节。股骨内外髁的前方融合形成滑车与髌骨相关节。股骨内外侧髁间的远端及后方为髁间窝所分割，前后交叉韧带即容纳于髁间窝内，膝关节骨性关节炎骨赘形成时，骨赘可撞击与切割交叉韧带造成交叉韧带功能受损。髁间窝的后方较深，其腘面中央为自股骨后方向下延伸的骨嵴所分割，髁间窝的腘面以股骨髁上后方内外侧的骨嵴为界限，腓肠肌的内外侧头即分别起于此处。髁间窝后方的皮质相当坚硬不易屈服，因此如采用后方稳定型假体，髁间窝切骨时必须切至足够深度，防止打入假体时造成骨折。股骨内侧髁的关节面长于外侧髁，但内侧髁的前方较外侧髁平坦。矢状面上，内外侧髁的曲率都自前向后逐渐增大，但内侧后髁的曲率相对更为恒定，使侧后髁更为对称。

股骨前下方与髌股相关节的关节面更多来自于股骨外侧髁，内外侧髁的近端部分向前方隆起其间的凹陷部分形成滑车与髌骨相关节。股骨滑车的外缘高于内缘，因此，施行人工膝关节置换将股骨假体安置于外旋位时，更容易在外侧髁的前方形成切迹。股骨外侧髁稍宽于内侧髁，但在冠状面上外侧髁稍短于内侧髁，使股骨远端关节面外翻。但单腿负重时股骨远端关节面及胫骨近端关节面均与地面平行，此时股骨干的方向仍指向内下方，此种解剖结构与其功能相适应。使下肢的机械轴尽可能通过膝关节中心。

内外上髁是股骨内外髁上的骨性隆起，相形之下股骨内上髁更为突出其基地也较开阔，中央形成凹陷。内上髁为内侧副韧带的起点，自内上髁向后骨面变得粗糙，为腓肠肌的内侧头提供附力。外上髁为外侧副韧带的起点，其后方的骨面也变得粗糙，为腓肠肌外侧头与跖肌提供附丽，紧邻外上髁的下方与关节面的上缘之间有一斜行的骨性沟槽，为容纳腘肌腱的腘肌腱沟。

股骨外上髁最高点与内上髁最低点的连线被定义为外科上髁轴，股骨外上髁最高点与内上髁最高点的连线则被定义为解剖上髁轴。股骨的上髁轴或内外上髁连线可以为人工膝关节置换术或翻修术时提供有益的参考，其恒定程度与精确性均高于内外侧后髁的切线。MRI研究也表明股骨的上髁轴或内外上髁连线是稳定的骨性标志线，其与内外侧后髁切线的夹角依人种而有所不同，一般而言该线较内外侧后髁切线外旋6°。多数研究表明全膝置换术时，依上髁轴确定股骨假体的旋转方位有助于改善髌股关节的轨迹。

（二）胫骨

胫骨上端自下而上逐渐膨大形成内外侧胫骨平台与股骨髁相关节。胫骨是下肢的主要负重骨骼，胫骨上端形成两个独立的关节面，内侧关节面呈卵圆形中央下陷；外侧关节面接近正圆形，尽管冠状面上胫骨外侧关节面是下陷的，矢状面上，外侧关节面的中央却向上隆起。胫骨的内外侧关节面为两个髁间嵴所构成的骨性隆起所分隔，内外侧关节面分别向中央延伸与髁间嵴的周缘相连续，髁间嵴的前方为髁间前区，内外侧半月板的前角与前交叉韧带即附力于此区。髁间后区有一宽阔的沟槽将内外髁的后方相分隔，后交叉韧带（PCL）即起于髁间后区关节间隙下方约1cm外侧髁间脊中央稍偏外的骨面，PCL向前向内走行，与来自外侧半月板的一束（后半月板股骨韧带，或Wrisberg韧带）相融合，最后止于股骨内侧髁的外侧面。施行保留PCL的全膝置换时应注意保护PCL，防止切骨平面过低或切骨面后倾过大时损伤PCL的附丽。髁间后区还为内外侧半月板的后角提供附丽。胫骨上端前方由内外侧胫骨髁融合形成一三角形区域，三角的底边向下会聚形成胫骨结节。胫骨内侧平台的后方有一横行的沟槽为半膜肌提供附丽，胫骨上内侧的粗糙面则是内侧副韧带的止点。

胫骨的近端扩张膨大而形成胫骨平台，胫骨的骨干部分却相对体积恒定，胫骨干的断面呈三角形，由内侧面、外侧面与后侧面合围而成，三面的会合部分分别形成胫骨的前缘、内缘与骨间缘。胫骨的前缘或称前嵴向上与胫骨结节相连续，胫骨前嵴位于皮下为明显的骨性标记。胫骨前嵴稍有弧度，近端向外上走形融合于胫骨结节的外缘。因此，TKA行髓内定位时，定位杆应指向胫骨结节的下缘与胫骨嵴移行的部分，此处胫骨嵴已经向内下走形，髓内定位杆的入点应在胫骨近段稍偏内的部分。胫骨的上外侧面为内侧副韧带与腘肌的内侧部分纤维提供附丽。比目鱼肌起于胫骨中1/3的内缘。胫骨的骨间缘锐利与腓骨相对，自上而下为骨间膜提供附力。

胫骨的内侧面较为平坦，上1/3有缝匠肌、股薄肌、半腱肌的肌腱附着，下2/3位于皮下。Gerdy结节是胫骨上端最向外隆起的结构，为髂胫束（ITB）的止点。大转子滑囊炎较严重时，疼痛可以由髋关节向该区域放射。胫骨外侧面的上 2/3 有一浅沟为胫前肌的起点，TKA 采用髌旁外侧入路时，为方便翻转髌骨常需将切口延长至此处。

胫骨后侧面最明显的隆起为比目鱼肌线，该线起于胫腓关节面后方向内下走形跨过胫骨后侧面。比目鱼肌线上方的三角形区域有腘肌附力，比目鱼肌线本身有腘筋膜与比目鱼肌附着。少数情况下，为增大内侧屈曲间隙软组织松解时可松解到该线水平。

胫骨上端后倾角度变异较大，但一般在 5°～ 10°范围内。

（三）腓骨

腓骨细长，位于胫骨的外侧。腓骨负重功能有限，主要功能是为肌肉或肌腱提供附力与参与形成踝穴。外侧副韧带附着于腓骨尖，股二头肌止于腓骨头的外侧。腓骨头的周缘较为粗糙，前后方各有一突起分别为腓骨长肌与比目鱼肌的上部纤维提供附力。

（四）髌骨

髌骨是人体内最大的籽骨，与股骨滑车相关节。髌骨呈不对称卵圆形。股四头肌腱向下延伸包裹于髌骨前方并与髌韧带相融合。髌骨与股骨滑车相关节而形成膝关节前侧室或称之为髌股关节。

总的来讲，髌骨的内侧关节面较小且呈凹陷形，髌骨外侧关节面约占整个髌骨的 2/3，髌骨外侧关节面在矢状面上呈后凸形，冠状面上则仍呈凹陷形。覆盖髌股关节面的软骨是全身最厚的透明软骨。当前，对于青春期少年或年轻成人关节镜下所见的关节软骨蜕变或髌骨软骨软化与膝前痛之间的关系尚不明了。膝关节置换时髌骨假体为对称设计，与股骨滑车形态相适应。保留髌骨时需要对髌骨进行适当修整。

髌骨并非完全坐落于股骨滑车内，髌骨在股骨滑车内滑行的过程中，髌股关节间的接触面不断发生变化。关节屈伸过程中，髌股关节的接触面积均不超过髌骨关节面的 1/3。

髌骨的主要生物力学功能在于增加股四头肌的力臂。随着膝关节屈曲度数的增加，髌股关节间的应力也加大，但与此同时髌股关节间的接触面积也增大，增大的接触应力分布于较大的接触面积。如果膝关节由屈曲位对抗应力伸直，则与上述情况相反，髌股关节间应力增大而接触面积变小，因此，让患者自屈曲位对抗应力伸直膝关节可引出髌股关节疼痛的症状。膝关节完全伸直时髌股关节已脱离相互接触状态，因此，直腿抬高动作可消除髌骨关节内的应力。

（五）胫腓关节

腓骨头的关节面指向上方、并稍向前内方倾斜与胫骨干骺端的后外侧面相关节。腓骨头的尖端自腓骨后外向上凸起，其上有外侧副韧带、股二头肌腱、Febellofibular 韧带与弓状韧带附力。

上胫腓关节衬有滑膜，关节囊增厚为关节囊韧带，关节前后方分别有前后上胫腓韧带加强。胫腓骨间膜纤维起于腓骨骨间嵴向内下走行止于胫骨骨间嵴，骨间膜上方留有较大的孔供胫前血管穿出。

上胫腓关节的前方及相邻的胫腓骨是胫前肌、趾伸肌、与腓骨长肌的起始部位，上胫腓关节的后方及相邻的胫腓骨则是比目鱼肌的起始部位。胫前动脉作为腘动脉的终末支，于上胫腓关节下方约两横指处穿过骨间膜上的裂隙进入小腿的前侧室，有一返动脉自胫前动脉发出加入膝关节周围血管网。胫前神经与腓总神经的终末支穿过趾伸肌与腓骨间的肌间隔与胫前动脉相伴行。腓浅神经于腓骨颈外侧发自腓总神经向下走行进入腓骨长肌。

（六）透明/关节软骨

关节软骨是由胶原纤维基质与分布于其中的水化蛋白多糖构成的高度分化的结缔组织。

正常软骨呈白色、光滑、质地坚实。关节软骨如发生损伤或退变，或称之谓软骨软化者，其大体及镜下外观均会发生显著变化。普通X线平片无法检出软骨病变，严重的软骨磨损通常表现为关节间隙变窄，磁共振成像技术（MRI）可检出部分软骨病变。

关节软骨或关节面的损伤也可间接由软骨下骨的病变引起。骨坏死或剥脱性骨软骨炎（OCD）均可导致关节面的毁损。骨关节炎软骨损坏发生于关节负重区，关节软骨磨损、变薄，剥脱，甚至软骨下骨裸露，软骨完全消失。软骨磨损的形态和关节活动一致，可呈现沟槽状改变。类风湿软骨损坏为关节软骨普遍侵蚀破坏改变。

（七）半月板

半月板是膝关节内两个半月形的纤维软骨，其主要作用是加深胫骨的关节面以更好地与股骨髁相契合。半月板的主要成分是胶原（75%）与非胶原蛋白（8%～13%），黏多糖与糖蛋白同样也是半月板的主要成分。

内外侧半月板各覆盖相应胫骨平台关节面的外周2/3，半月板外缘较厚并与关节囊相连接，由外向内，半月板逐渐变薄，内缘游离。半月板股骨面凹陷与股骨髁相接触，胫骨面平坦坐落于胫骨平台上。利用MRI可诊断各种类型的半月板损伤，但诊断半月板损伤的最好办法是关节镜检查。半月板损伤可分为水平或纵行撕裂、桶柄样撕裂、退变造成的复合撕裂等数种类型。当前开放半月板切除术已为关节镜下半月板修补术或半月板部分切除术所替代。

半月板具有数种重要功能，主要有：①传递关节内应力；②增加关节的吻合程度；③使关节滑液均匀分布于关节面；④关节运动时防止关节内软组织发生撞击。在ACL功能不全时，由于其后角为楔形，可一定程度上防止胫骨向前方移位，因此内侧半月板还具有稳定关节的作用，但外侧半月板并无类似功能。

1. 内侧半月板　内侧半月板接近半圆形，横断面为三角形，前后不对称，后角比前角宽大。内侧半月板外周连续附着于膝关节囊，在膝关节置换术切除内侧半月板时注意防止损伤内侧关节囊和内侧副韧带。

2. 外侧半月板　与C形的内侧半月板不同，外侧半月板接近圆形，比内侧半月板覆盖了更大的关节面部分。

外侧半月板与外周的关节囊的附着被通过腘肌腱的腘裂缝所阻断。另外，不同于内侧半月板的是，外侧半月板不与副韧带直接相连，所以切除外侧半月板相对容易而且完整。因为外侧半月板不像内侧半月板那样与关节囊广泛相连，所以它的活动性更大，可以移位达1cm。外侧半月板的活动被腘肌腱和半月板股骨韧带限制，这可以解释为什么半月板的损伤发生于外侧较少。

（八）关节囊

膝关节囊是纤维膜性结构，包括一些增厚部分，可被认为是独立的韧带。关节囊前部较薄，在前方它直接被髌韧带所代替。在近端，膝关节囊在髌骨以上约3到4指宽附着于股骨。在远端，除了腘肌腱通过裂缝进入关节处之外，膝关节囊附着于胫骨周缘。在后部，膝关节囊包含起于股骨髁和髁间窝壁的垂直纤维。在此区域，膝关节囊被起于半膜肌腱的腘斜韧带加强。在近端，这个宽扁的带状结构在近股骨髁关节面边缘处附着股骨髁间窝和股骨后部。纤维束被供血管和神经通过的孔隙分割。腘斜韧带构成腘窝底一部分，腘动脉从其上通过。在腘裂缝处，膝关节囊移行向下正对腓骨头，形成了外侧半月板和腓骨茎突之间的弓状韧带。

（九）滑液腔

滑膜正常为平滑、半透明粉红色组织。组织学上在其表面上覆盖一层滑膜细胞。滑膜细胞包含两类细胞群，具有巨噬细胞功能的细胞和具有分泌功能的细胞。在一些特异性的疾病过程，包括类风湿关节炎，滑膜增生、发炎，加剧关节内破坏。

滑膜包裹膝关节内面向上延展至髌骨之上的髌上囊。

后滑膜腔与腘窝囊相连，腘窝囊位于半膜肌腱和腓肠肌腱之间，在一半的人群中发现。在膝关节中注入染料，可使此囊扩张；当发生关节内渗出时，此囊也可以变大，形成腘窝囊肿或称 Baker 囊肿。此滑膜腔是一例外，它正常情况下不与膝关节周围的任何其他囊腔相通。

（十）黏液囊

在膝关节的众多黏液囊中，具有显著临床意义的为髌前囊、髌下囊和鹅足囊。髌前囊较大，位于髌骨之前的皮下。髌下囊位于髌韧带之后，将髌韧带与胫骨和脂肪垫下部分开。鹅足囊位于缝匠肌、股薄肌、半腱肌肌腱和胫骨之间；另一个黏液囊将浅层内侧韧带和鹅足分开。这些黏液囊在外伤或过度使用后会发炎。

（十一）交叉韧带

交叉韧带包含高度编织的胶原基质，大约占到干重的 3/4。主要的胶原为Ⅰ型胶原（90%），剩余的为Ⅲ型胶原（10%）。在生理条件下，水构成了净重的 60%。在显微水平上，韧带及肌腱与骨相连部位结构为胶原纤维直接与骨内的纤维相连。可以分辨出钙化的前缘，类似介于类骨质和矿化骨之间的结构。交叉韧带得名是由于其在胫骨上的附着方式，它在膝关节中发挥着重要的作用。交叉韧带作用为稳定膝关节，阻止胫骨与股骨之间的前后向移位。

1. 前交叉韧带　前交叉韧带起于股骨外侧髁的内面的后音部，以一种环形片段的形式起于髁间切迹。韧带向前、向远侧及向内侧走行，止于胫骨。在它的整个行程中，韧带的纤维呈轻度的外旋转。韧带的胫骨止点呈宽阔下陷区域，在髁间窝胫骨棘的前外侧。

前交叉韧带是对抗胫骨在股骨上向前滑移的主要静态稳定结构，占对抗前抽屉总阻力的 86%。膝关节运动的不同阶段，前交叉韧带的不同部分起作用来稳定膝关节。膝关节的稳定性需要一些动态稳定结构，如肌肉通过膝关节产生稳定力。使肌肉能辅助稳定膝关节，有效的关节本体感觉反馈是至关重要的。前交叉韧带发挥着重要的本体感觉功能，因为在其上发现了大量的本体感受器和游离神经末梢。

2. 后交叉韧带　后交叉韧带起于股骨髁间窝的股骨内侧髁的外侧面。与前交叉韧带一样，其起点也呈半环状，水平走向。附着点的上边界平直，下边界凸形。韧带纤维以外内方向止于胫骨，然而在股骨是以前后方向附着。韧带胫骨的附着点位于关节内胫骨上关节面后部的凹处。胫骨附着点向远端延伸至相邻胫骨后面达 1cm。

后交叉韧带被认为是膝关节的主要稳定结构，因为它位于关节的旋转中心，是前交叉韧带两倍强壮。后交叉韧带显示提供限制胫骨在股骨上向后滑移的95%的限制力。在膝关节屈曲时，它最大程度地拉紧，在膝关节内旋时变得更紧张。已发现后交叉韧带有两个不可分割的组成部分。前部纤维组成了韧带的主体，在膝关节屈曲时紧张，在膝关节伸直时松弛。相对纤维组成了韧带较细部分。后交叉韧带看起来与侧副韧带及腘肌腱协同稳定膝关节。切断试验表明当只有后交叉韧带被切断时，膝关节屈曲时的后移位明显增加，但当侧副韧带和腘肌腱同时被切断时，后移增加得更明显。后交叉韧带牺牲型膝关节假体通过胫骨垫片中央立柱来替代后交叉韧带的功能，防止膝关节屈曲过程中股骨过度后滚。

后交叉韧带损伤比前交叉韧带损伤少见，常发生于膝关节过屈或屈曲位时前方受击打。这类损伤很少导致症状性的不稳，但可能导致慢性疼痛。膝关节内侧间室显著退变的患者，90%发生慢性后交叉韧带损伤。

（十二）前面观

股四头肌包括4个不同的部分，有共同的肌腱止点。股直肌有两个头，直接和间接起于髂骨，然后融合形成肌腹，在大腿前部向远端走行。既而变细，在髌骨上极近端5~8cm形成肌腱。

股四头肌腱在远端通过一个扩张部向前连于髌骨。在大部分情况下，只有来自股直肌部分的肌腱纤维与髌骨上的远端扩张部相延续。然而在一些情况下，来自股外侧肌的纤维可直接与远端相连。另外股内侧肌和股外侧肌形成的扩张部通过髌骨支持带与胫骨相连。

髌韧带连接髌韧带下缘到胫骨结节。因为股骨干有一个弯曲，因此股四头肌与髌韧带不在一条直线上。所形成的角度经常为外翻角，在男性平均为14°，在女性为17°。这个角度，或称为股四头肌角（Q角），在股骨内旋时增加。导致髌骨的外脱位趋势，能被股骨滑车的外侧唇、股内斜肌的水平纤维及髌内侧支持带所对抗。选择性股内斜肌加强术用于治疗髌股关节疼痛和半脱位。尽管股四头肌群的最显而易见的功能是伸膝（其次功能为屈髋），但在早期站姿步态过程中，其生理作用主要是通过离心性收缩，来减弱膝关节的屈曲。

髌腱为强壮、扁平的韧带，长约5cm。它在近端起于髌骨尖、相邻边缘及后面坚固的凹面。远端它止于胫骨结节，膝关节置换术入路远端切口止于颈骨结节偏内侧防止损伤髌腱止点；位于髌骨前表面的浅层纤维连续分布，与股四头肌腱的纤维相连。股四头肌腱内外侧部分分别从髌骨的两侧通过，止于胫骨结节近端的两边。这些纤维性增宽部分与关节囊融合，形成髌内外侧支持带。

髌腱后表面通过一个大的髌下脂肪垫与关节的滑膜囊分开，通过一个滑囊与胫骨分开。脂肪垫充填了股骨髁和髌韧带之间的空隙，随着运动时这个潜在性空腔大小的变化而改变形状。这个脂肪垫被无数的源于膝动脉的血管所贯穿。髌腱在股骨髁间切迹和脂肪垫之间形成了一个不完全间隔。

（十三）内侧观

膝关节内面的支持结构可分为3层。第一层为最浅层，为膝关节内侧在切开皮肤之后所遇到的第一层筋膜平面。这层平面由包被缝匠肌的纤维形成。第二层为内侧副韧带浅层平面，包括纵行和斜行部分。前部纤维或纵行纤维起于股骨内上髁的凹槽，包括较多的垂直走向的纤维向远端走行，止于胫骨内面。这个止点约位于胫骨关节面下4.6cm，正位鹅足止点之后。后方斜行纤维起于内上髁，与第三层混合，形成后内侧关节囊。第三层即膝关节囊层。

内侧副韧带浅层主要发挥抵抗外翻应力的作用，以对抗胫骨外旋转，还在前交叉韧带缺失的膝关节有弱的抗胫骨前移的作用。内侧副韧带浅层的纵行纤维在膝关节完全伸直位和90°屈曲位均处于张力状态，但在45°到90°屈曲位时有最大的张力。内侧副韧带浅层的斜行纤维看起来在其整个功能中作用很小。内侧副韧带深层在对抗外翻应力的稳定性方面只起到弱的次要作用。

（十四）外侧观

膝关节外侧支持结构也被描述为3层。第一层包括浅筋膜（阔筋膜）、髂胫束和股二头肌的后方扩展部。第二层由前部的股四头肌支持带和不完整的后部即两块髌股韧带构成。第三层由外侧关节囊构成。

髂胫束是阔筋膜的纵行增厚部分，走行于膝关节外侧，止于胫骨的Gerdy结节。股二头肌主要作用是屈膝，但还有较弱的伸髋和胫骨外旋作用。股二头肌还被认为是膝关节外侧重要的静态和动态稳定装置，尤其是在膝关节屈曲超过30°时。

外侧副韧带起于股骨外上髁，位于腓肠肌起点的前方。它行于外侧支持带之下，止于腓骨头，与股二头肌腱止点混合在一起。

腘肌通过一个长约2.5cm的强壮肌腱起于股骨外侧髁前部凹槽的凹陷部。此肌腱由滑膜包绕，穿过弓状韧带内侧支下缘，形成一薄扁三角形肌肉，止于胫骨后面腘线近端三角形平面的内2/3。半月板之下的滑膜向深处疝入肌肉中，形成腘滑囊。腘肌的作用尚存在争议，但它可能在膝关节屈曲时与半月板股骨韧带共同作用，控制半月板的活动。然而其主要作用看起来是在膝关节负重位时通过使股骨外旋转，从而使膝关节解锁以允许屈曲。

外侧副韧带、后交叉韧带和腘-弓状韧带复合体联合起来作用，稳定膝关节的后外侧角，以对抗外翻应力、胫骨外旋转和后屈曲。这些结构的损伤导致后外侧旋转不稳定。

（十五）后面观

腘窝外界为股二头肌腱，内界为半膜肌腱和鹅足肌腱。在远端，这个空间由腓肠肌的两个头包绕。腘窝顶部由深筋膜形成；其底部包括股骨的腘面、膝关节后关节囊和腘肌及覆盖的筋膜。

当膝关节屈曲时，股二头肌肌腱可在外侧皮下摸到。在内侧，有两条肌腱非常明显，股薄肌肌腱位于半腱肌肌腱内侧。

大收肌的坐骨纤维源于腘绳肌群。此纤维向远端走行，形成一短肌腱，止于股骨内侧髁收肌结节。股血管通过位于此肌肉止点处的缝隙进入腘窝。

腓肠肌以一个外侧头起于股骨外侧髁外面，以一个大的内侧头起于股骨的腘面和股骨内侧髁的内面。两个头融合在一起，与比目鱼肌形成共同的肌腱，在远端变窄，止于跟腱。

（十六）神经

胫神经从大腿一半处发于坐骨神经。它向远端走行穿过腘窝，先位于深筋膜之下的脂肪层。再向远端，位于腓肠肌两个头之间。它的皮支，即腓肠神经，在腓肠肌表面下行。神经肌支支配腓肠肌两个头、跖肌、比目鱼肌和腘肌。另外，还有几个关节支。最大和最恒定的分支为后关节支，起点多变，但最常起于腘窝内。但有时它会起于大腿部坐骨神经的胫神经支。它向外走行，包绕腘血管，然后向深处走行，加入腘神经丛。来自神经丛的纤维穿过腘斜肌，支配后关节囊、环半月板周关节囊和覆盖交叉韧带的滑膜。半月板的神经支配范围存在争议；有证据表明两组神经纤维均穿入半月板的外层 2/3，其神经支配限于环半月板周关节囊。闭孔神经后部的终末支，与股动脉并行进入腘窝，也加入腘神经丛，因此也支配关节囊和半月板。

腓总神经在胫神经外侧进入腘窝，在股二头肌腱内侧向远端走行。腓总神经走行于股二头肌腱和腓肠肌肌腱外侧头之间，向远端走行于腓骨头后方。随后它绕腓骨颈外侧面走向浅层，通过一纤维性通道穿过腓骨长肌，分为腓浅神经（肌皮神经）和腓深神经（胫前神经）。其皮支是腓肠神经交通支，它连接腓肠神经和小腿前外侧面上部皮肤的小分支。腓总神经的两个关节支是外侧关节神经，它起于关节线水平，支配下外侧关节囊和外侧副韧带，和腓肠返神经，走行于胫骨前方，腓骨长肌内部，进入关节前外侧。

（十七）血管供应

在进入收肌裂孔之前，股动脉发出下行膝动脉。此血管依次发出隐血管支、关节支和深斜支。隐血管和隐神经一起向远端走行，经过缝匠肌，与膝下内侧动脉吻合。关节支在股内侧肌内向远端延伸，与膝上外侧动脉吻合，加入髌周血管网。深斜支沿股骨内面走行，发出到股骨髁上支和侧副肌支。腘动脉从 Hunter 氏管穿出，在股骨中下 1/3 进入腘窝。在近端，它通过一个厚的脂肪垫和股骨分开，但在远端后关节线区域，它直接与斜后韧带接触。在远端，此动脉向浅层走行至腘筋膜，止于腘筋膜下缘，分胫前动脉和胫后动脉。腘动脉发出无数肌支。膝中动脉起于腘动脉的前面，供应后关节囊和关节内结构，包括半月板后角。此动脉的韧带支横过滑膜，形成血管丛，覆盖前交叉韧带和后交叉韧带。交叉韧带也接受膝下动脉终末支血供。膝上内侧和上外侧动脉起于此动脉后面，既而绕过股骨下端正对股骨髁近端处。膝上外侧动脉进入股二头肌腱深处，与旋股外侧动脉降支吻合。膝上内侧动脉向前走行，位于半膜肌和半腱肌深面，位于腓肠肌内侧头止点近端。在关节线以下水平从腘动脉双侧发出的是膝下内侧动脉和膝下外侧动脉。膝下外侧动脉正位于外侧关节线相邻位置。它向深处外侧副韧带走行，在腓骨头近端，向前外转向，加入前部血管吻合处。膝下动脉的分支在前部脂肪中形成复杂毛细血管网，给脂肪垫、滑膜腔和髌肌腱提供丰富血运。所有 4 组膝内外侧动脉终末支也延伸至半月板。半月板只有周围 30% 接受血管供应，而不是整个半月板都接受均匀的血管供应。发生于此周围血管带的半月板撕裂被认为最适合修复。

膝前血管吻合是由 4 根膝上下动脉、膝降动脉分支、旋股外侧动脉降支及胫前动脉返支。这样血管吻合在股深动脉起点处将股动脉、腘动脉和胫前动脉连接起来。中部的支持带是由主要来自膝降动脉的血管吻合供应的。外侧支持带几乎主要由膝上外侧动脉和膝下外侧动脉形成的外侧血管吻合提供血运。

覆盖膝前皮肤由前部血管吻合的终末支提供血运。另外提供股直肌血运的穿支也对它提供血运。膝前部外科暴露破坏了这部分终末穿支网络对不同部分的血液供应。在健康成年人，膝前单一正中切口对切口愈合产生极小影响，但多次前部切口或缺血性疾病可能导致切口并发症或皮肤坏死。一般地说以前的横向切口可以被垂直切开。如果已经存在多个纵向切口，在多数情况下应选择最外侧的正中切口。因为皮肤依靠穿支血管供应，所以皮肤的潜行剥离，导致皮肤升起或皮下翼状物应减至最小。

腘静脉在腘动脉的外侧进入腘窝；它交叉进入动脉浅层，在腘窝的下部位于内侧。在整个腘窝中，它位于动脉和胫神经之间。

（十八）活动和功能

膝关节为类铰链关节，因骨性结构而拥有有限的内在稳定性。骨面之间缺乏吻合度，从而使膝关节允许6个自由度的活动，包括3个平面的平移（内-外，前-后和远-近）和3个平面的旋转（屈-伸，内-外和内翻-外翻）。关节的活动和稳定性由附加的关节内静态稳定结构控制，包括半月板、交叉韧带及关节外静态和动态稳定结构，如侧副韧带和肌肉。在过伸位时，侧副韧带和交叉韧带均紧张，双侧半月板的前部被整齐地拉伸于胫骨和股骨髁之间。在屈曲开始时，膝关节“解锁”，股骨在胫骨上外旋，在开始的30°屈曲中，股骨在胫骨上后滚，外侧比内侧更明显。在30°屈曲之后，股骨髁围绕一点在胫骨髁上旋转。半月板在膝关节伸直位时受关节面挤压，在屈曲位时与股骨一起向后移动，外侧半月板比内侧半月板更明显。股骨内髁关节面比股骨外髁关节面更大；当运动方向被逆转，外侧间室比内侧间室先达到全伸位置。当达到终末伸直位时，股骨在胫骨上内旋使膝关节被“锁定”—这就是所谓的扣锁机制。

内侧副韧带浅层部分纤维在屈曲过程中一直保持紧张状态，然而外侧副韧带仅在伸直位时紧张，在膝关节屈曲位时立即松弛下来，从而允许胫骨外髁更大的行程。

内侧副韧带浅层是内侧最重要的稳定结构。当膝关节屈曲时，纵行纤维向后方移动。纤维在股骨髁上的附着是这样的，当膝关节伸直时，后部纤维紧张，前部纤维松弛，从而被韧带后部拉向内部。当膝关节屈曲时，前部纤维向近端移动并变紧，随膝关节的屈曲进一步变紧张。内侧副韧带浅层的纵行纤维也控制旋转，因此切断这些纤维不但增加外翻应力下的内侧张开角，还导致外旋明显增加。作为比较，切断关节囊、内侧副韧带深层或内侧副韧带浅层的斜行纤维导致很小旋转或不增加旋转。

膝关节外侧稳定性由几个结构维持。在伸直位时，髂胫束纤维至关重要，因为这些纤维附着于股骨近端、胫骨远端，它们可被作为真正的韧带。在膝关节屈曲时，髂胫束向后移动，变得较为松弛；在屈曲超过30°时，股二头肌肌腱可能成为最重要的外侧稳定结构。

外侧侧副韧带伸直时变紧，但整个屈曲过程中均松弛。弓状韧带也是这样。因此在屈曲过程中，向外侧旋转可能比向内侧程度更大。这种旋转运动被外侧半月板的附着和屈曲时支持韧带的松弛所允许。还有股骨在胫骨上的较大程度的旋转，因此在内侧这种旋转运动很小。腘肌腱在外侧半月板上的附着使半月板被牵拉向后，避免了膝关节屈曲时的嵌顿。

前交叉韧带包括了两种功能性束带：前内带和较粗壮的后外侧部分。伸直位时，韧带看起来像是扁平带状，后外侧韧带紧张。几乎在屈曲刚开始时，较小的前内侧带变紧，而其大部分余下韧带则松弛。屈曲时是前内侧带提供了对抗胫骨前移位的主要限制力。

后交叉韧带包括不可分割两个部分。前部构成了韧带的大部分，后部较小的部分斜行走向胫骨后部。伸直位时，韧带大部分松弛，只有后部紧张。屈曲时，韧带大部分变紧，小部分松弛。

前交叉韧带既对抗过伸，又对抗内外旋转。后交叉韧带在膝关节屈曲时控制后方稳定性，但在过伸时则无此作用。

一条纤维带连接后交叉韧带和外侧半月板后缘（Ka-plan 胫骨半月板韧带）。可在内旋时限制外侧半月板前移。

胫骨沿股骨的旋转运动发生于整个运动过程中。前交叉韧带在屈曲时限制外旋，但限制内旋作用很小。伸直时前交叉韧带对抗外旋，较小程度地对抗内旋。因此，对于交叉韧带的精确功能还有许多不同意见。

（十九）肌肉的运动

膝关节的运动包括屈曲、伸直和旋转。屈曲是由腘绳肌和股二头肌实施的，同时腓肠肌和腘肌也发挥部分较小作用。屈曲受膝关节后部软组织的限制。伸直由股四头肌实施，因为关节面形状和韧带附着的关系，在伸直末时，股骨在胫骨上内旋，形成扣锁机制锁住关节。这个运动相对活动过程中的其他旋转运动来说是完全被动的运动，这是由于关节的几何形状和静态稳定结构所致。例外情况是股骨的外旋导致关节解锁从而使屈曲能继续。这个运动是由腘肌实施的。缝匠肌、股薄肌和腘绳肌是膝关节弱的旋转肌，但通常所起作用很小。

二、膝关节手术入路

（一）膝关节前方入路

1. 适应证　全膝关节置换术、开放式前交叉韧带重建术和关节内骨折固定术。

2. 麻醉、体位　全麻或连续硬膜外麻醉，患者可平卧位。

3. 手术显露、皮肤切口　目前比较常用的是膝前正中切口，切口可向近、远端延长。然后采用髌旁内侧关节入路，也有采用前外侧入路由外侧显露膝关节。采用髌旁内侧关节入路是将股内侧肌从股四头肌腱上离断，然后通过髌内侧支持带沿髌韧带向远端延长。沿关节囊切口切开滑膜囊，牵开或切除脂肪垫。当分离至关节线时，应注意内侧半月板前角和内外侧半月板之间的横韧带结构。完成关节切开后，髌骨应能向外侧脱位并翻开，屈曲并暴露膝关节。

（二）胫骨近端的手术入路

1. 适应证　胫骨高位截骨。

2. 麻醉、体位　全麻或连续硬膜外麻醉，患者可平卧位。

3. 手术显露、皮肤切口　从近端起于胫骨结节上方 1 ~ 2cm 处切开皮肤，向后沿胫骨外侧延长至腓骨头，沿髌韧带外缘行垂直切口，再沿胫骨前外缘骺线行横切口，延长至胫腓上滑膜关节。从 Gerdy 结节滑膜下分离髂胫束，自胫骨骨膜下分离前外侧肌肉组织，胫前肌和趾长伸肌的近侧部。于胫骨近端的后外侧角处切开上胫腓关节，自胫骨后方分离腘肌，显示胫骨的整个近端外侧部。

（三）膝关节后方入路

1. 适应证　外侧半月板切除术和半月板囊肿切除术。

2. 麻醉、体位　全麻或连续硬膜外麻醉，患者取俯卧位，患肢垫高。

3. 手术显露、皮肤切口　自内侧或外侧行 S 形皮肤切口，切口起自外侧时，先于股二头肌表面纵行切开，然后斜行跨过腘窝，再于腓肠肌内侧头表面转向远端。切口若起自内侧，则先于半腱肌表面切开，跨过腘窝，再于腓肠肌外侧头表面向远端延长，牵开皮瓣，腘窝呈菱形，上角由内侧的半膜肌与外侧的股二头肌组成，下角由腓肠肌内外侧头围成。离断腓肠肌内侧头的腱性起点后可到达后内侧关节囊，向外侧牵拉腘血管和神经。离断腓肠肌外侧头的腱性起点后可到达后外侧关节囊，向内侧牵拉腘血管和神经。

（四）胫骨结节截骨前方入路

1. 适应证　复杂的全膝关节置换术。

2. 麻醉、体位　全麻或连续硬膜外麻醉，患者平卧位。

3. 手术显露、皮肤切口　行前正中切口至胫骨结节下方 8～10cm 处，从髌骨上方 6cm 处沿内侧髌旁及胫骨结节和胫前嵴切开关节。用摆锯自胫骨结节下 8～10cm 处水平截开胫骨嵴并从胫骨上撬起。保留外侧骨膜、肌肉结构和股四头肌伸膝装置的外侧部。游离胫骨结节和胫前嵴后，向近端分离整个伸膝装置，切开髌后脂肪垫显露全部关节。

（庄正陵）

第七节　踝关节的功能解剖和手术入路

一、功能解剖

踝关节是一个复合关节，由胫腓骨远端相互关节，并在韧带和关节囊的连接和支持下构成。人体在站立、行走、下蹲等动作中，踝关节的稳定性与灵活性十分重要，其功能上的特点由踝关节的骨性结构、韧带与关节囊以及通过踝关节的肌腱的动力作用共同完成的。踝关节的稳定性主要由以下 3 个结构维持：①内侧结构（包括内踝、距骨内侧面和三角韧带）；②外侧结构（包括腓骨、距骨外侧面和外侧韧带复合体）；③下胫腓联合（包括下胫腓联合韧带和骨间膜）。

（一）骨性结构

踝关节骨性结构由胫、腓骨远端与距骨组成。胫、腓骨远端构成踝穴，距骨体容纳其中。从冠状面观察，外踝较内踝低 1cm 左右，从矢状面观察，外踝较内踝偏向后方 1cm 左右。另外，在矢状面中，胫骨远端的后缘较前缘更向下方延伸而形成后踝，下胫腓横韧带又加深了这个延伸，从而可以限制距骨在踝穴内的后移。

内踝是胫骨远程的一个延伸，其里面覆盖着关节软骨，与距骨内侧面相关节。内踝顶端分成两个钝性的突起，即前方较大的前丘和后方较小的后丘，有三角韧带附着。内踝的后侧面还有一个沟，胫后肌腱由此经过，其腱鞘附着于此。

外踝即腓骨的远端，在踝关节上方它位于由胫骨前、后结节构成的切迹中。胫、腓骨之间没有关节面，但两骨之间可有一定的活动。外踝远端是锥形的，其后方有一个沟，腓骨肌腱由此经过。

距骨可分为头、颈、体 3 部分。与足舟骨、跟骨、胫骨和腓骨均形成关节。距骨体呈前宽后窄形状，其横径之差平均约为 2.5mm（0～6mm），在踝关节背屈活动时距骨体前部较宽部分进入踝穴，而在踝关节跖屈活动时距骨体后部较窄部分进入踝穴。

踝关节背屈时腓骨发生轻微之向后、向外及外旋的活动以适应距骨体前部进入踝穴。非负重下踝关节屈伸活动时踝穴增宽 0～0.6mm，负重下踝穴增宽 0.2～5.22mm。因此，踝关节的接触面积（contact area）在踝关节处于中立位、背屈位和跖屈位时有所不同。如 Macko（1991 年）的研究指出：踝关节于中立位时其关节接触面积为 $5.22cm^2 \pm 0.94cm^2$，于跖屈 15°位时为 $3.81cm^2 \pm 0.93cm^2$，而于背屈 10°位时则为 $5.4cm^2 \pm 0.74cm^2$。由于骨折后复位不满意，距骨在踝穴内残留有侧方移位或倾斜或者由于踝关节不稳定均可导致踝关节接触面积的减少，从而应力发生异常的集中，最终可以使关节发生退行性改变。

腓骨与外踝的重要性日益受到更多的重视，J. D. Michelson（1995 年）指出在踝关节负重期 80% ~90% 的负荷经距骨体顶部传导至胫骨下端，17% 通过腓骨向近端传导。外踝构成踝穴的外侧壁，外踝本身的轴线与腓骨干纵轴之间相交成向外开放的 10° ~ 15°角以适应距骨外侧突。在外踝骨折行复位及内固定时，应注意不要使该角度变小而导致踝穴变窄。在治疗踝关节骨折脱位中，尤其是合并有下胫腓分离时，在恢复下胫非联合的完整与稳定的同时更应注意腓骨骨折的正确复位，应该防止腓骨骨折的旋转、重叠以及前后或侧方的移位。

（二）韧带

踝关节外侧结构中除去外踝与腓骨之外尚有外踝韧带。外踝韧带自前向后又分为腓距前韧带、腓跟韧带和腓距后韧带。腓距前韧带在踝关节跖屈位有限制足内翻活动的作用，而在踝关节中立位时，有对抗距骨向前移位的作用，腓距前韧带断裂以后可以出现踝关节前抽屉试验阳性。腓跟韧带较坚强且不同于内侧之三角韧带，腓跟韧带与外侧关节囊分离，而三角韧带则与内侧关节囊紧密相连。腓跟韧带在踝关节 0°位时限制足内翻活动，并同时也限制距骨的向前移位，因此，当腓跟韧带断裂时，不仅距骨在踝穴内受到内翻应力时可以发生倾斜，距骨外侧降低、内侧升高，而且踝关节前抽屉试验会出现明显阳性。当足受到内翻应力时不仅应注意到腓跟韧带断裂的可能性，而且还应注意是否有距下关节不稳定的存在。TetsuyaKato（1995 年）指出足受到内翻应力时，距下关节骨间韧带可以发生损伤，此时如做跟骨向前移位之应力下 X 线诊断时，可以发现跟骨向前移位，如果移位大于 4mm 则可诊断距下关节不稳定。腓距后韧带坚强，可限制踝关节过度背屈活动，腓距前韧带与腓距后韧带加强踝关节之关节囊。

踝关节内侧结构为内踝与三角韧带，三角韧带自前向后又分为胫距前韧带、胫跟韧带和胫距后韧带，其中胫距前韧带向足部延伸又可分出胫舟韧带。三角韧带又可分为浅、深两部分，浅层起于内踝前下方（前丘）呈扇形止于距骨颈和跟骨，深层起于内踝后下方（后丘）止于距骨内侧和后内侧，浅层对抗后足外翻的应力，深层则对抗距骨外旋的应力，在踝关节处于跖屈位时，深层牵拉距骨而使距骨内旋，其对抗距骨外旋的作用十分明显。当踝关节承受轴向负荷时限制距骨外旋主要是三角韧带。通过尸体标本实验做腓骨截骨而内侧结构保持完整，距骨不发生外旋。因此，如果是单纯外踝骨折，可行保守治疗，不影响踝关节稳定。而如果外踝骨折合并内侧三角韧带损伤，则应切开复位内固定外踝。同时应用石膏外固定使三角韧带愈合，而不应过分强调早期活动（J. D. Michelsen 等，1996 年）。

虽然 90 年代初仍有文章强调外侧结构是维持踝关节稳定性的关键，但近年来生物力学研究结果基本倾向于踝关节内侧结构对维持踝关节稳定性起到了最重要的作用。Burns 等（1993 年）通过尸体试验对胫距关节的动力学进行研究，结果表明：完全切断下胫腓联合韧带后，如内侧结构完整，则下胫腓仅轻微增宽，胫距接触面积及其峰值压力均无明显变化，但三角韧带的张力随下胫腓联合的切断明显增加；如同时切断三角韧带，则下胫腓联合明显增宽，胫距关节面接触面积减少 39%，关节峰值压力增加 42%。J. D. Michelson 等（1996 年）通过尸体模型对旋前 - 外旋型损伤的轴向应力进行试验，结果表明：如无三角韧带损伤，作腓骨截骨和下胫腓分离后，踝关节的轴向旋转不发生改变；但只要有三角韧带深层的损伤，无论外踝或下胫腓联合是否完整，均造成踝关节在各个平面上复合运动的改变，如再合并有腓骨骨折并未予固定，则引起跖屈时踝关节外旋脱位。他认为距骨的稳定性主要受三角韧带控制，尤其是在跖屈过程中控制其外旋。这个实验还表明只要内侧结构完整，即使下胫腓联合及骨间膜撕裂至踝关节水平间隙上方6cm，踝关节仍保持其正常的复合运动。Clarke等（1991年）的试验表明：单独切开三角韧带，在轴向应力下，踝关节的接触面积减少15%～20%。Sasse等（1999年）在尸体试验中观察到，在正常情况下，足的跖屈活动合并距骨内旋，背伸合并距骨外旋。单独腓骨骨折移位对于距骨在足跖屈、背伸中的旋转活动无明显影响，但如果同时切断三角韧带，则距骨在足跖屈背伸的旋转活动显著减小。Thordarson等（1997年）在制作旋前－外旋损伤模型的过程中发现完全切断三角韧带后，踝关节极不稳定，只要施加轴向应力即可发生脱位。J. D. Mchelson（1995年）也强调了踝关节内侧结构的重要性，并且指出在由于外旋外力引起单纯外踝骨折而内侧结构保持完整时，通过CT检查证实，外踝骨折的外旋移位实际上是骨折近段的内旋，外踝与距骨之间相对应的关系并未改变。Marsh和Saltzman（2001年）则强调如果踝关节内侧结构完整，距骨在踝穴内不发生外移，踝关节骨折则为稳定型。

三角韧带十分坚强并与关节囊紧密相连，当踝关节受到外翻、外旋应力时常发生内踝撕脱骨折而不发生三角韧带断裂。当内踝骨折时三角韧带可保持完整，但也可以发生三角韧带深层的损伤，因此有的内踝骨折虽经以螺丝钉内固定但如给予外旋应力仍可表现内侧间隙增宽，尤其易发生在内踝骨折较小时。Paul Tornetta（2000年）指出侧位X线内踝骨折线之长度>2. 8cm则三角韧带完整附着于内踝骨折块上；如<1. 7cm则有可能后侧深层三角韧带同时撕裂，因此在固定内踝骨折块后仍可出现三角韧带失效。

下胫腓韧带由胫腓前韧带、骨间韧带、下胫腓后韧带以及下胫腓横韧带组成，其中以骨间韧带最为坚强，并与小腿骨间膜相延续。下胫腓前韧带起于胫骨远程的前结节和胫骨远程的前外侧面，止于腓骨前方。下胫腓后韧带起于胫骨远程的后结节，止于腓骨的后方。下胫腓后韧带较下胫腓前韧带厚实坚强，因此下胫腓联合后方的损伤经常表现为胫骨远程后结节的撕脱骨折，而前方的损伤通常是下胫腓前韧带的撕裂。下胫腓横韧带也被认为是后韧带的一部分，有加深踝关节后方的作用。下胫腓韧带保持踝穴紧固而又有一定的弹性，当踝关节背屈时下胫腓联合轻微增宽。下胫腓韧带是维持下胫腓联合稳定的重要结构。

（三）肌腱和神经血管

有13根肌腱、2组主要的动静脉血管以及5根神经经过踝关节。肌腱可分为4组。后方是跟腱和跖肌腱，与踝关节的关系不是很密切。内侧从前向后分别是胫后肌腱、趾长屈肌腱和蹈长屈肌腱（夹在后二者之间是胫后动、静脉和胫神经），它们从内踝的后方经过。前方由内向外分别是胫前肌腱、蹈长伸肌腱和趾长伸肌腱（夹在前二者之间的是腓深神经和胫前动、静脉），它们从踝关节前方的宽厚的伸肌支援带下经过。外侧是从外踝后方经过的腓骨长、短肌腱。另外，还有3根浅表感觉神经经过踝关节，分别是：经过内踝前方的隐神经、经过前正中线偏外侧的腓浅神经和沿腓骨后方走行的腓肠神经。

二、关节的运动与负荷

踝关节运动的方式是由距骨体滑车关节面的形状所决定的；踝关节在矢状面屈伸运动的运动轴不是水平的而是倾斜的。内侧通过内踝前丘之稍下与稍后方，外侧通过外踝的顶端，运动轴与胫骨干纵轴相交68°～88°（平均79°）。踝关节屈伸运动的瞬时转动中心位于距骨体内而且靠近，以至于可以认为是一个点，实际上在踝关节背屈与跖屈运动中其运动的形成是滑动与滚动的联合（Michel - son，1995 年），并不是真正合页式铰链关节，而且在踝关节屈伸运动的同时还存在水平方向的旋转运动，踝关节跖屈时距骨有内旋活动，而背屈时距骨有外旋活动。踝关节的运动与距下关节和足的运动是联合发生的。

正常踝关节受力的峰值约为体重之 4 倍，在内翻位时 22% 的负荷经胫距关节面的内侧部分传导，当外翻位时 10% 的负荷经关节面的外侧部分传导。距骨如果在踝穴内有向外侧移位 1mm，则减少胫距关节的接触面积 42%；向外侧移位 3mm，关节接触面积减少 60% 以上。距骨在踝穴内发生倾斜，主要是外踝韧带陈旧损伤后距骨体在踝穴内外侧降低内侧升高的向内侧倾斜，胫距关节的接触面积减少，关节所承受的应力必然集中，可以导致关节退行性改变。

正常踝关节在背伸时，腓骨向外、后方有移动，同时伴有外旋。这是一个重要的对于距骨运动的功能适应，使得距骨前方较宽大的部分能更好地适应踝穴。

三、手术入路

（一）踝关节前方入路

1. 体位　患者仰卧于手术台上。抬高患肢 3 ~5 分钟或用驱血带驱血，然后使用大腿气囊止血带。

2. 手术入路　在踝关节前方，于踇长伸肌和胫前肌腱之间做纵行切口。切开时必须十分小心，只切开皮肤，因为足背血管神经束及腓浅神经的分支越过踝关节前方时，与皮肤切口线非常靠近。

沿切口线切开小腿浅筋膜，寻找腓浅神经并将其向外侧牵开。切开深筋膜及伸肌支持带，经踇长伸肌和胫前肌腱之间进入，纵行切开关节囊，即可显露踝关节前方。

3. 适应证　此入路主要用于胫骨远程前方关节面骨折的切开复位内固定，人工踝关节置换以及踝关节融合等。

（二）踝关节内侧入路

1. 体位　患者仰卧于手术台上。抬高患肢 3 ~5 分钟或用驱血带驱血，然后使用大腿气囊止血带。患肢自然外旋或做盘腿姿势即可显露内踝，通常不必垫高臀部使骨盆倾斜而改善显露。

2. 手术入路　在踝关节内侧，以内踝尖或稍偏后位置为中心做纵行切口，切口起自胫骨内侧面，向下至内踝后，弧形向前，形成一个 J 形。

切开皮肤后要注意辨认和保护大隐静脉和隐神经，此二者伴行于内踝前缘。切开皮肤和皮下组织后即到达胫骨远程骨膜。在处理内踝骨折时，需要继续向前方剥离，切开部分踝关节前方关节囊，显露胫骨远程关节面的内上角。以便观察胫骨远程关节面内上角和距骨内上角骨软骨损伤情况，以及更好进行内踝复位。

如后踝骨折偏内侧，需要经内侧切口处理，则可以向后显露并切开屈肌支持带，将肌腱和血管神经束向后外侧牵拉，显露内踝后方以及后踝。但在完成操作后应注意将屈肌支持带缝合。

3. 适应证　此入路主要用于内踝骨折及部分后踝骨折切开复位内固定术。还可用于踝关节融合术，以及需要显露踝关节内侧以及胫骨远程关节面内上角的其他手术等。

（三）外踝入路

1. 体位　患者仰卧，患侧臀后垫沙袋使患肢内旋，便于手术显露和操作。抬高患肢3～5分钟或用驱血带驱血，然后使用大腿气囊止血带。

2. 手术入路　沿腓骨后缘至其远程做纵行切口，然后略转向前方，至外踝尖端之下。切口的全长按手术需要而定。手术显露过程中要注意保护腓肠神经和腓浅神经。

纵行切开腓骨外侧骨膜，骨膜下剥离骨折部至适当显露骨折。注意分离的全过程均应严格保持为骨膜下剥离，因为腓动脉的终末支位于靠近外踝处，易于损伤。骨膜只剥离到能准确复位为止，不能过多剥离以影响骨折端血运。

如后踝骨折偏外侧，可经此切口，在外踝后方分离，显露后踝。

3. 适应证　此入路主要用于外踝骨折及部分合并的后踝骨折的切开复位内固定。

（四）踝关节后内侧入路

1. 体位

（1）患者仰卧，患肢髋关节屈曲、外旋，膝关节屈曲，患足外侧及外踝贴于手术台面，踝关节内侧结构即能很好地显露。

（2）患者侧卧，患肢在下，贴床，健肢在上屈膝，不遮挡患肢踝关节内侧的手术视野。

抬高患肢3～5分钟或用驱血带驱血，然后使用大腿气囊止血带。

2. 手术入路　在跟腱和内踝之间的中点在线做纵行切口。

辨认踇长屈肌，在此平面中仍含有肌纤维的唯有此肌。在其外缘，找出此肌与腓骨肌腱之间的间隙。将踇长屈肌向内侧牵开而由此间隙向深层进入，即可显露踝关节的后侧。纵行切开关节囊，完成显露。

3. 适应证　此入路可用于后踝骨折切开复位内固定，距下关节截骨融合，距骨体后方骨折切开复位内固定等。

（张　峰）

第八节　脊柱的功能解剖和手术入路

一、概述

脊柱是人体站立位支撑的重要力学结构，整体上有3大功能：支持性、可动性和神经组织的保护功能。

脊柱主要由4部分组成，包括7节颈椎，12节胸椎，5节腰椎，5节骶椎愈合在一起为骶骨，并与3～4节愈合尾椎构成骶尾部。以下我们用C（cervical spine）表示颈椎，T（thoracic spine）表示胸椎，L（lumbar spine）表示腰椎，S（sacrum）表示骶骨。例如第5颈椎用C_5表示。

椎体和椎体之间有纤维软骨构成的椎间盘连接。各椎体后方由脊柱后方部分（椎弓）上下连接形成椎间关节，使脊柱保持一定的活动性和连接性，从而各个椎体互相以3点连接和稳定（前方中央椎间盘和后方左右椎间关节）。

椎间盘是由纤维软骨板层状构成的椭圆形结构，外层是抗高压的纤维环，中心是含蛋白多糖和胶原的髓核。椎间盘是具有抗压性和弹性的物质，就像车轮，纤维环相当于轮胎，而髓核相当于胎内的高压空气。椎间盘内部无血管存在。

脊柱椎体前方有强韧的前纵韧带，椎体后方有后纵韧带，脊柱后方棘突周围有棘上韧带及棘间韧带，椎间关节囊强韧，这些韧带使脊柱的活动范围受到限制。包绕脊髓、马尾和各节段神经根等神经组织的椎管后方内壁有黄韧带，黄韧带肥厚可导致椎管狭窄。

脊柱各个节段的脊神经发出前根（运动神经）和后根（感觉神经）。颈部神经根汇为臂丛神经，后者再分为肌皮神经，正中神经，桡神经和尺神经支配上肢的感觉和运动。胸部分出肋间神经（12 对）。腰部分出股神经和坐骨神经，支配下肢的感觉运动功能，并参与排便，排尿功能。各个节段神经根经椎间孔由椎管内发出，包括颈神经 8 对（第一颈神经从枕骨和第一颈椎间发出），胸神经 12 对，腰神经 5 对，骶神经 5 对。从第一颈椎到骶椎各节段椎孔，椎间盘和韧带群构成椎管，椎管内有脊髓的存在，通常位于第一腰椎以上，在其远端为周围神经，即马尾神经。脊髓和马尾神经有被膜包裹，蛛网膜下腔充满脑脊液保护神经组织。

二、颈椎的功能解剖

颈部位于头部和躯干之间，支撑头部并使之有活动功能。颈椎保护了颈部脊髓，其上端平枕骨大孔处与延髓相连，下接胸髓。颈部脊髓有支配手指等精细动作的功能，颈椎或周围组织出现异常障碍时，会出现很大痛苦并有生活障碍的危险性。

颈椎在枕骨与胸椎间由 7 个椎体，6 个椎间盘，有 8 个椎间关节和韧带连接。整体颈椎呈轻度前凸。颈椎与胸椎相比活动范围大，椎体较小，相对椎管较宽。比较大的可动性是颈椎的特征。颈椎的椎间盘允许较大的可动性，是关节退行性变的好发部位，外伤对其影响也较大。

第 1 颈椎（寰椎）和第 2 颈椎（枢椎）称为上颈椎，由于解剖的特性，头颈部的旋转 50% 在寰枢椎间进行。寰椎内腔前 1/3 被横韧带分割，其中容纳齿状突，头部的旋转和大半屈伸活动在此，由于寰椎没有椎体使枢椎的齿状突在其广泛的空间活动。后方 2/3 构成宽大的椎管，脊髓只占 1/3 其余 1/3 空余。椎动脉是营养脑干和小脑的重要血管，从 C_1、C_2 后外侧迂回到脑部。

第 3 到第 7 颈椎形态相似称为下颈椎，其左右侧后方为椎间关节，与前方椎体间的椎间盘构成三关节系统，可以使颈部屈曲、伸展及部分旋转。各节段椎间盘特别是 $C_{4/5}$，$C_{5/6}$，$C_{6/7}$椎间盘在中年后会发生变性，颈椎间盘突出也是颈椎病的一种表现。椎体间有前纵韧带和后纵韧带连接，椎板间有黄韧带，棘突间有棘间韧带，颈椎的棘上韧带构成强韧的项韧带。

神经根通过椎间孔，椎间孔的后壁是椎间关节的前面，前壁是椎体和椎间盘的后外侧构成。C_3 以下颈椎椎体头侧面外侧凸出，形成钩状突起与上位椎体尾侧面形成关节，加之原有椎间盘结构构成钩椎关节，又称 Luschka 关节。椎间盘变性，椎间隙狭窄，后外侧骨赘形成，结果使椎间孔狭小，是上肢痛和神经根障碍的原因所在。此外，外侧大的骨赘可能对椎动脉形成压迫。椎管是枕骨以下保护脊髓的重要结构，个体差异很大，单纯从 X 线侧位平片测量椎管前后径，以 $C_{5/6}$为例，中国人男性平均 17mm，女性平均 16mm。椎管前后径在

12mm 以下可以判断为狭窄，11mm 以下出现脊髓压迫症的可能性很大。

在枕骨大孔和寰椎间有低位脑神经核延髓下部的存在，这个部位受损将影响呼吸和吞咽功能，直接对生命有影响。颈髓有 8 个髓节，颈髓的髓节与椎体节段有 1 ~ 1.5 倍的高度差，这是做神经定位诊断需要注意的。各髓节发出前根（运动神经）和后根（感觉神经）合成神经根离开硬膜通向各椎间孔。颈椎有 8 对神经根，C_1 神经根从枕骨和寰椎间发出，C_2 神经根从 $C_{1/2}$ 椎间发出，C_7 ~ T_1 间发出的是 C_8 神经根。C_1，C_2 神经根构成枕大神经，$C_{3\sim5}$ 神经根构成膈神经，C_5 ~ T_1 构成臂丛神经并分出肌皮神经、正中神经、桡神经和尺神经。

三、胸椎的功能解剖

胸椎的特征是与肋骨和胸骨构成胸廓，形成稳定的力学结构，从而活动范围比较小。椎间关节是前后方向，允许屈伸和旋转活动。另外胸椎的椎管比较狭窄，其中存在脊髓和脊髓前动脉，但其血运并不十分发达，这是胸椎神经生理薄弱的方面。

胸椎和腰椎移行部称为胸腰段，一般指 T_{11} 到 L_2。这部分是活动小的胸椎和活动大的腰椎结合的部分，是应力集中的部位，而小关节也由额状面变为矢状面，与下颈椎相似，也是外伤好发部位。在此部位椎管内有脊髓圆锥和高位的马尾神经，神经组织受损后症状比较复杂，需要注意。

四、腰椎的功能解剖

躯干部分最主要的活动来自腰椎，同时躯干部分的支撑也来自腰椎，日常生活的机械负荷加载于此，有时年龄相对年轻也会有退行性变的发生。

腰椎神经根与颈椎神经根走行不同，颈椎神经根发出后从同节段椎间孔伸出椎管外，腰椎神经根在硬膜分出后在椎管内与硬膜共同下行 1 个椎间，由尾侧的椎间孔穿出椎管。因此，腰椎椎间盘突出或骨赘形成在横断面的方向不同，压迫神经根的节段可能不同，在进行神经症状的评价时应当注意。

五、脊柱外科手术入路

（一）脊柱后方入路

脊柱的后方入路是最常见与最直接的手术暴露方式，根据不同手术的显露需要，能够暴露从枕骨至骶骨的整个脊柱范围。患者应俯卧于手术床上，可用 4 点支持架或膝胸卧位架。由于外科医师需要与麻醉师进行配合，所以面部位置也很重要，可以用柔软的面部垫圈，特别注意眼眶不能承受压力，做胸腰椎手术时头部可向两侧略有旋转。在行颈部手术时也可用 Mayfield 架固定头部，使麻醉护理更方便，颈部位置也容易调节。上肢的位置也是重要的。在胸椎和腰椎手术时双上肢摆成“90° ~ 90°”形式即上臂外展 90°，肘屈曲 90°，必须避免肩部过度屈伸，双臂放置于手术野外的支架上以利于麻醉师在必要时进行动静脉置管，不适当的上肢位置可能会导致臂丛或周围神经受压或牵拉。在颈椎手术时，双臂用胶布向下牵拉固定于身体两旁，可以避免影响术者手术操作，同时使下颈椎透视时可以显示得更清楚。此时静脉可能需要从足部放置。

手术中定位方法：除需要暴露 C_2 棘突的入路外，我们建议在切口前使用在棘突上打入粗针头的方法，用“C”形臂透视定位，这样可以尽量减小切口的长度。对于有畸形变化的部位，需要术前仔细阅读影像学资料，如颈肋、有肋骨的胸椎变化、下位脊柱的腰化或骶化。在X线平片上的脊柱数目必须与其他的影像检查如CT、MRI等相一致。

1. 上颈椎（颅底 C_2）后方入路　切开皮肤皮下组织后，应沿中线切开椎旁肌，上颈椎椎旁肌分3层；浅层是斜方肌，中层是头夹肌与头半棘肌，深层是大后头肌、小后头肌、下头斜肌，这些肌肉止于 C_2 棘突和颅底，暴露时需从止点剥开，不需要直接辨认这些肌肉。

上颈椎后路暴露最重要的解剖是定位椎动脉，它经由 C_2 横突孔，向头侧走行于 C_1 椎弓外上方的椎动脉沟，在此行径中其与寰枢椎关节突关节外侧非常接近。在进入横突孔之前由 C_1 椎弓外上方向后正中走行进入枕骨大孔。因此椎动脉在下述几个部位易损伤：寰枢椎关节外侧、暴露 C_1 后弓中线外侧2.0cm以外时、C_1 侧块上方更接近中线的部位。在暴露颈椎此部位前必须对椎动脉走行有所认识。另外寰枢椎椎板外侧有大量静脉丛，应尽量防止其破裂，一旦有破损应用止血纱布压迫止血，而不是用电凝止血。

硬膜覆于近侧脊髓部位，后方正对寰枕膜和寰枢膜。这是脊柱椎板间唯一一处无真正黄韧带组织附着的部位。这些筋膜的组成与质地与韧带略有不同，将其从相应骨组织上剥离要十分谨慎。

2. 下颈椎后方入路　下颈椎后入路，可暴露 $C_{3\sim7}$ 的任何位置，有必要时上可达上颈椎，下可到胸椎。可能的话应尽量避免剥离 C_2 棘突，因为此处有大量肌肉附着。可直接进行骨膜下剥离并向外侧扩展到关节突关节外侧。下颈椎椎旁肌分3层：浅层斜方肌，中层是头夹肌，深层是颈半棘肌与多裂肌。同样，在进行下颈椎暴露时无须辨认具体肌肉，只需向侧方牵开，自动拉钩撑开以便充分显露。

3. 胸椎后方入路　后正中入路可直达胸椎，这一入路适用于椎板减压，内固定、融合等需要全面暴露后部脊柱的手术。有时可行后外侧入路，作肋骨横突切除术，从侧前方一侧暴露脊柱与椎管的前方结构。胸椎后方肌肉有浅层的斜方肌和大小菱形肌，及深层的骶棘肌、棘肌、半棘肌、多裂肌，回旋肌等。同样，我们无须辨认具体肌肉，沿椎板推开可显露到横突。目前我们更推崇经椎弓根到前方椎体的入路，这样可避免涉及周围的神经血管，减少出血和神经损伤的风险。

4. 腰骶椎后方入路　腰椎、骶椎的暴露通常也采用后正中切口，有时也可用各种侧后入路。正中切口可直接显露全部脊柱后柱，椎管后方和侧方，向下方可暴露整个骶骨、腰骶关节和双侧髂嵴的后方。同胸椎一样，腰部肌肉分深浅两层，包括腰背筋膜、骶棘肌、背最长肌、棘肌等浅层肌肉和多裂肌、回旋肌、横突间肌等深层肌肉。剥离时应注意用双极电凝止血，特别注意横突附近的动静脉。Wiltse等推广用背最长肌和多裂肌的肌间隙入路，这一肌肉间隙无血管并可直达腰椎关节外侧界与横突。此入路对部分极外侧椎间盘突出的微创治疗有独到之处。

（二）脊柱前方入路

1. 上颈椎前方入路　对暴露颅底、寰椎和齿状突，前方有多种入路，最常用的是开口入路，使用Dingman或Cnowe－Davis开口器，用电灼的方法从正中纵行切开咽后壁和肌肉，再向下推开骨膜，暴露 $C_{1/2}$ 前方。从增加术野宽度及缩短术野深度来说，正中经唇下颌骨截断入路比这种经咽部或咽喉部入路暴露斜坡至 C_2 更为实用。气管切开插管后全麻，用正中切口从下唇通过下颌、上颈部达舌骨水平，用摆动锯在下颌骨作阶梯形截断，有些病例需拔除一个下门齿利于截骨，在截骨前可在下颌骨钻孔，以便放置加压钢板。这些入路有利于对上颈椎肿瘤和感染病灶的暴露。

2. 下颈椎前方入路　颈前方咽外前外侧入路是暴露 C_4 ~ C_7 椎体和椎间隙的标准术式。患者仰卧，全麻。因为手术中需要将食管、气管、内脏向内拉开，所以需要使用带支撑的气管插管通气。肩胛骨下放一肩枕使颈椎保持正常生理前凸，可用胶布将双上肢牵引固定，以使术中透视更方便。如怀疑颈椎不稳定，可用颅骨牵引。设计切口时可将头轻轻转向对侧，多数右利的外科医生，认为右侧切口更方便，但是在 C_6 以下暴露时左侧切口可减少喉返神经损伤的风险。可以使用横行或纵行切口，沿皮肤皱褶的横弧形切口在美观方面更有优势，但这种切口暴露颈椎数目少，一般不超过 2 ~ 3 个椎体。切开皮肤和颈阔肌后，显露沿胸锁乳突肌浅面的颈深筋膜的浅层，向中线牵开或切断颈前静脉，用钝性和锐性方法将颈深筋膜中层从胸锁乳突肌和喉前带状肌之间分开，将切口向深部扩大。将颈动脉鞘和内脏间隔之间潜行钝性分开，将颈动脉、颈静脉牵向外侧，而喉、气管、食管牵向内侧。用双极电凝或电刀剥离颈长肌，用有齿的 Cloward 牵开器放置在被解剖的颈长肌下把其牵开，用无齿的牵开器上下牵开，从而可暴露颈椎椎体和椎间盘前方。

3. 胸椎前方入路

（1）上胸椎前方入路：经胸暴露 T_1 ~ T_4，要切除第 3 肋骨。患者侧卧，患侧在上，手术侧上肢备皮后悬吊于上举位，皮肤切口起自 T_1 脊柱旁，沿肩胛骨内侧缘，向下到相当于第 7 肋的肩胛下角，止于腋下第 3 肋软骨交接处。肋骨上的肌肉逐层切开用电凝止血，显露第 3 肋骨骨膜。切开剥离第 3 肋骨骨膜，将第 3 肋骨从肋骨角至肋软骨段切除，切断时用骨膜剥离器将肋骨残端置于肋间肌肉下保护。切开肋骨床放置牵开器，此时手术野可见主动脉、胸椎、肋骨、胸膜和静脉。

（2）下胸椎前方入路：这是一种非定型常规切口，切除肋骨进入胸腔的位置取决于病变的部位，而向下显露比向上显露要容易。例如切除第 6 肋骨可显露 T_6 ~ T_{12} 椎体。因此，此入路可暴露到 L_3 椎体。患者侧卧在手术台上，切口外侧缘起自骶棘肌到要切除的肋骨上方的胸骨肋软骨交界处，依次切断背阔肌、斜方肌和菱形肌。暴露胸壁后可计数肋骨。电刀切开肋骨膜，用肋骨骨膜剥离器剥离肋骨膜。剪断肋骨。尽可能的钝性推开胸膜，不得已可切开胸膜。椎间盘、椎体及椎体中部的动脉和静脉均可暴露在术野中。

4. 腰椎前方入路　前方经腹膜内暴露下腰椎和骶椎需要充分推移腹内脏器和肠管，不但需要一定的手术技巧，还耗费一定的时间，特别是容易引起肠粘连和腹腔感染。而腹膜后入路除减少肠干扰外，尚具有手术后减少体温散发，减少液体输入，缩短术后肠麻痹的时间等优点。患者仰卧，麻醉生效后，取左腹直肌旁切口，也就是距中线 4cm 左右，切口可从肋缘沿腹直肌外缘到耻骨联合。这种切口可显露 L_2 至骶椎前方。如果只是做人工腰椎间盘置换或做前路腰椎椎间融合（anterior lumbar interbodyf´usion，ALIF）手术，可酌情减小切口。在做人工椎间盘置换手术时，也可预先定位在同一水平应用横切口更美观。切开皮肤、皮下组织、显露腹壁筋膜。在到达腹直肌外缘后，沿腹直肌鞘外缘切开，将腹直肌纤维轻轻向中线推开，显露腹直肌后鞘和弓形线。切开腹直肌后鞘和弓形线，腹横筋膜深面即是腹膜。用手指插入腹横筋膜和腹膜之间进入腹膜前间隙，这一间隙可通过腹直肌后鞘伸面向上延伸，如果不慎将腹膜切破，应用 3 ~ 0 铬线修补。将腹膜向内侧推开，显露左侧髂窝腹膜，要从腰大肌钝性剥离，当腹膜从后腹壁剥离后被拉向中线，术野内可见到输尿管、生殖腺静脉、髂血管、交感神经链和主动脉。将腹膜从后腹壁的左肾下缘向中线推移显露骶椎。腰椎椎体的暴露用“花生米”样纱布球钝性剥离。在椎体前方可见腰椎节段动脉和静脉，用1号丝线结扎，椎体前面即全部被清楚显露。

（张　峰）

第九节　骨盆的功能解剖与手术入路

一、功能解剖

骨盆是由骶骨、尾骨和两侧的髋骨构成。每侧髋骨由髂骨、坐骨和耻骨组成，在儿童时期是3块分开的骨，成年后这3块骨已经融合，很难看出它们联合的征象，统称作髋骨，但如果分开描述各自的骨仍称作髂骨、坐骨和耻骨。

髂骨是髋骨的上面部分，它的髂骨翼形成髋的突出，其翼的内外均附着有连接到肢体的肌肉，用以附着腰肌的髂骨翼上部称为髂嵴，髂嵴前方终止于髂前上棘，后方终止于髂后上棘。在髂前上棘之下是髂前下棘，髂后上棘的后下缘有一光滑的凹部，称为坐骨大切迹，坐骨大切迹的上缘有髂后下棘。在髂后上棘的平面上，髂骨在其内侧部承受着一光滑的关节面，形状似耳朵，因此称作耳状面，这是与骶骨构成骶髂关节的关节面。在耳状面上方及后方是较大的粗糙区，称为髂粗隆，用于骶髂关节周围的强大韧带附着。在髂后下棘及耳状面的下方是坐骨大切迹。髂骨的稍下方及较窄的部分称为髂骨体，它向下延伸到髋臼的上1/3和下2/3相联合的水平线附近。

耻骨是髋骨的两块下部成分靠前方的骨。其上支构成髋臼下2/3的大约前半部分，而其下支向后下弯曲，连接坐骨支并组成闭孔的壁。耻骨体在上下支交界处，其前上面有一变厚部分称为耻骨嵴，其外端为耻骨结节，其内面是参与组成耻骨联合的一部分。

坐骨属于髋骨的两块下部成分中靠后的一块。坐骨体构成髋臼下2/3的后半，而坐骨支构成髋骨的闭孔后壁及一部分下壁，在闭孔的下缘向前延伸与耻骨相连。坐骨的下缘带有一突出的棘，称为坐骨棘，坐骨棘上方坐骨的后缘也构成坐骨大切迹的一部分。坐骨棘的下方有一较小的切迹，称为坐骨小切迹。坐骨后方变平扩大的部分称为坐骨结节。

所有的3块髋骨都参与构成髋臼，髋臼是接纳股骨头的，其表面仅一部分光滑，较深较粗糙的部分为脂肪和韧带占有。闭孔位于髋臼、坐骨和耻骨下支之间。在干燥的标本中这是一个大孔，但在活体中该孔几乎完全为一层膜所封闭，膜的两边均附着肌肉，因此活体中称为闭孔，封闭闭孔的膜称为闭孔膜。

两块髂骨通过骶髂关节牢固地附着于骶骨后方，此外，在每块髂骨下部和尾骨及骶骨下部之间，宽阔的间隙由骶棘韧带和骶结节韧带相互交接成桥状。骶结节韧带是一条由骶骨及尾骨向坐骨结节伸展的较宽的韧带。骶棘韧带是一条较窄的韧带，大部分被骶结节韧带从后方所覆盖，骶棘韧带从骶骨及尾骨伸延到坐骨棘。骶棘韧带使坐骨大切迹形成一个相应的大孔即坐骨大孔，骶结节韧带形成坐骨小切迹的下界，相应的孔称为坐骨小孔。

骶髂关节由骶骨和髂骨之间相对较小的关节腔所组成，并有强大的韧带联结这些部分。这一关节常被风湿性疾病所累及。从关节前方穿过的腹侧的骶髂韧带相对较薄，而背侧的骶髂韧带强大有力，并且深深的混合于更强大的骶髂骨间韧带间中，骶髂骨间韧带附着于关节腔后方及上方的粗糙区。除这些韧带外，骨盆还有附着到骶骨的骶结节韧带和骶棘韧带以及附着到腰椎的髂腰韧带所支撑。

两块耻骨在前方连接成耻骨联合。在联合处，有一粗大的纤维软骨垫即耻骨间盘，牢固的附着于两耻骨间的毗邻端。这一间盘在耻骨的附着处有包绕它的韧带所加强。耻骨联合在一生中绝大部分几乎是没有移动的，但是在妇女妊娠期可以有较大的活动。

承受到骶骨的体重迫使骶骨趋于向下向前运动，楔形的骶骨通过骶髂关节将压力传递到两块髂骨，并避免骶骨本身相对于髂骨向后及向下脱位。骶骨的这些活动使得在后方的韧带，特别是骨间韧带产生更大的向上牵引力，从而使骶髂关节更加牢固。耻骨联合在力学上也有重要作用，可以对抗骨盆变平即骶髂关节随之而来的活动。骶髂关节面是波浪状而不是平面，骶髂关节的活动也是很轻微的。和耻骨联合一样，当妇女妊娠时骶髂关节的韧带是松弛的，因此这时的关节活动度有很大的增加。

骨盆实际上包含有两个腔，髂骨翼张开形成的腔是腹腔下部的分界，这个腔称作大骨盆或假骨盆。这个腔的较下部是小骨盆，也称真骨盆，并位于骶骨、髂骨下部、耻骨和坐骨之间。真骨盆上方开口于腹腔，下方在活体中由肌肉搭成桥状。

骨盆的肌肉包括盆腔内壁肌肉和盆膈的肌肉，前者在小骨盆的侧壁有闭孔内肌、髂肌、腰大肌、腰小肌等，后壁有梨状肌。闭孔内肌起自闭孔周围的骨面和闭孔筋膜的内面，肌纤维向外集中，穿过坐骨小孔，出小骨盆，作直角弯曲，经髋关节囊的后面，于孖上、下肌同时止于股骨粗隆窝。梨状肌起自小骨盆的后壁，肌纤维发自第 2 ~ 5 骶椎椎体前面，在骶前孔的外侧，同时尚起自骶结节韧带，肌纤维向外集中由坐骨大孔出骨盆，止于股骨大转子上缘的后部。在闭孔内肌和梨状肌的面上覆有盆壁层筋膜，与其上的神经、血管相贴。耻骨后面向后至每侧的坐骨棘形成一腱弓或白线，为肛提肌的起始处。骨盆的下口为盆膈所封闭，主要由肛提肌和尾骨肌形成，但前部缺如，两侧肛提肌之间有一裂隙，为尿生殖膈所代替。肛提肌和尾骨肌就其功能而言，应合称为盆膈肌，有一总的起始处，前起耻骨盆面，后达骨盆面。

骨盆是骨肿瘤的好发部位，此处的骨骼被肌肉所覆盖，这些肌肉起到了限制肿瘤直接侵犯邻近血管神经束的作用。例如，当髂骨肿瘤突破骨皮质向内或向外生长时，总是有肌肉覆盖在肿瘤表面，外侧有臀肌包裹，内侧有髂肌和腰肌，这些肌肉均有明显的筋膜覆盖（特别是起于髂嵴的髂肌），是防止肿瘤向腹部及盆腔扩散的良好屏障。发生于耻骨的肿瘤邻近经过耻骨支前面的股神经血管束，但这些血管神经束有较厚的筋膜，使之不易被肿瘤直接侵犯。坐骨神经在坐骨大切迹处与骨盆最接近，当肿瘤蔓延至坐骨切迹时可以紧邻坐骨神经。发生于耻骨联合部位的骨盆肿瘤相对较少，对此部位的肿瘤进行手术时应注意保护膀胱和尿道。

二、手术入路

（一）髂腹股沟入路

髂腹股沟入路及其切口延长后可显露髂骨内外侧面，髋臼内壁，耻骨内外侧，可用于髋臼前壁、前柱骨盆骨折以及大部分骨盆肿瘤的切除（图 2 – 14）。

操作步骤：

（1）切口：起自耻骨结节沿腹股沟韧带达髂前上棘，继而沿髂嵴向后达髂后上棘，可根据需要，适当延长或另加辅助切口：闭孔区切除需要较多地显露前侧结构，可加用前侧的

“T”形切口，方便显露股血管神经束；切除髂骨后部，需要显露较多的后侧结构，可根据需要将切口向后延长到后正中线，必要时还可以加用后正中切口。将切口向外侧延伸或另加股骨近端的后外侧切口可以从外侧显露髋臼后部、坐骨以及坐骨神经。

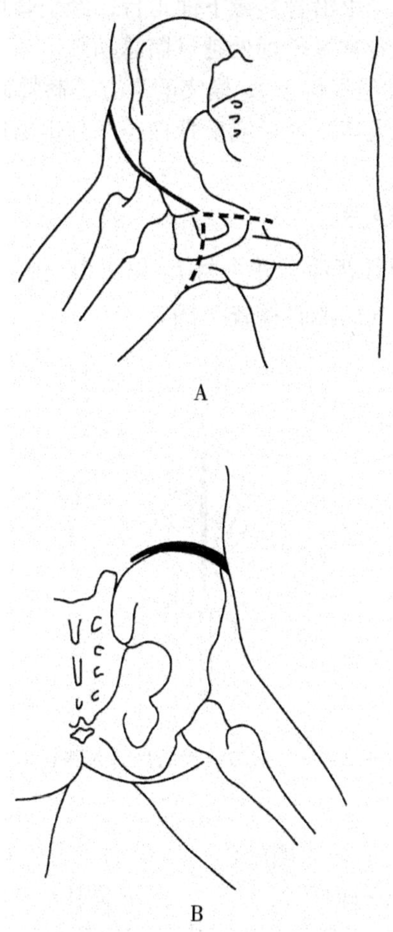

A

B

图 2－14 髂腹股沟入路切口

A. 正常切口；B. 延长切口

（2）沿切口线切口腹股沟筋膜：显露 Scarpa 筋膜及腹股沟韧带的浅面。在髂前上棘以远 2cm 偏外处可找到股外侧皮神经。

（3）将腹壁肌肉（腹内斜肌、腹外斜肌和腹横肌）自髂嵴切下。将腹股沟韧带自髂前上棘处切断，向近端掀起。

（4）掀起腹股沟韧带后，即可显露髂腰肌、股神经、股鞘以及盆腔的腹膜后间隙。避免进入腹膜腔。

（5）于耻骨结节和髂前上棘连线的中份可以找到股动静脉。此时可进一步显露、复位和固定不同部位的骨折。行髋臼和闭孔切除时，需要结扎切断腹壁下动脉，应将股鞘彻底显露。

（6）对于男性患者，应将精索牵开加以保护。对于女性患者，可以切断圆韧带。

（7）耻骨后方的腹膜外空间又称 Retzius 间隙。从耻骨嵴上切断腹直肌及锥状肌的止点可以增加此区的显露，可显露耻骨联合，这是闭孔切除时重要的中线标志。

（8）探查腹膜后间隙：①血管：牵开髂腰肌，向远侧探查髂总动静脉至骨盆，向近侧至腹主动脉。找到远端的分支，特别注意髂内、臀部及闭孔的分支。可在髂总动静脉处控制远端分支的出血。闭孔血管神经束沿骨盆缘下面走行，经坐骨切迹的前方，沿耻骨上支的下缘进入收肌群；②输尿管：在骨盆缘稍远处越过髂总动脉。

（9）辨明骶髂关节：L_5 神经根位于 L_5 横突的下方，髂腰韧带也在此部位附着于髂骨后部。L_5、L_4 和骶神经根在坐骨大切迹处形成坐骨神经。分辨出这些结构对于骨盆后部即髂骨切除非常重要。

（二）显露骶骨的后方入路

此入路自后侧直接显露骶骨背面，并可将 S_3 以下骶骨游离，可用于骶骨肿瘤切除术、骶骨病变和外伤合并有神经损伤的骶骨探查（图 2－15）。

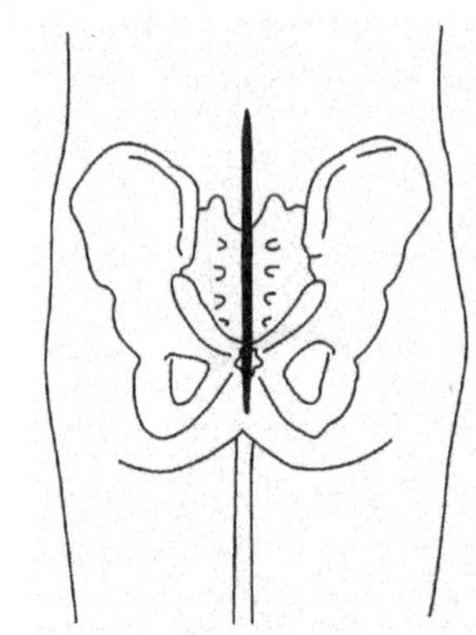

图 2－15　显露骶骨的后方入路切口

操作步骤：

（1）对于骶骨肿瘤患者，最好取侧卧位，病变侧在上；对于骶骨或骶管探查患者，可采取俯卧位。切口从 L_5 棘突纵行向下到 S_5 棘突。如术中需要扩大骶骨上部显露范围，可自切口近端向两侧延伸，呈“T”形切口；如术中还需要扩大远端显露范围，可自切口远端向两侧延伸，呈“工”形切口。切口可根据病变的位置和大小选择使用，切口长短可自行选择。

（2）切开皮肤、皮下组织，止血：从 L_5 棘突切开腰背筋膜和下部臀大肌，向两侧翻起臀肌皮瓣，经髂后上、下棘，骨膜下剥离臀大肌在髂骨后部的附着点，达到需要暴露的部位。

（3）从 S_3、S_4 背侧、骶骨棘突和两侧髂骨后面髂嵴，切断并剥离竖脊肌，向上翻起到 L_5 棘突水平，此时，骶骨、尾骨背侧面，髂后上下棘和后部髂骨已经完全显露。

（4）骶骨前方：用巾钳向后牵拉尾骨，小心切开尾骨和 S_5 边缘的骶前筋膜，找到 S_5 下极与直肠之间的间隙，用手钝性分离，并不断填纱布止血。

（5）在 S_3 水平以下，自骶骨侧切断骶结节、骶棘韧带，继续向上切断梨状肌达骶髂关节下缘，至此骶骨下部已完全游离。

（6）目前已完成骶骨的显露，可进行肿瘤切除或骶骨、骶管探查。术中打开骶管显露骶神经后，注意尽量保留未被肿瘤侵犯的骶神经。

(7) 切除肿瘤或探查完成后放置引流、逐层缝合伤口，应使用腹带保护伤口。患者术后应侧卧位，以防止伤口被压皮瓣坏死。

(三) 显露骶髂关节的后方入路

此入路可用于骶髂关节病变、骶髂关节附近肿瘤的切除（图 2-16）。

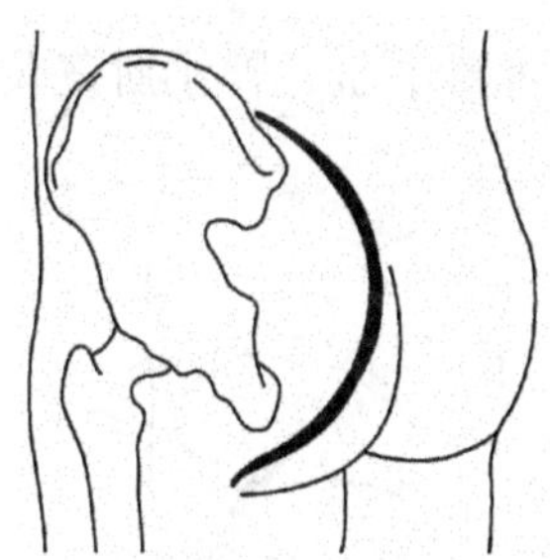

图 2-16 显露骶髂关节的后方入路切口

操作步骤：

(1) 患者取侧卧位，患侧向上，腰下垫枕，使髂嵴与第 12 肋骨分离，健侧髋和膝屈曲 45°，患侧髋和膝微屈。

(2) 切口沿髂嵴后 1/3 走行，行至第 2 骶椎水平，再向下外对着大转子顶端延伸至坐骨大切迹。切开皮下组织及深筋膜，将弧形皮瓣向外剥离。

(3) 显露髂嵴后部，将胸腰筋膜从髂嵴上剥离。臀大肌中上部、竖脊肌筋膜起点、髂后上棘以及第 2、3 骶椎棘突亦应显露。

(4) 将竖脊肌连同骨膜一同剥离，向内侧翻起，显露臀大肌的起点部分。臀大肌的肌纤维与臀部筋膜粘连甚紧，有时不易分清，宜慢慢剥离。将臀大肌的起点部分自髂嵴、髂后上棘和竖脊肌筋膜切开，再用骨膜剥离器自髂骨外面向下外剥离臀大肌，直达坐骨大切迹上方 1cm 处为止，髂腰韧带及骶髂后韧带应保持完整。

(5) 髂后上棘和髂骨后部显露后，为从后面进入关节，可在髂骨后上方开一骨窗，骨窗开的准确就能很好的显露骶髂关节。

(6) 术毕宜将翻开的骨瓣与骶骨关节面形成新的粗糙面相互对合，以促进愈合。

(7) 手术进行到坐骨大孔时，应注意勿伤臀上动脉，一旦错误的切断容易向骨盆腔缩回，手术时不易发现。万一损伤后又不能直接结扎时，宜紧急开腹自前侧结扎髂内动脉。

(四) 显露髋臼的后外侧入路

为了显露髋臼后壁和后柱，可采用后外侧入路（图 2-17）。

操作步骤：

(1) 患者侧卧位，患侧向上，健侧髋和膝屈曲 45°，患侧髋和膝微屈，以减小坐骨神经张力。

(2) 自患侧髂骨嵴后 1/3 交界处向大转子方向切开皮肤及皮下组织。如有必要切口可沿股骨方向延长。

(3) 沿臀大肌肌纤维走行方向切开臀大肌，至臀大肌在股骨上的止点。显露股方肌浅层的坐骨神经及外旋肌群。保护坐骨神经。如视野不足，可切开臀大肌在股骨上的止点，增加显露范围。

（4）切断梨状肌、上孖肌、闭孔内肌、下孖肌在大转子的止点，并向后侧翻开。

（5）自臀中肌、臀小肌后缘切开并将臀中肌、臀小肌在髂骨上的附力剥离，并推向前侧。切开臀中肌后缘时注意保护自坐骨切迹穿出的臀上神经及血管。

（6）此时可以显露髋关节囊及前后柱。如需暴露坐骨降支，需要在坐骨侧切断股方肌。此时需要保护旋股内侧动脉的升支。

（7）手术完毕，关闭伤口时需将臀中肌、臀小肌复位，并重建外旋肌群在股骨大转子的止点。

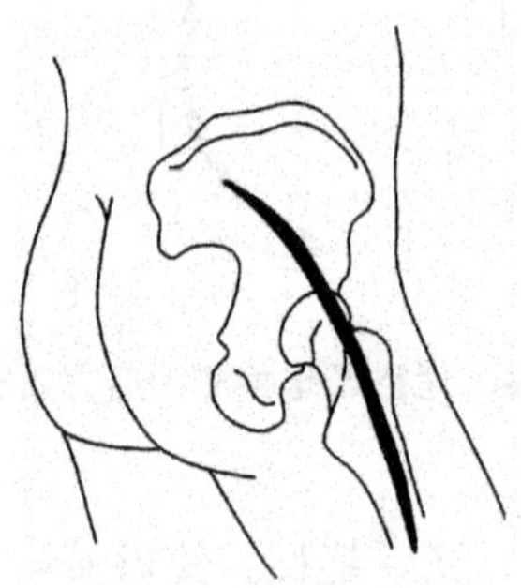

图 2－17　显露髋臼的后外侧入路切口

（袁彦浩）

第十节　足部的功能解剖和手术入路

一、功能解剖

足不仅仅是一个能行走的简单的附属器官，也不仅仅是由 28 块骨和 57 个关节面的简单的结合。足可以适合任何不规则的表面，在跑、跳、行走时不同速度的多样变化，它的性能像一个球窝单位，这促使足成为生物力学的奇迹。足部骨折的治疗需要对解剖和生物力学的深入了解。

（一）足的骨关节

根据解剖和功能，足可以分为 3 个关节复合体：后足、中足和前足。

后足由跟骨、距骨和它们之间的连接构成，组成一个功能单位，与近排跗骨形成 Chopart 关节。距骨分为头、颈和体，它几乎全部由软骨覆盖，没有肌腱和肌肉附着。

跟骨位于距骨下方，是足最大的骨，主要由松质骨构成。跟骨血供丰富有利于其损伤后的愈合。跟骨的结节相对踝关节向后突出，使跟腱有很长的力臂。跟骨中部的背侧面有后关节面和内侧载距突，均与距骨相关节。跟骨前面与骰骨相关节。跟骨内侧面载距突下方有踇长屈肌腱沟。跟骨外侧面较平，有一小结节分开腓骨长短肌腱。

中足两排跗骨与后足通过 Chopart 关节相关节，由内侧的舟状骨和外侧的骰骨分别与距骨和跟骨相联。舟状骨有一个大的凹面与距骨头关节。舟状骨远端有 3 个面与 3 块楔骨关节，常常还有一个外侧面与骰骨关节。胫骨后肌腱部分止于舟状骨结节，有些人在此肌腱内会出现附舟状骨。舟状骨和骰骨由韧带紧紧连接作为一个功能单位，把腿部运动经过距骨传到前足。从功能上讲，与跟骨的韧带连接也是这一单位的一部分。

Lisfranc 关节由远端的跖骨基底和近端的骰骨楔骨组成。

3 块楔骨与第 1、2、3 跖骨关节。第 2 和第 3 楔骨为楔形，下面直径变窄。它们在足横弓中作为拱顶石。第 2 楔骨在远近端方向上较短，导致第 2 跖骨基底出现切迹，这也是稳定足弓的一个因素。跖骨基底之间的韧带连接非常紧密几乎没有活动，但有一个例外。从第 1 跖骨基底到第 2 跖骨基底之间没有横向的韧带，而是 Lisfranc 韧带起自第 1 楔骨止于第 2 跖骨基底内侧，这是最强的骨间韧带。它的破坏发生在 Lisfranc 骨折一脱位时，表明是高能量的创伤。骰骨远端与第 4、5 跖骨关节，其下方有腓骨长肌腱沟。

前足由跖骨和趾骨组成，第 1 跖骨是 5 块跖骨中最宽最短的，它大而呈锥形的基底与第 1 楔骨关节。所有的跖骨以圆顶状的跖骨头与近节趾骨关节，跖骨头的关节面足底侧比背侧更靠近近端，第 1 跖骨还与籽骨关节，籽骨包在踇短屈肌腱的内外侧肌腱中，第 1 跖骨足底侧有一骨嵴分开其关节面。

足跗骨与跖骨借韧带牢固相连，构成一个具有少许活动的凸向上方的弓形，称足弓。足弓可分为前后方向的纵弓和内外方向的横弓。纵弓又可分内侧和外侧两个弓。内侧纵弓由跟骨、距骨、舟状骨、3 块楔骨以及内侧 3 个跖骨构成，弓的最高点为距骨头。此弓前端的承重点主要在第 1 跖骨头。外侧纵弓由跟骨、骰骨和外侧 2 个跖骨构成，弓的最高点在骰骨。此弓的前端承重点在第 5 跖骨头。内侧纵弓较外侧纵弓为高。横弓由骰骨、3 块楔骨和跖骨构成，最高点在中间楔骨。

足弓的维持，除各骨间的连接和足底的短肌以及长肌腱外，跟舟足底韧带和足底长韧带对足弓的维持起着重要的作用。这些韧带虽很坚韧，但它们缺乏主动收缩的能力，一旦被接长或受到损伤，则足弓塌陷，成为扁平足。

从力学上考虑足有 3 柱：内侧柱包括第 1 跖跗关节和内侧楔舟关节，中柱包括第 2、3 跖跗关节和中间、外侧楔骨与舟状骨之间的关节，外侧柱由第 4、5 跖骨和骰骨间的关节构成。从解剖学上看，三柱的划分可以简单、准确的描述跖跗关节的损伤。这一理论突出了中足活动的重要性，每一柱内的跖骨作为一个功能单位，有预后指导意义。

籽骨间韧带非常坚强，即使在踇外翻畸形此复合体脱位时也能保持籽骨间的相互关系，坚强的韧带结构同样把每块籽骨连接于近节趾骨和跖骨头。这一排列增加了屈肌的有效力臂，使卷扬机机制更有效。关节内外侧的韧带支持结构有所不同。内侧，第 1 跖趾关节有一个小的跖趾韧带和籽骨悬吊韧带。外侧存在等效的韧带，但是籽骨悬吊韧带与外侧副韧带的后缘相连续。

踇收肌肌腱和踇短屈肌外侧肌腱加强了外侧结构，形成一个联合肌腱，而较弱的内侧结构易于踇外翻的发生。第 5 跖骨基底大而凸出，伸出骰外侧，腓骨短肌腱附着于此，此处常见于附骨存在。

（二）血液供应

足部的动脉都是腘动脉的终末支。腘动脉分成胫后动脉、胫前动脉和腓动脉。胫后动脉自腘肌的下缘分自腘动脉，进入比目鱼肌的深层，后沿着跟腱的内侧缘，与胫神经及静脉伴行。自内踝后方进入足底，分为足底内侧动脉和足底外侧动脉。足底内侧动脉位于踇展肌和趾短屈肌深方，与踇长屈肌腱平行，其浅支与第 1 跖骨底动脉相吻合，营养内侧 4 趾；其深支组成足底弓的一部分。足底外侧动脉穿过外侧肌间隔进入中央间室，位于跖方肌深方向前，在第 5 跖骨底附近弯向内侧，至第 1 跖骨间隙附近与足背动脉的足底深支吻合成足底弓。由足底弓发生 4 支跖骨底动脉，每支再分为两支趾骨底动脉。

胫前动脉在腘肌下缘分自腘动脉，穿骨间膜来到腹侧，在踝关节前方通过伸肌上、下支持带后成为足背动脉，此时发出内外侧支供应踝关节。足背动脉在拇长伸肌腱和趾长伸肌腱间前行，供应足背部。有一分支动脉进入跗骨窦。至第 1 跖骨间隙分为足底深支和第 1 跖背动脉两终支。足底深支穿第 1 跖骨间隙至足底，与足底外侧动脉吻合成足底弓。足底弓和足背动脉系统通过第 1 趾蹼间隙的此穿动脉相交通。在第 1、2 跖跗关节附近自足背动脉可发出弓形动脉（国人出现率较低），有跖背动脉和趾背动脉发自弓状动脉。

腓动脉常与胫后动脉有一共干，供应踝关节和后足。

静脉系统由浅静脉和深静脉构成。足部静脉丰富，形成静脉弓和静脉丛，有很多变异。大隐静脉位于内踝前方，形成足背浅静脉系统，这些静脉位于浅筋膜的表层。小隐静脉位于外踝后外侧，也很表浅。足背的静脉位于薄薄的皮肤下，易见。足底皮肤同样有浅显静脉系统，与深静脉系统存在交通。

足的深静脉系统由主要动脉的伴行静脉组成。足背动脉有两条伴行静脉，与隐静脉系统经内外踝侧静脉相交通。足底深静脉与足底内外侧动脉伴行，形成足底深静脉弓。

（三）神经支配

足的大多数神经支配来自坐骨神经。来自股神经的隐神经是唯一的例外，它位于大隐静脉的后内侧，感觉分布为内踝和足的内侧面。

坐骨神经支配足部绝大多数运动和感觉。坐骨神经分为胫神经、腓总神经和腓肠神经（主要为感觉神经）。腓肠神经通常由来自胫神经的腓肠内侧神经和来自腓总神经的腓肠外侧神经构成，但解剖变异很多。它沿跟腱外侧缘走行，大约在外踝下方 1cm 通过，感觉分布区是足的外侧面。

腓浅神经是混合神经，来自腓总神经，沿小腿前方间隔走行，它支配腓骨长短肌，大约在外踝上方 10 ~ 15cm 浅出到皮下，然后分为中间皮神经和足背皮神经，感觉分布在足背侧，第 1 到第 4 趾背侧。在外侧常与腓肠神经存在重叠。

腓深神经走行于前间隔，支配踇长伸肌、胫前肌、趾长伸肌和第 3 腓骨肌。与胫前动脉，足背动脉伴行，在足分出内外侧支。内侧支位于足背动脉外侧，支配第 1 趾蹼间隙。外侧支含运动纤维支配趾短伸肌，感觉纤维分布在跗骨间关节和前足关节。腓深神经最常见的感觉支配区是第 1 趾蹼间隙，这对评价腓神经的功能非常重要。

胫神经与腘动脉进入小腿后方间隔，然后与胫动静脉走出比目鱼肌深方支配小腿后肌群。后发出跟骨内侧神经，沿跟腱内侧走行支配足跟内后方。在内踝后方，胫神经分为足底内侧神经和足底外侧神经。足底内侧神经是其中较大分支，支配足底内侧部肌肉关节、足底内侧面及内侧三个半趾足底面的皮肤。足底外侧神经支配足底外侧部肌肉、关节，足底外侧半及外侧一个半趾足底面的皮肤。

（四）肌肉

足有内在肌和外在肌两部分。所有的外在肌必须通过踝关节进入足，在这里通过支持带固定其位置。很多肌肉在止点之前经过几个关节，它们的休息位长度要由足的位置来决定，使肌肉收缩时更有效。

二、生物力学

足的结构和功能完整是行走活动的基础。要进行有效的行走，下肢所有的部分必须功能完好。肌力减弱，关节活动丧失，骨骼排列紊乱或软组织的破坏，每一个都可能导致步态异常。步态发生改变后，因为一个功能的缺陷而需要其他结构增加过量的负担来代偿。所以，这一复合机制任何部分的损伤导致其他部分的过度负担，随着时间的推移，导致未损伤部分的退变。

无论行走还是跑步，步态的主要目的是把身体从一处移到另一处。如果要最有效地完成这一移动，就要使用尽量少的能量。把身体从 A 点移到 B 点，必须花费能量把静止的身体从 A 点起动，然后必须在 B 点吸收身体的动量。在人体，足部骨骼作为起动时的坚强杠杆，允许肌肉收缩能推动身体前进，在足跟落地时，足又作为柔软的“减震”吸收足跟的冲击，允许足底与地面最大的接触。关于足在步态中功能的评价有助于医生记得足的各个部分在步态中的重要功能。

踝关节基本上是一个铰链式关节，只允许距骨在踝穴内背伸和跖屈。正常情况下距骨不会旋转，在踝穴内只有轻微的内外翻。踝关节的运动轴通过踝尖，与膝关节轴相比约有 25°的外转，同时有轻度的向外倾斜。正常踝关节活动范围 70°，20°的背伸和 50°的跖屈。踝关节有正常的活动范围是十分重要的，尤其在负重期，当足与地面固定时，允许身体围绕足旋转。这一活动范围是缩小就会影响正常的步态。事实上，如果有正常的踝关节活动范围和其他一些理想条件（地面平坦，鞋子合适），取得正常的步态较少需要来自足部的帮助。

但是，在正常的行走过程中很少会满足这些苛刻的条件，因而很多要依靠足对行走和跑步进行调节。足部关节活动度的减少、正常骨结构的破坏、肌肉功能的损害、甚至软组织受损都会造成足部这些功能的减退，导致近端肢体结构负担的增加。

足部最重要的关节是跟骨和距骨之间的距下关节。这个关节正常有 40°的活动，其旋转轴从跟骨的后外侧斜向上、向前、向内到距骨颈的后内侧，平均倾斜 42°，与足的长轴内偏 16°。此关节从中立位向两侧的活动可以称为内翻和外翻。距下关节的被动活动范围为内翻 5°~50°，外翻 5°~26°，总的平均活动范围为 40°（从 10°~65°）。其他研究表明韧带结构完整时距下关节活动范围要小，平均 15.5°。此关节的主动活动就更小了。

踝关节的活动加上距下关节的内外翻活动，就近乎一个万向关节的活动了。当足跟着地接触不平的地面时，可以通过距下关节的调节使距骨在踝穴内正常对位。同样地，如果不是足跟中心正常接触地面，而是偏足内侧或足外侧，距下关节也可以进行调节，允许正常的踝关节活动和正常的步态。丧失了这一距下关节的调节功能会导致距骨在踝穴内受到约束，增加了剪切应力，降低了行下次的效率。

足跟软组织垫也在足跟着地吸收震荡帮助适应踝关节活动方面起重要作用。错综排列的脂肪组织被起自真皮上于跟骨的坚强的纤维间隔所包围，可以有效的缓冲足着地时的冲击力，因此对软组织垫的损伤不能恢复就可能导致负重时明显的疼痛，引起步态的损害。

另一个重要的生物力学考虑是距下关节和 Chopart 关节之间的关系。Chopart 关节也称为或跗横关节，是距肘关节和跟骰关节的总称。正常情况下，这一关节允许矢状面和额状面的少量运动。此关节的活动范围很大程度上是由它与跟骨距离骨的相对排列关系决定的。当跟骨外翻时距舟关节和跟骰关节的关节轴平行，Chopart 关节可以发生活动。但当足跟内翻时，这两个关节轴不再平行，Chopart 关节的活动明显受限。从机械学的观点来看，这一相互关系提高了步态的效率：足跟着地时距下关节外翻，开启 Chopart 关节，灵活的中足使足进一步与地面相适合，更好地吸收冲击力；起动时，距下关节内翻，锁定 Chopart 关节，使中足作为坚强的杠杆，为足推进身体取得机械上的优势。

在负重期，踝关节背伸，使身体前移。随着向前运动的发生，重心从足跟移到足趾。在正常行走时，足所受的垂直负荷基本等于体重，但在跑动中，这一负荷增加到体重的 2.5 倍，同时还有明显的内外和前后剪切应力。从足跟着地到足趾离地足压力中心的移动：从足跟中央稍外侧轻度向外移向中足，经过第 1、第 2 跖骨头之间然后到第 1 足趾，跖骨头负荷体重的时间比较长。在摆动期足的跖骨横弓在这一时期变平，体重由所有的跖骨承担，便压力主要集中在第 2、3 跖骨头。

在步态中，从负重中期到起动过程中，足的纵弓发生抬高。这是由下列因素的共同作用实现的：足外的肌肉的收缩（主要是胫骨后肌），足内在骨肉的收缩（短屈肌），跖趾关节的被动背伸。跖趾关节的背伸增加了跖筋膜（起自跟骨止于近节趾骨基底）的张力，产生卷扬机的作用抬高纵弓。纵弓的抬高可以为起动产生一个稳定的杠杆臂，尤其是伴随 Chopart 关节的锁定时。

上述主要简明讲解了足部生物力学的一些重要方面，以说明足在负重中的作用。足在着地时作为灵活的减震装置，在起动时变为相对稳定的杠杆臂，在负重时提供稳定的支撑，总的来说十分有利于行走。所有这些复杂机制的损伤都会降低足的效率，导致下肢近端肢体的应力增加。这些复杂功能的恢复和附近未受损结构的功能保护是医生治疗足部损伤的目标。

三、足部手术入路

足踝软组织处理的原则与身体其他部分软组织脱套伤一样。足部手术医生必须熟悉动静脉和淋巴循环的类型，以及控制循环的皮肤、皮下组织和筋膜等组织层之间的相互关系。应当考虑 Langer 线，以及不同切口所产生的瘢痕类型。医生必须熟悉主要神经的位置，尤其是那些容易形成疼痛性神经瘤的。为足踝创伤性损伤患者进行手术的医生还必须能对闭合或开放软组织损伤进行准确分级。

足部切口最重要的一点是要足够长，这样在充分显露的同时才不会损伤软组织，或在伤口上造成过大的牵拉力。前中足的动静脉和淋巴循环呈直线走行。在这些部位作直切口时，只要直接切开至骨面而不分离软组织就是安全的。只要不破坏软组织，可以做两个或更多的切口，切口间皮桥可达 2.0 ~3.0cm 窄。当像趾背侧那样要跨过屈曲皮纹时，应该用弧形或 Z 字切口代替直切口。

跟骨和足底面的血液循环呈放射状，与膝关节周围血运相似。在这些部位作对称直切口有破坏血循环的危险，就像膝关节髌旁内外侧切口一样。还有一种代替直切口的安全切口是 Gaenslen 切口，在跟骨正中线上直接切开至骨面。与膝关节前方直切口相似，此切口显露广泛。这些切口都不与 Langer 线吻合。Ollier 切口适用于跗骨窦部位，此处的皮肤为了适应踝关节屈伸有所变化。在此处沿 Langer 线切开能增加术后踝关节屈伸范围。当拧入第二枚螺钉或克氏针超过了原切口范围时，另作一切口要优于牵拉原切口皮缘或从骨面上剥离软组织。

在血运受损的老年患者、服用类固醇或甲氨蝶呤等药物的患者，严格遵守这些原则显得更为重要。在没有详细的血管检查或血管外科医生会诊的情况下，跛行病史是进行广泛手术的禁忌证。要进行全面的体检来证明血供是否充分，但必须知道脉搏的存在并不能保证有充足的血供。充足的血供的证据是良好的毛细血管充盈、毛发生长的表现、皮肤厚度和足温。

在足部，骨骼与皮肤之间的间隙内含有动脉、静脉、神经、肌腱和少量将这些结构分开的皮下脂肪组织。由于较大的不可吸收线结会形成致痛性肉芽肿或小脓肿，所以不能使用。把缝线留在深层组织内有嵌压小动脉、静脉、神经或肌腱的危险。而且，被缝线勒死的组织容易出现坏死和感染。直接放在皮下的可吸收缝线会从伤口中冒出或是“出水”，所以也不理想。

这些问题的解决在于尽可能在皮下使用细小的可吸收缝线，仅闭合明确的关节囊、支持带组织和筋膜。缝合时不能有张力，也不能打外科结，因为组织会把这种大线结视为异物来对待。肌腱可以用永久性缝线材料缝合，但这种材料不仅必须够细还要够结实。如果组织耐受性得以解决的话，缓慢可吸收单股缝合材料（如 Maxon 或 PDS）适于肌腱。

闭合切口时一般使用单股聚丙烯（Prolene）缝线材料。使用特制的狭窄皮肤钉皮器闭合长切口时也能取得良好的效果。由于用于身体其他部分的常规皮肤钉皮器会夹住过多的组织，所以不建议用于足外科。疏松间断闭合伤口常常能充分引流伤口。先松止血带、结扎或电凝主要的出血动脉、控制反应性充血，然后再闭合伤口，常常就无需放置引流。后足截骨术和骨折固定术后常常会出现明显的骨面渗血。如果这种手术后仍有明显的出血，可以引流 36 ~ 48 小时。

（贾光辉）

第三章

四肢运动与训练损伤

第一节　概论

体育运动与军事训练中出现的肌肉骨骼系统损伤，由于损伤机制的特殊性，表现形式和诊断处理与日常所见运动系统损伤有所不同，而且更强调损伤的预防和伤后的康复。

参加体育运动的不同人群均有可能出现肌肉骨骼系统的损伤。随着全民健身运动的开展，因锻炼方法不当和医务指导不力造成的损伤渐见增多。现代竞技体育更是充满了激烈的竞争，运动员为了创造优秀成绩，往往需要不断超越个人的运动极限，很容易在训练和竞赛中出现各种损伤，成为影响运动员健康和竞技水平的重要原因。

军事训练伤是军人和其他人员在接受军事训练时出现的肌肉骨骼系统损伤。军队的正规化建设特别重视军人的体能训练。近年来，由于训练强度的增加、兵源素质的变化以及训练中卫生防护的不足，训练伤已成为部队人员的常见病，并成为训练缺勤和平时致残的主要因素。

一、致伤因素

运动伤和训练伤都具有职业外伤的特性，尤其好发于新兵和运动员训练营。其致伤因素大致可分为以下两个方面：

（一）内在易发因素

1. 年龄与性别

（1）年龄：青少年骨与软骨尚处在生长发育阶段，较易在外力作用下受伤，而周围肌肉肌腱的发育较骨的长径生长快，因此在青少年骨的肌腱附着部较易出现损伤。而中老年人由于脊柱和关节的柔软性减小，加上维持稳定的力量降低，所以由应激动作造成的损伤较多。在过度使用损伤中，随着年龄的增加，由于机体的修复能力下降，各种过劳损伤的发病率随之增加。比较明显的证明是，大龄者由于成骨细胞活性降低，应力骨折的发病率较低龄者增高。

（2）性别：成人男性与女性身体内脂肪含量分别为体重的13%和23%，女性肌肉含量相对男性为少，支持性也小。比如在做剧烈的减速动作时，女性膝关节部的损伤较男性为多见。在混合编队的同等强度训练中，女性的受伤率更是明显高于男性。据报道，女兵应力骨折的发病率为男兵的3～10倍。女性激素分泌低下等影响骨质疏松的因素也增加了骨折等损伤的发生。

2. 身高与体重

（1）身材：一般认为矮小的参训者较易发生损伤，比如在行军和跑步时他们需迈大步才能跟上队列的行进，肌肉容易疲劳，骨骼受到的冲击力较大。然而多数研究未证实训练伤与身高的关系，个别调查甚至得出了相反的结论。

（2）肥胖：肥胖则被公认为是运动与训练损伤的危险因素。经测定，下肢的负荷在行走时是体重的2.75倍，跑步时是体重的5倍，跳跃时则增至10倍。肥胖将显著增加下肢在运动中的负荷，增加损伤机会。

（3）体重：体重指数是体重与身高的比值，指数越大，说明人越矮胖。调查证实，体重指数与训练伤的发生呈正相关。

3. 体质因素　在新兵训练中，入伍前经常参加体育锻炼和体力劳动者发生训练伤的机会少，他们在肌肉张力、身体耐力等方面较学生兵为优越。许多研究证实，经常参加体育活动者骨的矿物质密度较高。对体质较差者增加运动强度必须十分谨慎，因为他们的身体适应能力差，更易发生损伤。

另外，一些骨关节的结构因素也是造成运动与训练损伤的原因，如髋过度外旋和足过度旋前，肘提携角过大和轻度膝内翻等。

4. 心理因素　不活泼的新兵在训练中申诉多，经常需要心理支持。在发生应力骨折的士兵中，其成就感、优势感及表演欲方面的打分多较低。在运动中注意力不能集中的运动员，难以有效地控制自身，发生损伤的危险性增加。过度紧张、恐惧、精神压力过大者也较易发生运动和训练损伤。

（二）外在易发因素

1. 方法与强度

（1）方法：参加不适宜自身年龄、体力、技术条件的运动项目时较易发生损伤，一些不适当的操练项目也增加损伤机会，如传统的“仰卧起坐”（足跖屈、膝伸直、仰卧位屈体运动）对腹肌锻炼收效很少，反而造成腰背部负担增加而引起后腰痛。在军事训练中，某些教官让新兵处于不适宜体位（如单腿站立）而长时间讲解某一动作要领，同样增加了损伤的机会。

（2）强度：运动量过大、时间过长、频度过高均易出现损伤。据统计，每周训练14小时以上的小学生，6.3%出现不同程度的运动损伤。在行军中距离越长，负重越大，累积的应力作用越多，加上肌肉疲劳后丧失对骨骼的保护，发生下肢应力骨折的机会也就越多。因此在运动和训练中应强调科学的安排、合理的休息和充足的睡眠。

2. 装备与场地　运动中使用劣质器械和不标准的设备将增加损伤的机会。士兵训练鞋已越来越受到重视，强调鞋的柔韧性和减震性能；服装也要求适合各种运动项目的需要。未经修整的场地凹凸不平，对震荡吸收差，增加下肢承受的应力。弧拱形的路面则增加足的旋前。过于柔软的场地（如草地）虽能减少冲击力，却易致膝、踝扭伤。

二、预防原则

（一）科学安排

体育运动和军事训练应该循序渐进，周期安排，并因人而异。避免过快地增加训练强度，应在体能训练、适应性训练的基础上逐步提高活动度。提倡男女分开训练，在混合编队中应让女兵或矮小者走在队伍前列以控制速度。中老年人参加足球、橄榄球等运动显然是不适宜的，而跳水、体操、马拉松等项目则在正式比赛中已规定出最低年龄限制。应防止带病、带伤或过度疲劳的情况下参加训练，在训练期间保证足够的休息和睡眠。

（二）准备运动和放松运动

比赛和训练前的准备运动能使基础体温升高，肌肉的血供增加、应激性上升，关节柔软性增大，从而能够防止运动和训练损伤的发生，这对寒冷季节和较长时间休息状态后进行运动者尤其重要。准备运动可包括原地慢跑、躯干和各大关节的伸屈运动及一些项目的针对性准备运动。

在剧烈运动后应通过放松运动使体温、心率、呼吸、肌肉的应激性回到日常生活中的水平，可防止运动后出现肌肉酸痛及损伤。对运动后出现的肌肉酸痛和关节不适，可配合温水浴、理疗、自身按摩等帮助恢复。

（三）设施与环境

运动器具、设备、场地应该有严格的安全检查和科学的选择。在一些特殊运动中应使用防护器材，以保护身体易受损伤部位。在军事训练中强调军鞋的减震性能，主张在平整的泥土、砂石地或柏油路面进行运动与训练。炎热天气应注意缩短日晒时间和及时补充盐水，以防止高体温和脱水症。寒冷季节则应特别注意防止肌肉损伤的发生。

（四）心理准备

在参加运动和训练前应该有足够的心理准备，通过对训练内容和科学方法的充分了解，增强必胜信心。对可能出现的损伤及预防方法也应有所了解，以增加自我保护意识。对注意力不集中、粗心、胆怯、反应慢者要特别加强心理卫生教育。

三、损伤分类

（一）急性损伤

急性损伤可以由运动和训练中的应激动作、暴力或意外事故引起，常见的有肌肉拉伤、韧带损伤、骨折、关节脱位，以及开放性损伤等。

（二）过劳损伤

过劳损伤或称过度使用性损伤（overuse injury），是从事某一类运动或训练项目而发生的积累性损伤。常见的有应力骨折、跖筋膜炎、跟腱炎、骨关节炎及一些部位的神经卡压综合征等。

（李盼祥）

第二节 应力骨折

一、概述

应力骨折是体育运动和军事训练中常见的损伤，属于过度使用性损伤的一种，也称疲劳骨折。1855 年，普鲁士军医 Briethaupt 描写了在新兵中出现的足痛和肿胀，直到 1897 年才由 Stechow 将其 X 线片表现做了描写并称之为“行军骨折”，实际上这就是跖骨应力骨折。与暴力引起的急性骨折不同，应力骨折是反复作用的阈下损伤积累的结果，其特征是骨的破坏和修复同时进行。

（一）流行病学

应力骨折多发生于运动员，也常见于军训人员。应力骨折的发病率报道不一，但比一般预料的要高。美国海军陆战队新兵中其发病率为2%，而以色列新兵调查高达31%。国内张连生等报道新兵发病率为9.5%，黄昌林报道为16.9%，李祖国报道为32.5%。同一部队发病率也各有不同，李良寿报道某部队步兵分队应力骨折发病率为38.0%，炮兵分队为20.7%，勤务兵分队为10.3%；在同样科目的训练中，女兵发病率是男兵的3～10倍。

应力骨折好发于下肢，但各种运动引起的应力骨折部位各异。篮球运动员跗、跖骨应力骨折发病率较高，田径运动员多发于胫骨、腓骨或跖骨，足球运动员好发第五跖骨应力骨折。军事训练中以胫骨应力骨折最为多见，占50%～80%。

（二）发病机制

骨组织如同任何物质一样有一定的内在特性，当力作用于骨时不论是压力还是张力，骨内均受到应力作用。应力作用使骨的形状产生变化称为应变。应力和应变的关系用图表表示的话，在一定范围内呈线形，即应力越大则应变越大，当应力去除后，由于骨组织的弹性特点而恢复原来的长度或形状，一旦应力过大超过范围骨形变就不可逆，在压力作用下骨发生塌陷，在张力作用下骨裂开。反复作用的、较小的外力同一次大的外力一样也会引起骨折，并随着负荷次数增加，显微骨折逐渐明显，进而出现症状或骨折裂开。

（三）病理改变

李国平等在兔连续跑跳试验中，成功地制造了应力骨折动物模型，并观察了胫骨的病理改变。实验第1周出现哈氏系统内血循环障碍，血管充血及血栓形成，第7天破骨细胞开始大量出现和骨皮质空腔形成，第10天哈氏系统周围黏合线处出现小裂隙，第21天出现皮质部分断裂。在上述骨破坏的同时出现骨膜增生、骨膜下成骨细胞活跃，第14天开始出现新骨形成。随着成骨和破骨过程同时进行，新生骨和原有骨进一步融合改建，整个胫骨皮质明显增厚。在上述过程中，骨再吸收明显加快和较多的空腔形成是在实验第14天，而大量新骨形成则在21天以后。这些实验结果与 Johnson 在军训新兵中获得的胫骨活组织检查结果基本相同。

生物力学研究表明，应力骨折的发生与骨所承受的应力与应变，以及骨的几何形状有关。张连生的实验结果证实，临床应力骨折的好发部位正是骨在不同运动状态下的应力集中区，说明应力集中所致的骨破坏是应力骨折的病理基础。此外，肌肉在应力性损伤中也起着重要作用。一方面，骨结构可因肌肉的反复收缩牵拉引起骨皮质增厚或骨质疏松，直至出现应力性损伤；另一方面，长骨受负载后根据条柱原理，骨一侧受张应力而另一侧受压应力，张力侧的肌肉保护性收缩能减少骨承受的张应力，使骨组织得到保护，肌肉疲劳时此作用减弱，发生应力骨折的危险性增加。

（四）临床表现

应力骨折的主要症状是四肢某部位的局灶性疼痛，并随活动量增加而加重，休息后减轻。疼痛出现前一至数周有较大强度的运动，如频繁的跳跃、中长跑、长距离行走等。局部肿胀，有明显的压痛点和骨干纵向叩击痛，晚期可触及梭形骨质增厚。如已出现明显的骨皮质断裂或已发展为完全骨折，则表现为一般骨折的症状和体征。

（五）辅助检查

1. X线片检查　由于应力骨折在症状出现后3～4周才能显示骨痂形成的征象，所以X线片检查的早期检出率很低，Greaney报道首次就诊者仅15%出现X线片征象。随着病程延长和损伤程度的加重，X线片显示骨干一侧的不全骨折线和骨膜下新骨形成，可作为临床确诊的依据。

2. 超声波诱痛试验　Moss等发现治疗范围的超声波有激发应力骨折损伤部位骨膜疼痛的作用，并被用作应力骨折的一种辅助诊断手段，据国外文献报道其诊断符合率可达71%～89%，但据李祖国等的研究结果，其误诊率达50.5%，认为其可靠性较低。

3. 红外线热成像　由于应力骨折局部血供增加和骨代谢活动增强而形成异常热点，可在红外线热成像仪所显示的热像图上测出损伤部位。但由于体表本身的温差及异常热点对诊断应力骨折的非特异性，其误诊率和漏诊率均较高。

4. 核素骨扫描　核素^{99m}Tc骨扫描能在骨遭受应力性损伤时显示局部异常活跃的骨代谢活动。其灵敏度极高，甚至能在患者无明显症状、体征时查出骨的应力性损伤，其诊断符合率可达100%。但由于需专用设备且费用较高，不能作为应力骨折的常规诊断手段。

（六）诊断

由于应力骨折是反复微小损伤的一个积累过程，早期X线片无阳性表现，加上基层医务人员对其缺乏认识，所以早期常被诊断为一般软组织损伤，其中一部分经休息后好转而漏诊，一部分骨损伤继续加重，病程较长后才得以确诊。由于诊断标准掌握不一，以及辅助检查手段不同，各家报道的应力骨折发病率有很大差异。我们认为，应力骨折诊断的最终确立，应符合以下3点：

（1）有过度使用性损伤病史。

（2）有较典型的临床表现。

（3）后期X线片出现阳性征象，或其他辅助检查提供诊断依据。

（七）鉴别诊断

1. 暴力所致的不完全性骨折　除与应力骨折的病史不同外，一般合并较明显的软组织损伤。X线片主要表现为不全骨折线，而不会同时出现骨痂等骨修复征象。

2. 骨髓炎　应力骨折虽然也可有局部肿胀、发热，但一般程度较轻，无全身中毒症状。X线片表现两者都有骨膜反应，骨髓炎同时可有局灶性骨破坏，而应力骨折为不全骨折线。

3. 骨肿瘤　应力骨折误诊为骨肿瘤甚至行手术治疗者屡见不鲜，主要原因是对患者病史缺乏详尽的了解，对体征、X线片表现未作连续的比较分析。

（八）治疗

应力骨折多为不完全性骨折，骨破坏与骨修复同时进行，一般只需休息3～6周即可痊愈。对局部体征较重，X线片表现骨折线明显者，可行石膏外固定，有利于局部制动修复，并防止因再次损伤而发展为完全性骨折。应力骨折重在预防，应针对其发病原因，科学安排训练，选择合适场地，控制运动强度，尽量减少其发生。

二、跖骨应力骨折

这是最早发现的应力骨折，多发生在第二、三跖骨的中、远段。因在长途行军后发病，因此也称行军骨折。

（一）临床表现

患者短期内有频繁的长途行走、跑步、登山等运动史。患足疼痛，负重时加重，休息时减轻。局部可有肿胀和压痛，及对应足趾的轴向挤压痛。

（二）诊断

根据病史、临床症状、体征及局部X线片可作出诊断。但早期X线片检查可无阳性发现，2~3周后显示骨痂形成。

（三）治疗

轻者仅需休息，减少足部负重；重者可给予石膏固定。完全恢复需3~4周。

三、胫骨应力骨折和应力性骨膜炎

（一）流行病学

在体育运动和军事训练中，应力骨折最常见的部位是胫骨，多数报道表明其占所有应力骨折的半数以上，刘大雄报道占78.0%，黄昌林报道为83.3%。胫骨应力骨折的发病部位因运动项目的不同而各异，行军训练的新兵群体多发生在近段胫骨的后内侧（图3-1），中长跑运动员好发于胫骨中下段的后侧（图3-2），而芭蕾舞演员则发生在胫骨中段的前侧（图3-3）。

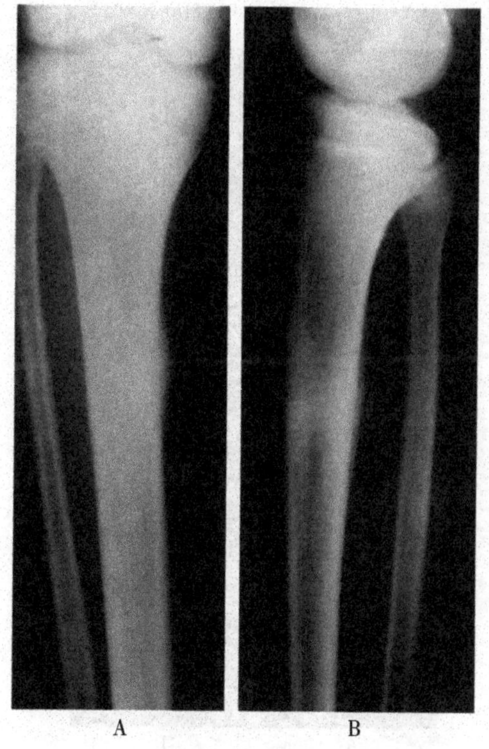

图3-1　行军所致胫骨近段应力骨折

A. 正位X线片；B. 侧位X线片

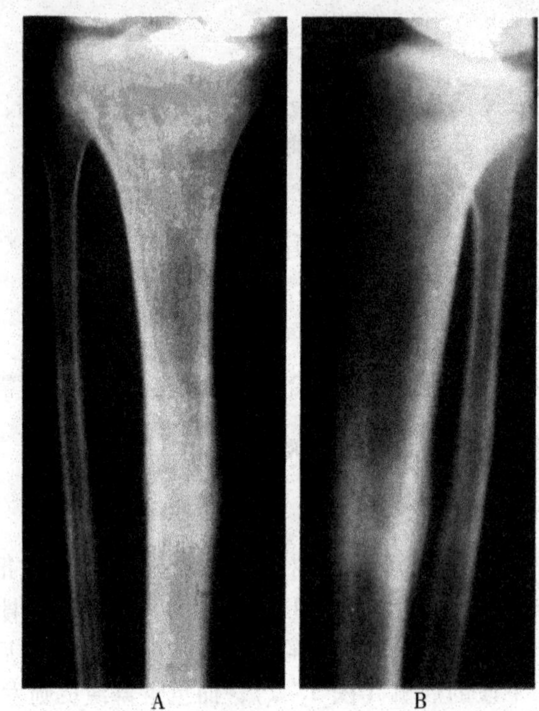

图3-2　长跑运动员胫骨中段应力骨折

A. 正位X线片；B. 侧位X线片

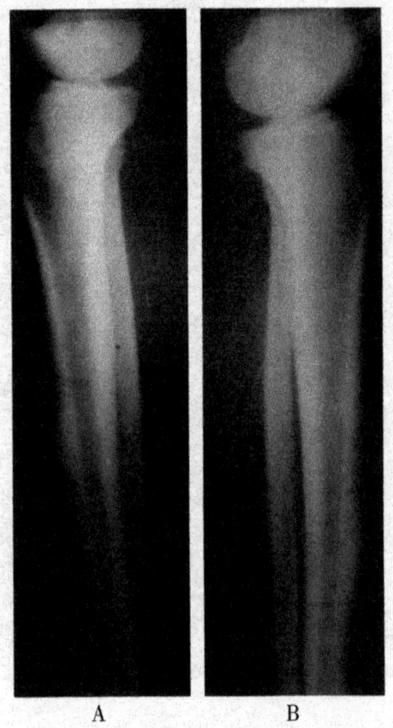

图3-3　同一芭蕾舞演员双侧胫骨应力骨折

A、B. 左、右胫骨侧位X线片

（二）发病机制

胫骨应力骨折由 Alemen 在 1929 年首次提出。1956 年 Burrous 报道了 5 例芭蕾舞演员的“胫骨疲劳骨折”。1958 年 Devas 报道了 17 例运动员的胫骨应力骨折，其中 11 例 X 线片有骨折线，6 例只出现骨膜反应。1975 年 Clement 提出，过多应力首先引起小腿肌肉疲劳，使其失去吸收应力的作用，此后应力直接作用于胫骨，产生胫骨骨膜炎以致骨折。胫骨在受到应力性损伤后，可通过其内部结构的改建而逐步适应应力的变化，多数情况下并不导致骨折。因此，临床上也把只出现骨膜下骨增生而无明显骨折线的一类损伤称作应力性骨膜炎。除骨的应力反应外，应力性骨膜炎也可能与肌肉和骨间膜的牵拉有关，实际上这也是应力性骨折的一种类型。

（三）临床表现

患者有长跑、竞走、行军等过度使用性损伤史。起始症状隐匿，仅在下肢负重时有局部疼痛，以后逐步加重，休息时也不能完全消失。可有逐步加重的局部肿胀并压痛。除个别造成完全性骨折外，肢体活动往往不受限。

（四）诊断

根据病史、临床表现及 X 线片可作出诊断。尤其对有过度使用性损伤史的患者，如小腿局部肿痛、压痛，迁延数日无好转或反而加重者，虽然此时 X 线片无阳性发现，但仍应高度警惕该病，不应误诊为软组织损伤而延误治疗。

（五）治疗

应立即停止训练，给予夹板或石膏固定。完全恢复的时间要视骨折程度而定，不完全性骨折需 6～8 周，完全性骨折则需 12 周以上。

四、股骨干应力骨折

股骨干应力骨折相对较少，主要出现在股骨干下段。

（一）临床表现

患者在长跑、行军等运动后出现大腿下段疼痛，始疼痛较轻，休息后好转。后疼痛渐加重并出现肿胀和大腿周缘压痛。如发展为完全性骨折移位，则出现同创伤骨折一样的表现。

（二）诊断

根据病史、临床表现及 X 线片可作出诊断。对不完全性骨折往往需依赖数周后 X 线片确认，对完全性骨折则有明显的临床体征。

（三）治疗

对任何类型的股骨骨折，在治疗时均应视为不稳定型骨折，延误治疗可造成不良后果（图 3－4）。轻者可给予卧床休息、皮肤牵引或石膏固定，已完全骨折移位者可考虑手术治疗。

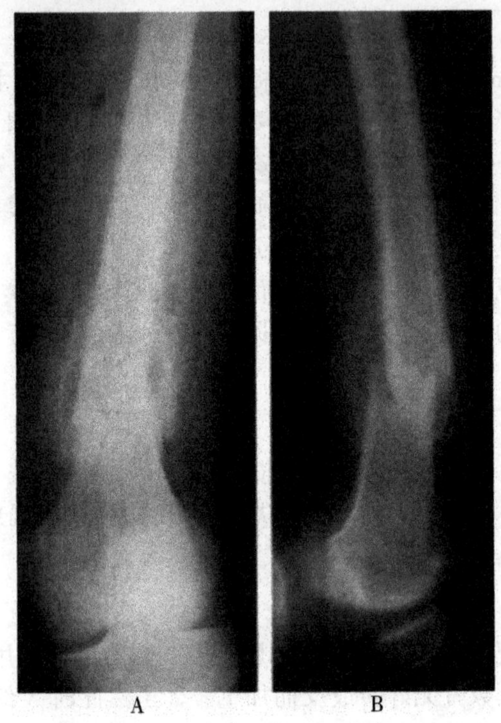

图 3－4　新兵集训 3 周后发现的股骨下段应力骨折

A. 正位 X 线片；B. 侧位 X 线片

五、应力骨折的预防

应力骨折重在预防：近年来国内外对运动和训练中应力骨折预防的研究报告很多，大致有以下几个方面。

（一）选择场地与改善装备

通过选择运动场地及改善装备，以吸收震荡而减少应力损伤。如 Greaney（1983 年）报道选用草地，Mepoil（1991 年）报道应用软垫鞋，Milgrom（1992 年）报道应用减震鞋。场地选择应避免甲板、水泥路面等硬质地，而以平整的泥土或沙石场地为好。

（二）科学安排训练

控制训练强度，以利于应力性骨破坏和骨修复的平衡。对新兵和青少年运动员，应强调循序渐进，逐步加大运动量。根据应力骨折的发病规律，Scully（1982 年）提出周期性训练，主张在训练第 3 周安排上肢或其他适应性训练，以避开下肢应力骨折的高峰期。张连生（1992 年）的骨平衡训练法和黄昌林（1994 年）的强化循环训练法均取得了明显的预防效果。

（三）提高训练技巧及应力分布

通过在训练中不断改变骨的应力集中区而达到预防应力骨折的目的。刘大雄等（1996 年）在士兵负重行军训练中隔日交替使用平跟鞋和坡跟鞋，明显降低了胫骨应力骨折的发病率。在中长跑运动训练中可有意识地选择不同坡度的场地，使胫骨承重时的应力集中区不断变化，以减少骨局部的破坏性改变。主张交替安排负重行军和跑步训练，既可减少应力性损伤的发生，又可不影响下肢训练的课程要求和整体效果。

（四）训练前的准备

做好训练前的准备活动和训练后的放松运动，避免在心理紧张和生理疲劳状态下运动和训练。张莉（1995年）应用心理学干预，让受训者保持良好的心理状态，使训练伤的发病率明显降低。李祖国（1994年）分析了新兵基础训练中应力骨折的危险因素，强调带伤训练和疲劳状态下训练的有害性。此外，应重视运动与训练的医务监督，经常询问受训人员的自我感觉，定期检查应力骨折的好发部位，以便尽早发现早期损伤，及时防范应力骨折的发生。

（袁彦浩）

第三节　投掷损伤

一、概述

投掷是一项爆发性的高速度田径运动。其运动主要发生在肩、肘关节，但需上、下肢及躯干各关节和肌肉的协同配合。一个完整的投掷运动，可分解为6期：

1. 转身起动期　投掷者侧身弯腰垂臂，以储蓄体位势能。
2. 趋步前进期　侧身趋步快速前移，以获得运动的初速度。
3. 上臂抬举期　前脚着地不动，肘关节屈曲，肩关节外旋，并逐渐达到最大外旋位。
4. 上臂加速期　脊柱强力旋前，同时肩关节快速内收内旋，肘关节快速伸直，将投掷物投出。
5. 上臂减速期　肩关节继续运动，直至达到最大内旋位。
6. 跟随期　身体因惯性作用继续运动，直至投掷者获得新的体位平衡稳定。

投掷损伤可发生在士兵投弹训练，标枪、铁饼、链球等投掷项目，以及棒球（投球手）、网球等球类项目中。损伤多发生在上臂加速期及上臂减速期，由投掷过程中肌肉收缩的不协调及肩、肘关节超常范围活动所致。常见损伤包括肱骨投掷骨折，肩峰撞击综合征，肩袖损伤，肘部韧带损伤及投掷肘（肘关节创伤性骨关节炎）等。

预防投掷损伤的根本途径是在保持身体各关节（尤其肩、肘）灵活性－稳定性的基础上，培养正确的神经－肌肉群组投掷反射，提高其协调性和同步性。

（1）重视训练前的热身活动。
（2）掌握正确的投掷动作要领。
（3）消除精神紧张和疲劳。
（4）注意训练后的放松活动。

二、投掷骨折

（一）发病机制

肱骨投掷骨折多发生在投掷运动的上臂加速期和减速期。活动肩关节的肌肉均起于躯干，止于肱骨的中上段，对上臂近侧有较好的保护作用。如外展外旋肌群（三角肌、冈上肌、冈下肌、小圆肌）和内收内旋肌群（三角肌、胸大肌、背阔肌、大圆肌、肩胛下肌）的舒缩运动按序进行并协调一致，则施加于肱骨近端的由外向内的扭转力矩将产生一均匀的内旋加速度，不仅能获得较好的投掷效果，且单靠远侧肢体的惯性拉张力，也不易引起肱骨骨折。反之，如果这些肌肉的舒缩运动不按序进行，如在抬举期上臂尚未达到最大外旋位或在继续外旋过程中突然强力内收内旋；或肌肉的收缩不同步，如在内收、内旋过程中肌肉收缩不协调，过猛过快，则在肱骨近段产生一巨大的内旋力矩和内旋加速度，而远侧肢体内惯性作用跟不上近侧肱骨内旋运动，则在肩胛带肌肉止点的下方（肱骨中点下方）产生巨大的扭转力矩，此扭转力矩配合远侧肢体的离心拉张力，造成肱骨中下段骨折。

（二）特征

肱骨投掷骨折是由扭曲力和拉张力共同作用所致的螺旋形不稳定骨折。其特征是骨折近侧段内旋移位，而远侧段外旋移位，造成断端间的旋转分离。如患者受伤后为减轻疼痛而将前臂托起抱于胸前，则远侧骨折段的外旋畸形常有部分代偿。同时由于上臂肌肉的牵引作用，骨折远段常有上移，造成上臂短缩畸形。由于骨外膜仅发生纵形撕裂和掀起，未完全横断，因此对骨折端的侧方移位仍有束缚作用，侧方移位不大。由于走行于后外侧的桡神经在骨膜之外，不容易卡入骨折端，因此神经损伤机会较少。但如出现骨折侧方较大错位，骨折断端骨膜破裂，骨折的尖端可顶在桡神经干上，导致神经损伤。

（三）诊断

可结合外伤史、症状、体征及 X 线片，但需注意检查是否有桡神经损伤及其他合并伤的体征。

（四）治疗

肱骨投掷骨折是不稳定的螺旋形骨折，修复较易，而维持对位固定较难，但绝大部分骨折经保守治疗可获良好愈合。小夹板固定简便易行，但需注意定期复查，并注意纠正因上臂肌肉牵拉所致的重叠短缩畸形。悬垂石膏固定是一种安全可靠的治疗方法，本节将做重点介绍。手术切开复位内固定可损害骨折端的血供，并有损伤桡神经的可能，一般不宜采用。肱骨投掷骨折合并的桡神经损伤，一般属于受压及挫伤后神经功能失用或神经轴突断裂，不需手术治疗便可自行恢复。只有神经断裂者需手术修补。在损伤初期较难区别的情况下，应结合骨折情况、症状体征及电生理检查综合判断并严密观察病情变化。也有学者对手术探查持积极态度，根据探查情况行神经松解术或神经缝合术，同时行骨折内固定治疗。

投掷骨折的悬垂石膏固定，能利用其重力牵引对抗肌肉收缩而纠正骨折的短缩畸形，且通过改变腕部吊环的位置和悬带的长度，调节骨折远侧段的位置，从而纠正成角畸形和旋转移位。具体治疗方法是在骨折血肿内麻醉后，进行手法整复。因投掷骨折骨外膜多为纵向撕裂，未完全横断，对骨折端的侧方移位仍有束缚作用，因而在纵轴持续牵引数分钟纠正短缩畸形的同时，侧方移位一般也能得到纠正。因骨折远侧端常有外旋畸形，应注意将其内旋，以纠正旋转分离。在屈肘90°前臂中立位，用一自腋下至手掌部的长臂石膏管型固定。在腕部桡骨茎突水平上分别于前臂桡侧、掌侧及背侧做一个石膏吊环。先将腕颈吊带以适当长度穿于中立位（桡侧）吊环，X 线片复查，并依骨折端的对线情况调整吊带长度。骨折远端的旋转畸形，可通过改用掌、背侧吊环予以调整。如骨折远端过度旋前，则选用掌侧吊环使其处于旋后位。若骨折远端过度旋后，则选用背侧吊环使其处于旋前位。疼痛减轻后，即指导伤员进行伸握拳活动，促进上肢静脉回流，以利消肿。初期 X 线片复查可能显示骨折端仍有较大间隙，可鼓励患者做上臂肌肉的等长收缩训练，通过肱三头肌、肱二头肌挤压的“肌肉夹板”作用，使骨折端更好地复位。患者在伤后 2～3 周内夜间必须坐位和半坐位休息，以维持石膏的悬垂牵引作用。2～3 周后，可弯腰做肩关节的回转活动（中医称“云手”）。石膏一般固定 4～6 周，或在 3～4 周后改用小夹板固定，经临床和 X 线片检查达临床愈合后即可拆除固定，行肩、肘关节功能锻炼。

根据经验，肱骨投弹骨折绝大部分不需要手术治疗。在悬吊石膏固定过程中，开始 1 周内复查 X 线片可能骨折对位不满意，此时不必急于改用手术治疗，应仔细调整悬吊带位置和长度，并嘱咐患者做上臂肌肉等长收缩锻炼，在“肌肉夹板”作用下骨折对位大多可达到治疗要求（图 3－5）。

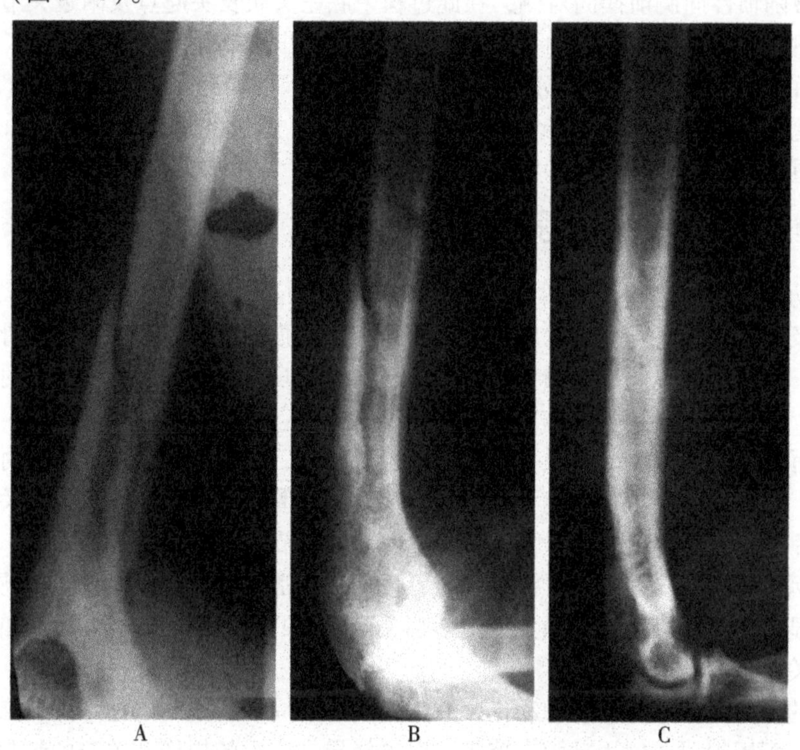

图 3－5　投弹骨折损伤 X 线侧位片

A. 骨折后；B. 悬吊石膏 1 周；C. 悬吊石膏 3 周

三、肩部损伤

肩部损伤在投掷运动中比较多见。本节主要介绍肩峰撞击综合征（impingement syndrome）和 Bennett 病。

（一）肩峰撞击综合征

在投掷运动上肢前举过程中，岗上肌腱和肱二头肌腱在肱骨大结节处被挤压在肱骨头和喙肩弧之间，长期反复的挤压可使此二肌腱受到不同程度的损伤，产生炎性反应。重者可有肩峰下滑囊增厚及局部骨质增生，也可合并肩袖边缘撕裂。

肩峰撞击综合征起病缓慢，表现为日渐加重的肩痛和肩部活动障碍。肩峰边缘有明显压痛，肩外展位上臂旋转活动时肩峰下可触及摩擦感。肩关节活动障碍尤以前举、内旋受限为明显，患肩有轻度肌萎缩。

患病早期可给予休息，局部热敷、理疗等对症处理。症状重者可行肩峰下滑囊内封闭和药物注射治疗（多选用1%利多卡因加醋酸确炎舒松或利美达松），手术治疗包括切除肩峰前外下方骨组织（Neer 手术）及肩峰超过肩锁关节的前突部分（Rookwood 手术），并切除增厚的肩峰下滑囊。

（二）Bennett 病

Bennett 病即肩胛盂后下方骨刺形成，是投掷运动中的一种特殊损伤。在投掷运动的减速阶段，上肢随惯性向胸前摆向对侧，在此过程中肱三头肌长头起点及附近关节囊受到反复牵拉，导致肌腱纤维的慢性断裂和炎性反应，甚至局部出现钙化、骨化。

患者主诉在投掷过程中肩后部疼痛，检查患侧肩盂下缘压痛，晚期病例 X 线片可见局部钙化和骨化影。治疗上早期可给予休息及局部按摩、热敷，痛点可做封闭和药物注射治疗。症状严重者可手术切除钙化和增生的骨唇。

四、肘部损伤（投掷肘）

投掷运动中肘关节超常范围活动，引起关节活动的不合槽和应力异常，可致肘部的韧带、关节囊及软骨损伤，时间久后出现关节软骨变性，肱骨鹰嘴窝和尺骨鹰嘴骨质增生，关节内游离体，关节囊增厚和关节腔积液等一系列的病理改变，称为投掷肘，即肘关节创伤性骨关节炎。

患者主诉肘部疼痛和活动受限。早期表现为活动开后反而不痛，运动休息时痛。晚期则一活动就痛，并可有摩擦声和出现关节交锁。检查鹰嘴周围关节间隙压痛，肘关节伸屈活动受限。X 线片显示肘关节间隙变窄，边缘骨质增生及关节内游离体。

早期病例可给予休息、理疗，症状明显者可行关节腔内药物注射。晚期骨质增生严重，关节活动明显受限者，可手术切除关节内影响关节活动的小骨赘，清除“关节鼠”。个别严重者需考虑关节成形术。

投掷肘的预防强调正确的技术动作，并加强肘关节周围肌肉的力量训练以增强关节稳定性。必要时可配置护肘或使用粘胶支持带，以减轻异常应力的损伤和关节的超常范围活动。

（袁彦浩）

第四节　关节软骨损伤

一、概述

关节软骨损伤在运动性损伤中十分常见，但由于诊断比较困难，尤其是早期确诊在常规检查中几乎不大可能，因此往往被忽视而得不到及时处理。但是，无论何种软骨损伤，最终都可能导致软骨细胞的变性坏死，并遗留永久性损害，近年来已引起重视。

关节软骨表层为 3～5μm 厚的无形层，包括黏液层和纤维层，起保护其深面的固定层不受免疫复合物侵蚀的作用。固有层可分为表面细胞层、过渡层、柱状层、钙化软骨层和软骨下骨板五部分。关节软骨没有血管、神经供应，其营养主要依靠弥散机制从关节滑膜液中摄取。因此，任何影响关节滑膜正常分泌或关节软骨挤压机制，有碍关节正常活动的因素均可能引起关节软骨的损害。

运动所致的关节软骨损伤多见于髌股关节与踝关节，本节将做重点介绍。

二、髌股关节软骨损伤

髌股关节软骨损伤是运动损伤后膝前疼痛的主要原因之一，大多表现为髌骨软骨软化症，也称髌骨软骨病、髌骨外侧高压综合征。该病多见于田径和篮排球运动员，陈世益、张世明等曾分别报道排球专业运动员中发病率高达40%。在新兵集训团的大运动量训练中，或平时训练强度突然加大时，也可出现该病。

（一）运动生物力学

膝关节的活动功能是伸屈，依靠股四头肌带动髌骨在股骨髁关节面上的滑动来实现。髌骨在整个活动范围中能延长股四头肌的力臂，有助于膝的伸展，并通过髌韧带和股骨髁部的接触区，使压应力更均匀地分布在股骨上。但作用于髌骨四周的力，对保持髌股关节的稳定并不十分有利。即使在生理情况下，髌股关节容易受各种静力因素（髌韧带，内、外侧支持带）和动力因素（股四头肌、股内侧肌）的影响而发生不稳定。正常股四头肌和髌韧带位于髌股关节的外侧，股四头肌收缩时产生一向外的牵拉矢量，使髌骨有一向外脱位的倾向。其程度可用股四头肌直头和髌韧带力线的夹角（Q 角）来表示，正常值男性为13°±3°，女性15°±3°（测量方法见图3－6）。股内侧肌下部有较多横向纤维，收缩时可对抗股四头肌产生的外侧分力，以维持髌股关节的稳定。但股内侧肌力量相对较弱，在 Q 角过大的情况下，往往造成髌骨向外侧的脱位或不稳定倾向。另据测定，膝关节伸屈活动范围在慢速行走时为0°～6°，中速行走时为6°～12°，快速行走时为12°～18°，奔跑时为18°～30°。而髌股关节由于解剖结构上的原因，在屈曲30°以上时髌骨进入股骨髁间沟内，受股骨髁轨迹制约而十分稳定。因此，在通常运动状态下，髌股关节总是处在一个易受损伤的不稳定状态。

在大多数动力性活动中，股四头肌收缩力和重力一起作用在髌股关节。运动中膝关节屈曲度越大，股四头肌收缩力就越大，所造成的髌股关节反作用力也越大。如在平地行走中膝屈曲度最大时（站立相中期），髌股关节反作用力为体重的0.5倍，而当屈膝至90°时可达到体重的2.5～3倍。

因此，在大多数运动项目中，髌股关节承受着较高的应力，并且处在一个不稳定的状态，所以关节软骨极易遭受急性创伤或慢性劳损性病变。

（二）病因和发病机制

1. 急性或慢性创伤　可能会直接撞击软骨，破坏软骨中胶原纤维网状拱形结构，也可直接造成软骨的切线骨折。Chrisman 多年来从生化角度研究创伤与髌骨软骨病的关系，他发现软骨受到创伤撞击后2小时内，软骨内游离花生烯酸浓度可增加4倍。花生烯酸是磷脂膜的主要成分，前列腺素的前体，其产物转变成前列腺素 E2，刺激 AMP 循环，释放出组织蛋白激酶，破坏软骨基质中硫酸软骨素与蛋白质结合的链，使软骨基质丢失，导致软骨软化。

代谢产物进入滑液引起滑膜炎性反应，炎症又刺激滑膜释放大量的酶，进一步破坏软骨，造成恶性循环。

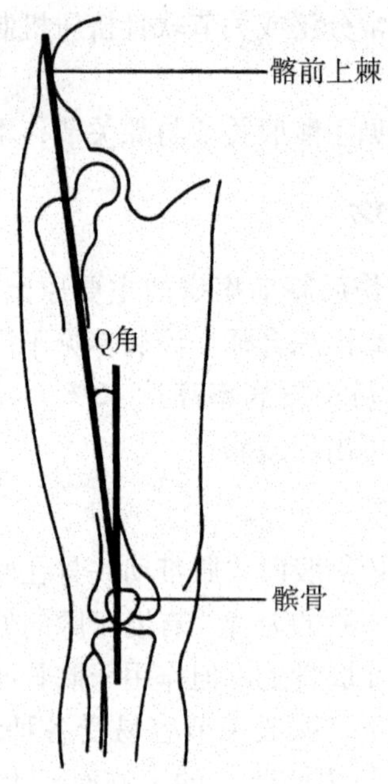

图 3－6　Q 角测量方法示意图

画出髂前上棘至髌骨中点连线及胫骨结节至髌骨中点连线的延长线，两者夹角为 Q 角

2. 髌股关节的劳损　长期对髌骨软骨产生异常的摩擦、挤压等，特别是在膝关节屈曲位上反复的蹲起、跳跃、负重、扭转都可引起髌股之间的应力过高或应力分布不均，使髌骨软骨容易发生损伤而患髌骨软骨病。

3. 髌股关节不稳定　常见的不稳定因素如高位或低位髌骨、膝 Q 角异常、髌骨倾斜、胫骨扭转畸形、髌骨或股骨髁发育异常。由于髌骨的位置异常或对线排列异常，或髌股间的接触面、接触应力异常而引发髌骨软骨病。不少学者对髌股关节的应力分布和应力测试做了大量的工作，有高接触压学说，低接触压学说，压力分部不均学说和髌骨骨内压增高学说等，都有实验支持。但是，无论是压力过高、压力不足或压力分部不均，只要压力超过或未达到髌骨软骨正常承受的范围，均可能导致软骨变性。

（三）病理改变

髌骨软骨病的主要病理变化表现为髌骨软骨的软化、黄变、龟裂、剥脱、溃疡形成，以及滑膜炎症、分泌增多，髌周筋膜炎、髌旁支持带炎性变并增生或挛缩。脱落的软骨片在关节腔内可能游离成“关节鼠”，造成膝关节交锁。

运动员髌骨软骨的病变以内侧偏面最多见，其次是中央区（60°接触区）和内侧区。然而 Ficat 的报道则以外侧区发病最高。

Rijnds 将髌骨软骨病的软骨病变分成 4 度。Ⅰ度为软骨表层细微裂隙、病灶区软骨发软、轻度肿胀及黄色变，大致相当于软骨细胞第一层（静止层）损伤。Ⅱ度为软骨第二层（过渡层）和第三层（肥大细胞层）损伤，有肉眼可见的浅裂隙。Ⅲ度为软骨第四层（钙化层）损伤，裂隙加深，局部可达软骨下骨质，软骨碎片自表层剥脱。Ⅳ度为损伤达软骨下骨质，溃疡形成，局部软骨全部破坏，在病灶周围常有对健康软骨的逐渐侵蚀，相邻软骨常有不同程度的变性。

（四）临床表现

1. 一般症状　最主要的症状为髌后疼痛。在活动或半蹲位出现，初期为酸乏不适，以后发展为持续或进行性的酸痛。往往在开始活动时疼痛明显，活动后减轻，活动结束或休息时疼痛又加重。这种疼痛有时很有特色，往往被描述为“龋齿样酸痛”。在上下楼梯，尤其在下楼或下坡时酸痛明显。经常有膝盖打软、“差一点跌倒”的主诉。有时有关节交锁症状。

2. 体征

（1）髌骨磨压痛：多为阳性，出现率几乎 100%。

（2）推髌抗阻痛：为阳性，将髌骨向远端推挤，同时股四头肌收缩，髌下出现酸痛为阳性。

（3）单腿半蹲试验：多为阳性，该征是髌骨软骨病最显著而又有诊断价值的体征之一；曲绵域报道征阳性率达 100%，陈世益报道 93% 以上。

（4）股四头肌萎缩：多较明显，尤其以内侧头更为显著。

（5）膝关节积液征：中后期多为阳性，浮髌试验可助诊断。当膝关节积液量少于 30ml 时，可用积液诱发膨出试验查出；关节穿刺可抽出淡黄色透明液体，偶可抽出混浊的关节液。

（6）髌周指压痛：髌骨软骨病并发周围软组织炎症时，用食指指甲扣刮髌周可以出现疼痛。

（7）髌后捻发音：髌骨软骨软化剥脱之后，髌软骨面不平整，膝关节运动时髌后可扪及粗糙的捻发音。这种捻发音的特点是在膝关节活动到某一固定角度时出现，多次重复不变，为粗糙不平的软骨摩擦所致；捻发音出现的机会不多，但不少学者认为髌后某一固定角度出现的粗糙捻发音对诊断有意义。

（五）诊断

1. 临床特点　患者活动时主诉髌后酸痛，上下楼或半蹲时疼痛加重等症状，结合体征，如髌骨摩压痛、髌后捻发音、单腿半蹲痛、髌周指压痛等，可大致诊断为该病。

2. 影像学检查

（1）X 线片显示：普通 X 线片对诊断无太大意义。但选择拍摄不同屈膝角度的髌骨轴位片，可观察髌骨形态、髌骨软骨下骨的硬化程度、测量髌骨的某些指数，如髌骨角、髌骨深度指数、髌骨指数、槽角、叠合角等。膝关节侧位 X 线片可检测髌骨位置异常，正常时髌骨长度（P）与髌韧带长度（PT）相等，当 PT 超过 P 的 15%，或超过 1cm 时，为高位髌骨。

（2）MR 检查：可发现髌骨软骨的剥脱和溃疡区。

3. 最后确诊依据　确诊还得依靠关节镜、手术探查或 MR 检查。体检时需注意与膝关节的滑膜皱襞综合征（plica syndrome）、股骨髁骨软骨病等鉴别。临床上常采用痛点局部封闭之后再行体检，以作为排除诊断。

（六）治疗

1. 保守疗法　是该病的基本和主要治疗方法，常用以下措施：

（1）股四头肌练习：是防治髌骨软骨病最常用、最有效的方法。通过加强股四头肌力量，可增加关节的稳定性，改善髌股关节应力分布，并可防止由于膝酸痛及发软而造成的跌扑或意外伤害。常用方法如站桩，一般采用靠墙避开疼痛角度的站桩方式；也可做主动直腿抬高或负重直腿抬高练习。华山医院运动医学科结合等速测试结果，选择不引起疼痛的几个关节角度，做多角度等长股四头肌练习，或者做无疼痛范围的短弧等速肌力练习，对恢复股四头肌肌力效果更好。

（2）髌股关节黏膏支持带或护具：作为保守治疗的一种重要手段，运动创伤医师经常推荐那些不愿手术的患者采用髌骨黏膏带或髌骨护具，改变髌骨的运动轨迹与接触力学，达到缓解疼痛、治疗疾病的目的。

（3）按摩和理疗：蜡疗及超短波有一定效果。

（4）中药外敷：红花30g、生川乌30g、归尾30g、甘草30g、自然铜30g、马钱子30g、草乌30g、生姜9g，酒浸泡7天，取汁局部湿敷或用直流电导入，有良好效果。

（5）关节腔内注射：选用醋酸确炎舒松或曲安奈德注射液，每周1次，短期效果较好，只能临时适用于需要参加比赛的运动员。近年来也有报道关节腔内注射透明质酸钠，每周1次，5次为一疗程，有一定效果。

2. 手术疗法　对保守治疗无效、症状严重的髌骨软化症病例，可考虑手术治疗。手术方法据Cotta（1959年）描述就已多达137种，使该病成为矫形外科治疗方法最多的几种疾病之一。

（1）局限性软骨切除加钻孔术：是目前仍较常采用的基本术式，可采用关节镜或髌前内侧或前外侧切口，显露后以刨刀削除变性的软骨，暴露软骨下骨板，用1～2mm钻头钻孔数个。该手术的目的是使来自骨内的纤维肉芽组织填补缺损软骨，最后化生成纤维软骨。钻孔也能释放骨内压，使疼痛得到缓解。

（2）髌骨重排列手术：包括近端和远端重排列术。近端重排列术如外侧支持带松解术（切断髌股横韧带、髌骨下的斜束及部分股外侧肌肌腱）、股四头肌内侧头外移术（固定于髌骨背侧面的中部）。远端重排列术主要有胫骨结节抬高术，或抬高后加内移。近期一些研究认为胫骨结节抬高以1～1.5cm为最合适。陈世益等研究证实胫骨结节抬高术缓解髌股疼痛的机制，在于改变了习惯性髌股接触区，避开了对原有溃疡区的刺激与挤压。但解剖上存在的膝关节Q角有一定的范围，做髌骨远端或近端重排列时，应防止改变力线矫枉过正，若术后Q角增大或减少10°以上，又会造成新的髌股不稳定，反而加重髌骨软骨的损害。

（3）髌骨截骨术：Arnoldi多年来致力于髌骨骨内压的研究，主张用髌骨截骨术来解除骨内高压，缓解疼痛，同时又可调整髌股关节面使之接触更协调。

（4）人工关节置换术：对严重的髌股关节骨关节炎患者，可考虑采用髌股关节人工表面假体置换术治疗。

（5）软骨移植：包括自体软骨细胞移植和自体骨软骨块蜂窝状移植（又称马赛克软骨移植术）。前者取患者自体软骨进行体外软骨细胞培养，用组织工程方法将培养增殖后的软骨细胞植入病灶区，再用骨膜覆盖，目前全世界已有1 000余例的成功报道。自体骨软骨块马赛克移植术，用特殊器械凿取膝关节股骨髁非负重区骨软骨组织，将这些柱状的骨软骨块移植至负重区软骨，呈马赛克样镶嵌移植。据报道优良率可达 80%。以上两种方法均可在关节镜下进行。

（6）髌骨切除术：仅适用于疼痛严重、影响日常生活的重症患者。单纯髌骨切除后伸膝力量减少 30%，切除后将髌腱与股四头肌直接缝合，伸膝力量减少 15%。手术中应同时将髌骨周围肌腱止点的病变部分切除或削薄使接近正常厚度，否则伸屈膝时仍将出现疼痛。

三、踝关节软骨损伤

踝关节软骨损伤最多见于足球运动员，因此也称足球踝，据报道其发病率可高达 80%。在体操、滑雪等运动中也可发生。由于后期距骨常出现骨赘，因此该病曾被称为踝关节撞击性骨疣。

（一）发病机制

踝关节部位缺少肌肉和脂肪的保护，皮肤下面就是肌腱和骨头。当正脚背踢球或支撑时，踝关节过度跖屈或背伸，使胫骨远端前后缘分别与距骨颈或后关节突反复撞击挤压，胫距关节面磨损，胫骨前后唇、距骨颈及距骨后突等处发生骨质增生。当用脚内侧或外侧踢球时，踝内外翻与距骨内外关节面撞击也可引起局部骨质增生。踝关节反复扭伤导致不稳定，下胫距关节不合槽运动也可造成胫距骨软骨损伤，局部骨赘形成。

（二）病理改变

踝关节软骨损伤早期，关节滑膜水肿、充血、绒毛增生，踝关节腔也发生炎性积液。晚期，滑膜机化、纤维化、钙化，并可变为纤维软骨或骨化，甚至形成带蒂的关节游离体。增生的骨赘有时折断落入关节腔而成为不带蒂的关节游离体。胫骨前后唇和距骨颈部位的骨赘突出，有时会影响踝关节的屈伸，或刺激前方的伸趾肌腱和距骨后突附近的屈拇长肌腱，妨碍踢球、踏跳等动作。距骨关节软骨黄变、软化或溃疡形成。

（三）临床表现与诊断

踝关节运动时疼痛和活动受限是踝关节软骨损伤的主要症状。早期为活动时疼痛，以后即使休息时也发生疼痛。疼痛部位踝前居多，正脚背踢球时，踝后部骨赘与软组织撞击挤压产生疼痛。急跑和跳跃时，胫前唇和距骨颈撞击产生疼痛。随着骨赘增生、滑膜囊增厚及游离体形成，关节活动受限日渐明显，直至关节活动度明显减少。有时还可听到关节面的摩擦音，主要为粗糙的关节面和肥厚的滑膜或游离体摩擦所致。

体征主要有关节轻度肿胀、压痛、摩擦感和摩擦音。关节间隙减小，偶可扪及游离体。

X 线片是诊断足球踝的主要手段。可见胫骨和距骨颈有骨唇和骨赘形成，距骨后突增生延长，两踝变尖，有时可见游离体影，踝关节间隙变狭窄等。

（四）治疗

1. 防治结合　加强踝关节周围肌肉训练，如负重提踵。伤后或比赛时用弹性绷带或黏膏带裹扎，防止踝关节过度屈伸和内外翻，避免反复扭伤，是预防足球踝的有效措施。

2. 保守治疗　包括护踝外用、各种药膏外敷、超短波理疗、熏药治疗、醋疗或离子导入，关节内或痛点局部封闭。

3. 手术治疗　对骨赘过大、关节内游离体或关节间隙减小、踝关节反复交锁者可手术治疗。根据病变部位选用踝关节前内、前外或后侧切口，切除骨赘，残床用电灼以防骨赘再生。一般关节内均有数量不等的游离体，应仔细清除并以生理盐水反复冲洗关节腔。术后一般效果均较好，约3个月后可恢复训练。

（庄正陵）

第五节　韧带损伤

一、概述

韧带作为关节的一种辅助结构，主要对关节起静力稳定的作用。韧带由胶原纤维和弹力纤维混合组成，能承受较大的张应力。每个韧带由走向不同的多束纤维组成，使关节在不同角度时都有部分纤维束紧张，以保护关节在正常范围内活动。

韧带在外力的作用下可极度紧张，以防止关节出现异常活动。但当外力过大时，尤其是当韧带受到高速度牵伸时易发生损伤，其损伤的程度决定于外力的强度与作用时间。严重的韧带损伤或反复多次损伤可造成关节不稳，并导致创伤性关节炎，需引起重视。

二、常见的韧带损伤

各种运动中可发生不同的韧带损伤。行军、长跑运动中易出现膝外侧副韧带损伤及踝部韧带损伤，游泳训练中则易发生膝内侧副韧带损伤，篮球、足球运动中可出现膝交叉韧带损伤，排球运动中以踝部韧带损伤多见，而体操运动员则可出现多处关节部位的韧带损伤。

三、损伤分度和处理原则

（一）Ⅰ度（轻度）损伤

轻度损伤时韧带只有少数纤维断裂，局部有轻度出血，但很少出现血肿。检查时局部有疼痛、压痛，但韧带功能不受影响。一般只需对症处理和休息，1～2天后可在黏膏带支持下开始活动练习，或做韧带松弛位绷带固定，如踝关节外侧副韧带损伤时取踝关节外翻位绑扎。

（二）Ⅱ度（中度）损伤

中度损伤时韧带部分纤维断裂，并随断裂程度的不同而出现不同程度的功能丧失。局部肿胀、压痛，张力试验疼痛加重。处理上强调伤肢制动，可用石膏固定在保持韧带松弛位置3周以上，以使断裂部分在愈合过程中由正常瘢痕组织连接。修复后韧带的张力虽受到不同程度的影响，但一般可恢复正常的关节功能。

（三）Ⅲ度（重度）损伤

重度损伤时韧带纤维完全断裂，或韧带从附着的骨端上撕脱，甚至可带下一小骨片。造成此韧带功能完全丧失，关节不稳。常有明显血肿，张力试验关节有过度活动的体征。由于韧带断端往往已明显分离回缩，治疗上须及时手术修补，使断端对接愈合，以保持韧带的正常长度和强度，术后需固定4～6周。否则若以多量瘢痕组织修复，则韧带的功能将明显下降或丧失。

（庄正陵）

第四章

现代接骨术

骨折治疗的三大原则是复位、固定、功能锻炼。随着医学水平和临床研究的不断进步，围绕这3个中心的理念环节也不断发生变革，并从治疗方法以及器材上得到发展，逐步构成了完整的骨折治疗发展史，其中，中医学发挥了巨大作用。

第一节　概述

一、内固定技术近代发展简史

近100多年以来，手法复位和夹板、石膏固定，或配合牵引治疗骨折方法，用于多数（70%～80%）四肢较稳定的闭合骨折，这些保守治疗方法沿用至今，并经长期临床实践证明效果满意。

内固定技术至今已有100多年的历史，手术切开复位治疗骨折始于中世纪，我国正骨医师早在公元15世纪便在麻沸散全身麻醉下进行切开复位、银丝缝合治疗骨折。西医在19世纪开始采用切开复位，用牛骨或象牙制成的内固定物治疗四肢骨折。至19世纪晚期，随着冶金工业的发展，1886年Hansmann首先报道应用不锈钢接骨板治疗四肢骨折。接着由于伦琴发现了X线，巴斯德发现细菌，近代诊断、消毒、麻醉和输血技术取得历史性进步，骨折切开复位和内固定技术也得到进一步发展，相继出现了各种金属接骨板和髓内钉，如Sherman和Lane设计的麦穗式钢板、Lilienthal和Schone等设计的髓内钉治疗长骨干骨折。到20世纪30年代至第二次世界大战期间，Kuntscher设计的“V”型髓内钉，用以治疗股骨和胫骨干横断骨折获得成功，这一重大发明很好地在全世界推广应用。内固定最初由于感染率高，使应用曾受到限制，但最后得益于抗生素的出现和手术室无菌条件较快的进步。髓内钉和钢板几乎同时在临床广泛应用，但初期因为材料强度不足，达不到固定要求，对长骨的固定的方法也一直未能解决，出现问题较多，推广应用受到限制。50年代末60年代初，尚天裕采用以手法复位小夹板外固定为特色的治疗方法，治疗肱骨干、肱骨外科颈、肱骨髁上、桡骨下端等骨折，并取得很好效果。接着又以必要的牵引结合小夹板固定的中西医结合方法，治疗股骨干、胫腓骨等下肢骨折，提出了骨折治疗动静结合、筋骨并重、内外兼治、医患合作的4个基本原则，经10万例随访结果，骨折不愈合率仅为0.9%，证实治疗效果满意。从50年代至80年代，各种钢板和髓内钉等内固定物相继应用在骨折治疗，经过临床实践总结，发现存在着许多并发症，如内固定并发感染、骨不连和内固定器材断裂，骨折病的发生率也很高。后来，经过改进的髓内钉设计能达到紧贴全髓腔固定，内固定强度得以进一步提高，临床应用也逐步增加。

AO/ASFI 首先提出坚强牢固的固定观点。主要原则包括骨折解剖复位，对所有骨折片进行坚强牢固的固定，达到 X 形成骨痂的一期愈合目的。要达到此目的，需对骨折端行骨膜下较广泛的剥离，然后在直视下进行骨折的复位，应用持骨钳环形夹持骨折端，对所有骨片进行坚强牢固的固定。应用多枚拉力螺钉在力学最佳的位置上，从钢板外对骨折片进行固定，然后再应用较短的加压钢板固定。

AO/ASFI 同时设计了进行这种技术操作的成套工具与器械，例如骨折加压器等。其内固定效果基本达到解剖形状，并允许立即行肢体康复训练。为了达到这种目的，内固定材料的设计要求应有足够的强度；以能够承受肢体进行康复训练，而不发生内固定失败。这种固定方式忽视了邻近钢板区域的生物性反应，在固定钢板下出现骨质松变和哈氏管的数目增加，造成了应力保护，结果导致骨皮质坏死。为了减少这种并发症，又设计出减少与骨接触的固定钢板，例如有限接触或点接触固定钢板，以减少对固定钢板下血管形成的干扰。

内固定钢板逐渐设计成为内固定器，钢板能够将螺母锁定，如点接触内固定器和小侵入内固定系统（LISS），LISS 的特点是加长了内固定钢板，最大限度减少了内固定材料所用螺钉数目，从肌肉下插入内固定钢板。这种操作方法放置钢板切口小，减轻了创伤，采用与组织相容性更好的合金材料，最大限度地保持骨的血供，减少对骨折区血供的干扰，特别适宜治疗严重粉碎性骨折、不稳定性干骺端骨折以及伴骨质疏松的病例，从而替代了直视下解剖复位、应用动力加压钢板行坚强牢固的内固定方式，被视为当今骨折固定的金标准，并普遍得到接受。

二、AO/ASIF 的早期发展过程

1958 年，瑞士 Muller 等倡导组成 AO 学派，并成立了以骨外科医师为主，有工程技术人员参加的内固定研究学会（ASIF）。该组织以加压钢板创始人 Damis 在 20 世纪 40 年代末提出的解剖复位、坚强内固定治疗长骨干骨折，可以获得骨折Ⅰ期愈合的概念为指导，对 Damns 设计的加压钢极和 Kuntscher 设计的扩髓的髓内钉进行了改进，并提出了解剖复位骨折片间加压固定、坚强内固定、无创技术和无痛肌肉关节活动与负重的骨折内固定四大原则。其核心指导是倡导坚强固定，追求骨折一期愈合，甚至提出了绝对固定的模式。AO/ASIF 设计的加压钢板和髓内钉增加了抗弯、抗扭强度和刚度，提高了骨折固定的稳定性，使许多复杂的骨折能够在早期活动，甚至能够使骨折在负重过程中得到愈合，使骨折的治疗取得历史性进展。实践证明，AO 近40 多年发展迅速，影响极大，为现代骨折治疗做出了巨大贡献。然而，AO 理论仍处于发展的过程，随着时间的推移，临床上发现在 AO/ASIF 倡导的内固定技术和内固定原则的应用过程中，骨折治疗又出现一些新的问题，据资料报道，如采用坚硬的加压钢板固定前臂骨折，可导致严重的骨质疏松和骨萎缩，取出钢板后再骨折的发生率可高达 20%；加压钢板固定股骨干粉碎骨折的骨不连发生率达 14%，钢板弯断占 12.2%。

三、BO 新概念

BO 概念的核心是强调了微创技术和无创技术原则，最大限度地保护骨折局部血供。

20世纪90年代，AO学者Ganz R、Gerber C、Palmar RH提出的生理的、合理的接骨术生物学固定新概念（biological osterosynthenis，BO），成为BO新概念的理论基础。1999年，Palmar指出，骨折的治疗必须着重于寻求骨折稳定和软组织完整之间的一种平衡，故可认为，凡是能保护骨血供的骨折治疗手段和技术，就符合BO新概念范畴。

生物学接骨术的基本含义是治疗骨折符合生物愈合的规律，骨干骨折后骨折周围出血，形成血肿，给予固定后，即使骨折移位，骨折仍能愈合。我国创立的中西结合骨折治疗方法，符合生物学接骨术原则，采用手法复位、夹板固定、早期功能锻炼、不固定关节的方法，取得了骨折愈合快、并发症少的良好效果。生物学接骨术的主要特点如下。

（一）BO概念的特征

1. 骨折复位　注重正确的长度和轴线，无旋转，除了关节内骨折，并不强求精确的解剖复位。

2. 固定物　BO采用小巧而理想的固定物的特点，未再强调坚强的固定。

3. 骨折愈合　BO作用下是典型的骨折二期愈合，保持骨折块间早期足量的骨痂形成。

4. 功能锻炼　BO不追求早期负重，而强调在严格指导、监督下，循序渐进行早期活动。

（二）间接复位

间接复位强调韧带整复原则，充分发挥骨块附着的软组织骨膜的合叶或铰链作用，手法牵引整复或利用复位器械，使骨折端得以牵开并恢复肢体的长度以及骨折的对位对线，不强求解剖复位，而要求最大限度地保护骨折局部的血供。操作轻柔、合理地进行间接复位，对骨折局部干扰很小，也符合微创或无创技术的原则。

（三）固定物

在BO概念的推动下，内固定物的构型、种类、材料也发生改变。从AO最初的厚大钢板到后来的动力加压钢板（DCP），目前已发展为有限接触钢板（LC－DCP）；点状接触钢板（PC－Fix），螺钉只穿过一层皮质，螺钉帽通过特殊的自锁装置与钢板的钉孔锁定；非接触钢板（NCP），钢板不与骨面直接接触，而是置于骨旁；桥接钢板（BP）以及LCP、LISS钢板等。内固定器材采用钛合金等低弹性模量材料，最大限度接近骨质的弹性模量，从而达到弹性固定作用。

（四）微创操作

采用微创方法保护骨折部位血供。手术中，只暴露骨折部位远侧和近侧的正常骨骼，不直接暴露骨折部位，使骨折周围的成骨性组织和软组织的血供得以保留。在C臂X线机监视下对骨折进行间接复位，在肌层下、骨膜外插入接骨板，越过骨折部位到达远侧骨端，在骨折部位的远、近两侧分别用常规方法完成固定。其最大优点是有效减少了手术过程中从骨折片上剥离骨膜和软组织的范围和程度，减轻或避免对骨折片血液供应的进一步损伤和破坏，取得很好的治疗效果。

（五）康复观念

强调早活动、晚负重，根据影像学资料和临床评估以后，决定负重的时间、负重的重量，在专业人员的指导下进行康复训练，循序渐进，直至完全愈合，是骨折术后的康复训练的基本原则。

四、生物学接骨术

（一）概念

必须辩证理解生物接骨术的真正内涵，充分认识血供是骨折愈合的前提，稳定性是骨折愈合的基础，不合理的肢体功能训练与负重是影响骨折稳定性和骨折愈合的关键因素。

BO 生物接骨术是 AO 生物力学接骨术的发展结果，在骨折治疗中，不能片面地将这两种观点对立起来，片面强调血供在骨愈合中的作用，而忽略了骨折稳定的重要性，是造成骨折治疗失败的主要原因。例如，虽然带锁髓内钉闭合复位穿钉血供破坏小，但由于粉碎骨折片不能复位固定，骨缺损不能修复，在早期功能活动和负重中，由于骨折复位不良、髓针强度低，骨折端稳定性差等因素，容易发生骨不连和髓内钉断裂。

（二）手术复位及固定

切开复位内固定可获得准确的复位，而且依靠内固定较牢固地维持已整复的位置，为骨折愈合和术后早期活动提供了必要条件。对存在急性血管损伤时，固定后也有利于神经与血管的修复。

1. 绝对适应证

（1）移位的关节内骨折。

（2）保守治疗无法复位或稳定性骨折复位后无法维持位置。

（3）经保守治疗失败的不稳定骨折。

（4）已知作保守治疗效果不佳的骨折，如股骨颈骨折等。

（5）有阻碍生长倾向的移位骨骺损伤。

（6）伴有骨筋膜室综合征需行切开减压术的骨折。

（7）非临终患者的移位性病理骨折。

2. 相对适应证

（1）作保守治疗可能会导致全身并发症增加的骨折，如高龄髋部和股骨骨折。

（2）多发性创伤合并有不稳定性脊柱损伤、骨盆骨折、长骨骨折。

（3）合并需要行手术处理血管或神经损伤的骨折。

（4）同一肢体多发性骨折。

（5）有明显骨折倾向的病理性骨折。

（6）经保守治疗后发生的延迟愈合。

（7）经评估手术复位和固定后可显著改善功能的骨折。

3. 禁忌证　骨折手术治疗没有绝对的适应证，同样也没有绝对的禁忌证。禁忌证是作为手术发生并发症和失败率超过了成功的可能性时的一种相对性考虑。

（1）由于高能量暴力发生的关节内骨折，已有严重关节面破坏、缺损，不可能成功地进行重建的粉碎性骨折。

（2）因严重骨质疏松，内固定物失去承载内固定作用。

（3）嵌入、无移位或稳定性骨折。

（4）手术部位有烧伤、贴骨瘢痕、活动性感染或皮炎。

(5) 全身情况不能耐受麻醉及手术者。

(三) 应用范围

1. 多发伤　对多发伤者行早期内固定，有利于患者护理，可降低创伤后并发症的发生。临床上观察发现，根据患者损伤程度和全身情况，适当延迟数日行内固定治疗，也有其稳妥的优点。

2. 开放性骨折　对开放性骨折清创后，主张早期修复重建软组织缺损，可降低创面感染和减少再手术次数。手术中，尽量减少对骨折部位血供的干扰。手术入路应减轻对骨膜的剥离，避免在广泛显露下的直接复位。应采用间接复位方式，以保持肢体长度无旋转为目的，尽可能保留骨块与周围组织的连接。

3. 关于植骨　正确应用间接复位固定技术，由于保存了骨折部位血供，骨痂形成较早，通常可避免植骨，即使有较大的骨缺损，骨愈合过程多能较顺利地完成。一期或早期植骨会造成骨块附着的软组织剥离增加，反而影响骨愈合过程。开放性骨折伴有节段性骨缺损时，为了降低感染率，不主张清创同时行植骨，而应延迟数日后再考虑植骨。

(四) 固定器材

根据患者全身性情况、创伤程度、骨折类型选择合适的内固定器材，采用的固定器材，应能满足肢体早期非负重功能活动的需要。

(五) 内固定方式

1. 长骨骨干骨折　首选带锁髓内针、防旋髓内自锁钉治疗，对位于髓腔狭窄部骨折可选用膨胀钉固定，钢板仅适用于髓腔过细、骨骼过短、骨质畸形等特殊情况。

2. 干骺端骨折　髋部骨折，对高龄、高危、全身情况差、骨质疏松症严重的髋部骨折，宜采用加压空心钉固定；对于全身情况尚可，不稳定的顺、逆行股骨转子间骨折以髓内固定较为稳妥，内固定物可选择 PFN、PFNA、短重建钉。

3. 髌骨、尺骨鹰嘴骨折固定　可选用克氏针张力带钢丝或 cable－pin 固定，对关节面严重粉碎的尺骨鹰嘴骨折，可应用支撑钢板固定。

4. 关节及周围骨折固定　股骨髁和胫骨髁、肱骨远近端、桡骨远端、胫骨远端骨折，可采用解剖钢板或锁定钢板固定；膝关节周围复杂骨折分别应用股骨远端或胫骨近端 LISS 接骨板固定。对严重关节面粉碎的桡骨远端、胫骨远端骨折，可采用外固定架加有限内固定治疗。对于高龄、高危的肱骨近端粉碎骨折，骨折块间钢丝缝合，大结节与骨干骨折块克氏针固定。

(六) 有限切开操作

治疗全过程中要始终注意保护骨折部位的血供，尽可能应用手法或远离骨折部位的机械牵引复位，应采用有限切开技术，在尽量减少广泛剥离软组织及骨膜的情况下，进行骨折复位与固定，减少手法及手术操作对局部血供和稳定性的破坏。

(七) 复位固定技术

1. 间接复位　间接复位骨折片的基本操作技术是通过牵引软组织来完成，也称为软组织整复术。牵引的方法有撑开器或外固定支架，也可用固定板固定一侧骨折端，再联合应用撑开器来达到间接复位。应在 C 臂 X 线机监视下进行，应用牵开的方法，关节面的骨折仍应按传统方式要求解剖对位，以免发生创伤性关节退变。

2. 关节内骨折复位　应用软组织牵引，可使关节内骨折得到初步的复位，然后采用有限切口，使关节面骨块得到解剖复位。干骺部骨折经间接方式复位时，不需强求骨折部环形对位，可通过从钢板降低应力而重建稳定性。骨折采用这种方法处理，其愈合过程均较顺利。经钢板外应用拉力螺钉固定骨块，可因对骨膜加压作用，增加骨膜和软组织的损伤，故最好勿经在钢板外使用拉力螺钉。

3. 严重粉碎性骨折的处理　对严重粉碎性骨折，钢板连接近侧和远侧骨片，可起到支撑固定的作用，将钢板从肌肉下插入，跨越骨折区，避免了对骨折区软组织的剥离，明显提高骨折愈合率。应用桥式钢板或用第 2 块钢板固定，随着骨痂形成，钢板逐渐承担负荷作用。可增加固定的稳定性，有利于早期功能训练。

（八）功能康复

强调早活动、晚负重原则，术后即可行等长肌力活动。定期复查 X 线片，观察骨痂生长情况。如骨折端出现吸收、间隙增大，说明骨折部固定不牢或活动量过大，应及时限制活动，必要时加用外固定。6～8 周后骨折间隙模糊，则可让患者加大训练强度并逐渐负重。待下肢骨折出现连续外骨痂时，方可恢复正常负重活动。

五、生物固定技术与 AO/ASIF

生物固定技术与 AO/ASIF 从手术入路、钢板规格、骨折复位以及固定稳定性要求等方面有如下不同点。

（一）手术入路

生物固定技术不主张显露骨折部位，要求作骨膜外分离；而 AO/ASIF 主张直接显露骨折部位，行骨膜下分离。

（二）骨折复位

生物固定则通过骨两端撑开与接骨板连接，用间接复位技术达到至接骨端解剖对位或对线；而 AO/ASIF 是通过血管钳和持骨钳环形夹持骨折端，用直接复位技术达到骨端解剖复位的目的。

（三）稳定性

生物固定是相对稳定达到生物固定作用下的二期骨愈合过程；而 AO/ASIF 是通过拉力螺钉对骨折端直接加压，绝对稳定下的一期骨愈合过程。

（四）钢板

生物固定是长钢板或桥式钢板，采用少量螺钉固定技术。但对关节面骨折，仍要求直视下解剖复位，采用坚强固定；而 AO/ASIF 采用短钢板和多枚螺钉固定技术。

六、影响内固定效果的因素

（一）骨折部力学稳定

内固定或外固定的机械性稳定性，是保证骨折愈合最基本条件。不稳定可使骨折处产生过度的活动，导致大量的絮样骨痂形成、骨折线增宽、纤维软骨骨化障碍，致使骨折难以愈合，例如髓针过细、钢板过短等。

（二）骨折部血供

骨折部位有足够血供是保证愈合的前提条件。严重损伤和手术剥离都可导致骨折部位血供丢失。如果切开复位时过多地剥离骨膜以及置入器械时损伤骨和软组织，将进一步加重或破坏骨折处的血供。可使骨块断端骨质坏死范围增大，程度变重。妨碍了骨折正常生理过程，常导致骨不连。

（三）骨折部良好接触

骨块间的良好接触，才能保证骨折正常愈合。软组织嵌入，骨折块对位或对线不良，骨缺损或骨块移位，都可以导致骨折部的接触不良，产生机械性不稳定并形成间隙，从而影响骨愈合。随着这些间隙的增大，骨折愈合的可能性会进一步降低。文献报道，胫骨骨折端间距 1mm 需增加 1 个月愈合时间，5mm 则增加 5 个月愈合。较大的皮质缺损多数最终可通过编织骨实现桥接获得愈合，但速度缓慢。所以在保护骨折局部血供的前提下，尽可能保证骨折块的接触，减少骨折间隙，才能缩短骨折愈合时间。

（四）早期活动

早期活动有利于功能恢复。早期功能锻炼能使骨折端产生生理性应力刺激，促进骨折愈合。根据文献报道，小缺损可在骨折处产生较高的张力，成骨细胞不耐受高张力环境，因而在数量上成软骨细胞和成纤维细胞占优势，大量成纤维细胞增殖，是导致发生骨不连的主要原因。

（史文宇）

第二节　骨折内固定的原则

骨折内固定已有 100 多年的历史。随着金属内固定材料的逐渐发展和组织相容性的不断改善，使某些部位的手术整复和内固定效果有了较大的进步，对骨折内固定的认识也有了许多突破性进展，使患者早期主动活动肢体，尽早恢复功能，防止了“骨折病”的发生。近年来，新型可吸收内固定材料已选择性应用于临床，避免了再次手术，显示出其优越性。骨折内固定在多种骨折的治疗中占有很重要地位。

解剖复位、坚强固定、保护血运及早期活动是现今 AO 的四大基本原则。不过这些原则的内涵，随着研究的深入已发生改变。通过不懈的实验及临床研究，手术的入路及方法也取得了极大的进步，随着手术设计的改进，也促成了手术器械和内植物的更新换代。

内固定是治疗骨折的重要手段，随着对骨折愈合相关的生物学和生物力学研究的深入，骨折内固定的理念也相应发生了快速变化和发展。临床上，不再是追求骨折端的解剖复位和骨片间加压的坚强固定，而是在于恢复骨干的长度、对线和纠正旋转，在争取得到骨折功能复位的同时，尽量减少对骨折端血液供应的破坏。从强调解剖复位及坚强内固定，演变为兼顾骨折固定的力学稳定性和保护骨折愈合的生物学环境。遵循骨折生物学固定的原理正确治疗骨折，已受到骨科界的广泛认可。

微创是当代外科技术发展的趋势，微创接骨板固定技术和经皮接骨固定技术是近代骨折固定技术发展的集中表现。生物学固定和微创技术成为创伤骨科的重要原则和治疗手段。正成为临床上治疗复杂的骨干，特别是干骺端骨折有效的常用手段。骨折固定的原理、方法及内、外固定技术的发展，必然跟随着时代步伐不断改进。

一、基本要求

（一）骨折内固定目的

（1）有利于骨折愈合。

（2）可减少或减轻骨折并发症和后遗症。

（3）可早期进行关节活动和负重锻炼。

（4）有利于对皮肤缺损、血管及神经损伤的修复。

（二）手术操作要求

应用无创技术，保存骨块和软组织血运，软组织多采用钝性分离，骨折端显露尽量少剥离骨膜，避免过多损害骨折断端血运，粉碎骨折块更应慎重保留其血运。

（三）选用合适内固定

使用简单内固定使骨折获得坚强而稳定的固定是手术成功的关键。临床实践证明，尺骨中段骨折的斯氏针固定，髌骨横形骨折和尺骨鹰嘴骨折的张力带钢丝固定，长管骨干的髓内钉固定等，是目前较为公认的合理治疗方法。

（四）固定与肢体活动协调

骨折在固定稳定后即应早期主动活动，及早做静态肌肉等长收缩锻炼。没有一种内固定能替代牢固的骨骼可使肢体不加限制的活动。因而，内固定术后应视骨折局部的稳定程度，逐步进行锻炼。有时由于粉碎性骨折或其他原因，不能取得牢固的内固定，则需采用一定时间、不同方式的外固定。

（五）手术时机

开放性骨折并发血管损伤，必须急诊手术。但有危及生命的严重损伤，则应先于肢体损伤处理。闭合性骨折可择期手术。皮肤损伤如水泡、挫伤和撕裂伤，在 12 小时以内应按开放性骨折的原则处理，如软组织条件差，可延迟 3 ~4 日，甚至 2 ~3 周手术。

二、AO 内固定原则

（一）早期的 AO 概念

（1）骨折的复位与固定，要求恢复解剖学关系。

（2）根据骨折的受伤机制及类型，通过加压或夹板来获得稳定。

（3）通过细致轻柔的复位操作，保护骨与软组织血供。

（4）骨折部位早期同时的功能锻炼。

这些互为一体的 AO 原则至今仍认为适用。在骨折治疗过程中仍然是强调保护骨及软组织的血供。

（二）现时的 AO 原则

（1）无创的复位及固定技术，长骨骨折不需解剖复位，只需纠正短缩及旋转畸形。关节内骨折应解剖复位以恢复关节面的平整。

（2）适当的稳定性，必须保证关节面的解剖复位和绝对稳定性，而骨干骨折只需获得相对的稳定性即可。

（3）适合的手术入路，无创的软组织操作技术。

（4）由于固定的稳定程度足以满足术后功能康复的需要，可以早期主动活动。

三、生物学固定的常规技术

（一）外固定器用作夹板固定

使用外固定器，优点是具有内植物与骨最小的接触面积以及弹性固定的优势；缺点是存在经皮穿针感染的风险。

（二）交锁髓内钉用作髓内夹板固定

优点是髓内钉可以通过经皮微创入路置入；缺点是存在髓内循环广泛的破坏、髓内高压可能引起的脂肪栓塞以及局部或全身血栓形成。

（三）接骨板只用作夹板而不使用拉力螺钉

接骨板用作夹板跨越骨折区，目前具有一定代表性的是微创内固定支架（无触接骨板）技术。无论是以往传统加压技术接骨板固定，还是夹板固定的生物学内固定，选择固定方法时取决于骨折的部位、类型，软组织条件以及骨的质量和血供等具体情况。如果骨折部的血供较好，估计能够较快重新恢复解剖，则可选择夹板固定方法；如果骨折部的血供严重破坏甚至骨折块失活，可能要很长时间才能使骨折愈合，此时，可考虑采用传统的加压固定，以达到较长期间保护骨折部血供和骨折再塑形的过程。但无论如何，同一骨折部位，不能同时采用绝对和相对稳定两种稳定原则，也不能同时采用骨折端加压和夹板固定两种固定方法。

（史文宇）

第三节　内固定的适应证与禁忌证

一、适应证

（1）手法闭合复位失败的骨折，包括因骨折端之间有软组织嵌入而闭合复位失败者。

（2）有明显移位的关节内骨折，闭合复位失败。

（3）合并有重要血管、神经损伤的骨折。

（4）大块撕脱骨折，例如肱骨大结节骨折、尺骨鹰嘴骨折、髌骨骨折以及胫骨髁间隆起骨折等。

（5）前臂双骨折闭合复位不满意，而外固定不便于前臂旋转功能的恢复。

（6）合并截瘫的脊柱骨折或脱位，需行椎管探查和减压。

（7）延迟愈合的骨折可用内固定加植骨，也可用外固定器加压治疗。

（8）骨不连可用吻合血管的骨瓣移植促进骨愈合或配合外固定器加压固定治疗。

（9）多发性骨折选择合适的内固定，可便于护理，可减少并发症。

（10）开放性骨折应根据骨折类型、部位，伤口污染的程度及范围，慎重选择适当的治疗方法。

二、禁忌证

(1) 全身一般情况差，不能承受麻醉或手术创伤。

(2) 骨质活动性感染如骨髓炎、骨结核等。对感染性骨折最好运用骨外固定器固定。

(3) 长期卧床、体弱多病、营养不良或骨质疏松症等，内固定物因失稳而无法置入。

(4) 骨折片较小如髌骨上极星状骨折，难以应用内固定达到坚强固定。

(5) 污染严重的开放性骨折，严禁使用任何类型的内固定。

(6) 局部软组织血液循环差或有软组织活动性感染。

(史文宇)

第四节　接骨板与螺钉

接骨板及螺钉一直是最常用的内固定器材，几乎所有类型的骨折，都可通过接骨板及螺钉固定。在合理使用情况下，接骨板及螺钉的固定效果是令人满意的，并发症的发生常常与骨与软组织损伤程度以及手术技巧有关。

一、螺钉

内固定的目的之一就是重建骨的完整性，接骨板的作用是在骨折断端间承担负荷，临时替代骨负责其力学功能。从力学的角度，接骨板起到夹板的作用。当接骨板用皮质骨螺钉固定时，会在骨和接骨板之间产生压力，负荷通过磨擦力从骨传向接骨板。而在使用锁定接骨板时，锁定螺钉锁定在接骨板有螺纹的钉孔中，负荷从骨经锁钉的螺帽传向接骨板，没有出现应力集中现象，术后可很快恢复承载能力及早期功能锻炼。

(一) 螺钉的结构

1. 螺钉外径　为螺钉螺纹的直径。

2. 螺钉钉蕊　为螺纹部分的钉杆，螺钉中螺蕊部分极其重要，其横截面积大小与拉弯程度成正比，螺蕊直径越大，其拉弯曲度力越大。另外，螺蕊直径与所应用的钻头直径相关。

3. 螺钉螺距　为螺纹之间的距离。

4. 螺钉螺杆　指螺钉无螺纹部分的螺杆。

(二) 螺钉的种类与作用

1. 皮质骨螺钉　皮质骨螺钉为浅螺纹、短螺距的全螺纹非自攻型螺钉，既可与接骨板合用起位置固定作用，也可作加压固定。适用于短管骨螺旋和斜形骨折固定（图4-1）。

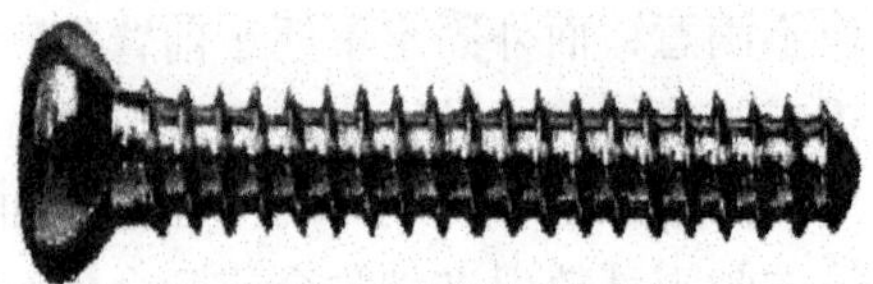

图4-1　皮质骨螺钉

2. 松质骨螺钉　松质骨螺钉为半螺纹，螺纹更深，能抓住较多的海绵状松质骨，起加压作用，常用于干骺端或骨骺骨折。分半螺纹和全螺纹两种，当用做拉力螺钉作用时应选择半螺纹且螺纹要全部位于对侧骨块中，不能位于骨折线，否则影响拉力的加压效果（图4－2）。

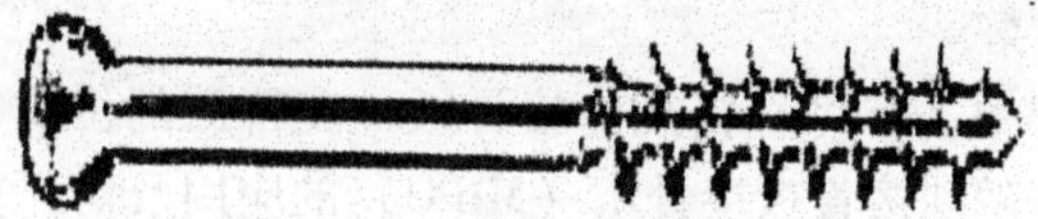

图4－2　松质骨螺钉

3. 非自攻螺钉　非自攻螺钉较普通螺钉稍粗，中心杆较细，螺纹深且水平，螺帽圆球形，上面为六角形凹槽，需配特殊六角形螺丝锥才能旋入，其末端圆钝、无沟槽，需先用螺丝攻出螺纹。非自攻螺钉的优点是：螺钉拧入时扭力很小，且扭入时轴向力度小，不会造成复位后的骨块再移位（图4－3）。

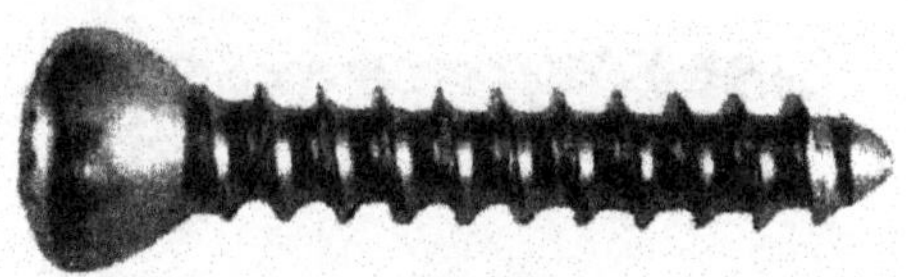

图4－3　非自攻螺钉

4. 自攻螺钉　钉尖部分有切槽，可以切割出骨槽以利螺纹进入，故无须改丝，但因螺丝是以挤压的方式进入骨质中，所以易在螺纹周围造成骨损伤，且拧入时扭力增加，轴向压力大，容易使已复位骨折块发生再移位，故目前已较少使用（图4－4）。

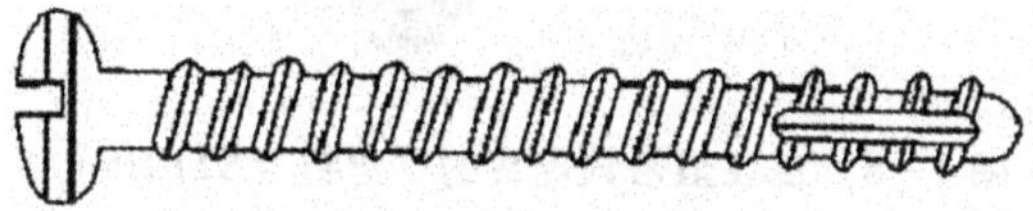

图4－4　自攻螺钉

5. 踝螺钉　踝螺钉末端呈尖形，可以在松质骨内自行攻出螺纹（图4－5）。

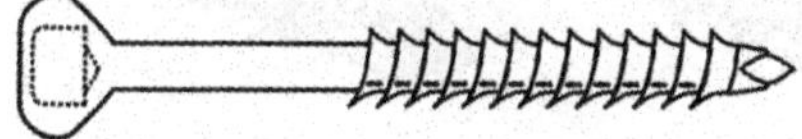

图4－5　踝螺丝钉

6. 空心螺钉　空心螺钉可允许导针从中间通过，如钉的直径较大，在拧入时会损坏较多的骨质，而影响整个结构的强度。空心螺钉多用于松质骨丰富区域（图4－6）。

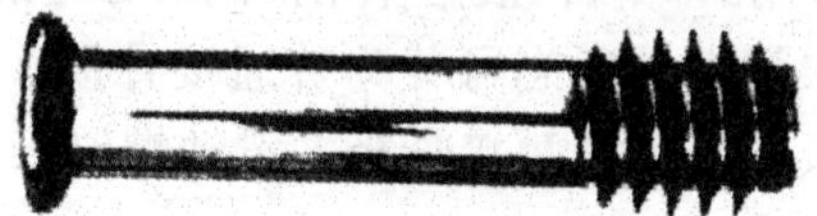

图4－6　空心螺钉

7. 锁定螺钉　因为人体生理学负载与螺钉纵轴垂直，锁钉受到的弯曲力和剪切力主要作用在螺钉颈部。因此，锁定螺钉的螺纹呈对称性且更密集，螺纹直径增大为0.5mm，螺钉直径增加1.3mm。生物力学测试表明，对称性螺纹无论对皮质骨还是松质骨均十分适用。

（1）锁定螺钉的优点：锁钉在弹性固定及坚强固定中都能提供良好的锚定作用，因此，更适用于骨质疏松骨折。锁钉在干骺端的单皮质固定，即能获得很好稳定性，同时保护了髓腔的血供和对侧皮质骨。单皮质锁钉在微创经皮接骨技术上有独特的优点，骨（干）骺端使用双皮质锁钉稳定性更好。

由于在置入锁钉过程中，不将骨块拉向接骨板，在特殊部位应用解剖锁定接骨板系统时，无需预弯，这也便于微创接骨板接骨术（MIPO）的应用及切开复位的操作。

（2）锁定螺钉的种类和作用：①自钻螺丝钉（SD）（图4－7）。②自攻型带锁定头的螺丝钉（STLHS）（图4－8）。③锁头螺钉（LHS）LHS是PC－FIX系统最主要的特征。PC－FIX系统的螺钉头呈圆锥形，分为第1代不带有双螺纹及第2代带有双螺纹的PC－FIX钉。其力学特点是可自锁于接骨板后，与接骨板形成一个整体，纵向应力可通过螺钉传导到骨折两端，使接骨板紧贴骨面，即使是单皮质固定也不影响整个结构的强度和稳定性，同时避免了对髓腔血运的损伤（图4－9）。

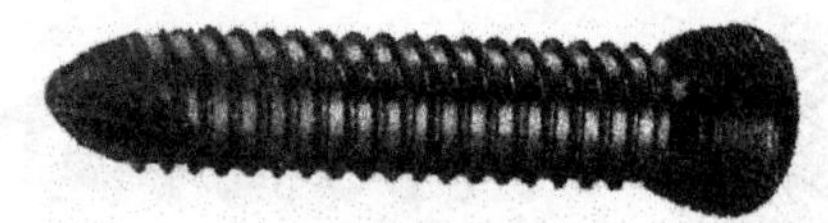

图4－7　自钻螺丝钉（SD）

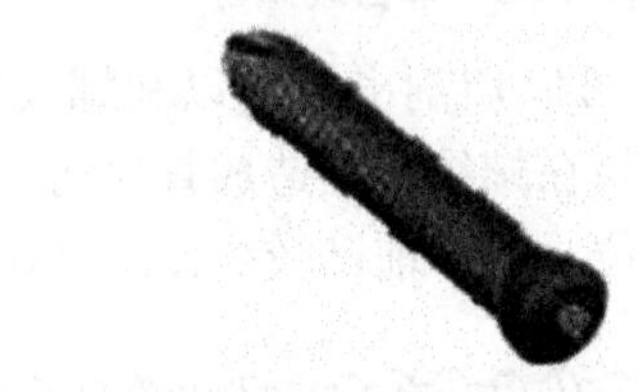

图4－8　自攻型带锁定头的螺丝钉（STLHS）

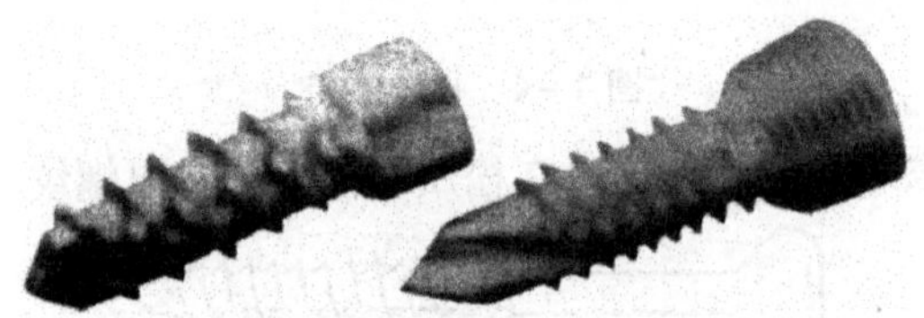

图4－9　锁头螺钉（LHS）

二、接骨板

接骨板是内固定技术中常用的材料，根据作用机制可分为加压接骨板、中和接骨板、支持接骨板及桥接接骨板等。根据设计形态可分为普通接骨板、加压接骨板、有限接触接骨板、管形接骨板、重建接骨板、点状接触接骨板、滑动螺钉接骨板、角接骨板及锁定接骨板等。

（一）接骨板固定原则

由于骨骼形态不同，在轴向力作用下，凹的一侧受到压力，凸侧受到张力。钢板放置时，必须将其置于张力一侧。对于采用接骨板固定长管状骨时的所需长度，必须是骨干横径的5倍以上，才能保证骨折端的固定稳定性。

（二）常用接骨板的种类与应用

1. 普通接骨板　普通接骨板仍具有一定的临床适应证和使用价值，如干骺端简单骨折的加压接骨板或保护接骨板、关节内骨折的支撑接骨板等。解剖学固定和良好骨愈合是普通接骨板的固定技术目标。

（1）应用：①接骨板：普通接骨板固定骨干骨折，长度要求应大于所固定骨干直径的4~5倍，骨折线两端至少用2枚螺钉固定。螺钉必须垂直钢板长轴，恰好穿过两侧骨皮质。②螺钉：使用常规接骨板螺钉固定时，通过加压螺钉将夹板与接骨板固定在两个主要骨块上，接骨板的形状必须与骨外形相吻合，才能使固定接骨板的螺钉紧贴在骨折块的骨面上。如果接骨板与骨的形状不匹配，则会破坏骨膜的血供，同时丧失骨折复位后的对线关系。在干骺端，尤其是老年骨质疏松者，固定螺钉在此处难以取得很好的固定效果。特别在术中过度拧紧螺钉时，术后会出现螺钉松动及复位丢失。

（2）适应证：①优良的骨质。②简单的骨折类型，附加拉力螺丝钉固定，可达到直接骨折愈合。

（3）限制：①普通接骨板一般不能作为闭合复位，也不能在术中控制力线。②使用时必须依据骨折段的解剖外形精确预弯（图4-10），如塑形与骨的解剖形状不匹配将产生剪切应力而影响固定效果（图4-11）。③一般不适合作为微创固定。

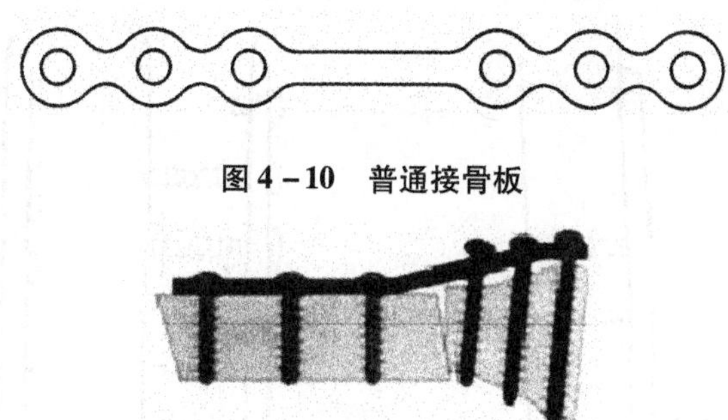

图4-10 普通接骨板

图4-11 普通接骨板塑形与骨的解剖形状不匹配产生剪切应力示意图

（4）注意事项：对骨质疏松，由于骨质不能提供足够的螺丝钉把持力，所以接骨板无法产生足够的应力载荷承受力，在功能恢复过程中，需确保最小的应力载荷，避免术后骨折再移位。对粉碎性骨折，只有进行广泛的软组织暴露、剥离以后才能达到解剖复位的目的。

2. 加压接骨板（DCP）

（1）动力加压接骨板：通过在钉孔边缘置入螺钉以达到加压目的，应先上邻近骨折线的螺钉，以免造成接骨板对侧之骨折处分离。为使邻近骨折线的两枚螺钉都具有加压作用，需用特制的导钻，将两个螺钉孔做偏心位钻孔，且两螺钉须同时逐渐拧紧，其余螺钉则只需要中心位钻孔（图4-12①②）。

（2）加压器加压接骨板：骨折复位后将加压接骨板放妥并以持骨钳固定，选定一端为固定侧，另一端为加压侧。先在固定侧最近骨折部的钉孔旋入第1枚螺钉作固定，再在加压侧稍离接骨板末端，将加压器固定于骨干上，加压器钩钩住接骨板末端螺钉孔，稳慢地进行加压后，将固定侧的螺钉全部旋入，使每一个螺钉都在接骨板螺钉孔中央，并垂直长钢板长轴穿过骨皮质。然后进一步加压，使断端相嵌，再将加压侧螺钉旋入，最后去除加压器并旋入接骨板末端的螺钉（图4-13①②③）。

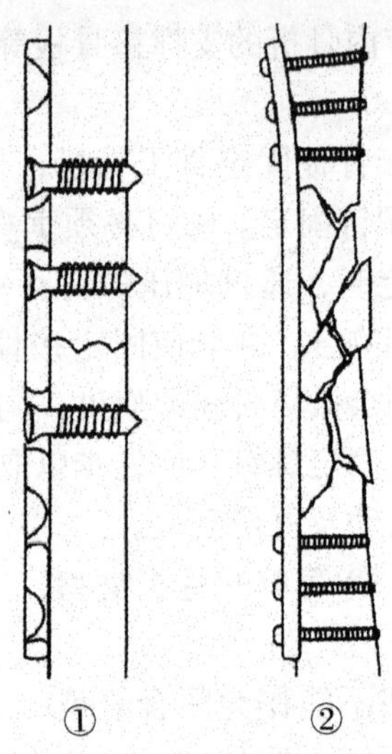

图 4－12①② 动力加压接骨板

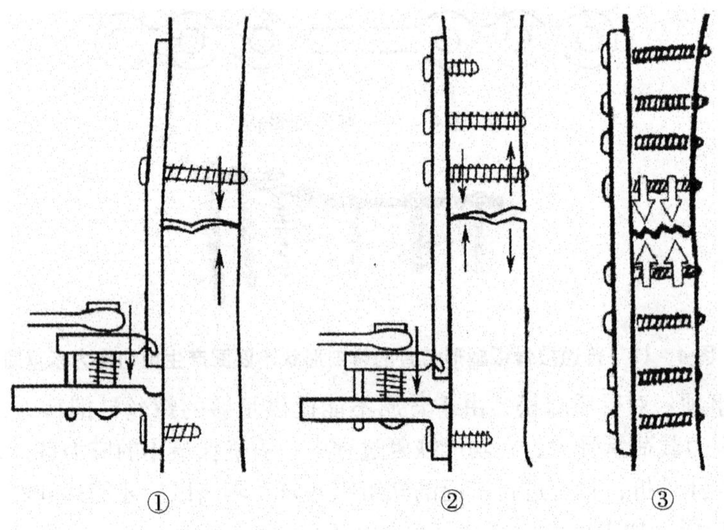

图 4－13①②③ 加压器加压接骨板

3. 有限接触动力加压接骨板（LC－DCP） 有限接触接骨板与骨的接触面积较小，即使接骨板较厚、较硬，对骨的血供影响也不大。与那些薄而有弹性但与骨的接触面积较大的接骨板相比，有限接触接骨板不会引起很明显的骨质疏松（图 4－14）。

4. 点状接触接骨板（PC－FIX） 点状接触接骨板通过单皮质螺钉与骨连接，接触面积很小。锥形的螺钉头部确保螺钉与接骨板的牢固连接以提供角稳定性。接骨板与骨面最小的接触保持了轴向稳定性。点状接触骨板对接骨板下血运的破坏较动力加压接骨板要减轻许多。从而加速骨折愈合和降低感染发生率（图 4－15）。

5. 带锁加压－动力加压接骨板 PC－FIX 系统的特点是，与骨接触形成球形切面，从而减轻了对骨膜血运的影响。钢板的联合孔可使用普通骨螺钉，也适用头部带锁螺钉（LHS）。联合孔螺纹可锁住头部带锁螺钉。

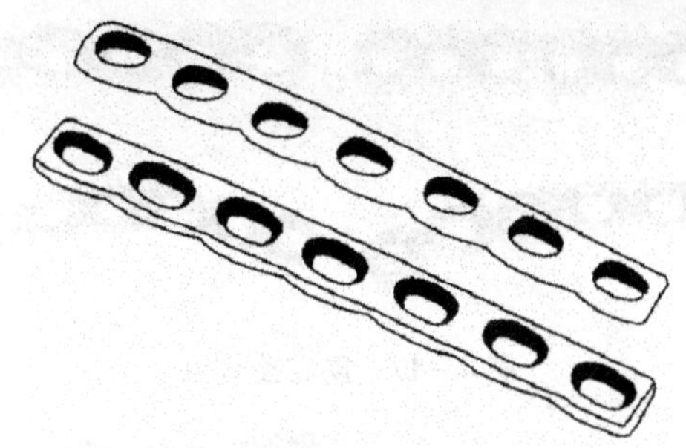

图4-14 有限接触接骨板 LC-DCP

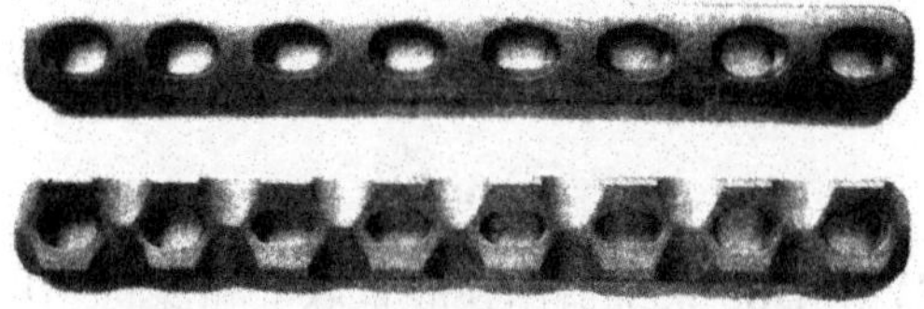

图4-15 点状接触接骨板 PC-FIX

6. 管状接骨板（tubular plate） 管状接骨板是AO的最早自加压接骨板，通过将螺钉偏心置入椭圆形螺孔而达到加压作用。1/3管状接骨板通常用作为中和接骨板用于外踝骨折，1/4管状接骨板常用于小骨骨折。半管状接骨板厚度仅1~1.5mm，容易变形甚至疲劳断裂（图4-16①②）。

7. 重建接骨板（reconstruction plate） 重建接骨板侧面有凹槽，可随意作平面塑形，有一定自加压作用，但强度相对较低。多用在骨盆骨折以及锁骨、跟骨和肱骨远端骨折（图4-17）。

8. 动力髋螺钉（DHS） DHS系统通常应用于股骨粗隆部、基底部和部分粗隆下骨折。主要结构由具有角度套筒的侧方接骨板和大直径的中空拉力螺钉（Richard）两部分组成，其力学特点是通过动力加压的原理，将肢体负重和外展肌的力量通过螺钉在套筒中的滑动转变为对骨折端的压缩作用。必须强调，只有Richard螺纹和角度套筒两者都通过骨折线，并且Richard必须在角度套筒内存在活动空间，才能达到骨折端的压缩和加压作用（图4-18①②）。

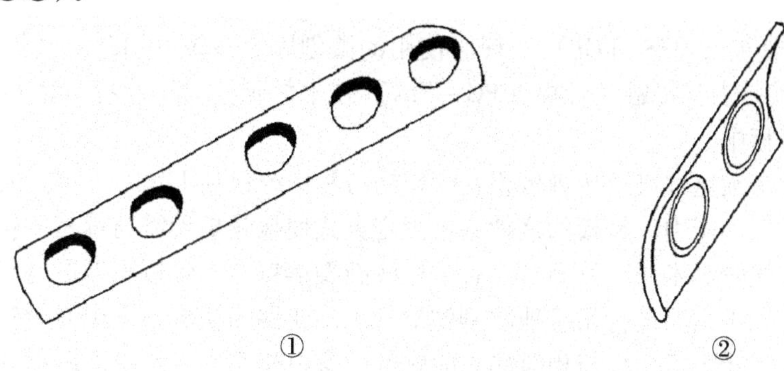

① ②

图4-16①② 管形接骨板

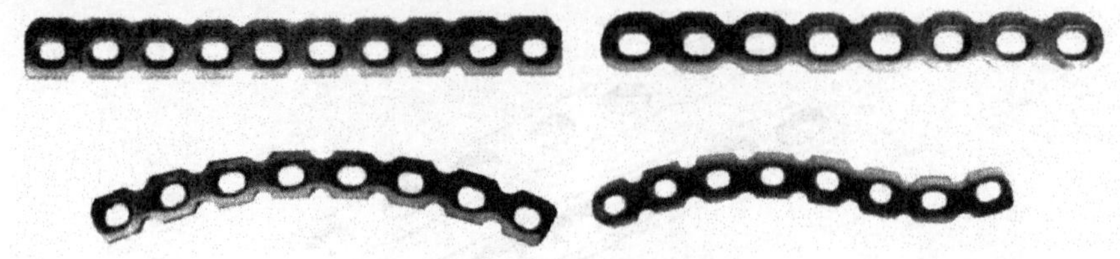

图 4－17　重建接骨板

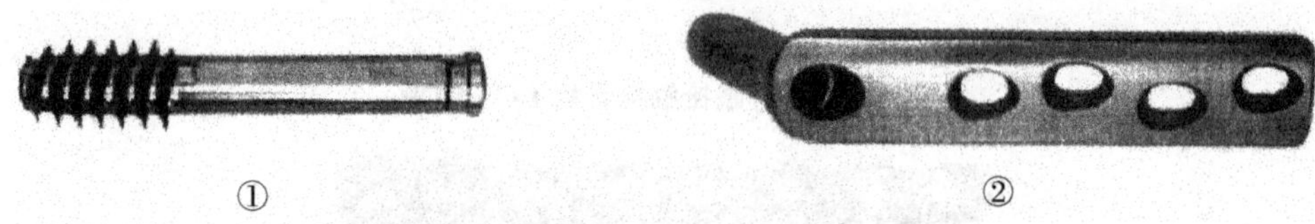

图 4－18①②　DHS 与 Richard 钉

9. 动力髁螺钉（DCS）　DCS 系统适用在股骨髁上和髁间"T"及"Y"形骨折。钉板角度呈 95°角，接骨板形态与股骨远端解剖匹配，其与角髁部接骨板的不同点在刃部被 Richard 所替代（图 4－19①②）。

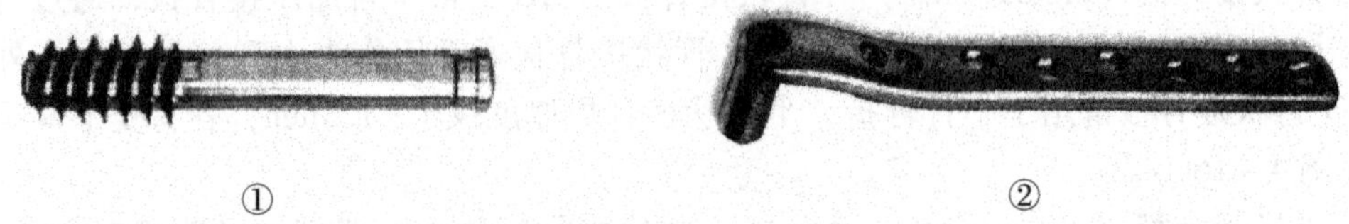

图 4－19①②　DCS 与 Richard 钉

10. 桥形与波形接骨板（bridging orwave plate）　桥形与波形接骨板都属内固定架方式，也是夹板的一种形式。主要的特点是接骨板跨越骨折粉碎区，不直接碰触骨折块，将接骨板固定于骨折区远、近端的正常骨质，达到维持骨的长度、旋转对位以及对线。从力学角度，波形接骨板弯曲部分减轻了应力集中现象，同时在对侧粉碎皮质处产生张力带加压作用，可防止粉碎性骨折的骨折块坏死，接骨板固定后骨折并没有达到绝对的稳定，骨折通过二期骨愈合。桥形接骨板主要适用于粉碎性骨折的固定，以及骨折不愈合需要植骨后的固定（图 4－20①②）。

11. 锁定接骨板（LISS，LCP）　现时使用的微创固定系统（LISS）及锁定加压接骨板（LCP）技术，就是点状接触接骨板（PC－FIX）技术的延伸，设计特点是同时将锁定和加压技术融入接骨板中。

最新研制的由锁定螺钉及接骨板相互锁定的钉板系统包括 LISS、LCP，锁定作用减少了接骨板施加在骨面的压力。钉板的这种锁定固定方式使接骨板无需与骨相接触，尤其适用在进行微创接骨板接骨手术时（MIPO）。有了这些新型螺钉，接骨板无需通过与骨面的紧密接触来获得稳定，也不需要进行精确地解剖塑形，可防止因为塑形不准确而导致的术中发生或初期骨折块移位。LISS 接骨板与相应部位的解剖学参数相匹配，术中无需再调整。弹性固定是锁定内固定技术的生物力学基础，它能诱导骨痂生成并促进骨愈合，临床经验表明，如在间接复位后用锁定接骨板固定简单骨折，通常骨折可间接愈合，但有时会发生骨折延迟愈合。

（1）力学：由接骨板及锁定钉组成内固定结构中，螺钉被锁定在接骨板上，负荷通过螺钉传导，接骨板无需加压固定在骨面上来达到稳定。由于接骨板与骨面不接触或部分接触，接骨板下方骨的血运得以保留。

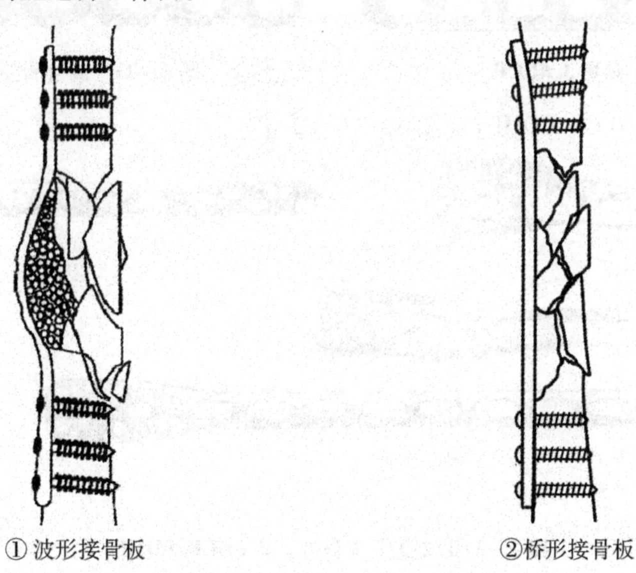
① 波形接骨板　　②桥形接骨板

图 4 - 20①②　桥形与波形接骨板

锁定螺钉头部就像是带螺纹的螺栓，能维持接骨板与骨的相对位置。锁定螺钉在拧紧的过程中能与特定的接骨板钉孔锁定，使锁钉与接骨板间维持稳定的角度关系。由于锁定钢板不是凭借接骨板与骨之间的摩擦力来达到稳定性，因此接骨板与骨的形状无需完全匹配。在螺钉锁紧的过程中，接骨板与骨的位置关系保持不变。当承受患者体重时，应力会通过钉板结构从骨折的一端传向另一端。

夹板固定最佳的状态，取决于骨折两断端接骨板力臂的长度，螺钉的位置比接骨板上螺钉的数目更重要。靠骨折线最近的两枚螺钉之间的距离（接骨板的工作长度），决定了骨折固定的弹性强度，更重要的是决定了负载时接骨板变形力的分布情况，骨折两端最靠近骨折线的 2 枚螺钉间的距离越大，应力分布就越均衡，接骨板也不容易变形。相反，长度短的接骨板，因应力过分集中而容易变形。临床经验表明，在骨折线附近的 3 个钉孔不置入螺钉来作为弹性桥接，这样应力会分散到整块接骨板上。

（2）从点状接触接骨板到 LISS、LCP：点状接触接骨板（PC - FIX）是首个将螺钉头部与接骨板螺孔进行锥形的钉板连接而获得角度稳定性的接骨板。然而，锥形的钉板连接并不能提供钉板间的轴向锚定，因此为了获得稳定，点状接触仍然是必要的。新型接骨板螺钉头与钉孔螺纹的连接能获得成角与轴向的稳定，而且无需接触骨面，螺钉仅起 Schanz 钉的作用。

（3）锁定接骨板的种类与应用

1）锁骨 3. 5LCP（图 4 - 21）。

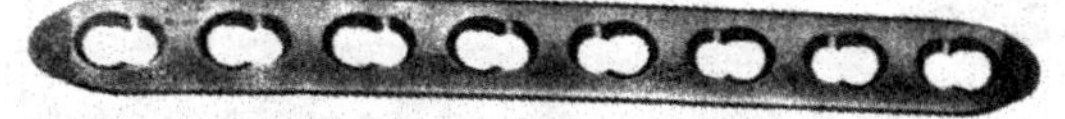

图 4 - 21　锁骨 3. 5LCP

2）肱骨 3.5LCP（图 4－22）。

3）肩胛骨重建 3.5LCP（图 4－23）。

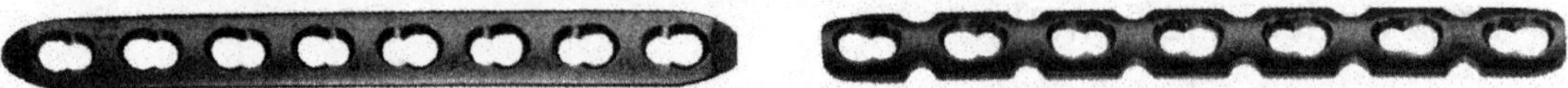

图 4－22　肱骨 3.5LCP

图 4－23　肩胛骨重建 3.5LCP

4）肱骨近端 3.5LCP（DHP）（图 4－24①②③）。

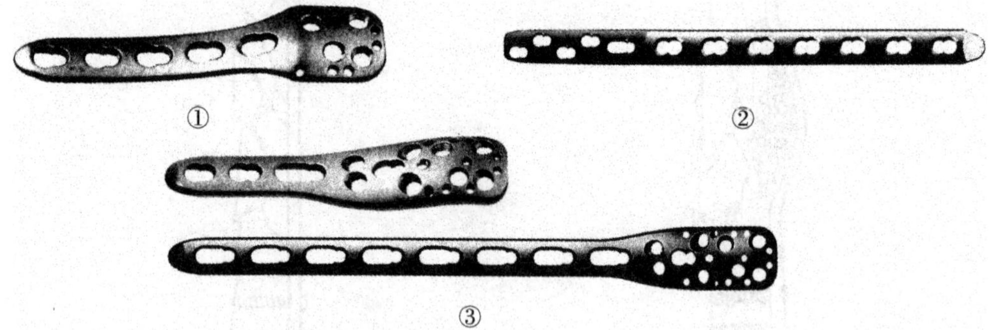

①　②

③

图 4－24①②③　肱骨近端 3.5LCP（DHP）

5）肱骨干 3.5LCP、重建 LCP（图 4－25①②③）。

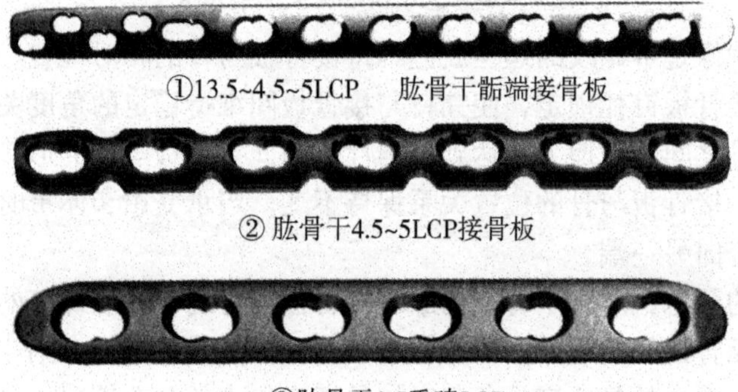

①13.5~4.5~5LCP　肱骨干骺端接骨板

② 肱骨干4.5~5LCP接骨板

③肱骨干3.5重建LCP

图 4－25①②③　肱骨干重建 LCP

6）肱骨远端 2.7/3.5DHP（图 4－26）。

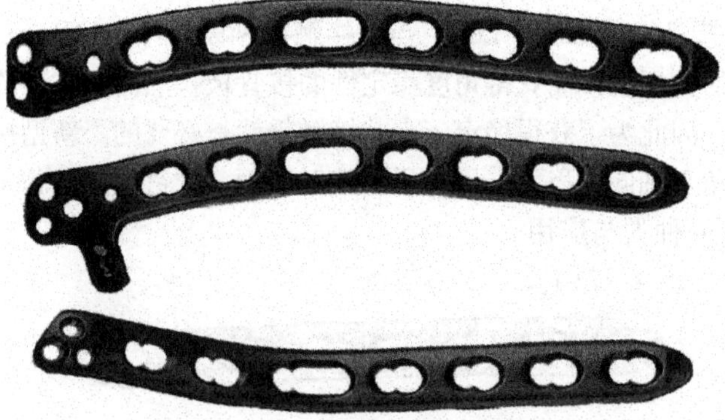

图 4－26　肱骨远端 2.7/3.5DHP

7）肱骨远端内侧 3. 5LCP（图 4－27）。

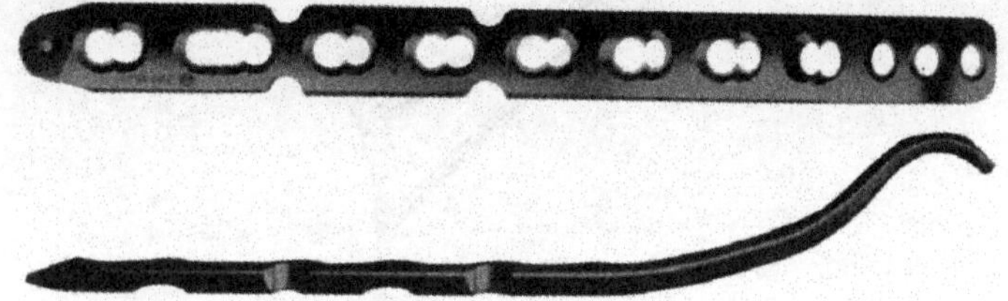

图 4－27 肱骨远端内侧 3. 5LCP

8）桡尺骨干 3. 5LCP（图 4－28①②）。

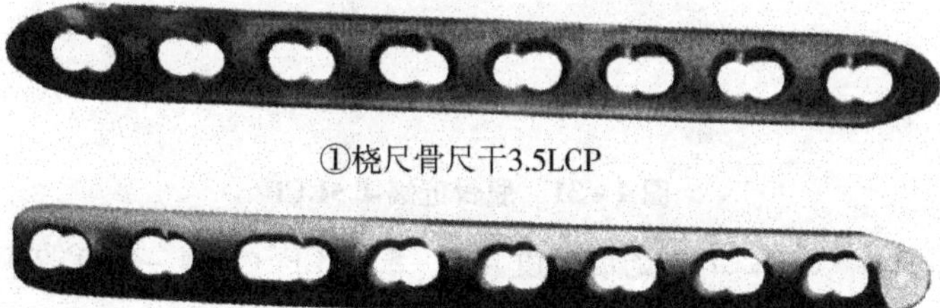

①桡尺骨尺干3.5LCP

②桡尺骨干骺端3.5LCP

图 4－28①② 桡尺骨干 3. 5LCP

9）桡骨远端背侧 2. 4LCP（图 4－29）。

10）桡骨远端掌侧 2. 4LCP（图 4－30）。

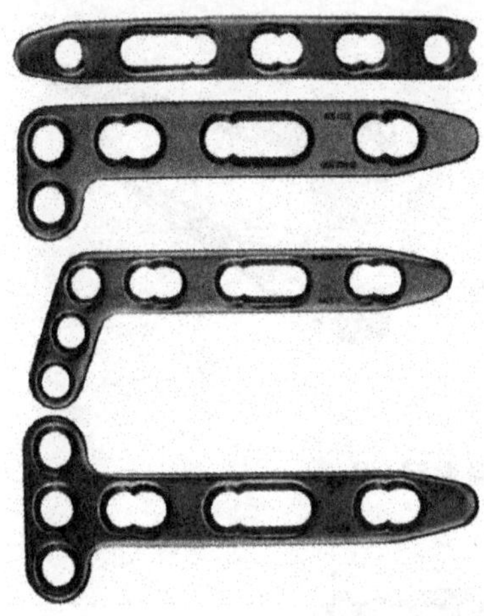

图 4－29 桡骨远端背侧 2. 4LCP

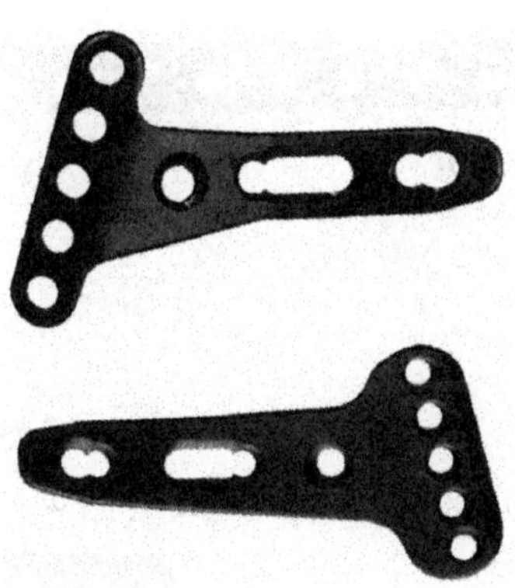

图 4－30 桡骨远端掌侧 2. 4LCP

11）股骨近端 4. 5LCP（图 4－31）。

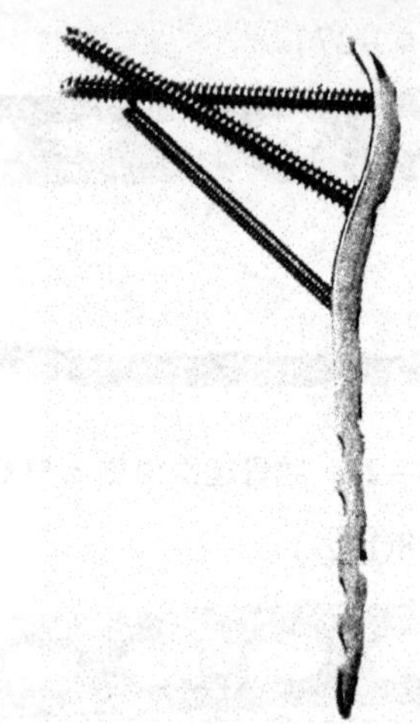

图4－31　股骨近端4.5LCP

12）股骨干宽4.5～5.0LCP、宽带弧度4.5～5.0LCP（图4－32①②）。

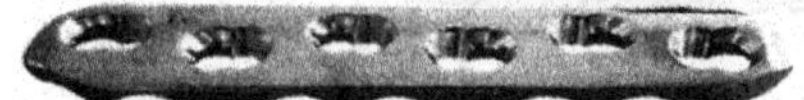

①股骨干宽4.5~5.0LCP

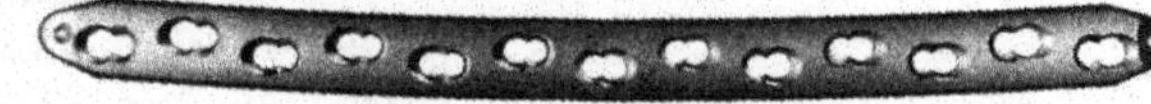

②股骨干宽带弧度4.5~5.0LCP

图4－32①②　股骨干宽、宽带弧度LCP

13）股骨远端4.5LCP（图4－33①②）。

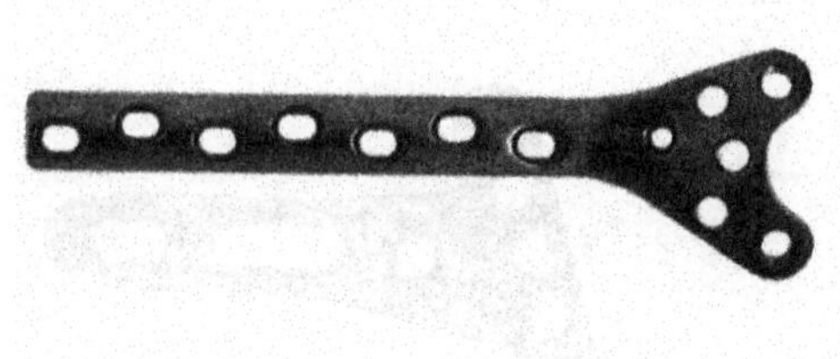

①

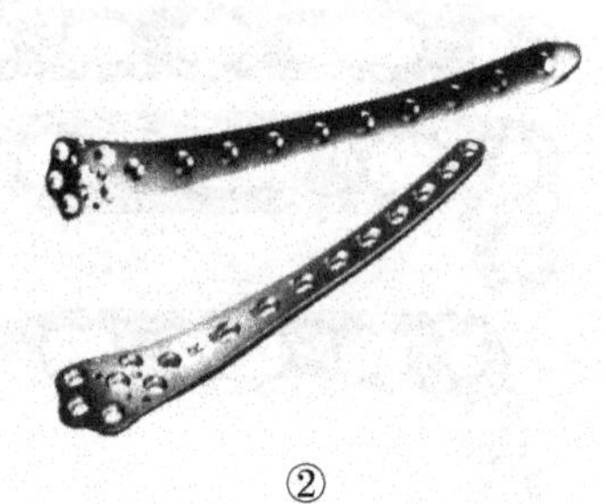

②

图4－33①②　股骨远端远端4.5LCP

14）胫骨近端4.5LCP（图4－34）。

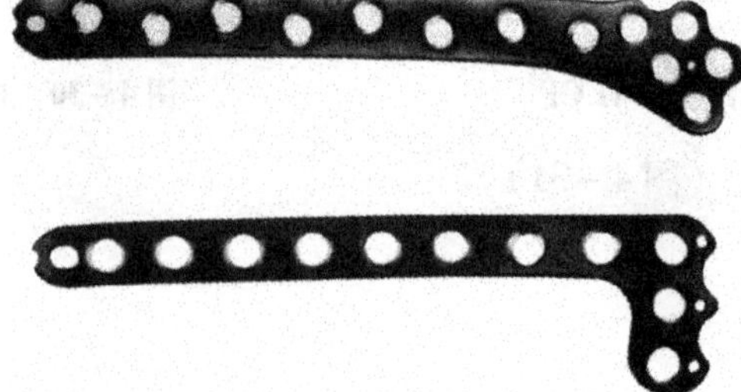

图4－34　胫骨近端4.5LCP

15）胫骨远端 4. 5LCP（图 4 – 35）。

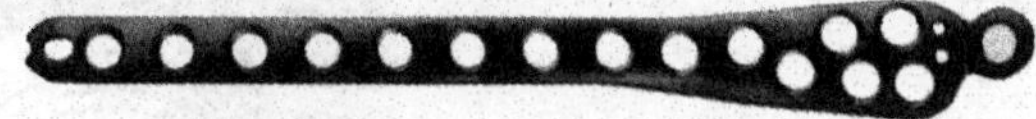

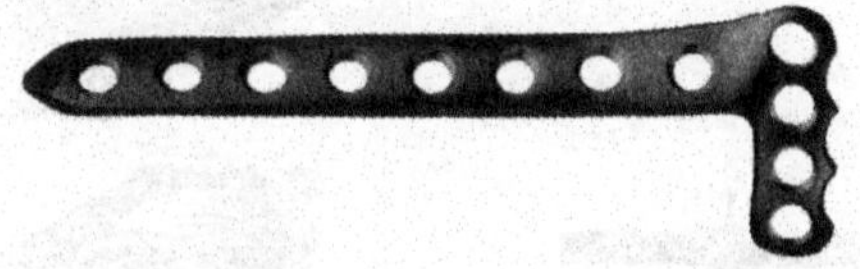

图 4 – 35　胫骨远端 4. 5LCP

16）跟骨 LCP（图 4 – 36）。

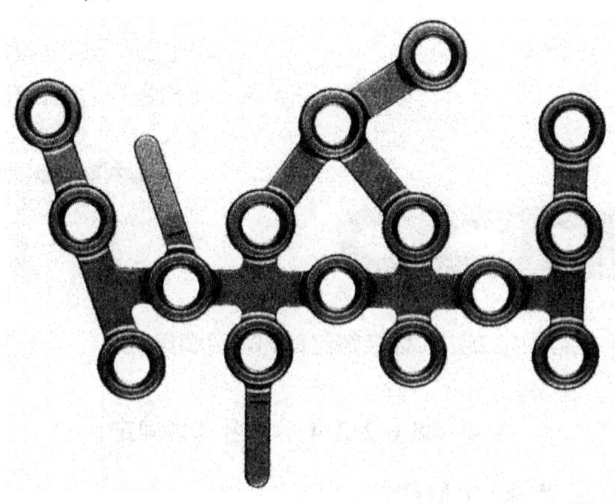

图 4 – 36　跟骨 LCP

17）LISS 内固定系统（图 4 – 37①②）：股骨远端及胫骨近端，LISS 形成了第 1 代预弯角稳定内固定系统。与该系统配套的瞄准装置可以很方便地在接骨板的全长经皮置入自钻自攻锁定螺钉。自从 2000 年 LCP 出现后，肱骨近端、远端，桡骨远端，股骨近端、远端及胫骨近端、远端锁定接骨板相继出现，并在临床上发挥重要作用。

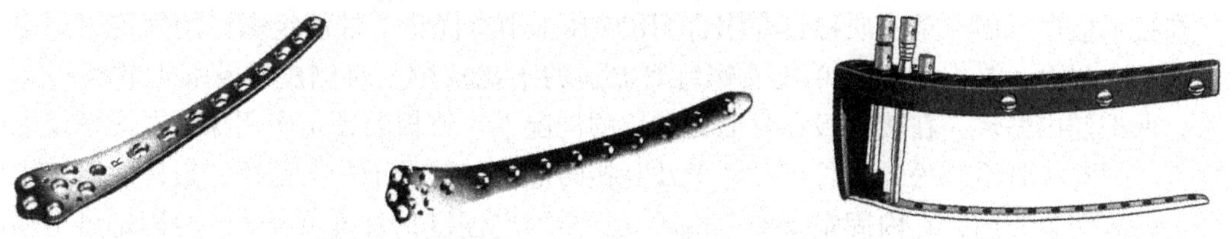

①13.0~5.0LISS股骨远端钢板　　②装置插入导向手柄及螺栓固定

图 4 – 37①②　3. 0 ~ 5. 0LISS 股骨远端钢板及装置

18）组合动力固定（图 4 – 38①②③④）。

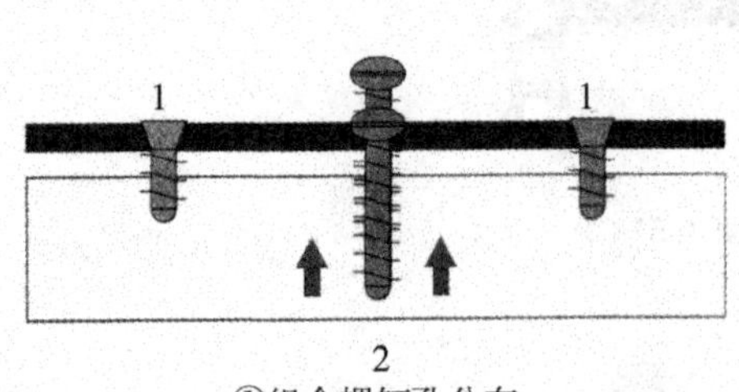

①组合螺钉孔分布

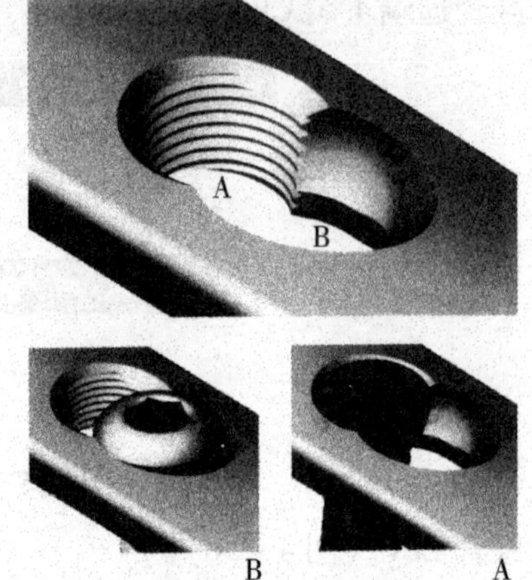

②锁定加压接骨板LCP螺钉孔部分：
A.带有锥形螺纹的螺钉孔；B.动力加压螺钉孔

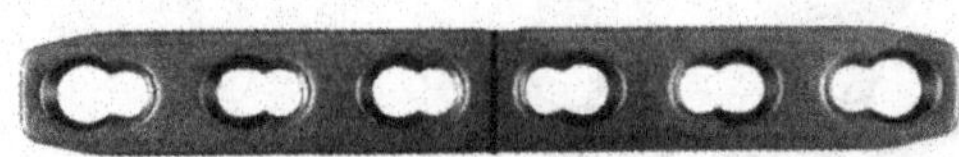
③组合使用标准和锁定螺丝钉固定方法：标准螺丝钉和锁定螺丝钉

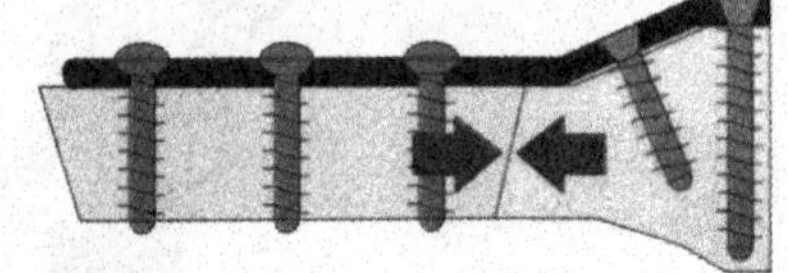
④组合动力固定

图4－38①②③④　组合动力固定

（三）微创接骨板接骨术（MIPO）

1. 概念　微创接骨术（MIO）及微创接骨板接骨术（MI－PO）是骨折治疗中常用的微创手术（MIS）。MIPO技术的原则是减少在闭合式复位过程中对软组织及骨的创伤，对骨干骨折要求做到长度、力线及旋转的恢复。单个小的骨折片不要求解剖对位，重要的是相邻关节的正确位置。在MIPO技术中，使用锁定夹板与单皮质自钻锁钉，比使用普通接骨板与加压螺钉的优势更明显。

在技术应用方面，单皮质螺钉在闭合MIPO技术中有优势。带锁定螺钉的锁定内固定支架如LISS、LCP（图4－39），单皮质螺钉对血运的干扰较少，对侧皮质及邻近软组织免受损害，保护髓内循环，在接骨板和骨面无加压的情况下，钉板的锁定作用保证了成角及轴向稳定性。但对于骨质疏松骨、骨皮质菲薄及高扭转应力的肱骨干骨折治疗，最好使用双皮质固定。临床资料表明，在内固定支架中使用双皮质固定锁钉，骨折愈合快，内固定可更早取出，内固定拔除后再骨折的发生率较低。

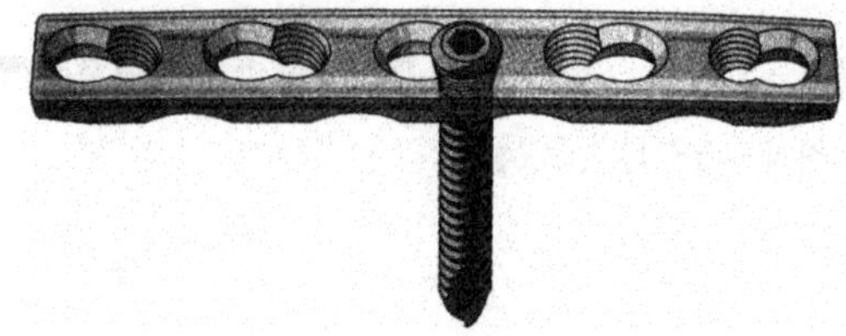

图4－39　内支架接骨板及锁定螺钉

2. 应用（图 4 -40①②③④⑤⑥）

（1）复位：在骨干骨折中，MIPO 技术包括间接复位或直接复位。一般使用人工牵引、牵引床、大号撑开器、外固定支架及推拉钳等进行间接复位。直接复位时，软组织暴露要远离骨折端，且切口要足以允许内固定物插入，并能较清楚显露骨和接骨板。

关节内骨折的微创接骨术要求良好切口显露，以便进行精确的解剖复位和绝对稳定的原则行加压固定。

（2）固定：骨干及干骺端的简单骨折，可以使用经皮拉力螺钉、无接触接骨板加压固定的方法。对于粉碎性骨折，可用锁定夹板固定法，锁定内固定支架桥接骨折断端。如果操作熟悉，使用专用工具即可将自钻自攻锁钉一次置入，可省去预钻孔及测深。

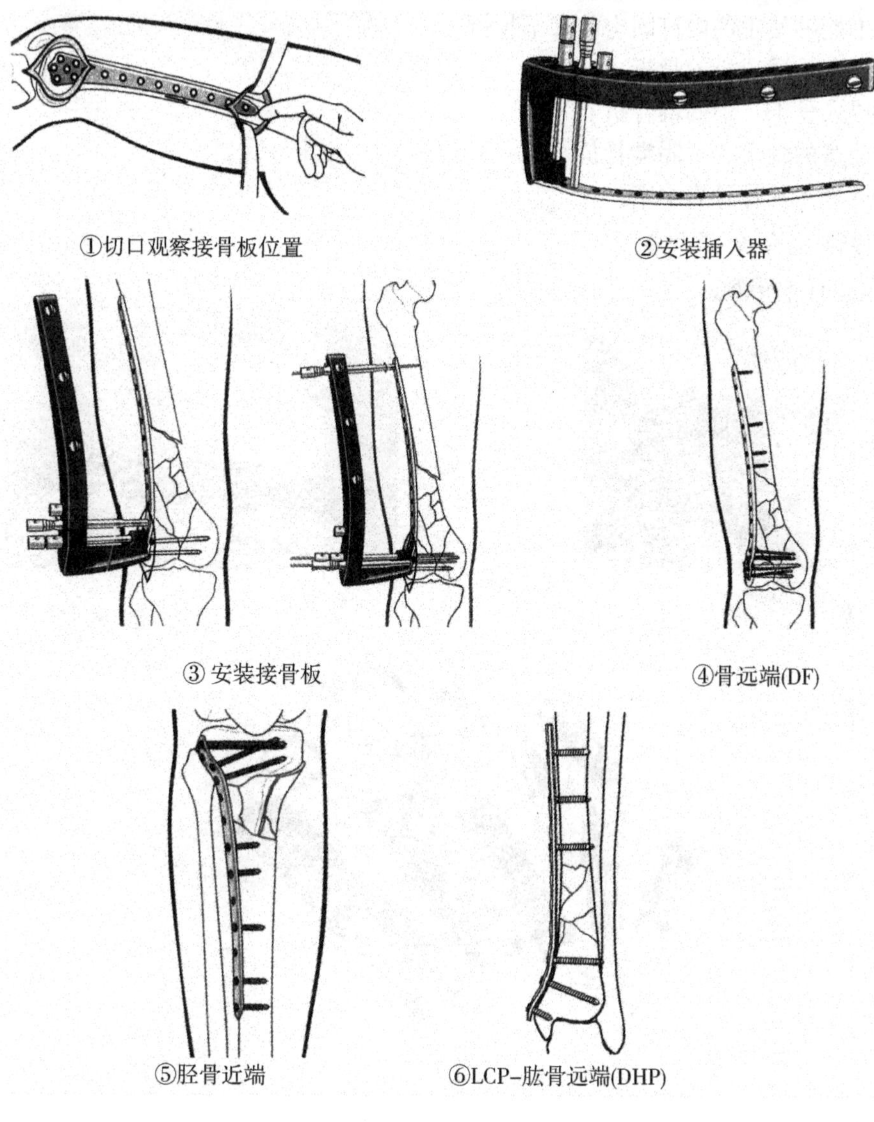

图 4 -40①②③④⑤⑥　微创接骨板接骨术（MIPO）

3. 优点

（1）小切口可减少术后疼痛，更加美观。

（2）较少的软组织创伤，有利于骨折愈合及功能康复。

（3）手术入路需要通过挫伤处皮肤时，微创入路具有更大的优势。

（4）无需或很少需要一期植骨。

4. 限制

（1）闭式复位有时会对操作增加难度。

（2）有发生骨折块分离，导致假关节形成或骨折畸形愈合的可能。

（3）简单骨折弹性固定后，有发生骨折延迟愈合可能。

（4）增加“C”形臂机 X 线的暴露时间。

5. 适应证

（1）不能够使用髓内钉固定的骨干骨折。

（2）伴有骨质疏松的骨折。

（3）成人骨干、干骺端骨折。

（4）儿童的骨干、干骺端骨折。

（5）截骨术及骨肿瘤手术。

（四）记忆合金器材料

如图 4－41①②③。

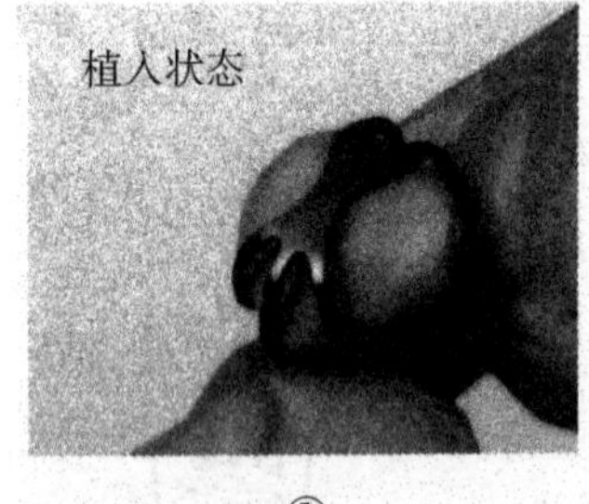

①

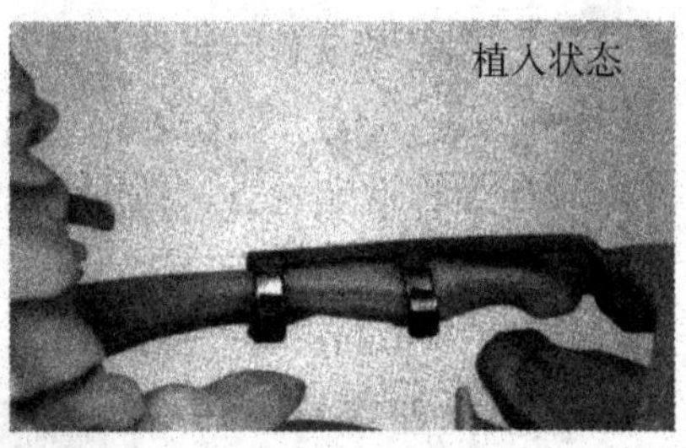

②

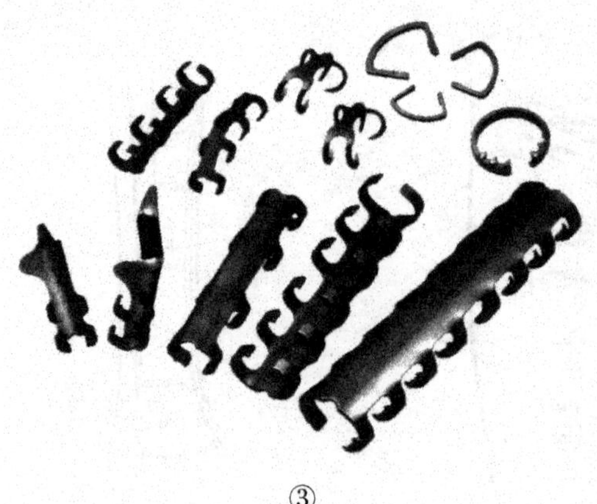

③

图 4－41①②③　各种记忆合金器材料

（庄正陵）

第五节　髓内钉

在骨的远端和近端髓腔内，置入一生物相容性好、具有一定强度的内置物，以达到骨折端的连接及固定目的，称为髓内钉固定。髓内钉用于骨折内固定已有100多年历史，这种古老的治疗方法，历经了数次关键性革新，尤其近年来骨微创理论和技术的崛起，更为髓内钉技术的发展奠定了坚实理论基础。回顾历史，作为骨折内固定主要方法之一的髓内钉技术，必将有更为宽广的发展前景。

一、概述

1875年最早有髓内钉构想的当属德国医生Hein，他首先用象牙做成钉，进行了大量的实验性研究。1875—1886年，Bardenheur Socin和Bruns用象牙钉治疗长骨干的假关节，开创了髓内钉应用于临床的先河。1886年，Bircher用同样方法继续进行对早期骨折治疗的临床研究。1880年，美国NicholasSenn采用象牙及钻孔的牛骨，进行动物股骨颈骨折髓内钉固定的实验性并获得成功，1889年，这项技术被推广应用于临床。

随着金属材料技术的不断提高，为髓内钉发展提供了强有力的材料保证。经过对不同材料的研究，认为金属是髓内钉的最佳材料。1937年美国Leslie V Rush和H Lowry Rush兄弟两人成功对一例严重开放的粉碎性骨折脱位采用斯氏钢钉固定。随后又对钉的形状进行改进，并应用在股骨近端骨折。他们的杰出工作成就，为日后髓内钉作为内固定物治疗骨折的发展起到关键性作用。

著名德国医生Kuntscher（1900—1972年），受到Smith用三翼钉治疗股骨颈骨折效果良好的启发，于1940年首先报道了截面为“V”形的第1代髓内钉，应用于髋部骨折、股骨骨折、胫骨骨折和肱骨骨折（图4－42①②），介绍了配套设备，而且提出了一种崭新的观点，认为与长骨髓腔径相当的髓内钉有更好的固定骨折的作用，可免除内固定切口，由于进钉点远离骨折部位，避免了对骨折局部软组织和血供的破坏，有利于骨愈合。这种较为完善的理论，成为后来AO骨折治疗原则主要内容之一。1957年Kuntschen在美国骨外科协会首先介绍了可屈性导向髓腔锉，即扩髓器，这是他对髓内钉技术的又一重大贡献。由于“V”形钉和梅花钉抗骨折端旋转能力不足，以及存在较多并发症等原因，目前临床上已经较少使用。

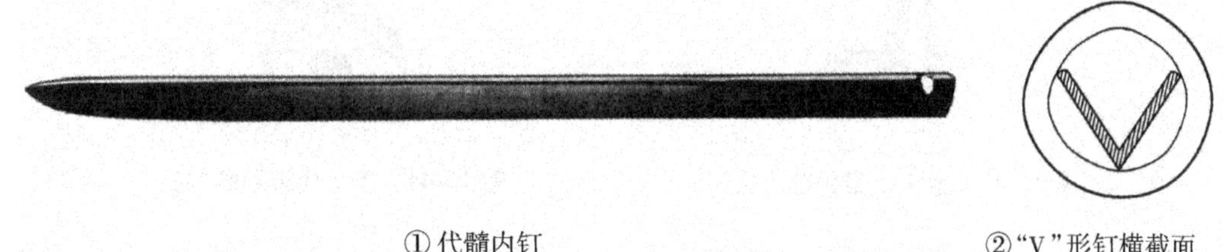

① 代髓内钉　　②“V”形钉横截面

图4－42①②　“V”形的第1代髓内钉

1. 第1代带锁髓内钉　第1代带锁髓内钉由Modny于1952年研制成功（图4－43），该钉为直钉、实心，故不适合闭合穿钉。带锁髓内钉真正广泛使用是在由Klemm和Schellman

设计的空心、有弧度、具有锥形尖顶、可以闭合的髓内钉。这种髓内钉减少了对骨折区的干扰，扩大了使用范围。

2. 第2代带锁髓内钉　经过改进的第2代带锁髓内钉，如 Russell – Taylor 钉，近端扩大以容纳两枚更大直径的拉力螺钉。钉近端的直径增大，再加上螺钉设计的改进，近端的拉力螺钉和远端锁钉可有效固定同侧股骨颈、粗隆部和股骨上段粉碎骨折（图4 – 44）。

3. 第3代带锁髓内钉　第3代带锁髓内钉的材料是钛合金，包括空心 AM（ace medi – cal）股骨钉和实心不扩髓股骨钉等。

20世纪50年代初期，我国即引进了髓内钉技术，先后在天津和上海生产了不锈钢“V”形钉及梅花形钉，并在全国范围内进行了推广和使用，取得良好的治疗效果。从60～70年代至今，新型髓内钉设计时，都比较重视对骨折端的加压作用和生物学保护原则，主张应在早期非急诊情况下，尽量采用闭合复位穿钉法，以降低手术并发症的发生率。目前，随着对内固定生物学和生物力学研究的深入，以及影像诊断学和金属材料不断进步的支持下，髓内钉发展尤为迅速，从扩髓到不扩髓，从开放穿钉到闭合穿钉，治疗效果取得了显著进步。

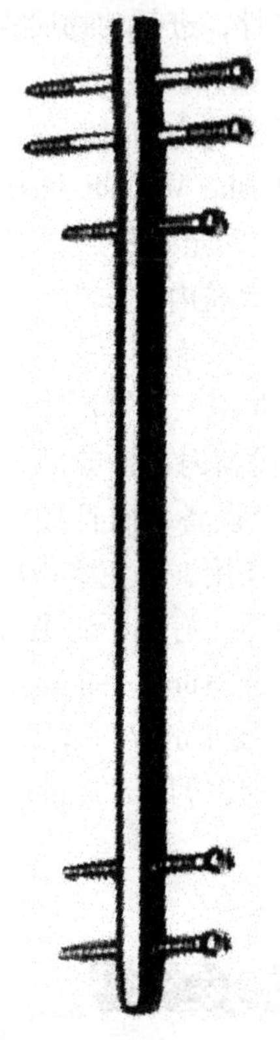

图4 – 43　第1代带锁髓内钉

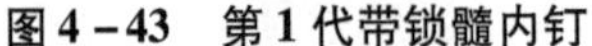

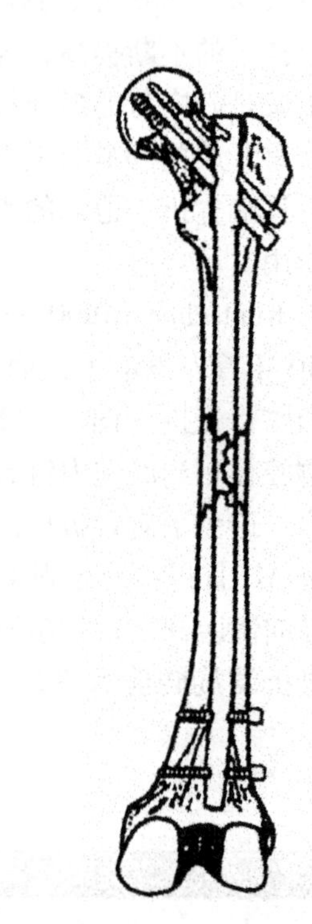

图4 – 44　第2代带锁髓内钉

自70年代以后，不同类型的新型带锁髓内钉得到进一步发展。带锁髓内钉的突出优点是扩大了原髓内钉手术指证，降低了感染率，提高了骨折愈合率。1972年 Klemm 报道了他的带锁髓内钉系列，1988年北京引进了 GK 型髓内钉。1989年 Grosse 等人设计出 Gamma 钉治疗粗隆间及粗隆下骨折。80年代后期，带锁髓内钉逐渐取代了其他类型的髓内钉。生物力学研究的发展，X线影像增强设备的改进和推广，手术器械及骨科手术床的更新，更加突出了这一治疗方法的优势。

现时临床上使用的各种类型髓内钉，符合 BO 理论的生物学接骨术特点，也是骨微创理念的体现。

二、类型与应用

（一）普通髓内钉

主要有梅花形和“V”形两种，其固定作用与作用面积密切相关。一般认为梅花形髓内钉的作用面积大，其抗弯曲强度比“V”形髓内钉大，因此，前者已逐渐取代了后者。但因其内固定强度较差，适应范围不广，目前已被新型髓内钉取替。

（二）带锁及自锁髓内钉

凡在髓内钉近端或远端附加锁钉的均称为带锁髓内钉。至今已有多种类型，有从最早的 Gross – Kempf 钉、Gamma 钉（图 4 –45）到目前广泛应用的名种顺行和应用在股骨下段骨折的逆行髓内钉（GSH）（图 4 –46）及 PFNA Ⅱ（图 4 –47①②）等。依其作用，带锁髓内钉可分为静力型和动力型。静力型是在骨折远、近端均加锁钉，可控制骨折的长度和防止两主骨块滑动；动力型者则只在骨折远侧端带有锁钉，适用于两主骨块至少有 50% 皮质接触的骨折（图 4 –48①②）。

PFNA Ⅱ 的改进主要是主钉前弓半径，钉尾可屈性设计和加压螺钉带螺旋刀片。

20 世纪 90 年代由李健民、胥少汀等研制的髓内扩张自锁钉（IESN），利用多根组合式设计原理，较好解决了带锁髓内钉应力集中的弱点，林允雄等于 2001 年首先报道了这种髓内钉的临床应用研究结果，并取得理想疗效（图 4 –49①②③）。

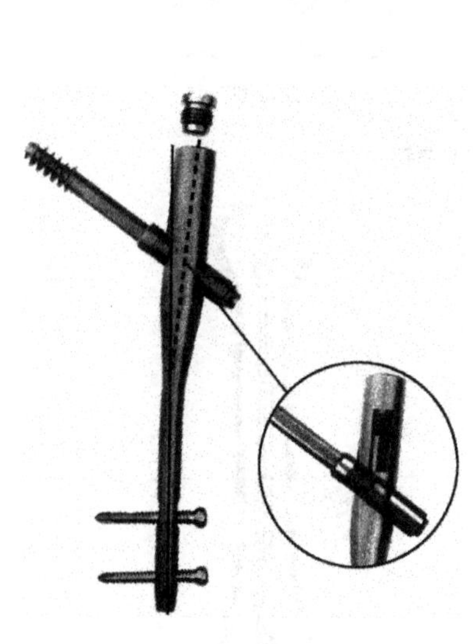

图 4 –45　Gamma 钉

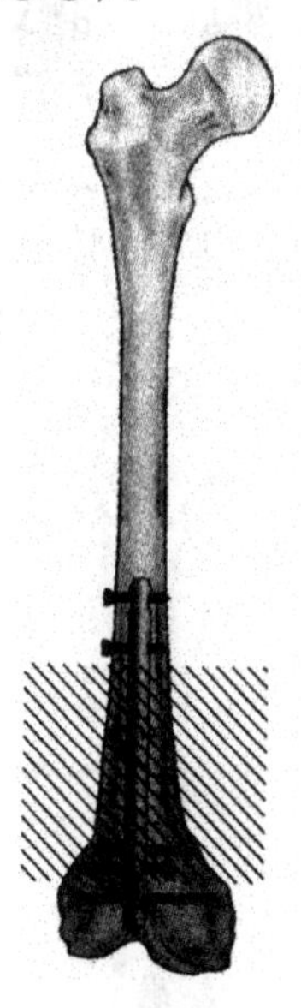

图 4 –46　逆行髓内钉（GSH）

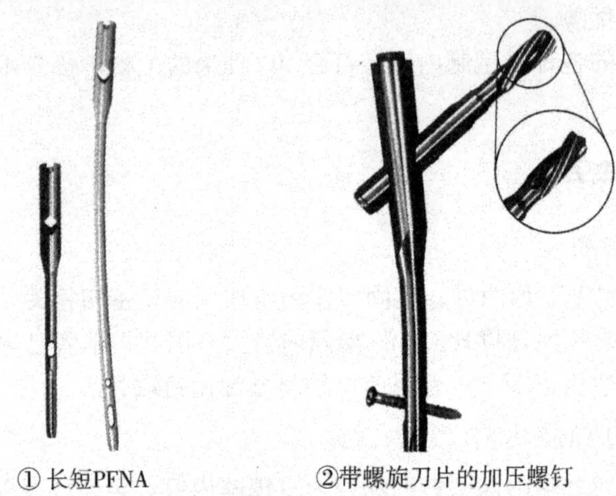

① 长短PFNA　　②带螺旋刀片的加压螺钉

图 4－47①②　PFNA Ⅱ

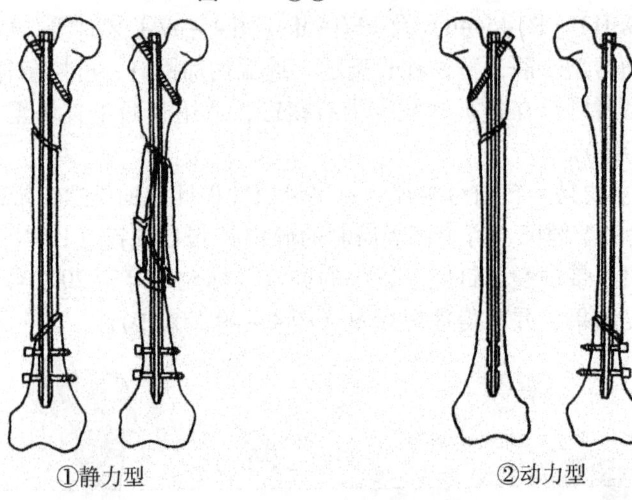

①静力型　　②动力型

图 4－48①②　带锁髓内钉

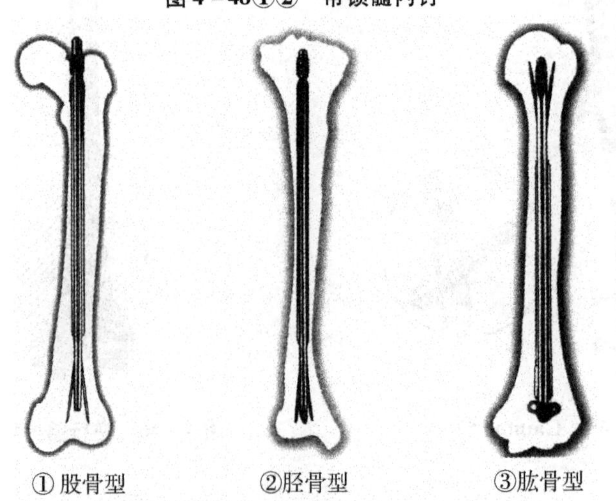

① 股骨型　　②胫骨型　　③肱骨型

图 4－49①②③　髓内扩张自锁钉

（三）可屈性髓内钉

虽然带锁髓内钉出现后，许多非锁式髓内钉已较少使用，但某些组合式髓内钉，由于操作简易，并发症少，仍有其一定的使用价值。

1. Ender 钉　是一种多钉固定，形状呈“C”型，具有可弯曲性能，适用于粗隆部骨折及肱骨干骨折。限制是固定强度和抗旋转能力较差，必须加用外固定。这种多钉、多方向的穿钉形成的固定，在某些情况下仍有其应用价值（图 4－50）。

2. 双矩形髓内钉　属弹性髓内钉，呈弧形，扁平矩状，在髓腔内可形成三点固定，这种固定不牢固，但通过肌肉的收缩或早期负重，使骨折端轴向移动而相互嵌插，达到稳定固定的作用。具有操作简单、创伤小等优点。常用于股骨粗隆部和胫腓骨骨折（图 4－51），不适用于不稳定型骨折。

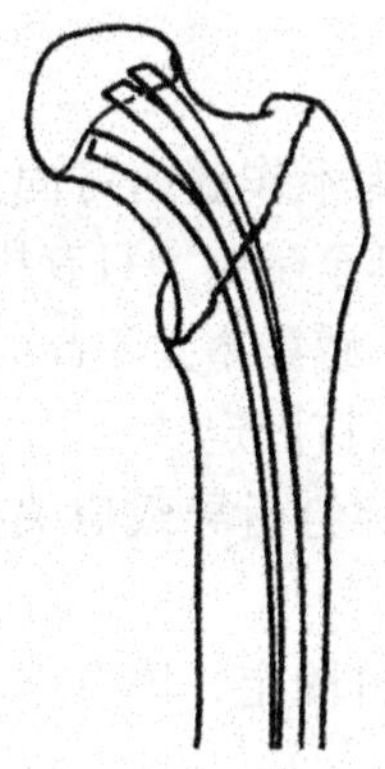

图 4－50　Ender 钉固定粗隆部骨折

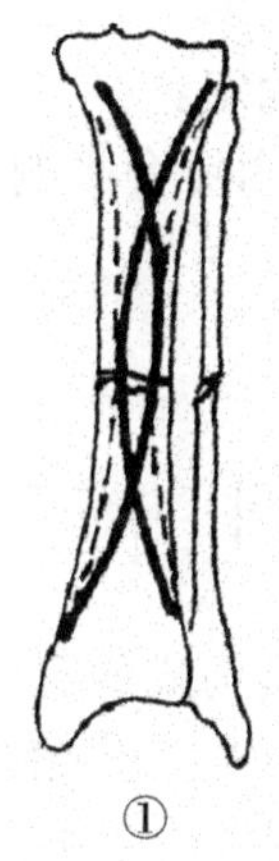

①

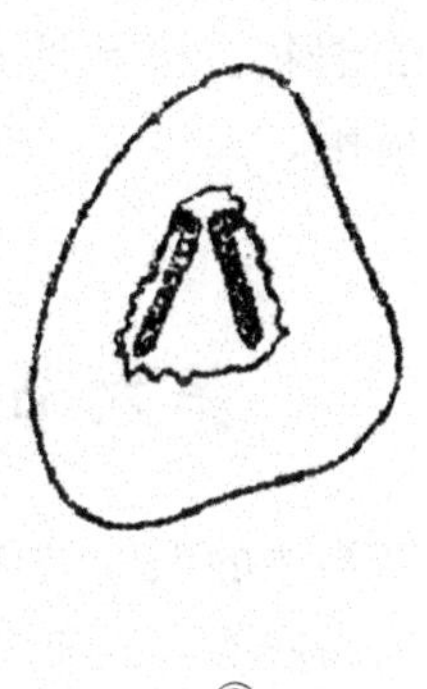

②

图 4－51①②　双矩形髓内钉

三、适应证

根据骨折类型可分别采用不同类型的髓内钉。

1. 普通髓内钉　最好指征是长管状骨髓腔峡部，常用于股骨中上段横形骨折，既可控制骨折旋转，又能消除剪性应力，稳定性好。

2. 锁式髓内钉　适用于普通髓内钉不能治疗的股骨粉碎性骨折及多段骨折。静态型固定适用于严重粉碎性骨折及骨缺损，动态型固定用于髓腔峡部以外的骨折。

3. 加压髓内钉　适用于股骨骨折延迟愈合、骨不连或骨折畸形愈合截骨矫形等。

4. 骨圆钉　用于前臂中段骨折和腓骨骨折。

5. 其他

（1）长管骨良性骨肿瘤或瘤样病损，在刮除植骨术后可加用髓内钉固定。

（2）转移瘤引起长骨的病理性骨折，可采用骨水泥填充骨缺损处，并用髓内钉固定，效果较好。

（3）对于多发性创伤，立即用髓内钉固定，可起到抢救生命作用，如浮膝、浮髋等均是髓内钉固定适应证。

四、禁忌证

（1）对于开放性骨折，多数人认为不作髓内钉固定。因为开放性骨折发生感染的可能性较大，一旦发生感染将随髓内钉蔓延至髓腔，只有拔除髓内钉后，感染才能得到控制。但也有开放骨折采用不扩髓髓内钉治疗，感染率并不高的报道。目前多主张Ⅰ、Ⅱ型开放骨折在充分清创条件下可考虑一期使用髓内钉固定。

（2）临床上，不少肱骨骨折因为穿钉后导致肩关节或肘关节损伤及活动障碍，故认为不宜首选髓内钉固定。

（3）长骨远端骨折多不采用髓内钉固定，因其下段骨髓腔大，髓内钉易产生摆动影响骨折愈合。

（4）目前虽有使用逆行髓内钉固定股骨下段及简单髁间骨折，但靠近关节端及累及关节面的骨折，不应选用髓内钉固定。

（5）严重骨质疏松因其骨质量较差，不能使用髓内钉固定。

（6）儿童和青春期的骨折，因其骨质未闭合，应用髓内钉会影响骨的生长板并导致发育畸形，因此多不主张应用。

（孙亚澎）

第六节　骨替代材料

骨组织是一种以钙磷为主的无机质和以胶原及其他基质构成的有机质的双相组合材料。强而硬的无机质包容于弱而屈的有机质中，使骨具有一定的强度和硬度的生物力学特性和生物学功能，可在人体内担负支持、承重、造血、储钙、代谢等诸多功能。

理想的人工骨替代材料要求达到：

（1）组织相容性好，不产生移植排斥反应和移植物抗宿主反应。

（2）有骨传导性，能以移植骨为支架，使宿主的血管和细胞进入植骨块形成新骨，随后移植骨降解、吸收并逐渐被新骨替代。

（3）手术中易于修整使其轮廓与不同形状的缺损相匹配。

（4）材料本身可提供必要的力学支持。

依据材料属性大类，目前临床上应用的骨替代材料主要有如下 7 种。

一、无机材料

（一）金属类

以钛合金为主的金属类材料骨替代材料已广泛应用于临床，并具有机械强度高、理化性能稳定、生物相容性好、耐磨损、耐疲劳等特点。限制是由于钛合金是一种生物惰性材料，缺乏骨诱导性，与宿主骨组织的化学性结合程度较差，弹性模量偏大，机械力学适应性弱，易因为应力集中而松动、脱落或失败。因此，这种材料很少单独使用，而常与其他材料复合使用。

（二）高分子聚合物

此类材料具有生物性，更加近似骨组织，且生物相容性和机械适应性也较好的特点。限制是可能引起无菌性炎症，机械强度不足，部分材料的降解和残留产物有一定毒性、植入后产生纤维囊，降解速度与成骨速度欠协调等。

（三）生物陶瓷类材料

陶瓷是一种晶体材料，按其生物活性分为生物惰性陶瓷和生物活性陶瓷。生物活性陶瓷以钙磷陶瓷、羟基磷灰石和磷酸三钙最为活跃及代表性。其对骨的修复作用主要体现在骨传导性方面，能在新骨形成过程中提供支架作用。

羟基磷灰石是一种不吸收的生物活性陶瓷，为晶体结构。具有良好的生物相容性和骨引导力，但缺乏骨诱导性。此类材料最大限制是脆性大、抗弯强度低，易于折裂及不易吸收。一般仅用于修复负荷较小的骨缺损，如预防关节面塌陷的支撑植骨或肿瘤切除后空腔的填充。

二、有机材料

主要包括胶原、聚酯及骨生长因子等。胶原与聚酯为骨与软骨组织工程中的两大主要生物材料。目前已有将天然材料的某些重要氨基酸序列接在合成聚合物表面的研究，但对各种生长因子各自的生物学特性，多种生长因子联合应用时的成骨效应和释放规律，骨生长因子的释放方式、应用的安全性、效果及可靠性等，仍有待进一步研究。

三、天然生物材料

自 1971 年开始使用原始珊瑚碳酸钙作为植骨材料，并认为具有较好的生物相容性、骨引导作用及生物降解性等特性。其多孔结构有利于宿主骨组织和血液、纤维组织的长入，与骨组织有较强的亲和性。原始珊瑚的较多限制是质地脆、吸收快，只具有骨引导支架作用，缺乏骨诱导能力，植入机体后有一定的体积丧失，难以达到完全修复较大的骨质缺损。因此，近年来有将原始珊瑚与其他材料进行复合移植，并制成适合手术中需要的各种形状。

四、复合人工骨材料

制备原理是将具有骨传导能力和骨诱导能力的两种材料复合制成复合人工骨，包括硫酸钙复合人工骨、聚合物复合人工骨及红骨髓复合人工骨等。研究表明，含有定向性的骨细胞和可诱导性的骨细胞，在诱导因子（如 BMP）作用下，其成骨率及成骨量明显高于单纯移植，能直接促进骨折的愈合和骨缺损的修复。

五、组织工程学人工骨

骨组织工程学是一门以细胞生物学、分子生物学、生物材料学和临床医学等学科为基础的交叉学科。研究中所使用的细胞载体，一方面必须满足各种生物相容性、生物可降解性及力学性能要求；另一方面，还必须易于制成各种理想的形状，以适于细胞生长和组织再生。由于各单一材料均存在明显的缺点，因此，近年来组织工程支架材料研制中，产生了应用复合材料的原理，将两种或两种以上具有互补特性的生物材料，按一定比例与方式组合，以期构造出能够满足要求的新型复合材料。

六、基因治疗

随着基因转染技术的发展，利用转基因技术将组织工程与基因工程结合，把生长因子基因作为目的的基因引入种子细胞，再将这些细胞与支架材料移植到骨缺损处，使之成为局部单个生物反应器，从而获得更强和持续分泌骨生长因子的能力，达到加速骨形成和修复。这种研究的最终成功，将为骨缺损的治疗提供强有力的保证。

七、纳米人工骨

从 20 世纪 90 年代初起，纳米科技得到了迅速发展，逐渐已渗透到各个学科的不同领域，被公认为是 21 世纪的关键技术之一。纳米多孔陶瓷的孔隙允许新生骨组织的长入，具有诱导成骨作用和良好的机械力学性，比传统材料有更好的生物学和生物力学性能，能促进和加快骨缺损的修复。

（孙亚澎）

第五章

上肢损伤

第一节　尺桡骨骨折

一、解剖概要

桡骨和尺骨可比作两个紧靠在一起的顶端相反的两个锥形体，相互平行，被近端丰富的肌肉组织紧裹在一起（图5－1）。由于桡骨和尺骨接触紧密，所以在遭受外伤时，暴力常同时使桡、尺骨及两者之间的韧带受损。

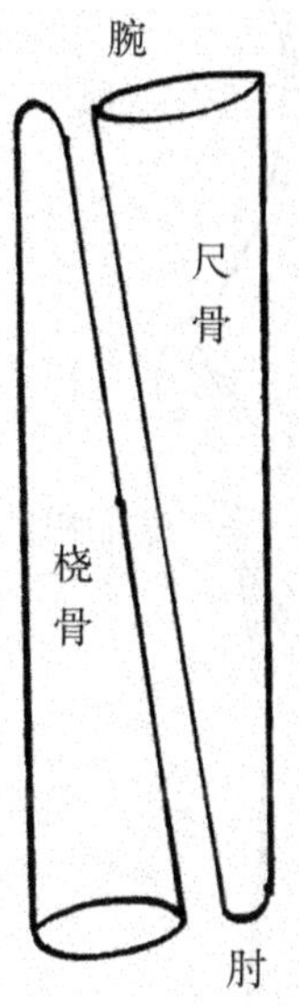

图5－1　桡骨和尺骨可视作顶底相邻的两个锥形体，因此当桡骨绕尺骨旋转时允许旋前旋后

注意：若桡骨和尺骨其一发生骨折，特别是伴有成角或移位时，往往会伴发另一骨的骨折或脱位。

桡骨和尺骨间的韧带连接见（图5－2），桡骨和尺骨在肘关节和腕关节被关节囊包裹，近端由桡骨和尺骨前后方的韧带连接，远端通过桡尺韧带形成关节，并包含纤维软骨盘，两骨干之间由坚韧的骨间膜相连。

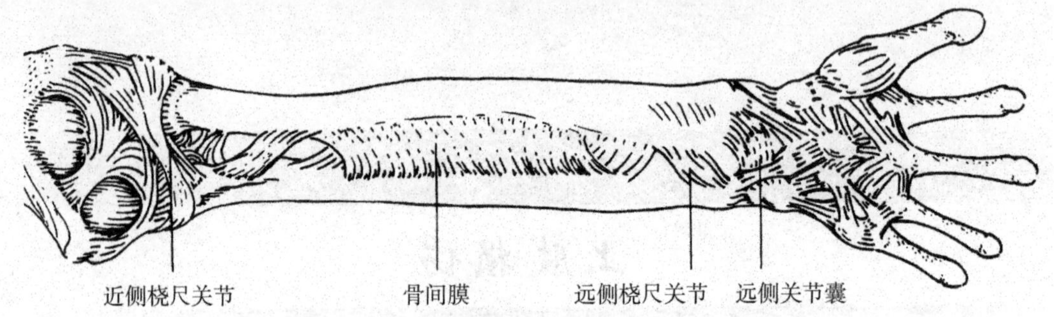

图 5-2　桡骨和尺骨肘部和腕部通过关节囊相连，两骨骨干通过骨间膜相连

一般来讲，桡骨和尺骨被四个主要的肌群包绕，由于这些肌群的牵拉导致骨折移位和手法复位失败。如（图 5-3），（图 5-4）所示这些肌群为：

（1）近端：肱二头肌腱和旋后肌施加旋后的力量。

（2）骨干中段：旋前圆肌附着于桡骨干并施加旋前的力量。

（3）远端：两组肌肉肌附着于桡骨远端。旋前方肌施加旋前的力量，导致骨折移位。肱桡肌、拇长展肌和拇短展肌，施加外力导致形变，其中肱桡肌在骨折移位中起主导作用。

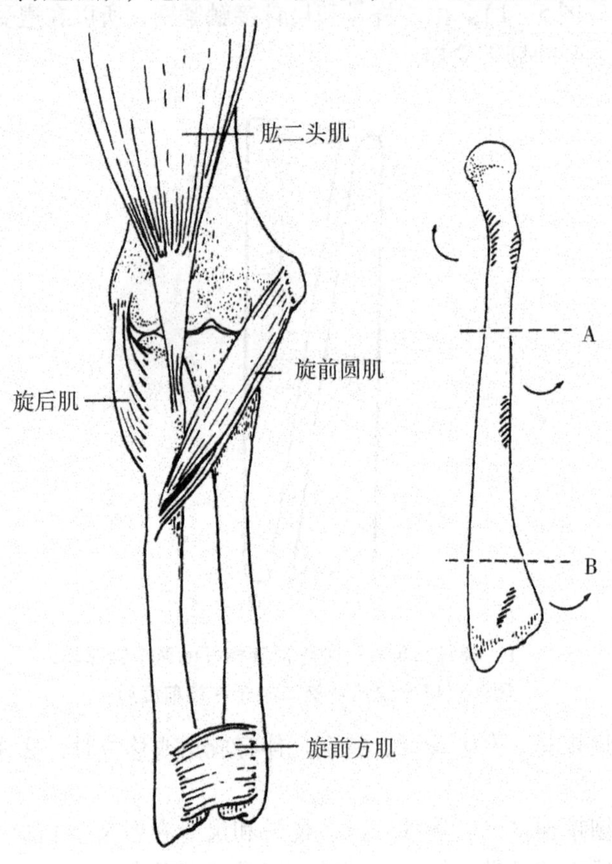

图 5-3　标注所示为附着于桡骨上引起骨折移位的主要肌肉，箭头所示方向为 A 点和 B 点骨折时骨折移位的方向

处理桡骨和尺骨骨折时，必须注意恢复其对位和对线关系，尺骨较直，相对固定，桡骨绕尺骨旋转。桡骨与尺骨相反，有一个侧弓，在骨折时必须恢复，以便骨折愈合后能有充足的旋前、旋后空间（图5-5）。

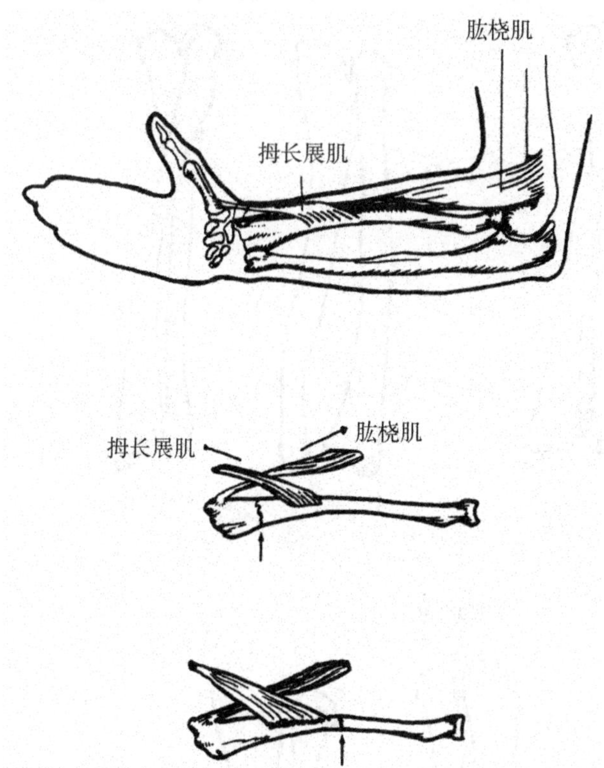

图5-4　肱桡肌和拇长展肌产生形变力，使桡骨远端骨折发生移位，其中肱桡肌在骨折移位中起主导作用

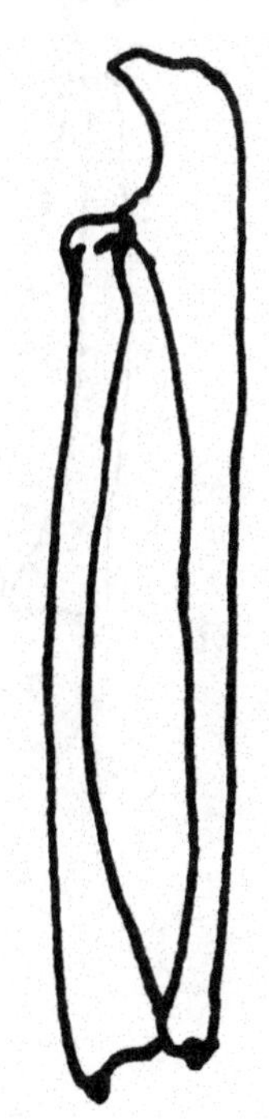

图5-5　桡骨侧弓能允许桡骨充分地旋前和旋后

二、桡骨和尺骨骨折分类

本节将主要讨论桡骨和尺骨干骨折，桡骨和尺骨干骨折是单指骨干的骨折，不包括关节囊或韧带所包绕的部分，近端结构骨折如桡骨头骨折、尺骨鹰嘴骨折和尺骨冠状突骨折详见本章相关内容。本节桡骨和尺骨骨折分类系统兼顾其解剖和治疗两个方面。

三、桡骨和尺骨干骨折

骨折可发生于桡骨和尺骨干的任何部位，被分为三组：①桡骨骨折。②尺骨骨折。③桡骨和尺骨联合骨折，比如Monteggia骨折和Galeazzi骨折。Monteggia骨折指尺骨骨折合并桡骨近端脱位，Galeazzi骨折指桡骨干骨折合并远端桡尺关节脱位。本章所采用的尺量和桡骨骨折的分类方法是基于解剖部位，同时也兼顾到治疗方法。

（一）桡骨干骨折

桡骨干骨折根据肌肉附着和骨折后骨折片的移位情况分为三组（图 5-6）：

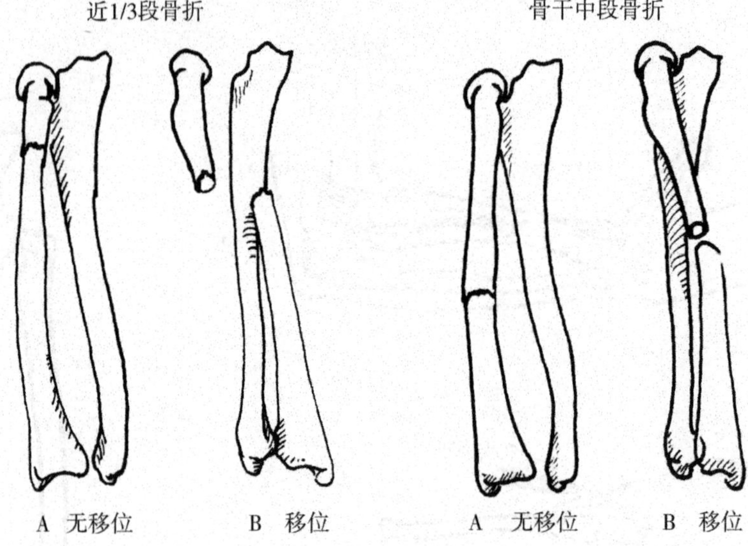

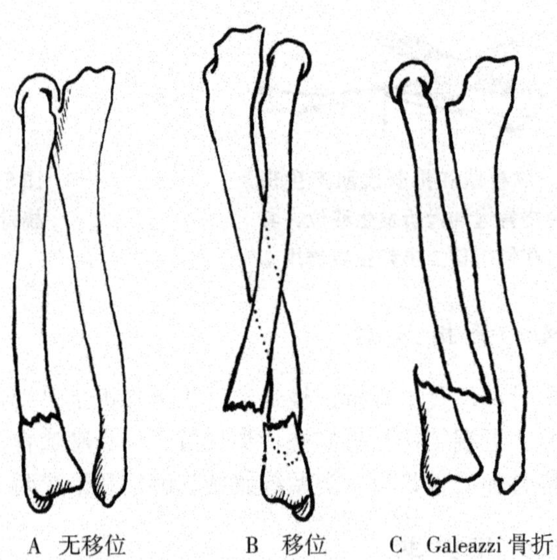

图 5-6 桡骨干骨折

第一组为桡骨近 1/3 骨折，即肱二头肌和旋后肌远端附着处，骨折时两肌将施加旋后的力量，使桡骨近端移位。

第二组为桡骨中 1/3 骨折，此处旋前圆肌附着，发挥旋前的力量。

第三组为桡骨远 1/3 骨折，此处旋前方肌对骨折片施加旋前的力量。

桡骨干骨折最多发生于中远 1/3 交界处，此处肌肉组织包绕最少，因此较容易受到直接暴力损伤。

1. 损伤机制 最常见的机械损伤是对桡骨干的直接暴力打击。

2. 查体 纵向施压或骨折处触压时可出现触痛，触痛超越下桡尺关节时可能伴发下桡尺关节半脱位或脱位，并且提醒急诊医师 Galeazzi 骨折的可能。

3. 影像检查 常规的前后位和侧位 X 线片通常足以明确诊断，桡骨干骨折通常伴随严重但是常被忽视的肘关节及腕关节损伤。

注意：不合并尺骨骨折的单纯桡骨干骨折是十分少见的，当遇到类似骨折时，急诊医师必须想到是否有合并远端桡尺关节损伤可能，桡骨干远端骨折通常合并远端桡尺关节脱位。

远端桡尺关节损伤有 4 种 X 线表现（图 5 - 7）：

（1）尺骨茎突基底部骨折。

（2）前后位片：远端桡尺关节间隙变宽。

（3）侧位片：桡骨远端相对于尺骨脱位。

（4）桡骨远端关节面尺侧缘低于尺骨远端关节面桡侧缘超过 5mm。

4. 合并损伤 桡骨干远端骨折常并发远端桡尺关节脱位（Galeazzi 骨折），高能量损伤或伴有广泛的软组织损伤可能并发急性筋膜间室综合征。

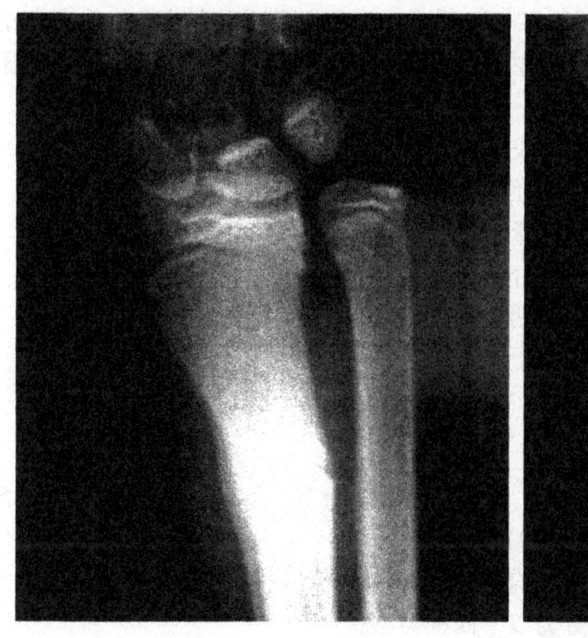
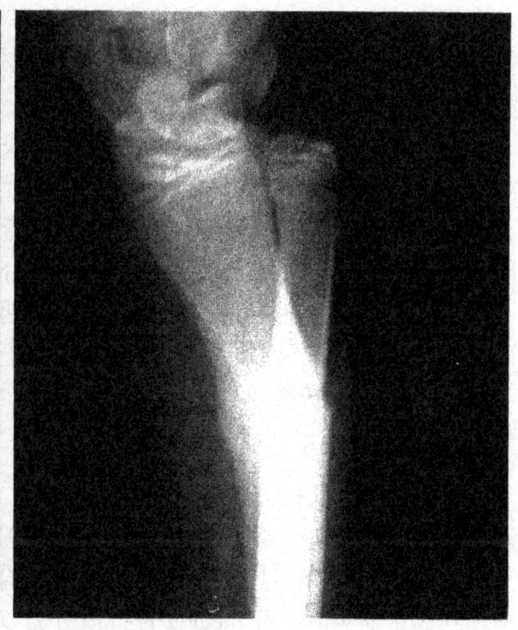

图 5 - 7 Galeazzi 骨折

前后位 X 线片上远侧桡尺关节间隙增宽，侧位片上桡骨远端相对于尺骨移位

5. 治疗

（1）桡骨近 1/3 段骨折

1）无移位骨折：此类桡骨骨折比较少见，常须急诊科治疗。由于旋后肌和肱二头肌附着在桡骨近端，对骨折近端施加旋后的力量，因此急诊科首先要采取屈肘 90°前臂旋后位前后夹板固定，然后常规进行 X 线照片进一步了解骨折有无移位。

2）移位骨折：需要急诊安排骨折切开复位内固定手术治疗，急诊科处理采取屈肘 90°位前臂旋后长臂夹板外固定制动。

值得一提的是，涉及桡骨近端1/5的骨折的治疗目前还存在争议，因为骨折块较小内固定是非常困难的，大多数患者采取手法复位前后夹板固定，固定时应保持前臂旋后，肘关节屈曲90°。

（2）桡骨中段骨折

1）无移位骨折：应采取屈肘90°前臂适度旋后位前后夹板固定，然后强调患者注意复查X线照片。

2）移位骨折：需要急诊安排骨折切开复位内固定手术治疗，术后采用屈肘90°前臂适度旋后位前后夹板固定。

（3）桡骨远1/3段骨折

1）无移位骨折：此类骨折常伴随远端桡尺关节半脱位，应采取屈肘90°前臂旋前位前后夹板固定。

2）移位骨折：此类骨折最常见，需要选择急症手术骨折切开复位内固定治疗，典型骨折为非粉碎性、横形或斜形骨折，桡骨远端骨折多向背侧成角移位。

3）Galeazzi骨折：远端桡尺关节触痛或尺骨远端隆起应高度怀疑Galeazzi骨折（图3-7），有报道Galeazzi骨折占全部前臂骨折的3%~7%。此类骨折需要手术治疗，并发症发生率较高，应请骨科医生会诊。如果骨折10周内没有得到恰当的诊治，患者将会遭受前臂旋前和旋后受限、慢性疼痛及活动无力的痛苦。

6. 并发症　桡骨干骨折常会出现多种并发症。

（1）无移位骨折虽然采取了固定措施，但是由于肌肉的牵引，会发生迟发性移位，因此必须注意随访复查X线照片，确保骨折满意的位置。

（2）复位或制动不良会导致骨折畸形愈合或骨不连。

（3）在处理此类骨折时旋转移位必须早期纠正。

（4）远端桡尺关节脱位或半脱位是桡骨干骨折非常常见的合并症。

（5）桡骨干骨折神经血管损伤不太常见。

（二）尺骨干骨折

尺骨干骨折可以被分为3组：①无移位。②移位（>5mm）。③Monteggia骨折（图5-8）。尺骨中段是最常出现骨折的部位（图5-9）。

Monteggia骨折是指尺骨干近端1/3骨折合并桡骨小头脱位，桡骨小头脱位也可发生于单纯环状韧带断裂时。Monteggia骨折被分为以下四种类型：

（1）尺骨干骨折合并桡骨小头向前脱位（图5-10），尺骨近端骨折向前成角，此型占Monteggia骨折的60%。

（2）尺骨干骨折合并桡骨小头向后或侧后方脱位，此型占Monteggia骨折的15%。

（3）尺骨干骺端骨折合并桡骨小头向外侧或前外侧脱位，占Monteggia骨折的20%，此型常发生于儿童，为肘内侧遭受直接暴力所致。

（4）尺骨和桡骨干骨折（近端1/3）合并桡骨小头向前脱位，此型骨折罕见，仅占Monteggia骨折的5%。

A　无移位骨折

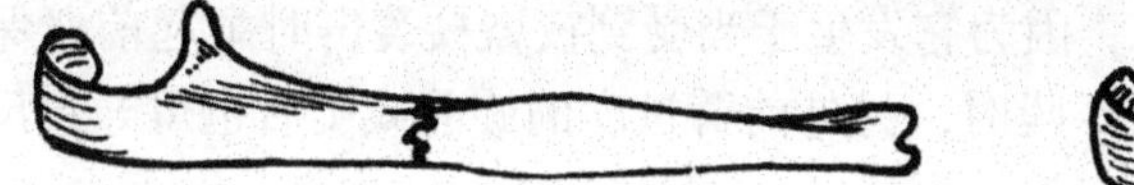

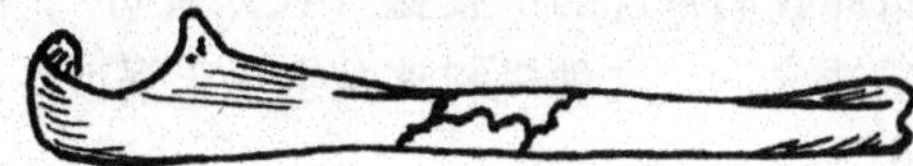

B　移位骨折

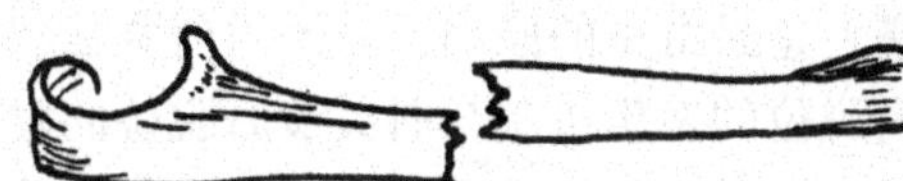

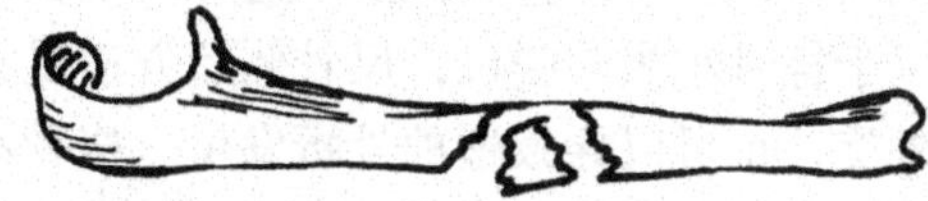

C　Monteggia 骨折

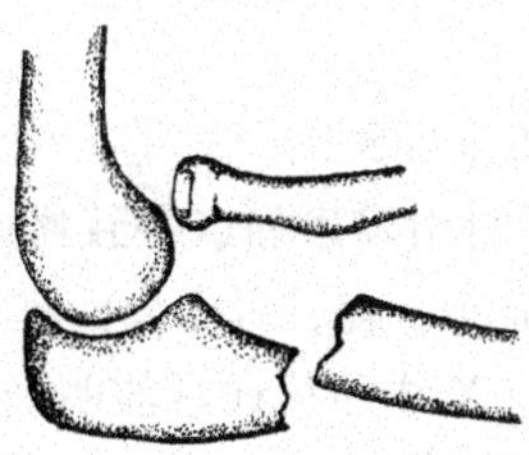

图 5－8　尺骨干骨折

尺骨骨折

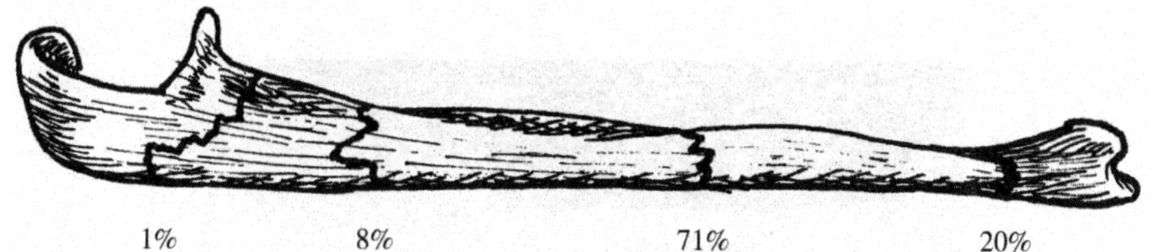

图 5－9　尺骨中段是骨折最常发生的部位，常见于“警棍”损伤

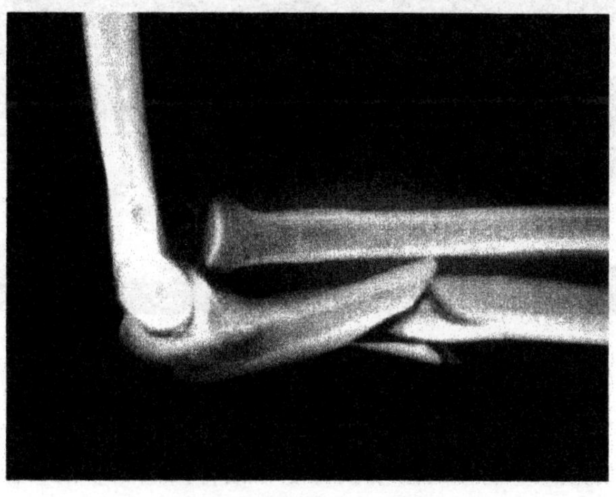

图 5－10　Monteggia 骨折

经过桡骨干中线及桡骨小头的直线（桡骨肱骨小头线），不经过肱骨小头的中心

1. 损伤机制　有两种损伤机制导致尺骨骨折，直接暴力是最常见的损伤机制，所引起的骨折即我们常说的“夜盗（杖）骨折”，因为它发生于当受到夜盗杖袭击时举起前臂保护面部的情况下。这种机制常发生于车祸或斗殴时，另外前臂过度的旋前或旋后也可导致尺骨干骨折。

Monteggia 骨折发生于外力同时导致尺骨骨折和桡骨小头脱位，这种损伤不一定发生于遭受很大的暴力时，在类似跌倒这样的轻度外力的情况下也可以发生。

至于桡骨小头前脱位，尺骨侧后方遭受直接暴力是最常见的原因，跌倒时前臂强烈地旋前、外旋，也可以导致这种骨折发生。桡骨小头后脱位的发生机制与肘关节后脱位的发生机制类似，在这种情况下，由于尺肱韧带的强度大于骨骼强度，导致骨折伴桡骨小头脱位。

2. 查体　骨折部位有明显的肿胀和压痛，尺骨叩击可引起骨折部位疼痛，前臂旋前旋后疼痛、受限。

由于骨折成角，Monteggia 骨折常导致前臂短缩，桡骨小头前方脱位时在肘窝可以触及。肘关节屈伸活动及前臂旋前、旋后时引发疼痛或导致疼痛加剧。

Monteggia 骨折可以通过前臂旋前、旋后时疼痛的程度与其他类型的尺骨骨折区分。

3. 影像学检查　前后位及侧位 X 线照片通常能明确骨折的情况（图 5－11），如果骨折有明显的移位，应加拍肘关节和腕关节 X 线片，以除外关节损伤、半脱位或脱位。任何尺骨骨折，尤其是尺骨近端骨折，急诊医生应该在侧位 X 线平片上分析桡骨肱骨小头线。经过桡骨干中线及桡骨小头的直线应该经过肱骨小头的中心，若不经过肱骨小头的中心，说明近侧桡尺关节受损。

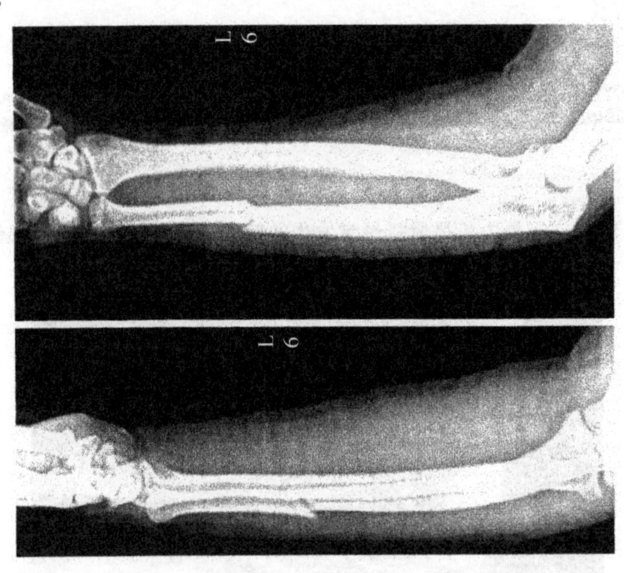

图 5－11　尺骨轻度移位骨折（<5 mm），“警棍”骨折

4. 合并损伤　尺骨干近 1/3 骨折并发损伤较少，尺骨干近 1/3 骨折应评估桡骨小头周围韧带的损伤情况，因为这些韧带的损伤很可能导致骨折进一步的移位。

规则：移位的尺骨骨折常并发桡骨骨折或桡骨小头脱位。

较少见的合并损伤如桡神经深支麻痹，通过治疗其功能常可以恢复，另外，在遭受高能量损伤或伴有广泛的软组织损伤可能并发急性筋膜间室综合征。

5. 治疗

（1）无移位骨折：无移位或轻度移位（<5mm）的尺骨干骨折通常采用长臂夹板固定，推荐对骨折进行骨科专业治疗。

推荐的确切治疗方法目前尚存在争议，尺骨远端2/3无移位的骨折可以单纯行固定制动治疗，传统方式推荐采用屈肘90°前臂中立位石膏管型外固定，但现在认为不必要过度限制。一些作者推荐采用夹板或石膏管型固定1周后，更换为预制的功能性支具保护，与长臂石膏管型相比，功能性支具可以使患者更早地回到工作岗位，并获得较好的腕关节功能。

尺骨近1/3骨折由于周围有较多的软组织包裹，采用管型石膏固定受到限制。另外，尺骨近1/3骨折可以并发隐匿的和较难确定的桡骨小头周围支持韧带的损伤，因此，尺骨近1/3骨折推荐切开复位内固定治疗。

（2）移位骨折（≥5mm）：首先采用长臂夹板外固定，大多数的骨科医生倾向于切开复位内固定来处理此类骨折，尤其高能量损伤所致的骨折。老年人低能量损伤所致的骨折，可以采用功能性支具治疗。

尸体解剖研究证实，尺骨骨折移位超过其宽度的50%，即可导致骨间膜撕裂。尺骨近1/3骨折移位，较易损伤桡骨小头周围的韧带结构。

（3）Monteggia骨折：成人骨折可以首先采用后方长臂夹板固定，并请骨科医生会诊，对患者病情进行紧急评估。Monteggia骨折是手术矫治的指征，内固定最常用的方法是钢板螺丝钉固定。

儿童骨折急诊处理包括采用后方长臂夹板固定和转诊患者，通常采用全身麻醉下闭合复位尺骨骨折，然后前臂旋后直接按压复位桡骨小头，若嵌入的环状韧带阻碍桡骨小头复位，则需要手术切开复位。

6. 并发症　因为Monteggia骨折并发症较多，因此需要转诊。其并发症包括：

（1）桡神经深支麻痹常继发于神经的挫伤，通常能够自愈。

（2）复位不佳或制动不良会导致骨不连。

（3）由于撕裂的环状韧带未能得到修复，桡骨小头再脱位或半脱位在闭合复位后经常发生。

（三）桡骨和尺骨联合骨折

此类骨折多见于儿童，占儿童骨折的45%。桡骨和尺骨联合骨折也发生于成人，治疗方法却与儿童非常不同。成年人无移位的前臂联合骨折是非常少见的。

骨折的暴力通常会足以导致骨折的移位。桡骨和尺骨联合骨折根据骨折移位和成角分类（图5-12）。不完全骨折未累及双侧骨皮质，如隆起和青枝骨折也属于此类。

1. 损伤机制　有两种机制导致前臂联合骨折，最常见于交通事故时，前臂遭受直接暴力撞击，儿童常见于前臂伸直位跌倒时受伤。

2. 查体　伤处肿胀、压痛以及手和前臂活动受限是最常见体征，同时肘关节和腕关节进行检查，对诊断是否合并近端和远端韧带的损伤是十分重要的。前臂畸形是骨折的一个非常明显的体征，虽然骨折合并桡神经、正中神经及尺神经损伤的情况不太常见，但必须通过仔细检查和记录给予排除。

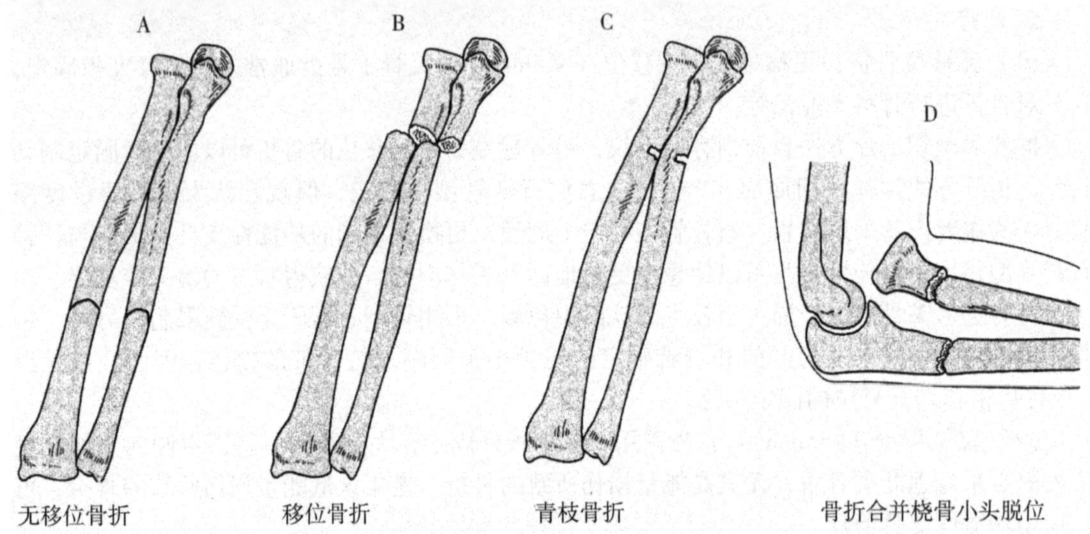

图 5－12　桡骨和尺骨干双骨折的分类

3. 影像学检查　前后位及侧位 X 线片通常足以明确骨折的情况（图 5－13，图 5－14），同时拍腕关节和肘关节的 X 线片进一步帮助评估骨折、脱位和半脱位的情况，隐匿的远端桡尺关节半脱位需要通过 CT 检查证实。经过桡骨干中线及桡骨小头的直线应该经过肱骨小头的中心（桡骨肱骨小头线），若不经过肱骨小头的中心，应该怀疑是否存在近侧桡尺关节损伤。

4. 合并症　桡骨和尺骨联合骨折常合并近侧及远侧桡尺关节损伤，在前臂的闭合损伤中，血管神经损伤比较少见，对神经功能的记录是处理前臂骨折必不可少的部分。高能量撞击伤或伴有广泛的软组织损伤可能并发急性筋膜间室综合征。

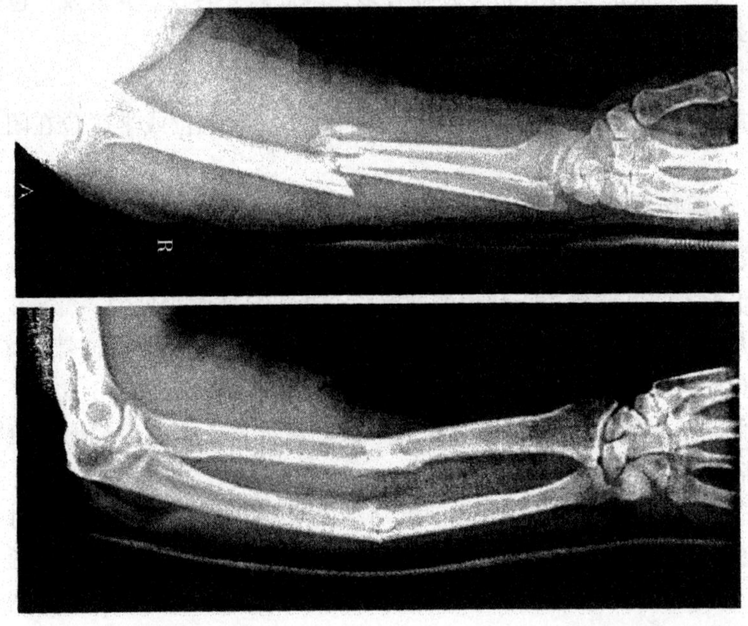

图 5－13　成人桡骨和尺骨联合骨折前后位和侧位 × 线片，这种骨折需要手术固定

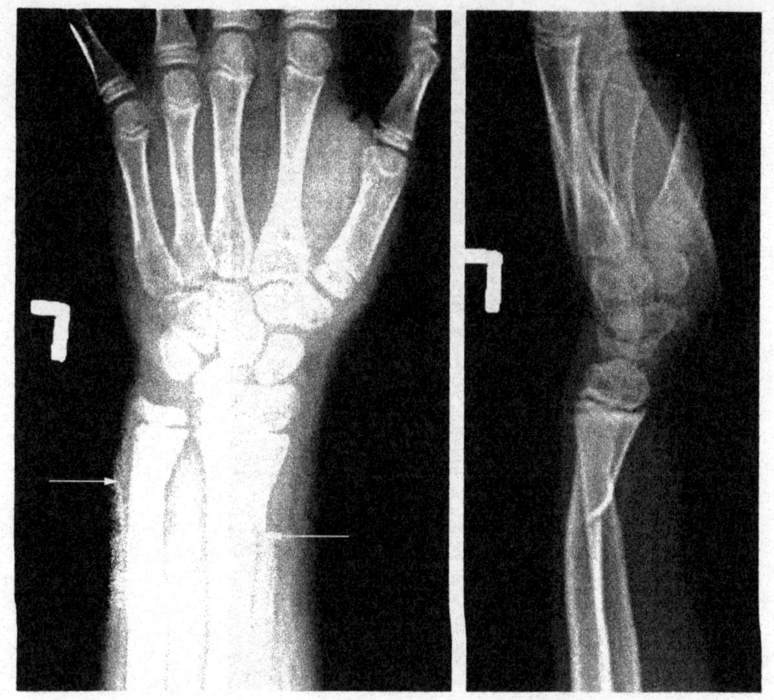

图 5－14　前后位和侧位 X 线片显示儿童桡骨和尺骨远端青枝骨折

5. 治疗

（1）无移位骨折：无移位骨折比较少见，因为能够造成桡骨和尺骨联合骨折的暴力往往非常大，足以导致骨折移位。对于骨折无移位和成角的患者，首先采用屈肘 90°前臂中立位前后夹板外固定，然后采用可靠的长臂石膏管型外固定。要注意复查 X 线片除外骨折移位，所有的患者都应进行早期的骨科随访。

（2）移位骨折：成人移位骨折急诊科处理包括外固定和安排急症手术复位，固定尽可能在 24～48h 进行（图 5－15），成人采用闭合复位最终往往失败，复位时恢复其力线和旋转功能，开放性骨折需要立即手术干预。

儿童移位的前臂骨折可以采取闭合复位，因为骨折愈合后桡骨和尺骨可以重新塑型。只要骨骺未闭合，骨折通过重新塑型，不经手术干预 85% 的患者能恢复正常功能。闭合复位应该请骨科会诊医生执行，以确保骨折获得足够的矫正，可以在急诊室或手术室通过程序性镇静进行。

（3）青枝骨折：青枝骨折或隆起骨折最初可以采用长臂甲板固定，肿胀消退后采用长臂石膏管型固定 4～6 周。复位及固定可以在急诊科进行，当骨折成角 >15°，需要到骨科进行复位。

（4）桡骨和尺骨近 1/3 联合骨折合并桡骨小头半脱位：此类骨折是 Monteggia 的一种变异，需要手术切开复位内固定治疗。

注意：桡骨和尺骨近 1/3 联合骨折常合并桡骨小头半脱位。

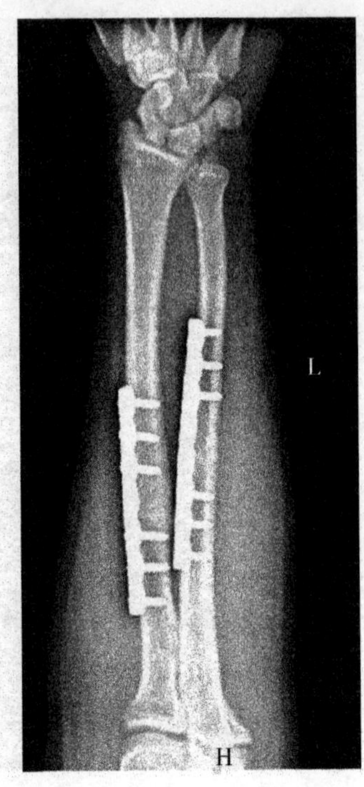

图 5－15 桡骨和尺骨移位骨折加压钢板内固定

6. 并发症 桡骨和尺骨干联合骨折有相当多的并发症。

（1）感染是开放性骨折最常见的并发症。

（2）神经损伤在闭合性骨折不常见，但在开放性骨折经常发生。桡神经、正中神经和尺神经损伤的发生率相同。

（3）由于动脉网的存在，血管损伤的表现并不常见。

（4）复位不佳或制动不良会导致骨不连和畸形愈合。

（5）前臂联合骨折可以并发筋膜间室综合征，其识别要点是：尽管筋膜间室高压，脉搏仍然存在，毛细血管充盈时间逐渐延长。骨筋膜室综合征一旦发生，需要急诊行筋膜切开术。

（6）桡骨和尺骨骨性融合可并发于桡骨和尺骨干联合骨折治疗后。

（7）骨折处理不当会导致前臂旋前和旋后受限。

（孙亚澎）

第二节 肩胛骨骨折

一、概述

肩胛骨为一扁宽形不规则骨，位于胸廓上方两侧偏后，肩胛骨对稳定上肢以及发挥上肢的功能起着重要的作用，肩胛骨骨折较为少见，文献报告为 0.4% ~1%。

肩胛骨包括体部、肩胛冈、肩峰、喙突、肩胛颈以及肩盂，喙突是喙肱肌、肱二头肌短头及胸小肌的起点，腋动脉及臂丛神经位于胸小肌腱深层，经喙突的内下方通过，喙突基底的内侧、肩胛骨的上缘部分是肩胛切迹，切迹上有肩胛横韧带桥架相连，肩胛上神经在肩胛横韧带下通过肩胛切迹走向背侧，肩胛上动脉在该韧带上方通过。

肩胛冈的外端为肩峰，在肩峰部位，14～16 岁时可出现 2～3 个、甚或 4 个骨化中心，19 岁时彼此相互融为一体，至 20～25 岁时才与肩胛冈融合，有时在 25 岁以后，在肩峰端仍有一骨化中心未与肩胛冈相融合，X 线片显示为一单独的骨块，称之为肩峰骨（osaeromiale），双侧同时发生率为 60%，应与肩峰骨折相鉴别。

肩峰与锁骨形成肩锁关节，从而使肩胛骨通过肩锁关节、锁骨、胸锁关节连接，此外肩胛骨通过肌肉与躯干形成软组织连接。肩胛骨的稳定主要由肌肉连接来完成，上臂上举过程中，1/3 的活动发生于肩胛胸壁间，肩胛胸壁之间虽不具备典型的关节结构，但却提供相当于关节功能的活动，肩关节的活动是盂肱关节和肩胛胸壁之间协调一致的活动，肩胛骨旋转到外展位，以便于上臂前屈、内收、上举、外展活动，肩胛骨的活动限定于胸壁的床内。肩胛骨骨折后，肌肉、软组织瘢痕粘连、骨折畸形愈合，可影响肩胛骨的协调运动，从而可使肩关节的活动范围受限。

损伤机制：肩胛骨虽然扁薄，但是周缘部位骨质明显增厚，因此加强了肩胛骨的强度，而且肩胛骨被丰厚的肌肉包绕，形成完整的肌肉保护垫，外力首先作用于软组织，不易造成骨折。此外肩胛骨在胸壁上有一定的活动度，作用于肩胛骨的外力可以得到一定的缓冲，因此肩胛骨骨折发生率较低。

肩胛骨骨折多为严重暴力引起，高能量、直接外力是造成肩胛骨骨折的主要原因，汽车事故占 50%，摩托车事故占 11%～25%，因此常合并有多发损伤。

肩盂骨折多因外力直接作用于肱骨近端外侧，肱骨头撞击盂窝所致。直接外力撞击也可造成肩胛骨骨突部位的骨折，如肩胛冈、肩峰或喙突骨折。

部分肩胛骨骨折可由间接外力引起，当上肢伸展位摔倒时，外力通过上肢的轴向传导可造成肩盂或肩胛颈骨折。

此外当肩关节脱位时，可造成盂缘的撕脱骨折，拮抗肌不协调的肌肉收缩，如电休克时也可造成骨突起部位的撕脱骨折。

二、诊断思路

1. 病史要点　有明确的外伤史。肩胛骨骨折后局部疼痛，上臂处于内收位，肩关节活动时疼痛加重。

2. 查体要点　体部骨折时，由于血肿的刺激可引起肩袖肌肉的痉挛，使肩关节主动外展活动明显受限，临床上表现为假性肩袖损伤的体征，应与神经损伤和真正的肩袖损伤相鉴别。当喙突骨折或肩胛体部骨折深吸气时，由于胸小肌和前锯肌带动骨折部位活动可使疼痛加剧。移位的肩胛颈或肩峰骨折时，肩外形变扁，骨折严重时，可见肩部软组织肿胀及瘀斑，并有触压痛，有时可触到骨折部位的异常活动及骨擦音。

诊断骨折的同时，应注意检查肋骨、脊柱以及胸部脏器的损伤。

3. 辅助检查　由于肩胛骨骨折多由高能量直接外力引起，因此合并损伤发生率高达 35%～98%。多发损伤患者或怀疑有肩胛骨骨折时，应常规拍摄胸部平片。由于肩胛骨平面与胸廓冠状面有一定角度并且相互重叠，因此一般胸部正位片肩胛骨显示不清。根据需要尚需摄肩胛正位、肩胛侧位、腋位和穿胸位 X 线片，肩胛正位片可清楚显示盂窝的骨折，腋位片可显示盂前后缘的骨折，并可确定肱骨头是否有半脱位，向头倾斜 45°前后位片可较清楚显示喙突骨折。

必要时可在麻醉后，在透视的条件下进行动态的检查，确定肩关节及骨折的稳定性。对肩胛盂骨折常需行 CT 检查，关节镜检查也可为确定关节面骨折移位情况以及决定治疗提供帮助。

4. 骨折分类　肩胛骨骨折的分类有多种不同方法。

（1）一般根据解剖部位分类，即可分为肩胛骨体部骨折、肩胛冈、肩盂、喙突、肩峰骨折等，体部骨折最为多见，占肩胛骨骨折的 49% ~89%，其次为肩胛颈骨折。

（2）根据骨折与肩盂相关的位置以及肩关节整体的稳定性，将肩胛骨骨折可分为稳定的关节外骨折、不稳定的关节外骨折和关节内骨折三种。

稳定的关节外骨折包括肩胛体骨折和肩胛骨骨突部位的骨折，肩胛颈骨折，即使有一定的移位，常相当稳定，也属关节外稳定骨折。

不稳定的关节外骨折为肩胛颈骨折合并喙突、肩峰或锁骨骨折，此种类型骨折使整个肩关节很不稳定。

关节内骨折为肩盂的横行骨折或大块盂缘骨折，常合并肱骨头脱位或半脱位。

（3）Zdravkovic 和 Damhoh 将肩胛骨骨折分为三种类型：Ⅰ型为体部骨折；Ⅱ型为骨突部位的骨折，如喙突、肩峰骨折；Ⅲ型为肩胛骨外上部位的骨折，即肩胛颈、肩盂的骨折。Ⅲ型骨折是肩胛骨骨折中最需要特殊治疗和最难以治疗的部位，移位的或粉碎的Ⅲ型骨折只占全部肩胛骨骨折的 6% 左右，肩盂骨折中只有 10% 有明显的骨折移位。

（4）肩盂骨折约占肩胛骨骨折的 10%，Ideberg 根据 300 例肩盂骨折的病例分析，将肩盂骨折进行分型，并限定肩盂骨折是由肱骨头直接撞击所致，盂缘骨折块一般较大，而肩脱位时合并的盂缘小片撕脱骨折不属于此分类。根据盂的骨折部位和损伤程度，Ideberg 将肩盂骨折分为如下几种类型：

Ⅰ型骨折是盂缘骨折，盂前缘骨折为Ⅰa 型，盂后缘骨折为Ⅰb 型。

Ⅱ型骨折是外力通过肱骨头，斜向内下方撞击盂窝，造成自盂窝至肩胛体的外缘骨折，形成盂窝下半骨折块移位。

Ⅲ型骨折是外力通过肱骨头斜向内上方撞击盂窝，造成盂窝外上部分骨折。骨折块可包括盂内上部关节面和喙突，骨块向内上方移位，常合并有肩峰、锁骨骨折或肩锁关节脱位。

Ⅳ型骨折是肱骨头撞击盂窝的中央，骨折线横行通过盂窝，并通过肩胛体部至肩胛骨内缘，肩胛骨连同盂窝横向分裂为二，上方骨块较小，下方骨块较大。

Ⅴ型骨折是Ⅱ、Ⅲ、Ⅳ型骨折的组合损伤，其主要损伤是从盂窝至肩胛骨内缘的横行骨折，是由更加复杂、强大的外力引起，可分为 3 种类型。

Ⅴa 型是Ⅱ型和Ⅳ型损伤的组合，即有肩胛骨横行骨折再加一盂窝至肩胛体外下缘的骨折线，形成一附加盂下方的分离骨块。

Ⅴb 型是Ⅲ型和Ⅳ型损伤的组合，即再附加一盂上方分离的骨折块。

Ⅴc 型是Ⅱ、Ⅲ、Ⅳ型损伤的组合，即盂上、下方各增加一附加的骨块。

Ⅵ型骨折是盂窝严重的粉碎骨折。

（5）喙突骨折占全部肩胛骨骨折的 2% ~5%。Eyres 根据损伤机制及骨折部位及范围将喙突骨折分为 5 种类型。

Ⅰ型为喙突顶端或骺的骨折。

Ⅱ型为喙突中部骨折。

Ⅲ型为喙突基底骨折。

Ⅳ型为波及肩胛体上部的骨折。

Ⅴ型为延及肩盂的骨折。

5. 诊断标准

（1）患者多有明显外伤史，局部疼痛，上臂处于内收位，肩关节活动时疼痛加重。

（2）查体局部疼痛，肩部软组织肿胀瘀血，并有触压痛，有时可触到骨折部位的异常活动及骨擦音，肩关节活动受限。

（3）X线显示骨折。

（4）对关节盂骨折可行CT检查，进一步了解骨折情况。

6. 诊断流程（图5－16）

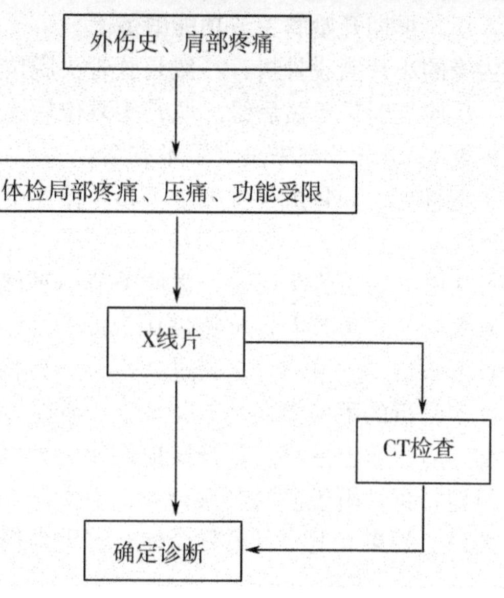

图5－16 肩胛骨骨折诊断流程

三、治疗措施

肩胛骨骨折中绝大多数病例采用非手术方法治疗，由于血液循环丰富，骨折愈合较快，只有少数病例需行手术治疗。

1. 体部及肩胛冈骨折　一般经过保守治疗即可取得满意的结果，以三角巾悬吊上肢或将上肢固定于胸壁，伤后48h内骨折部位可以冷敷，以减轻水肿及出血，也可减轻疼痛。伤后1周，即可令肩关节做钟摆样运动，进行功能操练，防止肩关节粘连。有学者报道，肩胛体骨折移位超过1cm，手术治疗者功能恢复较满意。

2. 肩胛颈骨折　对无移位或轻度移位的肩胛颈骨折，采用保守治疗，三角巾保护患肢2～3周，伤后1周内开始肩关节功能锻炼。

对有明显移位的肩胛颈骨折可采用尺骨鹰嘴牵引3～4周，再改用三角巾保护治疗，也可行手法整复，再以肩人字石膏固定6～8周。

肩胛颈骨折合并同侧锁骨骨折时，由于失去锁骨的支撑稳定作用，使得颈部骨折移位明显而且很不稳定，称为浮动肩，应行锁骨切开复位，并用钢板固定。锁骨骨折复位固定后，肩胛颈骨折也即得到大致的复位而不必手术治疗，并可获得相对的稳定。

3. 肩峰骨折　无移位的肩峰骨折，保守治疗即可，以三角巾悬吊上肢，症状消失后早期功能锻炼。对移位的肩峰骨折、骨折不愈合的肩峰骨折，应切开复位内固定，以张力带钢丝或钢板螺钉内固定，肩峰基底部骨折不愈合的可能性较大，早期切开复位内固定是良好的选择。

4. 喙突骨折　Eyres Ⅰ～Ⅲ型喙突骨折一般可行非手术治疗，用三角巾保护3周。Ⅳ型及Ⅴ型的移位骨折多需手术复位以松质骨螺钉固定，喙突骨折合并臂丛神经受压迫或通过肩胛切迹部位的骨折合并肩胛上神经损伤，经肌电图检查证实有冈上肌和冈下肌麻痹时，应行手术探查。

5. 肩胛盂骨折　对大多数无移位和轻度移位的肩盂骨折可用三角巾或吊带保护，一般制动6周，早期开始肩关节功能锻炼。

盂缘的小片撕脱骨折，一般是肱骨头脱位时由关节囊、唇撕脱所致，前脱位时发生在盂前缘，后脱位时见于盂后缘。肱骨头复位后，采用三角巾或吊带保护3~4周。

根据Ideberg分类来决定手术方案。

Ⅰ型骨折：如骨折移位大于1cm，骨折块占关节面1/4以上，即有可能造成不稳定，需手术治疗。

Ⅱ型骨折：肱骨头移位，盂肱关节不对称，关节面台阶超过0.5cm，即有手术指征。

Ⅲ型骨折：关节面台阶超过0.5cm，同时关节上方悬吊复合体损伤，就应考虑手术。

Ⅳ型骨折：关节面台阶超过0.5cm，上下方骨折块有分离，即有手术指征。

Ⅴ型骨折的手术指征是：关节面台阶超过0.5cm，关节面分离，肱骨头移位，盂肱关节不对称，肩关节上方悬吊复合体损伤伴关节盂移位。

Ⅵ型骨折：由于盂窝严重粉碎，不论骨块移位与否或有无肱骨头半脱位的表现，都宜行切开复位。如果肩上方悬吊复合体有严重损伤，可手术复位、固定，改善盂窝关节面的解剖关系。

6. 治疗流程（图5-17）

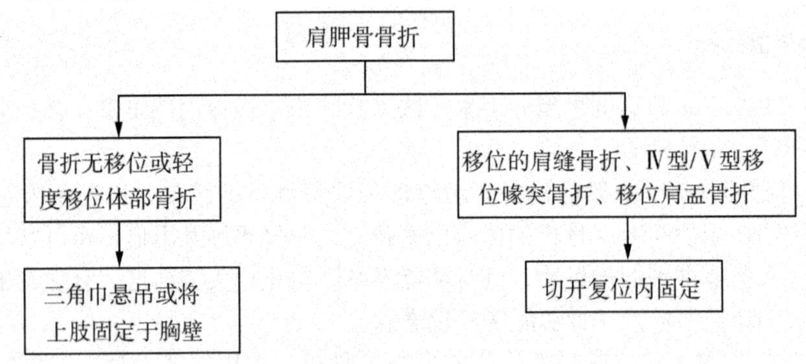

图5-17 肩胛骨骨折治疗流程

四、预后评价

肩胛骨骨折极少需要做切开复位和内固定，大多数病例的处理为吊带悬挂上肢和早期主动活动，大多预后良好。少数骨折涉及关节内，移位较多或骨折不稳定时可能需要手术治疗，这部分患者如果处理不当可能引起肩关节疼痛和肩部功能障碍。肩胛骨骨折很少能获得令人满意的复位和内固定，幸运的是，即使有明显移位，结果常令人满意。

五、最新进展

由于肩胛骨骨折的复杂性及治疗方法的多样性，骨折的预后判定和疗效评价缺乏可比性和可信度。近来肩胛骨骨折的手术治疗有增多趋势，其最终疗效的评估仍需进一步研究。

（孙亚澎）

第三节　肱骨骨折

一、肱骨干骨折

肱骨干是指从胸大肌止点至肱骨髁上嵴之间的范围。肱骨干骨折多见于 50 岁以上的患者，通常为中 1/3 骨折。肱骨干骨折常见于以下四种基本类型：①横形骨折。②斜形骨折。③螺旋形骨折。④粉碎性骨折。

骨折的类型取决于损伤的机制、外力的大小、骨折的位置及损伤时肌肉的牵拉方向。上述骨折类型还可以根据骨折移位和成角的情况进一步分型（图 5－18 和图 5－19）。

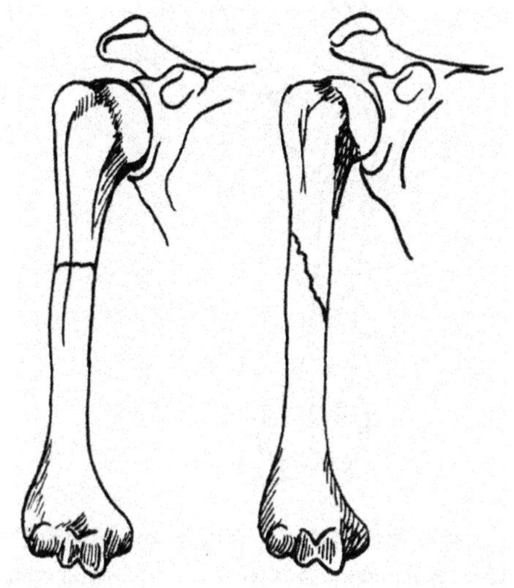

图 5－18　肱骨干骨折—未移位

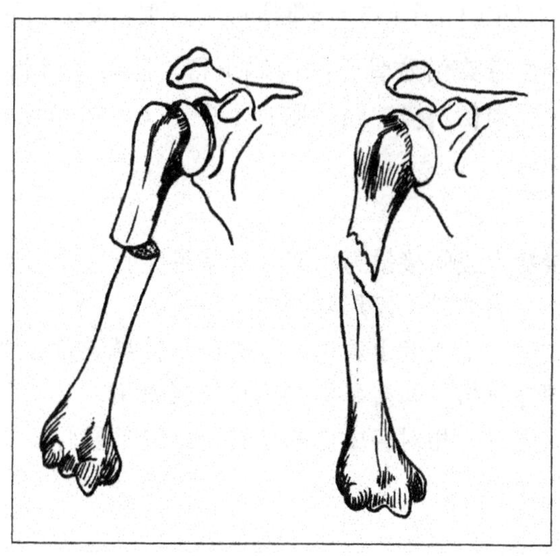

图 5－19　肱骨干骨折—合并移位或成角

（一）解剖概要

解剖学上可见多块肌肉附着于肱骨干，从而导致其在骨折时易发生牵拉移位。三角肌止于肱骨干前外侧，而胸大肌则止于结节间沟的内侧（图 5－20）。冈上肌止于大结节，产生外展和外旋作用。肱二头肌和肱三头肌附着远端，牵拉远侧骨折端向近侧移位。

胸大肌止点以上的骨折，由于冈上肌的牵拉可出现肱骨头外展外旋移位（图 5－20A）。而骨折线位于胸大肌和三角肌止点之间时，近侧骨折端由于胸大肌的牵拉而内收移位（图 5－20B）。三角肌止点以下的骨折，三角肌牵拉近侧骨折端常出现外展移位（图 5－20C）。

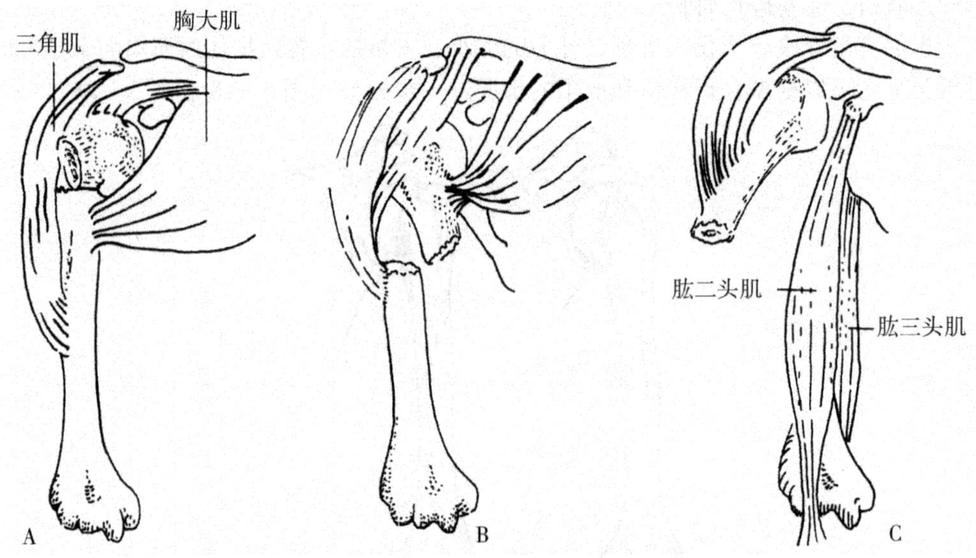

图 5－20　肱骨干骨折端的移位受到肱骨近端附着肌肉的影响。主要包括三角肌、冈上肌、胸大肌、肱二头肌和肱三头肌

A. 骨折线位于肩袖和胸大肌止点之间时，近端骨折端外展旋转移位；B. 骨折线位于胸大肌和三角肌止点之间时，近端骨折端内收移位；C. 骨折位于三角肌止点以下时，近端骨折端外展移位

供应前臂和手的神经血管束沿肱骨干的内侧下行。肱骨干骨折可以导致上述结构的损伤，而最常见的还是桡神经损伤。桡神经在肱骨干中下 1/3 处紧贴骨面（图 5－21），此处骨折容易发生桡神经损伤。

（二）损伤机制

肱骨干骨折可由直接暴力或间接暴力引起。最常见于直接暴力，如跌倒或者外力直接打击肱骨，也见于车祸伤。多为肱骨干横形骨折。

间接暴力常由于跌倒时肘部或者手着地，应力向上传导导致肱骨干骨折。另外，肌肉的猛烈收缩也可以导致病理性骨折。间接暴力多为螺旋形骨折。

对于安装肱骨假体的患者，相对轻微的损伤也可以导致肱骨干骨折。这种骨折可因过度扩髓打入假体时产生。

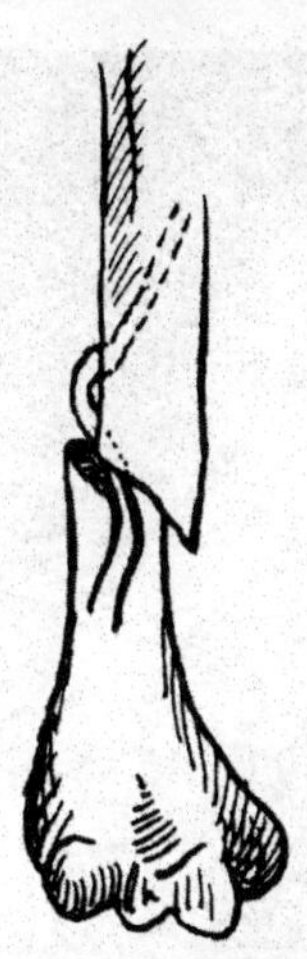

图 5－21　桡神经沿肱骨外侧面走行于上臂外侧肌间隔。肱骨干骨折可能累及桡神经

（三）查体

患者上臂疼痛，肿胀。查体时可见上臂短缩，明显的畸形，骨折处反常活动，可有骨擦音或骨擦感。对于所有肱骨干患者，必须进行神经血管损伤的检查。

必须高度重视桡神经功能的检查，若合并桡神经损伤，应记录首次发现的时间。这些信息很重要，是因为：

（1）神经损伤一开始时多为神经麻痹。

（2）在手法复位或固定以后，如对神经的压迫未得到缓解，会出现轴突断裂伤。

（3）在骨折愈合过程中，神经损伤表现为缓慢的、进行性的轴突断裂伤。

（四）影像学检查（图 5－22）

X 线检查应包括整个肱骨的正位片和侧位片。

（五）合并损伤

肱骨干骨折可能合并多种严重损伤。

（1）肱动脉损伤。

（2）神经损伤（桡神经多于尺神经或正中神经）。

（3）合并肩关节或肱骨远端骨折。

（六）治疗

根据骨折的类型、移位的程度以及是否合并其他损伤而采取不同的治疗方法。肱骨干骨折可以分为两大类：①无移位的肱骨干骨折。②移位或成角的肱骨干骨折。

1. 无移位的肱骨干骨折　可见于横形骨折、斜形骨折、螺旋形骨折或者粉碎性骨折。急诊处理包括冰敷、镇痛药、应用结合夹板和早期转诊（图 5－22）。随后予以颈领和袖带或 sling 和 swathe 悬吊等方法制动患肢。

肱骨干骨折愈合一般需要 10～12 周。相对于横形骨折，螺旋形骨折愈合时间较短，因为螺旋形骨折的骨折端接触面积更大。靠近肘关节或者肩关节的骨折愈合所需时间更长，预后结果也更差。

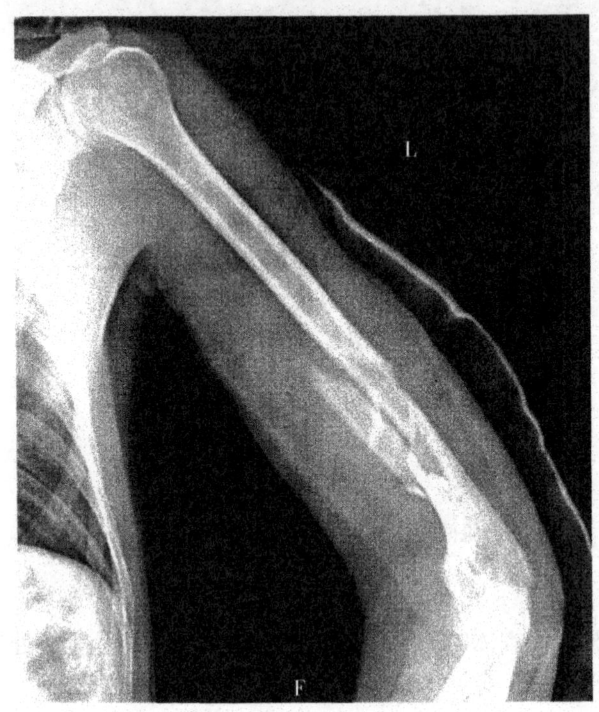

图 5－22 肱骨中下 1/3 粉碎性骨折

2. 移位或者成角的肱骨干骨折　此类骨折的急症处理包括冰敷、镇痛、应用结合夹板（图 5－23）及急症转诊。予以颈领和袖带悬吊制动患肢以缓解疼痛，减轻进一步损伤。

大多数此类骨折的确定性治疗可采用非手术方法，包括继续应用结合夹板或者塑料矫形支具（图 5－24）。这些方法固定牢靠，能够纠正骨折的成角畸形和移位。功能支具保留肘关节和肩关节的活动，有助于改善术后关节功能。由于睡姿可能对骨折的愈合有影响，因此必须指导患者采取半坐卧位的姿势睡眠，这也是不建议使用腕部吊带的原因之一，因为腕吊带可能会抵消重力作用，进而影响骨折复位的维持。

上肢悬垂石膏曾经被广泛使用，但现在已经被上述方法取代。患者复位术后立即开始手部的功能锻炼。及早开始肩关节的环转活动。

6% ~15% 的肱骨干骨折并发桡神经损伤。这些骨折多为肱骨中下 1/3 的螺旋形骨折，但也见于肱骨中 1/3 骨折或其他类型的骨折（如横形骨折）。

肱骨干骨折导致的桡神经损伤可能部分或完全累及运动或感觉神经纤维。完全性运动功能障碍见于 50% 以上的病例。大部分患者在损伤时即发生桡神经功能障碍，但高达 20% 的患者在治疗过程中神经损伤持续加重。

肱骨干骨折引起的桡神经麻痹在过去是手术探查的适应证。但现在已经不推荐采用。因为：①神经横断损伤仅见于 12% 的患者。②自发的神经再生。③延迟的手术干预并没有加重预后效果。

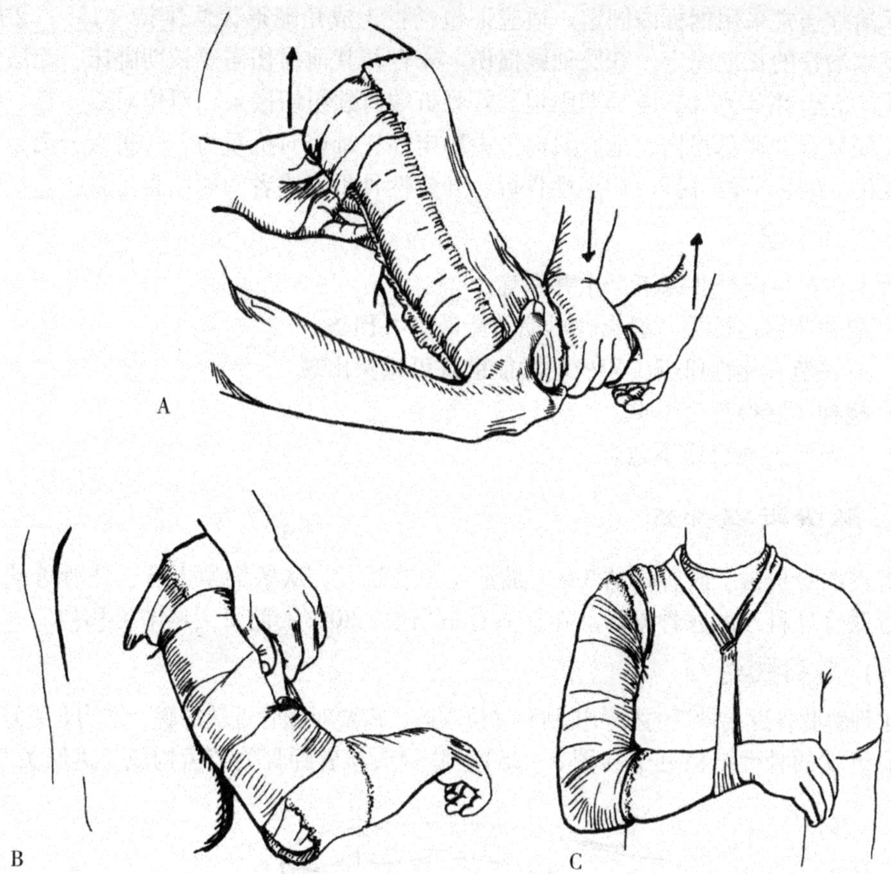

图 5－23　U 形双面夹板

也被称为“糖钳夹板”，用于肱骨干骨折，以维持骨折复位。用颈圈和腕带装置悬吊前臂

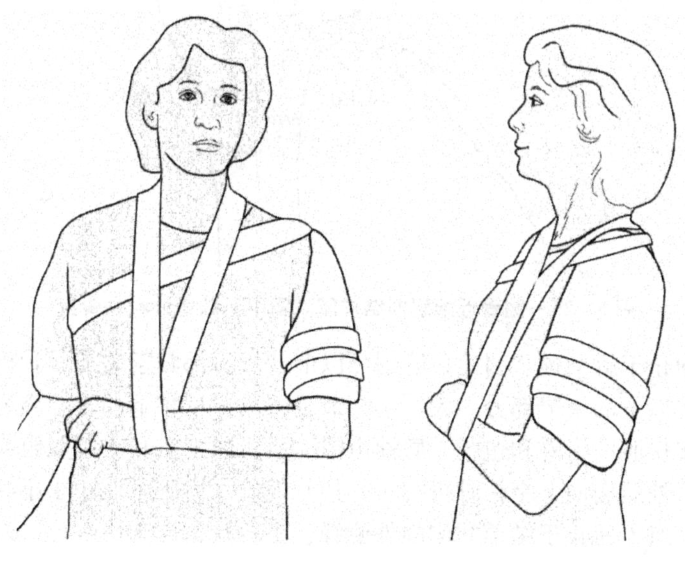

图 5－24　功能支具治疗肱骨干骨折

手术治疗通常采用钢板内固定。适应证包括：①成角畸形无法维持＜15°。②患者无法忍受非手术治疗的长期固定。③肱动脉损伤。④合并其他损伤需要长期卧床，无法利用对抗牵引复位。⑤合并其他骨折需早期固定。⑥骨折端有软组织嵌入，对位对线不良。⑦同侧臂丛损伤。如果合并臂丛损伤，上肢肌肉失去稳定性，难以对抗重力，骨折端分离，无法维持骨折的复位。⑧多节段骨折，病理性骨折，开放性骨折，或者两侧肱骨干骨折。

（七）并发症

肱骨干骨折可能合并以下严重并发症。

（1）肩关节粘连性关节囊炎，早期功能锻炼可预防。

（2）肘关节骨化性肌炎。积极的功能锻炼可避免出现。

（3）桡神经麻痹迁延不愈。

（4）骨折延迟愈合或不愈合。

二、肱骨近端骨折

肱骨近端骨折占上肢骨折的3%，最常见于老年人。从解剖学上看，肱骨近端骨折包括所有邻近肱骨外科颈的肱骨骨折。在这些骨折当中，80%的肱骨大结节无移位。

（一）解剖概要

为了理解肱骨近端骨折的损伤机制和移位倾向，需要对肱骨近端的解剖结构有更好的了解。肱骨近端的骨性结构见于（图5－25）。肱骨头与肩胛骨关节盂构成了盂肱关节。

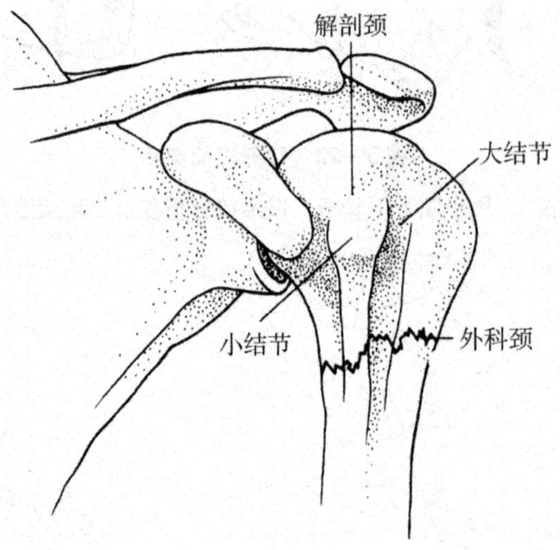

图5－25　肱骨近端解剖结构图。图中示肱骨外科颈骨折

肱骨头关节面止于解剖颈，因此，解剖颈以上的骨折都归于关节面骨折。外科颈是位于肱骨近端、解剖颈以下的狭窄部分。大、小结节是解剖颈稍靠下的骨性隆突。

肱骨近端有多块肌肉附着和包绕。肩袖由冈上肌、冈下肌和小圆肌组成。肩袖的腱性部分止于大结节。肩袖肌肉向上牵拉骨折端，并伴有前旋。肩胛下肌止于小结节，牵拉骨折端向内，伴有后旋。胸大肌止于结节间沟的外侧缘，牵拉骨折端向内移位。而三角肌止于三角肌粗隆，牵拉骨折端向上移位。但这两者的附着点都位于外科颈的远端，因此，不属于肱骨近端的范畴。

肱骨近端附近的神经血管束见于（图 5－26）。臂丛神经、腋神经、腋动脉紧邻肱骨近端，因此，骨折常合并神经血管损伤。

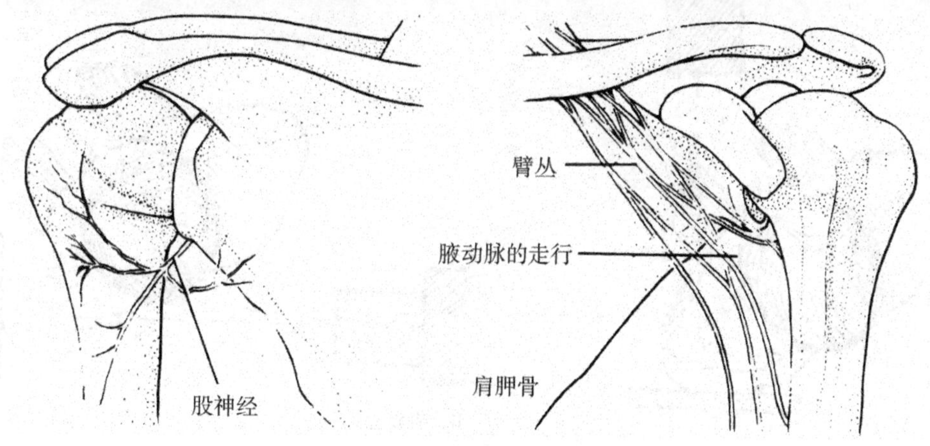

图 5－26　重要神经血管的走行

（二）损伤机制

肱骨近端骨折多由于直接暴力和间接暴力引起。直接暴力作用于上臂的外侧面可导致骨折，如跌倒伤。间接暴力则更常见，常由于跌倒时，手部着地，引起继发骨折。

肱骨骨折的位置取决于跌倒时上肢的姿势。跌倒时，若上肢外展，即发生外展型骨折，远侧骨折端处于外展位。如果上肢内收时跌倒，则发生内收型骨折，远侧骨折端呈内收位。肱骨近端骨折的位置和类型由以下 4 种因素决定：

（1）骨折时的暴力决定了骨折的严重程度，并在一定程度上影响移位情况。

（2）暴力作用时肱骨的旋转情况决定了骨折类型。

（3）暴力作用时邻近肌肉的张力和作用方向决定移位程度。

（4）患者的年龄决定了骨折的位置。对于肱骨近端骨骺未闭合的儿童，通常发生骨骺分离而不是骨折。青年人骨骼强壮，多发生关节脱位，偶见骨折。老年人由于骨质疏松，多易骨折，占肱骨近端骨折的 85%。

（三）影像学检查

包括肱骨内旋、外旋的肩关节 X 线正位片，肩胛骨冈上肌出口位（图 5－27）。肱骨外旋时，是检查大结节是否存在骨折的最佳视角。内旋时可以观察到小结节邻近盂肱关节。肩胛骨冈上肌出口位则有助于诊断肩关节脱位、肩胛骨骨折以及肱骨近端骨折。

另外，我们也建议采用肩关节腋位投照法（图 5－28）。操作时，患肢需外展 90°，通常患者因为疼痛而不能配合。

这 4 种摄片方法可以充分评估肩关节和肱骨近端包括关节面的情况。患者取俯卧位、站位和坐位，都可以进行这 4 种 X 线检查，我们也建议坐位。

关节内骨折合并导致肱骨头下移的关节积血。影像学上称为假性关节脱位，这多表明存在关节内骨折（图 5－29）。另一个表明存在关节内骨折的影像学征象是脂液线。

多层螺旋 CT 较之 X 线检查更易发现隐匿的骨折。

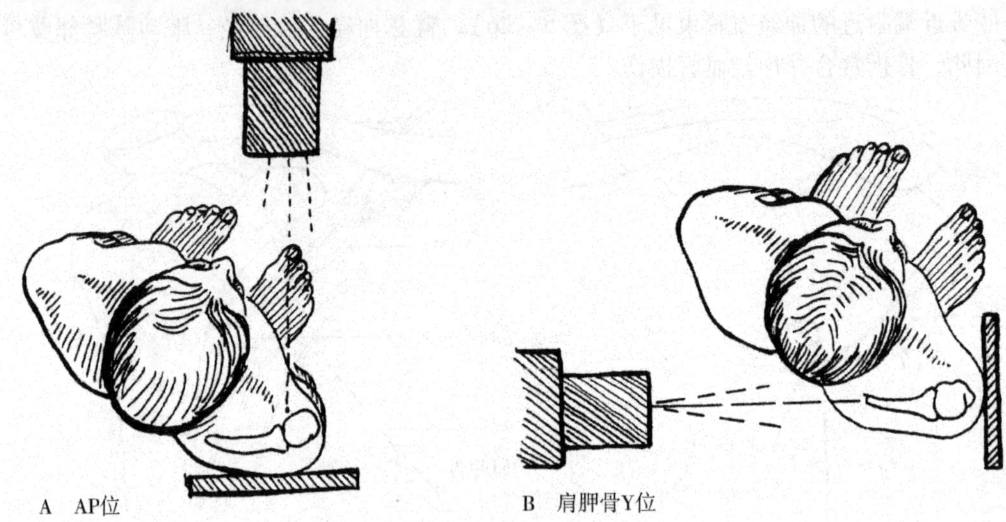

图5－27 肩关节x线检查包括

A. 肱骨内旋、外旋条件下的正位片；B. 肩胛骨冈上肌出口位

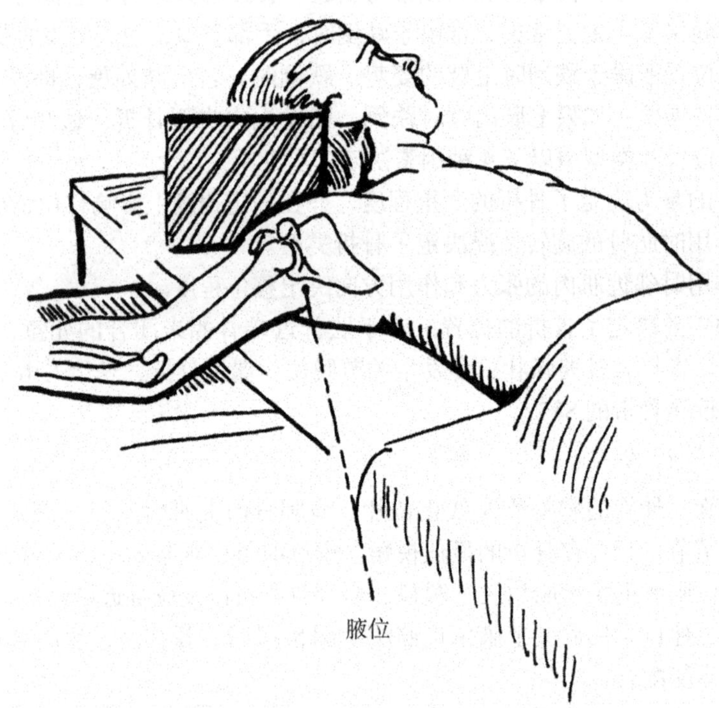

图5－28 肩关节腋位投照法

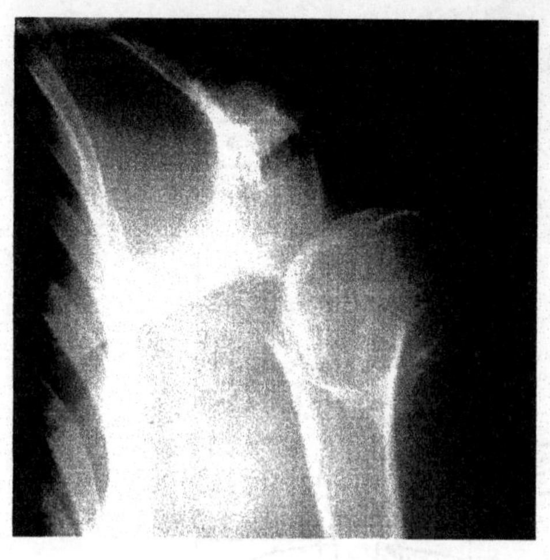

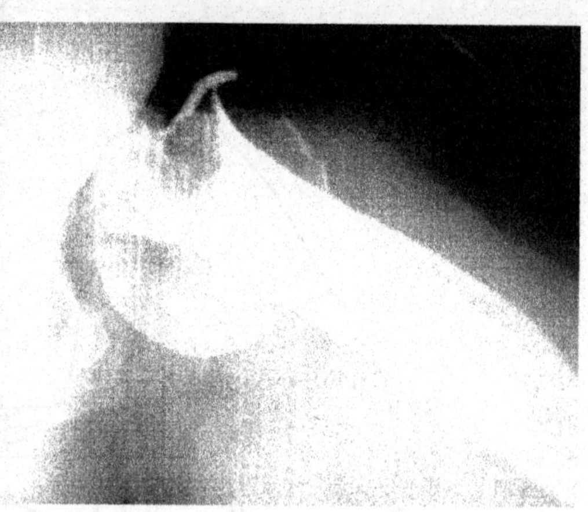

图 5-29 假性肩关节脱位，继发于肱骨近端骨折引起的关节积血

X 线正位片显示肱骨头脱位，但腋位片上肱骨头的位置未见异常。图示大结节和外科颈均有骨折，但大结节骨折块无移位，因此，仍为两部分骨折

（四）治疗

根据患者的年龄、性别和生活方式，肱骨近端骨折的治疗措施有所不同。

规则：肱骨近端骨折的治疗效果取决于能否早期功能锻炼。因此不必过度强调解剖复位，以避免术后长期制动，影响肩关节的功能恢复。

无移位的骨折（占肱骨近端骨折的 80%）可采用 sling 和 swathe 或腕带悬吊。我们建议早期即进行被动的功能锻炼（图 5-30）。主动功能锻炼随后进行。对于较复杂的、有移位或成角畸形的骨折，常需要手术治疗，术式的选择可参考以下分类系统。

分型：我们采用 Neer 改进的分型。根据 Neer 的建议，肱骨近端分为 4 部分（图 5-31）：①肱骨头。②肱骨干。③大结节。④小结节。

该系统根据骨折块和移位的情况进行分类，对治疗和预后有一定的指导意义。

骨折后，如肱骨近端所有骨折块均无移位和成角畸形，则称为一部分骨折。如有一个骨折块相对于完整的肱骨近端移位 >1cm 或者成角 >45°，称为两部分骨折。如有两个骨折块相对于肱骨近端分别出现移位，称为三部分骨折。如四块骨折块均有移位，称为四部分骨折。移位的单一骨折块，如果包含肱骨近端两部分结构也归为两部分骨折。值得注意的是骨折块分离 >1cm 或者成角 >45°才被称为骨折移位。（图 5-32）归纳了肱骨近端骨折的 Neer 分型。其中三部分和四部分骨折多合并肱骨头脱位。Neer 系统并不包含关节内骨折。

接近 80% 的肱骨近端骨折是一部分骨折。骨膜、肩袖和关节囊参与维持肱骨近端各部分的稳定。肱骨近端骨折应由急诊医师负责处理。其余 20% 的骨折则是两部分、三部分或四部分骨折。这些骨折须予以复位，但复位后仍不稳定。

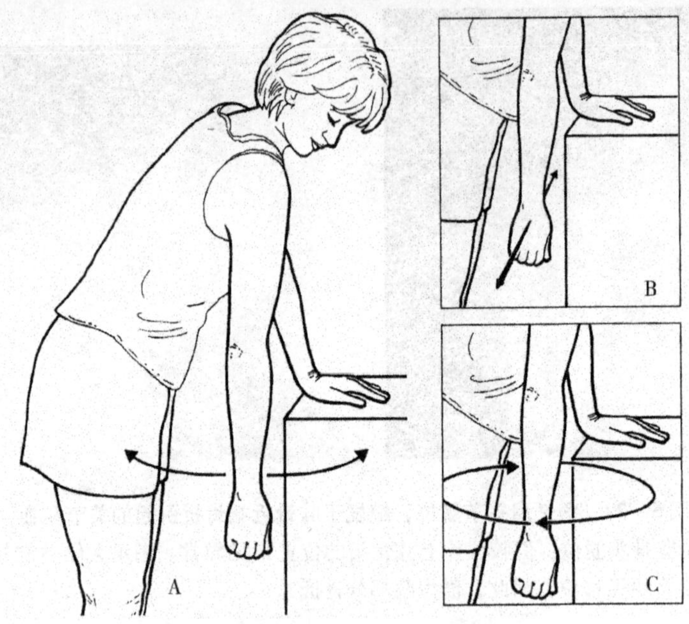

图 5－30　Codman 练习

A. 首先，患肢垂下，前后摆动；B. 随后患肢进行内收、外展练习；C. 最后顺时针和逆时针旋转患肢。当患者病情稳定时，这三组动作每日重复进行，并逐步增加活动范围

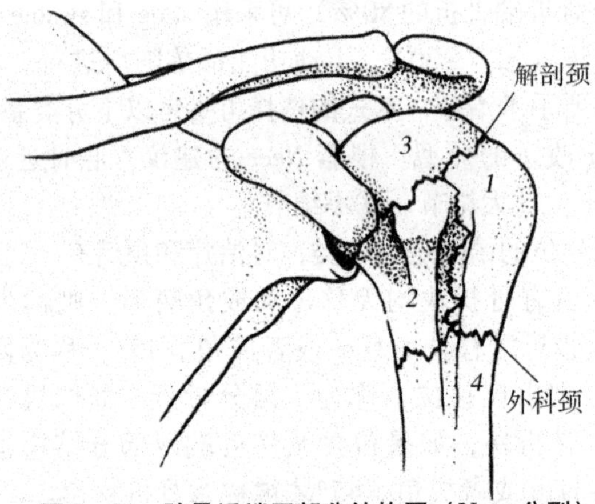

图 5－31　肱骨近端四部分结构图（Neer 分型）

1. 大结节；2. 小结节；3. 肱骨头；4. 肱骨干。按照一个或多个部分的移位情况进行骨折分型。骨折块分离 >1cm 或者成角 >45°即为骨折移位

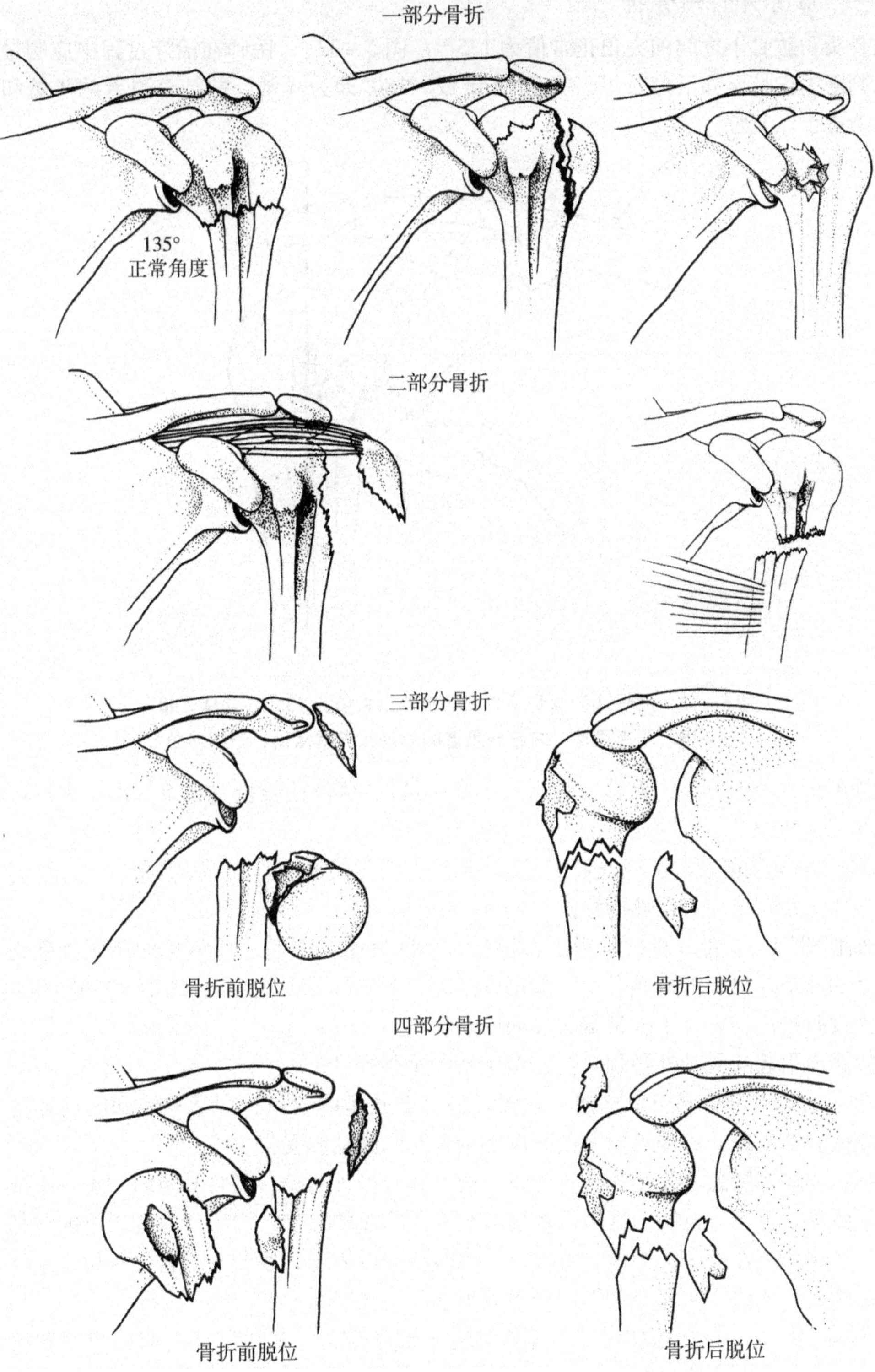

图 5－32　Neer 分型的一部分骨折、两部分骨折、三部分骨折和四部分骨折

（一）肱骨外科颈骨折

肱骨头和肱骨干之间的夹角正常值为135°（图5－33）。医师在治疗过程中应测量该角度，以判断损伤情况和治疗效果。夹角≤90°或＞180°即为异常，并结合患者的年龄和日常活动，考虑予以复位。

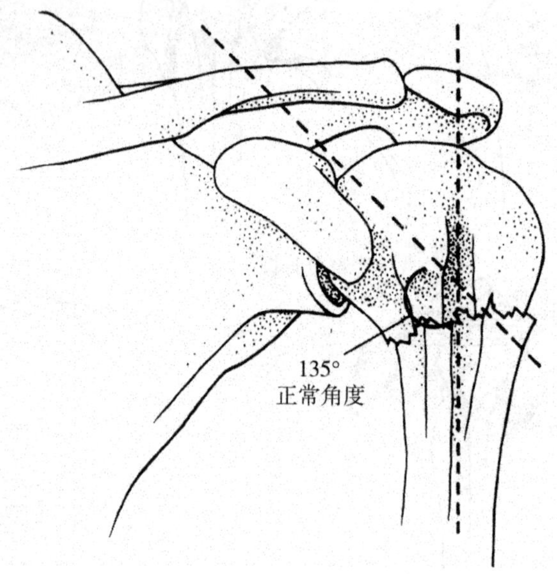

图5－33　肱骨头和肱骨干之间的夹角正常值为135°。夹角≤90°或＞180°即为异常，并结合患者的年龄和日常活动，予以复位

外科颈骨折分为三类：无移位骨折（图5－34）、移位性骨折（图5－35）和粉碎性骨折（图5－36）。

夹角＜45°无须复位。夹角＞45°，再结合患者的年龄和生活方式，考虑是否予以复位。骨折块分离＞1cm就认为是骨折移位。

1. 损伤机制　肱骨外科颈骨折由直接暴力和间接暴力引起。最常见的是间接暴力，跌倒时，手部着地，引起外科颈骨折。如果跌倒时，上肢外展，肱骨干骨折端向外侧移位。如果上肢内收时跌倒，肱骨干骨折端大多向内侧移位。

直接暴力引起的肱骨外科颈骨折在老年患者中很少见。

2. 查体　患者上臂和肩部疼痛、肿胀。如果患肢呈内收位，臂丛神经和腋动脉受累的可能性较低。如果患肢呈外展位，则高度怀疑臂丛和腋动脉受损。

规则：如果怀疑患者存在外科颈骨折，而且患肢呈外展位，需将其暂时固定，不要尝试复位，以免损伤神经、血管。这类骨折多有明显、严重的移位，内收的肱骨干可能对邻近的神经血管产生永久性损害。影像学检查时，患肢应予以固定，避免骨折自行复位。

影像学检查之前，医师应详细记录患肢末端的血供和感觉功能。

3. 影像学检查　包括患肢内旋、外旋时的X线正位片，肩胛骨冈上肌出口位和肩关节腋位。这些检查足以明确诊断。

4. 合并损伤　无移位的外科颈骨折可能合并腋神经挫伤或撕脱伤。腋神经、血管和臂丛神经损伤常见于移位或粉碎性外科颈骨折。

5. 治疗

（1）无移位肱骨外科颈骨折（图 5 – 34）

1）成角 <45°：这类骨折属于一部分骨折。治疗措施包括患肢吊带制动，冰敷，抬高患肢和止痛药。早期进行手部功能锻炼，在能忍受的情况下及早进行腕部环转练习。2 ~ 3 周开始肘关节和肩关节的被动练习。3 ~ 4 周开始肩关节的主动功能锻炼。

2）成角 >45°：对于老年患者，由于其较低的要求，即便成角 >45°，只要骨折端之间有接触，吊带悬吊即可，不需手法复位。然而，对于年轻患者，这类骨折归于两部分骨折，需要手法复位。骨折时，部分骨膜仍保持连续，有助于手法复位时骨折块的复位。急诊处理措施包括：吊带悬吊，镇痛药物，以及局麻或全麻条件下复位所需的各种准备。

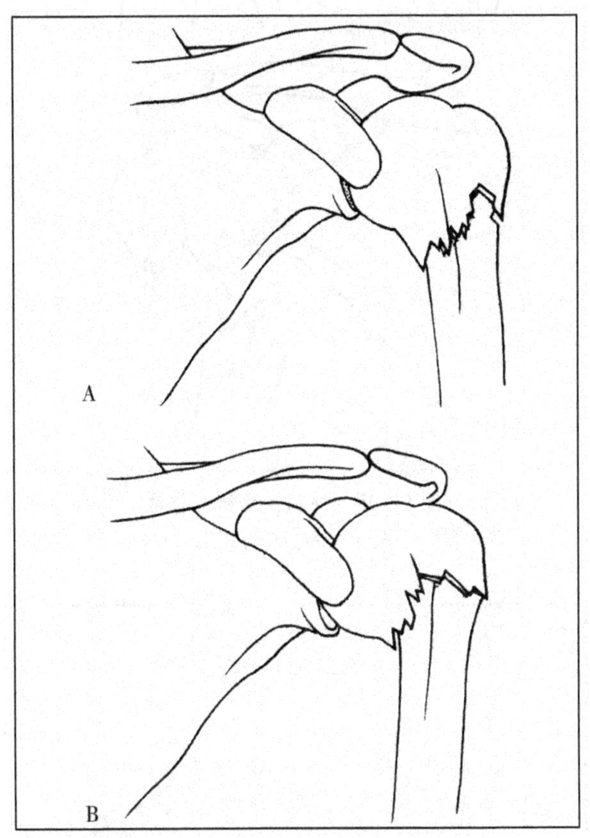

图 5 – 34　肱骨外科颈骨折：无移位

A. 轻度成角（ <45°）；B. 明显成角（ >45°）

（2）移位的外科颈骨折（图 5 – 35）

1）移位 <1cm：为一部分骨折。治疗措施包括患肢吊带悬吊、冰敷、抬高患肢和应用镇痛药物。

早期进行手部功能锻炼，随后进行关节的环转练习，2 ~ 3 周开始肘关节和肩关节的被动练习，3 ~ 4 周开始肩关节的功能锻炼。

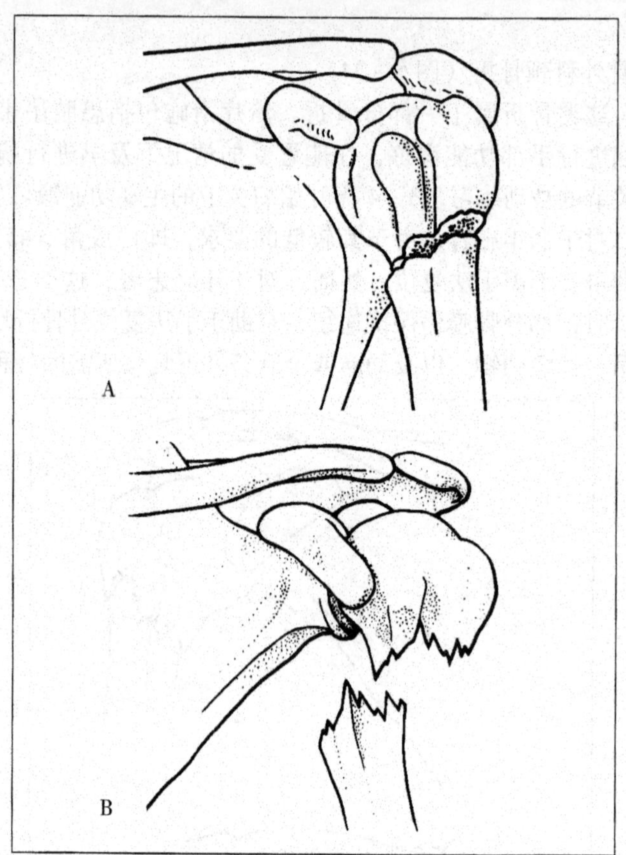

图 5－35　外科颈骨折：移位

A. < 1cm；B. > 1cm

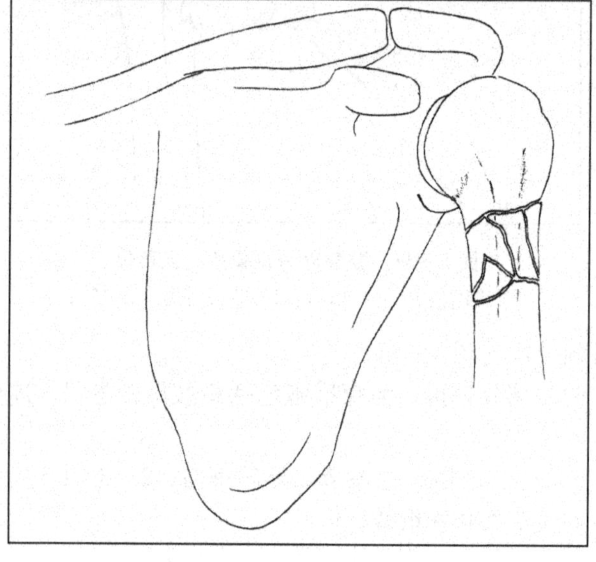

图 5－36　肱骨外科颈骨折：粉碎性

2）移位 >1cm：急诊处理包括患肢吊带悬吊、冰敷、应用镇痛药物以及其他常规措施。局麻或全麻下行手法复位，并以吊带悬吊。如果复位后仍有移位的可能，就需要克氏针翘拨复位或切开复位。

如果常规处理无法缓解神经、血管受压的情况，可以在麻醉条件下手法复位，步骤如下（图 5－37）：

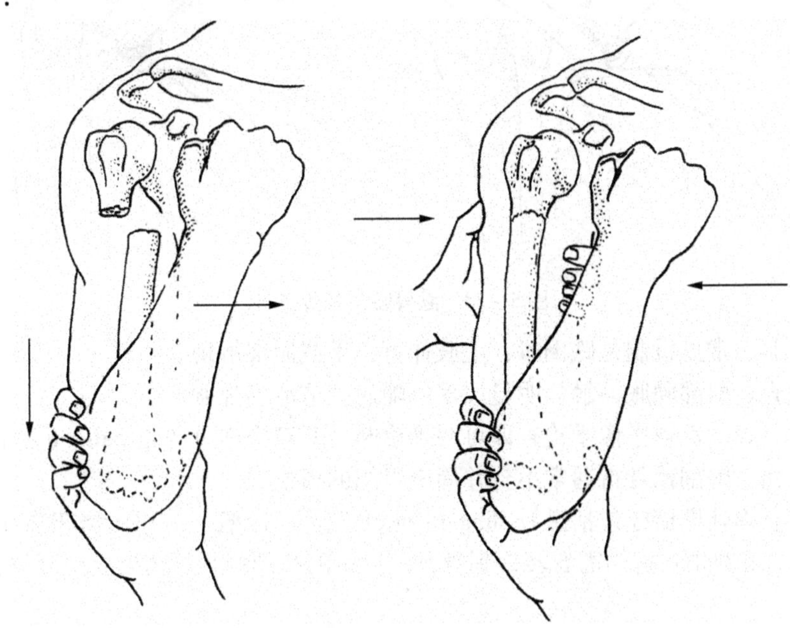

图 5－37　肱骨近端骨折移位手法复位示意图

沿骨折移位的反方向牵引进行手法复位

①患者仰卧位或半卧位，屈肘，沿肱骨纵轴向下持续牵引。②牵引条件下，将患肢置于胸前，轻度前屈。③牵引可以使骨折块暂时分离。此时，医师另一只手置于患侧肱骨内侧，挤压骨折块复位。逐渐放松牵引。④手法复位后，再次详细检查患侧末端血供和感觉。并用 sling 和 swathe 固定患肢于胸壁。

粉碎性骨折（图 5－36）急诊处理措施包括患肢制动、冷敷、应用镇痛药物和其他常规措施。治疗方法包括上肢悬垂石膏、切开内固定术或者尺骨鹰嘴牵引术。

6. 并发症　肱骨外科颈骨折可能合并以下严重并发症。

（1）术后关节僵硬是常见并发症。早期功能锻炼有助于缓解。

（2）畸形愈合常见于移位的骨折。幸运的是，健侧肩关节有很大的活动范围，使这个并发症并不会引起严重的功能降低。

（3）骨化性肌炎大多数情况下可自行吸收。

（二）肱骨解剖颈骨折

解剖颈骨折是指位于肱骨骺板区域的骨折（图 5－38），分为成年型和儿童型。成年型骨折少见，分为无移位型和移位型（>1cm）。儿童型通常发生于 8～14 岁的儿童。

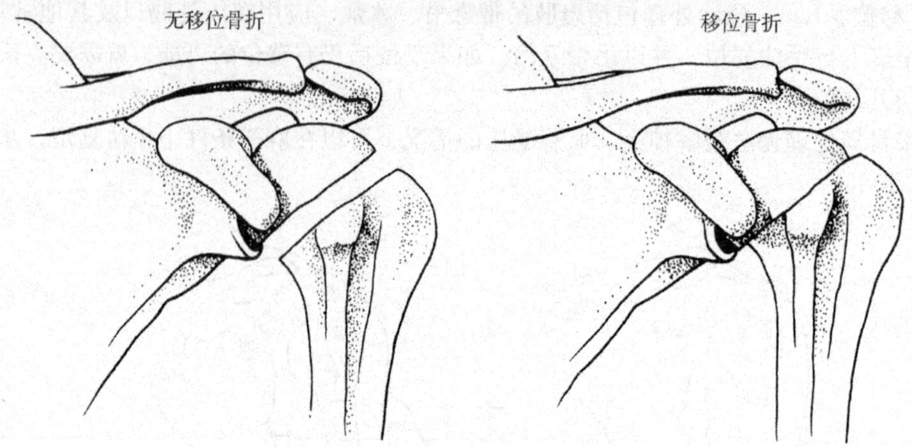

图5-38　肱骨解剖颈骨折

1. 损伤机制　常见机制是跌倒时，上肢伸直，手或肘部触地。

2. 临床检查　肩部肿胀，触痛明显。疼痛随肩关节活动加剧。

3. 影像学检查　常规影像学检查即可明确诊断。儿童中常见的是 Salter Ⅱ 型骨折。

4. 合并损伤　解剖颈骨折通常不合并周围组织的损伤。

5. 治疗　急诊处理措施包括患肢 sling 和 swath 制动、冷敷、应用镇痛药物和早期转诊。移位或无移位的解剖颈骨折均需要转诊到骨科。移位的解剖颈骨折需要立即复位，应急症转诊到骨科。

儿童期解剖颈骨折并不是真正的骨折，而是指肱骨近端的骺板损伤。处理措施包括患肢制动，应用镇痛药物和急症转诊。

6. 并发症　解剖颈骨折常合并肱骨头的缺血性坏死。我们建议医师在处理此类患者时应该咨询骨科专业医师，制定恰当的治疗方案和随访计划。

（三）肱骨大结节骨折

冈上肌、冈下肌和小圆肌均止于大结节，因此，骨折时，牵拉骨折块向上移位。向上移位的骨折块阻挡肩关节的外展活动。

肱骨大结节骨折包括无移位和有移位两类。无移位骨折进一步细分为压缩骨折和非压缩骨折（图5-39）。而合并移位的大结节骨折也包括两类：仅骨皮质撕脱骨折和大结节完全撕脱骨折（图5-40）。

骨折块移位 >1cm 常合并肩袖撕裂。

规则：肱骨大结节骨折移位合并肩袖纵向撕裂。

15% 的肩关节前脱位病例可见大结节骨折。

1. 损伤机制　大结节骨折常由直接暴力或间接暴力引起。直接暴力常导致大结节压缩骨折。跌倒时，上臂外侧撞击地面引起压缩骨折。那些肌肉萎缩、肌力下降的老年人特别容易摔倒发生这类损伤。

间接暴力多引起大结节撕脱骨折。跌倒时，上肢伸开，手部着地，间接引起大结节无移位的撕脱骨折。如暴力过大时，引起肩袖撕裂，牵拉骨折块移位。

2. 临床检查　患者大结节区疼痛、肿胀。患肢外展无力，外旋时，疼痛加剧。如果骨折块向后移位撞击肩胛骨关节盂的后缘，就会限制肩关节的外旋。

3. 影像学检查　肩关节 X 线正位片能很好地显示大结节骨折及骨折块上移（图 5-41）。但是正位片难以评估骨折块后移的准确程度，骨折块也与关节面重叠，影响诊断。肩关节腋位片有助于弥补正位片的不足。因此，如果仅用肩关节正位片，可能会低估骨折块后移的程度，以及误诊两部分骨折。CT 检查大大增加移位程度诊断准确率。

4. 合并损伤　神经血管损伤少见。大结节骨折，特别是合并骨折移位的大结节骨折，常伴发肩关节前脱位和肩袖撕裂。

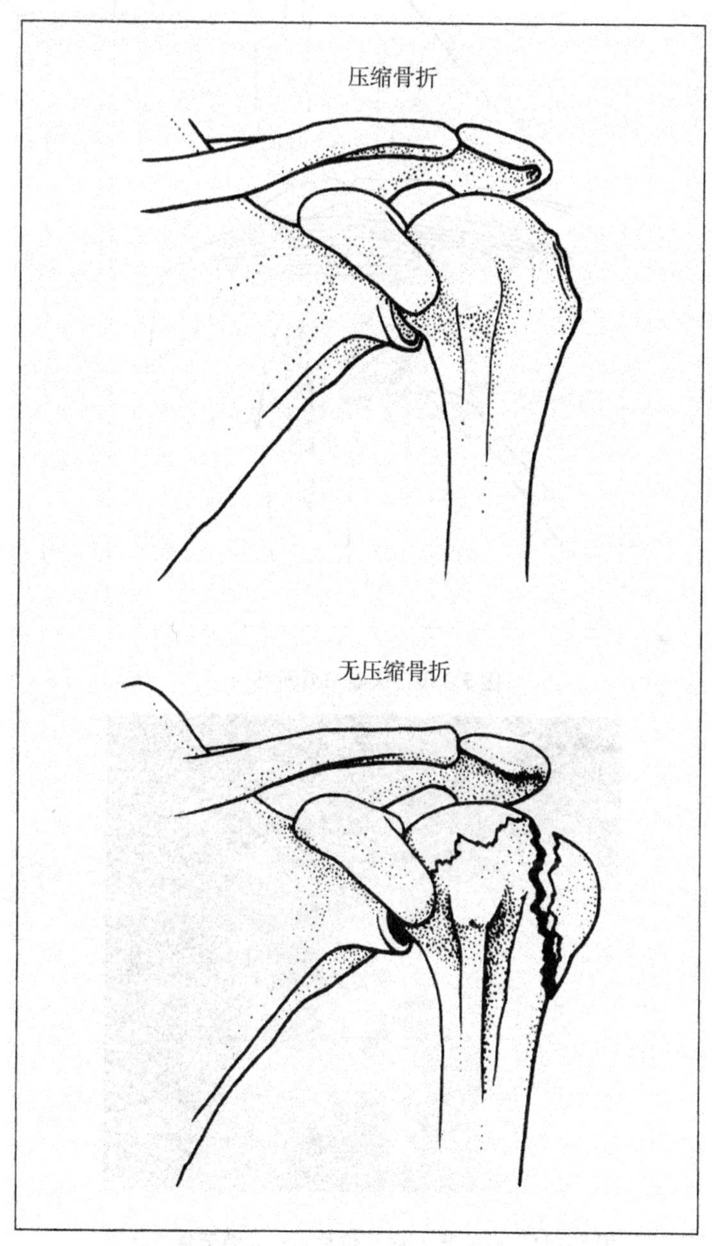

图 5-39　大结节骨折—无移位

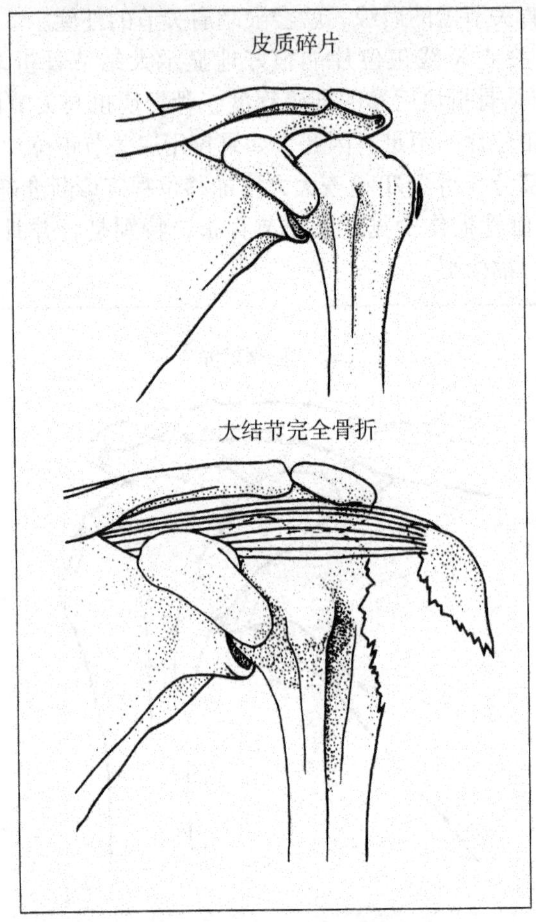

图 5-40　大结节骨折移位

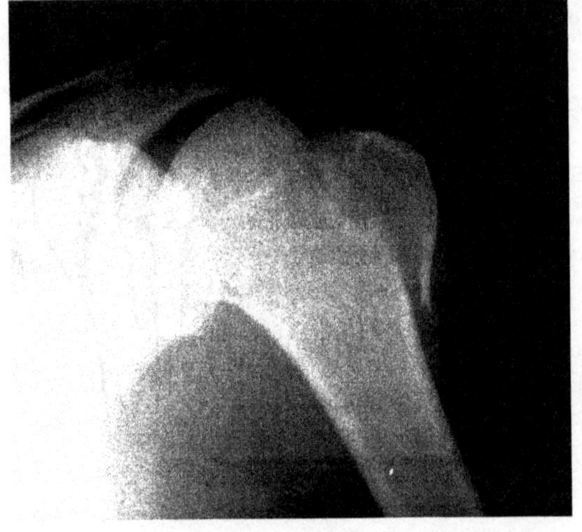

图 5-41　肩关节 X 线正位片示：大结节骨折移位

5. 治疗

（1）无移位骨折：压缩骨折和非压缩骨折的急诊处理包括冷敷、应用镇痛药物、悬吊制动，由于并发症发生率较高，应及早转诊。

（2）移位的大结节骨折：如果合并肩关节前脱位，复位以后，大结节骨折块也多能复位，即可按照无移位骨折治疗。

如果仍有脱位，或者是肩关节无脱位但骨折移位，则根据患者的年龄和生活方式采取不同的治疗措施。年轻患者采用切开复位内固定术，并修复撕裂的肩袖。必须要有足够大和强度的骨折块才能采用螺钉固定，但老年患者常由于骨质疏松致固定失败。老年患者常不适合手术治疗，可采用冷敷、悬吊、应用镇痛药物和早期转诊。老年患者必须及早进行功能锻炼，预防关节僵硬。

6. 并发症　大结节骨折可能有以下并发症：

（1）大结节压缩骨折常出现肱二头肌腱长头撞击症，导致慢性腱鞘炎，最终肌腱断裂。

（2）骨折不愈合。

（3）骨化性肌炎。如果早期功能锻炼则可避免。

（四）小结节骨折

小结节骨折少见。肩关节后脱位可见到此类损伤。骨折块很小或很大（>1cm）（图5-42）。

1. 损伤机制　小结节骨折常由间接暴力引起，例如癫痫发作或跌倒时上肢内收，肩胛下肌猛烈收缩，导致小结节撕脱。

2. 临床检查　小结节区域触痛明显。主动外旋或者对抗阻力内收时，疼痛加剧。被动外旋时，疼痛也加剧。

3. 影像学检查　肩关节常规检查即可明确诊断。

4. 合并损伤　常见肩关节后脱位。无移位的外科颈骨折也可出现小结节骨折。神经血管损伤少见。

5. 治疗　急诊处理包括：冷敷，应用镇痛药物，悬吊，以及骨科会诊。骨科医师大多建议悬吊3~5d，然后逐步进行功能锻炼。有些医师倾向于手术固定，因此，早期会诊是有必要的。

6. 并发症　由于肩部肌肉的代偿作用，这类骨折多无并发症。有些医师相信小结节骨折能减弱肩关节囊前部的支持作用，进而诱发肩关节再次脱位。

（五）肱骨近端粉碎性骨折

肱骨近端粉碎性骨折（图5-43和图5-44）是指Neer分型中的三部分和四部分骨折（3块或3块以上常由严重暴力引起，合并肩关节脱位。）

1. 损伤机制　最常见的原因是严重摔伤。受累的结构和移位的程度取决于暴力的大小和肌肉的张力。

2. 临床检查　肱骨近端弥散性疼痛、肿胀。患肢活动受限。

3. 影像学检查　包括肩关节X线正位片和肩胛骨出口位（图5-27）。

4. 合并损伤　常合并严重合并伤：

（1）肩关节脱位。

（2）肩袖损伤。

（3）臂丛神经、腋血管损伤及腋神经和肌皮神经损伤。

5. 治疗　急诊处理措施包括冷敷、应用镇痛药物、悬吊及入院常规检查。肱骨近端粉碎性骨折都需要手术治疗，有些需要行人工肩关节置换术（四部分骨折）。

6. 并发症　早期即合并神经血管损伤。由于严重损伤肱骨头血供，四部分骨折有很高的肱骨头坏死概率。

（六）关节面骨折

关节面骨折有些学者也称为嵌入骨折（图5－45）。这类骨折分为：①<40%面积受累。②>40%面积受累。③粉碎性骨折（肱骨头劈裂）。

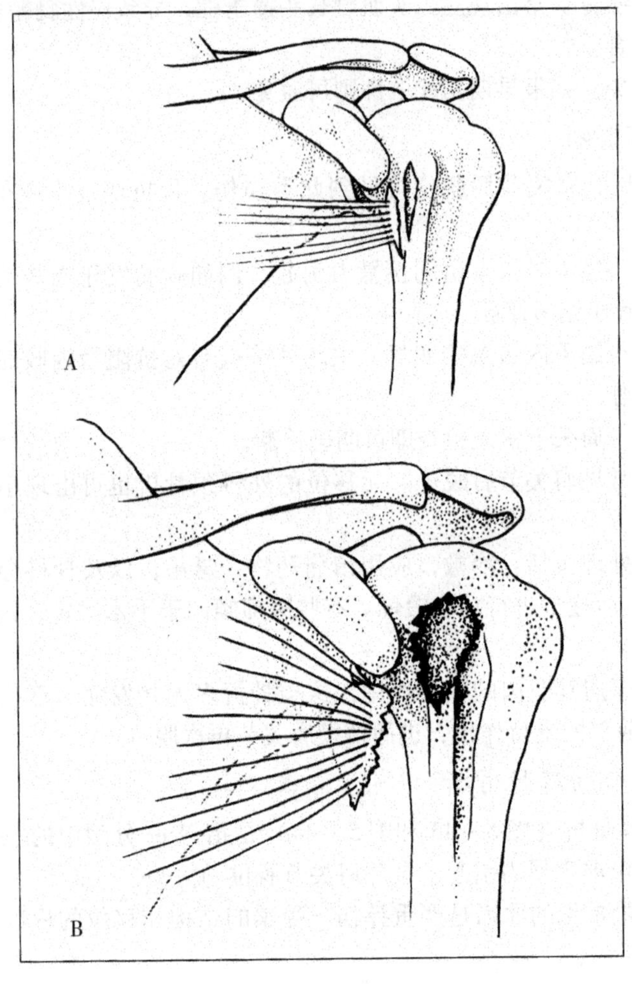

图5－42　小结节骨折

A. 小骨折块；B. 大骨折块>1cm的骨折块移位

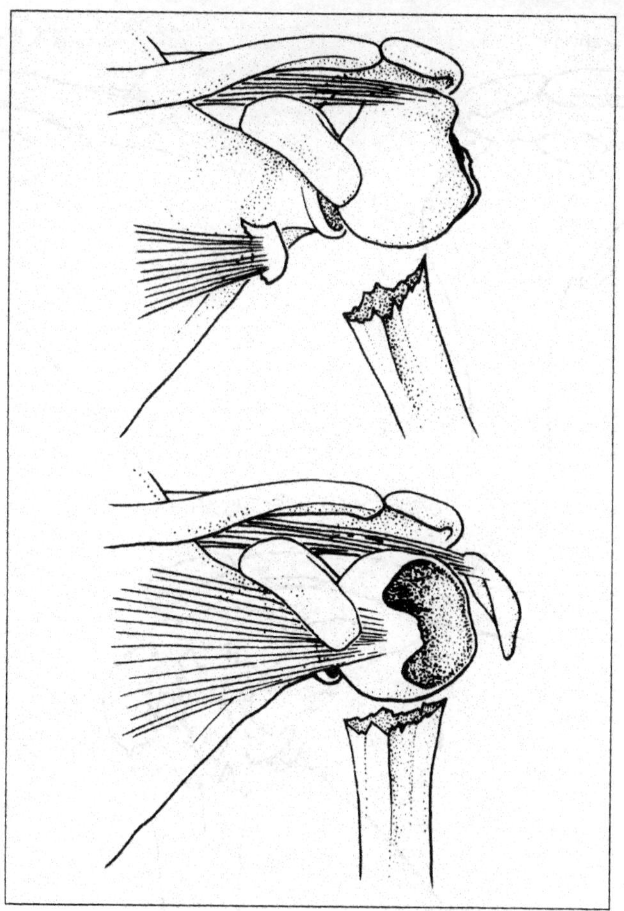

图 5－43　肱骨近端三部分骨折

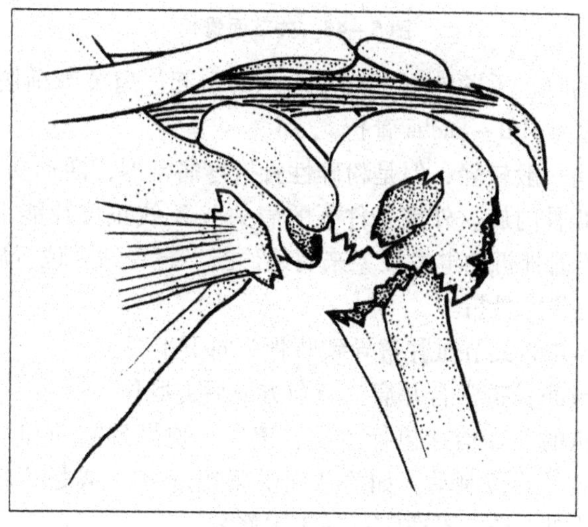

图 5－44　肱骨近端四部分骨折

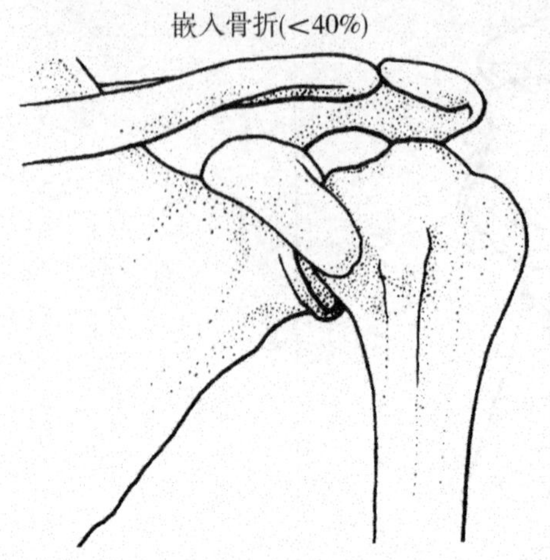

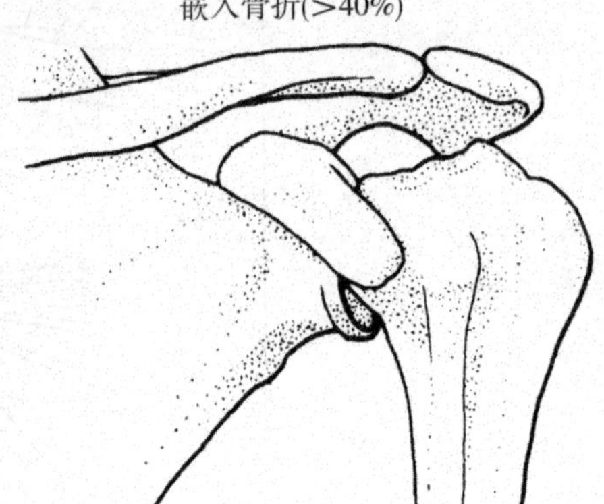

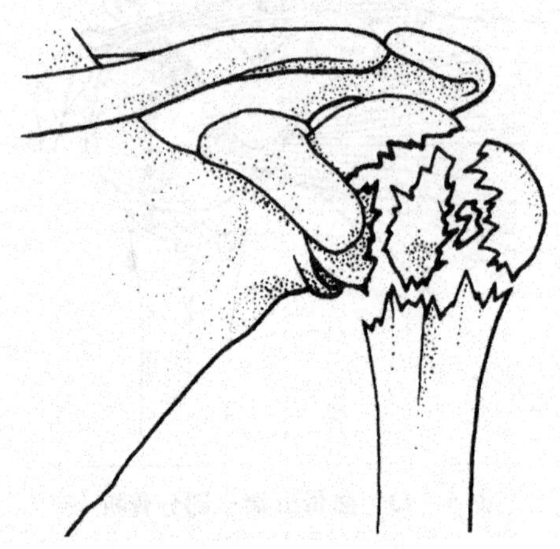

图 5 – 45　关节面骨折

1. 损伤机制　跌倒时，手臂外侧直接撞击地面引起。肩关节前脱位可能导致肱骨头外侧面受累，此类损伤称为 Hill – Sachs 骨折。

2. 临床检查　疼痛一般较轻，但是粉碎性骨折疼痛剧烈，活动受限。

3. 影像学检查　肱骨内旋、外旋条件下的肩关节 X 线正位片能很好地显示骨折线。嵌压骨折很难判断，常依据骨折的继发征象来明确诊断。患者站立位行肩关节正位片检查，如有脂液平，多表明有关节内骨折。

另外，嵌入骨折合并的关节血肿常导致肱骨头向下半脱位。

4. 合并损伤　关节面骨折常合并肩关节前方或后方脱位。

5. 治疗　该类骨折的急症治疗包括冰敷、镇痛、腕吊带制动和早期转诊。如果关节面受累不超过 40%，上肢外旋位制动。如关节面受累超过 40% 或是粉碎性骨折，则要求假体置换。老年患者要求早期活动，不适宜选择手术修复。

6. 并发症　如前所述，神经、血管损伤可能使得这些骨折的处理更复杂。四部分骨折由于肱骨头血供受损，发生肱骨头缺血性坏死的概率很高。

（史文宇）

第四节　肘部创伤

（一）肘关节脱位

肘关节脱位很常见，多发生于青少年，成人和儿童也有时发生，约占全身四大关节脱位总数的一半。由于肘关节脱位类型较复杂，并以后脱位最常见，早期正确诊断及处理，后遗症少见，早期若未能及时处理或合并肘部及其他结构损伤时，常留有不同程度的肘关节功能障碍或畸形。

1. 损伤机制及类型　肘关节脱位主要系由于间接暴力所致。肘部系前臂和上臂的连接结构，暴力的传导和杠杆作用是引起肘关节脱位的基本外力形式。

（1）肘关节后脱位：是肘关节脱位中最多见的一种类型，以青少年为主要发生对象。如摔倒后，手掌着地，肘关节完全伸展，前臂旋后位，由于人体重力和地面反作用力引起肘关节过伸，尺骨鹰嘴的顶端猛烈冲击肱骨下端大鹰嘴窝，即形成力的支点。外力继续加强引起附着于喙突的肱前肌和肘关节囊的前侧部分撕裂，则造成尺骨鹰嘴向后移位，而肱骨下端向前移位的肘关节后脱位。

由于构成肘关节的肱骨下端内外髁部宽而厚，前后又扁薄，侧方有副韧带加强其稳定，但如发生侧后方脱位，很容易发生内外髁撕脱骨折。

（2）肘关节前脱位：单纯肘关节前脱位较少见，又常合并尺骨鹰嘴骨折。其损伤原因多系直接暴力，如肘后直接遭受外力打击或肘部在屈曲位撞击地面等，导致尺骨鹰嘴骨折和尺骨近端向前脱位。这种类型肘部软组织损伤较严重。

（3）肘关节侧方脱位：多见于青少年。分为内侧脱位和外侧脱位 2 种，通常是肘关节处于内翻或外翻应力所致，伴有肘关节的侧副韧带和关节囊撕裂，肱骨的下端可向桡侧或尺侧破裂的关节囊侧移位。因强烈内外翻作用下，由于前臂伸或屈肌群猛烈收缩引起肱骨内、外髁撕脱骨折，尤其是肱骨内上髁更容易发生骨折。有时骨折片可嵌在关节间隙内。见（图 5－46）。

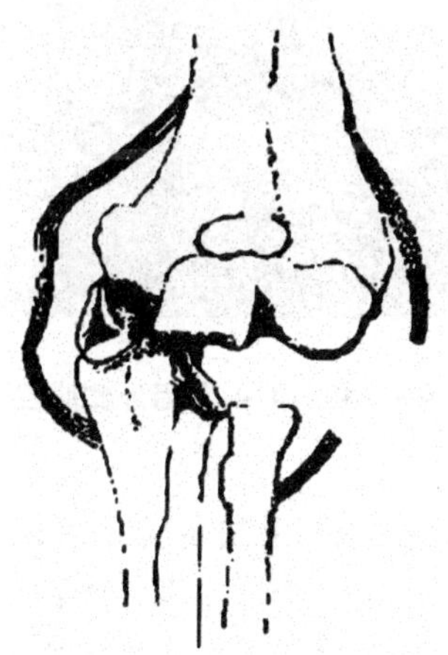

图 5－46　肘关节侧方脱位

（4）肘关节分裂脱位：这种类型脱位极少见。由于上下传导暴力集中于肘关节时，前臂呈过度旋前位，环状韧带和尺桡骨近侧骨间膜被劈裂，引起桡骨头向前方脱位，而尺骨近端向后脱位，肱骨下端便嵌插在二骨端之间。见（图5－47）。

2. 临床表现　外伤后，肘关节肿痛，关节置于半屈曲状，伸屈活动受限。如肘后脱位，则肘后方空虚，鹰嘴部向后明显突出；侧方脱位，肘部呈现肘内翻或外翻畸形。肘窝部充盈饱满，肱骨内、外髁及尺骨鹰嘴构成的倒等腰三角形关系改变。

X片检查可确定诊断，是判断关节脱位类型和合并骨折及移位状况的重要依据（图5－48）。

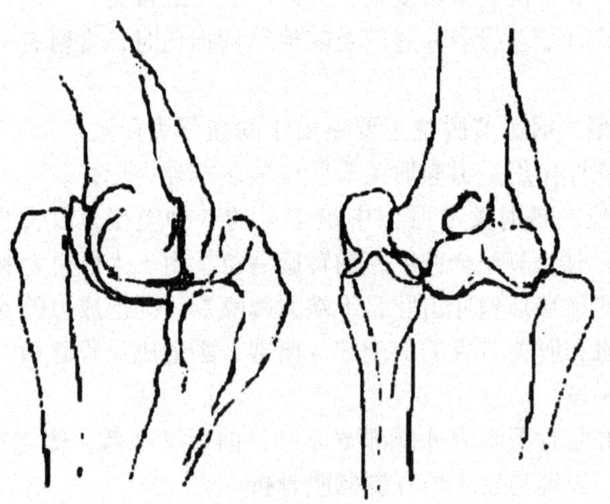

图5－47　肘关节分裂脱位，左图为前后分裂，右图为内外分裂

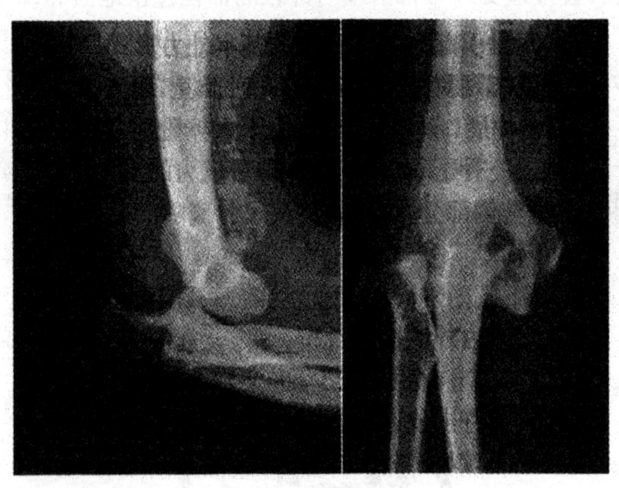

图5－48　肘关节后外侧脱位

3. 治疗

（1）手法复位：新鲜肘关节后脱位：手法复位，多用牵引复位法。局部或臂丛神经阻滞麻醉，如损伤在半小时内亦可不使用麻醉。术者一手握住伤肢前臂、旋后，使肱二肌松弛后进行牵引，助手双手紧握患肢上臂作反牵引，先纠正侧方移位，再在继续牵引下屈曲肘关节，同时将肱骨稍向后推，复位时可感到响声，如已复位，关节活动和骨性标志即恢复正常，如果一人操作，可用膝肘复位法或椅背复位法。

注意事项：复位前应检查有无尺神经损伤，复位时应先纠正侧方移位，有时要先将肘稍过伸牵引，以便使嵌在肱骨鹰嘴窝内的尺骨冠状突脱出，再屈肘牵引复位。若合并肱骨内上髁骨折，复位方法基本同单纯肘关节脱位，肘关节复位之时，肱骨内上髁多可随之复位；但有时骨折片嵌入肱尺关节间隙，此时将肘关节外展或外翻，使肘关节内侧间隙增大，内上髁撕脱骨折借助于前臂屈肌的牵拉作用而脱出关节得以复位。若骨折片虽脱出关节，但仍有移位时，加用手法复位，及石膏固定时加压塑型。如果嵌顿无法复位者，需要考虑手术切开。

对于某些肘关节陈旧性脱位（早期）的手法复位，需在臂丛麻醉下，做肘部轻柔的伸屈活动，使其粘连逐渐松解。将肘部缓慢伸展，在牵引力作用下逐渐屈肘，术者用双手拇指按压鹰嘴，并将肱骨下端向后推按，即可使之复位。如不能复位时，切不可强力复位，应采取手术复位。如合并有尺神经损伤，手术时应先探查神经，在保护神经下进行手术复位，复位后宜将尺神经移至肘前，如关节软骨已破坏，应考虑作肘关节成形术或人工关节置换术。复位后的处理：复位后，用石膏或夹板将肘固定于屈曲 90°位，3 ~4 周后去除固定，逐渐练习关节自动活动，要防止被动牵拉，以免引起骨化肌炎。

（2）手术治疗

1）手术适应证：新鲜脱位闭合复位失败者；肘关节脱位合并肱骨内上髁撕脱骨折，骨碎片复位差；陈旧性肘关节脱位，不宜闭合复位者；一些习惯性肘关节脱位患者。

2）开放复位：需在臂丛麻醉下。取肘后纵形切口，肱骨内上髁后侧暴露并保护尺神经。肱三头肌肌腱做舌状切开。暴露肘关节后，将周围软组织和瘢痕组织剥离，清除关节腔内的血肿、肉芽及瘢痕。辨别关节骨端关系并加以复位。缝合关节周围组织。为防止脱位可采用一枚克氏针自鹰嘴至肱骨下端固定，1 ~2 周后拔出。

4. 并发症　僵直和创伤后关节炎是肘关节脱位后的常见并发症。早期解剖复位对防止关节炎改变是必要的，但可能会有一定程度的关节伸直受限。

异位骨化很常见，包括侧副韧带和关节囊的钙沉积，但它很少需要治疗。严重的异位骨化几乎可以造成肘关节的完全融合。异位骨化在脱位后很常见，最早可于伤后 3 ~4 周在 X 线摄片上看到，它的严重程度似乎与损伤的大小及固定时间的长短有关，也与肘关节早期被动牵拉有关。坚强的内固定、骨折修复后彻底冲洗软组织、早期活动也许可减少异位骨化。

（二）桡骨头脱位

1. 解剖与分型　桡骨头参与 2 个关节的组成：其环状关节面与尺骨桡切迹籍环状韧带和方形韧带的束缚构成上桡尺关节；桡骨头凹与肱骨小头构成肘关节的肱桡部分。在临床上诊断桡骨头脱位一般都以肱桡关系的改变进行判断。正常情况下，在肘关节正位 X 线片上，桡骨干上段轴线向近侧的延长线应通过肱骨小头关节面的中点，向内侧或向外侧的偏移均视为桡骨头脱位。在侧位片上，肱骨小头与桡骨头凹在肘关节任何的屈伸位置上都是一个相应的杵臼关系。在肘关节屈曲 90°的侧位 X 线片上，桡骨干轴线向近侧的延长线应通过肱骨小头中心，向前或向后的移位分别诊断为前脱位或后脱位。

桡骨头脱位一般分为前脱位和后脱位 2 种类型。

前脱位：桡骨头脱位于肱骨小头前方，为前臂旋前暴力所致。当前臂处于旋前位，桡侧突然遭受暴力冲击时，也可造成桡骨头前脱位。暴力大者，将桡骨头推向尺侧嵌入肱肌肌腱中，闭合复位难以成功。

后脱位：桡骨头脱位于肱骨小头后方，为前臂轴向暴力所致。其发生机制为当肘关节过度屈曲时，桡骨头与肱骨小头上位的桡骨窝（Radia Fossa）相抵，前脱位已无空间。当前臂于旋前位，桡骨干即斜向交叉在尺骨干上，其纵轴方向为自内下斜向外上，桡骨头已具向外后脱位之势。此刻若前臂遭受轴向暴力，自腕部沿桡骨干向上传达，即迫使桡骨头冲破环状韧带向后外方脱出，由于与肱骨小头撞击，常合并桡骨头前侧边缘骨折。若暴力仍未中止，进而发生下桡尺关节分离，形成前臂两极性脱位或同时发生尺骨骨折。

根据桡骨头脱位的程度分为2度：

Ⅰ度：肱桡关节的杵臼关系移位，但未完全分离，即桡骨头半脱位。

Ⅱ度：肱桡关节的杵臼关系完全移位，桡骨头脱出在肱骨小头的前方或后方，即桡骨头完全脱位。

陈旧性孤立性桡骨头脱位在X线片上的特点是桡骨头凹发育呈凸状，桡骨干发育较长，这是由于桡骨头长期失去肱骨小头的生理挤压所造成的。陈旧性孟氏损伤应伴有尺骨弯曲畸形，必要时拍健侧前臂X线片对比。先天性桡骨头脱位是双侧性的，一般无临床症状。

2. 鉴别诊断　桡骨头脱位的诊断一般不会发生困难，关键在于与陈旧性桡骨头脱位、陈旧性孟氏骨折和先天性桡骨头脱位相鉴别，以便选择正确的治疗方法，可从以下几个方面考虑：外伤史、临床体征、X线相片显示的桡骨头形状、尺骨是否异常弯曲、对侧前臂X线片对比，给予正确诊断，杜绝医源性伤害。

3. 治疗　新鲜性桡骨头脱位的复位一般比较容易。复位后，前脱位肘关节屈曲90°，前臂旋后位固定；后脱位肘关节半伸位，前臂中立位固定，固定时间为3周，固定器材为长臂石膏托。前脱位复位后不稳定的病例，肘关节固定在过屈位，以不影响前臂血运为度。复位失败的病例，应及时切开复位，修补环状韧带，不稳定者用1根克氏针固定，肘关节屈90°位，针自肘后穿入桡骨头，3周后拔除。

小儿陈旧性桡骨头脱位可采用切开复位、环状韧带重建术。环状韧带取材于肱三头肌外缘。对桡骨头凹呈凸状改变，桡骨干超长的病例，可同时行桡骨头关节面成形术和桡骨干短缩术，小儿不应行桡骨头切除术。成人陈旧性桡骨头脱位有临床症状者可行桡骨头切除术。

先天性桡骨头脱位无症状者不予处理，有疼痛、功能障碍和外观明显畸形者，可用桡骨头切除术治疗。但对儿童桡骨头骨折不应做头切除术，术后容易发生桡尺骨交叉愈合或桡骨头再生，建议不用该术式。

（三）桡骨头半脱位

本病又叫牵拉肘，其名称形象地描述其受伤机制和特征。本病的其他诊断名称有：桡骨头半脱位、牵拉性桡骨头半脱位、上尺桡关节环状韧带半脱位和保姆肘等。

本病为幼儿常见损伤，4岁以下最常见，占90%，发病高峰期在1～3岁，男孩多，左侧较右侧多见。

1. 解剖特点及其发病机制　牵拉肘是在幼儿肘部伸直和前臂旋前位突然牵拉手腕部所致，在其要跌倒的瞬间猛然用力向上拽其胳膊，或给幼儿穿衣服时用力猛拉其手所致，也可在摔倒后造成，比较少见。其好发于幼儿，与其肌肉、关节囊韧带薄弱、松弛和富于弹性的特点有关。Stone、Ryan、Salt以及Macra和Freeman等分别对不同年龄婴儿尸体标本的发病机制进行了探索，发现骨性桡骨头直径明显大于桡骨颈，两者比例与成人截然不同，并得出较为一致的结论，即牵拉肘是由环状韧带牵拉桡骨颈至桡骨头部所致。

2. 临床表现与诊断　患儿牵拉伤后，常立即出现哭闹，患肢拒绝活动和持物。大多数患者家属能明确指出是由于胳膊被拽伤后引起。

检查可见患肢常处在旋前位，肘关节屈曲，或用对侧手扶着患肢。肘部一般无肿胀，桡骨头外侧拒按，肘部被动屈伸尚可，但旋前旋后活动受限，有交锁感。施力抗阻旋后引起患儿瞬间剧痛，可感关节内有一弹响。

X 线影像表现骨关节无明显改变，诊断价值不大。

根据牵拉伤病史和局部检查无明显骨折征象便可初步诊断，手法复位后症状消失便能确诊。仅对个别伤因不明确或临床表现不典型或者须拍片排除骨折。

3. 治疗及预后　本病治疗比较简单，手法复位容易，操作前最好先哄得患儿合作。复位方法：术者一手握住患儿肱骨下段与和肘部，另一手握住前臂远端，使肘关节屈曲 90°，并小心保持前臂旋前位置不变，在两手对抗牵引下迅速施力使前臂旋后，此时常可感觉关节内一声弹响，随后疼痛消失，患肢活动自如。复位后三角巾悬吊数日或 1 周，应告知患儿父母在 5 岁前牵拉手腕有再脱位的危险性。

个别患儿前臂旋后时无复位感觉，弹响可能在反复旋转前臂 1 ~ 2 次后出现。早期国外文献虽曾报道 1 例 5 岁患儿因环状韧带陷入关节太多而需手术切开韧带复位，这种情况十分罕见。

大多数患儿手法复位后症状马上消失，若患肢活动完全恢复正常则无需制动，但要避免再受牵拉。个别患儿复位后局部仍有疼痛不适，或患肢尚不敢随意活动，可能是就诊晚，复位距受伤时间长，或合并环状韧带撕裂，故症状还会持续 3 ~ 5 天，宜用颈腕带或长臂后托石膏固定 1 ~ 2 周，直至症状消失。

本损伤预后良好，2 岁以下容易复发，约 5% 的患儿因牵拉手腕再发脱位，这些患者最好予以石膏托固定 2 ~ 3 周。随着年龄的长大，肌肉与关节囊韧带增强则对此病有自限能力，5 岁后发病已很少见。

（四）尺骨鹰嘴骨折

尺骨鹰嘴骨折是肘部常见损伤，成人多见。除少数尺骨鹰嘴尖端撕脱骨折外，大多数病例骨折线波及半月状关节面的关节内骨折。由于肘关节伸、屈肌的收缩作用，骨折很容易发生分离移位。因此，在治疗时，恢复其关节面的正常解剖对位和牢固固定、早期活动关节是获得良好功能的重要措施。如果关节面对合不整齐，日后可能引起创伤性关节炎，导致关节疼痛和功能受限。

1. 损伤机制　尺骨鹰嘴骨折的损伤多由间接暴力引起。当跌倒、手撑着地时，肘关节呈半屈状。肱三头肌猛烈收缩，即可将尺骨鹰嘴造成撕脱骨折；或在肘部着地时，肱骨下端直接撞击尺骨半月切迹关节面和肱三头肌向相反方向的牵拉，致鹰嘴骨折。甚至可造成肘关节前脱位伴鹰嘴骨折。直接暴力打击所造成的骨折，可能是粉碎性骨折。只要在骨折发生的瞬间，肌肉收缩力量不是很强烈，骨折移位并不明显。

尺骨鹰嘴骨折后，其正常解剖关系遭受破坏，骨折近侧段和远侧段分别受到附着的伸、屈肌收缩牵拉作用，失去生物力学平衡。止于尺骨近端粗隆的肱肌和附丽着尺骨鹰嘴的肱三头肌，司肘关节屈伸运动的动力。尺骨鹰嘴关节面侧为压力侧，鹰嘴背侧为张力侧，在二者之间是中性轴，既无压力也无张力。骨折后，通常以肱骨远端（滑车部）为支点，致骨折背侧张开或分离。这种骨折的应力特点是治疗中的注意点。

2. 解剖特点　尺骨鹰嘴骨折合并肘关节前脱位完全不同于单纯的肘关节脱位，尺骨鹰嘴是尺骨近端后侧大的隆起弯曲部分。它位于皮下尤其容易导致直接损伤。尺骨鹰嘴与尺骨近端前侧的冠状突之间形成一个大的半月形切迹，此半月切迹与肱骨滑车构成关节，它保持肘关节前后平面的活动并保持稳定性。关节软骨面与冠状突之间有一段软骨缺如区称为骨裸露区，因此在鹰嘴骨折复位时不要以为软骨面能够完全覆盖骨质。

尺骨鹰嘴的骨化中心 10 岁左右出现，16 岁左右融合。但也有成人骨骺未闭的报道，多见于双侧有家族史。这种情况应与肘髌骨相鉴别，肘髌骨是在肱三头抵止于鹰嘴处出现的骨化。骨髌未闭，肘髌骨都应与尺骨鹰嘴骨折相鉴别，尤其肘部创伤后，必要时应拍健侧 X 线片进行对比以防漏诊或误诊。

3. 临床表现　尺骨鹰嘴骨折后局部肿胀明显。由于肘关节内积血，使肘关节两侧肿胀，隆起。压痛比较局限，有时可触及骨折线。肘关节呈半屈状，伸屈功能障碍。X 线片可见明显骨折，并明确骨折类型和移位程度。

4. 骨折分型　骨折分为 4 型。

Ⅰ型：A. 撕脱骨折，关节内；B. 撕脱骨折，关节外。

Ⅱ型：横形或斜形骨折。

Ⅲ型：粉碎性骨折。

Ⅳ型：靠近冠状突水平的骨折，常造成前脱位。

无移位骨折，必须满足 3 个条件：①骨折块分离小于 2mm。②肘关节屈曲 90°时，移位无增加。③可以主动抗重力伸肘。

5. 治疗

（1）手法复位

1）无移位骨折：不完全骨折无须复位，一经确诊，即可用上肢托石膏固定于功能位置。3 ~ 4 周后拆除石膏，进行功能锻炼。

2）轻度移位骨折：在无麻醉下将肘关节置于 130° ~ 140°位，使肱三头肌放松。术者握紧伤肢的上臂，一手用鱼际抵于鹰嘴尖部，用力推按，使骨折对合复位。复位后上肢伸 130°，石膏托固定，3 周后开始功能锻炼。

（2）手术开放复位和内固定：适应证：骨折移位明显，经手法复位失败或不宜手法复位者均应采用手术切开复位内固定治疗。

钢丝交叉固定：于骨折线两面侧约为 1.5 ~ 2.0cm 处，相当于鹰嘴厚度的 1/2 处横向各钻一孔，将 22 号钢丝一端穿过骨折的近端或远侧端的骨孔，再斜向绕过鹰嘴背侧贯穿另一骨孔，使绕过骨折线的钢丝在鹰嘴背侧紧贴骨面呈“8”字形交叉，抽紧钢丝打结并扭紧固定。张力带固定后，将肘关节轻轻伸屈活动，在直视下观察骨折对位是否足够稳定。上肢石膏固定，肘关节固定在 90°或略 > 90°，2 ~ 3 周后拆除石膏，进行关节功能活动。

克氏针钢丝张力带固定：克氏针穿过骨折线的，自尺骨上 1/3 骨嵴两侧穿出，留 3cm 针尾并折弯，以防克氏针滑动后针尾刺激皮肤影响关节功能活动。将钢丝绕过鹰嘴尖及骨干的针尾在尺骨背面交叉，组成张力带钢丝固定。则术后可不用外固定，早练习肘关节活动，可使用肘关节功能早日恢复。

（五）桡骨近端骨折

桡骨近端骨折（桡骨头、颈骨折）是成人较为常见的肘部损伤，常常合并有其他的损伤。占近20%；随着对骨折类型及相关软组织损伤认识的增多，骨折内固定技术的提高，对于桡骨近端骨折（桡骨头骨折）要重新认识和评价。桡骨头是肘部第二个重要的稳定结构，很显然，在肘部最重要的稳定结构被损伤的前提下，再行桡骨头切除是不当的。

1. 损伤机制　一般多是从高处跌落或摔伤，肘伸直，前臂旋前手着地位，暴力经桡骨下端向上传达，使桡骨头撞击肱骨小头。肩外展时，肘伸直支撑身体的同时伴有强大的外翻力，可使桡骨头外侧劈下，或合并内侧副韧带及肘关节脱位的联合损伤。

2. 分型

Ⅰ型骨折（无移位骨折）：桡骨头纵轴平行或斜行劈列骨折，或头颈之间嵌插、桡骨头外形正常。

Ⅱ型骨折（有移位骨折）：可表现为桡骨头边缘劈裂，1/3、1/2 纵形劈裂向外下移位。或桡骨头颈部横断骨折，桡骨头向外移位。

Ⅲ型骨折（粉碎性骨折）：可表现为多种不同形式，如桡骨头外形正常、多发裂纹骨折，或无明显移位、桡骨头粉碎骨折，桡骨头大体外形正常或转变移位。

Ⅳ型骨折（合并联合损伤的粉碎骨折）：本型较为少见，由于强大外翻力，使桡骨头造成粉碎性损伤，有时骨碎片可嵌入关节间隙内，或合并尺侧副韧带损伤、肘关节半脱位。

桡骨头骨折分类已经经历了相当大的进步，Scharplatz 和 Allgower 甚至将造成损伤的力量和方向不同把有关肘部损伤分为两大类；①纯粹轴向力造成的损伤。②继发于内翻和外翻力的移位。早期 Carstam、Bakalim、Mason 的分型多考虑骨折的 X 线片的表现，而忽视了其他损伤。改进的 Mason 的分类在其基础上补充了第四类：伴有肘关节脱位的骨折。这种分类方法被很多医者采纳。见图（5－49、图5－50）。

3. 临床表现及诊断　肘关节外侧局限性肿胀、压痛、关节活动受限和前臂旋转障碍，Ⅱ型、Ⅲ型、Ⅳ型骨折可有关节活动痛及骨摩擦音，或肘外展过度活动（尺侧副韧带损伤），骨块在关节内嵌插的关节交锁症状。外伤史及相应临床表现体征。

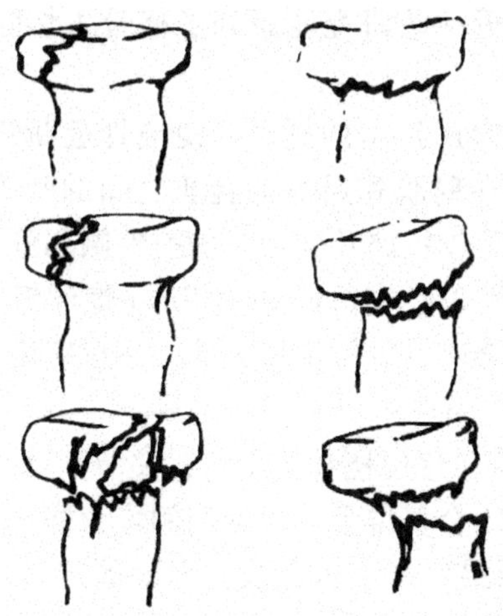

图5－49　改进的桡骨头

骨折 Mason 分类系统

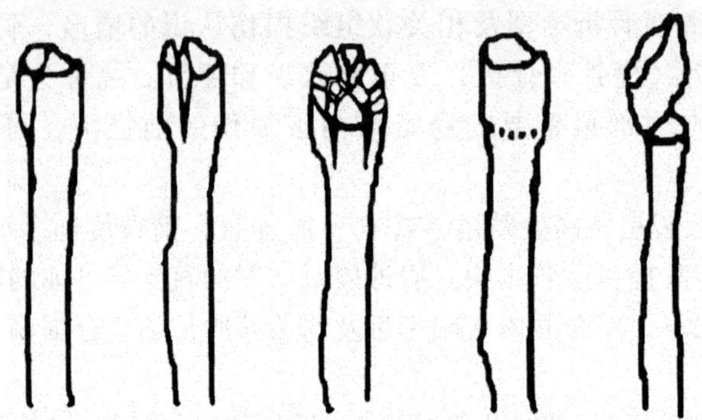

图 5－50　Red dim 的桡骨头骨折分类系统

X 线片及影像学检查对于明显骨折、移位的诊断无困难。Ⅰ型骨折早期看不清楚骨折线，但有肘外侧的明显肿胀、压痛，应做相应的治疗和观察，1～2 周复查 X 线片如出现骨折线即可确诊。CT 检查：可从横断面了解骨折粉碎、骨块移位，以及有无关节间隙内小碎骨块。二维和三维 CT 可立体的了解骨折移位方向，为手术和治疗提供帮助。

4. 治疗

（1）非手术治疗

Ⅰ型骨折：用屈肘位石膏托 2～3 周固定后，功能锻炼。

Ⅱ型骨折：对移位的Ⅱ型骨折，波及关节面 1/3 或移位小或骨折块关节面向外下移位，倾斜在 30°以下。可以在骨折间抽血肿（在局麻下），轻度牵引下推挤桡骨小头，同时做前臂轻度旋转活动，可使骨折得到较满意的复位，用屈肘石膏托固定 3～4 周开始功能锻炼。

Ⅲ型骨折：对一些桡骨头粉碎性骨折，但桡骨头轮廓大体正常，或移位不明显，一样用石膏托固定 3～4 周后开始功能锻炼。

（2）手术治疗

1）首先做切开复位内固定术：对于桡骨头骨折还多偏于内固定治疗，尽管很多报道说切除桡骨头后效果良好，但最近一些研究注意到了桡骨头切除后有桡骨向近侧移位和握力下降。

随着小型内植物的设计和应用技术的提高，使桡骨近断骨折的内固定更可靠。手术入路：为标准的外侧切口，辨认在肘肌和尺侧伸腕肌之间的间隙，切开筋膜，清除骨折处血肿，显露骨折断端，最常见的是骨折波及桡骨头的前外侧部分，这使得容易接近复位和在可视下进行克氏针内固定（1 根或 2 根 2.0mm 或 2.7mm 螺丝钉），或手臂中立位时钢板直接应用于桡骨头和颈的外侧，不会碰及近侧桡尺关节。一旦应用固定，应该在闭合伤口之前检查前臂旋转范围。

2）桡骨头切除术：对粉碎、移位桡骨头骨折，关节活动受限碎性骨折合并肘关节半脱位，但尺侧韧带完整，或经过闭合复位不成功的病例均为桡骨头切除的指征。多数学者认为应在伤后早期（1 周内），效果最好。手术方法：肘外侧或后外侧切口，从肘后肌和伸肌之间间隙暴露肱桡关节囊，注意保护桡神经深支，清除血肿，切除桡骨头（1～1.5cm）不能低于肱二头肌腱抵止点的桡骨转子。将碎片清除干净，将骨断端修平，圆滑，关闭伤口。术后三角巾悬吊，数天后开始进行肘关节屈伸及前臂旋转活动功能锻炼。

3）桡骨头假体置换成形术：对于桡骨头关节面的 1/3 以上骨折碎片时，部分及完整切除桡骨头效果不好，所以选择桡骨头假体置换术，假体置换的优点是提供较正常的关节关系、减轻疼痛。内在稳定性金属植入物较聚硅酮假体优点很多，其机械性能更稳定、更耐磨，而且不会在肘关节产生炎性反应。

（六）肘关节损伤后遗症

肘关节损伤后遗留后遗症较多，这和肘关节的解剖因素有关；另外和早期的治疗不当亦有关系。

1. 骨不连　骨不连常见于肱骨外髁骨折，偶尔也见于内侧髁骨折。X 线片上肱骨外髁骨骺与肱骨下端明显分离，但临床上外观多不易发现。多数由于患儿外伤后没有得到及时的、正确的诊断及不合理的治疗，待伤后几个月肘部功能仍不佳时再进一步诊治，此时已失去了最好的治疗时机。另外虽然诊断正确，在治疗中因各种原因造成骨折块的移位，局部纤维性连接，而发生骨不愈合。对于损伤年限短者，应积极治疗。手术时将肘关节内瘢痕切除，将原骨折面重新凿出新鲜骨面，尽量达到解剖复位，内固定要坚强。也有人提出要植骨，促进骨愈和。固定时间较新鲜骨折长，一般为 8 周左右。对于损伤多年、骨折块硬化、肘外翻较重者，也不应对骨折片做手术切除，即使不愈合，对于肘关节的稳定仍有一定作用。若提携角过大影响功能，宜考虑行髁上截骨术。

2. 畸形　肱骨远端骺软骨损伤后都将发生不同程度的肘关节畸形。骨折时骨骺板发生损伤，造成局部血液供应障碍，或是骺软骨内的营养血管损伤，影响软骨细胞生长，导致骺软骨发育障碍。

肘内翻畸形是肘部骨折后常见的晚期后遗症，特别是整复不良的肱骨髁上骨折、髁间骨折。部分肘内翻畸形是由于肱骨下骺损伤后，其内侧部分早期闭合，在生长发育过程中逐渐形成肘内翻畸形。肘内翻畸形临床表现为携物角消失成负角，行走中手臂自然摆动时肘部向体侧突出，极为显眼。肘关节活动多无障碍（如为髁间骨折后遗症则常有功能障碍）。必须拍摄肘关节 X 线片，以判明其成因，并通过 X 线片测量肘内翻的度数，制订截骨矫形方案。通常以肱骨髁上截骨术（角度截骨）矫正畸形，矫正的角度为肱内翻的度数加上正常携带角度数，由于携带角大小因人而异，故应拍该患者的健侧肘关节 X 线片以测量其携物角的准确度数。

手术采用肘外侧纵行切口，经外侧肌间隔，于肱骨髁上部位做前后方的剥离显露该部骨质，理想的截骨平面应选择髁上关节囊附丽部的上方，按术前预定计划做楔形截骨，充分纠正肘内翻畸形。为保持截骨端的稳定，截骨时应保持肱骨髁上部位内侧方骨膜的连续性，也可以使用内固定（如钢丝、记忆合金骑缝钉）。术后仍需长臂石膏前后托保护 4～6 周。

儿童期的肘内翻畸形，因其骨骺尚未闭合，不宜手术治疗，应待其骨骺闭合，生长发育停止时再行手术矫形。

肱骨外髁骨折有时可遗留肘外翻畸形。如合并尺神经炎的症状，可行楔形截骨和尺神经前置术。

肱骨内外髁骨折还可能遗留鱼尾样畸形，引起关节面不平整，是创伤性关节炎的主要原因。

3. 迟发性尺神经炎　造成迟发性神经炎的原因有二，一是早年的肘部骨折遗留有肘外翻畸形（如畸形愈合的髁上骨折，不愈合的肱骨外髁骨折或儿童期的肱骨下骺损伤而致发育畸形），致使尺神经长期受到牵张、摩擦，而变性麻痹。另一原因则是早年肘部骨折造成肘后尺神经沟不平滑，致尺神经长期受到摩擦而变性麻痹（如畸形愈合的内上髁骨折）。常于肘关节创伤后10年左右出现尺神经麻痹的症状和体征。

临床表现：早期症状仅是肘内后方疼痛、环、小指麻木感，继之出现环小指伸直障碍，无力，严重时可累及尺侧屈腕肌、无名小指的指深屈肌、小鱼际肌、骨间肌、尺侧两条蚓状肌、拇内收肌，造成肌肉麻痹，有时可累及拇短肌深头。故临床检查可见到尺神经支配区的感觉障碍，无名小指的爪状畸形，小鱼际及骨间肌的萎缩（特别是第一骨间背侧肌），及受累肌肉肌力减弱。肘后内侧、尺神经沟处可触及增粗的尺神经，有触痛及放射感，沿尺神经沟处可触及异常骨突。

X线片可判明肘外翻的原因和程度，如无肘外翻，应拍尺神经沟的切线位X线片以判明该部位的异常骨突或增生，必要时可做CT检查。

应行尺神经前置术，即小心切开尺神经沟的纤维鞘，游离尺神经至第一个肌支（关节囊支可切断），将其移至肘前肌床上。术后可使用神经营养药物，促进其恢复。如存在肘外翻畸形而欲截骨矫形，亦可同时进行。

4. 创伤后肘关节功能障碍　肘关节创伤后造成肘关节伸屈活动受限者，约占1/3，但对生活和工作构成显著影响而需手术治疗者并不多见。相对而言，屈肘功能较伸肘功能更重要，因此，屈肘受限更具手术治疗价值。

（1）原因：包括关节外因素和关节内因素。

1）关节外因素：畸形愈合的骨性阻挡物；创伤后异位骨化；关节周围软组织的粘连挛缩（肌腱、韧带）。

2）关节内因素：关节囊粘连挛缩；关节内粘连；关节内骨折后关节关系破坏。

（2）治疗：手术前应详细检查，明确功能受限的各种成因及哪些是主要的，哪些是次要的，然后做出手术计划，解决主要矛盾。针对不同情况，可以使用下列手术改善肘关节功能。

1）骨突或异位骨化切除：骨折畸形愈合所形成的骨性突起可以成为阻挡而影响肘关节的活动。如肱骨小头骨折上移并畸形位愈合的折块能阻碍肘关节的屈曲；畸形愈合的肱骨髁上骨折，其前突的近端也能阻碍屈曲；陈旧孟氏骨折，脱位的桡骨头会妨碍屈肘。切除这些骨突即会明显改善肘关节的活动。

创伤后异位骨化（曾被称为骨化性肌炎）好发于肘部创伤后，特别是肘部手术创伤较重，术后血肿较重者，儿童中发生率较高。一旦发生将严重影响肘关节的活动。切除此种骨化，掌握时机极为重要，过早地施术将引发更严重的骨化，使手术失败。创伤后异位骨化其发生发展规律-如骨折的愈合过程，手术应在其成熟静止期进行（即当X线片上显示成骨均匀一致，边缘清晰而范围缩小时）。如按时间推算，以发生在创伤后半年以上手术为宜。

2）关节松解术：以粘连为主者，宜行关节松解。为使术后能早期进行功能锻炼，应使用内、外两侧的侧方切口（以内外上髁为中心的纵形切口），将前后关节囊与骨面之间的粘连彻底剥离，将关节间的粘连分开（肱桡及肱尺关节），将冠状突窝及鹰嘴突窝内的瘢痕组织刮除干净，必要时松解内外侧副韧带。直视下被动伸屈肘关节（用力适度），延伸紧张的肌肉及残留的粘连，以达到接近正常的活动范围。为避免拉伤尺神经（经常发生），应游离尺神经并前移至肘前，再做手法屈肘。术后使用CPM机连续活动关节，如无此设备，应令患者自行锻炼，每晚在所能取得的最大屈曲位以颈腕带固定，直至3周。

3）肘关节成形术：适用于关节解剖形态破坏殆尽，不可能通过松解改善者。成形术可恢复关节的活动，但关节稳定性差，肌力弱，目前使用日益减少，已被近年兴起的肘关节置换所取代。

（张　峰）

第五节　复发性肩关节脱位

复发性肩关节脱位一般是指在首次外伤发生脱位以后，在较小的外力作用下或在某一位置使盂肱关节发生再脱位。此类脱位与随意性脱位不同，再次脱位时一般均伴有程度不同的疼痛与功能障碍，并且不能自行复位。

分类：依据脱位方向可分为前方脱位、前下脱位及后方脱位 3 类，以前方脱位最常见。依据脱位程度又可分为完全性脱位或不完全性脱位（半脱位）。

病理：首次盂肱关节脱位常常导致关节囊松弛或破裂，盂唇撕脱（Bankart Lesion），若是前方脱位则合并盂肱中韧带的损伤。这种关节稳定性复合结构的损伤导致了关节稳定装置的破坏，使脱位容易再次发生。此外骨性结构的破坏，包括肱骨头后上方压缩骨折形成的骨缺损（Hill - Sachs 畸形），及肩盂骨折缺损，也导致盂肱关节不稳定和复发性脱位倾向。上述关节囊复合结构及骨性结构的缺陷是首次外伤脱位后反复脱位的病因。在这些病理结果形成后，将加重盂肱关节不稳定和增强再脱位的倾向性。

一、前脱位

好发于青壮年，25 岁以下占 80%，40 岁以上较少见。男女之比为（4 ~ 5）：1，右侧明显多于左侧，绝大部分患者有明确外伤史和首次脱位史。

（一）脱位机制

在上臂外展、外旋及过度后伸位时，肘部受到自后向前撞击性暴力时导致肱骨头向前方脱位，首次外伤的巨大暴力可以使肱骨头后上方肩盂撞击过程中发生压缩骨折，甚至使肩盂前缘或前下缘发生骨折。前方关节囊松弛，盂唇撕裂，盂肱中韧带松弛，肱骨头自盂肱中、下韧带间向前方脱出。盂唇和关节囊的剥离，及盂肱中韧带的松弛是难以重新愈合的。前方关节囊稳定结构的破坏，与肱骨头的缺损，使患者在患臂重复上述位置时极易再次脱出（图 5 - 51）。

（二）诊断

（1）首次外伤性肩关节脱位史或反复脱位史。

（2）肱骨头推挤实验，存在前方不稳定征象。被动活动关节各方向活动度一般不受限。

（3）向下牵拉，存在下方不稳定表现。

（4）肩盂前方存在局限性压痛。

（5）恐惧试验阳性：当被动外展、外旋后伸患臂时患者出现恐惧反应。

（6）X 线诊断：在脱位时摄取前后位和盂肱关节轴位 X 线片可以明确显示肱骨头的前方或前下脱位。肱骨的内旋位做前后位摄取能显示肱骨头后上方缺损（Hill - Sachs 畸形），轴位 X 线片可以显示肩盂前方骨缺损。

（7）CT：CT断层扫描能清晰显示肱骨头骨缺损或肩盂骨缺损。并能测量肩盂后倾角，及肩盂横位和肱骨头横位比值（肩盂指数），以及肱骨头后倾角有助于确定是否存在盂肱关节的发育不良因素。在鉴别前方脱位或后方脱位方面CT扫描无疑是有确定性诊断意义的方法。

（8）关节镜诊断：镜下可以观察肩盂、盂唇、肱骨头及关节囊前壁状况，并在牵引内、外旋等不同位置做动态观察。在关节内镜检查确定诊断，了解病理变化的同时，还能在内镜引导下做一些相应的镜下手术治疗。

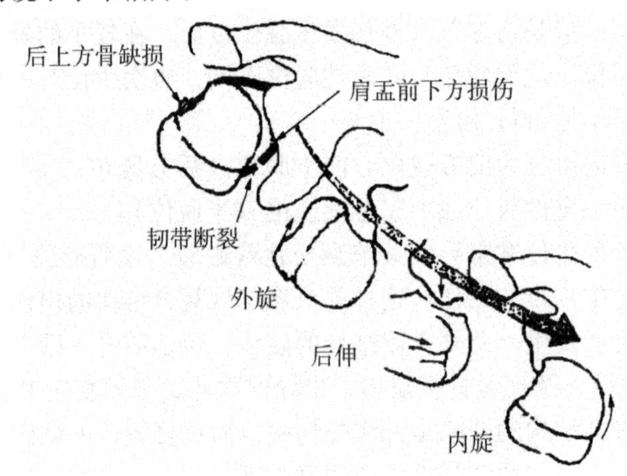

图5－51　损伤性复发性肩前方脱位机制

（三）治疗

非手术治疗一般难以获得长期疗效。应当针对病因和主要病理改变进行手术修复或盂肱关节稳定结构的重建。对于复发性肩前方不完全脱位，宜采用康复训练包括加强三角肌、肩袖肌群、肱二头肌及肱三头肌以及胸大肌肌力，使盂肱关节稳定性增强，可得到较好的疗效。

1. 手术治疗方法

（1）前关节囊紧缩或成形术：例如Bankart手术，紧缩前壁关节囊，并使外侧端缝合于肩盂前缘上。Neer Ⅱ的前关节囊紧缩加固成形术。使前壁关节囊呈倒“T”形切开，形成上、下两个关节瓣，并使上、下两瓣交叉重叠缝合，达到前关节囊紧缩加固的目的（图5－52、图5－53）。

（2）前关节囊紧缩及肩胛下肌重叠缝合，加固前关节囊的Putti－platt方法；Magnuson方法使肩胛下肌自小结节附着部切离重新固定到大结节下方，使肩胛下肌张力增高，并限制肱骨头过度外旋（图5－54、图5－55）。上述2种方法在术后都会造成肩关节外旋度数的丢失，是以牺牲一定的活动范围达到关节稳定重建的方法。

（3）利用骨挡阻止肱骨头向前方脱位：Qudard－山本手术，利用喙突部垂直植骨，形成盂肱关节前方骨挡，阻止肱骨头脱出（图5－56）。Eden－Hybbinette（图5－57）是肩盂前方的直接植骨形成骨挡，并修复肩盂骨性缺损。植骨形成骨挡，长期确诊结果发现部分患者植骨块发生吸收，影响手术疗效。

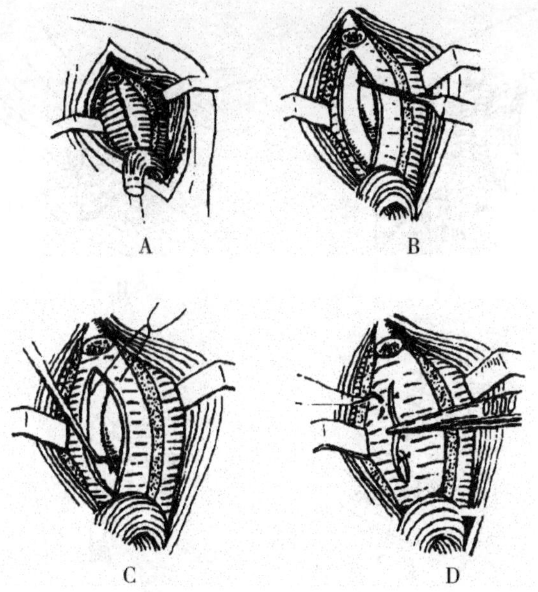

图 5－52　Bankart 修复法

A. 从喙突部截骨切断翻转喙肱肌与肱二头肌短头的联合肌腱，切开肩胛下肌；B. 纵行切开关节囊，于肩盂前方钻孔；C. 使近侧关节囊断端于肩盂缝合固定；D. 远侧关节囊瓣重叠缝合于近侧关节囊前壁

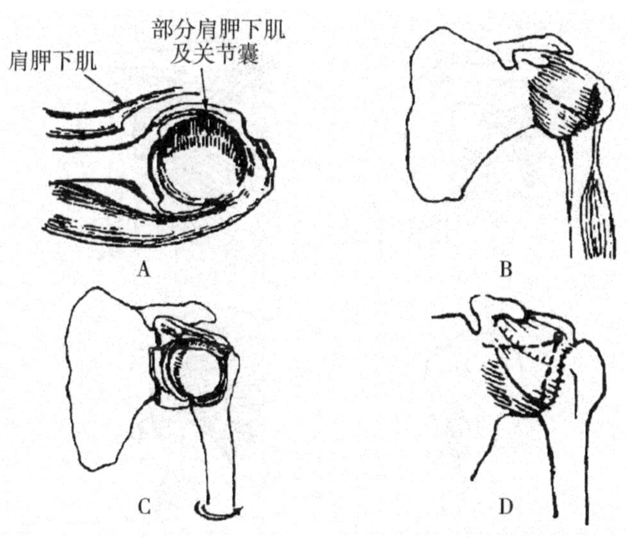

图 5－53　Neer Ⅱ的前关节囊紧缩成形术

A. 肩胛下肌切离（横断面）；B. 关节囊瓣切断成形；C. 外旋肩关节显露关节腔；D. 予内旋位，上、下交叉重叠，紧缩缝合关节囊瓣，加固关节前壁

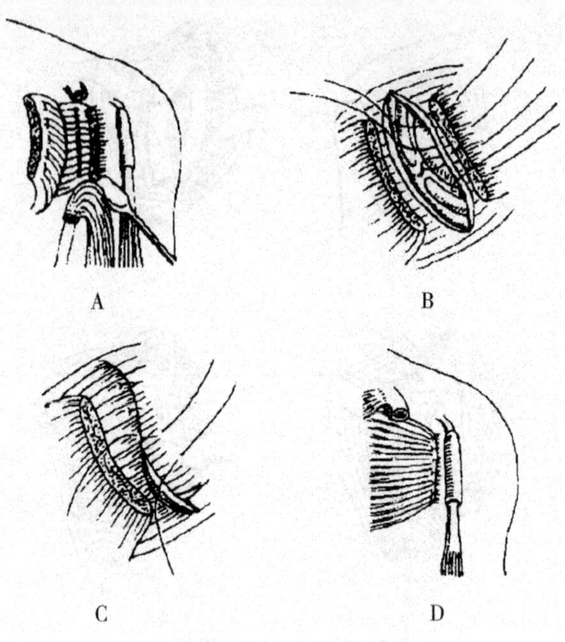

图 5－54 Putti－platt 法修复前关节囊

A. 切开肩胛下肌显露前关节囊；B. 使远侧肩胛下肌与关节囊瓣与近侧关节囊缝合固定；C. 远侧肩胛下肌肌瓣与盂唇及关节囊瓣固定；D. 使近侧肩胛下肌瓣重叠缝合固定于远侧肌瓣表面，加固盂肱关节前壁

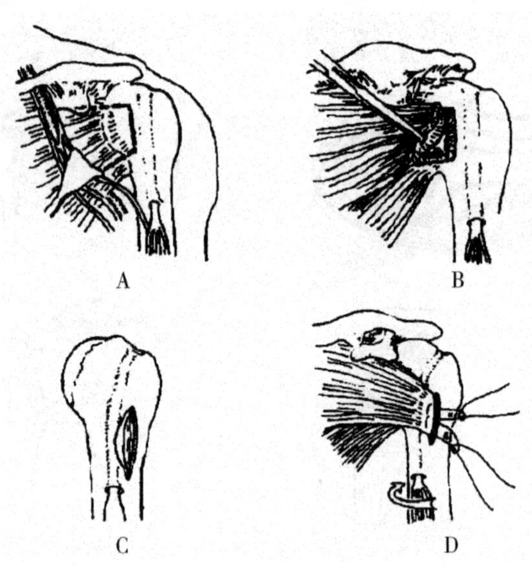

图 5－55 Magnuson 修复法

A. 显示肩胛下肌及切断范围；B. 形成肩胛下肌肌瓣；C. 肱骨大结节下方切开骨膜，制成骨槽；D. 使肌瓣外侧端植入骨槽内并予以固定

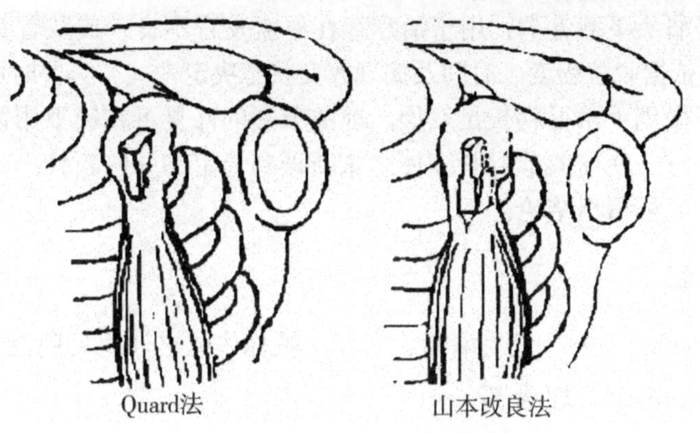

图 5－56 Qudard－山本手术

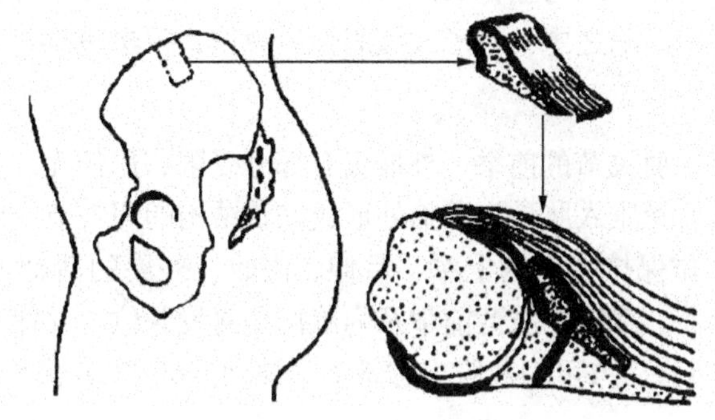

图 5－57 Eden－Hybbinette 法

髂骨取骨，肩盂前方植骨形成骨挡，防止肱骨头向前脱出

（4）利用肌腱移植构筑防止肱骨头脱位的动力性结构：如 Boythev 法和 Bristow 法（图 5－58），是肩前内侧稳定结构动力性重建方法。一方面增加了肩胛下肌张力，另一方面在上臂外展后伸位时，联合肌腱在盂肱关节前方张应力增强，并形成肌腱性阻挡，压迫肱骨头向后，防止肱骨头向前脱出。

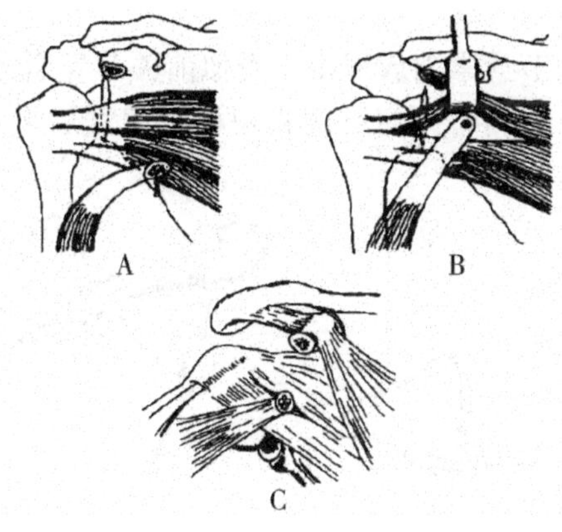

图 5－58 Bristow 手术方法

A. 切断喙突，游离联合肌腱；B. 使喙突及联合肌腱重新固定于肩盂前方；
C. 当肩关节外展、后伸时，联合肌腱在肱骨头前方阻挡肱骨头向前脱位

(5) 肩盂或肱骨头下截骨术：用于治疗存在肩盂发育不良，或肱骨头前倾角过大的发育畸形的矫正术。应依据脱位程度、时间及病理改变状态决定术式，必要时可行联合性手术。

近年关节镜下微创手术得到长足发展。前关节囊的修复可在镜下用铆钉固定来完成。也有采取激光或热灼方法使前关节囊紧缩使之重新得到稳定的一些新技术，其疗效还有待较长时间的随诊、观察方可得出结论。

二、后脱位

仅占肩脱位的4% ~5%，最易漏诊，所以又被称作忽略性肩后脱位。

(一) 损伤机制及病理表现

一般由于上臂内收位，肘部直接撞击暴力，传达到肱骨头使肩关节后关节囊及后方盂唇从肩盂及肩胛颈部撕脱，肩盂后缘与肱骨头前内侧冲撞，二者均可发生骨折。肩盂后缘可嵌入肱骨头内侧压缩骨折形成的凹陷之中，可形成顽固性后脱位，手法整复不易得到满意效果。

(二) 临床表现

肩盂前方呈空虚感。肩关节的前举、外展仅有部分受限，后伸无明显受限，内旋、外旋受限较明显。原因是肩盂后缘压入肱骨头凹陷处形成鞍状结构的假关节，使肱骨头与肩盂后缘之间仍能在冠状位及水平位保持一定的上举、后伸、内收、外展的活动范围。复发性后脱位病例，三角肌及冈下肌变薄、挛缩，患臂前举及内旋位易复发脱位，并伴有疼痛，脱位后不能自行复位。患臂前举90°时肩后方可扪及脱出肱骨头。被动前举90°并内旋肱骨头时出现恐惧感。

(三) 诊断

(1) 损伤性后脱位病史。

(2) 复发性脱位伴疼痛。

(3) 肩盂前方空虚感，后方可扪及突出的肱骨头。

(4) 肩部轴位X线摄片可显示肱骨头后脱位及肱骨头凹陷性缺损。

(5) CT断层扫描更能清晰显示并确定肱骨头后脱位的诊断。

(四) 治疗

1. 后方软组织修复及关节囊紧缩成形术　类似前关节囊紧缩成形术。

2. 后方肩盂骨挡手术　取髂嵴或肩胛冈骨块植于肩盂后方形成骨挡，防止肱骨头向后脱出（图5-59）。

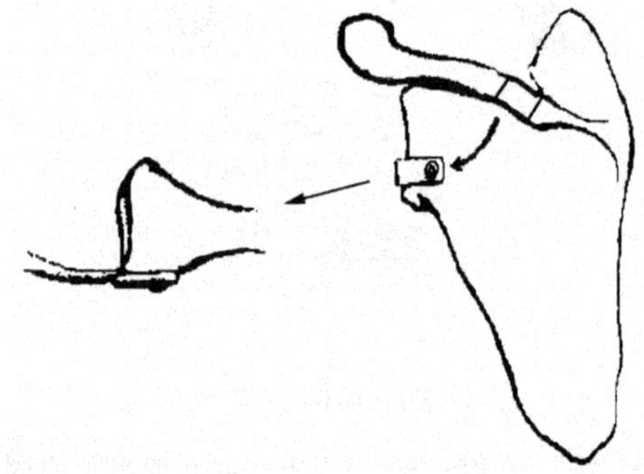

图5-59　肩盂后方骨挡术防止肱骨头后方脱位

3. 肩盂切骨成形术　切骨后植骨可增大肩盂下方及后方面积。使肩盂向外、向前上的倾斜角加大，增加了盂肱关节稳定性。

4. Neer 的改良 Melanghlin 手术　将肩胛下肌腱连同小结节移植到肱骨头前内侧骨缺损处用螺丝固定（图 5 -60）。

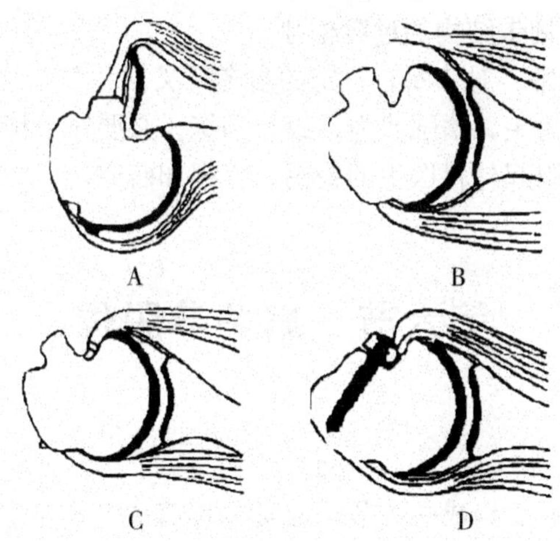

图 5 -60　Neer Ⅱ 的改良 Mclaughlin 方法

B、C. 为肩胛下肌移植于肱骨头缺损部；D. 为肩胛下肌连同其小结节止点移植于肱骨头缺损部

术后应于肱骨外旋 20°位做右肩固定 3 周，3 周后开始作康复训练，增强肌力及改善关节活动范围。创伤性复发性后脱位术后内旋功能会有不同程度减少。如能进行系统的康复训练，日常生活活动都能得到满足。

三、鉴别诊断

外伤性复发性肩关节脱位应与非损伤性脱位做出鉴别。

1. 先天性或发育性

（1）骨骼因素：包括肩盂发育不良及肱骨头发育异常。

（2）软组织因素：中胚叶发育缺陷全身性关节囊及韧带松弛症（Ehlera - Danlossynd - conme）。

Saha（1971 年）指出：肩盂纵径与肱骨头直径比值小于 0. 57，肩盂横径与肱骨头直径比值小于 0. 57。属于肩盂发育不良。均出现于青少年时期。

2. 麻痹型盂肱关节不稳定及脱位。

3. 臂丛神经损伤，腋神经麻痹，及小儿瘫后遗症导致的肩胛带肌肉麻痹均可造成盂肱关节不稳定及脱位。

4. 特发性肩松弛症　原因不明，好发于青少年，表现为多方向性盂肱关节不稳（Multi-directional Unstableshoulder）。可发生于单侧或双侧，无明显外伤诱因。临床检查可发现肱骨头与肩盂间存在上下、前后及轴向不稳定。被认为是局限于盂肱关节腔内的不稳定。该病发生完全脱位者较少见。一般认为半脱位和关节失稳。与创伤性复发肩脱位不难做出鉴别。

5. 随意性关节脱位　是随患者自身意志力控制在特定体位和姿势使盂肱关节脱位并能自动进行整复的一种病理现象。本病在 10 ~ 20 岁年龄段多见，四肢关节、韧带较松弛。可能并存精神异常因素。诊断要点：

（1）随意性脱位及自动整复的特点。

（2）脱位及复位时均无关节疼痛感。

（3）盂肱关节松弛，在前、后方向及下方的不稳定。

（4）全身其他关节与韧带结构的过渡松弛。

（5）合并存在精神异常，对诊断有一定的参考意义。

本病是以非手术疗法为主，增强肌力，康复训练，必要时由精神科医生配合治疗，而手术治疗的效果极差，值得引起外科医生的警惕、重视和研究。

（高　飚）

第六节　肩关节脱位

一、应用解剖

盂肱关节是肱骨头与肩盂构成的关节，通常也称肩关节，是全身活动范围最大的关节，也是全身大关节脱位中最常见的部位。约占全身 4 大关节（肩、肘、髋、膝）脱位的 40.1%。肩关节前脱位同时如发生盂前缘的压缩骨折，或肱骨头后侧的压缩骨折时，均可影响盂肱关节的稳定，成为复发脱位的病理基础。

肱骨头近似半圆形，约占圆周的 2/5。在冠状面形成约 130°～135°的颈干角。在横断面有向后 20°～30°的后倾角。后倾角的改变与关节的稳定性有一定的关系。

肩盂关节面呈梨形、凹窝状，与肱骨头相吻合。垂直径大于横径。肩盂关节面相当于肱骨头关节面的 1/3～1/4。肩盂纵径与肱骨头直径比值小于 0.75，或横径与肱骨头直径比值小于 0.57，皆可说明肩盂发育不良，会影响盂肱关节的稳定性。盂的纵径及横径与肱骨头直径的比值称为盂肱关节指数。

盂的关节面在 75% 的正常人中有平均 7.4°（2°～12°）的后倾角度。后倾角减小也是盂肱关节不稳定的因素之一。

此外肩峰及喙突也可限制肱骨头向后上及前上方向的过度移位。

维持盂肱关节稳定的另一因素是关节囊及韧带结构。盂肱关节的关节囊大而松弛，容许肱骨头有足够大的活动范围。肩关节的韧带有喙肱韧带，前方的上、中、下盂肱韧带，以及后下盂肱韧带。在通常活动范围情况下，由于关节囊松弛，因此不能发挥防止盂肱关节移位的作用。只有当关节活动到一定的活动范围时，当关节囊韧带处于张力状态下，才能发挥其限制肱骨头过度移位的稳定作用。关节囊韧带对盂肱关节的稳定作用是诸稳定因素中最后的防线。

盂唇是一纤维性软骨的边缘。可以加深盂窝，增加对肱骨头的稳定作用。实验切除盂唇软骨后，肩盂防止肱骨头移位的稳定作用减少 50% 以上。创伤性肩关节前脱位时，大多数病例发生盂唇软骨分离，称为 Bankart 损伤，成为复发性肩关节前脱位的重要病因之一。

肩关节的活动实际是盂肱关节、肩锁、胸锁关节以及肩胛胸壁间活动的总和。盂肱关节本身只有 90°的主动外展活动。

二、损伤机制及盂肱关节不稳定的分类

盂肱关节不稳定可有很多不同的分类方法。根据造成脱位的原因可分为创伤性盂肱关节不稳定和非创伤性关节不稳定两类。前者约占95%~96%，后者一般没有外伤诱因或由极轻微的外力引起，约占4%。后者肩关节多有骨发育异常，此类疾患，如肱骨头过度后倾、肩盂发育不良或盂的畸形，也可患有神经、肌肉系统疾患或合并有感情上和精神病学的问题，常表现双肩不稳定或肩关节多方向的不稳。

根据关节不稳定的程度可分为盂肱关节脱位和半脱位。脱位是指肱骨头于肩盂关节面完全分离，不能即刻自动复位。而半脱位是肩关节活动至某一位置的瞬间，肱骨头与盂的关系发生一定程度的错位，产生一定的症状，并可自动恢复到正常的位置。患者有时可感到肩关节有暂时的错动不稳的感觉。

根据关节脱位的时间及发作的次数可分为新鲜脱位、陈旧脱位和复发脱位等。文献中有的将脱位超过24h者称为陈旧性脱位。但从创伤病理变化以及治疗方法考虑，将脱位时间超过2~3周者成为陈旧性脱位比较合理。复发性脱位是指原始创伤脱位复位后的一段时间内（一般在伤后2年以内），肩部受轻微的外力或肩关节在一定位置活动中即又发生脱位，而且在类似条件下反复发生脱位时称为复发性脱位。

根据盂肱关节不稳定的方向可分为前脱位、后脱位、上脱位和下脱位等。

前脱位是最为常见的盂肱关节脱位类型，约占盂肱关节脱位的95%以上。直接外力虽可造成肱骨头脱位，但主要发生机制是肩外展，后伸伴外旋的外力，由于肱骨头的顶压，造成前关节囊和韧带以及盂唇软骨的损伤，外力继续作用可使肱骨头脱向前方。常伴有肱骨大结节或肩袖的损伤。根据肱骨头脱位后的位置不同，前脱位又可分为如下几种类型（图5-61、图5-62）：

喙突下型：肱骨头脱位至喙突下方。

盂下型：肱骨头脱向前下，位于盂下缘。

锁骨下型：肱骨头脱位后向内侧明显移位，至喙突的内侧、锁骨下方。

胸内脱位型：是较为少见的类型。肱骨头移位通过肋间进入胸腔。常合并肺及神经、血管损伤。

后脱位是较为少见的损伤。发生率约占肩关节脱位的1.5%~3.8%。当肩关节在内收、外旋位肱骨遭受由下向上的轴向外力时，可造成盂肱关节后脱位。

此外当癫痫发作、电休克治疗时，由于肌肉痉挛收缩也可造成关节脱位。肩部内旋肌群的肌力（胸大肌、背阔肌及肩胛下肌）明显强于外旋肌群的肌力（冈下肌、小圆肌），因此发生后脱位的几率高于前脱位。直接外力作用于肩前方也可造成后脱位。

后脱位造成后方关节囊以及盂唇软骨的损伤，常合并小结节骨折。后脱位又可分为肩峰下脱位（占后脱位的98%）、后方盂下脱位及肩胛冈下脱位。

盂肱关节下脱位是罕见的脱位类型。发生机制为肩部遭受过度外展的外力，使肱骨颈盂肩峰顶触并形成一个支点，将肱骨头自关节囊下方撬出关节。使肱骨头关节面顶端向下，头交锁于盂窝下，肱骨下段竖直向上。因此也称垂直脱位。常合并有严重的软组织损伤。

上脱位更为罕见。外伤机制是肩在内收位遭受向上方的外力引起。肱骨头向上移位，可造成肩峰、锁骨、喙突或肱骨结节的骨折。以及肩锁关节、肩袖和其他软组织损伤。

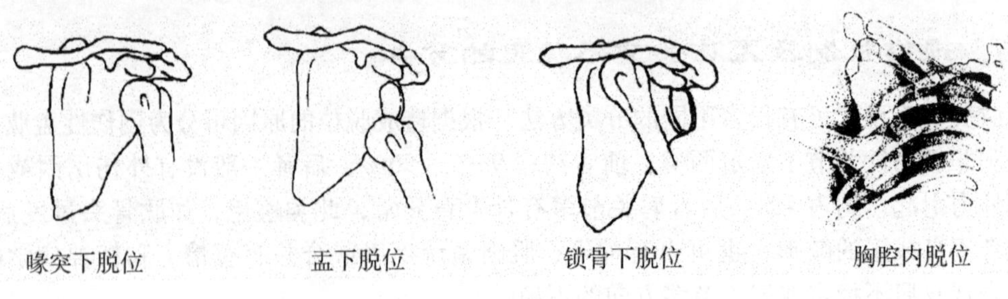

图 5－61　肩关节前脱位的 4 种类型

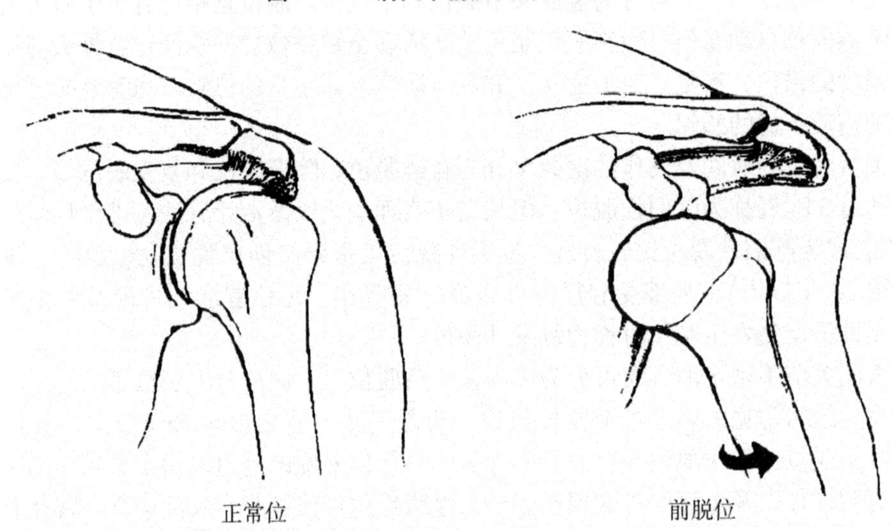

图 5－62　肩关节脱位时肱骨头的位置变化

三、临床表现及诊断

外伤的原因，外伤时肩关节的位置以及外力作用的方向，有助于对以往脱位方向的分析。此外有无原始脱位的病历资料、X 线检查，是否易于复位，都有助于对盂肱关节不稳定的分析判断。

对疑为盂肱关节不稳的患者应详细询问有关的病史。应了解是否为第一次发作，以及首次发作的时间。首次脱位年龄越小者，以后成为复发脱位的发生率越高。年龄 20 岁以下的患者，首次脱位以后变成复发脱位的发生率是 80% ～90%。其次应询问致伤外力的大小以及外伤机制。轻微外力即造成脱位者，说明盂肱关节稳定因素有缺陷，易转化为复发不稳定。而严重外伤引起脱位者，由于软组织损伤较重，经修复形成瘢痕组织，可使盂肱关节变得更为稳定。

急性前脱位的临床表现为肩部疼痛、畸形、活动受限，患者常以健手扶持患肢前臂、头倾向患侧以缓解疼痛症状。上臂处于轻度外展、外旋、前屈位。肩部失去圆钝平滑的曲线轮廓，形成典型的方肩畸形。患肩呈弹性固定状态于外展约 30°位。肩峰下触诊空虚感，常可在喙突下、腋窝部位触及脱位的肱骨头。患肩不能内旋、内收。当患肢手掌置于健肩上，患侧肘关节不能贴近胸壁。或患侧肘先贴近胸壁，患侧手掌则不能触及健侧肩，即所谓 Dugas 阳性体征。

诊断脱位时应注意合并肱骨颈骨折和结节骨折的可能。合并大结节骨折的发生率较高，此外应常规检查神经、血管。急性脱位合并腋神经损伤的发生率为33%~35%。

陈旧性肩脱位的体征基本同于新鲜脱位，唯肿胀、疼痛较轻，依脱位时间长短和肢体使用情况不同，肩关节可有不同程度的活动范围。肩部肌肉萎缩明显，以冈上肌及三角肌为著。

陈旧性肩关节前脱位的病理改变是在新鲜脱位病理损伤基础上，随着时间的迁延，一些损伤组织得到修复，一些组织由于废用和挛缩发生了相应的继发病理改变：

（1）关节内和关节周围血肿机化，形成大量纤维瘢痕组织填充肩盂，并与关节囊、肩袖和肱骨头紧密粘连，将肱骨头固定于脱位的部位。

（2）关节周围肌肉发生废用性肌肉萎缩，关节囊、韧带和一些肌肉发生挛缩并与周围组织粘连。以肩胛下肌、胸大肌及肩袖结构尤为明显。

（3）原始损伤合并肱骨大结节骨折者，可发生畸形愈合。骨折周围可有大量骨痂以及关节周围骨化。

（4）关节长期脱位后，肱骨头及肩盂关节软骨发生变性、剥落、关节发生退行性改变。

（5）肱骨近端、肱骨头以及肩盂由于长期失用，可发生骨质疏松，骨结构强度减低。

以上病理改变增加了闭合复位的难度，脱位时间越久，越不容易复位。强力手法复位，不但易于造成肱骨近端骨折，而且由于臂丛神经及腋部血管与瘢痕组织紧密粘连，也易造成损伤。即使采用切开复位，也需由有经验医生谨慎操作。

急性后脱位的体征一般不如前脱位那样明显、典型。误诊率可高达60%。因此肩关节后脱位有“诊断的陷阱”之称。有如下几个方面的原因：

（1）肩后脱位绝大多数为肩峰下脱位，而这种类型的脱位没有前脱位明显的方肩畸形以及肩关节弹性交锁现象。患侧上臂可靠于胸侧。

（2）只拍摄前后位X线片时，肱骨头没有明显脱位的表现。骨科医师只依赖于正位片表现排除了脱位的可能是造成误诊的主要原因。

（3）X线片上发现一些骨折，并主观认为这些损伤就是引起肩部症状的全部原因，从而不再认真检查主要的损伤。

下方脱位的临床体征非常明显、典型。上臂上举过头，可达110°~160°外展位，因此也称为竖直性脱位。肘关节保持在屈曲位，前臂靠于头上或头后，疼痛症状明显。腋窝下可触及脱位的肱骨头。常合并神经、血管损伤。在老年人中多见。

上方脱位时上臂在内收位靠于胸侧。上臂外形变短、肱骨头上移，肩关节活动明显受限。活动时疼痛加重。易合并神经、血管损伤。

外伤后怀疑有肩关节脱位时，需拍摄X线片确定诊断。以明确脱位的方向、移位的程度、有无合并骨折。更为重要的是明确有无合并肱骨颈的骨折。不能只根据临床典型的体征做出脱位的诊断，更不能不经X线检查就采取手法复位治疗。否则不仅复位会遇到困难，也有可能造成医源性骨折，使治疗更为复杂、困难，形成医疗上的纠纷。因此目前建议对肩部骨折脱位采用创伤系列X线片投照，即肩胛面正位、肩胛侧位和腋位。

肩胛骨腋窝缘于肱骨上端后内缘的影像形成一光滑的弧形曲线，称为Moloney线（图5-63），肱骨头前脱位时，由于头向前移，肱骨头外旋，使颈干角及肱骨颈的轮廓充分显现，因此在穿胸位X线片上Moloney顶端弧线增宽。而后脱位时，由于肱骨头及颈向后上方移位，因此使 Moloney 弧形变窄，顶上变尖。

必要时行 CT 检查可清楚显示盂肱关节脱位的方向以及合并的骨折。

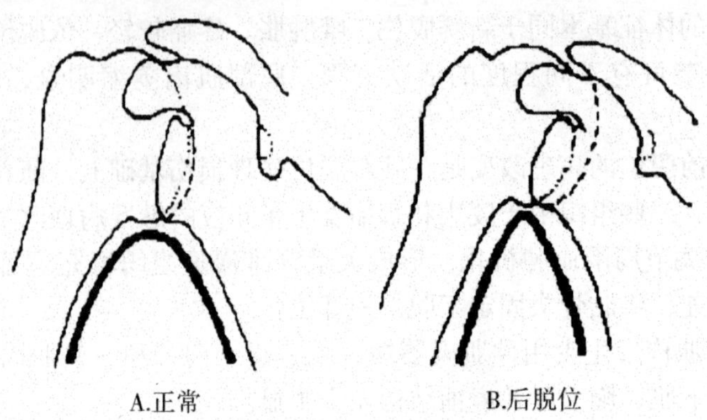

图 5－63　Moloney 线

四、治疗

（一）新鲜肩脱位

新鲜肩脱位的治疗原则应当是尽早行闭合复位。不仅可及时缓解患者痛苦，而且易于复位。一般复位前应予适当的麻醉。复位手法分为以牵引手法为主或以杠杆方法为主 2 种。一般以牵引手法较为安全。利用杠杆手法较易发生软组织损伤及骨折。常用以下几种方法复位：

Hippocaratic 复位方法，至今仍被广泛应用。只需一人即可操作。患者仰卧位，术者站于床旁，术者以靠近患肩的足蹬于患肩腋下侧胸壁处，双手牵引患肢腕部，逐渐增加牵引力量，同时可轻微内、外旋上肢，解脱头与盂的交锁并逐渐内收上臂。此时常可感到肱骨头复位的滑动感和复位的响声。复位后肩部恢复饱满的外形。此时复查 Dugas 征变为阴性，肩关节恢复一定的活动范围。

Stimson 牵引复位法：患者俯卧于床上，患肢腕部系一宽带，悬 2. 268kg（5 磅）重物垂于床旁，根据患者体重及肌肉发达情况可适当增减重量。依自然下垂位牵引约 15min。肩部肌肉松弛后往往可自行复位。有时需术者帮助内收上臂或以双手自腋窝向外上方轻推肱骨头，或轻轻旋转上臂，肱骨头即可复位。此方法是一种安全、有效、以逸待劳的复位方法。一般不需麻醉（图 5－64）。

Kocher 方法：是一种利用杠杆手法达到复位的操作。需有助手以布单绕过患者腋部及侧胸部行反牵引，然后术者沿患肢上臂方向行牵引，松脱肱骨头与肩盂的嵌压。然后使肱骨干顶于前侧胸壁形成支点，内收、内旋上臂，使肱骨头复位。操作时手法应轻柔，动作均匀缓慢，严禁采用粗暴、突然的发力，否则易于造成肱骨颈骨折或引起神经、血管损伤。

闭合复位时易造成医源性肱骨颈部骨折。在复位前应仔细阅片再行复位。合并有结节骨折的病例，发生颈部骨折的几率较大。手法复位后应常规再拍摄 X 线片，以证实肱骨头确已复位，同时也可观察有无新的骨折。此外应复查肢体的神经、血管情况。

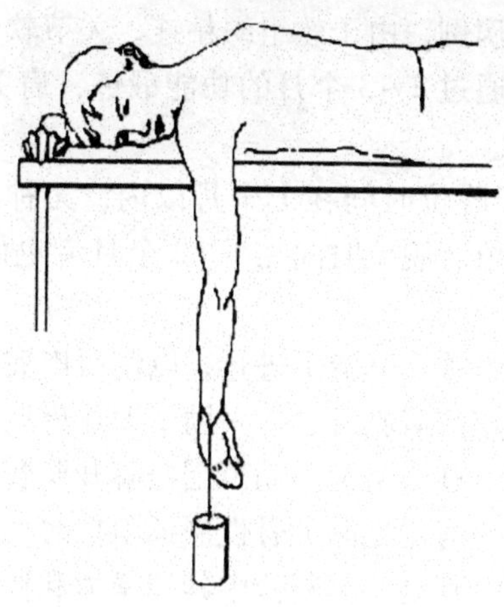

图 5－64　Stimson 复位方法

患肩复位后，将患肩制动于内收、内旋位。腋窝垫一薄棉垫。可以颈腕吊带或三角巾固定。制动时间可依患者年龄而定。患者年龄越小，形成复发脱位的几率越大。30 岁以下者可制动 3～5 周。年龄较大的患者，易发生关节功能受限，因此应适当减少制动的时间。早期开始肩关节功能锻炼。

新鲜脱位闭合复位不成功时，有可能是移位的大结节骨块阻挡或关节囊、肩袖、二头肌腱嵌入阻碍复位。此时需行手术复位。此外当肱骨头脱位合并肩盂大块移位骨折、肱骨颈骨折时，多需手术切开复位。

对新鲜盂肱关节后脱位的复位时，患者仰卧位，沿肱骨轴线方向牵引，如肱骨头于盂后喙有交锁，则需轻柔内旋上臂，同时给予侧方牵引力以松脱肱骨头与盂缘的嵌插交锁。此时从后方推肱骨头向前，同时外旋肱骨即可复位。复位后如较为稳定，可用吊带或包扎固定于胸侧。将上臂固定于轻度后伸旋转中立位 3 周。如复位后肱骨头部稳定，则需要将上臂置于外旋、轻后伸位以肩人字石膏或支具固定。也可在复位后以克氏针通过肩峰交叉固定肱骨头。3 周后去除固定开始练习肩关节活动。

闭合复位不成功时，或合并小结节骨折头复位后骨折仍有明显移位、复位后不稳，需行切开复位固定。肱骨头骨折缺损较大时，可用肩胛下肌或连同小结节填充缺损处。

盂肱关节下脱位时应先行闭合复位。沿上臂畸形方向向外上方牵引，以折叠的布单绕过患肩向下方做反牵引。术者自腋窝部向上推挤肱骨头，同时逐渐内收上臂已达复位。有时由于肱骨头穿破关节囊不能闭合复位时，则需切开复位。

盂肱关节上脱位更为少见，一般采用闭合复位治疗。如合并肩峰骨折使关节复位后不稳时，则需手术治疗，固定移位的骨折。

（二）陈旧性肩关节脱位

陈旧性肩关节脱位的治疗方法是难以确定的。一般应根据患者的年龄、全身状况、脱位的时间、损伤的病理、症状的程度以及肩活动范围等因素综合分析决定。首先确定脱位是否还需要复位。如需复位，能否行闭合复位。如需手术治疗采用何种手术方式。如下几种治疗方法可供做治疗参考：

1. 功能治疗　功能锻炼适于年老、体弱、骨质疏松者。脱位时间超过 2 个月以上的中年患者或半年以上的青年患者病例，由于软组织粘连，关节软骨的退变，难以手术复位并取得满意的手术治疗效果。一般通过2～3个月的功能锻炼，肩关节的功能活动可得到明显改进，可胜任日常的生活和工作。

2. 闭合复位　一般适用于脱位时间在1个月以内，无神经、血管受损的青壮年患者。合并有骨折者一般应行手术复位。脱位时间在1～2个月者也偶有闭合复位成功的机会。脱位时间越长，闭合复位越困难。

陈旧脱位行闭合复位时，必须在麻醉下进行，以使肌肉完全松弛。复位时先行手法松动肱骨头周围的粘连。一助手固定住肩胛骨，另一助手握住患肢前臂行轻柔牵引。术者握住患者上臂轻轻摇动并旋转肱骨头，逐渐增大活动范围松解开肱骨头周围的粘连。在牵引下经证实肱骨头已达到肩盂水平，且头与盂之间无骨性嵌插阻挡时，可根据不同脱位的方向试行复位的手法。推挤和旋转肱骨头使其复位。复位中禁用暴力和杠杆应力，以免造成骨折或引发神经、血管损伤。

3. 切开复位　适用于脱位时间半年以内的青壮年患者，或脱位时间虽短，但合并有大、小结节骨折或肱骨颈骨折者。由于软组织损伤、瘢痕粘连，使肱骨头固定，腋动脉及臂丛神经变位并与瘢痕组织粘连。因此陈旧性盂肱关节脱位切开复位的手术是困难而复杂的手术，很容易造成神经、血管的损伤。行切开复位时应靠近肱骨头处切断肩胛下肌肌腱和关节囊，松解出肱骨头。复位后如不稳定，可用克氏针交叉固定。

4. 人工肱骨头置换术　适用于脱位时间较长，关节软骨面已软化，或肱骨头骨缺损大于30%～40%的病例。由于人工关节置换术的进展，目前已很少采用单纯肱骨头切除术和肩融合术来治疗陈旧性肩关节脱位。

五、合并症

（一）肩袖损伤

前脱位时合并肩袖损伤较为多见。后脱位时较少发生。Pettersson报告经关节造影证实有肩袖撕裂者高达31.3%。Tijmes报告损伤率为28%，并指出随年龄增加，发生率有增加趋势。肩袖损伤时肩外展、外旋活动受限，疼痛。超声波检查及关节造影或关节镜、MR检查有助于诊断。症状明显时需行手术治疗。

（二）血管损伤

肩脱位可合并腋动脉（图5-65）、静脉或腋动脉分支的损伤。常见于老年人，血管硬化者。可发生于脱位时，或闭合复位时，也可发生于手术切开复位时，陈旧性脱位切开复位时，由于血管解剖位置移位和粘连，更易遭受损伤。血管造影可诊断损伤的部位。确定诊断后必须行手术治疗。多需行人造血管移植或大隐静脉移植修复。不宜采用血管结扎治疗，否则可造成上肢的功能性障碍甚至坏死。

（三）神经损伤

肩关节前脱位合并神经损伤比较常见。有的报告发生率为10.5%～25%。最常见为腋神经（见图5-66）损伤，其次为肩胛上神经、桡神经、肌皮神经。由于神经损伤多为牵拉伤，大多数病例在4个月内可恢复。神经损伤应早期诊断，密切观察，积极进行理疗。腋神经损伤完全恢复可迟至伤后1年。如果伤后10周仍无恢复迹象，则预后不好。

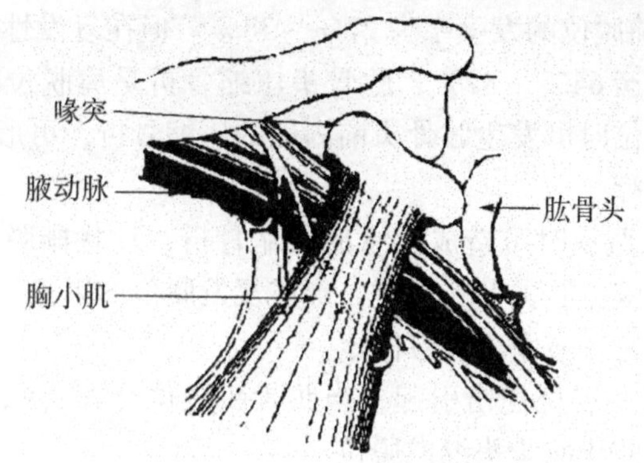

图5-65　腋动脉局部解剖

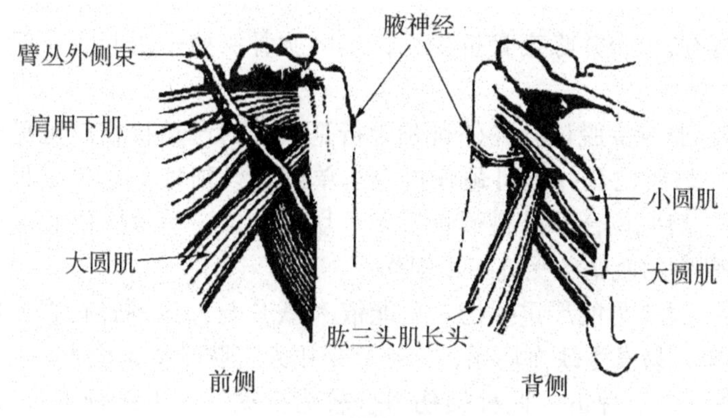

图5-66　腋神经局部解剖

（四）肩关节复发脱位

复发性脱位是急性脱位的常见合并症。尤其多见于年轻患者。创伤性盂肱关节脱位后，使关节囊、盂唇软骨撕脱、肱骨头发生嵌压骨折，从而改变了关节的稳定性，形成了复发脱位的病理基础。

创伤性原始脱位复位后的制动时间及制动方式一般认为应根据患者不同年龄采用不同时间的制动，对损伤的软组织的修复、对恢复稳定性是有益的。

（五）肱二头肌腱滑脱

肱二头肌腱滑脱有时可成为阻碍肱骨头复位的因素，常需手术切开复位，修复肩横韧带。如果肩横韧带不能正常修复，可形成晚期复发性二头肌腱长头滑脱，肩关节屈伸、旋转活动时肱二头肌腱反复脱位与复位可造成弹响及疼痛，需行手术治疗。

（六）合并肩部骨折

1. 大结节骨折　盂肱关节前脱位约有15%~35%的病例合并有肱骨大结节骨折。绝大多数病例当脱位复位后，大结节骨块也得到复位。如肱骨头复位后，大结节仍有明显移位（大于1cm），则会明显影响肩关节功能，应行手术复位，以螺钉或张力带钢丝固定。

2. 小结节骨折　常在后脱位时发生，一般脱位复位后骨折也即复位，不需特殊处理。如骨块较大或复位不良时，需行手术复位固定。

3. 肱骨头骨折　前脱位时头后侧与盂前缘相撞击可形成头的压缩骨折，称为Hill-Sa-

chs 损伤。有的报道新鲜前脱位的发生率为27% ~38%。但在复发性盂肱关节前脱位的病例中，头骨折的发生率可高至64% ~82%，肱骨头压缩骨折是肩脱位的合并症，同时又可成为复发脱位的因素。后脱位时可发生肱骨头前内侧的压缩骨折，可形成肩后方不稳，可行肩胛下肌腱及小结节移位治疗。

4. 肩盂骨折　肱骨头脱位时可造成盂缘的压缩骨折、片状撕脱骨折，也可造成大块的肩盂骨折。压缩骨折可影响盂肱关节的稳定，形成复发脱位的因素。大块的肩盂骨折，如有移位，可影响肱骨头的稳定，应手术复位固定。

5. 肩峰骨折　由肱骨头脱位撞击引起，当肱骨头脱位合并肩峰骨折时候，应复位以内固定物固定肩峰骨块，以防止肱骨头继发脱位。

肱骨头上移撞击肩峰造成骨折时，尚应考虑到夹于其间的肩袖也有可能被损伤，应及时诊断并给予治疗。

6. 喙突骨折　前脱位合并喙突骨折少见，多因肱骨头撞击引起。一般移位不大，不需特殊处理。

7. 外科颈骨折　肱骨头脱位合并外科颈骨折是少见的严重损伤。可见于外伤后，也可发生于复位治疗时。肩脱位合并外科颈骨折应与单纯外科颈骨折合并肱骨头假性脱位鉴别（见肱骨近端骨折）。肩脱位合并外科颈骨折多需切开复位。手术操作时应注意减少软组织剥离，尽力保留肱骨头的血循免受进一步损伤。

8. 解剖颈骨折　是少见的严重损伤。只能依 X 线片与外科颈骨折合并脱位相鉴别。因肱骨头失去血循供应，易发生缺血坏死，治疗宜采用人工肱骨头置换术。

9. 肩脱位合并肱骨干骨折　此种损伤组合较为少见。由于肱骨干骨折后局部的疼痛、肿胀畸形，掩盖了肩部的症状及畸形。因为容易造成肩脱位诊断的漏诊。肩关节脱位多可行闭合复位治疗。肱骨干骨折采用切开复位内固定，以利于早期开始肩关节功能锻炼。

（高　飚）

第七节　锁骨骨折

一、概述

锁骨骨折是所有儿童骨折中最常见的类型。这类骨折常见于新生儿产伤。总的来说，锁骨骨折在各年龄段的骨折中占5%。根据解剖、治疗方法和发生率，锁骨骨折分为 3 种类型，包括：①中 1/3 占 80%。②远端 1/3 占 15%。③近端 1/3 占 5%。

1. 大体解剖　锁骨是一种长椭圆形骨，中间部分是管状的，而远端是扁平的。通过肩锁韧带和喙锁韧带在外侧与肩胛骨紧密相连，胸锁韧带和肋锁韧带则在内侧固定锁骨（图 5 -67）。锁骨还是胸锁乳突肌和锁骨下肌的附着点。这些韧带和肌肉共同固定锁骨，因此能保持肩部的宽度，并作为肩关节与躯干的连接点。

锁骨下血管和臂丛神经紧贴锁骨下方经过。锁骨骨折脱位可能会合并这些重要结构的损伤。

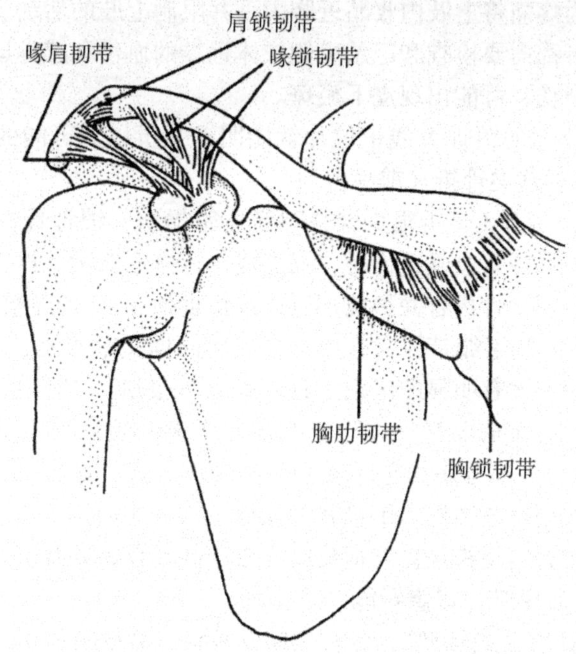

图 5－67　锁骨与胸骨和肩峰间的韧带连接

2. 查体　锁骨骨折患者出现骨折区域的疼痛和肿胀。锁骨作为上肢和躯干的连接点，当出现骨折时，肩关节失去锁骨的支撑而出现向下和向前的脱位。如果出现严重脱位合并软组织撕脱伤，可能会出现皮下瘀斑。

3. 影像学检查　常规的锁骨 X 线检查就可以明确这类骨折。偶尔也需要特殊角度的 X 线检查来发现锁骨内侧的骨折。

4. 治疗　儿童锁骨骨折通常不需要太多的干预，因为这类骨折愈合快，功能恢复也迅速。成人锁骨骨折合并较严重的并发症，因此需要更准确复位和密切的随访，以确保功能完全恢复。成人锁骨骨折可能合并较多的骨痂形成，与第 1 肋相连可导致锁骨下神经、血管损伤。

二、锁骨中 1/3 骨折

锁骨中 1/3 骨折是最常见的锁骨骨折类型，占全部锁骨骨折的 80%。这类骨折大部分见于锁骨中外 1/3 的交界处。内侧有肋锁韧带固定。典型表现是近段骨折由于胸锁乳突肌的牵引而向上移位。

1. 损伤机制　导致锁骨骨折的常见原因有两种。一是直接暴力作用于锁骨，向后的直接暴力可能会导致锁骨的单一骨折，如果暴力直接向下，常出现锁骨粉碎性骨折。神经血管损伤多见于向下的暴力作用。

第二种损伤机制是间接暴力，典型的是摔倒时肩膀着地，暴力经肩峰传导到锁骨。锁骨骨折常见于锁骨中 1/3，是由于锁骨的“S”形外观使得间接外力集中到这一点上。

2. 查体　在皮下可以触及锁骨的整体，因此，基本的查体就能早期诊断锁骨骨折。大部分患者在骨折部位出现肿胀和触痛。锁骨中 1/3 骨折常导致肩关节由于失去支撑而向下和向内塌陷。患者常因为疼痛将上肢内收贴近胸廓，并限制上肢的活动。

所有锁骨骨折患者都需要检查和记录患侧肢体远端的血供和感觉运动功能。如果出现严重移位合并软组织撕裂伤，可能出现皮下瘀斑。

3. 影像学检查　常规的锁骨 X 线正位片就能明确骨折以及可能的移位情况。球管向头侧倾斜 45°也有助于发现这类骨折（前弓位）。

4. 合并损伤　锁骨中 1/3 骨折很少合并神经血管损伤。锁骨骨折合并移位时，可能出现锁骨下血管损伤。当怀疑有血管损伤时，强烈建议行血管造影。神经损伤可能是神经根的挫伤或者撕脱伤。任何锁骨骨折合并移位都应详细检查颈 4～8 神经根的功能。

5. 治疗　常使用“8”字绷带固定这类骨折。然而据文献报道，“8”字绷带和悬吊固定锁骨骨折，两者之间并没有明显的区别。有一篇文献报道，“8”字绷带会导致更严重的不适感。而与此相反，有文献报道，“8”字绷带允许患者的双手活动，使得患者能早期恢复工作（如使用键盘）。大部分病例允许患者选择治疗方式，如选择“8”字绷带，应教育患者及家属正确使用和调整该装置。①患者站立位，双肩向后用力牵拉。②使用“8”字绷带固定。③检查患者是否出现神经血管损伤的征象，并教育患者及家属注意此类情况。④教育家属每天束紧“8”字绷带，以患者能忍受为度。

（1）无移位锁骨骨折（成年型）：无移位锁骨骨折有完整的骨膜，因此悬吊和冷敷就能满足需要。1 周后复查 X 线片确保骨折无移位。儿童通常需要固定 3～5 周，而成年人常需要 6 周甚至更长。

（2）锁骨骨折合并移位（成年型）：在急诊室闭合复位并不能促进骨折愈合，也不能长期维持骨折复位。“8”字绷带可以用于骨折复位和维持复位，患者应在骨科医生的指导下治疗。如前所述，“8”字绷带和腕带悬吊治疗锁骨骨折并没有明显的区别，因此，患者的喜好是最好的治疗选择。转诊骨科是有必要的，因为锁骨中 1/3 骨折移位具有很高的神经、血管损伤概率。锁骨中 1/3 骨折很少出现骨折不愈合，最常见于骨折移位。有文献报道，锁骨中 1/3 骨折移位出现 15% 的骨折不愈合。

仅部分患者需要手术治疗。当把手术作为治疗骨折移位的常规方法时，骨折不愈合率就会上升。骨折切开复位内固定的适应证包括骨折缩短移位 >2cm，开放骨折，合并神经、血管损伤。相对适应证包括移位 >2cm 和患者无法耐受长期制动。

6. 并发症　锁骨中 1/3 骨折可能合并以下几种并发症：

（1）畸形愈合是成年锁骨骨折常见的并发症。儿童锁骨骨折不常见畸形愈合，因为这类骨折有很强的重塑作用。

（2）大量的骨痂增生导致锁骨外观不佳或者压迫神经血管导致损伤。

（3）骨折不愈合少见，多与骨折采用切开复位内固定治疗有关。

三、锁骨远端 1/3 骨折

这类骨折占全部锁骨骨折的 15%，见于喙锁韧带的远侧。锁骨远端 1/3 骨折可以分为 3 型（图 5－68）：①无移位型。②移位型。③累及关节面。在第 1 型，骨折无移位，喙锁韧带完整。第 2 型，骨折移位，合并喙锁韧带撕裂，典型征象是锁骨近端被胸锁乳突肌向上牵拉移位。第 3 型累及肩锁关节关节面。

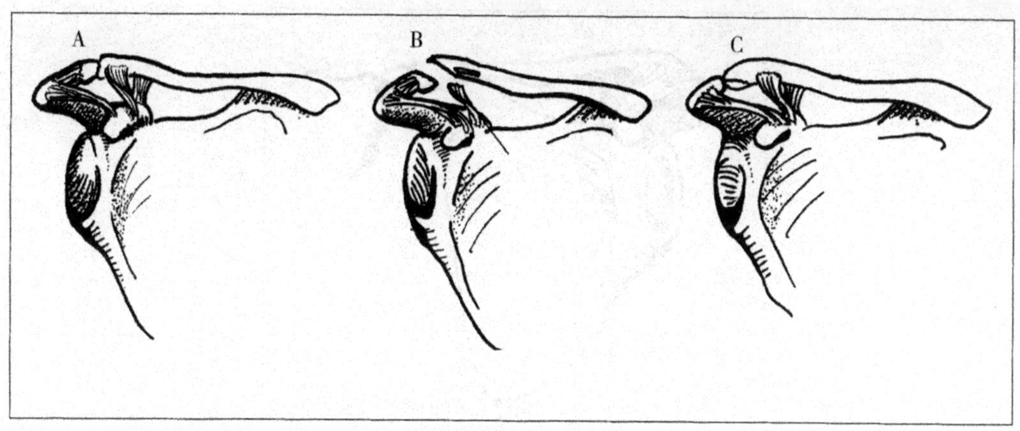

图 5-68 锁骨远端 1/3 骨折

A. 无移位骨折，韧带完整；B. 骨折移位，韧带断裂（不稳定）；C. 累及肩锁关节面

1. 损伤机制　锁骨远端 1/3 骨折多由于直接暴力所致。暴力从上向下直接作用于锁骨产生无移位或者移位骨折。累及关节面的骨折常由于暴力作用于肩关节外侧所致（摔伤），或者是压缩外力导致。

2. 查体　患者多诉骨折区疼痛，患肢内收以减轻疼痛。触及骨折端或患肢外展时，疼痛加剧。骨折移位时，查体可触及移位的骨折端。

3. 影像学检查　常规影像学检查就可以明确骨折。但是累及关节面的骨折可能很难通过影像学发现。球管朝头侧倾斜 10°～15°能避开肩胛冈的叠合影，从而发现更细微的骨折。特殊的投射技术如锥束成像技术，外侧位，或者负重（10lb）时行 X 线检查，都有助于明确骨折。怀疑关节面骨折时，CT 检查也是有必要的。

4. 合并损伤　这类骨折可能伴随喙锁韧带损伤。

规则：所有移位的锁骨远端 1/3 骨折都伴有喙锁韧带撕裂，治疗同肩锁关节脱位。

肩锁关节半脱位或者肩锁关节脱位可能伴有锁骨远端 1/3 骨折。

5. 治疗

（1）无移位骨折：无移位的锁骨远端 1/3 骨折被周围的完整韧带和肌肉固定，通常仅处理不适症状即可，予以冰块冷敷，应用镇痛药物，早期功能锻炼。

（2）有移位的锁骨远端 1/3 骨折：这类骨折的急诊处理包括腕带悬吊、冰敷、应用镇痛药物，并需要转入骨科进行骨折切开复位内固定手术治疗。

（3）累及关节面的锁骨远端 1/3 骨折：这类患者需要处理不适症状，予以冰块冷敷、镇痛药物，以及腕带悬吊。鼓励患者早期功能锻炼，以预防退行性关节炎的出现。

6. 并发症　锁骨远端 1/3 骨折常伴有两种主要的并发症。

（1）延迟愈合，常见于采取保守治疗的有移位的锁骨远端 1/3 骨折。

（2）退行性关节炎可能出现在累及关节面的骨折。

四、锁骨内侧 1/3 骨折

锁骨内侧 1/3 骨折（图 5-69）不常见，仅占锁骨骨折的 5%。需要很强的暴力才能导致该部位的骨折，因此，此类骨折可能伴有其他损伤，需要详细查体。

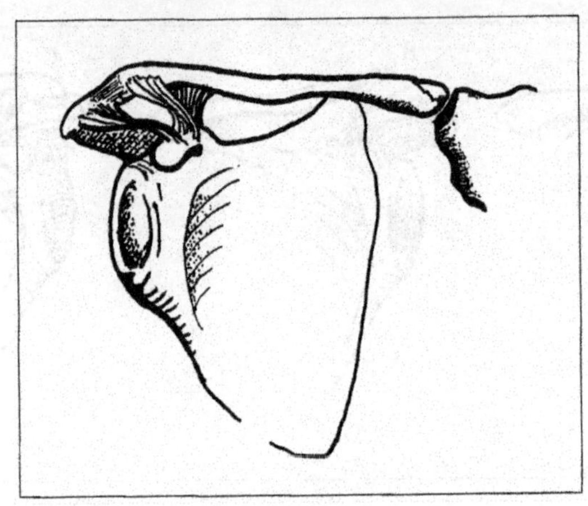

图 5－69　累及胸锁关节的锁骨内侧 1/3 骨折

1. 损伤机制　直接暴力作用在锁骨内侧会产生此类骨折。作用于肩关节的间接暴力通过挤压锁骨撞击胸骨而导致骨折。摔倒时，上肢伸直外展着地也可能间接导致锁骨撞击胸骨而出现锁骨骨折。

2. 查体　胸锁关节处明显的疼痛和触痛。上肢外展时疼痛加剧。

3. 影像学检查　球管朝头侧倾斜 45°的 X 线正位片通常能很好地显示这类骨折。有时，可能还需要锥束成像技术、上位肋骨成像术或者 CT 检查来发现此类骨折。

4. 合并损伤　锁骨内侧 1/3 骨折常由于严重暴力导致的，因此，可能伴有各种器官潜在的严重损伤。如果骨折向后移位，处理过程中必须排除胸腔内的损伤。胸骨骨折或者胸锁关节的半脱位可能会合并锁骨内侧 1/3 骨折。

5. 治疗　急诊处理包括冰块冷敷、使用镇痛药物及腕吊带。有移位的锁骨内侧 1/3 骨折需要转入骨科行手术治疗。

6. 并发症　锁骨内侧 1/3 骨折常伴有胸锁关节退行性关节炎。

（高　飚）

第八节　肩袖损伤

一、概述

肩袖（rotator cuff）是由冈上肌、冈下肌、肩胛下肌、小圆肌的肌腱在肱骨头前、上、后方形成的袖套样肌样结构，喙肱韧带在冈上肌、冈下肌之间的深浅两面使肩袖的联结得到加强。肩袖的冈上肌起自肩胛骨冈上窝，经盂肱关节上方止于肱骨大结节近侧，由肩胛上神经支配，主要功能是上臂外展并固定肱骨头于肩盂上使盂肱关节保持稳定，此外冈上肌还能防止三角肌收缩时肱骨头的向上移位。冈下肌起自肩胛骨冈下窝，经盂肱关节后方止于肱骨大结节外侧中部，也属肩胛上神经支配，其功能是在上臂下垂位时使上臂外旋。肩胛下肌起自肩胛下窝，经盂肱关节前方止于肱骨小结节前内侧，受肩胛下神经支配，在臂下垂位时具有内旋肩关节功能。小圆肌起自肩胛骨外侧缘后面，经盂肱关节后方止于肱骨大结节后下方，由腋神经支配，功能是使上臂外旋。

肩袖的共同功能是在任何运动或静止状态使肱骨头与肩盂保持稳定，使盂肱关节成为运动的轴心和支点，维持上臂各种姿势和完成各种运动功能。

冈上肌、肩胛下肌的肌腱位于肩峰下关节的肩喙穹下，肩关节的内收、外展、上举及后伸等运动时，上述二肌肉在肩喙穹下往复移动，易受夹挤、冲撞而致损伤。冈上肌、冈下肌肌腱在止点近侧的终末段 1.5cm 范围内是无血管区，又称危险区域（criticalzone），是肌腱近侧端滋养血管的终末端与肌腱大结节止点部来自骨膜滋养血管的交界区域，此处是血供薄弱部位，也是肌腱退化变性和断裂的好发部位。

肩袖损伤一般认为是由退变、血运、撞击及创伤等四种机制联合作用而形成。

1. 退变　40 岁以后肩袖内细胞变形、坏死，钙盐沉积，纤维蛋白样增厚，玻璃样变性，部分性肌纤维断裂，原纤维形成和胶原波浪状形态消失，小动脉增殖，肌腱内软骨样细胞出现。肩袖止点退化表现为潮线的复制和不规则，正常的四层结构（固有肌腱、潮线、矿化的纤维软骨和骨）不规则或消失，或出现肉芽样变，随年龄增长呈加重的趋势，肌腱止点变性降低了肌腱张力，成为肩袖断裂的重要原因。肌腱的退化变性、肌腱的部分断裂及至完全性断裂在老年患者中是常见病因。

2. 血运　“危险区”位于冈上肌腱远端 1cm 内，这一无血管区域是肩袖撕裂最常发生的部分。尸体标本的灌注研究都证实了“危险区”的存在，滑囊面血供比关节面好，这与关节面撕裂位置高于滑囊面相一致。

3. 撞击　肩撞击征（impingement syndrome）的概念首先由 Neer 于 1972 年提出，他认为肩袖损伤是由于肩峰下发生撞击所致，这种撞击大多发生在肩峰前 1/3 部位和肩锁关节下面或喙肩穹下方。Neer 认为 95% 肩袖断裂由于撞击征引起。冈上肌腱在肩峰与大结节之间通过，肱二头肌长头腱位于冈上肌深面，越过肱骨头上方止于顶部或肩盂上粗隆，肩关节运动时，这两个肌腱在喙肩穹下往复移动。肩峰及肩峰下结构的退变或发育异常或者因动力原因引起的盂肱关节不稳定，均可导致冈上肌腱、肱二头肌长头腱及肩胛下肌腱的撞击性损伤，早期为滑囊病变，中晚期出现肌腱的退化和断裂。

4. 创伤　创伤就其暴力大小分为重度暴力创伤与反复的微小创伤，后者在肩袖损伤中比前者更重要，日常活动或运动中反复微小损伤造成肌腱内肌纤维的微断裂（microtear），这种微断裂若无足够时间进行修复，将进一步发展为部分肌腱或全层撕裂，这种病理过程在从事投掷运动的职业运动员中较为常见。

肩袖损伤的内在因素是肩袖肌腱随年龄增长而出现的肌腱组织退化，以及其解剖结构上存在乏血管区的固有弱点，而创伤与撞击加速了肩袖退化和促成了断裂的发生，四种因素在不同程度上造成了肩袖退变过程，没有一种因素能单独导致肩袖的损伤，其中的关键性因素应依据具体情况分析。

二、诊断思路

1. 病史要点　可有急性损伤史，重复性或累积性损伤史者，对本病的诊断有参考意义。肩关节疼痛是主要症状，常见部位是肩前方痛，位于三角肌前方及外侧。急性期疼痛剧烈，持续性，慢性期呈自发性钝痛，在肩部活动后或增加负荷后症状加重。被动外旋肩关节或过度内收也使疼痛加重，夜间症状加重是常见的临床表现之一。

2. 查体要点　压痛多见于肱骨大结节近侧或肩峰下间隙部位，肩袖大型断裂者，肩上举及外展功能均受限，病史超过3周以上，肩周肌肉有不同程度的萎缩，以三角肌、冈上肌及冈下肌较常见。

特殊体征：

（1）落肩试验（drop arm sign）：被动抬高患臂至上举0°~120°范围，撤除支持，患臂不能自主支撑而发生臂坠落和疼痛，即为阳性。

（2）撞击试验（impingement test）：常用的有Neer征和Hawkins征。

（3）疼痛弧征（pain arc syndrome）：患臂上举60°~120°范围内出现肩前方或肩峰下区疼痛。

（4）盂肱关节内摩擦音：盂肱关节在主动运动或被动活动中出现摩擦声，常由肩袖断端的瘢痕组织引起。

3. 辅助检查

（1）常规检查

1）X线摄片：X线平片检查对本病诊断无特异性，平片显示出肩峰下间隙狭窄，部分病例大结节部皮质骨硬化表面不规则或骨疣形成，松质骨呈现骨质萎缩和疏松，此外存在肩峰位置过低，钩状肩峰，肩峰下关节面硬化、不规则等X线表现，则提供了存在撞击因素的依据。在患臂上举运动的动态观察，可以观察大结节与肩峰相对关系及否存在肩峰下撞击现象。X线平片检查还有助于鉴别和排除肩关节骨折、脱位及其他骨、关节疾患。

2）磁共振成像：对肩袖损伤的诊断是一种重要的方法。磁共振成像能依据受损肌腱在水肿、充血、断裂以及钙盐沉积等方面的不同信号显示肌腱组织的病理变化。磁共振成像的优点是非侵入性检查方法，具有可重复性，而且对软组织损伤的反应灵敏，有很高的敏感性（达95%以上），但是高的敏感性也导致较高的假阳性率。

（2）特殊检查

1）关节造影：盂肱关节正常解剖情况下与肩胛下肌下滑液囊及肱二头肌长头腱腱鞘相通，但与肩峰下滑囊或三角肌下滑囊不相交通。若在盂肱关节造影中出现肩峰下滑囊或三角肌下滑囊的显影，则说明其隔断结构袖已发生破裂，导致盂肱关节腔内的造影剂通过破裂口外溢，进入了肩峰下滑囊或三角肌下滑囊内。盂肱关节腔的造影对肩袖完全断裂是一种十分可靠的诊断方法，但对于肩袖的部分性断裂不能作出正确诊断。

2）CT断层扫描检查：单独使用CT扫描对肩袖病变的诊断意义不大。CT扫描与关节造影合并使用对肩胛下肌及冈下肌的破裂以及发现并存的病理变化有一定意义。在肩袖广泛性撕裂伴有盂肱关节不稳定时CT扫描有助于发现肩盂与肱骨头解剖关系的异常及不稳定表现。

3）超声诊断方法：超声诊断也属于非侵入性诊断方法，简便、可靠、能重复检查是其优点，对肩袖损伤能作出清晰分辨。高分辨率的探头能显示出肩袖水肿、增厚等挫伤性病理改变，肩袖部分断裂则显示肩袖缺损或萎缩、变薄，完全性断裂能显示断端和裂隙并显示肌腱缺损范围，对肌腱部分断裂的诊断优于关节造影。

4）关节镜诊断：肩关节镜技术是一种微创性检查方法，一般用于疑诊为肩袖损伤、盂唇病变、肱二头肌长头腱止点撕裂（SLAP）病变以及盂肱关节不稳定的病例。

4. 分类

（1）肩袖损伤按损伤程度可分为挫伤、不完全断裂及完全断裂3类。

（2）依肌腱断裂后裂口方向可分为横形断裂（裂口方向与肌纤维方向垂直）与纵形断裂（裂口方向与肌纤维方向一致）。

（3）根据肌腱断裂范围又可分为小型撕裂、大型撕裂与广泛撕裂三类。Lyons 分类法：小型 <3cm；中型 3～5cm；大型 >5cm。

5. 诊断标准　对肩袖断裂作出正确诊断并非易事。凡有肩部外伤史，肩前方疼痛伴大结节近侧或肩峰下区域压痛的患者，若同时合并存在上述四项中任何一项特殊阳性体征，都应考虑肩袖撕裂的可能性。如同时伴有肌肉萎缩或关节挛缩，则表示病变已进入后期阶段，对肩袖断裂可疑病例应做进一步的辅助检查。

（1）可有急性损伤史，重复性或累积性损伤史，肩关节疼痛。

（2）局部压痛多见于肱骨大结节近侧或肩峰下间隙部位，肩上举及外展功能均受限，肩周肌肉有不同程度的萎缩。

（3）特殊体征：落肩试验、撞击试验、疼痛弧征、盂肱关节内摩擦音等。

（4）X 线摄片：显示出肩峰下间隙狭窄，部分病例大结节部骨皮质表面硬化不规则或骨疣形成，松质骨呈现骨质萎缩和疏松，X 线表现为钩状肩峰，肩峰下关节面硬化、不规则等，X 线片检查还有助于鉴别和排除肩关节骨折、脱位及其他骨、关节疾患。

（5）磁共振成像：可直接显示肩袖损伤，对肩袖损伤的诊断是一种重要的方法，有很高的敏感性（达 95% 以上）。

6. 诊断流程（图 5－70）

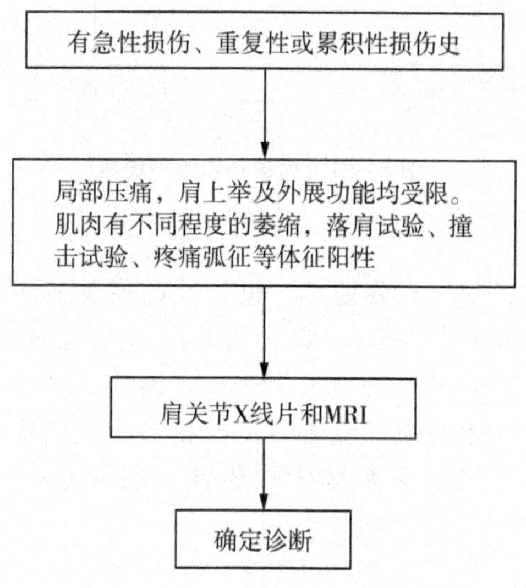

图 5－70　肩袖损伤诊断流程

三、治疗措施

1. 保守治疗　肩袖挫伤、部分性断裂或完全性断裂的急性期一般采用保守疗法，休息，三角巾悬吊、制动 2～3 周，同时局部物理疗法，消除肿胀及止痛，口服非甾体类药物。疼痛剧烈者可采用 1% 利多卡因加皮质激素做肩峰下滑囊或盂肱关节腔内注射，疼痛缓解之后即开始做肩关节功能康复训练。

肩袖断裂急性期于卧位上肢零位（zero position）牵引，即上肢于外展及上举 155°位皮肤牵引，持续时间3周，牵引同时做床旁物理治疗，2周后，每日间断解除牵引2～3次，做肩、肘部功能练习，防止关节僵硬，也可在卧床牵引1周后改用零位肩人字石膏或零位支具固定，便于下地活动。零位牵引有助于肩袖肌腱在低张力下得到修复和愈合，在去除牵引之后也有利于利用肢体重力促进盂肱关节功能的康复。

2. 手术治疗　适应证：肩袖大型撕裂，非手术治疗无效的肩袖撕裂，以及合并存在肩峰下撞击因素的病例，经4～6周的非手术治疗，肩袖急性炎症及水肿消退，未能愈合的肌腱残端形成了较坚硬的瘢痕组织，进行肌腱修复和止点重建。

肩袖修复的方法很多，常用的方法是在肩袖原止点部位即大结节近侧制一骨槽，于患臂外展位使肩袖近侧断端植入于该骨槽内。此方法适应证广泛，适用于大型、广泛型的肩袖撕裂。为防止术后肩峰下间隙的粘连和撞击，肩袖修复同时应切断喙肩韧带，并做肩峰前外侧部分切除成形术，对存在肩峰下撞击征患者，肩峰成形术是其适应证。

3. 治疗流程（图5－71）

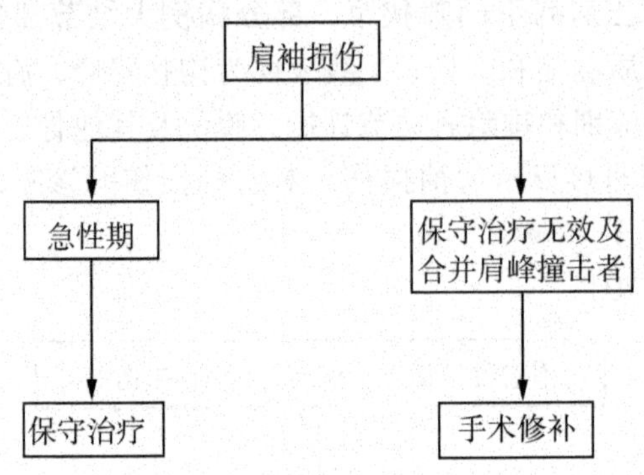

图5－71　肩袖损伤治疗流程

四、预后评价

大多数肩袖病变的患者常出现隐匿性、进行性的肩关节疼痛和无力，在未接受手术治疗的患者中，症状的缓解率是33%～90%，因此，除了那些肩袖广泛撕脱的年轻患者，所有疑有肩袖损伤的患者在开始时均应采取非手术治疗。手术治疗的目的就是要缓解疼痛，而疼痛的减轻通常能带来功能的改善，Neer报告245例肩袖手术患者随访结果，有191例（78%）获得极好疗效，多数临床报告显示肩袖修补手术后，疼痛的缓解率在80%左右。

五、最新进展

近年来，越来越多的肩袖修补手术可以在关节镜下完成，有报告显示肩关节镜下肩袖修补可以获得与小切口开放肩袖修补相同的结果，但长期随访结果仍较缺乏，但多数作者认为对于巨大肩袖撕裂可能必须做开放手术。随着关节镜技术的不断改进，大量远期随访结果的总结，单纯关节镜下的手术方法将更广泛地被人们接受。

（袁彦浩）

第九节　尺骨干骨折

尺骨干骨折可以被分为3组：①无移位。②移位（ >5mm）。③Monteggia骨折（图5-72）。尺骨中段是最常出现骨折的部位。

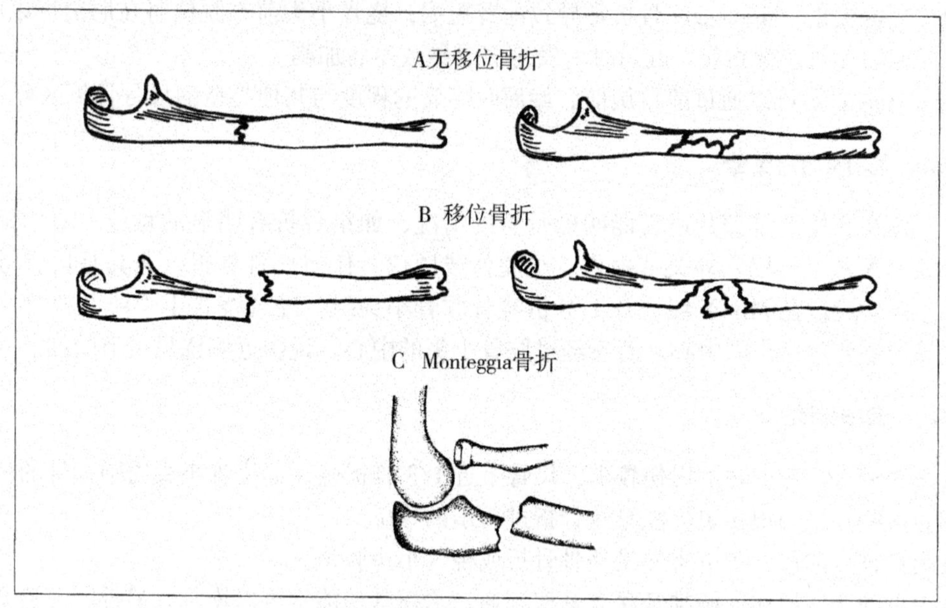

图5-72　足骨干骨折

Monteggia骨折是指尺骨干近端1/3骨折合并桡骨小头脱位，桡骨小头脱位也可发生于单纯环状韧带断裂时。Monteggia骨折被分为以下四种类型：

（1）尺骨干骨折合并桡骨小头向前脱位，尺骨近端骨折向前成角，此型占Monteggia骨折的60%。

（2）尺骨干骨折合并桡骨小头向后或侧后方脱位，此型占Monteggia骨折的15%。

（3）尺骨干骺端骨折合并桡骨小头向外侧或前外侧脱位，占Monteggia骨折的20%。此型常发生于儿童，为肘内侧遭受直接暴力所致。

（4）尺骨和桡骨干骨折（近端1/3）合并桡骨小头向前脱位，此型骨折罕见，仅占Monteggia骨折的5%。

一、损伤机制

有两种损伤机制导致尺骨骨折，直接暴力是最常见的损伤机制，所引起的骨折即我们常说的“夜盗（杖）骨折”，因为它发生于当受到夜盗杖袭击时举起前臂保护面部的情况下。这种机制常发生于车祸或斗殴时，另外前臂过度的旋前或旋后也可导致尺骨干骨折。

Monteggia骨折发生于外力同时导致尺骨骨折和桡骨小头脱位，这种损伤不一定发生于遭受很大的暴力时，在类似跌倒这样的轻度外力的情况下也可以发生。

至于桡骨小头前脱位，尺骨侧后方遭受直接暴力是最常见的原因，跌倒时前臂强烈地旋前、外旋，也可以导致这种骨折发生。桡骨小头后脱位的发生机制与肘关节后脱位的发生机制类似，在这种情况下，由于尺肱韧带的强度大于骨骼强度，导致骨折伴桡骨小头脱位。

二、查体

骨折部位有明显的肿胀和压痛，尺骨叩击可引起骨折部位疼痛，前臂旋前旋后疼痛、受限。

由于骨折成角，Monteggia 骨折常导致前臂短缩，桡骨小头前方脱位时在肘窝可以触及。肘关节屈伸活动及前臂旋前、旋后时引发疼痛或导致疼痛加剧。

Monteggia 骨折可以通过前臂旋前、旋后时疼痛的程度与其他类型的尺骨骨折区分。

三、影像学检查

前后位及侧位 X 线照片通常能明确骨折的情况，如果骨折有明显的移位，应加拍肘关节和腕关节 X 线片，以除外关节损伤、半脱位或脱位。任何尺骨骨折，尤其是尺骨近端骨折，急诊医生应该在侧位 X 线平片上分析桡骨肱骨小头线。经过桡骨干中线及桡骨小头的直线应该经过肱骨小头的中心，若不经过肱骨小头的中心，说明近侧桡尺关节受损。

四、合并损伤

尺骨干近 1/3 骨折并发损伤较少，尺骨干近 1/3 骨折应评估桡骨小头周围韧带的损伤情况，因为这些韧带的损伤很可能导致骨折进一步的移位。

规则：移位的尺骨骨折常并发桡骨骨折或桡骨小头脱位。

较少见的合并损伤如桡神经深支麻痹，通过治疗其功能常可以恢复，另外，在遭受高能量损伤或伴有广泛的软组织损伤可能并发急性筋膜间室综合征。

五、治疗

1. 无移位骨折　无移位或轻度移位（<5mm）的尺骨干骨折通常采用长臂夹板固定，推荐对骨折进行骨科专业治疗。

推荐的确切治疗方法目前尚存在争议，尺骨远端 2/3 无移位的骨折可以单纯行固定制动治疗，传统方式推荐采用屈肘 90°前臂中立位石膏管型外固定，但现在认为不必要过度限制。一些作者推荐采用夹板或石膏管型固定 1 周后，更换为预制的功能性支具保护，与长臂石膏管型相比，功能性支具可以使患者更早地回到工作岗位，并获得较好的腕关节功能。

尺骨近 1/3 骨折由于周围有较多的软组织包裹，采用管型石膏固定受到限制。另外，尺骨近 1/3 骨折可以并发隐匿的和较难确定的桡骨小头周围支持韧带的损伤，因此，尺骨近 1/3 骨折推荐切开复位内固定治疗。

2. 移位骨折（≥5mm）　首先采用长臂夹板外固定，大多数的骨科医生倾向于切开复位内固定来处理此类骨折，尤其高能量损伤所致的骨折。老年人低能量损伤所致的骨折，可以采用功能性支具治疗。

尸体解剖研究证实，尺骨骨折移位超过其宽度的 50%，即可导致骨间膜撕裂。尺骨近 1/3 骨折移位，较易损伤桡骨小头周围的韧带结构。

3. Monteggia 骨折　成人骨折可以首先采用后方长臂夹板固定，并请骨科医生会诊，对患者病情进行紧急评估。Monteggia 骨折是手术矫治的指征，内固定最常用的方法是钢板螺丝钉固定。

儿童骨折急诊处理包括采用后方长臂夹板固定和转诊患者，通常采用全身麻醉下闭合复位尺骨骨折，然后前臂旋后直接按压复位桡骨小头，若嵌入的环状韧带阻碍桡骨小头复位，则需要手术切开复位。

六、并发症

因为 Monteggia 骨折并发症较多，因此需要转诊。其并发症包括：

（1）桡神经深支麻痹常继发于神经的挫伤，通常能够自愈。

（2）复位不佳或制动不良会导致骨不连。

（3）由于撕裂的环状韧带未能得到修复，桡骨小头再脱位或半脱位在闭合复位后经常发生。

（袁彦浩）

第十节 尺骨鹰嘴骨折

一、实用解剖

鹰嘴突（olecranon process）由尺骨近端和后方组成，位于皮下，易遭受直接创伤，并与冠状突组成了 C 形切迹（又称“半月切迹”），其较深的凹陷关节面与滑车关节面构成了肱尺关节，基本上只允许肘关节在前后方向上活动，即屈伸活动，并提供了内在稳定性。后方，肱三头肌腱附着于鹰嘴后上部，进入鹰嘴止点之前覆盖关节囊，其表面筋膜向内、外侧扩展，称为“鹰嘴支持带”，与股四头肌扩张部相似。外侧支持带由肱三头肌外侧部和 LCL 后束构成，内侧支持带由肱三头肌内侧部和 MCL 后束构成，支持带分别向内、外侧延伸并附着于前臂筋膜、鹰嘴和尺骨近端骨膜。尺神经位于内上髁后面的尺神经沟内，经过肘后内侧，向前穿过尺侧腕屈肌两头之间至前臂掌侧，并位于该肌的深面。

二、损伤机制

（1）直接暴力作用于肘后侧，即鹰嘴后方。

（2）跌落致上肢受伤，间接作用于肘部。

若肘部受到了较大暴力或属高能量损伤，强大外力直接作用于前臂近端后侧，使尺桡骨同时向前移位，由于滑车对鹰嘴的阻挡，使其在冠状突水平发生骨折，骨折端和肱桡关节水平产生明显不稳定，表现为鹰嘴的近骨折端向后方明显移位，而尺骨远折端则和桡骨头一起向前方移位，称之为“鹰嘴骨折合并肘关节前脱位”或“经鹰嘴的肘关节前脱位”。大多是直接暴力所致，鹰嘴或尺骨近端骨折大多粉碎，且多合并冠状突骨折。此种损伤比单纯鹰嘴骨折要严重，如果鹰嘴或尺骨近端不能获得良好的解剖复位和稳定的内固定，则易出现持续性或复发性畸形。

三、尺骨鹰嘴骨折分型

应用比较广泛的是 Colton 分型（图 5 – 73），Ⅰ型：骨折无移位；Ⅱ型：骨折移位，又分为：①撕脱骨折（avulsion fractures）：鹰嘴尖端有一小的横行骨折块，与远骨折端分开，最常见于老年患者；②横断骨折（oblique and transverse fractures）：骨折线走行呈斜行，自接近于半月切迹的最低处开始，斜向背侧和近端，可以是一个简单的斜行骨折，也可以是矢状面骨折或关节面压缩骨折所导致的粉碎骨折折线的一部分；③粉碎骨折（comminuted fractures）：包括鹰嘴的所有粉碎骨折，常因直接暴力作用于肘后方所致，有许多平面的骨折，包括较常见的严重压缩性骨折，可合并肱骨远端、前臂及桡骨头骨折；④骨折－脱位（fracture－dislocation）：在冠状突或接近冠状突部位发生鹰嘴骨折，通过骨折端和肱桡关节的平面产生不稳定，使得尺骨远端和桡骨头一起向前脱位。

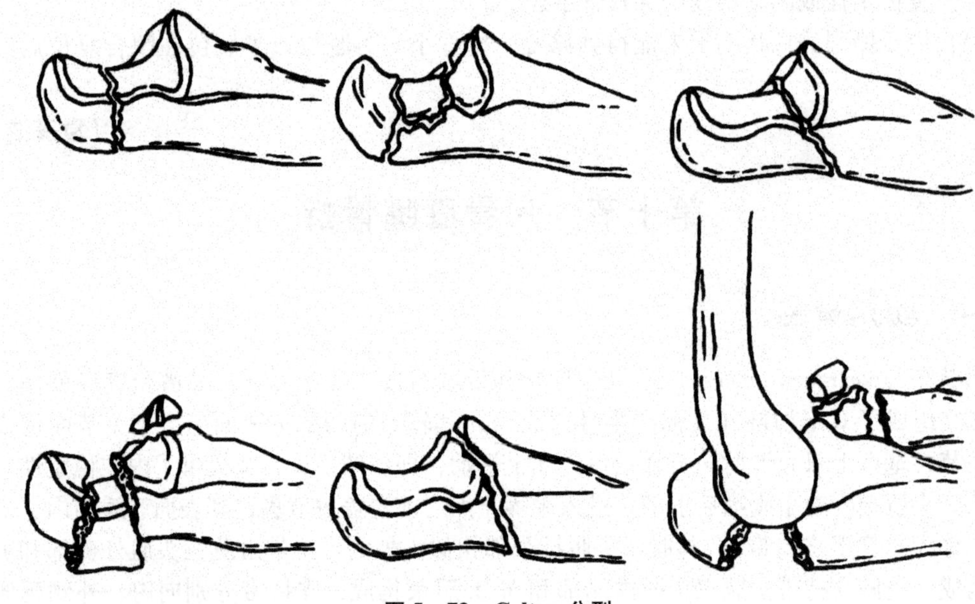

图 5－73　Colton 分型

四、临床表现

1. 症状和体征　属关节内骨折，常发生骨折端及关节内出血和渗出，导致尺骨远端肿胀和疼痛。常在可触鹰嘴骨折端及其异常活动，并伴有疼痛及活动受限。由于肱三头肌伸肘功能丧失，伸肌装置连续性中断，临床体征表现为不能抗重力伸肘。

2. 放射学检查　尽可能拍摄标准侧位 X 线片，以准确判断骨折长度、粉碎程度、半月切迹处关节面撕裂范围及桡骨头有无移位，正位片则可显示骨折线在矢状面的走向。

五、治疗方法

1. 无移位骨折（nondisplaced fractures）　由于尺骨鹰嘴有肱三头肌腱的附着，骨折后很少不发生移位。对于没有条件进行手术治疗和骨折移位较小的患者，可进行屈肘 45°～90°长臂石膏后托固定 2～3 周，不能在完全伸肘位固定，5～7 天内行 X 线片检查，以保证骨折不发生再移位。固定 6～8 周骨折也不能获得完全愈合，但固定 3 周即可获得充分的稳定，此时可去除外固定，在保护下进行功能锻炼，直至骨折在 X 线片上表现为完全愈合之前，避免屈肘超过 90°。因为对无移位的尺骨鹰嘴骨折进行内固定治疗可使肘关节早期进行功能锻炼，以改善临床效果，对于有条件患者也可考虑手术固定治疗。

2. 移位骨折（displaced fractures） 对于移位的尺骨鹰嘴骨折应积极进行切开复位内固定治疗。治疗目的：①维持伸肘力量；②避免关节面不平滑；③恢复肘关节的稳定；④防止肘关节僵硬。

（1）张力带钢丝固定（tension - band wiring）：基本原理是内固定物可以中和作用于骨折端的张力，并将其转化为压应力。要达到上述目的，必须将钢丝的近端通过肱三头肌腱的止点和远端通过低于骨折端在尺骨后缘的横行钻孔进行“8”字方式的缠绕。改善骨折对线和增加稳定性的措施是在放置张力带钢丝之前，用2枚平行的克氏针对骨折端进行固定。通过这种后方的钢丝环固定，可使半月切迹处骨折端的关节面产生一个间隙，而肱三头肌收缩所产生的张力在肱骨滑车的压力下，将有充足的压缩应力通过骨折端，有利于骨折愈合和早期活动。尸体实验已经证实张力带钢丝双结拧紧固定比单结法更好，可使骨折端获得均匀的加压。对斜行骨折可先用拉力螺钉作折块间内固定，后用克氏针和张力带钢丝固定，还可增加1枚加压螺钉，以加强固定效果。

（2）钢板固定：特制钩板固定：钩板（hook plate）可将分离的小骨折块与主骨固定在一起，其固定效果优于张力带，且不需要附加额外固定，而单纯张力带固定在治疗鹰嘴粉碎骨折时，则需要附加另外的内固定。

钢板固定：1/3管状钢板对治疗粉碎骨折或纵向斜形骨折非常适宜。由于粉碎骨折常常合并有骨缺损，采用张力带固定可导致鹰嘴压缩和变短。在鹰嘴后方或尺骨后外侧缘用钢板固定，可获得较牢固的稳定性及良好的解剖恢复，还可同时对骨缺损处进行一期植骨。

鹰嘴骨折合并肘关节前脱位属骨折脱位型损伤，也称之为“经鹰嘴的肘关节前脱位”，其受伤机制是继发于严重创伤或高能量损伤，强大的外力直接作用于前臂近端后侧，使尺桡骨同时向前移位，由于肱骨滑车对鹰嘴的阻挡，使其在冠状突水平发生骨折，在骨折端和肱桡关节水平产生明显不稳定。由于常常是直接暴力创伤所致，故鹰嘴或尺骨近端骨折大多粉碎，而且多合并冠状突骨折。这种骨折的形态决定了其适于用钢板固定，而不宜单纯用张力带固定。用张力带固定可能会造成鹰嘴压缩和变短，使半月切迹与滑车关节面对合异常，影响关节活动，导致创伤性骨关节炎。对于有明显骨缺损者，为恢复尺骨鹰嘴形态，防止内固定物失效，可考虑一期行植骨术，而采取钢板固定也为植骨提供了方便。应将此类损伤与Monteggia骨折脱位相鉴别。Monteggia骨折脱位的尺骨骨折可能更靠远端，桡骨头可发生向前、后、外脱位。最重要的鉴别依据是本病患者的上尺桡关节未发生分离，尺桡骨一起向前移位。在术中可见一旦尺骨骨折向前移位得到纠正，桡骨头脱位也大多同时获得了复位。对尺骨骨折行坚强固定有利于维持桡骨头的复位。术中一定要拍摄X线片证实骨折复位与固定是否满意，并注意检查前臂被动活动时桡骨头是否稳定。

（袁彦浩）

第六章

下肢损伤

第一节 髋臼骨折

一、概述

髋臼骨折主要由于压砸、撞挤、轧碾或高处坠落等高能量损伤所致，多见于青壮年。由于其解剖复杂、骨折往往移位严重、手术暴露和固定困难等原因，以往治疗髋臼骨折多采用保守方法，但其最终的治疗结果往往不令人满意。因而，髋臼骨折的诊断和治疗对于多数骨科医师来说仍然具有挑战性，Letournel 和 Judet 等经过长期艰苦的工作，为髋臼骨折的诊断和治疗奠定了基础。目前采用外科手术治疗髋臼骨折已成为治疗的主要方法。

分型：关于髋臼骨折的分类已有多种方法，其中以 Letournel - Judet 分型最为常用。现重点对 Letournel - Judet 分型及 AO 分型作一介绍：

1. Letournel - Judet 分型 Letournel 和 Judet 主要根据解剖结构的改变进行分型，而不像大多数骨折分型那样，要考虑骨折的移位及粉碎程度，以及是否合并脱位等因素。根据髋臼前后柱和前后壁不同骨折组合，Letournel 和 Judet 将它们分为两大类、10 个类型的骨折。

（1）单一骨折：即涉及 1 个柱或 1 个壁的骨折，或 1 个单一骨折线的骨折（横断骨折），共有 5 个单一的骨折类型。

1）后壁骨折：多见髋关节后脱位，髋臼后方发生骨折并有移位，但髋臼后柱主要部分未受累及。后壁骨折最常见，约占髋臼骨折的 23%。其放射学上有如下特点：前后位，可见一骨块影，与脱位股骨头重叠，臼后缘线缺如。其余 5 个放射学标记均完整。这种骨折与髋关节后脱位伴髋臼骨折不同：前者骨块大，多在 3.5cm × 1.5cm 以上，后者骨块小；前者无弹性固定，只需将伤肢伸直外展即可复位，但屈曲内收，可再脱位，后者手法复位后较稳定。闭孔斜位，对于后壁骨折最为重要：①可显示后壁骨折的大小。②股骨头可能处于正常位置，或处于半脱位及脱位。③前柱和闭孔环是完整的。髂骨斜位：a. 显示髋骨后缘、髋臼前缘及髂骨翼完整。b. 后壁骨折块和髂骨翼相重叠。CT 扫描检查：a. 可判断骨折块的大小、移位程度。b. 显示股骨头的位置。c. 最重要的是显示有无边缘压缩骨折。d. 关节内有无游离骨折块。

2）后柱骨折：多见于髋关节中心性脱位，少数见于髋关节后脱位，其骨折发生率约为 3%。骨折始于坐骨大切迹顶部附近，于髋臼顶后方进入髋臼关节面，向下至髋臼窝、闭孔及耻骨支，但并不累及髋臼顶。后柱骨折的放射学特点如下：前后位，髂坐线、后缘线断裂，髋臼顶、髂耻线、前缘及泪滴完整；股骨头随骨块向内移位。闭孔斜位，显示前柱完整，偶尔可看到股骨头后脱位。髂骨斜位，清楚地显示后柱骨折移位程度，而前缘完整。CT 扫描检查：①在髋臼顶部的骨折线为冠状面。②显示股骨头伴随后柱骨折的移位程度。③通常可看到后柱向内旋转。

3）前壁骨折：见于髋关节前脱位，其发生率最低，约为 2%。骨折线通常从髂前下棘的下缘始，穿过髋臼窝底，达闭孔上缘的耻骨上支。其放射学上有如下表现：前后位，前缘出现断裂；髂耻线在其中部断裂。闭孔斜位，完整地显示斜方形的前壁骨折块；后缘完整；显示闭孔环断裂的部位——坐耻骨切迹处。髂骨斜位，显示髋骨后缘及髂骨翼完整；可见前壁骨折面。CT 扫描检查：显示前壁骨折的大小及移位程度。

4）前柱骨折：前柱骨折的发生率为 4% ~5%。骨折线常起于髂嵴，终于耻骨支，使髋臼前壁与髋臼顶前部分离，也可起于髂前上棘与髂前下棘之间的切迹而向耻骨角延伸。此外，当骨折线位置较低时则由髂腰肌沟向耻、坐骨支移行部延伸并累及前柱下部。其典型的放射学表现为：前后位，髂耻线和前缘断裂；泪滴常常向内移位；闭孔环在耻骨支处断裂。闭孔斜位，对前柱骨折很重要，可看到股骨头随前柱骨折的移位程度、闭孔环断裂的部位；髋后臼缘完整。髂骨斜位，髋骨后缘完整；可看到竖起的骨块的截面。CT 扫描检查：显示前柱有移位程度和方向；可看到后柱是完整的。

5）横断骨折：典型的横断骨折系骨折线横形离断髋臼，将髋骨分为上方的髂骨和下方的坐、耻骨。骨折可横穿髋臼的任何位置，通常位于髋臼顶与髋臼窝的交界处，称为顶旁骨折；有时骨折线也可经髋臼顶，称为经顶骨折；偶尔骨折线也可经过髋臼窝下方，称为顶下骨折。发生横断骨折其坐、耻骨部分常向内侧移位而股骨头向中央脱位。横断骨折占整个髋臼骨折的 7% ~8%。其放射学表现为：前后位，4 个垂直的放射学标记（髂耻线、髂坐线、前缘和后缘）均断裂；闭孔环完整，股骨头随远折端向内移位。闭孔斜位，为显示横断骨折的最佳位置，可看到完整的骨折线；闭孔环完整；显示骨折向前或后移位的程度。髂骨斜位，显示后柱骨折的移位程度及后柱骨折在坐骨大切迹的位置。CT 扫描检查：可判断骨折线的方向，在矢状面骨折线呈前后走向。

（2）复合骨折：至少由 2 个单一骨折组合起来的骨折为复合骨折。

1）“T”形骨折：系在横行骨折基础上合并下方坐、耻骨的纵形骨折，这一纵形骨折垂直向下劈开闭孔环或斜向前方或后方，当纵形骨折线通过坐骨时闭孔可保持完整。与横形骨折相似的是，发生“T”形骨折时髋臼顶多不累及。“T”形骨折约占髋臼骨折的 7%。其放射学表现复杂，主要表现是在横形骨折的基础上存在着远端前后柱的分离，所以，除横形骨折的所有放射学表现外，还有以下特点：前后位片上远端的前后柱有重叠，泪滴和髂耻线分离；闭孔斜位上看到通过闭孔环的垂直骨折线；髂骨斜位上可能发现通过四边体的垂直骨折线。CT 扫描检查：前后方向骨折线的基础上，有一横形骨折线将内侧部分分为前后 2 部分。

2）后柱合并后壁骨折：此类型骨折的发生率为 4% ~5%。其放射学表现如下：前后位，髂耻线和前缘完整，髂坐线断裂并向骨盆入口缘的内侧移位，可发现有股骨头的后脱位及后壁骨折块。闭孔斜位，可清楚地显示后壁骨折的大小及闭孔环的破裂；髂耻线完整。髂骨斜位，显示后柱骨折的部位及移位程度；证实前壁骨折完整。CT 扫描检查：所见同后壁骨折及后柱骨折。

3）横断合并后壁骨折：约占 19%，在所有复合骨折中，仅次于双柱骨折而排在第 2

位。其放射学表现为：前后位，常见股骨头后脱位，有时可见股骨头中心脱位；4 个垂直的放射学标记（髂耻线、髂坐线、前缘和后缘）均断裂；泪滴和髂坐线的关系正常，闭孔环完整。闭孔斜位，可清晰显示后壁骨折的形状和大小；显示横断骨折的骨折线及移位闭孔环完整。髂骨斜位，可显示后柱骨折部位及移位程度；髂骨翼和髋臼顶完整。CT 扫描检查：所见同后壁骨折及横断骨折。

4）前壁或前柱合并后半横形骨折：指在前壁和（或）前柱骨折的基础上伴有 1 个横断的后柱骨折，其发生率为 6% ~7%。前后位及闭孔斜位，可显示骨折线的前半部分，髂耻线中断并随股骨头移位，髂坐线及髋臼后缘线则因横断骨折而中断。髂骨斜位，显示横断骨折位于髋骨后缘。

5）完全双柱骨折：2 个柱完全分离，表现为围绕中心脱位股骨头的髋臼粉碎骨折。其发生率高，约占 23%。前后位，股骨头中心脱位，髂耻线、髂坐线断裂，髋臼顶倾斜，髂骨翼骨折，闭孔环断裂。闭孔斜位，可清楚地显示分离移位的前柱骨折，移位的髋臼顶上方可见形如“骨刺”的髂骨翼骨折断端，此为双柱骨折的典型特征。髂骨斜位，显示后柱骨折的移位及髂骨的骨折线。CT 扫描检查：可显示髂骨翼骨折；在髋臼顶水平，前后柱被一冠状面骨折线分开。

2. AO 分型　在 Letournel - Judet 分类的基础上，AO 组织根据骨折的严重程度进一步将髋臼骨折分为 A、B、C 3 型。

A 型：骨折仅波及髋臼的 1 个柱。

A1：后壁骨折。

A2：后柱骨折。

A3：前壁和前柱骨折。

B 型：骨折波及 2 个柱，髋臼顶部保持与完整的髂骨成一体。

B1：横断骨折及横断伴后壁骨折。

B2：“T”形骨折。

B3：前壁或前柱骨折伴后柱半横形骨折。

C 型：骨折波及 2 柱，髋臼顶部与完整的髂骨不相连。

C1：前柱骨折线延伸到髂骨嵴。

C2：前柱骨折线延伸到髂骨前缘。

C3：骨折线波及骶髂关节。

二、诊断

临床主要表现为髋关节局部疼痛及活动受限，如并发股骨头脱位则表现为相应的下肢畸形与弹性固定。当发生髋关节中心脱位时，其疼痛及功能障碍均不如髋关节前、后脱位，体征也不明显。脱位严重者可表现患肢短缩。同时应注意有无合并大出血、尿道或神经损伤，以及其他部位有无骨折。

三、治疗

对于髋臼骨折，在治疗前应对患者进行全面、详细的评估，这些评估包括：患者的一般状况、年龄、是否合并其他损伤及疾病、骨折的情况、是否合并血管神经的损伤等。髋臼骨折多为高能量损伤，合并胸腹脏器损伤以及其他部位的骨折比例较高，常因大出血导致休克，在治疗上应特别强调优先处理那些对于生命威胁更大的损伤及并发症。关于髋臼骨折的治疗目前意见尚未完全统一，多数意见主张对骨折块无移位或较小移位者应行下肢牵引，对骨折块移位较大或股骨头脱位者则先行闭合复位及下肢牵引，对效果不满意者则应尽早行手术复位及内固定治疗，对无法行早期手术治疗者可非手术治疗，后期视病情行关节重建手术。

（一）非手术治疗

1. 适应证

（1）年老体弱合并全身多脏器疾病，不能耐受手术者。

（2）伴有严重骨质疏松者。

（3）手术区域局部有感染者。

（4）无移位或移位 <3mm 的髋臼骨折。

2. 非手术治疗的方法　患者取平卧位，采用股骨髁上或胫骨结节牵引，牵引重量不可太大，以使股骨头和髋臼不发生分离为宜。牵引时间一般为 6 ~ 8 周，去牵引后不负重做关节功能锻炼；8 周后渐开始负重行走。

（二）手术治疗

1. 适应证　对髋臼骨折移位明显、骨折累及髋臼顶负重区或股骨头与髋臼对合不佳者，应手术复位及内固定。髋臼骨折的移位程度较难掌握，目前多数意见将 3mm 作为标准，当骨折移位超过 3mm 时一般应手术治疗。如骨折线位于髋臼顶负重区，尽管髋臼骨折移位较轻，但髋关节的稳定性较差，此时仍应考虑手术治疗。

2. 手术时机　除开放性损伤或股骨头脱位不能复位外，对髋臼骨折一般不做急诊手术。Letournel 根据从髋臼受伤到接受手术治疗的时间，将髋臼骨折、手术治疗分为 3 个时间段（从受伤当天至伤后 21d，从伤后 21 ~ 120d，伤后超过 120d）进行临床对比研究认为，内固定在 2 周内完成的髋臼骨折，其治疗效果优良率超过 80%；如果时间超过 21d，由于有明确的病理改变出现在髋臼的周围软组织中，增加了手术显露、复位和固定的难度，影响术后效果。因此，多数学者认为，最佳手术时机一般为伤后 5 ~ 7d。

3. 术前准备　术前应对患者进行全面、细致的检查，对影像学资料应周密分析，根据骨折类型，确定手术方案，做到对手术途径、步骤以及术中可能遇到的困难心中有数。术前患者应常规备皮及清洁肠道，留置导尿，术前应用抗生素。

4. 手术入路　Letournel 认为任何手术入路都无法满足所有类型髋臼骨折的需要，如果手术入路不当，则可能无法对骨折进行复位的固定，对于一特定类型的髋臼骨折而言，总有一个合适的手术入路。常用的主要手术入路有：Kcher - Langenbeck 入路；髂腹股沟入路；延长的髂股入路等。

一般来说，髋臼骨折类型是选择手术入路的基础。作者推荐的手术入路选择如下：

（1）对于后壁骨折、后柱骨折及后柱合并后壁骨折，一定选择后方的 Kocher - Langenbeck 入路。

（2）对于前壁骨折、前柱骨折及前壁或前柱合并后半横形骨折，应选择前方的髂腹股沟入路。

(3) 对于横断骨折，大部分可选用：Kocher - Langenbeck 入路，如果前方骨折线高且移位大时，可选髂腹沟入路。

(4) 对于横断伴后壁骨折，大部分可选用。Kocher - Langenbeck 入路，如果前方骨折线高且移位大时，可选前后联合入路。

(5) 对于“T”形骨折和双柱骨折，则应进行具体分析，大部分“T”形骨折可经 Kocher - Langenbeck 入路完成，大部分双柱骨折可经髂腹股沟入路完成。

5. 术中复位与内固定　髋臼解剖复杂，骨折固定困难。需要专用的复位器械和内固定物。最常用的器械包括各种型号的复位钳和带有柄的 Schanz 螺钉等。复位钳主要用于控制骨折块的复位，Schanz 螺钉拧入坐骨结节可控制后柱或横行骨块的旋转移位。而内固定材料为各种规格的重建钢板和螺钉。髋臼骨折的复位没有固定的原则，每一具体的骨折类型采取不同的方法。一般应先复位并固定单一骨折块，然后再将其他骨折块与已固定的骨折块固定到解剖复位。钢板放置前一定要准确塑形，以减少骨折端的应力。在完成固定后，检查髋关节的活动，同时注意异常声音或摩擦感，如有异常，可能有螺钉进入关节内。术中应行 C 臂透视以检查骨折复位及内固定情况。

术后伤口常规负压引流 24 ~72h。如果复位和固定牢靠，术后一般不需牵引。尽早开始髋关节功能锻炼，有条件者应使用连续性被动运动（CPM）器械进行锻炼，注意预防深静脉血栓形成（DVT）及肺栓塞。术后应定期复查 X 线片，以了解骨折愈合情况。开始负重时间应视骨折严重程度及内固定情况而定，但完全负重时间不应早于 2 个月。

（庄正陵）

第二节　髋关节后脱位

一、发病机制

无论是何种运动损伤，髋关节损伤的病理机制都有以下 3 个方面因素：①屈曲的膝关节前缘受到撞击。②膝关节伸直的情况下足底受到撞击。③大转子受力。极少数的情况下，暴力从后侧作用在骨盆上，而同侧的膝或足构成反作用力。髋关节后脱位多由间接暴力引起，当髋关节屈曲 90°位，过度的内收并内旋股骨干，使股骨颈前缘以髋臼前缘处为支点形成杠杆作用；当股骨干继续内旋并内收时，股骨头受杠杆作用而离开髋臼，造成后脱位。当髋关节屈曲 90°，外力作用于膝部沿股骨干方向向后，或外力作用于骨盆由后向前，亦可使股骨头向后脱位。有时可合并髋臼后缘或股骨头骨折。

没有系安全带的司机，在紧急刹车的时候，躯体以踩在刹车板上的右下肢为轴旋转向前，左膝在屈膝屈髋 90°时撞击仪表盘。这样可以导致股骨头后侧脱位，通常不伴有骨折。如果髋关节屈曲较少，股骨头撞击髋臼后侧和后上部分，导致骨折脱位。

在股骨头脱出髋臼的时候可以导致股骨头骨折、压缩和划痕，在股骨头向前和后脱位撞击盂唇的时候，剪切力可以发生在股骨头上表面，前上面和后上面，圆韧带撕脱骨折经常可以见到。撕脱块可以从很小的软骨块到大的骨软骨块。这些松动的骨块可以在复位后卡在关节间隙内。不取出这种碎块可以导致游离体症状和关节软骨损害。

伴随股骨颈骨折的髋关节脱位可以由两种机制造成。首先暴力造成髋关节脱位，由于暴力仍未消散，股骨头顶在骨盆上，造成股骨颈和股骨干骨折；另一种机制是医源性损伤，在手法复位的时候导致股骨颈骨折。在所有报道的医源性股骨颈骨折中，都有股骨头骨折。这可能是由于外伤时股骨头吸收了大部分的暴力，导致没有移位的股骨颈骨折，这种骨折很难在复位前的X片上发现。因而，在复位之前必须认真观察股骨颈部有没有无移位骨折。另外，复位必须轻柔和控制力度，必须避免杠杆复位的方法。

二、分类

髋关节后脱位综合分型（图6－1）：

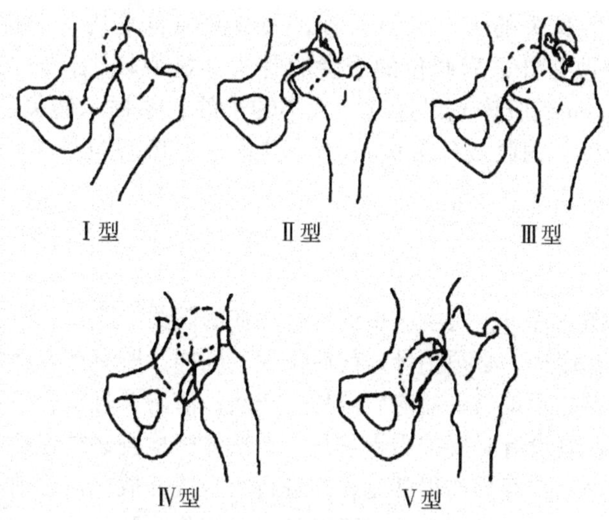

图6－1　髋关节后脱位综合分型

TypeⅠ：没有严重伴发骨折，复位后没有临床不稳。

TypeⅡ：难复性脱位，没有严重的股骨头和髋臼骨折（复位指全麻下复位）。

TypeⅢ：复位后不稳定或伴有关节内骨块，盂唇、软骨嵌顿。

TypeⅣ：伴随需要重建稳定性或髋臼形态的骨折。

TypeⅤ：伴随股骨颈或股骨头骨折（包括凹陷骨折）。

依据股骨头相对于髋臼的位置和伴有的髋臼、股骨近端骨折。Thompson 和 Epstein 将髋关节后脱位分为5个类型：

Ⅰ型：脱位伴有或不伴有微小骨折。

Ⅱ型：脱位伴有髋臼后缘孤立大骨折。

Ⅲ型：脱位伴有髋臼后缘的粉碎骨折，有或无大的骨折块。

Ⅳ型：脱位伴有髋臼底部骨折。

Ⅴ型：脱位伴有股骨头骨折。

历史上中心性脱位一词是指不同类型的髋臼内壁骨折后，股骨头向内移位。准确说应该属于髋臼骨折部分，现在临床已逐渐不用这个术语了。

三、临床表现

有髋关节脱位和骨折脱位的患者会感到非常不舒服，患者无法活动患肢，可能有患肢远端麻木。外伤常常是由高能量创伤造成，比如交通事故，工业事故或从高处坠落。

复合伤的患者常常感到多处疼痛而无法明确说出特定位置的损伤。胸腹部、脊柱、四肢都会导致功能障碍而且表现不同。很多患者在到达急诊室的时候已经反应迟钝或意识不清而无法配合医生检查和评估。

单纯髋关节后脱位的患者表现为髋关节屈曲、内收、内旋和肢体短缩。虽然单纯的髋关节脱位容易诊断，但在伴有同侧肢体损伤的时候这些脱位的典型表现会改变，当髋关节脱位伴有同侧髋臼后壁或后柱骨折时下肢会维持在中立位，下肢短缩则不明显。同侧股骨或胫骨骨折也会影响脱位的表现。

正常骨盆平片上股骨头的大小应该对称，关节间隙也是均匀对称。髋关节脱位患者的 X 片除了头臼关系改变外，后脱位的患者股骨头会显得较小，而在前脱位的患者则表现较大。正常的 Shenton 线应该光滑连续。大小转子的关系提示髋关节旋转的位置。同时也要注意股骨干是否处在内收或外展的位置，股骨干在后脱位处于内收位，前脱位则处于外展位。

四、治疗

在处理高能量损伤患者时，医生应想到可能存在的髋关节脱位。所有钝器损伤导致精神异常或伴有局部体征和症状，必须拍骨盆前后位片。同样，所有伴有严重下肢损伤、脊柱损伤或胸腹部损伤的患者必须拍摄骨盆前后位片。当然，清醒并且配合检查的患者如果没有血压不稳和局部症状体征就没有必要拍摄骨盆片。初次体格检查必须包括整个肢体。特别需要注意有无神经损伤。坐骨神经损伤很常见，在进行闭合或开放复位之前必须明确有无坐骨神经损伤，在一些重大的骨盆骨折还常伴有腰骶丛神经损伤。膝关节前侧的皮肤擦伤提示了暴力作用的部位和方向。如果患者有这些发现，还须排除是否有潜在的膝关节韧带损伤，髌骨骨折或股骨远端骨软骨骨折。骨盆环损伤和脊柱损伤也是常见的并发伤，必须注意这些部位的检查。最后，在手法复位前必须认真评估股骨颈排除骨折。必须拍摄股骨近端正位片来评估这个部位。

髋关节脱位的诊断确立后，如果考虑手术，则必须再做一些其他放射学检查。通常这些检查是在成功闭合复位后进行，有时候在难复性脱位准备开放复位之前进行检查。这些额外的检查包括以脱位的髋关节为中心摄前后位和内外旋 45°X 线片。必须仔细分析正位片明确有无骨软骨块嵌顿和关节间隙不对称。髂骨斜位片投射角度垂直后柱，有利于分析后柱和前壁的完整性。闭孔斜位可以很好的评估前柱和后壁。

CT 对于判断有无伴发的髋关节骨折很有帮助。隐形骨折、划痕骨折和其他骨折都能在 CT 上看清楚，同时能准确判断骨折块大小及移位的严重程度。能够评估股骨头，发现小的嵌顿碎片，判断股骨头和髋臼的一致性。如果在一个没有脱位表现的髋关节 CT 图像上的有气泡现象，提示关节曾脱位再自动复位。磁共振在髋关节创伤脱位中的价值并不明确。最近许多研究报道磁共振可以判断有无盂唇破裂、股骨头挫伤和微骨折、坐骨神经损伤、关节内碎片和骨盆静脉栓塞。特别是在 CT 正常但不稳定的髋关节中，MR 有助于判断潜在的盂唇破损。同位素扫描并不适合外伤性髋关节脱位后成像。Meyers 等建议用同位素扫描预测髋关节脱位后的股骨头改变，但是研究并没有显示这个方法有多少价值。

许多研究显示髋关节维持脱位的时间和后期的股骨头坏死有关，因而早期复位最重要，而伴随的髋臼和股骨头骨折可以亚急性处理。由于髋关节脱位患者经常伴有复合伤，一些伴有头部，腹部或胸部损伤的患者在进行全麻的时候可已进行快速闭合复位。在急诊室需要气管插管的患者也可以在气管麻醉下进行闭合复位。复位后髋关节稳定的患者可以进行牵引固定，但是牵引不一定必要。不稳定的髋关节脱位伴有骨折患者需要骨牵引，注意后侧不稳的患者保持患髋轻度外展外旋。进一步的手术治疗须等全身情况稳定后进行。

（一）闭合复位

快速复位是初步处理的目的。无论脱位的方向如何都可以用仰卧位牵引复位。如果有条件的话，最好在全麻下复位。如果不便立即进行全麻，可以在静脉镇静作用下进行闭合复位。注意在患者镇静起效前不要做复位的动作。

1. Allis 手法复位　见（图 6－2）。患者仰卧于低平板床上或地上。术者站在患髋侧旁，一助手固定骨盆，术者一手握住患肢踝部，另一前臂屈肘套住腘窝。徐徐将患髋和膝屈曲至 90°，以松弛髂股韧带和髋部肌肉，然后用套在腘窝部的前臂沿股骨干长轴用力持续向上牵引，同时用握踝部的手压小腿，并向内外旋转股骨，以使股骨头从撕裂关节囊裂隙中回到囊内，此时多可感到或听到股骨头纳入髋臼的弹响，畸形消失，然后伸直外展患肢，此手术成功的关键是手法轻柔，稳妥，以松解肌肉和减轻疼痛，如肌肉松弛不够好，术者不能把股骨头拉到髋臼附近，另一助手可用手将大转子向前下推，协助复位。

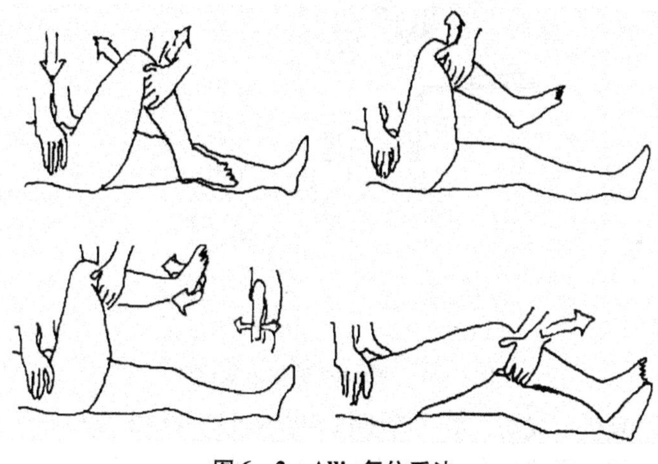

图 6－2　Allis 复位手法

2. Bigclon 手法复位　见（图 6－3）。患者仰卧位，助手双手置于患者双侧髂前上棘固定骨盆，操作者一手握住患肢踝部，另一前臂置于患者屈曲的膝关节下方，沿患者畸形方向纵向牵引，然后于持续牵引下，保持内收内旋位，屈髋 90°或 90°以上。然后外展、外旋、伸直髋关节，股骨头进入髋臼内。即划一“问号”的方法，左侧为正问号，右侧为反问号，此方法需十分稳妥，不可猛力，其杠杆作用有发生股骨颈骨折的可能。

3. Stimson 的重力复位法　见（图 6－4）。患者俯卧于手术台上或车上，患肢下垂于桌边外，操作者握住小腿使髋膝关节屈曲 90°，一助手固定骨盆，屈曲膝关节，在小腿后面施加纵向向下牵引，同时轻柔地内外旋股骨协助复位。

以上 3 种方法中，以 1、3 方法比较稳妥安全，也是最常用的复位方法。需注意的是由于有很大比例的患者具有复合伤，俯卧位有可能加重其他损伤。Bigclon 法在旋转复位时可能增加股骨颈骨折的风险。复位后应立即去拍摄髋关节正侧位片和骨盆正位片。分析 X 片确定关节对位是否良好，如果有髋臼骨折，则需要拍Judet位片。根据术后的体检和影像学检查，决定进一步的治疗方案，有不稳或髋臼内嵌顿的多需要手术治疗。

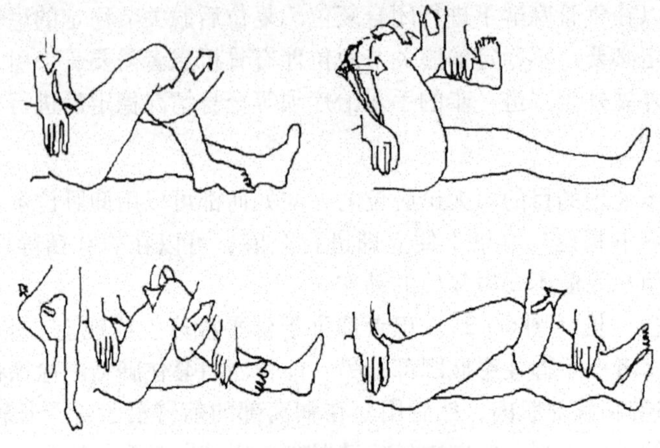

图6-3 Bigclon手法复位

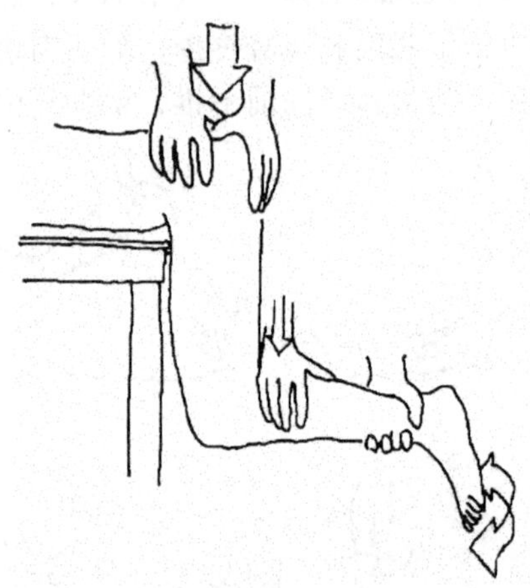

图6-4 Stimson的重力复位法

如果静脉镇静下复位不成功，患者需要到手术室进行麻醉下复位，如果麻醉下复位仍然不能复位则需要立即切开复位。在开放复位前，应该拍摄Judet片，这两张斜位片对评估髋臼和制定手术计划很重要。条件允许的话，在复位前行CT检查，可以判断在平片上无法看清的关节内骨块或股骨头损伤。

一旦X线检查确定已复位，应立即检查髋关节稳定性。这个步骤最好在患者仍然处在静脉镇静作用下进行。如果有大的后壁或后上壁骨折，不应进行稳定性检查。在出现髋臼前后柱骨折移位的时候也不应做稳定性检查。髋关节屈曲至90°~95°、旋转中立位，分别在内收外展和中立位，从前向后施加力量，如果感觉有半脱位，患者需要进一步检查诊断，牵引甚至手术。如果患者是清醒的，可能帮助医生判断有无不稳。Larson回顾性研究了一系列髋关节脱位发现在17例明显放射学不稳或关节对合不良的患者中，每一个都最后发展成创伤性关节炎。因而最重要的原则是：如果有不稳，就需要手术探查和修复。

成功闭合复位和稳定性检查之后，患者应进行牵引等待CT检查。如果髋关节是稳定的，简单皮肤牵引就足够，于轻度外展位牵引3~4周，即可扶双拐下地活动，但2~3个月内患肢不负重，以免缺血的股骨头因受压而塌陷，伤后每隔 2 月拍摄 X 线片 1 次，大约在 1 年左右证明股骨头血供良好，无股骨头坏死方可离拐，逐渐恢复正常活动。复位后如果不稳，或有骨块或关节对合不良，应采用胫骨结节牵引，根据髋关节不稳的方向适当调整骨钉的方向。髋关节后侧不稳骨钉应从前外向后内，这样可以使下肢轻度外旋保持髋关节稳定，如果是前侧不稳则做相反的调整。

两种情况下可以考虑 MRI 检查，一种是在没有髋臼壁骨折或关节内碎块，但是髋关节不稳定的情况下需要做 MRI 检查。MRI 可以发现一些髋臼盂唇撕脱。第二种情况是在平片和 CT 上显示无法解释的髋臼间隙增宽，MRI 可以显示嵌顿的骨块或软组织。MRI 是理想的了解关节间隙异常增宽原因的方法。因为它可以鉴别是盂唇嵌顿，关节软骨嵌顿或者仅仅是血肿。

体格检查和影像分析结束后，可以进行最后的分级。最后的分级根据最严重的损伤决定。根据最终的分型来决定治疗方案。

（二）各种脱位的处理

Ⅰ型：脱位指单纯脱位，没有伴发骨折或小的髋臼缘骨折。体格检查显示良好的稳定性，不需要手术介入。这些患者予以皮肤牵引，在患者感到没有不适的时候即可开始被动关节活动锻炼，6 周内避免髋关节屈曲超过 90°和内旋超过 10°，关节肿胀消退后可以开始扶拐下地活动，建议扶拐 6 ~ 8 周，扶拐的时间根据患者获得正常的肌力和正常的步态决定。如果患者没有达到预计的恢复可以进行 X 线片检查。如果 CT 上显示的关节内小碎块处在髋臼陷窝而不是卡在关节内，这个骨块就没有什么意义。这是非关节区域，在这个位置的骨块就像在膝关节外侧沟一样不会产生症状。如果患者后期出现症状，就有必要考虑手术取出碎片。

Ⅱ型：指无法闭合复位的脱位。如果股骨头已经回到髋臼窝而关节间隙增宽，根据导致间隙增宽的原因，最终的分型一般是Ⅲ、Ⅳ或Ⅴ型。如果难复性髋关节脱位在术中诊断是由于软组织嵌顿的原因，分型还是属于Ⅱ型。Proctor 报道梨状肌缠绕股骨颈导致无法复位。Bucholz 和 Wheeless 报道 6 例难复性髋关节后侧脱位，手术显露和尸体解剖发现髂股韧带一部分宽阔的基底部连同后壁移位的骨块阻挡了后侧脱位的股骨头回纳髋臼。

不管是什么原因导致Ⅱ型脱位，应该立即切开，采用 Kocher - Langenbeck 切口。手术中在复位之前，应该先检查髋关节，骨折块是否和缺损大小一致。关节要彻底冲洗去除碎块和碎屑。注意髋臼和股骨头软骨的损伤，在正确的牵引下，轻柔的手法复位，在大转子上使用骨钩牵引有利于增加关节间隙观察。直接在股骨头上用力使其复位可以避免下肢强力牵拉和扭转。成功复位后，检查稳定性，如果在屈髋 90°的情况下后推仍然保持稳定，术后处理和Ⅰ型一样。如果发现关节不稳，需要探察明确原因。广泛的关节囊撕裂和盂唇破裂应该修复。关节内碎片嵌顿也是不稳的原因之一，术中检查 X 线可以帮助判断有无碎片嵌顿导致的关节间隙增宽。如果伴有股骨头或髋臼骨折，必须做内固定。

当面对一个广泛的髋臼骨折或难复性髋关节，应谨慎的做有限的切口进行手术和复位，全面的骨折内固定应该在伤后 3 ~ 10 天，血压稳定后进行。分阶段治疗重建更为可靠，理由如下：第一，在扩大的切口进行髋臼骨折复位内固定不利于一个严重损伤患者的看护；第二，立即髋臼手术导致大量失血，包括潜在的大量失血；最后，复杂髋臼骨折要求认真术前分析和计划，并需要转到有经验的医生那里治疗。

Ⅲ型脱位：没有伴发骨折，但是复位后的检查显示不稳或术后的影像学检查显示骨软骨或单纯软骨片或移位的盂唇嵌顿在关节间隙。如果没有伴发骨折也没有碎片嵌顿的髋关节复位后不稳，需要查 MRI。如果 MRI 图像显示广泛的盂唇分离，需要手术修复，小的盂唇分离和破裂或韧带和关节囊破裂更适合采用支具限制髋关节在稳定的范围内活动。如果支具固定 6 周后仍然不稳定则考虑手术探查和修复。关节内碎片不仅阻止关节复位，同样会导致关节软骨磨损。无论哪一种情况，如果碎片太小无法复位固定则必须取出。认真考虑切口以利取出碎片（见图 6 –5）。切开关节囊的时候必须沿着髋臼缘切开以保护股骨头的血供。

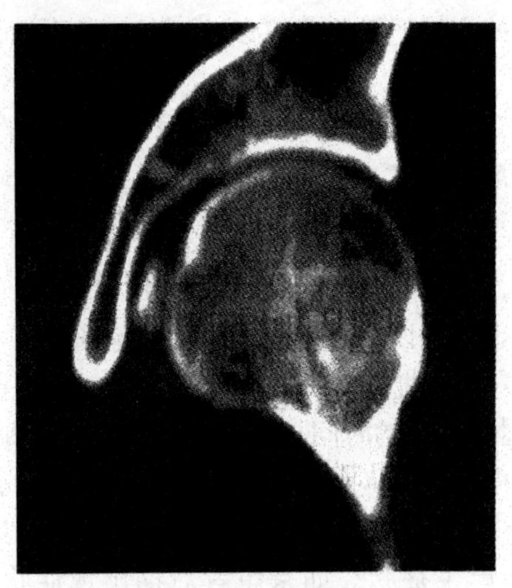

图 6 –5　CT 显示髋关节内碎片

注意取出所有 CT 上发现的碎片。好的器械有利于取出碎片。有时候必须脱位髋关节来取出碎片。强力的脉冲灌洗有利冲出小的碎屑。术中必须 X 线检查并对比健侧明确关节对位情况，检查关节稳定性，了解稳定的活动范围。必要时术后再使用支具 6 周保持关节在安全范围活动。患者使用拐杖根据情况逐步下地活动，配合积极髋关节周围肌肉锻炼。肌力恢复后可在 6 周后弃拐。

关节镜仍处在发展中，最终可能对取出关节内碎片有意义。手术需要牵引，可以使用牵引床或 AO/ASIF 股骨牵引器。术中需要透视监视下以安全插入关节镜器械。术后处理和切开手术一样。

Ⅳ型脱位：指伴有大的髋臼骨折块，需要手术重建。手术可以重建髋臼的稳定性（图 6 –6）。移位的髋臼柱骨折需要手术固定重建关节平整性。Letournel 和 Judet、Mears 和 Matta 指出，成功骨折内固定后的效果令人满意。

Ⅴ型脱位：股骨头骨折伴髋关节脱位远期疗效都很差。Butler 做了一个治疗股骨头骨折的前瞻性研究。闭合复位不能解剖复位的股骨头骨块采用内固定，10 个患者中没有 1 个结果好的。Mast 报道一种抬举股骨头凹陷骨折的技术。将凹陷骨折处抬升，松质骨填压软骨下骨，不需要使用内固定，目前这种方法的远期疗效仍待验证。

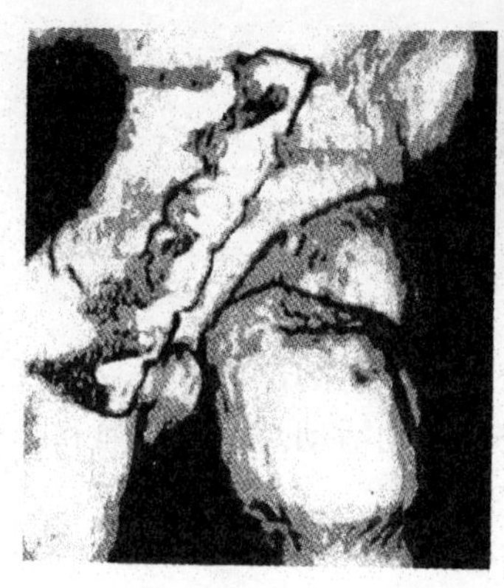
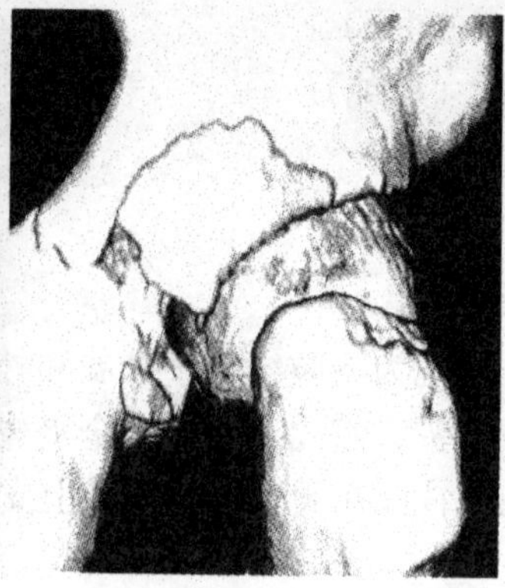

图 6-6 手术重建髋臼稳定性

（李盼祥）

第三节 髋关节前脱位

前脱位发生率远较后脱位低。Thompson and Epstein 根据股骨头的位置和伴随的髋臼骨折进行分类。文献报道仅占创伤性髋脱位 10% ~12%。长期随访研究显示前脱位的预后更差，这可能是由于相应的股骨头损伤所致。

（一）发病机制

作用机制以杠杆作用为主，当患髋因外力强力外展时，大转子顶端与髋臼上缘相接触。患肢再稍外旋，迫使股骨头由关节囊前下方薄弱区脱出，髋关节囊前下方撕裂。如果发生车祸时驾驶员并没有意识到危险，右脚常是放在油门踏板上，髋关节外旋外展。在这个位置，膝关节的内面撞击仪表盘，导致右髋极度外展外旋并向前脱位。髂股韧带一般保持完整。股骨头可向前下移位，停留在闭孔内或向上向前移位，停留于耻骨上支平面，偶尔能引起股动静脉循环障碍，或伤及股神经。

（二）分类

前脱位综合分类法：

TypeⅠ：没有严重并发骨折，复位后没有临床不稳。

TypeⅡ：没有严重股骨头和髋臼骨折的难复性脱位（指全麻下复位）。

TypeⅢ：不稳定髋或伴有关节内骨块，软骨块，盂唇嵌顿。

TypeⅣ：伴有需要重建髋关节稳定性或关节平整性的骨折。

TypeⅤ：伴有股骨头或股骨颈骨折（骨折或凹陷）。

Epstein 将髋关节前脱位分类如下：

（1）耻骨方向（向上）

1）不伴有骨折（单纯）。

2）伴有股骨头骨折。

3）伴有髋臼骨折。

(2) 闭孔方向(向下)

1) 不伴有骨折(单纯)。

2) 伴有股骨头骨折。

3) 伴有髋臼骨折。

(三) 临床表现

髋关节前脱位表现为下肢维持于外展和外旋、微屈的位置，并较健肢为长。在闭孔或腹股沟附近可触到股骨头，髋关节功能完全丧失，被动活动时引起疼痛和肌肉痉挛。有明确外伤史，X线片可见股骨头在闭孔内或耻骨上支附近。

(四) 治疗

对新鲜髋前脱位的治疗应尽早在麻醉下手法复位。

1. 整复手法　患者仰卧位，麻醉方法同后脱位，一助手把住骨盆，另一助手握住小腿，屈膝90°，徐徐增加髋部外展，外旋及屈曲，并向外方牵引即加重畸形手法，使股骨头与闭孔或耻骨上支分离。此时术者站在对侧，一手把住大腿上部向外下按压，一手用力将股骨头向髋臼内推进，同时在牵引下内收患肢，当感到股骨头纳入髋臼的弹响时即已复位，放松牵引后畸形消失，如手法复位失败，应早期切开复位。

2. 术后处理　与后脱位同，但在术后牵引固定时，应保持患肢于内收内旋伸直位。对极少数闭合复位失败者，不宜多次重复，应立即切开复位。造成复位失败的原因，多为嵌入软组织，如股直肌、髂腰肌和撕裂关节囊及股骨头嵌入关节囊的“扣眼”引起，Epstein报道了前脱位后髂腰肌阻挡复位的情况。手术可以用Smith - Peterson入路，但是这个切口容易损伤股神经和股动静脉。可以采用其他一些暴露前侧关节囊的切口降低这种危险。复位后行皮牵引3周，然后扶拐下地行走。在闭孔脱位中，由于股骨头与闭孔前外侧相撞，易发生股骨头前上方压缩骨折，有些作者建议在当CT片上显示股骨头压缩>2mm时，应撬起压缩部位并植骨。

(石　晶)

第四节　髋关节脱位合并损伤

(一) 神经损伤

髋关节脱位的患者坐骨神经损伤比例是8%~19%。如前所述，这主要是由于后脱位股骨头或移位的骨折块牵拉或压迫坐骨神经所致，没有前脱位导致坐骨神经损伤的报道。尽管功能有损伤，术中的坐骨神经看起来总是无明显损伤。坐骨神经完全断裂是非常罕见的。一般都是腓总神经损伤，伴有小部分胫神经损伤。为什么总是腓总神经损伤而胫神经很少损伤仍不清楚。Gregory提出腓总神经和梨状肌的关系是导致其易伤的原因。有严重神经损伤的患者必须得到细致的照顾防止感觉麻木区的皮肤损伤。患者应该采用踝关节支具防止马蹄状畸形，在3~4周的时候检查肌电图了解神经损伤的情况和判断预后。另外，可以了解神经损伤的程度，包括可能的腰骶丛神经的损伤。

神经康复的预后难以预测。Epstein报道43%的恢复率，而Gregory报道40%完全康复和30%部分恢复。由于神经损伤恢复的不可预测性，在伤后1年里不应进行手术治疗。患者可以很好的耐受踝足矫形支具而功能影响较小。3 个月的时候复查肌电图了解神经修复的情况。如果临床症状和肌电图在 1 年内没有改善，应考虑腱转位手术。一般患者更愿意接受继续肌电图检查而不是手术以及术后制动和大量的康复锻炼。但是如果坐骨神经的胫神经部分损伤，肌腱转位的手术效果也不理想。

在做手法复位之前必须仔细检查神经功能。当然，如果患者有脑外伤、意识不清或不合作，神经功能检查就不彻底，必须尽快复位髋关节来消除神经牵拉。一般没有必要为了了解神经损伤情况进行手术。有一种情况例外，如果复位后原来正常的神经功能变得不正常的时候，有必要进行手术明确坐骨神经是否卡在大的骨块之间或卡在关节内。但一些医生认为在髋关节后壁骨折伴有坐骨神经损伤的时候需要立即手术修复后壁，这样可以保护神经进一步被骨折块损伤。

有报道称，延长的髋关节后侧入路的医源性坐骨神经损伤比例是 11%。一般都是临时的功能损伤，处理原则和其他即时损伤一样。术中必须采取措施防止损伤。整个手术过程中膝关节应该保持屈曲，可能的情况下，髋关节保持伸展。在后柱使用 Hohmann 拉钩的时候注意使拉钩与神经平行。拉钩转动的时候，边缘会压迫神经导致损伤。

一些医生报道了迟发性的坐骨神经麻痹。这可能是由于血肿、瘢痕或异位骨化导致。神经被瘢痕等增生组织包裹压迫导致神经功能进行性损伤，医生应该注意观察有无迟发性的坐骨神经损伤，如果有明显的神经受损迹象，最好立即手术探察减压。少数报道称延误探察的患者神经功能难以恢复。

髋关节前脱位的时候如果股骨头向上向前移位，停留于耻骨上支平面，偶尔能引起股神经损伤。

（二）股骨干骨折

髋关节脱位合并同侧的股骨骨折并不罕见。由于股骨骨折掩盖了髋臼脱位的典型体征，很多股骨骨折伴髋臼脱位的患者都漏诊了脱位。文献报道的漏诊率在 50% 以上。在处理股骨骨折应想到可能存在的髋关节脱位，应坚持常规进行骨折两端关节的 X 线检查可以防止对这些并发损伤的漏诊。治疗应先处理髋关节，可以先试行麻醉下闭合复位，此时不宜采用 Bigelow 法，也可采用大转子骨牵引进行牵引复位。对于股骨干骨折多需要手术治疗。陈旧的髋关节脱位一般应手术治疗。

（石　晶）

第五节　骨盆骨折

一、概述

骨盆位于躯干与下肢之间，是负重的主要结构；同时盆腔内有许多重要脏器，骨盆对之起保护作用。骨盆骨折可造成躯干与下肢的桥梁失去作用，同时可造成盆腔内脏器的损伤。随着现代工农业的发展和交通的发达，各种意外和交通事故迅猛增加，骨盆骨折的发生率也迅速增高，在所有骨折中，骨盆骨折占 1% ~3%，其病死率在 10% 以上，是目前造成交通事故死亡的主要因素之一。

（一）发病机制

引起骨盆骨折的暴力主要有以下3种方式：

1. 直接暴力 由于压砸、碾轧、撞挤或高处坠落等损伤所致骨盆骨折，多系闭合伤，且伤势多较严重，易并发腹腔脏器损伤及大量出血、休克。

2. 间接暴力 由下肢向上传导抵达骨盆的暴力，因其作用点集中于髋臼处，故主要引起髋臼中心脱位及耻、坐骨骨折。

3. 肌肉牵拉 肌肉突然收缩致使髂前上棘、髂前下棘及坐骨结节骨折。

（二）分类

由于解剖上的复杂性，骨盆骨折有多种分类，依据不同的标准，可有不同的分法。如依骨折的部位分为坐骨骨折、髂骨骨折等；依骨折稳定性或是否累及骨盆负重部位而分为稳定与不稳定骨折；依致伤机制及外力方向分为前后受压及侧方受压骨折；依骨折是否开放分为开放或闭合骨折。目前主要的分类方法有：

1. Tile分型 Pennal等于1980年提出了一种力学分型系统，将骨盆骨折分为前后压缩伤、侧方压缩伤和垂直剪切伤。Tile于1988年在。Pennal分型的基础上提出了稳定性概念，将骨盆骨折分为：A型（稳定）、B型（旋转不稳定但垂直稳定）、C型（旋转、垂直均不稳定），这一分型系统目前被广泛应用。

A型：可进一步分为2组。A1型骨折为未累及骨盆环的骨折，如髂棘或坐骨结节的撕脱骨折和髂骨翼的孤立骨折；A2型骨折为骨盆环轻微移位的稳定骨折，如老年人中通常由低能量坠落引起的骨折。

B型：表现为旋转不稳定：B1型骨折包括“翻书样”骨折或前方压缩损伤，此时前骨盆通过耻骨联合分离或前骨盆环骨折而开放，后骶髂的骨间韧带保持完整。Tile描述了这种损伤的分期。第一期，耻骨联合分离小于2.5cm，骶棘韧带保持完整；第二期，耻骨联合分离>2.5cm，伴骶棘韧带和前骶髂韧带破裂；第三期，双侧受损，产生B3型损伤；B2－1型骨折为有同侧骨折的侧方加压损伤；B2－2型骨折有侧方加压损伤，但骨折在对侧，即“桶柄状”损伤，韧带结构通常不因伴骨盆内旋而遭到破坏。

C型：旋转和垂直均不稳定。包括垂直剪切损伤和造成后方韧带复合体破坏的前方压缩损伤。C1型骨折包括单侧的前后复合骨折，且依后方骨折的位置再分为亚型；C2型骨折包括双侧损伤，一侧部分不稳定，另一侧不稳定；C3型骨折为垂直旋转均不稳定的双侧骨折。Tile分型直接与治疗选择和损伤的预后有关。

2. Burgess分类 1990年，Burgess和Young在总结Pennal和Tile分类的基础上，提出了一个更全面的分类方案，将骨盆骨折分为侧方压缩型（LC）、前后压缩型（APC）、垂直压缩型（VS）、混合型（CM）。APC与LC每型有3种损伤程度。APC－Ⅰ型为稳定型损伤，单纯耻骨联合或耻骨支损伤。APC－Ⅱ型损伤为旋转不稳定合并耻骨联合分离或少见的耻骨支骨折，骶结节、骶棘韧带及骶髂前韧带损伤。APC－Ⅲ型损伤常合并骶髂后韧带断裂，发生旋转与垂直不稳定。LC－Ⅰ型损伤产生于前环的耻坐骨水平骨折以及骶骨压缩骨折。所有骨盆的韧带完整，骨盆环相当稳定。LC－Ⅱ型损伤常合并骶后韧带断裂或后部髂嵴撕脱。由于后环损伤不是稳定的嵌插，产生旋转不稳定。骨盆底韧带仍然完整，故相对垂直稳定。LC－Ⅲ型损伤又称为“风卷样”骨盆。典型的滚筒机制造成的损伤首先是受累侧骨盆因承受内旋移位而产生 LC－Ⅱ型损伤。当车轮碾过骨盆对侧半骨盆时其产生外旋应力（或 APC）损伤。损伤方式不同，典型的损伤方式为重物使骨盆滚动所造成。垂直剪切损伤（VC）为轴向暴力作用于骨盆，骨盆的前后韧带与骨的复合全部撕裂。髂骨翼无明显外旋，但其向上和向后移位常见。混合暴力损伤（CMI）为由多种机制造成的损伤。此分类系统对临床处理上有 3 点意义：①提醒临床医师注意勿漏诊，特别是后环骨折。②注意受伤局部与其他合并伤的存在并预见性地采取相应的复苏手段。③能使得临床医师根据伤员总体情况和血流动力学状况以及对病情准确认识，选择最适合的治疗措施，从而降低病死率。

3. Letournel 分类　Letournel 将骨盆环分为前、后 2 区域。前环损伤包括单纯耻骨联合分离、垂直骨折线波及闭孔环或邻近耻骨支、髋臼骨折。后环损伤的特征为：

（1）经髂骨骨折未波及骶髂关节。

（2）骶髂关节骨折脱位伴有骶骨或髂骨翼骨折。

（3）单纯骶髂关节脱位。

（4）经骶骨骨折。

4. Dennis 骶骨解剖区域分类

Ⅰ区：从骶骨翼外侧至骶孔，骨折不波及骶孔或骶骨体。

Ⅱ区：骨折波及骶孔，可从骶骨翼延伸到骶孔。

Ⅲ区：骨折波及到骶骨中央体部，可为垂直、斜形、横形等任何类型，全部类型均波及骶骨及骶管。

此种分类对合并神经损伤的骶骨骨折很有意义。Ⅲ区骶骨骨折其神经损伤发生率最高。

二、诊断

（一）临床表现

1. 全身表现　主要因受伤情况、合并伤、骨折本身的严重程度及所致的并发症等的不同而不尽相同。

低能量致伤的骨盆骨折，如髂前上棘撕脱骨折、单纯髂骨翼骨折等，由于外力轻、无合并重要脏器损伤、骨折程度轻及无并发症的发生，全身情况平稳。高能量致伤的骨盆骨折，特别是交通事故中，由于暴力大，受伤当时可能合并颅脑、胸腹脏器损伤，且骨折常呈不稳定型，并发血管、盆腔脏器、泌尿生殖道、神经等损伤，可出现全身多系统损伤的症状体征。严重的骨盆骨折可造成大出血，此时主要是出血性休克的表现。

2. 局部表现　不同部位的骨折有不同的症状和体征。

（1）骨盆前部骨折的症状和体征：骨盆前部骨折包括耻骨上、下支骨折，耻骨联合分离，坐骨支骨折，坐骨结节撕脱骨折。此部骨折时腹股沟、会阴部耻骨联合部及坐骨结节部疼痛明显，活动受限，会阴部、下腹部可出现瘀斑，伤侧髋关节活动受限，可触及异常活动及听到骨擦音。骨盆分离、挤压试验呈阳性。

（2）骨盆外侧部骨折的症状和体征：包括髂骨骨折，髂前上、下棘撕脱骨折。骨折部局部肿胀、疼痛、伤侧下肢因疼痛而活动受限，被动活动伤侧肢可使疼痛加重，局部压痛明显，可触及骨折异常活动及听到骨擦音。髂骨骨折时骨盆分离、挤压试验呈阳性，髂前下棘撕脱骨折可有“逆行性”运动，即不能向前移动行走，但能向后倒退行走。

(3) 骨盆后部骨折的症状和体征。包括骶髂关节脱位、骶骨骨折、尾骨骨折脱位。症状和体征有骶髂关节及骶骨处肿胀、疼痛，活动受限，不能坐立翻身，严重疼痛剧烈，局部皮下瘀血明显。“4”字试验、骨盆分离挤压试验呈阳性（尾、骶骨骨折者可阴性）。骶髂关节完全脱位时脐棘距不等。骶骨横断及尾骨骨折者肛门指诊可触及尾、骶骨异常活动。

（二）诊断

1. 外伤史　询问病史时应注意受伤时间、方式及受伤原因、伤后处理方式、液体摄入情况、大小便情况。对女性应询问月经史、是否妊娠等。

2. 症状　见临床表现。

3. 体格检查

(1) 一般检查：仔细检查患者全身情况，确明是否存在出血性休克、盆腔内脏器损伤，是否合并颅脑、胸腹脏器损伤。

(2) 骨盆部检查：①视诊：伤员活动受限，局部皮肤挫裂及皮下瘀血存在，可看到骨盆变形、肢体不等长等。②触诊：正常解剖标志发生改变，如耻骨联合、髂嵴、髂前上棘、坐骨结节、骶髂关节、骶尾骨背侧可发现其存在触痛、位置发生变化或本身碎裂及异常活动，可存在骨擦音，肛门指诊可发现尾骶骨有凹凸不平的骨折线或存在异常活动的碎骨片，合并直肠破裂时，可有指套染血。

(3) 特殊试验：骨盆分离、挤压试验阳性，表明骨盆环完整性破坏；“4”字试验阳性，表明该侧骶髂关节损伤。特殊体征：Destot 征——腹股沟韧带上方下腹部、会阴部及大腿根部出现皮下血肿，表明存在骨盆骨折，Ruox 征——大转子至耻骨结节距离缩短，表明存在侧方压缩骨折，Earle 征——直肠检查时触及骨性突起或大血肿且沿骨折线有压痛存在，表明存在尾骶骨骨折。

4. X 线检查　X 线是诊断骨盆骨折的主要手段，不仅可明确诊断，更重要的是能观察到骨盆骨折的部位、骨折类型，并根据骨折移位的程度判断骨折为稳定或不稳定及可能发生的并发症。一般来说，90% 的骨盆骨折仅摄骨盆前后位 X 线片即可诊断，然而单独依靠正位 X 线片可造成错误判断，因为骨盆的前后移位不能从正位 X 线片上识别。在仰卧位骨盆与身体纵轴成 40°～60°角倾斜，因此骨盆的正位片对骨盆缘来讲实际上是斜位。为了多方位了解骨盆的移位情况，Pennal 建议加摄入口位及出口位 X 线片。

(1) 正位：正位的解剖标志有耻骨联合、耻坐骨支、髂前上、下支、髂骨嵴、骶骨棘、骶髂关节、骶前孔、骶骨岬及 L_5 横突等，阅片时应注意这些标志的改变。耻骨联合分离 > 2.5cm，说明骶棘韧带断裂和骨盆旋转不稳；骶骨外侧和坐骨棘撕脱骨折同样为旋转不稳的征象；L_5 横突骨折为垂直不稳的又一表现。除此之外，亦可见其他骨性标志，如髂耻线、髂坐线、泪滴、髋臼顶及髋臼前后缘。

(2) 出口位：患者取仰卧位，X 线球管从足侧指向骨盆部并与垂直线成 40°角投射，有助于显示骨盆在水平面的上移及矢状面的旋转。此位置可判断后骨盆环无移位时存在前骨盆环向上移位的情况。出口位是真正的骶骨正位，骶骨孔在此位置为一个完整的圆，如存在骶骨孔骨折则可清楚地看到。通过骶骨的横形骨折，L_5 横突骨折及骶骨外缘的撕脱骨折亦可在此位置观察到

(3) 入口位：患者取仰卧位，球管从头侧指向骨盆部并与垂直线成 40°角，入口位显示骨盆的前后移位优于其他投射位置。近来研究表明，后骨盆环的最大移位总出现在入口位

中。外侧挤压型损伤造成的髂骨内旋、前后挤压造成的髂骨翼外旋以及剪切损伤都可以在入口位中显示。同时入口位对判断骶骨压缩骨折或骶骨翼骨折也有帮助。

对于低能量外力造成的稳定的骨盆骨折的 X 线表现一般比较易于辨认。而对于高能量外力造成的不稳定骨盆骨折，需综合不同体位的 X 线以了解骨折的移位情况，如果发现骨盆环有一处骨折且骨折移位，则必定存在另一处骨折，应仔细辨认。

5. 骨盆骨折 CT 扫描　能对骨盆骨及软组织损伤，特别是骨盆环后部损伤提供连续的横断面扫描，能发现一些 X 线平片不能显示的骨折和韧带结构损伤。对于判断旋转畸形和半侧骨盆移位有重要意义，对耻骨支骨折并伴有髋臼骨折特别适用。此外，对骨盆骨折内固定，CT 能准确显示骨折复位情况、内固定物位置是否恰当以及骨折愈合情况。CT 在显示旋转和前后移位方面明显优于普通 X 线片，但在垂直移位的诊断上，X 线片要优于轴位 CT 片。

6. MRI　适用于骨盆骨折的并发损伤，如盆内血管的损伤、脏器的破裂等，骨盆骨折急性期则少用。

7. 数字减影技术（DSA）　对骨盆骨折并发大血管伤特别适用，可发现出血的部位同时确认血管栓塞。

三、治疗

（一）急救

骨盆骨折多为交通事故、高处坠落、重物压砸等高能量暴力致伤，骨盆骨折患者的病死率为 10% ~25%。除了骨折本身可造成出血性休克及实质脏器破裂外，常合并全身其他系统的危及生命的损伤，如脑外伤、胸外伤及腹部外伤等。对骨盆骨折患者的急救除了紧急处理骨折及其并发症外，很重要的一点是正确处理合并伤。

1. 院前急救　据报道严重创伤后发生死亡有 3 个高峰时间：第 1 个高峰发生在伤后 1h 内，多因严重的脑外伤或心血管血管损伤致死；第 2 个高峰发生在伤后 1 ~4h，死因多为不可控制的大出血；第 3 个高峰发生在伤后数周内，多因严重的并发症致死。急救主要是抢救第 1、第 2 高峰内的伤员。

抢救人员在到达事故现场后，首先应解脱伤员，去除压在伤员身上的一切物体，随后应快速检测伤员情况并做出应急处理。一般按以下顺序进行：①气道情况：判断气道是否通畅、有无呼吸梗阻，气道不畅或梗阻常由舌后坠或气道异物引起，应予以解除，保持气道通畅，有条件时行气管插管以保持通气。②呼吸情况：如果伤员气道通畅仍不能正常呼吸，则应注意胸部的损伤，特别注意有无张力性气胸及连枷胸存在，可对存在的伤口加压包扎及固定，条件允许时可给予穿刺抽气减压。③循环情况：判断心跳是否存在，必要时行胸外心脏按压，判明大出血部位压迫止血，有条件者可应用抗休克裤加压止血。④骨折情况：初步判定骨盆骨折的严重程度，以被单或骨盆止血兜固定骨盆，双膝、双踝之间夹以软枕，把两腿捆在一起，然后将患者抬到担架上，并用布带将膝上下部捆住，固定在硬担架上，如发现开放伤口，应用干净敷料覆盖。⑤后送伤员：一般现场抢救要求在 10min 之内完成，而后将伤员送到附近有一定抢救条件的医院。

2. 急诊室内抢救　在急诊室内抢救时间可以说是抢救的黄金时间，如果措施得力、复苏有效，往往能挽救患者的生命。患者被送入急诊室后，首先必须详细了解病情，仔细全面地进行检查，及时做出正确的诊断，然后按顺序处理。McMurray 倡导一个处理顺序的方案，称 A－F 方案，即：

A——呼吸道处理。

B——输血、输液及出血处理。

C——中枢神经系统损伤处理。

D——消化系统损伤处理。

E——排泄或泌尿系统损伤处理。

F——骨折及脱位的处理。

其核心是：优先处理危及生命的损伤及并发症；其次，及时进行对骨折的妥善处理。这种全面治疗的观点具有重要的指导意义。

（1）低血容量休克的救治：由于骨盆骨折最严重的并发症是大出血所致的低血容量休克，所以对骨盆骨折的急救主要是抗休克。

1）尽可能迅速控制内外出血：对于外出血用敷料压迫止血；对于腹膜后及盆腔内出血用抗休克裤压迫止血；对于不稳定骨盆骨折的患者，经早期的大量输液后仍有血流动力学不稳，应行急症外固定以减少骨盆静脉出血及骨折端出血。对骨盆骨折的急诊外固定的详细方法将在下面讨论。有条件者可在充分输血、输液并控制血压在 90mmHg 以上时行数控减影血管造影术（DSA）下双侧髂内动脉栓塞。

2）快速、有效补充血容量：初期可快速输入 2 000～3 000ml 平衡液，而后迅速补充全血，另外可加血浆、右旋糖酐等，经过快速、有效的输血、输液，如果患者的血压稳定、中心静脉压（CVP）正常、神志清楚、脉搏有力、心率减慢，说明扩容有效，维持一定的液体即可。如果经输血、输液后仍不能维持血压或血压上升但液体减慢后又下降，说明仍有活动性出血，应继续输液特别是胶体液。必要时行手术止血。

3）通气与氧合：足量的通气及充分的血氧饱和度是抗低血容量休克的关键辅助措施之一，应尽快给予高浓度、高流量面罩吸氧。必要时行气管插管，使用加压通气以改善气体交换，提高血氧饱和度。

4）纠正酸中毒及电解质紊乱：休克时常伴有代谢性酸中毒。碳酸氢钠的使用最初可给予每千克 1mmol/L，以后在血气分析结果指导下决定用量。

5）应用血管活性药物：一般可应用多巴胺，最初剂量为 2～5μg/（kg·min），最大可加至 50μg/（kg·min）。

（2）骨盆骨折的临时固定：Moreno 等报道，在不稳定骨盆骨折患者中，即刻给予外固定较之不行外固定，输液量明显减少；而 Riemer 等的研究表明，即刻外固定可明显降低骨盆骨折患者的病死率。骨盆外固定有多种方法，简单的外固定架主要用于翻书样不稳定骨折；对于垂直不稳定骨折由于其不能控制后方骶髂关节复合体的活动，则不适用，应用 Ganz C 型骨盆钳可解决上述问题。有学者在不稳定骨盆骨折的急救中应用自行创制的骨盆止血兜，可明显降低骨盆骨折的病死率，其主要作用是通过对骨折的有效固定，减少骨折的活动、出血，更有效地促进血凝块形成；对下腹部进行压迫止血；其独特的结构便于搬动患者。

（二）进一步治疗

1. 非手术治疗

（1）卧床休息：大多数骨盆骨折患者通过卧床休息数周可痊愈。如单纯髂骨翼骨折患者，只需卧床至疼痛消失即可下地活动；稳定的耻骨支骨折及耻骨联合轻度分离者卧床休息至疼痛消失可逐步负重活动。

（2）牵引：牵引可解痉止痛、改善静脉回流、减少局部刺激、纠正畸形、固定肢体、促进骨折愈合，并方便护理。骨盆骨折中应用牵引治疗一般牵引重量较大，占体重的1/7～1/5，牵引时间较长，一般6周内不应减重，时间在8～12周，过早去掉牵引或减重可引起骨折再移位。牵引方法一般采用双侧或单侧下肢股骨髁上牵引或胫骨结节牵引。对垂直压缩型骨折可先用双侧股骨髁上或胫骨结节牵引，以固定骨盆骨折，并纠正上、下移位，向上移位的可加大重量，3d后摄片复查，待上、下移位纠正后，加骨盆兜带交叉牵引以矫正侧向移位，维持牵引8～12周。对前后压缩型骨折基本处理方法同上，但须注意防止过度向中线挤压骨盆，造成相反的畸形。对侧方压缩型骨折，应行双下肢牵引，加用手法整复，即用手掌自髂骨嵴内缘向外按压，以矫正髂骨内旋畸形，然后再行骨牵引。如为半骨盆单纯外旋，同时后移位，可采用3个90°牵引法，即在双侧股骨髁上牵引，将髋、膝、距小腿3个关节皆置于90°位，垂直牵引。利用臀肌做兜带，使骨折复位。

（3）石膏外固定：一般用双侧短髋“人”字形石膏，固定时间为10～12周。

2. 手术治疗

（1）骨盆骨折的外固定术：外固定术最适用于移位不明显、不需要复位的垂直稳定而旋转不稳的骨折。而对垂直剪切型骨折常需配合牵引、内固定等。如单侧或双侧垂直剪切型骨折，可先行双侧股骨髁上牵引，待骨折复位后行外固定，可缩短牵引住院时间。对耻骨联合分离或耻骨支、坐骨支粉碎骨折并发一侧髋臼骨折及中心脱位者，可先安装骨盆外固定器，然后在伤侧股骨大粗隆处行侧方牵引。6周后摄X线片证实股骨头已复位即可去牵引，带外固定下地，患肢不负重，8周后除去外固定器。对一些旋转及垂直均不稳的骨折一般后部行切开复位内固定，骶髂关节用1～2枚螺钉或钢板加螺钉固定，前部用外固定架固定耻骨联合分离或耻骨支骨折。术后3～4周可带外固定架下床活动。

（2）骨盆骨折的内固定：对于不稳定型骨盆骨折的非手术治疗，文献报道后遗症达50%以上，近年来随着对骨盆骨折的深入研究，多主张切开复位，其优点是可以使不稳定的骨折迅速获得稳定。

1）骨盆骨折内固定手术适应证：Tile（1988）提出内固定的指征为：①垂直不稳定骨折为绝对手术适应证。②合并髋臼骨折。③外固定后残存移位。④韧带损伤导致骨盆不稳定，如单纯骶髂后韧带损伤。⑤闭合复位失败，耻骨联合分离>2.5cm。⑥无会阴部污染的开放性后环损伤。Matta等认为骨盆后部结构损伤移位>1cm者或耻骨移位合并骨盆后侧部失稳，患肢短缩1.5cm以上者应采用手术治疗。

2）手术时机：骨盆骨折内固定手术时机取决于患者的一般情况，一般来说应等待患者一般情况改善后，即伤后5～7d行手术复位为宜。14d以后手术复位的难度明显加大。如患者行急诊剖腹探查，则一部分耻骨支骨折或耻骨联合分离可同时进行。

（袁彦浩）

第六节　股骨颈骨折

一、概述

股骨颈骨折常发生于老年人，随着我国人口老龄化，其发病率日渐增高，以女性较多。造成老年人发生骨折的因素有以下几个方面：①由骨质疏松引起的骨强度的下降。②老年人髋部肌群退变，反应迟钝，不能有效地抵消髋部的有害应力。③损伤暴力，老年人的骨质疏松，所以只需很小的扭转暴力，就能引起骨折，而中青年患者，需要较大的暴力，才会引起骨折。

股骨颈骨折后约有15%发生骨折不愈合，20%～30%发生股骨头缺血坏死，这是由它的血供特点决定的。成人股骨头的血供有3个来源：股圆韧带内的小凹动脉，它只供应股骨头少量血液，局限于股骨头的凹窝部；股骨干的滋养动脉升支，对股骨颈血液供应很少；旋股内、外侧动脉的分支是股骨颈的主要血液供应来源。旋股内外侧动脉来自股深动脉，在股骨颈基底部关节囊滑膜反折处形成一个动脉环，并分四支进入股骨头，即骺外侧动脉（上支持带动脉）、干骺端上动脉、干骺端下动脉（下支持带动脉）和骺内侧动脉，骺外侧动脉供应股骨头外侧2/3～3/4区域，干骺端下动脉供应股骨头内下1/4～1/2区域。股骨颈骨折后，股骨头的血供受到严重影响。实验发现，头下骨折，股骨头血供下降83%，颈中型骨折，股骨头血供下降52%，因此，股骨颈骨折后容易造成骨折不愈合和股骨头缺血坏死，这使得它的治疗遗留许多尚未解决的难题。

二、诊断

1. 病史要点　所有股骨颈骨折患者都有外伤病史，骨折多由外旋暴力引起，不同患者引起骨折的暴力程度不同，对于中青年患者，需要较大的暴力造成骨折，而对于伴有骨质疏松的老年患者，只需要较小的暴力就会引起骨折，随着暴力程度的不同，产生不同的移位。

骨折后患者局部疼痛，行走困难，但有一部分患者，在刚承受暴力而骨折时，断端会表现为嵌插型，或者无移位的骨折，骨折线接近水平位，此时，患者虽有疼痛，仍能行走，若不能及时诊断患者继续行走，暴力持续下去，“嵌插”就变成“分离”，骨折线也变成接近垂直位，产生移位。因此，对于伤后仍能行走的患者，不能认为不会发生股骨颈骨折，如果不给予恰当的治疗，所谓“嵌插”骨折可以变成有移位的骨折。

2. 查体要点

（1）畸形：伤侧下肢呈45°～60°的外旋畸形。

（2）疼痛：患髋有压痛，有轴向叩击痛。

（3）功能障碍：下肢不能活动，行走困难。

（4）患肢缩短，Bryant三角底边缩短，股骨大粗隆顶端在Nelaton线之上（图6－7），Kaplan点移至脐下，且偏向健侧。

3. 辅助检查

（1）常规检查：常规拍摄髋关节的正侧位X线片，观察股骨颈骨折的详细情况并指导分类，需要注意的是有些无移位的骨折在伤后立即拍摄的X线片上看不见骨折线，容易漏诊。对于临床上怀疑有股骨颈骨折而X线片暂时未见骨折线者，可立即行CT、MRI检查或仍按嵌插骨折处理，等待1~2周后再摄片，因骨折部位骨质吸收，骨折线可以显示出来。

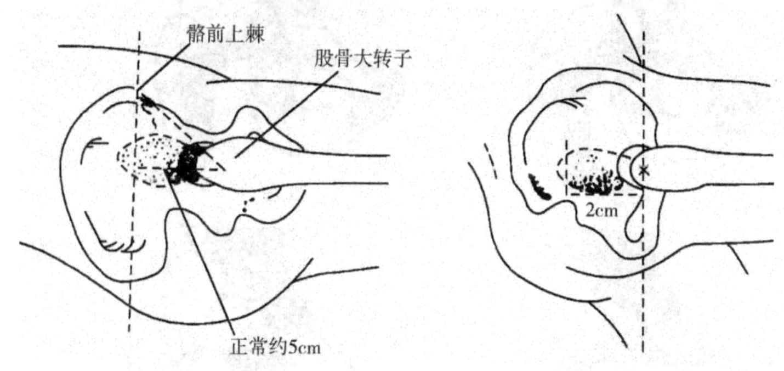

图6－7　Bryant三角和Nelaton线

（2）特殊检查：对于隐匿难以确诊的股骨颈骨折，早期诊断可以采用CT、MRI检查，CT检查时要注意采用薄层扫描，并行冠状面的二维重建，以免漏诊；MRI检查对于早期的隐匿骨折显示较好，敏感性优于骨扫描，扫描时在脂肪抑制像上能清晰看到骨折后水肿的骨折线。

4. 分类

（1）按骨折线的部位：①股骨头下型骨折。②经股骨颈骨折。③基底骨折。头下型骨折，由于旋股内、外侧动脉的分支受伤最重，因而影响股骨头的血液供应也最大；基底骨折，由于两骨折段的血液供应的影响最小，故骨折较易愈合。

（2）按移位程度（Garden分型）：这是目前临床常用的分型方法。包括：①不完全骨折（GardenⅠ型）。②无移位的完全骨折（GardenⅡ型）。③部分移位的完全骨折（GardenⅢ型）。④完全移位的完全骨折（GardenⅣ型）（图6－8）。

（3）按骨折线方向：①内收型骨折。②外展型骨折。内收骨折是指远端骨折线与两髂嵴联线所形成的角度（Pauwels角）大于50°，属不稳定骨折；外展骨折是指此角小于30°，属于稳定骨折，但如果处理不当，或继续扭转，可变为不稳定骨折。目前，这种分类方法对临床治疗指导作用有限，已较少采用。

5. 诊断标准

（1）患者多有外伤史。

（2）查体局部疼痛，多有下肢外旋畸形和活动受限。

（3）X线片显示骨折。

（4）对难以确诊的患者采用CT或MRI检查。

6. 鉴别诊断

（1）股骨转子间骨折：有髋部外伤病史，局部疼痛，外旋畸形明显，多大于60°，甚至达到90°，但单纯根据外旋畸形判断骨折不够准确，需摄X线片明确诊断。

（2）股骨颈病理性骨折：只需要很小的暴力就能引起骨折，有的患者有肿瘤病史，拍摄X线片提示局部骨质异常，对怀疑病理性骨折而X线显示不清者，行CT扫描。

（3）髋关节骨折脱位：髋关节骨折脱位有明显的脱位特征，髋关节处于屈曲、内收、内旋弹性固定位或外展外旋屈曲弹性固定位，X 线片可明确诊断。

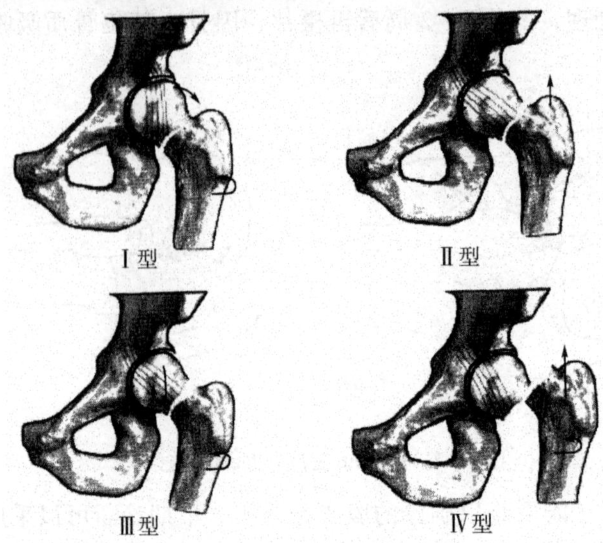

图 6－8　股骨颈骨折 Garden 分型

三、治疗

1. 保守治疗　由于股骨颈骨折保守治疗存在卧床时间长，并发症多，骨折容易移位等问题，目前，多主张手术治疗。保守治疗适用于个别年龄过大、体质差，有严重的器质性病变，无法耐受手术者，可采用皮牵引，保持下肢于中立位。1 个月疼痛缓解后，骨折虽未愈合，但仍能扶腋杖下地活动。

2. 手术治疗　目前，大多数的股骨颈骨折需要手术治疗。

（1）治疗原则：对所有 GardenⅠ型或Ⅱ型骨折，采用内固定治疗，小于 60 岁患者的 GardenⅢ型或Ⅳ型骨折，采用复位内固定加肌骨瓣移植术，对于 60 岁以上患者有明显移位的 GardenⅢ型或Ⅳ型骨折，全身情况能够耐受手术者，建议行人工髋关节置换术；陈旧性股骨颈骨折不愈合者，建议行人工髋关节置换术。

（2）手术方法：手术方法很多，较常用的是在 X 线辅助下手术。

1）三枚空心加压拉力螺钉固定：对于 GardenⅠ型、Ⅱ型骨折及小于 60 岁患者的 GardenⅢ型或Ⅳ型骨折，AO 的空心加压螺钉固定成为治疗的标准手术。它具有操作方便、固定牢靠的优点，通常采用三枚空心加压拉力螺钉，固定时注意使螺钉在股骨颈内呈倒等腰三角形旋入并使螺纹越过骨折线，以发挥拉力螺钉的加压作用和负重时骨折断端间的动力加压作用，螺钉尖端距离股骨头软骨面下以 5mm 为宜，以防发生切割作用。

2）动力髋螺钉系统（dynamic hip screw，DHS）或与此类似的滑动式钉板固定装置：此类内固定钢板多适用于靠近股骨颈基底部的骨折，使用 DHS 时多在主钉近端的股骨颈内再拧入一枚螺钉，以增强抗旋转能力，固定牢靠。

3）人工髋关节置换术：对于骨折明显移位的 GardenⅢ型或Ⅳ型骨折，年龄大于 60 岁，全身情况能够耐受手术者，行人工髋关节置换术可以使患者早期下床活动，避免内固定失败后再次手术的风险。对于原有骨关节炎等疾病导致髋关节疼痛的股骨颈骨折患者，目前，也推荐采用人工髋关节置换术。人工髋关节置换术又分为人工全髋和人工股骨双动头置换两种术式。对于老年患者选用人工全髋置换还是人工股骨头置换需要根据患者的预期寿命、活动范围、身体状况和骨质质量综合判断。有学者主张对于大于75岁以上患者可以选择人工双动头置换术，75岁以下患者宜选择人工全髋置换术。

四、预后评价

股骨颈骨折的主要并发症是骨折不愈合和股骨头缺血性坏死，在无移位的病例组中，不愈合甚少见；但在有移位的股骨颈骨折中，有20%～30%发生不愈合，此外，骨折不愈合还与年龄、骨折部位、复位程度等相关，骨折不愈合的总发生率为15%。

股骨头缺血性坏死主要与骨折部位和移位程度相关，骨折部位越高、移位越明显发生率越高。股骨头缺血坏死后常继发创伤性髋关节炎，导致关节疼痛、跛行、功能障碍。

五、最新进展

股骨颈骨折是老年人常见的一种骨折，股骨颈骨折后，股骨头的血液供应可严重受损，骨折后股骨头坏死与否主要与其残存血供和代偿能力有关。因此，股骨颈骨折应早期复位及内固定手术，以利于使扭曲受压与痉挛的血管尽早恢复。复位要求对位良好，复位优良者发生股骨头缺血坏死的几率明显小于复位不良者。选择内固定物时应以对血供损伤小、固定牢固类型为佳。对于多数患者我们推荐早期闭合复位，透视下3枚加压空心螺钉内固定。

对于老年人移位的股骨颈骨折采用内固定还是人工髋关节置换还存在一些争议。最近的研究倾向于对这类患者实行人工髋关节置换术。Rogmark等在对14项随机对照研究（2289例患者）的荟萃分析显示，对于70～80岁有移位的股骨颈骨折患者一期行人工髋关节置换术优于内固定术，相对于内固定治疗关节置换术的并发症少，关节置换可以获得较好的功能，减少患者痛苦。

（袁彦浩）

第七节　股骨干骨折

一、概述

股骨干骨折系指小粗隆下2～5cm至股骨髁上2～5cm的股骨骨折，占全身骨折的6%，男性多于女性，约2.8 ∶ 1。10岁以下儿童多见，约占总数的1/2。股骨干骨折多由强大暴力所造成，主要是直接外力，如汽车撞击、重物砸压、碾压或火器伤等，骨折多为粉碎、蝶形或近似横形，故骨折断端移位明显，软组织损伤也较严重。因间接外力致伤者如高处坠落、机器绞伤所发生的骨折多为斜形或螺旋形。旋转性暴力所引起的骨折多见于儿童，可发生斜形、螺旋形或青枝骨折。骨折发生的部位以股骨干中下1/3交界处为最多，上1/3或下1/3次之。骨折端因受暴力作用的方向，肌群的收缩，下肢本身重力的牵拉和不适当的搬运与手法整复，可能发生各种不同的移位。

股骨上1/3骨折后，近端受髂腰肌、臀中肌、臀小肌和髋关节外旋诸肌的牵拉而屈曲、外旋和外展，而远端则受内收肌的牵拉而向上、向后、向内移位，导致向外成角和缩短畸形；股骨中1/3骨折后，其畸形主要是按暴力的撞击方向而成角，远端又因受内收肌的牵拉而向外成角；股骨下1/3骨折端受腓肠肌的牵拉而向后倾倒，远侧骨折端可压迫或刺激腘动脉、腘静脉和坐骨神经（图6-9）。

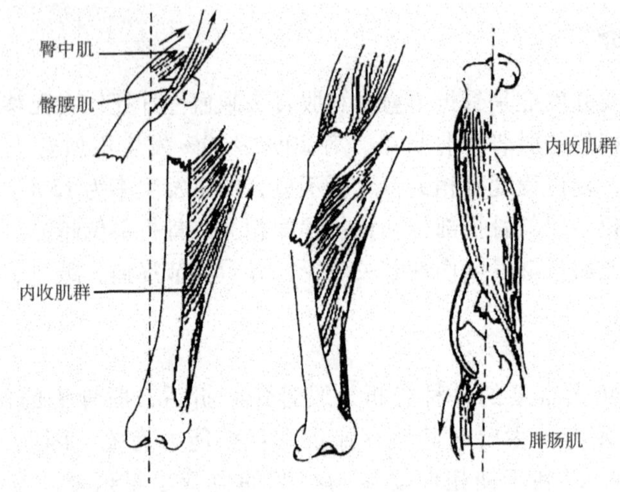

图6-9 股骨干上、中、下1/3骨折移位情况

二、诊断

1. 病史要点　多数伤者均有较严重的外伤史，合并多发伤、内脏伤及休克者较常见。注意骨折的同时不能忘记其他部位的损伤，尤其注意基本生命体征的变化。股骨骨折部疼痛比较剧烈，可见大腿的成角、短缩畸形，常有骨折断端的异常活动。股骨干骨折可合并坐骨神经、股动脉损伤，有时可同时存在股骨远端骨折、股骨颈骨折、转子间骨折以及髋关节脱位。

2. 查体要点　患者不愿移动患肢，股骨骨折部压痛、肿胀、畸形、骨擦音、肢体短缩及功能障碍非常显著，有的局部可出现大血肿、皮肤剥脱、开放伤及出血。全身系统检查必不可少，髋部、背部、骨盆部的疼痛往往提示这些部位的合并伤。单纯股骨干骨折失血一般为600~800ml，患者存在低血容量性休克时应排除其他部位出血的可能。在患肢临时固定前应检查膝关节，膝关节肿胀、压痛提示膝关节韧带损伤或骨折。神经功能支配和血管情况在伤后应立即检查，注意伤肢有无神经和血管的损伤。

3. 辅助检查

（1）常规检查：股骨正侧位X线片可显示骨折部位、类型和移位方向，且投照范围应包括骨折远近侧关节，这有助于治疗方案的制定，注意摄股骨近端X线片，股骨颈骨折或转子间骨折有30%的漏诊率，疑有膝关节周围损伤的加摄膝关节正侧位X线片。

（2）特殊检查：对于轻微外力引起的骨折，可予CT扫描，以排除病理性骨折可能。对伤肢怀疑有血管损伤，应行B型超声检查或血管造影。疑有髋关节和膝关节合并伤的患者，必要时CT和MRI检查，明确有无关节及韧带损伤，有坐骨神经症状者行神经电生理检查。

4. 诊断标准

（1）患者有明确的外伤史。

（2）大腿局部疼痛比较剧烈，可见大腿的成角、短缩畸形，骨折断端常有异常活动。

（3）正侧位 X 线片示显示骨折部位、类型和移位方向。

（4）怀疑有血管损伤，应行 B 型超声检查或血管造影。

（5）坐骨神经损伤者行神经电生理检查。

三、治疗

1. 保守治疗　股骨骨折，如有合并伤，必须优先处理，如贻误诊断或处理不当，常造成患者死亡。由于股骨骨折常有周围软组织严重挫伤，如急救输送时未妥善固定，骨折端反复活动刺伤软组织（肌肉、神经、血管），特别是股动、静脉，腘动、静脉的破裂可引起大出血，因此，观察和治疗休克是治疗股骨骨折重要的一环，不可忽略。股骨干骨折因周围有强大的肌肉牵拉，手法复位后用石膏或小夹板外固定均不能维持骨折对位。因此，股骨干完全骨折不论何种类型，皆为不稳定性骨折，必须用持续牵引，维持一段时间后再用外固定。常用牵引方法有：

（1）悬吊牵引法（图 6－10）：用于 4～5 岁以内儿童，将双下肢用皮肤牵引向上悬吊，牵引重量约 1～2kg，要保持臀部离开床面，利用体重作对抗牵引。3～4 周经摄 X 线片有骨痂形成后，去掉牵引，开始在床上活动患肢，5～6 周后负重。对儿童股骨干骨折要求对线良好，对位要求达功能复位即可，不强求解剖复位，如成角不超过 10°，重叠不超过 2cm，以后功能一般不受影响。在牵引时，除保持臀部离开床面外，并应注意观察足部的血液循环及包扎的松紧程度，及时调整，以防足趾缺血坏死。

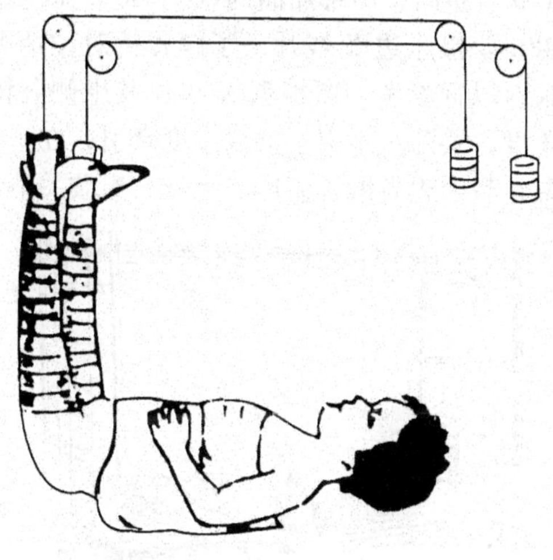

图 6－10　Bryant 皮肤牵引

（2）滑动皮肤牵引法（Russell 牵引法）：适用于 5～12 岁儿童（图 6－11）。在膝下放软枕使膝部屈曲，用宽布带在膝关节后方向上牵引，同时，小腿行皮肤牵引，使两个方向的合力与股骨干纵轴成一直线，合力的牵引力为牵引重力的两倍，有时亦可将患肢放在托马斯架及 Pearson 连接架上，进行滑动牵引。牵引前可行手法复位，或利用牵引复位。

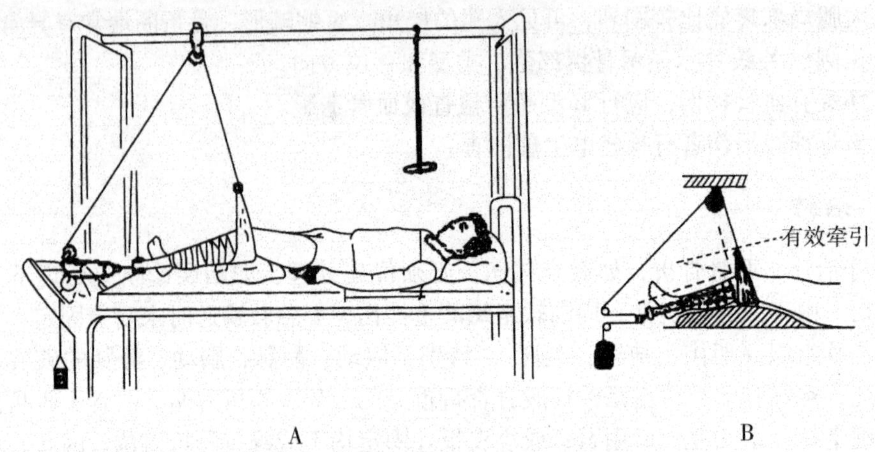

图6－11　滑动皮肤牵引法（Russell 法）

A. 装置；B. 示意图

（3）平衡牵引法：用于青少年及成人股骨干骨折（图6－12），在胫骨结节处穿针，如有伤口可在股骨髁部穿针，患肢安放在托马斯架上作平衡牵引，有复位及固定两种作用。可先手法复位小夹板维持，然后维持重量持续牵引（维持重量为体重1/10），或直接用牵引复位（复位重量为体重1/7）复位后改为维持重量。根据骨折移位情况决定肢体位置：上1/3骨折应屈髋40°～50°，外展约20°，适当屈曲膝关节；中1/3骨折屈髋屈膝约20°，并按成角情况调整外展角度；下1/3骨折时，膝部屈曲约60°～80°，以便腓肠肌松弛，纠正远侧骨端向后移位。牵引后24～48h要摄床边X线片，了解骨折对位情况，同时，每日多次测量患侧肢体长度，并加以记录，以资参考。要根据X线片及患侧肢体长度测量情况，及时调整肢体位置、牵引重量和角度，要防止牵引不够或过度牵引，在牵引时还应注意观察穿针部位有无感染，注意肢体保温，教会患者锻炼躯体、上肢、患肢关节和肌肉的方法。

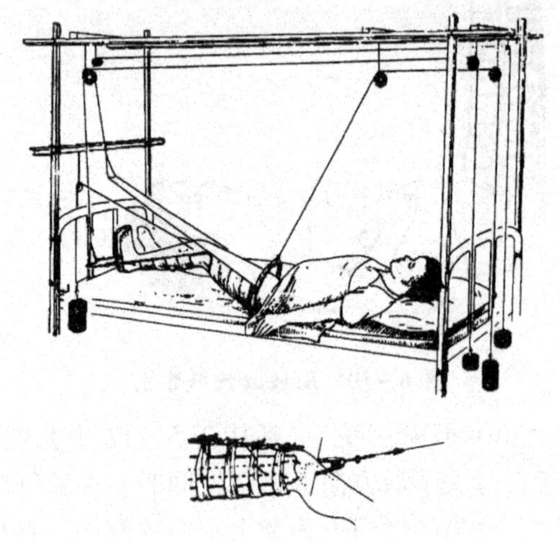

图6－12　股骨干骨折平衡牵引疗法

使用平衡牵引，患者较舒适，牵引期间能活动髋、膝和踝关节，擦澡和大小便较方便，一般牵引4～6周，经摄X线片有骨痂形成后，可改用髋人字石膏固定4～8周。在牵引中可同时应用小夹板固定，纠正成角，去除牵引后也可用小夹板外固定，但要经常复查以防骨折移位或成角。

2. 手术方法

（1）手术时机和适应证：手术时间一般选择伤后的3～7d，便于及早发现术前并发症，尤其脂肪栓塞综合征的发生。但有研究发现伤后10～14d手术的患者骨折愈合快。近年来由于外科技术提高和医疗器械的改善，手术适应证有所放宽。具体的手术适应证有：①牵引失败。②软组织嵌入骨折端。③合并重要神经、血管损伤，需手术探查者，可同时行开放复位内固定。④骨折畸形愈合或不愈合者。

（2）常用手术方法

1）股骨上1/3或中上1/3骨折：多采用顺行股骨髓内钉固定，交锁髓内钉适用于股骨干小转子以下至膝关节9cm以上的各种类型闭合骨折，包括严重长节段粉碎性骨折、三段或以上的多节段骨折。此法具有术后不用外固定及早期下床活动的优点。我科设计的鱼口状髓内钉兼有动力加压和静力加压的作用，临床应用中取得了较好的疗效。过去用开放式打入髓内针的方法，近十年来已广泛使用C形臂X线透视，仅在穿钉处做小切口，不显露骨折端闭合穿钉。闭合法较开放损伤小，出血少，不破坏骨折端的血供，有利于骨折愈合。

2）股骨中下1/3骨折：传统方法是采用8～10孔接骨板固定及髋人字石膏固定。目前，多采用加压钢板、锁定加压钢板（LCP）以及逆行股骨髓内钉固定。加压土钢板有多种类型，20世纪60年代开始应用加压器的加压钢板固定，其后出现动力加压钢板（DCP）、LCP等。逆行交锁髓内钉应选择距膝关节间隙20cm以内的股骨髁上及髁间骨折，还可用于股骨干合并股骨颈骨折、多发骨折以及合并同侧胫腓骨和胫骨平台骨折。

3）陈旧性骨折畸形愈合或不愈合的治疗：开放复位，选用适当的内固定，并应常规植骨以利骨折愈合。

四、预后评价

股骨干骨折大部分愈合良好，骨折延迟愈合或骨不连发生率低，愈合后多数患者功能恢复正常。

五、最新进展

20世纪末期，Krettek等提出了微创接骨板（MIPO）技术，避免直接暴露骨折部位，保留骨折周围组织，为加快骨折愈合创造了条件。经皮插入钢板内固定手术属于关节外骨折的微创（MIPO）技术，利用骨折间接复位技术，在骨折两端切一小口，从肌下插入钢板并经皮拧入锁定螺钉，由于跨过骨折部位的接骨板相对较长，螺钉固定的密集程度明显较低，与接骨板接触未被螺钉穿过的骨干相对较长，因而，每单位面积上分配的应力相应减少；同样，没有螺钉固定的接骨板也相对较长，避免了接骨板应力集中。此外，MIPO技术所达到的是一种弹性固定，骨折块间一定程度的微动促进了骨折的愈合。患者创伤小、恢复快，并可早期功能锻炼，有效地避免了膝关节僵直，虽不能早期负重，仍是一种满意的治疗方法。LC－LCP主要用于小转子6cm以下至髁上6cm以上的股骨干骨折，而LISS的适应证与逆行髓内钉非常的接近，同时，LISS和LC－LCP的锁定螺钉已将骨质承载的力量转移到接骨板上，锁定固定螺钉可通过双皮质和锁定螺钉之间非平行固定的方法，改善了骨质疏松骨折的受力和负荷，因此，它们对骨质疏松性骨折治疗方面表现出良好的特性。近年来国外的研究表明 LISS 和 LCP 对开放性粉碎性骨折具有良好的内支架支撑作用，同时，由于螺钉固定处远离骨折端，不干扰骨折端血供，临床内固定感染率显著下降。此外，对于青少年患者采用 LC－LCP 治疗股骨干骨折也可取得良好的疗效，并且避免了对患者骨骺的损伤。

（史文宇）

第八节　胫骨和腓骨骨折

胫骨和腓骨相互平行且通过韧带紧密相连，因此，其中一骨的典型骨折必然相应引起另一骨骨折或韧带损伤。胫骨骨折既是最常见的长骨骨折，又是最常见的开放性骨折。孤立的腓骨骨折是不常见的损伤，通常和胫骨骨折相伴。胫骨骨折的分类基于 Nicoll 建立的标准。三种因素决定胫骨骨折的后果：①原始移位。②骨折的粉碎程度。③软组织损伤的程度。

骨折按照移位程度分为三组：①移位 <50%。②移位 >50%。③完全移位或严重粉碎骨折（图 6－13）。移位 <50% 的胫骨骨折有 90% 的愈合机会，而完全移位的胫骨骨折仅有 70% 的愈合机会。合并软组织损伤的程度是经常被忽视的影响骨折治疗和预后的因素。骨折伴有严重的皮肤或肌肉挫伤往往引起高感染率和不愈合率。简单、无移位骨折的平均愈合时间是 3 个月，移位、开放或粉碎骨折的平均愈合时间是 4～6 个月。不伴有胫骨骨折的腓骨干骨折通过对症治疗可以治愈而不遗留并发症（图 6－14）。

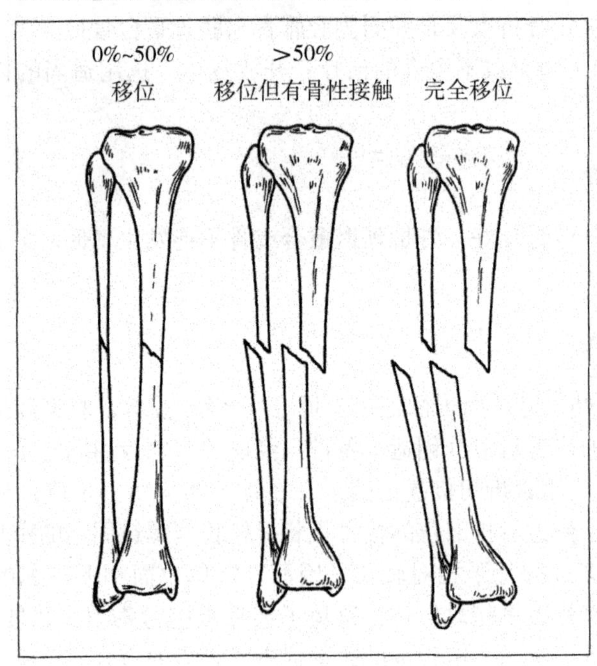

图 6－13　胫腓骨干骨折

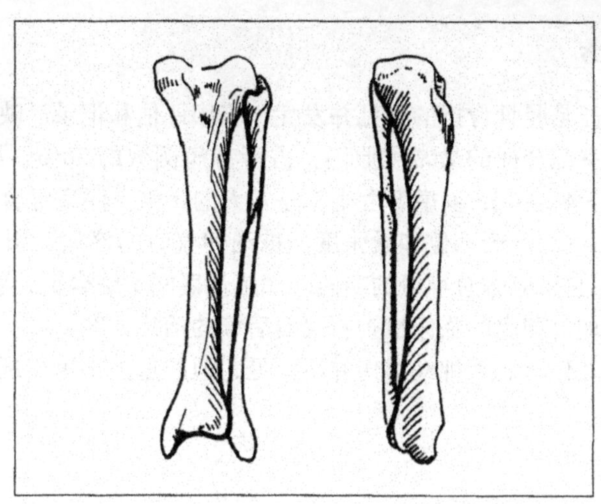

图 6-14　腓骨干骨折

一、损伤机制

多种机制可引起胫腓骨骨折。直接创伤是常见损伤原因，并常导致软组织损伤。这些骨折常继发于机动车相撞，引起典型的横断骨折和粉碎骨折。

间接创伤通常是旋转和挤压暴力所致，如滑雪或坠落伤，常引起螺旋或斜形骨折。当小腿和身体围绕固定的足旋转时产生旋转暴力，这些损伤最容易引起螺旋形骨折。屈曲暴力也可引起斜形骨折或横形骨折。胫骨远端关节面的骨折通常继发于高处坠落，导致距骨楔入胫骨，这些骨折是关节内骨折。

孤立的腓骨骨折是由于小腿外侧的直接暴力或枪伤造成。

二、查体

胫骨干骨折通常表现为疼痛、肿胀和畸形。尽管在这些损伤中血管神经损伤不多见，动脉搏动和腓总神经功能（跗趾的跖屈、背伸）的记录是至关重要的，应该检查足背动脉的搏动并与未损伤的肢体比较，应寻找骨筋膜室综合征相关的发现，相关的阴性发现也应记录。

腓骨干骨折表现为活动后加重的疼痛和骨折部位的局部压痛。检查应包括完全的踝关节评估，必须排除 Maisonneuve 骨折。Maisonneuve 骨折时三角韧带撕裂或内踝骨折伴有腓骨近端骨折。

三、影像学检查

前后位和侧位片通常足以确定骨折块的位置。描述这些骨折必须包括下列内容：

（1）部位：近段、中段、远 1/3 段。

（2）类型：横形骨折、斜形骨折、螺旋骨折或粉碎性骨折。

（3）移位：骨折面的接触程度。

（4）成角：远骨折段的内翻或外翻。

四、合并损伤

骨筋膜间室综合征是胫骨骨折的常见并发症，临床评估和记录反映临床医生已考虑到该诊断。胫骨骨折是间室综合征的最常见原因，占所有病例数的36%。胫骨骨折后骨筋膜室综合征的发病率是4.3%，<35岁患者发生率是常人的3倍。间室综合征通常发生在损伤后24～48h，应检查肌间室的疼痛部位和紧张度。被动伸直时的疼痛应引起注意，也应注意第1、第2趾间的感觉，它反应腓总神经的功能。如果怀疑间室综合征，就应紧急请骨科会诊。

间室压力的测定加上彻底的临床检查将决定后续的治疗方案。

如前所述，这种外伤时血管神经损伤并不常见，但严重损伤可出现完全或不完全血管神经结构断裂。

五、治疗

胫骨干骨折的急诊处理包括长夹板制动和骨科会诊。当有肢体的血管危象时，对闭合性骨折应行急诊复位。开放性骨折应行彻底清洗和清创，开始应用破伤风抗毒素和静滴抗生素。推荐行急诊外科清创并行内或外固定术。

由于并发症的高发生率，建议请骨科急诊会诊。胫骨干骨折的患者可并发骨筋膜室综合征，并随后逐渐加重。因此，大多数胫骨干骨折的患者应留院观察，抬高患肢并严密观察骨筋膜室综合征的发展。

如前所述，骨折粉碎程度，损伤机制（高能量和低能量）和软组织损伤都对外科医生治疗方法的选择有重要影响。

确定性治疗方案包括石膏或支具制动、外固定和髓内针固定。现今，由于手术可引起附加的软组织损伤，钢板固定已很少用。关于闭合性移位骨折，采用闭合复位石膏外固定或开放复位内固定文献上存在学术争论。伴有较轻软组织损伤的非移位胫骨干骨折可用长腿非负重石膏治疗。低能量造成的闭合性移位的胫骨骨折采用髓内钉固定可有98%的愈合率和低感染率。对于开放骨折或皮肤肌肉严重挫伤的患者先用外固定再延迟用内固定是可取的。

孤立的腓骨干骨折可对症治疗并用夹板固定以减轻疼痛。一些患者疼痛可忍受，可用“T”形拐杖行走而不制动。

六、并发症

胫腓骨骨折有几种严重的并发症。

（1）骨折不愈合或延迟愈合很常见，特别发生于以下情况：①严重移位。②粉碎性骨折。③开放骨折或严重软组织损伤。

（2）筋膜间室综合征可发生于治疗后继发水肿。

（3）慢性关节疼痛和僵硬不常见，除非骨折波及胫骨关节面。

规则：任何胫骨骨折的患者石膏固定后24～48h疼痛进行性加剧应怀疑骨筋膜室综合征。

（史文宇）

第九节　股骨远端骨折

一、概述

股骨远端骨折所指范围，尚无明确规定，一般认为膝关节上 7 ~ 9cm 内或股骨远侧 1/3 的骨折。本节讨论重点为股骨髁上骨折和股骨髁间骨折，股骨远端骨折占所有股骨骨折的 6%。大多数是高能量损伤的年轻人和骨质疏松的老年人，可同时合并其他部位损伤。股骨远端皮质薄、髓腔大，呈松质骨样复杂的三维解剖结构，其解剖轴与重力轴之间、与下端关节面之间存在着生理性夹角，约 6°。股骨干远端为股骨髁，外侧髁比内侧髁宽大，内侧髁较狭窄，其所处的位置较低。股骨两髁关节面于前方联合，形成一矢状位凹陷，即髁面，当膝伸直时，以容纳髌骨。在股骨两髁间有一深凹，为髁间窝，膝交叉韧带经过其中间，前交叉韧带附着于外髁内侧后部，而后交叉韧带附着于股骨内髁外侧的前部。附着在股骨远端上的肌腱、韧带和关节囊组成了一个复杂的应力传导系统，维持着膝关节的功能和稳定。股骨髁解剖上的薄弱点在髁间窝，三角形的髌骨如同楔子指向髁间窝，易将两髁分开，股骨远端骨折及其软组织损伤将破坏这一结构和系统，若治疗不当将造成膝关节畸形和伸屈功能障碍以及其他并发症。

二、诊断

1. 病史要点　股骨远端骨折常发生于年轻人和老年妇女。在青年人中，这类骨折为高能量损伤所致，多见于车祸、机器伤和高处坠落等事故，常为开放性和粉碎性骨折，波及膝关节，严重影响下肢的负重和膝关节功能；而老年人由于骨质疏松，在跌倒时膝关节处于屈曲位而致股骨远端骨折，年轻患者常合并其他部位的损伤，严重者可合并休克。在接诊中应仔细诊查，有无重要脏器以及其他肢体损伤，尤其注意同侧股骨颈骨折、股骨转子间骨折、胫腓骨骨折以及膝关节周围的损伤。股骨髁周围有关节囊、韧带、肌肉及肌腱附着，骨折块受这些组织的牵拉不易复位，复位后难以维持。股骨远端后方有腘动脉及坐骨神经，严重骨折时，可造成其损伤。因此，对于怀疑合并神经血管损伤的患者需进一步详细检查。

2. 查体要点　伤后主要表现为大腿远端肿胀、疼痛，大腿短缩、向后成角畸形。波及关节时，关节腔明显积血，浮髌试验阳性，前后交叉韧带损伤时，抽屉试验可阳性。

3. 辅助检查

（1）常规检查：股骨远端常规前后位和侧位 X 线片，观察股骨远端骨折的情况并指导分类。摄片时最好适当予以下肢牵引，纠正股骨下端成角、短缩和旋转移位，有助于看清骨折情况。多排螺旋 CT 扫描和二维、三维图像重建能明确骨折的详细情况，对手术方案的制定很有帮助。膝关节 MRI 可以确定关节、韧带及半月板损伤。

（2）特殊检查：怀疑血管损伤，多普勒超声检查必不可少，对超声检查后仍然不能明确或开放性损伤的患者可行血管造影；怀疑有神经损伤的患者行神经电生理检查。

4. 诊断标准

（1）患肢有明显外伤史。

（2）膝上出现明显肿胀，股骨髁增宽，可见成角、短缩和旋转畸形。做膝关节主动及被动活动时，可听到骨擦音。

（3）可出现肢体远端血管和神经损伤体征：血管损伤后膝以下皮温下降，肤色苍白，足背动脉搏动减弱或消失，神经损伤后小腿感觉减退或消失，踝关节不能主动背伸等。

（4）X 线片观察骨折范围及移位，必要时 CT 扫描和 MRI 检查，明确骨折和韧带损伤的详细情况。

5. 分型　目前多使用 Muller 分型，依据骨折部位及程度分为 3 类 9 型，有利于确定骨折治疗及判定其预后（图 6－15）。

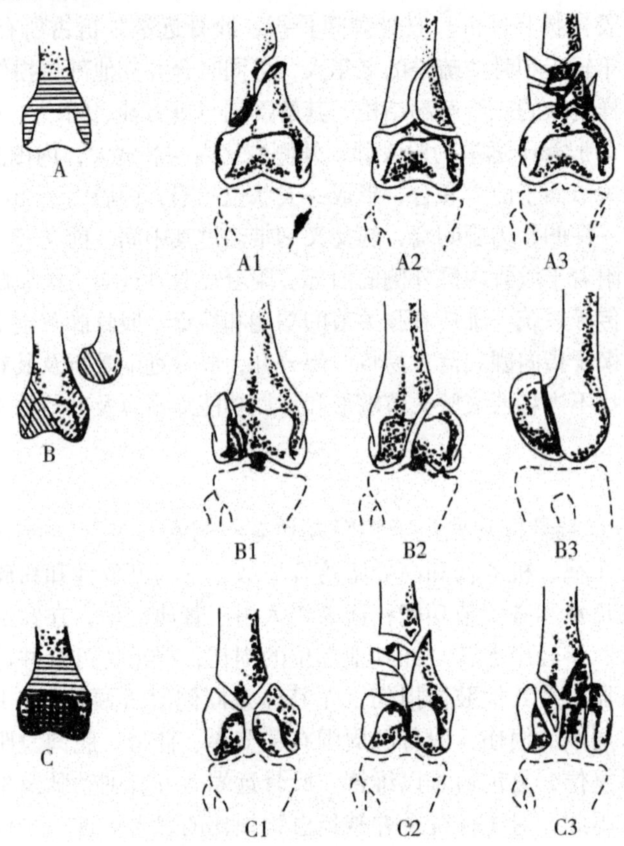

图 6－15　Muller 股骨远端骨折分型

A 型：累及远端股骨干伴有不同程度粉碎骨折；B 型：为髁部骨折；B1 型：外髁矢状劈裂骨折；B2 型：内髁矢状劈裂骨折；B3 型：冠状面骨折；C 型：为髁间 T 形及 Y 形骨折；C1 型：为非粉碎性骨折；C2 型：股骨干粉碎骨折合并两个主要的关节骨折块；C3 型：关节内粉碎骨折

6. 鉴别诊断　股骨远端病理性骨折：轻微外力引起的骨折，既往有肿瘤、骨髓炎等病史，X 线片发现骨折局部存在骨质破坏，CT 或 MRI 可见骨质破坏的详细情况以及有无软组织受累。

三、治疗

1. 保守治疗　对于无明显移位的 MullerA 型骨折或儿童的股骨远段青枝骨折，可长腿石膏固定在屈曲 20°位，6 周后开始逐渐功能锻炼。

2. 手术治疗

（1）手术适应证：任何移位的关节内骨折，合并血管损伤的骨折，同侧存在胫骨干或胫骨平台骨折，双侧股骨骨折，多发性骨折，病理性骨折，同时，有膝关节韧带断裂，不稳定的关节外骨折。由于股骨远端骨折邻近膝关节，坚强固定，早期功能锻炼有助于减少下肢骨折并发症的发生，最大限度地恢复膝关节的功能。目前观点认为，除非嵌顿的无移位关节外股骨远端骨折或不能耐受手术的患者外，都应采取手术治疗，才能最大限度降低膝关节的病损程度。

（2）手术方法

1）95°角钢板固定（图6－16）：宽大的钢板可提供较好的固定，并能抵抗弯曲及扭转应力，适用于股骨髁上骨折，缺点是操作不易，由于它的弯柄部与钢板连为一体，角度固定，插入后就不能改变位置，且插入髁的方向难以掌握，易造成髁部内外翻畸形。此外，钉板的打入可引起髁间骨折的分离。

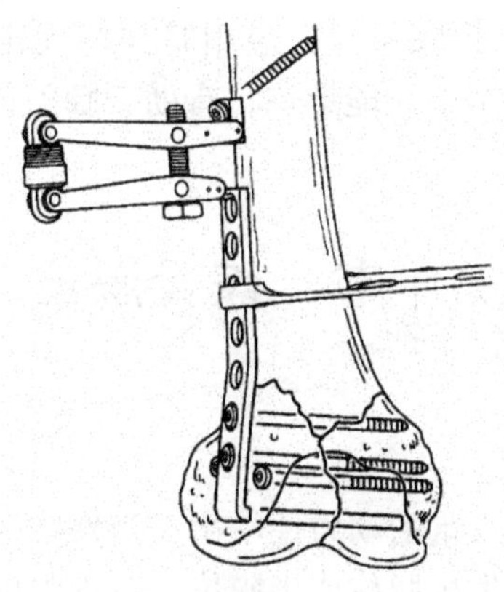

图6－16 95°角钢板固定示意图

2）我科1993年研制的双加压“L”形钢板，主要是在95°角钢板的横板内加一螺孔，可放入螺栓，对股骨髁间和胫骨平台起横向加压作用，对国人较小的骨骼来说，减少了附加拉力螺钉的风险。

3）AO动力髁螺钉（DCS）：应用AO动力髁螺钉在技术上比角钢板更容易，因为钢板与螺钉是单独部件，可在矢状面上调整。另外，螺钉插入松质骨允许骨折端轻微活动，刺激骨痂生长，但对于严重骨质疏松的患者，建议先将骨水泥注入钉道以加强稳定性。

4）GSH逆行带锁髓内钉固定：逆行髓内钉固定，比钢板获得更接近生物学的固定，是均分负荷型，且手术时间短、出血少、周围软组织保护好，可早期行CPM功能锻炼。缺点是关节入口可引起髌股关节炎及膝关节僵直，骨折部位感染则可导致化脓性关节炎，髓内钉的尖端易产生应力集中致骨折，对于延伸至峡部的骨折、髁关节面严重粉碎者，要慎重使用。

5）股骨下端解剖钢板：这种钢板主要优点在于贴合髁部解剖形态的钢板远端多孔设计，便于在髁间粉碎性骨折时，多方向、多点和多枚拉力螺钉的固定选择，手术易于操作。手术暴露广、创伤大是其缺点。

6）股骨下端LISS钢板：LISS钢板是符合微创外科原则的一种新型内固定系统，其形状与骨的解剖轮廓一致。一般在不暴露骨折区域的情况下，经皮插入钢板并完成锁定螺钉的固定。LISS的稳定性依赖于螺钉与钢板组合锁定后的成角稳定性，其特有的锁定固定有利于股骨远端骨折复位后更好地维持固定。

7）外固定支架加有限内固定：对于开放性骨折污染严重时，常首选外固定支架加有限内固定。由于只有外固定支架钢针和少数螺钉与骨骼接触，所以骨折感染率低，感染时亦可得到有效控制，具有手术操作快、软组织剥离少和方便换药等优点。缺点是针道渗出和术前与术后感染，股四头肌粘连导致膝关节活动受限。

四、预后评价

股骨远端骨折愈合后多并发膝关节活动障碍、僵硬、成角畸形、创伤性关节炎等，骨折延迟愈合或骨不连的发生率低。

五、最新进展

因股骨远端骨折靠近膝关节，易损伤股中间肌及股前滑动机构，极易发生膝关节的活动障碍和僵硬。手术中尽量避免干扰膝关节，应用坚强内固定，如 GSH 逆行交锁髓内钉和 LISS 钢板，早期镇痛下进行膝关节的功能锻炼，有助于膝关节功能的恢复。

（史文宇）

第十节　髌骨脱位

一、概述

髌骨的稳定性依靠内、外侧力量的动力性平衡，当外伤或先天、后天性疾患使平衡受到破坏时，髌骨可偏离正常位置，发生脱位或半脱位。髌骨脱位可分为内、外方向，临床以外侧移位最常见，而且常易复发，称为复发性脱位。

创伤性髌骨脱位多为外侧脱位，常由膝关节伸直位急剧外旋小腿引起，也可由直接撞击髌骨引起，多可自动复位，未自动复位者常弹性固定于半屈曲位，被动伸膝用手推挤髌骨外缘常可复位。复发性髌骨脱位可继发于急性外伤之后，但有 1/3 左右的患者无明确外伤史。文献列举下列改变可能单独或联合构成髌骨脱位或半脱位的病因：高位髌骨，股骨外髁发育不良，膝外翻，股内侧肌萎缩，股外侧肌肥大，髌外侧支持结构挛缩，髌内侧支持结构减弱或松弛，膝关节普遍性松弛，髌韧带止点偏外，膝反张，胫骨外旋，股骨内旋或股骨颈前倾，髌骨先天性异常。

二、诊断

1. 病史要点　髌骨急性脱位，膝关节常可有明显肿胀，脱位后当膝关节呈伸直位时极易自行复位。对于复发性脱位和半脱位患者，膝痛是较常见的症状，但疼痛较轻，多有膝关节不稳定的各种感受，如乏力，支撑不住，突然活动不灵和摩擦等。

2. 查体要点　髌骨急性脱位，髌骨内侧有瘀斑，压痛明显，将髌骨向外推移时有松动感，屈膝时（通常在麻醉下）发现髌骨向外移位，即可明确诊断。

复发性脱位和半脱位患者，检查可发现髌股关节及髌骨内侧压痛，肿胀。髌骨位置异常是一个重要体征。伸直膝关节时，一般不表现髌骨侧方移位，但在屈膝位常可观察到受累髌骨的位置偏外，严重者可完全滑到股骨外髁的外侧。检查时可发现髌骨向外侧移动的幅度明显大于对侧。在肌肉松弛条件下，检查者将髌骨向外侧推，并徐徐屈膝，至 30°左右时髌骨被推向半脱位或接近于脱位状态，此时，常可引起患者不适和恐惧，害怕脱位复发而加以阻止，并试图伸膝使髌骨回到正常位置，股四头肌特别是股内侧肌萎缩。

临床检查中，Q 角的测量具有诊断和治疗意义，Q 角是股四头肌牵拉轴与髌韧带长轴在髌骨中点的交角，临床上以髂前上棘至髌骨中点连线和胫骨结节至髌骨中点连线的交角表示。在男性正常为 8°~10°，女性为 10°~20°，Q 角增大，股四头肌收缩将使髌骨向外侧脱位。

3. 辅助检查　X 线片对诊断有很大帮助，可以显示髌骨的形态和位置是否正常，Insall 发现髌骨与髌韧带长度之比约为 1 ∶ 1，测量两者在侧位片上的长度比若小于 1，则考虑高位髌骨的可能。

轴位 X 线片可显示髌骨和滑车发育不良，髌股关节面不相适和髌骨移位，轴位片上最常见的病征是髌骨向外侧偏斜及半脱位。Laurin 等发现仰卧屈膝 20°~30°时拍摄髌骨轴位片，可显示股骨髁间线与髌骨外侧关节面两缘的联线之间形成一外侧髌股角，正常此角向外侧张开，髌骨半脱位时此角消失或向内侧张开。复位后应拍侧位、轴位 X 线片，除观察是否完全复位外，还应观察髌骨及股骨髁的发育形态及有无骨软骨碎片残留在关节内。

MRI 检查可以了解髌骨内侧支持带损伤情况、髌股关节软骨损伤情况等。

4. 分类　按髌骨脱位方向分为外侧脱位和内侧脱位，内侧脱位极为少见。

5. 诊断标准

（1）患者外伤后感觉髌骨向外滑脱，当膝关节呈伸直位时极易自行复位。复发性脱位有反复脱位病史。

（2）查体髌骨内侧有瘀斑，压痛明显，将髌骨向外推移时有松动感。屈膝时可发现髌骨向外移位，可有 Q 角异常。

（3）轴位 X 线片可显示髌骨和滑车发育不良，髌股关节面不相适和髌骨移位。最常见的病征是髌骨向外侧偏斜及半脱位。

三、治疗

1. 保守治疗　髌骨脱位不难整复，麻醉下膝关节伸直位，松弛股四头肌，用手将髌骨向内侧推回原位。经常复发的病例，患者多可学会自行整复。复位后石膏固定 3 周，及时进行功能锻炼，如股四头肌练习、膝关节屈伸活动等。

2. 手术治疗　如患者有解剖学不稳定倾向，如向外推髌骨活动度过大，髌骨内侧支持带损伤、远端股内侧肌发育不良、股骨外髁低及高位髌骨、膝外翻角增大等应手术治疗，同时清除关节内骨软骨碎片，修补撕裂的髌内侧支持结构及股内侧肌，术后长腿石膏固定 3~4 周。

治疗髌骨复发性脱位和半脱位的手术方法甚多，可以概括为两类。一类是着眼于改善股四头肌的功能或稳定髌骨，适用于髌股关节尚无显著变性者；另一类是切除髌骨，重建股四头肌结构，适用于髌股关节有严重变性的病例。没有一种手术能保证治愈所有患者，必须查明致病原因，根据具体情况选择适当的手术方法。当一种手术不足以解决问题时，应采用综合手术，即几种手术同时应用。

（1）膝外侧松解术：这是最简单和应用最广的手术，可单独或综合应用。切开外侧翼状韧带和关节囊，向上分离股外侧肌下部纤维，直至髌骨回到正常位置。膝外侧松解术也可结合关节镜检查施行，膝外侧松解术对髌骨移位较轻的病例可单独使用，病情较复杂者可结合其他手术进行。Chen 等报告单独采用本手术治疗髌骨不稳症，优良疗效达 86%。

（2）内侧关节囊缩紧术：当膝关节前内侧关节囊结构松弛，股四头肌力线正常，髌股关节面无明显变性时，缩紧内侧关节囊有一定效果。有主张对撕裂的膝内侧软组织，包括股四头肌的内侧扩张部，均给予手术修复。术后用长腿石膏固定 4 ~6 周，在修复软组织愈合后，开始膝关节的功能锻炼。

(3) 髌腱止点移位术：有多种手术方式，适用于髌股关节发育异常、Q 角过大、上述软组织手术仍不能矫正者。

四、预后评价

创伤性髌骨脱位如没有髌股关节发育异常，经保守治疗或手术治疗后预后良好。髌骨脱位反复发作可导致关节松弛和不稳，并可引起发育障碍、关节内游离体和变性关节炎等并发症。由于复发性脱位常继发于急性外伤性髌骨脱位，有些作者主张在急性脱位时手术修复损伤的内侧支持带以防复发。

五、最新进展

急性创伤性髌骨脱位通常采用闭合复位的方法。对于何时需要手术治疗仍存在争议。Cash 和 Hughston 总结 103 例急性脱位病例后发现，没有合并解剖学不稳定倾向者，非手术治疗优良率为 75%；合并解剖学不稳定倾向者非手术治疗优良率为 52%，而手术治疗的优良率则达 91%。这一结果说明，对于有先天性脱位倾向的患者应紧急修复受伤的内侧结构。

（张　峰）

第十一节　髌骨骨折

一、概述

髌骨是人体中最大的籽骨，它是膝关节的一个组成部分。切除髌骨后，在伸膝活动中可使股四头肌肌力减少 30% 左右。因此，髌骨能起到保护膝关节、增强股四头肌肌力的作用，除不能复位的粉碎性骨折外，应尽量保留髌骨。

髌骨骨折为直接暴力或间接暴力所致。直接暴力多因外力直接打击在髌骨上，如撞伤、踢伤等，骨折多为粉碎性，其髌前腱膜、股四头肌及髌两侧腱膜和关节囊多保持完好，骨折移位较小。间接暴力，多由于股四头肌猛力收缩，所形成的牵拉性损伤，如突然滑倒时，膝关节半屈曲位，股四头肌骤然收缩，牵拉髌骨向上，髌韧带固定髌骨下部，而股骨髁部向前顶压髌骨形成支点，三种力量同时作用造成髌骨骨折。间接暴力多造成髌骨横形骨折，移位大，髌前筋膜及两侧扩张部撕裂严重。

二、诊断

1. 病史要点　有明显外伤史，多为跌倒后膝部着地，亦可是外力直接打击在髌骨上，如撞伤、踢伤等。局部疼痛，不能活动、行走。

2. 查体要点　骨折后膝关节腔积血，髌前皮下瘀血、肿胀，严重者可有皮肤张力性水疱。髌骨局部有压痛，移位的骨折，可触及骨折线间的空隙，膝关节不能活动，屈伸活动明显受限。陈旧性骨折有移位者，因失去股四头肌作用，伸膝无力，走路缓慢，并可有关节活动障碍。

3. 辅助检查　多数病例摄髌骨正侧位 X 线片即可证实。对可疑髌骨纵形或边缘骨折，须拍髌骨轴位片。对于诊断有疑问，或骨折不明显者可行 CT 检查进一步证实。

4. 分类

（1）无移位的髌骨骨折。

（2）有移位的髌骨骨折

1）髌骨横形骨折。

2）髌骨粉碎性骨折。

3）髌骨下极粉碎性骨折。

4）髌骨上极粉碎性骨折。

5）髌骨纵形骨折。

5. 诊断标准

（1）患者多有明显外伤史。

（2）查体局部疼痛、肿胀，可有皮下瘀斑、水疱，膝关节活动受限。

（3）X 线显示骨折。

（4）对难以确诊的患者采用 CT 检查。

三、治疗

髌骨骨折是关节内骨折，对新鲜髌骨骨折的治疗，应最大限度地恢复关节面的平整，恢复原关节面的形态，力争使骨折解剖复位，关节面平滑，给予坚强内固定，修补断裂的肌腱腱膜和破裂的关节囊。早期活动膝关节，防止创伤性关节炎的发生、恢复膝关节的功能。

1. 保守治疗　石膏托或管型固定适用于无移位的髌骨骨折，可抽出关节积血，适当加压包扎，用长腿石膏托或管型固定患肢于伸直位 4 ~ 6 周。在此期间，练习股四头肌收缩，去除石膏托后练习膝关节伸屈活动。

2. 手术治疗　对于有移位的髌骨骨折应行切开复位内固定。内固定方法有多种，对于髌骨横形骨折应尽可能采用张力带固定。此法优点是固定牢固，不需外固定，可以早期活动膝关节（图 6 – 17）。对于髌骨粉碎性骨折可采用髌骨环扎术，术后需加石膏外固定。记忆合金髌骨爪形固定器，可用以固定髌骨横形骨折及粉碎性骨折，术后无需外固定，膝关节亦可较早活动。

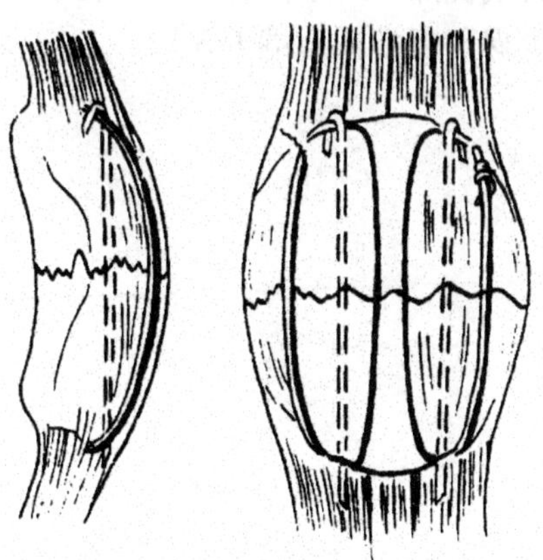

图 6 – 17　髌骨骨折张力带固定

髌骨部分切除术适用于髌骨下极或上极粉碎性骨折。切除较小骨块或骨折粉碎部分，将髌韧带附着于髌骨上段，或将股四头肌附着于髌骨下段骨块，术后长腿石膏伸直位固定3周，去石膏后不负重练习关节活动，6周后扶拐逐渐负重行走，并加强关节活动度及股四头肌肌力锻炼。此法可保全髌骨作用，韧带附着于髌骨，愈合快，股四头肌功能得以恢复，无骨折愈合后关节面不平滑问题。只要准确按上法处理，术后及时作关节活动及股四头肌锻炼，可以达到关节活动好、股四头肌肌力恢复好的治疗目的。且因关节面平滑，不致因骨折引起髌股关节炎。

髌骨全切除适用于严重粉碎性骨折无法复位固定者，髌骨全切除将不可避免地影响伸膝功能，应尽可能避免。将碎骨全部切除，同时直接缝合股四头肌腱与髌韧带，修复关节囊，术后用石膏固定膝于伸直位3～4周，逐渐锻炼股四头肌及步行功能。

四、预后评价

大多愈合良好，鲜有骨折不愈者，部分患者可能遗留创伤性关节炎。髌骨骨折是关节内骨折，在治疗中应尽量使关节面恢复平整，减少髌股关节炎的发生。影响髌骨骨折预后的因素有二：①髌骨关节面复位不佳，不平滑，环形固定或“U”形钢丝固定不够坚强，在活动中不易保持关节面平滑，如固定偏前部，则可使关节面骨折张开，愈合后易发生髌股关节炎。②内固定不坚强者，尚需一定时间外固定，若骨折愈合较慢，则外固定时间需长达6周以上，关节内可发生粘连，妨碍关节活动。因此，髌骨骨折的治疗原则应当是，关节面复位平滑，内固定适当有力，早活动关节。

五、最新进展

髌骨骨折的治疗方法有多种，有各种钢丝固定技术（包括张力带钢丝）、螺钉固定、部分髌骨切除、全髌骨切除等。克氏针张力带钢丝固定仍是最经典的治疗方法，固定确实可靠，可以早期进行功能训练。Weber 等用实验方法对环扎钢丝、张力带钢丝、Magunson 钢丝、克氏针张力带钢丝所提供的骨折固定牢固强度进行比较，发现最牢固的固定方式是克氏针张力带钢丝固定。空心螺钉加张力带钢丝固定曾作为一种新的固定方式出现，但生物力学测试表明这一固定方式并无特别优点。对于髌骨切除存在较大争议，因此，如果切实可行的话，应尽可能保留髌骨，至少保留近端或远端1/3。

（张　峰）

第七章

脊柱疾病

第一节　颈椎病

颈椎病是一种常见退变性疾病，对身体健康和生活质量影响很大。医学上，对于颈椎病的研究历史很长。1948 年，Brain 及 Bull 首先将骨质增生、颈椎间盘退行性改变及其所引起的临床症状称为颈椎病。1958 年，Smith－Robison 和 Cloword 率先开展颈椎前路手术，从而使颈椎病的治疗取得了进一步发展。

一、发病特点

颈椎病发病机制尚未完全清楚，一般认为是多种因素共同作用所致。其相关因素包括退变、创伤、劳损、发育性椎管狭窄、炎症及先天性畸形等方面。从颈椎病的定义而言，应属于以椎间盘退行性变为主的病理变化，同时又与多种因素密切相关。它起源于颈椎间盘退变，颈椎间盘退变本身就以出现许多症状和体征，加之合并椎管狭窄，可出现早期症状。即使暂时无症状，但可因遇到诱因后即临床发病，大多数在颈椎原发性退变的基础上产生继发性改变。这些继发性改变包括器质性改变和动力性异常，器质性改变有髓核突出、韧带骨膜下血肿、骨赘形成和继发性椎管狭窄等。动力性改变包括颈椎不稳，如椎间松动、移位、序列弧度异常。这些病理生理和病理解剖的改变，构成了颈椎病的实质。因此，颈椎病的诊断除有病理基础外，还需包括一系列由此引起的临床表现，以有别于其他相似的疾病。

二、病因机制

（一）机械压迫

1. 静态因素　椎间盘由髓核、纤维环和上下软骨板构成一个完整的解剖结构。颈椎间盘起到维持椎体间高度，吸收震荡及传导轴向压缩力的作用，在颈椎的各向活动中，维持应力平衡。这种功能完全由组成椎间盘的各个结构相互协调来完成的，当这一结构出现变性，就可导致其形态和功能改变，最终影响颈椎骨性结构的内在平衡，使其原有的力学平衡发生改变而出现各种症状。

（1）髓核：是富含水分、具有良好弹性的黏蛋白，呈白色，内含软骨细胞和成纤维细胞，幼年时含水量达 80% 以上，随着年龄的增加，含水能力降低，至老年时可低于 70%。椎间盘内含水量多少决定了其内在的压力调节水平和弹性状态，正常状态下，椎间盘占颈椎总长度中 20% ~24%，由于含水能力下降，其高度逐年下降。随着年龄增长，血管逐渐减少，血管口径变细，一般在13岁以后已再无血管进入深层。早期水分脱失和吸水功能减退，使髓核体积相应减少，其正常组织结构逐渐为纤维组织所取代。在局部应力加大、外伤及劳损等情况下，可加速退变发展，加大椎间盘内部压力。变性与硬化的髓核也可穿过后纵韧带裂隙进入椎管内，直接产生压迫症状。

（2）纤维环：纤维环开始变化可发生在20岁以后，早期为纤维组织的透明变性、纤维增粗和排列紊乱，进而出现裂纹。颈椎间盘裂纹起自髓核，可扩展至纤维环，可有垂直裂纹和水平裂纹两种，随着退化进展，纤维环的微细裂纹逐渐扩大至肉眼可见的裂隙，裂隙的方向和深度同髓核变性程度及压力的方向和强度一致。后方纤维环强度相对较弱，纤维环早期变性阶段，如不得到有效控制，一旦形成裂隙，则因局部血供缺乏而难以恢复。纤维环外层有神经根后支分出来的窦神经分布，当纤维环受到异常压力而如膨出，可刺激窦神经反射到后支，引起颈肩痛及颈肌痉挛等症状。

（3）软骨板：软骨板位于髓核部分的中央区，具有半透膜作用，发生退变后功能减退。

青年以后，随着活动度增加和某些原因的累积性损伤，颈椎间盘逐渐发生退行性改变，若退变加重，可导致椎间盘膨出或突出，纤维环的耐牵伸、压缩力减退，椎间隙变窄等。另外，还可由于周围韧带松弛导致椎间活动异常，椎体上、下缘韧带附着部发生牵伸张性骨赘，突出之椎间盘进入椎管压迫脊髓腹侧。在变性突出的椎间盘将脊髓挤向背侧的同时，齿状韧带和神经根又将脊髓紧紧拉向前方的突出间盘处，使脊髓后外侧部受到较大应力致使其逐渐发生损害，说明脊髓受到牵张是造成脊髓内压增高的因素。

2. 动态因素　屈颈时颈椎管拉长，提示脊髓随颈椎屈曲及椎管长短变化而形变。颈屈位脊髓被拉长，横断面积减少，脊髓变细；颈伸位脊髓被轴向压缩，横断面积增加。研究表明，颈伸位椎管横截面积减少11%～16%，而脊髓的横截面积却增加9%～17%。因此，认为屈颈活动是脊髓损害的动力学因素。在骨赘特别严重的情况下，颈椎反复活动微小创伤造成的损伤比单纯压迫更严重，颈椎活动度大是引起临床症状的重要因素之一。脊髓型颈椎病者，让其反复伸屈颈部活动后，霍夫曼征即为阳性，有将此称为动力性霍夫曼征阳性。

3. 颈椎不稳　颈椎不稳定是颈椎病发病的因素之一。颈椎退行性改变造成不稳定是脊髓型颈椎病的主要原因。颈椎伸屈活动时，脊髓在椎体后缘骨赘上反复摩擦，引起脊髓微小创伤致使脊髓发生病理损害。颈椎退行性改变所致不稳定，椎间关节松动可引起脊髓侧方动脉及其分支的痉挛，不稳定椎节之交感神经受到刺激也可反射性引起动脉痉挛，导致脊髓局部血流量减少。如频繁出现脊髓受压、不稳定椎节反复活动，颈脊髓反复发生一过性缺血，持续时间长，则可渐渐发生脊髓损害。

4. 血液循环障碍　脊髓损害区与脊髓前动脉供血区基本一致，脊髓前动脉及其分支受到突出椎间盘压迫，可导致供血减少，造成脊髓缺血性损害。脊髓病理改变特征与血管阻塞所致脊髓损害类似，其中，根动脉在椎间孔内受压是造成脊髓缺血性损害的原因。颈屈曲位脊髓张力增大，脊髓腹侧受椎体后缘骨赘挤压变为扁平，前后径减小，同时脊髓侧方受到间接应力而使横径增大，脊髓中沟动脉横向走行的动脉分支受到牵拉而变长，椎管狭窄造成累积性脊髓缺血性损害，使脊髓前2/3部分缺血，其中包括大部分灰质，由于应力集中在中央灰质区，使其内小静脉受压，这样更影响了局部灌注。

三、病理变化

颈椎病是一个连续的病理过程，颈椎病的发生过程包括：颈椎间盘退行性变，退变的组织对脊髓或血管、神经等构成压迫或刺激，从而引起相关的临床症状和体征。病理过程可分为3个阶段。

（一）椎间盘变性

此阶段的主要特征是椎间盘弹性模量改变、椎间盘内压升高、椎节间不稳和应力重新分布。

椎间盘的变性从20岁即已开始，纤维环变性所造成的椎节不稳是髓核退变加速的主要原因。病理可见纤维环变性、肿胀、断裂及裂隙形成，髓核脱水、弹性模量改变，内部可有裂纹形成等，变性的髓核可随软骨板向后方突出，如髓核穿过后纵韧带则称为髓核脱出。后突之髓核既可压迫脊髓，也可压迫或刺激神经根。

（二）骨赘形成

骨赘形成是上一阶段的发展，表明所在节段椎间盘退变引起椎节应力分布的变化，骨赘的形成及小关节、黄韧带增生和肥大，其结果是重建力学平衡，是人体的一种代偿反应。从病理上，骨赘来源于韧带和椎间盘间隙血肿的机化、骨化或钙化。病程较久的骨赘质地坚硬，骨赘常见于两侧钩突、小关节边缘及椎体后上缘，也可见于椎体后下缘及椎体前缘，后期可有广泛的骨质及黄韧带、后纵韧带增生。位于椎体后缘的骨赘主要刺激脊髓和硬膜，钩突、小关节等。侧方骨赘主要刺激神经根袖而出现根性症状。由于颈$_5$、颈$_6$处于颈椎生理前屈的中央点，椎间盘所承受应力较大，所以椎间盘的骨赘最多见，其次为颈$_4$、颈$_5$及颈$_6$、颈$_7$。

（三）脊髓损害阶段

脊髓病理变化取决于压力的强度和持续时间。急性压迫可造成血供障碍，组织充血、水肿。持续压迫可导致血管痉挛、纤维样变、管壁增厚甚至血栓形成等。

（1）单纯的颈椎退变不一定产生临床症状和体征，是颈椎病和颈椎退变的区别。

（2）脊髓受压可来自前方和后方，或两者皆有。前方压迫以椎间盘和骨赘为主；前正中压迫可直接压迫脊髓前中央动脉或沟动脉；前中央旁或前侧方的压迫主要累及脊髓前角与前索，并出现一侧或两侧的锥体束症状；侧方和后侧方的压迫来自黄韧带、小关节等，主要表现为感觉障碍。

（3）脊髓灰质和白质均发生萎缩，以脊髓灰质更为明显，病理可出现变性、软化和纤维化，脊髓囊性变甚至空腔形成。钩椎关节及椎体侧后缘骨赘是造成脊神经根压迫的主要原因，关节不稳的刺激和椎间盘侧后方突出对神经根的压迫，早期可致神经根袖处发生水肿及渗出等反应性炎症。

（4）后方小关节的松动和移位，关节软骨的破坏和增生，关节囊松弛和肥厚等，可刺激关节周围的末梢神经纤维，产生颈部疼痛。纤维环及后纵韧带松弛及变性，刺激颈椎间盘后壁神经末梢，可产生颈肩部疼痛不适，有称为椎间盘源性颈肩痛。

四、分类

临床分类的依据有症状学和病理学两种，症状学分类较为直观，目前较多采用。

1. 颈型　主要表现为枕颈部疼痛、颈部活动受限及颈肌僵硬等。由于症状和体征都局限于颈部，又称局部型颈椎病。

2. 神经根型　较为多见主要表现为与脊神经根分布区相一致的感觉、运动障碍及反射变化。产生神经根症状产生原因为髓核突出或脱出，椎体后缘骨赘形成，后纵韧带的局限性肥厚等。后方小关节的骨质增生，钩椎关节的骨刺形成的压迫，以及相邻关节的松动和移位刺激脊神经根也是引起症状和体征的因素。

3. 脊髓型　较为多见。主要损害部位在脊髓，是颈椎病最严重的一种类型，如延误诊治，常发展成为不可逆性神经损害。或是病程慢性进展，遇诱因后加重。临床表现为损害平面以下的感觉减退及上运动神经元损害症状，损害平面以下皮肤麻木、肌力下降、肌张力增高等。脊髓型颈椎病多伴有椎管狭窄，加之前后方的压迫因素而发病。突出的椎间盘、骨赘、后纵韧带及黄韧带造成了椎管的继发性狭窄，更增加了对脊髓的刺激或压迫。

4. 椎动脉型　椎动脉第 2 段通过第 6 颈椎横突孔，在椎体旁走行。当钩椎关节增生时，可对椎动脉造成挤压和刺激，引起脑供血不足，产生头晕、头痛等症状。当颈椎退变，椎节不稳时，横突孔之间的相对位移加大，穿行其间的椎动脉受刺激机会较多，椎动脉本身可以发生扭曲，甚至呈螺旋状与增生的钩椎关节相接触。

5. 混合型　同时合并两种或两种以上症状者称为混合型，又将此型称为弥漫型。混合型病程长，发病年龄较大，多数超过 50 岁。临床上，多数发现早期为颈型，以后发展成神经根型。神经根型与脊髓型也常合并存在。

6. 其他类型　少数还有交感型、食管压迫型分型。

五、临床表现

由于颈椎病的病理变化较复杂，不同节段病变可产生不同的临床表现和影像学特征。而在病变后期，由于椎节广泛性退变，颈椎椎管狭窄和颈椎病同时存在，又可表现为混合型颈椎病的症状。

（一）颈型

1. 年龄　多在 45 岁左右发病，部分有颈部外伤史，多数有长期低头作业经历。

2. 症状　颈部感觉酸、痛、胀等不适，以颈后部为主，女性常有肩胛、肩部不适，部分有颈部活动受限，少数可有一过性上肢麻木，但无肌力下降及运动功能障碍。

3. 体征　颈椎生理曲度减弱或消失，棘突间及棘突旁可有压痛。

4. X 线检查　颈椎生理曲度变直或消失，颈椎椎体退变。伸、屈、侧位动力摄片可发现椎间隙松动，表现为轻度梯形变或屈伸活动度变大。

（二）神经根型

1. 根性痛　为最常见的症状，疼痛范围与受累椎节的脊神经分布区相一致。相伴随有该神经分布区感觉障碍，其中以皮肤麻木、过敏、感觉减退等为多见。

2. 根性肌力障碍　早期可出现肌张力增高，但很快即减弱并出现肌无力和肌萎缩征，严重时，在手部以大小鱼际肌及骨间肌萎缩最为明显。

3. 腱反射异常　早期出现腱反射活跃，后期逐渐减弱，严重者消失。单纯根性受压不会出现病理反射，伴有病理反射则表示脊髓本身有损害。

4. 颈部症状 颈痛不适，颈旁、棘突旁有压痛，压迫头顶时可有疼痛。

5. 特殊试验 颈椎间盘突出时，可出现压颈试验阳性或脊神经牵拉试验阳性。方法是令患者坐好，术者一手扶住患者头部，另一手握腕部，两手呈反方向牵拉，如感到手疼痛或麻木则为阳性。

6. 影像学检查

（1）X 线检查：侧位片可见颈椎生理前凸减小、变直或成反屈，椎间隙变窄，病变椎节有退变，前后缘有骨刺形成。伸、屈、侧动力位片可见有椎间不稳。

（2）CT 检查：可发现病变节段椎间盘变性，侧后方突出或后方骨赘，并借以判断椎管矢径大小。

（3）MRI 检查：可发现椎间隙后方对硬膜囊有压迫，如合并有脊髓功能损害者，可显示脊髓受压改变。

（三）脊髓型

1. 病史 40～60 岁多见，发病慢，大约 20% 有外伤史，常有落枕史。

2. 症状 早期下肢双侧或单侧发沉、发麻开始，随之出现行走困难，下肢肌肉束带感，抬步慢，不能快走，重者明显步态蹒跚，呈宽底步态。双下肢协调差，跨越障碍物困难，双足有踩棉花样感觉。自述颈部发硬，颈后伸时易引起四肢麻木。有时上肢症状可先于下肢症状，但一般略迟于下肢。上肢多一侧或双侧先后出现麻木、疼痛，严重者写字困难、饮食起居不能自理，部分有括约肌功能障碍及尿潴留。除四肢症状外，常有胸以下皮肤感觉减退、胸腹部束带感。

3. 体征 典型体征是四肢肌张力升高，下肢常较上肢明显。下肢症状多为双侧，但严重程度可有不同。有时上肢的突出症状是肌无力和肌萎缩，并有根性感觉减退；而下肢肌萎缩不明显，主要表现为肌痉挛、反射亢进，出现踝阵挛和髌阵挛等。

（1）上肢皮肤的感觉平面检查：常可提示脊髓准确的受压平面，并可区分根性神经损害与神经干损害的不同区域。检查前臂和手部感觉区域有助于定位，而躯干的知觉障碍常常左右不对称，感觉障碍平面不明显（图 7－1①②）。

（2）四肢腱反射亢进：尤以下肢显著。上肢霍夫曼征阳性，或 Rossolimo 征阳性（快速叩击足的跖面引起足趾跖屈为阳性）。霍夫曼征单侧阳性是颈脊髓受压时的重要体征，严重时双侧均为阳性。下肢除腱反射亢进外，踝阵挛出现率也较高。Babinski、Oppenheim、Chaddock、Gordon 征也可阳性。腹壁反射、提睾反射可减弱或消失。

4. 影像学检查

（1）X 线检查：侧位片多能显示颈椎生理前曲消失或变直，椎体有退变，前后缘骨赘形成，椎间隙变窄。伸、屈、侧动力位片显示受累椎节不稳，椎管矢状径测量 $<12mm$。有时 X 线片上退变最严重的部位不一定是脊髓压迫最严重的部位（图 7－2①②③）。

（2）CT 检查：对椎体后缘骨刺、椎管矢状径的大小、后纵韧带骨化及对椎间盘突出的诊断较为直观和准确。而且能够发现椎体后缘致压物位置，对于术前评价及指导手术有重要意义。三维 CT 可重建脊柱构像，可在立体水平上判断致压物的大小和方向。

（3）MRI 检查：分辨能力更高，能更准确从矢状切层直接观察硬膜囊是否受压。脊髓型颈椎病在 MRI 图像上常表现为脊髓前方呈弧形压迫，多平面退变可使脊髓前缘呈波浪状。病程长者，椎管后缘也压迫硬膜囊，从而使脊髓呈串珠状。脊髓有变性者可见变性、压迫最明显的部位脊髓信号增强。

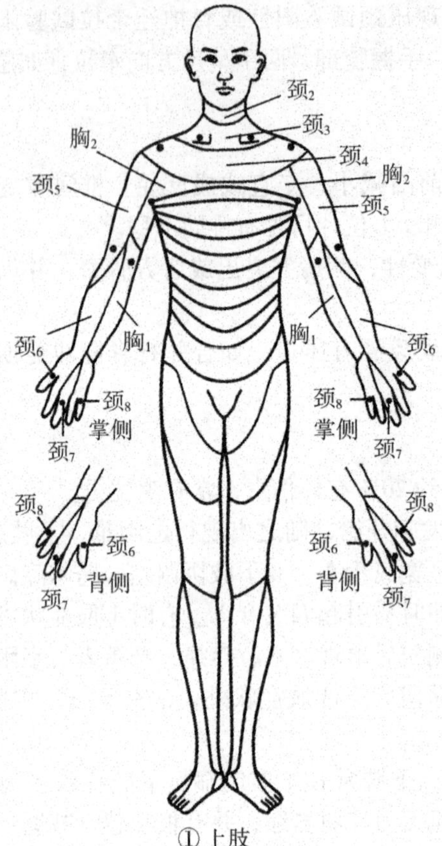

① 上肢

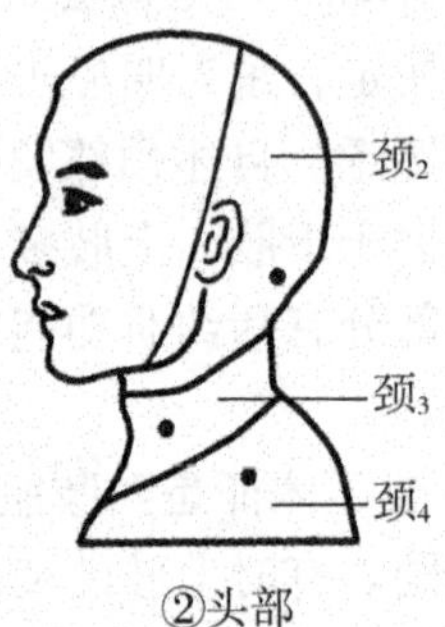

②头部

图 7－1①②　皮肤的神经支配区域

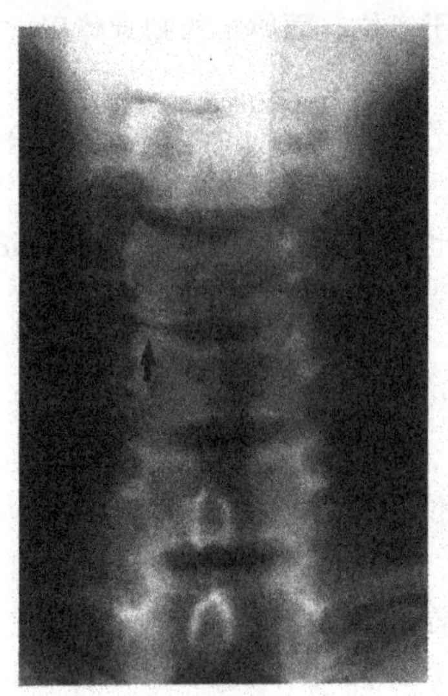

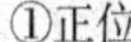

①正位

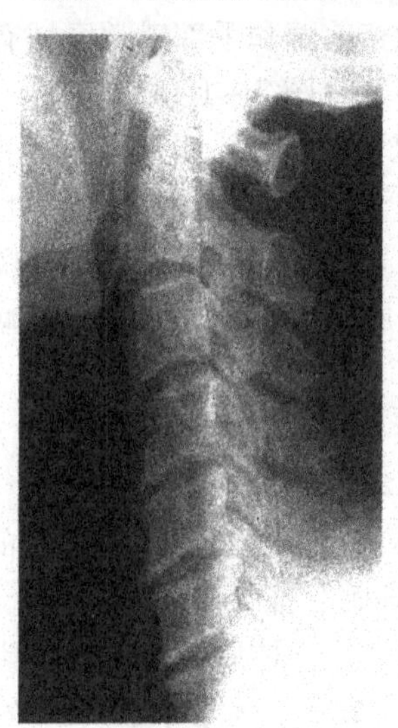

②侧位

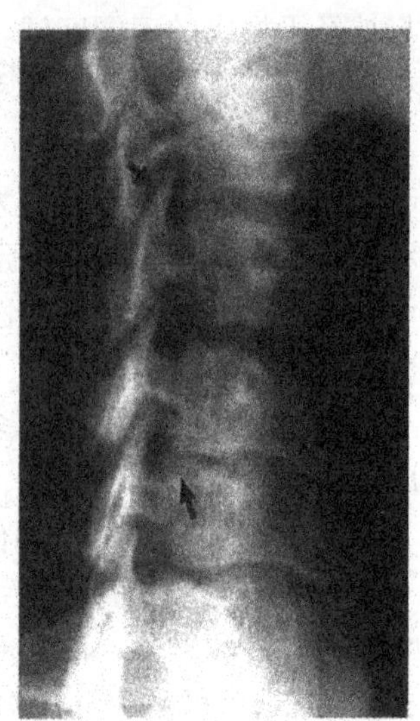

③斜位

图 7－2①②③　颈椎病 X 线表现

（四）椎动脉型

1. 临床表现

（1）眩晕：本病典型的症状是头颅旋转时引起眩晕发作。正常情况下，头颅旋转主要在寰枢椎之间，椎动脉在此处受挤压情况下，如头向右旋时，右侧椎动脉血流量减少，左侧椎动脉血流量增加以代偿供血量。如一侧椎动脉受挤压的血流量已经减少至无代偿能力，当头转向健侧时，可引起脑部供血不足产生眩晕。

（2）头痛：由于椎基底动脉供血不足，使侧支循环血管扩张引起头痛。头痛部位主要是枕部及顶枕部，也可放射至两侧颞部深处。多见为跳痛或胀痛，常伴有恶心呕吐、出汗等自主神经紊乱症状。

（3）猝倒：是本病的特殊症状。发作前无预兆，多发生于行走或站立时，头颈部过度旋转或伸屈时可诱发，反向活动后症状消失或减轻。患者摔倒前感觉下肢突然无力而倒地，但意识清楚，视力、听力及讲话均无障碍，并能立即站起来继续活动。

（4）视力障碍：可有突发弱视或失明，持续数分钟后逐渐恢复视力，为双侧大脑后动脉缺血所致。此外，还可有复视及幻视等。

（5）感觉障碍：面部感觉异常，口周或舌部发麻，偶有幻听或幻嗅。

（6）MRA 特征：椎动脉显影可发现扭曲和狭窄，因为多数是一过性痉挛缺血，当无症状时，椎动脉可恢复正常口径，故此时显影可无异常。正常的椎动脉左侧略粗于右侧。

（五）脊髓型

1. 病史　脊髓受损的病理过程较复杂，症状多种多样，个体间差异较大，且其发展速度、趋势和转归也各有差异，因此，早期容易延误诊断，错失最佳治疗时机，遗留难以挽回的脊髓功能障碍。

2. 分型　由于起病轻重与病情发展过程个体差异较大，经综合将其分为Ⅰ～Ⅴ型。

Ⅰ型：占10.8%，起病时症状轻，休息后缓解，病情长期稳定，无明显加重，可有轻度波动。

Ⅱ型：占42.3%，起病时症状轻，经一段平稳期后逐渐加重，每次发作均有新症状出现。

Ⅲ型：占7.5%，起病时症状轻，经过一段平稳期后突然加重。

Ⅳ型：占32.2%，起病时症状较轻，逐渐加重，无自动缓解期。

Ⅴ型：占7%，突然起病，症状严重且持续加重，各种非手术治疗无法缓解。

3. 临床表现　脊髓型颈椎病的症状严重程度与脊髓受压变形的程度一致，早期脊髓仅轻度变形，因而症状相对较轻。特征性的表现是颈痛、行走困难和步态不稳。其中，步态异常是脊髓型颈椎病早期最具特征性的表现。

（1）颈肩部酸痛不适。

（2）步态不自然，行走缓慢，常因下肢发软，容易发生骤然摔倒，而意识清楚。

（3）肢体麻木，尤其是双下肢麻木。双手感觉迟钝，精细动作难以完成，持物易失手。

临床上凡具有上述症状应仔细进行神经系统检查，如发现深反射活跃或亢进，甚至病理征阳性者，应及时行必要的影像学检查，以早期明确诊断。

4. 治疗时机　经过对手术疗效的观察，对有手术指征者，发病6个月内行手术治疗的疗效明显优于1年以后。

5. 预后　一旦确诊由本病导致脊髓功能障碍，神经功能将不可能完全恢复正常，其中82%呈阶段性加重或逐步缓慢加重趋势；7%起病急骤，神经功能障碍长期存在，可获自行缓解或改善者仅占10.8%；感觉和括约肌功能障碍常趋于一过性，部分可望得到恢复；而运动功能障碍则会是永久性，并随时间的推移而逐渐加重。

脊髓型颈椎病自行缓解的可能性则很少。发病后，病程中可经历长短不同的稳定期，此期内症状可以完全静止，也可有轻度加重或减轻交替，但最终结果均不甚乐观，大部分患者在病情发展过程中必须接受外科治疗。

综合上述，脊髓型颈椎病起病时症状和神经功能障碍体征可较轻微，难以预测病程发展后者，而加重速度可以很快并导致严重的脊髓功能不可逆障碍，脊髓型颈椎病长期处于良性稳定状态者仅仅为少数，多数呈相对恶性的发展趋势，其发展结果将造成脊髓损害症状不可恢复。

六、脊髓功能分级

颈椎退行性疾病在中老年人群中普遍存在，50岁以上症状轻微的颈椎病，部分MRI上可无异常发现，一些则可存在严重的脊髓压迫。此时，选择恰当的治疗措施有一定难度。因此，对颈椎病脊髓功能的评价，有助于客观评价疾病的严重程度、各种治疗方法的效果及判断预后。颈椎病脊髓功能的评价方法多种，目前的评定方法主要依据患者主观症状，还没有更加偏重客观的临床表现及影像检查结果制定的标准。

（一）美国脊髓损伤协会（ASIA）损伤分级

该协会于1997年修订的脊髓损伤分级方法，目前已成为国际上脊髓损伤的分级标准。

A级　完全性损害，在骶段（骶$_4$、骶$_5$）无任何感觉或运动功能保留。

B级　不完全性损害，在损伤平面以下包括骶段（骶$_4$、骶$_5$）存在感觉功能，但无运动功能。

C级　不完全性损害，在损伤平面以下存在运动功能，大部分关键肌的肌力<3级。

D级　不完全性损害，在损伤平面以下存在运动功能，大部分关键肌的肌力≥3级

E级　正常，感觉和运动功能正常。

（二）Nurick分级方法

由Nurick于1972年提出，该方法比较实用，但不适用于如中央脊髓综合征。

0级　有神经根症状或体征，无脊髓压迫症状。

1级　有脊髓压迫症状，行走无困难。

2级　轻微的行走困难，但不妨碍，日常的工作。

3级　行走困难，妨碍工作和家务，但不需要别人帮助。

4级　能够在别人帮助或助行器帮助下行走。

5级　限于轮椅活动或卧床不起。

七、诊断

（一）颈型

1. 症状　颈部、肩部及枕部疼痛，头颈部活动因疼痛而受限制。因常在早晨起床时发

病，通常被误称为落枕。

2. 体征　颈肌紧张，有压痛点，头颈活动受限。

3. X 线检查　X 线显示颈椎曲度改变，动力摄片上有椎间关节不稳。由于肌痉挛、头偏歪，侧位 X 线片上出现椎体后缘及小关节部分重影，称为双边双突征象。

（二）神经根型

1. 症状　具有典型的根性症状，其范围与受累椎节相一致。有颈肩部、颈后部酸痛，并沿神经分布区向下放射到前臂和手指。轻者为持续性酸痛、胀痛；重者可如刀割样、针刺样疼痛。

2. 体征　脊神经根牵拉试验多为阳性，痛点封闭疗法对上肢放射痛无效。

3. X 线检查　X 线正位片上显示钩椎关节增生。侧位片生理前曲消失或变直，椎间隙变窄，有骨赘形成，伸、屈动力位片提示颈椎不稳。

（三）脊髓型

1. 症状　自觉颈部无不适，但手部动作笨拙，精细动作失灵，协调性差。胸腹部可有束带感。

2. 体征　步态不稳，容易跌倒，下肢不能跨越障碍物。上下肢腱反射亢进，肌张力升高，霍夫曼征阳性，可出现踝阵挛和髌阵挛，重症时巴氏征可呈阳性。早期感觉障碍较轻，严重时可出现不规则痛觉减退或，感觉丧失或减退区呈片状或条状。

3. 影像学检查

（1）X 线检查：X 线显示病变椎间盘狭窄，椎体后缘骨质增生。

（2）MRI 检查：MRI 检查示脊髓受压呈波浪样压迹，严重者脊髓可变细。还可显示椎间盘突出，受压椎节脊髓可有信号改变。

（四）椎动脉型

椎动脉型颈椎病的病因、病理变化及临床特征等问题，至今还没有明确的定论。

1. 症状　颈性眩晕（即椎－基底动脉缺血征）和猝倒史，已排除眼源性及耳源性眩晕。少数患者出现自主神经症状。

2. 体征　旋颈诱发试验阳性。

3. 影像学检查

（1）X 线片显示椎节不稳及钩椎关节增生。

（2）椎动脉造影、MRI 及椎动脉血流检测可协助定位，但不能作为诊断依据。

八、鉴别诊断

（一）颈型

颈型颈椎病须与下列疾病鉴别。

1. 颈部扭伤　也称落枕，系颈部肌肉扭伤所致，多与睡眠中体位不良有关，其发病与颈型颈椎病相似。

（1）压痛点：压痛点见于棘突部，程度也较强；颈部扭伤压痛点在损伤肌肉，急性期疼痛剧烈，压之难以忍受。

（2）肌紧张：扭伤者可触摸到条索状压痛肌肉，而颈椎病只有轻度肌紧张。

(3) 牵引反应：对颈部进行牵引时，颈型颈椎病症状多可缓解。

(4) 封闭反应：用1%普鲁卡因5ml作痛点封闭，颈椎病对封闭疗法无显效，而颈部扭伤可在封闭后症状消失或缓解。

2. 肩周炎　多于50岁前后发病，好发年龄与颈椎病相似，多伴有颈部受牵症状，两者易混淆。

(1) 肩关节活动：肩周炎有肩关节活动障碍，上肢常不能上举和外展。而颈椎病一般不影响肩关节活动。

(2) 疼痛部位：肩周炎疼痛部位在肩关节，而颈型多以棘突为中心。

(3) X线表现：肩周炎患者多为普通的退变征象，而颈椎病患者生理前曲消失，且有颈椎不稳，有时两者较难区别。

(4) 封闭疗效：肩周炎对封闭疗法有效，而颈椎病无显效。

(二) 神经根型

神经根型颈椎病须与下列疾病鉴别。

1. 尺神经炎　尺神经由颈$_7$、颈$_8$和胸$_1$脊神经根组成，两者均可造成小指麻木和手内肌萎缩，故容易与颈$_8$脊神经受累的症状相混淆。但尺神经根炎多有肘部神经沟压痛，且可触及条索状变性的尺神经。另外，两者感觉障碍分布区域不同，颈$_8$神经根支配范围较大，常有前臂尺侧麻木，而尺神经炎无前臂麻木。

2. 胸廓出口综合征　由于臂丛、锁骨上动、静脉在胸廓上口或胸小肌喙突止点区受压，可引起上肢麻木、疼痛、肿胀，锁骨上窝前斜角肌有压痛并向手部放射。两者鉴别在于胸廓出口综合征Adson试验阳性。使患肢过度外展，肩抬平，出现桡动脉音减弱或消失者，也是阳性体征。X线片检查可发现颈肋或第7颈椎横突过大。

3. 颈背部筋膜炎　可引起颈背痛或上肢麻木感，但无放射症状、感觉障碍及腱反射异常。如在痛点局部封闭或口服抗风湿药物，症状即见好转，颈椎病局部封闭无效。

4. 肌萎缩型侧索硬化症　一般发展较快，先出现两手明显肌萎缩，逐渐向近侧肘部和肩部发展，但无感觉障碍，神经纤维传导速度正常。

5. 锁骨上肿瘤　肺尖部的原发性肿瘤或转移癌，使臂丛神经粘连或受挤压，可产生剧烈疼痛。胸部平片或活检可鉴别。

6. 腕管综合征　为正中神经通过腕管受压所致，有1～3指麻木或刺痛，腕中部加压试验阳性，腕背伸试验阳性，即让患者腕背伸持续0.5～1分钟，如出现拇、示、中指麻木或刺痛为阳性。封闭治疗有效，而颈椎病局部封闭无效。

(三) 脊髓型

髓型颈椎病须与下列疾病鉴别。

1. 椎管内肿瘤　可同时出现感觉障碍和运动障碍，病情呈进行性加重，对保守治疗无效，MRI成像可鉴别。

2. 肌萎缩型侧索硬化症　以上肢为主的四肢瘫是其主要特征，肌萎缩范围较广泛，可发展至肩关节以上，容易与脊髓型颈椎病相混淆。本病发病年龄较脊髓型颈椎病早10年左右，发病速度快，很少伴随自主神经症状，较少有感觉障碍。

3. 脊髓空洞症　多见于青壮年，病程缓慢，早期影响上肢，呈节段，有感觉分离特征，其感觉障碍以温、痛觉丧失为主，而触觉及深感觉则基本正常。由于温、痛觉丧失，可发现皮肤增厚、溃疡及关节因神经保护功能的丧失而损害，也称为夏科关节。通过 CT 及 MRI 成像，可以发现两者的差异。

4. 后纵韧带骨化症　可出现与颈椎病相同的症状和体征。但侧位 X 线片可发现椎体后缘有线状或点线状骨化影，CT 可显示其断面形状和压迫程度。

（四）椎动脉型

椎动脉型颈椎病须与下列疾病鉴别。

1. 耳源性眩晕　即 Memiere 综合征，系内耳淋巴回流受阻引起。具有发作性眩晕、耳鸣、感应性进行性耳聋等临床特点。而颈性眩晕症同头颈转动有关，耳鸣程度较轻。

2. 眼源性眩晕　可有明显屈光不正，眼睛闭上后症状可缓解。

3. 颅内肿瘤　第 4 脑室或后颅窝肿瘤可直接压迫前庭神经及其中枢，转头时也可突发眩晕。但颅内肿瘤合并头痛、呕吐等颅内压增高症状，血压可升高。头颅 CT 扫描可鉴别。

4. 内耳药物中毒　链霉素对内耳前庭毒性大，多在用药后 2 ~ 4 周出现眩晕症，同时可出现耳蜗症状、平衡失调、口周及四肢麻木，后期可有耳聋。前庭功能检查可作鉴别。

5. 神经症　患者常有头痛、头晕及记忆力减退等一系列大脑皮质功能减退的症状，主诉多而客观检查无明显体征，症状的变化与情绪波动密切相关，多见于女性及学生。

6. 锁骨下动脉缺血综合征　可出现椎 - 基底动脉供血不足的症状和体征。但患侧上肢血压较健侧低，动脉搏动减弱或消失，锁骨下动脉区有血管杂音，血管造影可发现锁骨下动脉第 1 部分狭窄或闭塞，血流方向异常。

九、治疗

颈椎病是一种慢性退变疾病，治疗方法有保守治疗和手术治疗，保守治疗既是颈椎病治疗的基本方法，又是手术疗法的基础。手术后仍须经过保守治疗的方法得到康复和巩固。

（一）保守治疗

1. 适应证

（1）早期颈型、脊髓型颈椎病，神经根型颈椎病。

（2）颈椎病的诊断尚不明确，须继续观察。

（3）全身情况差，不能耐受手术。

2. 牵引疗法

（1）牵引作用

1）限制颈椎活动，减轻病变组织水肿、充血。

2）使头、颈部肌肉松弛，解除痉挛，减轻椎间盘压力负荷。

3）有助于维持颈椎生理曲度，恢复颈椎正常序列和小关节功能。

（2）牵引体位：取卧位，优点是患者较舒适，可耐受长时间牵引。

（3）牵引方式：可呈持续性牵引，也可间断性牵引。

（4）牵引重量：牵引重量应根据不同的病情、损伤程度、不同椎节而定。坐位牵引重量一般 1.5 ~ 2kg，采用枕颌带牵引术时，最大牵引重量不得超过 3kg，否则容易引起压疮，影响进一步治疗。

3. 理疗　在颈椎病治疗中，理疗是治疗颈背不适有效的方法，其主要作用是可消除或缓解颈部肌肉痉挛，改善软组织血液循环；消除神经根或其他软组织的炎性水肿和充血，改善脊髓、神经根和局部血液循环，缓解症状；增强肌肉张力，改善小关节功能；延缓或减轻椎体、关节囊及韧带的钙化或骨化过程。治疗方法包括超短波疗法、短波疗法、干扰电流疗法、间动电流疗法、高频电疗、离子导入、石蜡疗法及水疗等。

4. 改善睡眠、工作习惯

（1）改善睡眠习惯：睡眠状态应包括枕头的高低、硬软，睡眠床铺与体位等。理想的睡眠体位是使整个脊柱处于自然曲度，髋、膝关节呈微屈曲状，使全身肌肉得到放松。由于每个人有将近1/3的时间在睡眠中度过，如睡眠姿势不当，容易引起或加重颈椎病。

（2）改变工作中的不良姿势：屈颈状态下，颈椎间盘内所承受的压力及对颈背部肌纤维组织的张应力较自然仰伸位时显著增高。工作中常见的职业性不良体位有打字员、电脑操作员、绣花工、会计，以及长时间低头动作、交警的转头动作、流水线装配工的低头转颈动作等。有效的预防措施是定时改变头颈部体位和做头颈部松弛活动。

5. 药物治疗

（1）消炎镇痛类药物：目前临床上常用的消炎镇痛药物有塞来昔布、洛索洛芬钠、酮洛芬胶囊、双氯芬酸钠胶囊及美洛西康胶囊等。

（2）肌松药：氯唑沙宗为中枢性肌肉松弛药，有解痉镇痛作用；妙纳主要作用于中枢神经系统而松弛肌肉，并能直接松弛血管平滑肌。

（3）维生素类药物：维生素 B_1、维生素 B_6、维生素 B_{12}、维生素C及维生素E等。

（4）中药治疗：主要根据中医的痹病理论，采用行气活血、消肿散瘀及通络止痛等组方，辅以补肝肾、养气血、祛风湿等药物，从“标”和“本”进行治疗。

（二）手术治疗

1. 手术目的　手术目的是解除神经压迫及恢复颈椎的稳定性，维持椎间隙高度，获得正常生理曲度和脊髓相适应的椎管容量和形态，挽救脊髓功能，阻止病情的进一步发展。严重颈椎病脊髓受压范围常较广泛，如过多椎节的减压和融合，势必在一定程度上影响颈椎的力学稳定性和活动度，一般认为融合2或3个间隙即可获得充分减压的目的。近年来，采用椎间盘和椎体上下缘骨赘增生物切除，即椎体次全切除术。开窗减压的上下壁均为椎体骨质，再取长的髂骨条或腓骨条，修成略大于骨窗的带盖形，颈椎在撑开器牵引下将骨块植入窗内。多椎节颈椎病变常须作椎管前路减压。对多椎节颈椎病，如果术前影像学提示相邻两节段的骨赘已累及椎体中部或先天性颈椎管狭窄，椎体中央的脊髓也已有受压，最好而又简单的方法是行前路椎体次全切除术，以保证达到对椎管及神经根的减压。

2. 手术指征　目前，国内外资料对手术指征及掌握程度不尽统一。

（1）适应证

1）颈椎病出现明显脊髓、神经根受压，经保守治疗无效。

2）外伤或其他原因导致颈椎病症状突然加重者。

3）伴有颈椎间盘突出症经保守治疗无效。

4）颈椎某一椎节明显不稳，颈痛明显，经保守治疗无效，即使是无四肢感觉、运动障碍，也应考虑及早手术治疗。

（2）禁忌证

1）颈椎病手术不受年龄的限制，但必须考虑全身情况，如肝脏、心脏有严重疾病，不能耐受手术者。

2）颈椎病已发展至晚期或已瘫痪长期卧床，四肢关节僵硬、肌肉已有明显萎缩，手术对改善生活质量已没有意义。

3）颈部皮肤有感染、破溃，则须治愈后再考虑手术。

3. 术前准备　颈椎病手术有一定危险性，术前准备是手术成功的关键之一。

（1）心理准备：术前应向患者解释手术的必要性及手术后可能遇到的不适，减轻其心理负担并取得配合。

（2）改良生活习惯：术前应戒烟，有咳嗽者应给予药物治疗，睡眠质量差工者应调整枕头高度或给予少量镇静药物，保证获得充足的休息。

（3）适应性训练：包括体位训练、气管和食管推移训练及卧床排便训练。

4. 手术效果　手术效果很大程度取决于诊断的准确性。外科手术所能做的仅是解除脊髓外周的压迫和稳定病变椎节，但对脊髓神经内部的病变，则不是手术直接能够解决的问题。手术对病情的发展走势，可起到阻断的作用，但可能无法逆转病情的发展。已有神经变性者，手术后的效果可能并不理想。根据上海长征医院16 000余例颈椎手术随访结果，其中神经根型的手术效果较好，得到准确诊断的术后效果，术前手臂疼痛消失、神经学障碍消除达70%～80%；术前症状有缓解但不完全为10%；术前症状无改善或加重为5%～7%。前路手术减压的长期效果，诸多学者报道不尽相同。根据资料统计，60%～70%的患者自我感觉功能恢复满意，20%有一些改进，10%没有缓解，说明虽然手术已经完成了充分的减压，但由于脊髓内在的变化，仍将妨碍患者的恢复。

十、预防措施

（一）积极治疗咽喉部疾患

及时防治如咽炎、扁桃体炎、颈部淋巴结炎及其他骨与软组织感染，对防治颈椎病有重要意义。咽喉部炎症不仅容易引起上颈椎自发性脱位，也是诱发颈椎病的因素之一。该处的炎症可直接刺激邻近的肌肉、韧带或通过丰富的淋巴系统使炎症在局部扩散，以致造成局部肌张力降低、韧带松弛和椎节内外平衡失调，从而破坏了局部的完整性和稳定性，导致颈椎病的发生或加重。

（二）保持良好的睡眠体位

一个良好的睡眠体位，既要维持整个脊柱的生理曲度，又应使患者感到舒适，方可达到使全身肌肉松弛，容易消除疲劳和调整关节生理状态。根据这些要求，应该使用薄枕，使胸、腰部保持自然曲度，双髋及双膝呈屈曲状，有利于放松全身肌肉。故最好的睡眠体位是采取侧卧或仰卧，不可俯卧，枕头也不宜过高。

（三）防治头颈部外伤

人们在体育锻炼、日常工作、交通活动中容易造成头颈部外伤。早期颈部外伤患者如有椎旁肌压痛或X线显示椎体前有阴影时应引起重视，应观察病情变化并及时治疗，如可预防性用石膏颈围制动。

（四）避免长期低头工作

长期低头造成颈后部肌肉、韧带组织劳损，屈颈状态下椎间盘的内压高于正常体位。因此要定期改变头颈部体位，当头颈向某一方面转动过久之后，应向另一反方向运动，并在短时间内重复数次，这样既有利于颈部保健，也利于消除疲劳。如工作台过高或过低都会使颈部仰伸或屈曲，这两种位置均不利于颈椎的内外平衡，应及时调整工作台的高度和倾斜度。长期伏案工作者应做工间操活动，使处于疲劳状态的颈椎定时获得内外平衡。

（吕振超）

第二节　颈椎间盘突出症

颈椎间盘突出症是椎间盘退变的一种类型，从退变起初就预示病变节段稳定程度的减弱。颈椎退变不一定导致椎间盘突出，颈椎间盘突出只是颈椎病发病过程的病理变化之一，是指突出的髓核和破裂的纤维环突向椎管内，在一些情况下，椎间盘变性可同时存在相邻椎节骨赘形成，但并不引起椎间盘突出发病。必须是致压物为单纯的椎间盘组织，才能称之为颈椎间盘突出症。

一、病因机制

一般认为，急性颈椎间盘突出症是在椎间盘发生一定程度退行性变的基础上，受到一定外力作用发生。多数由颈部急切性创伤所致，损伤原因主要是加速暴力使头部快速运动导致颈部扭伤，常见于交通事故或体育运动过程，颈部过伸状态下的加速损伤，所致的椎间盘损伤最为严重。

（一）椎间盘退变

椎间盘是人体组织中最早和最容易随年龄发生退变的组织，退变的颈椎间盘受轻微外伤，即可导致椎间盘突出。颈椎过伸性损伤可致近侧椎体向后移位，屈曲性损伤可使双侧小关节半脱位，结果使椎间盘后方张力增加，造成纤维环和后纵韧带破裂、髓核突出。由于包绕髓核的纤维环在前部最厚并附着于前纵韧带，因此髓核极少向前突出，而纤维环的后部最薄且可不连续，后侧附着于后纵韧带，由于后纵韧带的外侧解剖结构较薄弱，所以髓核最容易突出于后纵韧带的两侧，即神经根出入椎间孔的部位。

（二）创伤

急性创伤所致颈椎间盘突出以颈$_3$～颈$_4$为多见。

（1）颈椎过伸性损伤时切应力较大，颈$_3$～颈$_4$椎间隙较接近于着力点。

（2）颈$_3$～颈$_4$小关节突关节面接近水平，容易在损伤瞬间发生类似于弹性关节的一过性前后移位。

（3）慢性颈椎间盘突出以颈$_5$～颈$_6$及颈$_6$～颈$_7$为好发部位，因该处头颈活动频率高，也是发生劳损的主要应力集中区。

（4）颈脊髓由于齿状韧带作用而较固定，当外力致椎间盘纤维环和后纵韧带破裂、髓核突出易引起颈脊髓受压。

（5）颈脊神经根在椎间盘水平横行进入椎间孔，颈椎后外侧纤维环和后纵韧带较薄弱，髓核易从该处突出，即使突出物很小，也可能会引起神经根受压。

（三）炎症

颈椎退变不仅表现在形态学变化，椎间盘内在的生物化学平衡也发生改变，表现在退变的椎间盘蛋白多糖含量下降、胶原类型发生转换、基质降解酶活性升高等。这一系列生化改变是椎间盘退变的基础，也可能是退变的椎间盘细胞产生炎性反应的原因。

二、临床表现

1. 症状　起病可能因轻微劳损，甚至睡醒时伸懒腰而发病。以后病程可在急性发作与慢性表现中交替出现。

2. 体征

（1）单侧或双侧上肢及手部剧烈疼痛、麻木、无力。

（2）跨步无力，步态不稳，常有打软腿跌倒。

（3）颈部不适、疼痛，肩部酸痛、疲劳。

三、类型

（一）病理类型

根据颈椎间盘突出物的性状，可分为软性突出和硬性突出。

1. 软性突出　主要由髓核物质组成。

2. 硬性突出　较为多见，由纤维环或部分未钙化的纤维组织构成。

（二）临床类型

根据颈椎间盘向椎管内突出位置的不同，可分为3种类型（图7－3①②③）。

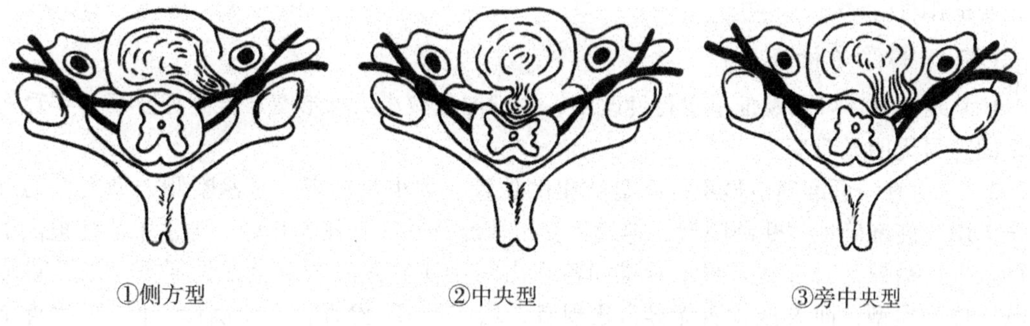

①侧方型　②中央型　③旁中央型

图7－3①②③　颈椎间盘突出的临床类型

1. 侧方型　突出部位在后纵韧带的外侧，钩椎关节的内侧。该处是颈脊神经根通过处，突出的椎间盘压迫颈神经根而产生根性症状。

（1）症状：①颈痛，颈部僵硬，活动受限。②颈部过伸可产生剧烈疼痛，疼痛放射至肩胛或枕部，可因小便或咳嗽时加重。③根性痛是最常见的症状，一侧上肢有疼痛和麻木感，很少两侧同时发生。④伴随根性痛的神经分布区感觉麻木、过敏、减弱。⑤早期可出现肌张力增高，继而很快减弱，并出现肌无力和肌萎缩征，在手部以大小鱼际肌及骨间肌萎缩最为明显。⑥在发作间歇期，可以无症状。

（2）体征：①头颈部常处于僵直位。②下颈椎棘突及肩胛内侧可有压痛，病变节段椎旁有压痛、叩击痛。③脊神经牵挂试验和压颈试验阳性。④受累神经节段有感觉、运动减弱及反射改变，肌力减退和肌萎缩等现象。

2. 中央型　突出部位在椎管中央，脊髓的正前方。可压迫脊髓双侧的腹面而产生脊髓双侧的压迫症状。

（1）症状：①很少有颈部疼痛及僵硬。②可出现下肢无力，步态不稳。③严重可出现四肢不完全性或完全性瘫痪及大小便异常等。

（2）体征：①肢体肌张力增高，腱反射亢进，髌阵挛、踝阵挛以及病理征可出现阳性。②可有不同程度的下肢肌力下降。③本体感觉受累，痛觉、温度觉存在。

3. 旁中央型　突出部位偏于一侧而介于颈神经根与脊髓之间，可压迫两者而产生单侧脊髓及神经根的压迫症状。除有侧方型的症状、体征外，尚有不同程度单侧脊髓受压表现，即 Brown－Sequard 综合征。常因发生剧烈的根性疼痛而掩盖了脊髓压迫症，出现脊髓压迫的预后较差。

四、诊断

（一）症状

早期表现是病变椎节的松动和椎间盘膨出，进一步发展则出现不稳和椎间盘突出。由于 MRI 的应用，已将颈椎病与颈椎间盘突出症加以区别，但两者之间仍存在着密切联系。

（二）体征

动态霍夫曼征在颈椎间盘突出症的早期诊断具有意义。动态霍夫曼征阳性是锥体束受损的典型的体征，也是判断颈脊髓是否受损的重要依据。在作正常霍夫曼征检查时发现，当头颈处于中立位时，部分颈肩痛患者表现为阴性；而在颈椎动态活动时则可出现阳性，即动态霍夫曼征阳性。

（三）影像学检查

1. X 线检查　可见颈椎呈退行性改变，生理曲度减小或梯形变、椎间隙变窄，年轻病例的椎间隙可无明显改变。

2. CT 检查　可准确地显示椎间盘突出的位置、大小及形态，对诊断侧方型突出的价值高于 MRI。能准确地判断硬膜囊、神经根受压情况及椎管有效矢状径，为手术治疗提供了可靠的依据。另外，对 X 线片显示有椎间盘突出间接征象或两个以上常见征象，以及对临床症状、体征典型，而 X 线检查无异常表现者，均应行 CT 检查，以便确诊。但 CT 检查不能反映脊髓信号的改变。

3. MRI 检查　颈椎 MRI 对颈椎间盘突出的诊断与定位很有价值，其诊断准确率明显高于 CT。MRI 成像不同信号强度组成的图像，不仅能直接显示颈椎间盘突出的部位，还可灵敏地反映病变与毗邻组织的关系。中央型突出的髓核位于椎管中央，常呈丘状，硬膜囊受压变形，严重者压迫脊髓，使局部变扁、凹陷或呈月牙状。侧方突出的髓核呈团块状从后外侧突出，压迫神经根和脊髓侧方，使神经根向后外侧移位或消失，脊髓前外侧受压变形并挤向另一侧（图 7－4）。

按 Nagata 方法，颈脊髓受压程度可分为 4 个等级。0 级：脊髓未受压；1 级：脊髓轻度受压；2 级：脊髓受压程度 $<1/3$；3 级：脊髓受压程度 $>1/3$。

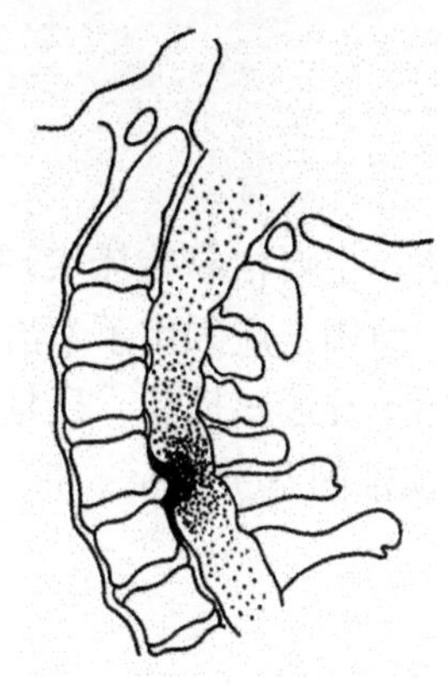

图7-4　颈椎间盘突出表现

慢性颈椎间盘突出除了上述 MRI 表现外，常合并一个或多个椎间盘膨出，相邻椎体边缘有骨质退行性改变。如为颈椎间盘膨出，可表现变性的椎间盘向后膨出，T2W 像椎间盘信号减低，呈现凸面向后的弧形改变，硬膜囊前缘有轻度压迹。此外，还可出现硬膜外脂肪影变形、移位或消失，椎间隙狭窄以及软骨板呈混杂信号，脊髓受压严重者 T2W 像上呈高信号。

五、鉴别诊断

须与颈椎病、颈部扭伤、肩周炎、椎管内肿瘤、胸廓出口综合征及尺神经炎鉴别。

1. 颈椎病　两者均可造成脊髓或脊神经根压迫症，严格区分较困难。

(1) 病理特点：颈椎病病情常逐渐加剧，缓解间歇不明显，早期可引起颈部局部不适或疼痛，少有脊髓压迫症，多数可获得缓解。

(2) 发病年龄：发病年龄有明显差异，颈椎病发病年龄平均多在 50 岁以上，颈椎间盘突出的发病年龄偏低。

(3) 临床特点：颈椎间盘突出症有起病急骤、病情发展较快的特点。轻微创伤、头颈部持久非生理姿势可以诱发发病。

2. 肩周炎　多数在 50 岁左右发病，好发年龄与颈椎病相似，两者容易混淆。

(1) 关节活动：有肩关节活动障碍，上肢常不能上举和外展，而颈椎间盘突出症不影响肩关节活动。

(2) 疼痛部位：肩周炎疼痛部位在肩关节，而颈椎间盘突出症多以棘突为中心。

(3) X 线表现：肩周炎多为普通的退变征象，而颈椎间盘突出症可有颈椎生理前曲消失及颈椎不稳。

(4) 封闭反应：肩周炎对封闭疗法有效，而颈椎间盘突出症无效。

3. 颈部扭伤　俗称落枕，其发病与颈型颈椎病相似，多系睡眠中体位不良所致。

(1) 压痛：颈椎间盘突出症压痛点在棘突部，程度也较明显。颈部扭伤压痛点在损伤肌肉部位，急性期疼痛剧烈，压之难以忍受。

(2) 肌紧张：颈部扭伤可触摸到条索状压痛肌肉，而颈椎间盘突出症只有轻度肌紧张。

(3) 牵引反应：颈部牵引时，颈椎间盘突出症的症状多可缓解，而颈部扭伤疼痛加剧。

(4) 封闭反应：作痛点封闭，颈部扭伤症状可在封闭后消失或缓解，而颈椎间盘突出症对封闭疗法无显效。

六、治疗

选择颈椎间盘突出症的治疗方法，主要依靠临床表现，而不能够完全根据影像学表现。对确定有脊髓或脊神经根压迫症状，原则上应采用手术治疗。手术目的是解除压迫，稳定病变椎节。手术方法选择问题，是采用单纯髓核摘除，还是整个椎间盘切除加植骨融合，存在不同的观点，对于临床明显不稳的颈椎间盘突出症，椎间盘切除后同时施行颈椎椎间融合术，可获得最终效果是满意的。

（一）保守治疗

仅有局部症状或轻度神经根性症状，通常选择保守治疗。

1. 颈椎牵引　适用于侧方型颈椎间盘突出症，对中央型颈椎间盘突出症，牵引有可能加重病情。可采取坐位或卧位牵引，使颈椎呈微屈曲位。牵引重量坐位宜6～7.5kg；卧位1.5～2.5kg，采用持续牵引，一般以2周为1个疗程。

2. 围领制动　牵引后症状缓解者，应采用围领保护，限制颈部过度活动，有利于病情恢复。

3. 理疗　轻型病例选择蜡疗或氢离子透入法治疗，可获得一定效果。

4. 药物治疗　适当应用活血化瘀中药和镇静止痛药物，对缓解病情有一定作用。

（二）手术治疗

确定有致压物如突出的椎间盘、骨折片或血肿等压迫颈髓时，应及时施行减压手术，并重建颈椎稳定性。多采用前路椎间盘摘除、植骨融合术，以达到解除压迫、恢复椎间隙高度、重建颈椎稳定性。

1. 适应证　症状呈进行性加重、反复发作，保守治疗不能缓解，有明显神经功能障碍或出现脊髓压迫症状，应行手术治疗。

2. 手术方法

（1）颈前路减压术：适用于中央型和旁中央型颈椎间盘突出症。颈椎前路减压、融合术后，恢复和维持理想的椎间高度是重建颈椎生理曲线的基础，并能使皱折的黄韧带紧张，椎间孔扩大，从而缓解和防止颈髓和神经根受压。

（2）颈后路髓核摘除术：可达到缓解和防止颈髓和神经根受压。

（3）颈椎间盘显微切除术：有后侧和前侧两种入路，在治疗颈椎间盘突出中，其入路选择仍有较大争议。后外侧入路治疗单根神经根受损的外侧型髓核脱出，效果较为理想。术中小关节突切除的范围应根据神经根和突出椎间盘的关系而定。

（李盼祥）

第三节　颈椎管狭窄症

构成颈椎管的解剖结构，因发育性或纤维性退变因素，造成一个或多个椎节管腔狭窄，导致脊髓血液循环障碍，引起脊髓及神经根造压迫症者称为颈椎管狭窄症。临床上腰椎管狭窄最常见，其次为颈椎管狭窄，胸椎管狭窄较少见。

一、病因机制

（一）发育性

是指颈椎在发育过程中，因某些因素致椎弓发育过短，椎管矢径较正常狭窄，导致脊髓及脊神经根受到刺激或压迫，并出现一系列临床症状。颈椎管狭窄症是以颈椎发育性椎管狭窄为其解剖特点，以颈脊髓压迫症为临床表现的颈椎疾患。在早期或在未受到外来致伤因素的情况下，可无明显症状。但随着脊柱的退行性改变加重，或者是头颈部的一次外伤后，均可使椎管狭窄程度加重，导致脊髓受压。椎管发生狭窄时，椎管内的储备间隙减少或消失，脊髓在椎管内更贴近椎管周壁，此时，即使在正常的颈椎伸屈活动中，也可能因刺激和挤压脊髓而导致脊髓损伤。20 世纪 70 年代以来，认为发育性椎管狭窄是颈椎病的重要发病基础因素，临床资料表明，脊髓型颈椎病中，发育性颈椎管狭窄者占 60% ~70%。

（二）退变性

是颈椎管狭窄中最常见的类型。退变发生的时间和程度与个体差异、职业、劳动强度及创伤等有密切关系。颈椎位于相对固定的胸椎与头颅之间，活动较多，故在中年以后，容易发生颈椎劳损，首先表现是颈椎间盘的退变，其次是韧带、关节囊及骨退变增生。由于椎间盘退行性改变，可引起椎间隙不稳，继而出现椎体后缘骨质增生、椎板增厚、小关节增生肥大及黄韧带肥厚，造成突出混合物压迫脊髓，使椎管内的有效容积减少，椎管内缓冲间隙明显减少甚至消失，引起相应节段颈脊髓受压。如同时遭遇外伤，破坏椎管内骨性或纤维结构，则可迅速出现颈脊髓受压的症状。

（三）医源性

主要由手术原因导致。

（1）由于手术创伤，出血及瘢痕组织形成，与硬膜囊粘连并造成脊髓压迫。

（2）椎板切除过多或范围过大，未行骨性融合导致颈椎不稳，引起继发性、创伤性结构改变。

（3）颈椎前路减压植骨术后，骨块突入椎管内。

（4）椎管成形术失败。

（四）其他

如颈椎病，颈椎间盘突出症，颈椎后纵韧带骨化症，颈椎肿瘤、结核和创伤等。在这些疾病中，颈椎管狭窄只是其病理表现的一部分，故不能诊断为颈椎管狭窄症。

二、类型

根据颈椎管狭窄症的病因，可分为 4 种类型。

（1）发育性颈椎管狭窄。

（2）退变性颈椎管狭窄。

（3）医源性颈椎管狭窄。

（4）其他病变和创伤所致的继发性颈椎管狭窄。

三、临床表现

（一）症状

1. 感觉障碍　发病早期，由于脊髓丘脑束及其他感觉神经纤维束受累，可出现四肢麻木、过敏或疼痛。部分一侧肢体先出现症状，也可四肢同时出现，多数感觉障碍从上肢开始，尤以手臂部多见。躯干部症状有第2肋或第4肋以下感觉障碍，胸、腹或骨盆区“束带感”，严重者可出现呼吸困难。

2. 运动障碍　一般在感觉障碍之后出现，表现为锥体束征，如四肢无力及僵硬不灵活。大多数开始有下肢无力、沉重、脚落地似“踩棉花”感，严重者站立步态不稳，容易随着症状的逐渐加重出现四肢瘫痪。

3. 括约肌障碍　一般出现在晚期。早期为大小便无力，以尿频、尿急及便秘多见。晚期可出现尿潴留及大小便失禁。

（二）体征

颈部体征不多，颈椎活动受限不明显，颈椎棘突或棘突旁可有压痛。躯干及四肢常有不规则的感觉障碍，躯干两侧可不在一个平面，也可能有一段区域的感觉减退，而腰部以下正常。浅反射如腹壁反射、提睾反射多呈减弱或消失。深感觉如位置觉、振动觉存在。腱反射多明显活跃或亢进，肛门反射多数存在。霍夫曼征单侧或双侧阳性，是颈6以上脊髓受压的重要体征。下肢肌肉痉挛侧可出现巴宾斯基征阳性，膝、踝阵挛阳性。四肢肌肉萎缩、肌力减退，肌张力增高。

（三）影像学表现

1. X线检查　颈椎发育性椎管狭窄主要表现为颈椎管矢状径减少。因此，在标准侧位片行椎管矢径测量是确立诊断准确而简便的方法。椎管矢径为椎体后缘至棘突基底线的最短距离，如矢状径绝对值 <12mm，属发育性颈椎管狭窄；绝对值 <10mm 者，属于绝对狭窄。因椎管与椎体的正中矢状面在同一解剖平面，其放大率相同，用比率法表示更为准确，可排除放大率的影响。正常椎管与椎体的比率为1∶1，当比率 <0.75 时，提示有椎管狭窄，当比率 >0.75 时可确诊。此时，可出现下关节突背侧皮质缘接近棘突基底线的情况（图7－5）。

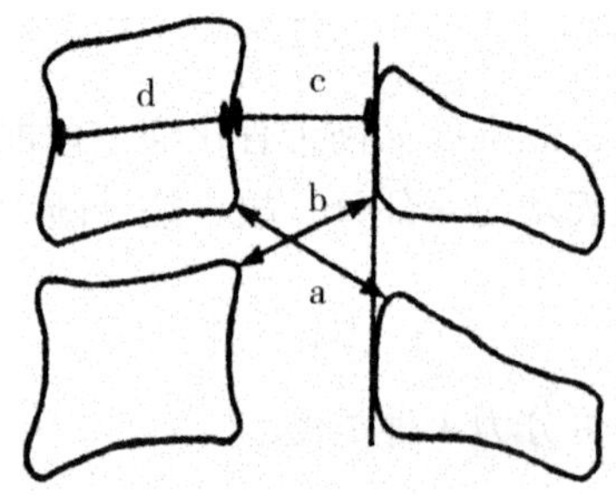

图7－5　颈椎矢状径测量

a、b. 棘突基底连线；c. 椎管矢状径；d. 椎体矢状径

2. CT扫描　可清晰显示颈椎管形态及狭窄程度。发育性颈椎管狭窄的突出表现为椎弓短小、椎板下陷致矢状径缩短，椎管各径线均小于正常。椎管呈扁三角形，硬膜囊及脊髓呈

新月形，脊髓矢状径小于正常，颈椎管正中矢状径<10mm为绝对狭窄。在退变性颈椎管狭窄，CT扫描显示椎体后缘有不规则致密的骨赘并突入椎管，黄韧带肥厚或钙化等，脊髓萎缩则表现为脊髓缩小而蛛网膜下腔相对增宽。

3. MRI检查　可准确显示颈椎管狭窄的部位及程度，并能纵向直接显示硬膜囊及脊髓的受压情况，尤其当椎管严重狭窄致蛛网膜下腔完全梗阻时，能清楚显示梗阻病变上、下尾端的位置。但MRI对椎管的骨性结构显示不如CT扫描，因骨皮质、纤维环、韧带和硬膜均表现为低信号或无信号改变，而骨赘、韧带钙化或骨化也为低信号，因此，在显示椎管退行性病变及脊髓与神经根的关系上，MRI不如常规X线片及CT扫描。

四、诊断

解剖学和影像学上的颈椎管狭窄，并非一定属于临床上的颈椎管狭窄症，只有当其狭窄的管腔与其内容不相适应，并表现出相应的临床症状时，方可诊断为颈椎管狭窄症。

（一）病史

多为中老年，发病慢，逐渐出现四肢麻木、无力、步态不稳等脊髓受压症状，常从下肢开始，双足底有“踩棉花”感觉及躯干部“束带感”。

（二）体征

主要有痉挛步态，行走缓慢，四肢及躯干感觉减退或消失，肌力减退，肌张力增高等。四肢腱反射亢进，霍夫曼征阳性，严重者可出现髌、踝阵挛及巴宾斯基征阳性。

（三）影像学检查

1. X线检查　主要用于发育性颈椎管狭窄的诊断。

（1）MIlrone法：通过颈椎标准侧位X线片，测量椎体后缘中点与椎板、棘突结合部之间的最小距离，即为椎管矢状径，<12mm为发育狭窄，<10mm为绝对狭窄。

（2）比值法：即利用椎管矢状中径和相应的椎体矢状中径之比值，3个椎节以上的比值均<0.75为发育性颈椎管狭窄。在退行性颈椎管狭窄，颈椎侧位片显示颈椎变直或向后成角，多发性椎间隙狭窄，颈椎不稳及关节突增生等。

2. CT扫描　发育性颈椎管狭窄的椎管各径线均小于正常，椎管呈扁三角形。CT扫描见硬膜囊及颈脊髓呈新月形，颈脊髓矢状径<4mm（正常人6~8mm），蛛网膜下腔细窄，椎管正中矢状径<10mm。退行性颈椎管狭窄常见椎体后缘有不规则致密的骨赘，黄韧带肥厚、钙化可达4~5mm（正常人2.5mm）及椎间盘膨出或突出等。

3. MRI检查　表现为椎管矢状径变窄，颈脊髓呈串珠样改变。T2加权像上可见象征伴随着颈椎管狭窄的软组织水肿或颈脊髓软化的髓内信号增强。T1加权横切面图像上，定出颈脊髓正中矢状径距和左右最宽横径，通过求积仪测算出颈脊髓的横截面积，其结果均小于正常值。

五、治疗

多数经保守治疗后，症状可获得缓解。对脊髓损害发展较快、症状较重者应尽快行手术治疗。手术方法按照入路不同可分为前路手术、前外侧路手术及后路手术。手术入路的选择，应在临床的基础上，借助CT及MRI影像学检查结果确定。

1. 前路手术　前路减压手术分为两类，一类是摘除椎间盘突出物，把突向椎管的髓核及纤维环彻底刮除；另一类是摘除突出物，把突向椎管内的椎间盘连同骨赘一起切除，同时植骨。

2. 后路手术　全椎板切除脊髓减压术，可分为局限性椎板切除、椎管探查减压和椎板切除椎管探查减压术。

（吕振超）

第四节　颈椎后纵韧带骨化症

颈椎后纵韧带骨化症（OPLL）好发于50～60岁，在60岁以上的脊柱疾患中，其发病率可高达15%～20%。OPLL可引起颈椎椎管的明显狭窄，严重者可导致进行性四肢瘫痪，因此，近年来日益为学术界所重视。

一、应用解剖

后纵韧带在椎管内，紧贴椎体的后面，自第2颈椎椎体延伸至骶骨。后纵韧带上宽下窄，在胸椎比颈、腰椎为厚，在椎间盘平面以及椎体的下缘，韧带同骨紧密相贴，在椎体的中间部分，韧带同骨之间有基底椎体静脉，后纵韧带比前纵韧带更致密、更坚固。后纵韧带可分深、浅两层，浅层占据3～4个椎体之间的间隙，深层则仅处于相邻两椎体之间。

二、发病机制

颈椎后纵韧带骨化症的病因尚未明确，一般认为与下列因素有关。

（一）椎间盘变性

椎间盘发生变性后，向纤维环薄弱的后部突出，使后纵韧带所受张力增大，变性的椎间盘周围组织在修复过程中，引起局部组织增生和点状钙化，由于钙盐沉积而导致骨化。椎间盘突出促进OPLL发生的机制可能有两个方面：

（1）由于椎间盘变性引起的椎节局部不稳，反复刺激后纵韧带引起骨化。

（2）变性突出的椎间盘分泌体液因子，致使OPLL发生。

（二）全身骨质肥厚

在颈椎OPLL患者中，约23.9%的病例合并有脊椎特发性弥漫性肥大性关节炎；6.8%合并黄韧带骨化；2%合并强直性脊柱炎。因此，推测OPLL与全身骨关节的肥厚性改变有关。临床发现OPLL患者常有全身骨增生的倾向，除合并脊柱骨质增生、强直性脊柱炎外，还常伴有前纵韧带或黄韧带骨化。故认为，OPLL可能是全身性骨质增生和韧带骨化的局部表现。

（三）机械性损伤

临床观察，长时间或习惯性低头动作容易引起后纵韧带骨化，因此认为，OPLL可能与脊柱动、静态力学负荷有关。当颈椎活动量较大时，由于椎节不稳造成对周围组织的刺激反应更加明显，可直接引起后纵韧带附着部的损伤而发生反应性骨化，尤其是当颈椎反复前屈时，由于后纵韧带反复受到牵拉张应力而引起后纵韧带损伤并导致骨化。目前，创伤因素在颈椎 OPLL 发病及发展过程中的作用尚存在不同看法。创伤对不同类型颈椎 OPLL 的影响程度不同，颈椎 OPLL 的节段型、混合型和局灶型，其颈椎活动范围比连续型 OPLL 明显增大，损伤后神经功能的加重主要与动力因素有关；连续型 OPLL 患者，创伤对其神经功能影响较小，而与骨化块静态压迫直接相关。

（四）糖代谢紊乱

国内资料报道，颈椎 OPLL 患有糖尿病约占 15.6%，而隐性糖尿病的比例更高，且此类患者常伴有肥胖，可见葡萄糖代谢与韧带骨化倾向之间可能存在一定关系。同时，也可解释为什么在东亚地区以稻谷为主食的民族中，韧带骨化症的发病率特别高。

（五）遗传学

在颈椎 OPLL 患者的二级亲属中，本病的发生率高达 30.0%，明显超过一般人群的发生率。颈椎 OPLL 在双胎中的高度一致性及它与人 HLA 抗原单倍型的相关性提示，第 6 号染色体相关的遗传因素可能与本病的发病机制有关。

三、病理变化

后纵韧带从正常到早期的增生、点状钙化甚至韧带完全骨化，是一个延续过程，病变后期具有如下特点。

（一）后纵韧带异常增宽增厚

骨化的后纵韧带明显增厚、横径增宽，以致椎管矢状径变窄、容积变小，从而对脊髓或神经根产生不同程度的刺激或压迫。

（二）异常骨化

组织骨化为一延续过程，病理研究发现，在椎体后缘处骨化较明显。而在跨越椎间盘水平处，骨化可出现间断，由纤维性软骨组织所取代。

（三）骨化波及深部组织

后纵韧带发生骨化后，常与硬脊膜囊形成粘连，并引起硬脊膜的骨化。

（四）脊髓受压改变

增厚、变宽及骨化的后纵韧带，长时间作用于脊髓而使脊髓变扁，甚至呈新月形，重者硬膜囊亦骨化，导致其柔韧性减少或丧失，以致神经组织在容积减少同时，前角细胞数量也减少，并在白质中发生脱髓鞘现象，出现灰质/白质比例失调等。由于脊髓对慢性压迫的耐受性较大，因此，颈椎后纵韧带骨化造成椎管严重狭窄及脊髓变形，甚至可超过椎管矢状径的一半或更多，而临床上可无明显症状。但如果发病较急，则症状多较明显。

（五）血管损害改变

骨化的后纵韧带可先造成脊髓前动脉压迫，形成沟动脉供血不全，并引起脊髓的中央性损害，临床首先出现上肢麻痹，病变波及传导束外侧部分时，则出现下肢瘫痪症状。

（六）后纵韧带骨化

多见为软骨内成骨，也有膜内成骨。病变初期，多起始于邻近骨膜组织处韧带的矿化及软骨增生，软骨增生形成岛状病灶并进而导致成骨以及成熟的哈佛管形成，钙化沿着后纵韧带纵向及横行发展，其横向发展的速度约为0.4mm/年，纵向延伸的速度约为0.67mm/年。

（七）脊柱活动性改变

后纵韧带骨化可表现有直接影响脊柱活动性改变。

1. 骨化区　以椎体后部韧带为主，在此区域的颈椎节段较为稳定，并随时间推移而日益坚固。

2. 非骨化区　骨化间断处的颈椎节段活动代偿性增强，产生节段性不稳，进而发生明显退行性改变。由于后纵韧带骨化使数节颈椎骨化融合，头颈部受到外力作用时，如作用力集中于骨化区两端与非骨化区邻接的节段，容易使该椎节和颈髓受到损害。

四、临床表现与诊断

颈椎OPLL的临床表现与颈椎管狭窄症及颈椎病十分相似，均可有脊髓压迫和神经根受压症状。

（一）临床特点

颈椎OPLL的发生与发展一般均较缓慢，多在中年以后发病，早期可不出现任何临床症状，但当骨化达到一定程度，引颈椎椎管狭窄或是病变进程较快及遇有外伤时，则可造成对脊髓、神经或脊髓血管的压迫而逐渐出现症状。

（二）局部表现

病变早期颈部可无明显症状，随着骨化的进展，可出现颈部疼痛，上肢的感觉迟钝、疼痛，颈椎活动大多正常或轻度受限。由于后纵韧带张力的降低，使头颈后伸受限为多见，检查时，被动活动颈椎可引起颈痛或酸胀感。

（三）脊髓压迫表现

主要表现为脊髓压迫症，其特点视程度轻重不同，可有间歇性，呈缓慢、进行性、痉挛性四肢瘫痪。由于病变多呈慢性并由前向后逐渐发展，故瘫痪一般先从下肢开始，进而出现上肢症状。少数病例病程发展较快，因血管性改变为主者，也可先出现上肢症状或四肢同时发病。

1. 上肢功能障碍　表现为双侧或一侧臂部或手部麻木、肌力减弱，并有手部灵活性减退等，严重者不能持笔、持筷或系纽扣，握力减退等。肌肉呈中度或轻度萎缩，尤以大小鱼际为明显。检查可有痛觉障碍，腱反射亢进及霍夫曼征阳性。

2. 下肢功能障碍　主要表现为双下肢无力，肌张力增高，抬举困难，呈拖步步态或步态不稳，足底有“踩棉花”感，并可因痉挛而疼痛。内收肌痉挛明显者，行路呈剪式步态，同时可有双下肢麻木、无力及痉挛，严重者不能自行起坐及翻身。可有深感觉及浅感觉减退，下肢腱反射亢进或活跃，髌、踝阵挛阳性，病理反射多为阳性。

3. 括约肌功能障碍　主要是括约肌功能障碍，表现为排尿困难、无力，小便失禁及排便功能低下等，常有便秘、腹胀或大便习惯改变，肛门指诊可发现有肛门括约肌松弛。

4. 其他　胸、腹部可有“束带”感。腹壁反射及提睾反射减弱或消失。

（四）实验室检查

常规化验检查，如血常规、血清蛋白及血沉等，均在正常范围以内，部分有血糖不同程度的升高。

（五）影像学检查

为诊断颈椎 OPLL 的主要方法，主要观察 X 线片或断层片上椎体后缘的高密度影，不能明确诊断或骨化影较小者，可行 CT 或 MRI 检查。

1. X 线表现　颈椎侧位片上，可见椎体后方有异常高密度阴影，呈连续的条索状、片状或局灶性。细小的骨化影单凭 X 线片可能会漏诊，颈椎侧位断层片可观察到比椎体密度更高的白色棒状或条索状凸出物、黏附在椎体后方（图 7-6）。

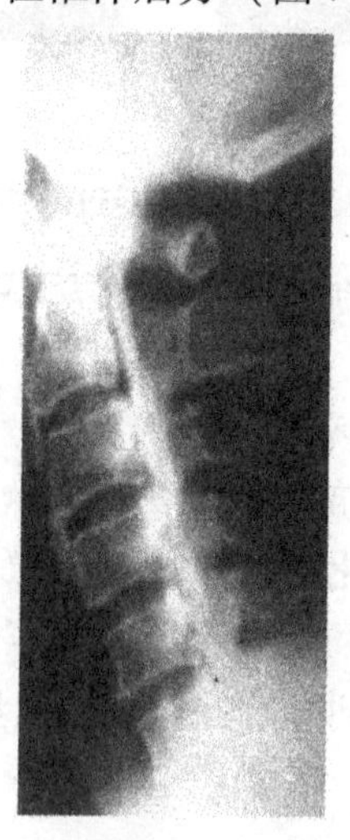

图 7-6　颈椎 OPLL 侧位 X 线照片

根据骨化灶的形态和范围，可分为 4 种类型。

（1）节段型：最为多见，约占 36%。骨化块呈云片状存在于每个椎体后缘，数个骨化灶可分别单独存在而无联系。

（2）连续型：约占 27.3%。骨化呈条索状连续跨越数个椎体。

（3）混合型：约占 29.2%，既有连续的骨化块又有节段的骨化块。

（4）孤立型：约占 7.5%，骑跨于相邻 2 个椎体后缘上方及下方，即发生于椎间盘平面。在颈椎 OPLL 中，以枢椎最为多见，其次为颈$_4$ 和颈$_6$ 椎节。一般 2～5 个椎节为最常见的发病数，平均约 3 个椎节。

（5）演化型：主要表现为后纵韧带肥厚，或伴有后纵韧带内点状钙化，可出现于多个椎间隙，常由椎体后缘向邻近椎间隙水平发展。

2. CT 扫描　CT 扫描对颈椎 OPLL 的诊断、手术方案和减压范围的选择以及预后评估有重要意义，已成为目前诊断 OPLL 的一项常规检查。CT 横切面上，可显示骨化物的形态以及在椎管内突出的位置和对脊髓压迫的程度。如为成熟的骨化灶，其表面光滑，边界清楚，均匀而致密；未成熟骨化灶密度不均匀，表面不规则，呈云雾状或火焰状，CT 值较低。成熟的骨化灶发展缓慢，而未成熟的骨化灶尚在继续扩大。CT 三维重建技术既可显示高密度的骨化影，又可立体显示骨化的后纵韧带的形态、范围及椎管狭窄程度（图 7-7①②）。

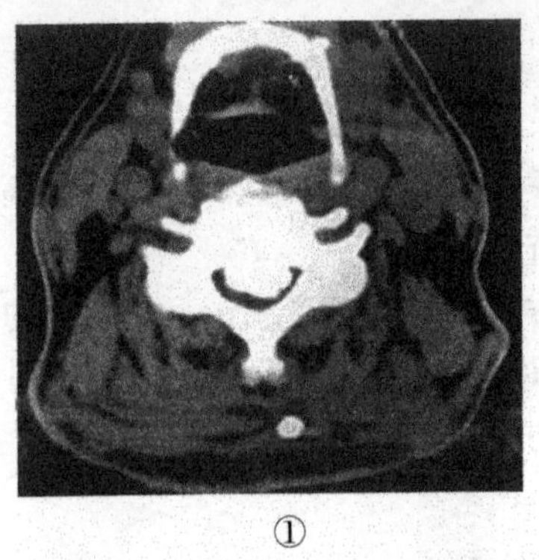

①

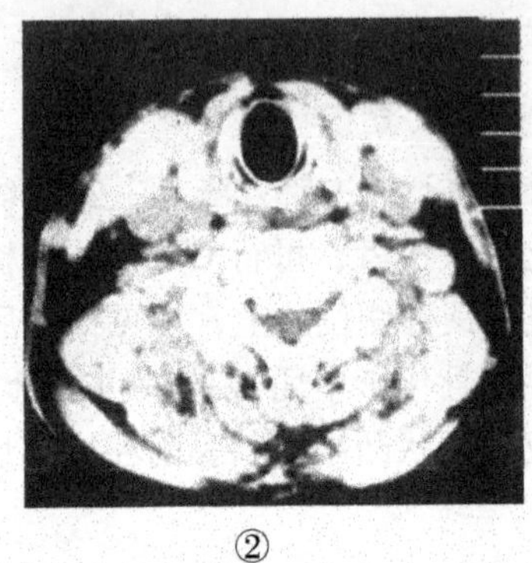

②

图 7－7①② 颈椎 OPLLCT 平扫

在 CT 扫描图像上，根据骨化灶的形态可分为以下 4 种类型：

（1）平板型呈平板状。

（2）蕈伞型游离缘宽而基底部较窄，呈蕈状。

（3）山丘型较少见。骨化灶基底部宽，游离缘起伏不平，似山丘状。

3. MRI 检查　尽管因为 OPLL 骨化阴影在 MRI 图像上表现为低信号，很难与其周围的硬膜囊和正常的后纵韧带等相区别，但可以发现脊髓受压的程度及变细的脊髓形态，并可观察到脊髓脱髓鞘等的变化，对于颈椎 OPLL 合并有颈椎间盘突出、颈椎病性脊髓病变及脊髓肿瘤等的鉴别诊断，均具有重要意义。

五、治疗

由于 OPLL 多数病程长，症状严重，故手术难度和风险性均较高，预后也欠理想，其治疗远较单纯的颈椎间盘突出症或颈椎病的难度为大。因此，在制订治疗方案，特别是选择手术疗法时，必须对患者的全身状况、颈椎椎管局部的病理解剖特点及脊髓受损的程度等，进行全面评估，以准确掌握手术适应证和选择手术方案。

（一）保守治疗

1. 适应证

（1）症状轻微或症状虽明显，但经休息后能得到缓解者。

（2）年龄较大或合并有其他严重器质性疾病。

2. 局部制动　可维持颈椎的稳定、矫正颈椎的不良位置与姿势，防止颈椎的非生理性运动。由于后纵韧带的骨化块既可以对脊髓产生直接持续的压迫，又可以在颈部活动时对脊髓产生摩擦，采用保守疗法将颈部固定后，可消除或减轻这种摩擦引起的刺激，取得较好的预期效果。对于颈椎的间歇性牵引法与推拿疗法，有引起症状加重的报道，应慎重选用。

3. 药物治疗　主要为解痉止痛、消炎镇痛药和肌肉松弛药以及神经营养类药物等。

（二）手术治疗

对颈椎 OPLL，原则上首先采取保守治疗，如经过一段时间的保守疗法无效时，再考虑手术治疗。颈椎 OPLL 手术治疗的基本原则是减压、解除骨化后纵韧带对脊髓及神经根压迫，以提供脊髓、神经恢复的生物学及生物力学环境。因手术操作有一定难度，故技术要求也较高。

（吕振超）

第五节　胸椎间盘突出症

由于胸椎受到胸廓固定，不似颈椎与腰椎活动度大，故椎间盘退变较为少见。随着影像学检查方法进展，诊断本病有增加之趋势。

胸椎间盘突出症多发生在下部胸椎，自胸$_6$～胸$_7$开始增多，以胸$_{10}$～胸$_{12}$和胸$_{11}$～腰$_1$为最多见。发病年龄为20～60岁，以中年劳动者的发病率较高。

一、类型

类型有中央型和侧后方型，临床上大约各占一半。

二、临床表现与诊断

发病多较隐袭，病程呈慢性加重趋势，有外伤史者病情发展可较快。

（一）症状

1. 躯干　有季肋部疼痛，肩、背、腰痛，胸、腹部“束带”感。
2. 下肢　多有麻木、无力及行走困难，有足底“踩棉花”感，甚至“剪刀”步态。
3. 括约肌　可有小便失禁或潴留。

（二）神经检查

多数表现为上神经元损伤症状，即下肢肌张力增高，腱反射亢进及病理反射阳性等，压迫平面以下有范围不定的感觉丧失。胸腰段椎间盘突出常有下神经元症状，即下肢麻木，肌力减弱，腱反射减弱或消失及病理反射阴性等。神经根受压症状为肋间神经痛和大腿前外侧疼痛。

影像学检查包括：

1. X线检查　X线平片可见椎间隙狭窄以及椎间盘突出钙化，在中年以上，可有椎体后缘骨唇增生。
2. CT扫描　CT扫描可显示椎间盘突出部位、类型及程度。
3. MRI检查　MRI检查除显示椎间盘突出压迫外，还可通过脊髓信号的改变进行鉴别诊断。

三、鉴别诊断

主要为胸椎间盘突出症与胸椎管狭窄症的鉴别。

（一）年龄

胸椎间盘突出症除中年人外，青少年均可发生；而胸椎管狭窄症主要发生在中老年。

（二）症状

偏后外侧型的胸椎间盘突出症，主要引起单侧肢体或神经根症状；胸椎管狭窄症多为双侧症状。

（三）影像学检查

是鉴别诊断的主要依据，胸椎间盘突出症多系单一椎间盘突出，极少有 2 个间隙突出，无椎管狭窄症的病理改变；胸椎管狭窄症则有多种病理改变，包括黄韧带肥厚、骨化，关节突增大，椎板增厚，OPLL 及椎间盘突出等，其压迫以后方为主。

四、治疗

（一）保守治疗

适用于年轻及症状较轻者，在青少年的胸椎间盘突出钙化，吞噬细胞可能使突出物及钙化吸收。急性后侧方突出压迫肋间神经痛，经保守治疗，部分症状可获缓解。

（二）手术治疗

1. 手术原则

（1）胸椎管较狭小，一旦椎间盘突出压迫脊髓，则难以得到缓解。

（2）经保守治疗无效的急性后侧方突出压迫肋间神经痛，须考虑手术治疗。

（3）由于胸椎曲线后弓，压迫来自脊髓前方，故椎板切除减压多无效果，手术须从脊髓前方或侧前方进行减压。

2. 显露途径

（1）后入路经椎弓根切除突出椎间盘。

（2）肋横突切除术切除突出椎间盘。

（3）剖胸（或胸膜外）切除突出椎间盘。

（4）胸腔镜经胸切除突出的椎间盘。

3. 手术入路

（1）椎间盘较大、钙化、基底宽的突出，中央突出及突出物进入硬脊膜内者，应选择经腹侧入路，以清楚显露硬脊膜及突出物，有利于完全切除。

（2）中央型及椎间盘突出钙化者，选用剖胸、肋横突切除，也可采用胸腔镜手术。

（3）侧后突型及压迫单侧脊髓或神经根者，选用单侧经椎弓根入路切除。对突出物进入硬脊膜内，可经椎板切除，切开硬膜后切除椎间盘。

4. 内固定方式　术后胸椎的稳定性，与手术创伤及切除骨组织多少有关。

后正中入路，经椎弓根至脊髓侧前，切除侧后椎间盘突出，小关节仅切除内半，对稳定性影响不大，可不必做椎间固定及融合。

切除肋头、横突及该侧椎弓根，显露椎管前侧，切除椎间盘突出，在胸$_{10}$以上，并不明显影响其稳定性，因此，一般不需内固定及融合。

在胸腰段胸$_{11}$～腰$_{1}$，因已无胸廓稳定性保护，如果切除部分关节突，则稳定性受影响，须置入内固定。

（文　文）

第六节　胸椎管狭窄症

1971 年 Nakanish 首先报道了胸椎后纵韧带骨化症（OPLL）引起的胸椎管狭窄症。资料统计，胸椎管狭窄症（TSS）的发生率少于颈椎管及腰椎管狭窄症，但治疗技术要求较高，预后也较差。

一、类型

1. 脊髓后方受压　为主要形式，包括小关节增生肥大、内聚、压迫脊髓，肥厚黄韧带或骨化压迫脊髓及椎板增厚压迫脊髓等。

2. 脊髓前方受压　主要是前方压迫为主，可同时存在后方胸椎退行性病变。

3. 胸椎后凸畸形　主要为脊髓受前方压迫所致。

二、病理改变

1. 小关节肥大增生内聚　上关节突增生肥大，压迫脊髓的侧后方。

2. 黄韧带肥厚　黄韧带肥厚从后方压迫脊髓，是胸椎管狭窄的最主要因素，也是胸椎退变的主要改变，病变长度可达7～15mm。

3. 黄韧带骨化　常与增厚的椎板连在一起，厚度可达到30mm，而压迫脊髓。常伴有小关节退变增生。

4. 椎板增厚　是胸椎退行性变的病理改变之一，厚度可达20～25mm，脊髓受压后自身保护改变可发生继发脊硬膜增厚。

5. 胸椎后纵韧带骨化（OPLL）　多是多节段如颈$_{7}$～胸$_{7}$、胸$_{5}$～胸$_{8}$、胸$_{1}$～胸$_{5}$、胸$_{6}$～胸$_{10}$，从前面压迫脊髓。

6. 胸椎间盘突出　多见在胸$_{10\sim11}$、胸$_{12}$～腰$_{1}$段，中央型者压迫脊髓，后侧方者压迫神经根。

（一）节段

胸椎管狭窄症病变多为多节段。可多达4～8节段，多发生在下胸椎，占86%左右。这与人体活动扭转有关，人体行走左右腿每向前迈一步，躯干即发生向左及右旋转各1次，旋转的部位大多发生在下胸椎，故胸椎的小关节面是前后的，利于左右扭转活动，下胸椎扭转活动多，较容易发生退变、小关节增生肥大内聚黄韧带增厚，甚至骨化，椎板增厚，是多节段发病的原因，椎间盘退变突出，亦多发生在下胸椎。

三、临床表现

（一）脊髓压迫

1. 病程　发展较缓慢，多数病史超过1年。

2. 症状　主要症状为下肢麻木、疼痛。常自足部开始，逐渐向上发展至胸腹部，足底有踩棉花感，多数伴有背腹束带感，症状继续加重可导致走路困难，甚至括约肌功能障碍。

3. 体征

（1）痛觉：胸背脊柱病变节段的棘突有明显压痛及叩击痛，常引起向下肢放射痛。

（2）感觉：感觉平面不定，常与脊髓受压平面不一致，多低于受压平面。下肢感觉减退，呈痉挛步态。

（3）肌力及肌张力：轻度受压者，下肢肌力正常或小腿至足肌力下降，如胫前肌、足跗长伸肌、腓骨肌等，肌力下降可由Ⅳ、Ⅲ级至0级。肌张力常有增高。

（4）病理反射：出现上神经单位受累体征，如膝腱、跟腱反射亢进，髌、踝阵挛阳性，巴氏征、奥本海姆征、戈登征、查多克征均可阳性。在胸椎管狭窄累及上腰椎管，下肢呈下神经单位损伤性肌力下降、肌张力不高，跟腱反射减弱或消失，病理反射阴性。

四、临床分型

胸椎管狭窄症的病理，包括狭窄的平面、范围以及压迫物方向等均有所不同，临床分型有助于选择正确的治疗方法。

1. 单椎关节型　约占10%，椎管狭窄病理改变限于1个椎间及关节突关节，截瘫平面以及X线照片、脊髓造影、CT等检查的病变节段均在此同一平面。

2. 多椎关节型　约占80%，胸椎管狭窄病理改变累及连续的多个椎节，5～7个椎节居多。截瘫平面多在狭窄段的上界，脊髓造影呈完全梗阻时则多在狭窄段的下界，如显示不全梗阻则为多椎节狭窄。确定狭窄段全长椎节数，需要根据X线侧位片上关节突肥大增生突入椎管的椎节数以及脊髓造影完全梗阻为下界、截瘫平面为上界计算其椎节数。MRI可显示狭窄段。

3. 跳跃性多椎关节型　约占6%，例如上胸椎有3椎节狭窄，中间2椎节无狭窄，下胸椎又有3椎节狭窄。截瘫平面在上胸椎，部分可表现为不完全瘫；下段狭窄较明显，截瘫表现也较严重。脊髓造影可显示不全梗阻，MRI检查有全段椎管狭窄。

4. 胸椎后纵韧带骨化型　椎管狭窄既有胸椎后纵韧带骨化压迫，同时还有后及侧后椎管壁的增厚压迫。

5. 伴椎间盘突出型　多为单椎关节型及多椎关节型合并有椎间盘突出，多数有轻微外伤史，脊髓造影、MRI显示突出之压迹在脊髓前方，同时伴有后方压迫。

6. 驼背型　主要为后凸椎体后缘压迫脊髓。

五、影像学检查

（一）X线平片和侧位断层片

侧位断层片上关节突肥大增生突入椎管，是诊断的重要依据。

X线平片和侧位断层片，可清楚显示病变节段不同程度的退变性征象，椎体骨质增生可以较为广泛；椎弓根短而厚；后关节增生肥大内聚，上关节突前倾；椎板增厚、椎板间隙变窄，后关节间隙及椎板间隙模糊不清，密度增高。部分表现有椎间隙变窄、前纵韧带骨化、椎间盘钙化、椎管内黄韧带钙化影或椎管内游离体。

（二）CT检查

CT扫描可清晰显示胸椎管狭窄的程度和椎管壁的改变，椎体后壁增生、后纵韧带骨化、椎弓根变短、椎板增厚、黄韧带增厚、骨化等可使椎管矢状径变小；椎弓根增厚内聚使横径变短；后关节增生、肥大、关节囊增厚骨化使椎管呈三角形或三叶草形，关节突起增生肥大突入椎管。

（三）MRI检查

是一种无损害性检查，有取代脊髓造影趋势，其显示脊髓内部病变或肿瘤信号清晰，可观察脊髓内部改变和受压情况，以便与脊髓内部病变或肿瘤相鉴别。胸椎椎管狭窄在磁共振成像的改变，纵切面成像可见后纵韧带骨化、黄韧带骨化、脊髓前后间隙缩小甚或消失。伴有椎间盘突出者，可显示突出部位压迫脊髓。横切面则可见关节突起肥大增生与黄韧带增厚等，但不如 CT 扫描清晰。MRI 除提供椎管狭窄长度之外，还提供脊髓信号，如 T1 加权像脊髓内有低信号，表示脊髓受压且本身已有病变。

（四）脊髓造影

可确定狭窄部位及范围，为手术治疗提供比较可靠的资料。常选用腰穿逆行造影，头低足高位观察造影剂流动情况。完全梗阻时只能显示椎管狭窄的下界，正位片常呈毛刷状，或造影从一侧或两侧上升短距离后完全梗阻；侧位片呈鸟嘴状，能显示主要压迫来自后方或前方。不完全梗阻时可显示狭窄的全程，受压部位呈节段状充盈缺损。症状较轻或一侧下肢症状重者，正侧位观察或照片难以发现病变时，从左侧前斜位或左右后斜位水平观察或投照可显示后外侧或前外侧充盈缺损，即为病变部位。MRI 是非侵入性检查又能显示各种病变，脊髓造影现已少用。

（五）皮质诱发电位（CEP）检查

刺激双下肢胫后神经或腓总神经，由头皮接收。不完全截瘫或完全截瘫病其 CEP 均有改变，潜伏期延长，波幅峰值下降以至消失。椎板减压术后，CEP 出现波峰恢复，则是截瘫好转的征象。因此，CEP 不但可以用于术前检查脊髓损害情况，也可作为术后脊髓恢复效果的了解。

（六）奎氏试验

腰穿时可先做奎氏试验，多数呈不全梗阻或完全梗阻，部分患者无梗阻。

（七）脑脊液检查

蛋白多数升高，细胞计数偶有升高，糖和氯化物正常，细胞学检查无异常。血沉、类风湿因子、碱性磷酸酶，血钙、磷、氟化物检查正常。

六、诊断

接诊下肢截瘫患者时，应想到胸椎管狭窄症的可能。

（1）中年或老年人，无明显原因逐渐出现下肢麻木、无力、僵硬不灵活等截瘫症状，呈慢性进行性发展趋势，或因轻外伤而加重。

（2）X 线片检查显示胸椎退变、增生，特别侧位片上有关节突起肥大、增生、突入椎管，侧位断层片上有 OYL 和或 TOPLL，并排除脊椎外伤及其他破坏性病变。

（3）CT 可见关节突关节肥大向椎管内突出，椎弓根变短，OYL 或 OPLL 致椎管狭窄。

（4）磁共振可显示椎管狭窄，椎间盘突出及脊髓的改变。

（5）脊髓造影呈不完全梗阻或完全梗阻。不完全梗阻者呈节段性狭窄改变，压迫来自后方肥大的关节突、OYL 或前方的 OPLL。

七、鉴别诊断

1. 胸椎结核　一般都有结核病史和原发病灶。脊柱 X 线片上可见椎体破坏，椎间隙变窄和椎旁脓肿的阴影。患者多有消瘦、低热、盗汗和血沉增快等全身症状。

2. 肿瘤　胸椎转移性肿瘤全身情况较差，可能找到原发肿瘤，X 线片显示椎体破坏。椎管内良性肿瘤的 X 线平片无明显退行性征象，可有椎弓根变薄、距离增宽、椎间孔增大等椎管内占位征象，照片、MRI、脊髓造影可有椎管内髓外肿瘤呈杯口状改变，脑脊液蛋白量显著增高。

3. 单纯胸椎间盘突出症　常缺少典型的临床表现，需作 CT 扫描、MRI、脊髓造影等特殊检查才能区别，在椎间盘平面有向后占位的软组织影，多有明显的外伤史。

4. 脊髓空洞症　多见于青年人，好发于颈段，发展缓慢，有明显而持久的感觉分离，痛温觉消失，触觉和深感觉存在，蛛网膜下腔无梗阻，脑脊液蛋白含量一般正常，MRI 显示脊髓内有长条空洞影像。

5. 肌萎缩性及原发性侧索硬化症　有广泛的上运动神经元和下运动神经元损害的表现，但无感觉缺失和括约肌功能障碍。MRI 可以鉴别。

6. 其他　外伤性硬膜外血肿、单侧后关节突骨折、蛛网膜囊肿，一般有外伤史，起病急，X 线平片无异常，MRI 可作区别。另外，须与少见的蛛网膜炎、联合性硬化、恶性贫血及中毒引起的脊髓病相鉴别。

八、治疗

（一）保守治疗

对退变性胸椎管狭窄，目前尚无有效的保守治疗方法。

（二）手术治疗

1. 手术适应证　手术减压是解除压迫、恢复脊髓功能唯一有效的方法。因此，一经确诊，即应尽早手术治疗。

2. 手术时机　应尽快手术，特别是脊髓损害发展较快者。

3. 手术途径（图 7－8）

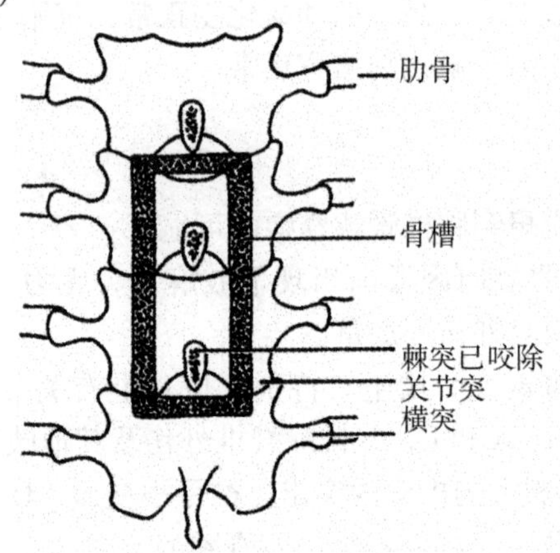

图 7－8　整块半关节突椎板切除术单椎关节狭窄切除范围

（1）后路全椎板切除减压术：是首选方法，可直接解除椎管后壁的压迫，减压后脊髓轻度后移，间接缓解前壁的压迫。减压范围可按需要向上下延长，在直视下手术操作较方便且安全，合并有旁侧型椎间盘突出者可同时摘除髓核。

（2）侧前方减压：以后纵韧带骨化为主要因素的椎管狭窄，尤以巨大孤立型后纵韧带骨化，后路手术效果不佳，会引起症状加重。应从侧前方减压、切除骨化块，以解除脊髓压迫。但多节段 OPLL 从前路切除有一定难度。

胸椎管狭窄合并中央型椎间盘突出时，从后路手术摘除髓核较困难且容易损伤脊髓及神经根，故以采用侧前方减压为宜。侧前方入路可切除后纵韧带骨化块、严重椎体后缘增生骨赘和摘除突出的髓核，还可以切除一侧椎弓根、后关节、椎板及黄韧带，达到充分减压的效果。作中下段胸椎侧前方减压术，由于脊髓大根动脉10%来自左侧肋间动脉，故应选择右侧入路。如需从左侧入路，应注意保护肋间动脉及根动脉，避免结扎。

4. 颈椎和腰椎管狭窄　胸椎管狭窄症可同时存在严重的颈椎或腰椎管狭窄，需同时手术处理。如狭窄段互相连续，可一次完成手术；若狭窄段不连续，一次手术难以耐受者，可作分次手术。

九、临床疗效

临床观察，经手术减压的治疗效果，优良率在83%～85%，有的在90%以上。治疗效果可作以下标准评定。

1. 优　截瘫完全恢复。

2. 良　恢复自由行走，括约肌可以完全主动控制，但肌力未正常或有麻木感，存在病理反射。

3. 进步　减压术后感觉运动及括约肌功能有进步，但不能自由行走，需用拐杖辅助，或尚不能起床。

4. 差　较术前无进步。

十、预后

截瘫恢复的预后与截瘫程度、截瘫病程有关。截瘫较重，完全截瘫或下肢肌力在Ⅱ级以下者，恢复效果较差；截瘫程度虽重，但病程较短者，其恢复较好。脊髓压迫时间较长、可能有脊髓缺血性改变。由于解剖关系，下胸椎管狭窄术后效果优于上胸椎。

（文　文）

第七节　腰椎间盘突出症

腰椎间盘突出症是骨科的常见病和多发病，是腰腿痛最常见的原因。统计表明，腰痛在轻劳动者有53%、重劳动者64%、患腰痛者35%可发展为椎间盘突出症，现已认识到大多数腰痛合并坐骨神经痛是由腰椎间盘突出症引起。本病多发于青壮年，患者痛苦大，有马尾神经损害者可有大小便功能障碍，严重者可致截瘫，对患者的生活、工作和劳动均可造成很大影响。

一、应用解剖

脊柱的椎骨有32块，因寰枢椎之间和骶、尾椎之间无椎间盘，故椎间盘只有23个。椎间盘的总厚度占脊柱全长的1/5～1/4，其中以腰部椎间盘为最厚，约为9mm。其形状与脊柱的生理性弯度相适应，对脊柱具有连接、稳定、增加活动及缓冲震荡的弹性垫作用（图8－9）。

前纵韧带
纤维环
髓核
后纵韧带
椎间关节
黄韧带
棘上韧带

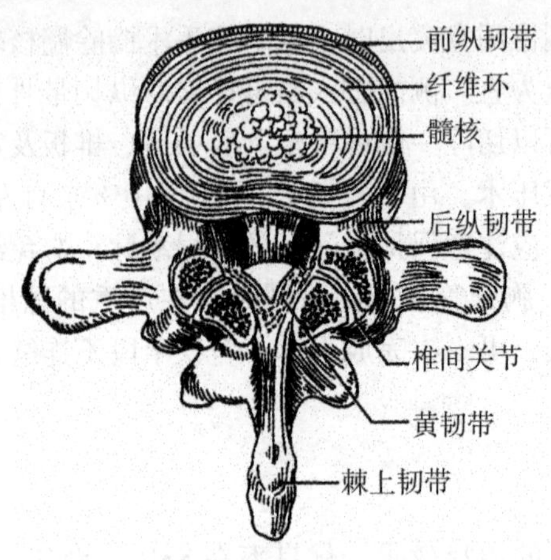

图 7-9　腰椎体间横断面解剖形态

（一）腰椎间盘的结构（图 7-10①②③）

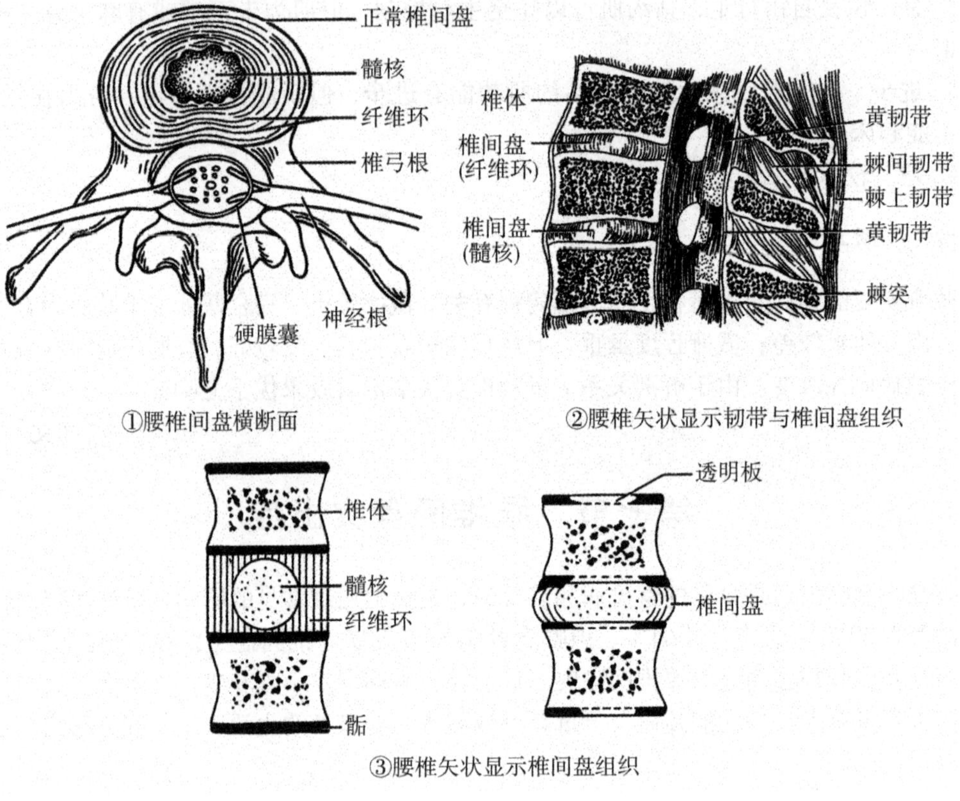

正常椎间盘
髓核
纤维环
椎弓根
硬膜囊
神经根
①腰椎间盘横断面
椎体
椎间盘
(纤维环)
椎间盘
(髓核)
黄韧带
棘间韧带
棘上韧带
黄韧带
棘突
②腰椎矢状显示韧带与椎间盘组织
椎体
髓核
纤维环
骺
透明板
椎间盘
③腰椎矢状显示椎间盘组织

图 7-10①②③　腰椎间盘的结构示意图

腰椎间盘由软骨板、纤维环、髓核及纵韧带四部分构成。

1. 软骨板　由透明软骨构成，覆盖于椎体上、下面前环中间的骨面，平均厚度约为 1mm，有许多微孔，是髓核水分代谢产物的通路。成人的软骨板为无血管、神经的组织。损伤时不产生疼痛，也不能自行修复。软骨板与纤维环一起将胶状髓核密封，如软骨板有破裂或缺损，髓核可突入椎体，在 X 线片上显示椎体有压迹，称 Schmorl 结节。

2. 纤维环　由含胶原纤维束的纤维软骨构成，位于髓核的四周，其周边部纤维附着于上下椎体的边缘，中层纤维附着在上下椎体的骺环，内层纤维附着于软骨板。在横切面上可见多层纤维软骨呈同心圆排列，各层之间有黏合物质牢固结合。纤维环的纤维束相互呈30°~60°角斜行交叉重叠，这种纤维束的特殊排列，使椎间盘能承受较大的弯曲和扭转负荷。纤维环为较坚实的组织，其前侧及两侧较厚，后侧较薄，各层之间黏合物质较少，不如前部及两侧部坚实。纤维环的前部有强大的前纵韧带加强，后侧有后纵韧带，但后纵韧带较窄且薄，在暴力较大时，髓核易向后方、特别是向后外方突出。

3. 髓核　是一种弹性胶状物质，为纤维环和软骨板所包绕，成人期髓核位于腰椎间盘偏后，脊柱的运动轴通过此部，其有如弹簧的弹性作用，可减少脊髓与头部的震荡。髓核中含有大量的水分和黏多糖蛋白复合体、硫酸软骨素。依据不同的年龄，水分的含量可占髓核总量的70%~90%。出生时含水量高达90%；18岁时约为80%；70岁时下降至70%。髓核中的含水量可随着承受压力的改变发生变化。椎间盘受到压力时，髓核中的水分通过软骨板外渗，含水量减少。压力解除后，水分重新进入，髓核体积又增大，弹性和张力升高。随着年龄的增长，椎间盘逐渐退变，含水量随之减少，其弹性和张力减退，降低了抗负荷的能力，容易受到损伤。

4. 前、后纵韧带　附着于脊椎及软骨表面，韧带很坚韧，其作用为限制椎体活动。

（二）椎间盘的血管和神经

1. 椎间盘的血供　在胎儿时期，血供来自周围组织和椎体，椎体的微血管穿过软骨板进入椎间盘内，但不进入髓核，至12岁左右则这些血管完全闭锁。在幼年时期，纤维环各部部有血管分布，至成年期，除了纤维环的周边部分外，椎间盘的其他部分均无血管存在，髓核和纤维环的营养靠周围渗透供应。

2. 椎间盘的神经分布　一般认为与血管的分布相似，即在纤维环的周边部有丰富的神经末梢，纤维环的深部、软骨板和髓核内均无神经纤维。由于纤维环周边部有丰富的神经纤维，故在纤维环损伤时可产生腰痛，手术中切除纤维环时患者也有疼痛感觉。

（三）腰椎间盘与神经根的关系

腰骶神经根从硬脊膜囊的前外侧穿出，在椎管内斜向外下走行，然后经椎间孔出椎管。

1. 腰$_3$、腰$_4$神经根　皆自相应的椎体上1/3或中1/3水平出硬膜囊，紧贴椎弓根入椎间孔，在椎管内行走过程中，不与同序数椎间盘相接触。

2. 腰$_5$神经根　自腰$_4$、腰$_5$椎间盘水平或其上缘出硬膜囊，向外下走行，越过腰$_5$椎体后上部，绕椎弓根入腰$_5$、骶$_1$椎间孔。

3. 骶$_1$神经根　发自腰$_5$、骶$_1$椎间盘的上缘或腰$_5$椎体下1/3水平，向下外走行，越过腰$_5$、骶$_1$椎间盘的外1/3，绕骶$_1$椎弓根入椎孔。

腰椎间盘突出以腰$_4$、腰$_5$和腰$_5$、骶$_1$平面的发病率最高，突出部位多在椎间盘的后外侧。椎间盘的突出物主要压迫在此处或即将穿出硬膜囊的下一节段的神经根，如突出物较大或突出偏内时，也可压迫硬膜囊内的下一条神经根。

（四）腰椎间盘与椎板间隙的关系

腰椎间盘后部位于椎板间隙上方者占40%，与椎板间隙上部相对者占50%，正相对者占6.7%，与椎板间隙下部相对者占3.3%。腰$_5$、骶$_1$椎间盘后缘在相应的椎板间隙以上者占26.7%，与椎板间隙上部相对者占40%，正相对者占33.3%。

在腰椎正位X线平片上，可以测出椎间盘后缘与椎板间隙的对应关系和距离，对术前检查及手术中准确定位有重要意义。

二、病理机制

腰椎间盘突出的发生基础为椎间盘的生理退变，这种生物学的改变与年龄有关。20岁的椎间盘中开始有退行性变，有的到20～30岁间已有纤维环出现裂隙。单纯椎间盘退变，仅是椎间盘突出的病理学基础，不会出现症状。腰椎间盘退变的发生与遗传学因素、椎间盘的生物力学改变、椎间盘的营养改变、椎间盘细胞凋亡失衡、椎间盘的自身免疫反应和椎间盘中的细胞因子的改变等因素有关。

临床上90%的腰椎间盘突出部位，都发生在椎间盘的后外侧及后方。突向后外侧和后方的椎间盘常侵及硬膜、神经根及马尾神经，产生一系列的临床症状。少数椎间盘直接突入椎体和经前方突出。

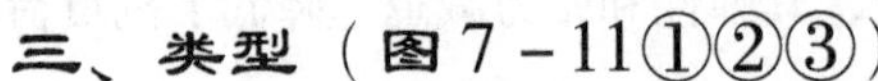

三、类型（图7－11①②③）

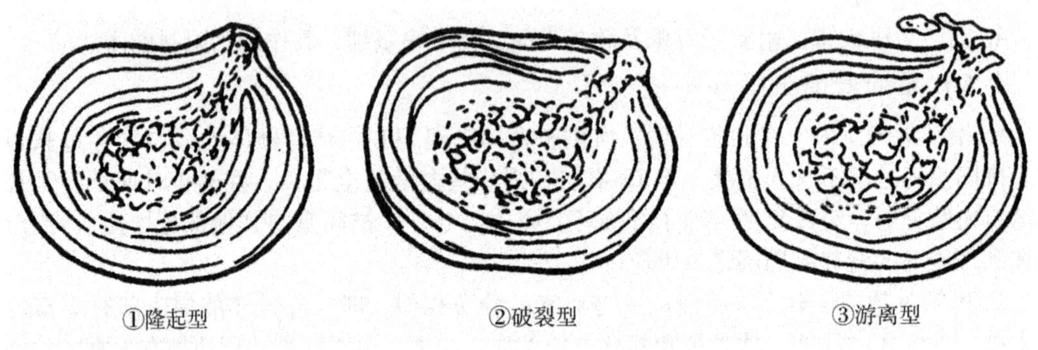

图7－11①②③　腰椎间盘突出的病理形态类型

（一）病理形态分型

根据病理观察和术中所见，将腰椎间盘突出症依病理形态分为3种类型。

1. 隆起型　纤维环内层破裂，外层因为髓核压力而隆起，呈半球形孤立隆起于椎间盘的后外侧，位于神经根外前方或内下方。

2. 破裂型　纤维环全层破裂或基本全层破裂。已纤维化的髓核、破碎的纤维环及部分软骨终板向后移并进入椎管。突出范围较隆起型广泛，突出物仅有薄膜覆盖，表面高低不平，可有与神经根粘连或同时压迫两条神经根，导致马尾神经功能障碍。

3. 游离型　突出物已离开椎间盘的突出空腔，进入椎管中，甚至可进入硬膜囊内，压迫硬膜或刺激神经根。

(二) 神经损伤关系分型 (图 7-12①②③④)

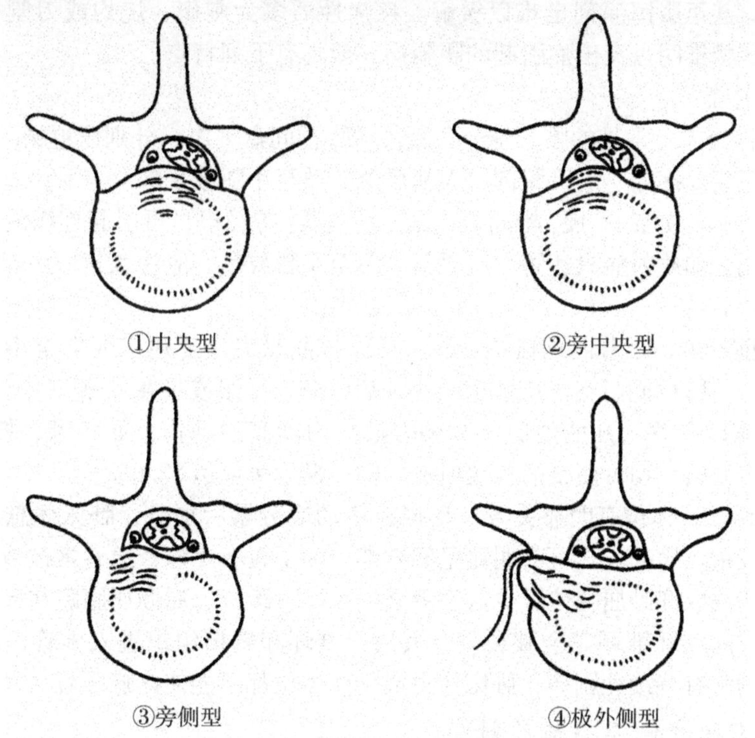

图 7-12①②③④ 根据临床神经损伤的关系分型

根据临床神经损伤的关系可分为中央型、旁中央型、旁侧型和极外侧型 4 种类型。

四、发生率

1. 发病年龄和性别 腰椎间盘突出症以青壮年为最多，男性多于女性，约为 7 : 3，认为与劳动强度大及外伤有关。资料报道发病年龄可为 14～72 岁，其中 21～45 岁占 66.3%，青少年占少数，发病年龄最小的为 11 岁。

2. 腰椎间盘突出平面 腰骶部活动度大，处于固定的骨盆和活动的脊柱交界处，承受的压力最大，椎间盘容易发生退变及损伤，故腰$_4$、腰$_5$ 及腰$_5$、骶$_1$ 椎间盘的发病率最高。据国内外文献报道，最下两个椎间盘突出可占腰椎间盘突出总数的 90% 以上，部分患者可同时有两个平面以上的椎间盘突出，国外报道以腰$_5$、骶$_1$ 椎间盘突出为最多，国内则以腰$_4$、腰$_5$ 椎间盘突出为最多。

五、临床表现

腰椎间盘退变或损伤，髓核突出刺激、压迫神经根或马尾神经，临床出现系列症状和体征，大多数可根据其症状和体征作出诊断。

(一) 腰痛和放射性下肢痛

是本病典型的症状，发生率高达 96.5%，其中 57% 有外伤史。多数先有腰痛，随后出现腿痛，部分腰痛和腿痛同时发生，少数只有腿痛而无腰痛，也有出现腿痛后，腰痛减轻或消失。疼痛程度差别较大，轻者可坚持工作，但不能从事体力劳动；重者疼痛难忍，卧床不起，翻身困难，甚至服镇痛剂也难以缓解。疼痛性质多为刺痛、烧灼或刀割样痛，常伴有麻、胀等感觉。腰椎间盘突出症引起的腰腿痛一般具有下列特点。

1. 根性放射痛

（1）坐骨神经痛：常见的腰$_4$、腰$_5$和腰$_5$、骶$_1$椎间盘突出，分别压迫腰$_5$和骶$_1$神经根，故引起坐骨神经痛。疼痛一般沿臀部、大腿后侧放散至小腿或足部。

（2）股神经痛：如腰$_3$、腰$_4$椎间盘突出，压迫腰$_4$神经根，可引起疼痛放射至大腿前外侧或小腿前内侧。如放射痛只达臀部或股部，不至小腿或足，应注意其他病因，如骶髂关节病变或脊椎滑脱等。

（3）小腿前外侧、足背或踇趾痛：腰$_4$、腰$_5$椎间盘突出疼痛多放射至小腿前外侧、足背或踇趾，腰$_5$、骶$_1$椎间盘突出则放射至小腿后外侧、足跟或足背外侧。

2. 疼痛与腹压有关　凡能使腹压和脑脊液压力增高的动作，如咳嗽、打喷嚏、排便，甚至大笑或大声说话，均可使腰痛和放射痛加剧，发生率可达82.6%。

3. 疼痛与活动、体位有明显关系　疼痛在活动或劳累后加重，卧床休息后减轻。晨起时较轻，下午较重。病程较长可有明显呈间歇期。为了缓解疼痛，患者常被迫采取某一侧卧位，并屈髋屈膝或取仰卧屈腿位，少数患者被迫采取下蹲位、屈髋屈膝跪在床上。如椎间盘突出物很大或椎间盘纤维环完全破裂，有大块纤维环和髓核组织进入椎管，严重压迫神经根，在急性期则常有持续性剧痛，卧床休息或任何体位都不能使疼痛缓解。

（二）棘突间旁侧压痛与放射痛

在椎间盘突出间隙相对应的棘突间旁侧有局限性压痛点，并伴有向小腿或足部的放射痛。此体征对诊断和定位均有重要意义，压痛及放射痛点，即为病变所在处，发生率可为83.1%。在急性期压痛和放射痛多很显著，发病时间较长的患者，压痛和放射痛变得不明显，俯卧位有时不易查出，如让患者取站立位，在伸腰挺腹姿势检查，则较易查出压痛和放射痛部位。

（三）麻木

当突出椎间盘刺激本体感觉或触觉纤维时，常引起肢体麻木，疼痛感觉较少见。麻木感觉区常按受累神经区域皮节分布，但与神经根受压的严重程度无直接关系，常见部位为小腿外侧及足部（图7－13①②③）。

（四）肌肉瘫痪

当突出椎间盘压迫神经根时间较长且较严重时，常导致该神经麻痹，所支配的肌肉常有不同程度的瘫痪症状。常见有腰$_4$、腰$_5$椎间盘突出，腰$_5$神经根受压麻痹，出现胫前肌，腓骨长、短肌，伸踇长肌及伸趾长肌不同程度瘫痪，甚至出现足下垂，其中以伸踇长肌瘫痪，踇趾不能背伸最常见。腰$_5$、骶$_1$椎间盘突出，可引起腰$_1$神经根受累，腓肠肌和比目鱼肌肌力减弱，可表现为踇趾跖屈肌力减弱，小腿三头肌肌力可无明显影响。

（五）跛行

常有跛行步态，严重者不能行走或需扶拐，行走时躯干僵硬，向前或向一侧倾斜，患肢不能正常迈步及负重，伴有腰椎管狭窄者则表现为间歇性跛行。

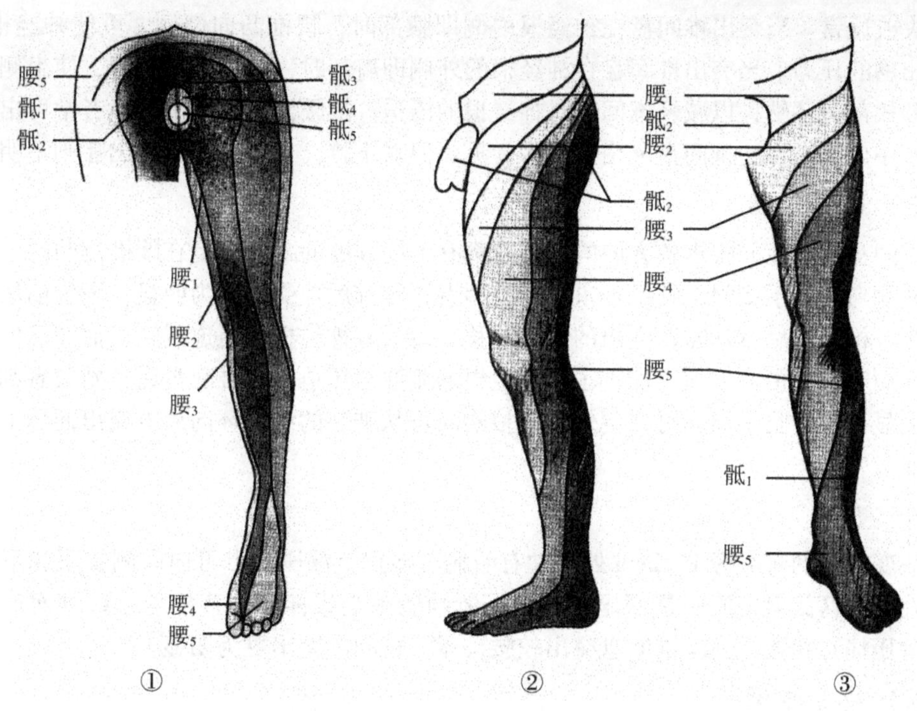

图 7－13①②③ 腰椎间盘突出时的感觉障碍按受累神经区域皮节分布

（六）腰肌痉挛、脊柱畸形和活动受限

常有一侧或两侧腰肌痉挛，同时脊柱腰段生理性前凸减小或消失，严重者可有后凸畸形。此外，约65%有脊柱侧弯畸形，侧弯的方向一般取决于髓核突出位置与神经根的关系。如髓核突出位于神经根的外前方（根肩型），脊柱则向健侧弯、凸向患侧；如髓核突出位于神经根的内前方（根腋型），脊柱则向患侧弯、凸向健侧，脊柱前屈、后伸活动均可受限。

腰肌痉挛和脊柱畸形均属继发性适应性改变以缓解疼痛，在椎间盘突出症治愈后，畸形就会随之消失，逐渐恢复正常形态。

（七）马尾神经损伤

中央型腰椎间盘突出或纤维环完全破裂，大块纤维环髓核碎片脱入椎管者，可引起突出平面以下的马尾神经严重受压，出现广泛的神经根和马尾神经损害症状和体征。早期表现为双侧典型坐骨神经痛，会阴部麻木，排便、排尿不畅，随后疼痛消失而小腿和足部肌肉广泛萎缩、无力，甚至完全瘫痪。括约肌功能障碍，男性可出现功能性阳痿，女性出现假性尿失禁，跟腱反射也常减弱或消失。

六、体格检查

（一）步态

症状较轻者，行走步态常稍为拘谨，症状严重者多取躯干前倾、臀部凸向一侧的姿势，同时可伴有跛行。

（二）脊柱外观

为使突出组织向后凸的张力减小，以减轻对神经根的刺激，常出现生理性前凸变浅甚至完全消失或反常。当突出椎间盘在神经根内侧即腋部时，腰椎凸向健侧，可使神经根松弛，减轻突出物的压力。当突出椎间盘在神经根的外侧即肩部时，腰椎凸向患侧，使患侧纤维环紧张和髓核部分还纳，以减轻椎间盘对神经根的压迫。故腰椎间盘突出症患者常可出现腰椎侧弯，其中以腰$_4$、腰$_5$ 椎间盘突出症最为常见，但对于腰$_5$、骶$_1$ 椎间盘突出症则不明显。

（三）腰椎活动

腰椎间盘突出症的腰椎各方向的活动度都有不同程度的减小，但在腰椎侧凸时，腰椎向凸侧对侧侧弯时可不受限。纤维环未完全破裂者，腰椎后伸受限较为明显，因为前屈时后纵韧带紧张及椎间隙后方加宽，突出的髓核前移，对后方神经根的压迫减轻，而在后伸时后方间隙狭窄而突出物更为后凸，加重了对神经根的刺激与压迫。腰椎间盘完全破裂者则腰椎前屈受限明显，因为腰椎前屈时，更多的髓核物质可从破裂的纤维环向后方突出而压迫神经根引起疼痛。

（四）压痛

在病变间隙的棘突旁 1～2cm 处，常有明显压痛点，深压痛点可向同侧臀肌和下肢沿着坐骨神经分布区放射，原因是深压时刺激了骶棘肌中受累神经的背根神经纤维而产生感应痛。这种压痛点在腰$_4$、腰$_5$ 椎间盘突出较腰$_5$、骶$_1$ 椎间盘突出更为明显。

（五）感觉减退

感觉障碍常按受累神经根支配区分布，如腰$_4$ 神经根受损，表现为大腿内方、膝内侧和小腿内侧感觉障碍。腰$_5$ 神经根受损，则为小腿外侧、足背前内方和拇趾感觉障碍。骶$_1$ 神经根受损，可有足外侧、小趾及足底感觉障碍。

（六）肌肉萎缩

当神经根受到压迫时，由于神经末梢营养的变化，可导致神经根所支配的肌肉如胫前肌、腓骨长、短肌，伸拇长肌及伸趾长肌、腓肠肌等发生不同程度的肌肉萎缩。另外，由于患肢活动减少，可导致失用性肌萎缩，常见有股四头肌的萎缩。

（七）肌力改变

腰$_4$、腰$_5$ 椎间盘突出症，踇趾背伸肌力明显减弱，甚至踝关节背伸无力。腰$_5$、骶$_1$ 椎间盘突出症可有踇跖屈肌力减弱，小腿三头肌肌力较少有改变。

（八）腱反射减弱或消失

深反射减弱和消失与神经功能障碍的严重程度有关。在腰$_3$、腰$_4$ 椎间盘突出症，由于腰$_4$ 神经根受累，常出现膝反射减弱或消失；腰$_5$、骶$_1$ 椎间盘突出症，由于骶$_1$ 神经根受累，可出现跟腱射减弱或消失。

（九）特殊检查

1. 直腿抬高试验（Laseque 征）　患者仰卧，将患肢置于轻度内收、内旋位。检查者一手握住踝部，一手置于膝上，保持膝关节处于完全伸直位，缓慢抬高患肢，当出现坐骨神经痛时记录下肢抬高的度数。正常下肢抬高≥70°时，均不出现坐骨神经痛，当抬高＜70°时出现坐骨神经痛，即为阳性。椎间盘突出症时抬高试验阳性的敏感性为 80%～99%，年轻人较老年人更为敏感。

2. 直腿抬高加强试验（Bragaid 征） 患者仰卧，检查者一手握住患者踝部，另一手置于膝上，保持膝关节伸直位，抬高下肢的同时缓慢屈曲膝关节，达到一定角度，患者感到下肢有沿坐骨神经放射痛时，稍放低直腿抬高角度，检查者再用手握住足前部，背伸踝关节，如再次引起坐骨神经痛即为阳性。

3. 健肢抬高试验（Fajersztajn 征、Radzikowski 征、Bechterew 征） 患者仰卧，当健侧直腿抬高时，患侧出现坐骨神经痛者为阳性，突出的椎间盘在肩部时可为阴性。

4. 股神经牵拉试验 患者俯卧，患侧膝关节保持屈曲、过伸髋关节，如出现股前侧放射痛则为阳性。提示组成股神经的腰神经受累，此检查阳性常见于腰$_2$、腰$_3$ 和腰$_3$、腰$_4$ 椎间盘突出症，腰$_4$、腰$_5$ 和腰$_5$、骶$_1$ 椎间盘突出一般为阴性。

5. 腘神经压迫试验 患者仰卧，检查者一手握住患者踝部，另一手置于膝部，保持膝关节伸直位，行直腿抬高试验，患者感到下肢有沿坐骨神经放射痛时，稍放低直腿抬高角度，使放射痛刚刚消失，检查者手指压迫位于股二头肌腱内侧走行的腘神经，引起腰和下肢放射痛为阳性。

6. 屈颈试验（Lindner 征） 患者取坐位或半坐位，两下肢伸直，向前屈颈引起患肢的放射性疼痛者即为阳性。

7. 仰卧挺腹试验 患者仰卧，做挺腹抬臀动作，使臀部和背部离开床面，出现患肢坐骨神经痛为阳性。必要时可做一些附加动作如咳嗽等来加强对神经根的刺激，从而引发疼痛。

七、影像学检查

（一）X 线检查

在 X 线照片上，椎间盘透光度大，不能直观地显示椎间盘的病理形态，但可以显示椎间盘退变突出的间接征象及与椎间盘突出相关的发育异常等。常规腰椎正、侧位 X 线片疑有腰椎弓峡部不连者，还需摄腰椎左、右斜位片。

1. 正位片 正位片上可见脊柱侧弯畸形，其侧弯方向与髓核突出位置和神经根的关系有关，侧弯度最凸点常与突出间隙一致。

2. 侧位片 侧位片可见腰椎生理前凸减小或消失，严重者甚至后凸，以病变间隙上下相邻的两个椎体最为明显。可出现典型的“前宽后窄”现象。

（1）可见椎体前、后上下缘骨质增生，呈唇样突出，小关节突增生、肥大、硬化，椎间盘纤维环或突出物钙化。

（2）可发现引起神经病变的其他异常，例如腰椎肿瘤、结核、椎间盘炎等。

（二）脊髓造影

曾经作为诊断椎间盘突出较常用的影像学检查方法，随着 CT 和 MRI 的发展，目前脊髓造影主要在怀疑有椎管内病变或临床检查与其他检查相矛盾使诊断有疑问时使用。此外，脊髓造影还用于手术后椎管狭窄的检查，脊髓造影后与 CT 扫描结合诊断有一定临床意义。

（三）CT 扫描

CT 检查对椎间盘突出的诊断准确率为 80% ~92%，照射剂量小，基本无害。应用具有软组织窗、高分辨率的 CT 检查图像，可清楚地显示不同层面椎间盘的形态，与神经根、硬膜囊的关系，黄韧带、椎间关节囊及硬膜外脂肪的影像，应用骨窗还可显示骨质的病变，对极外侧型椎间盘突出症的诊断较为可靠。但须强调，CT 检查必须结合临床病史、体征及普通 X 线片来进行判断，才能提高诊断的准确性。

典型椎间盘突出的 CT 图像表现为（图 7－14①②）：

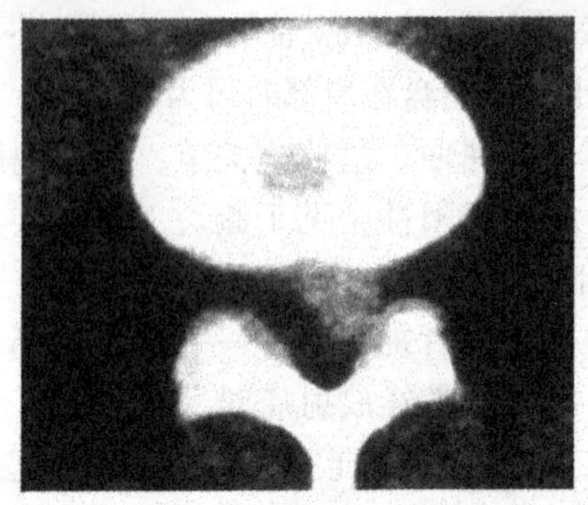
①旁侧型

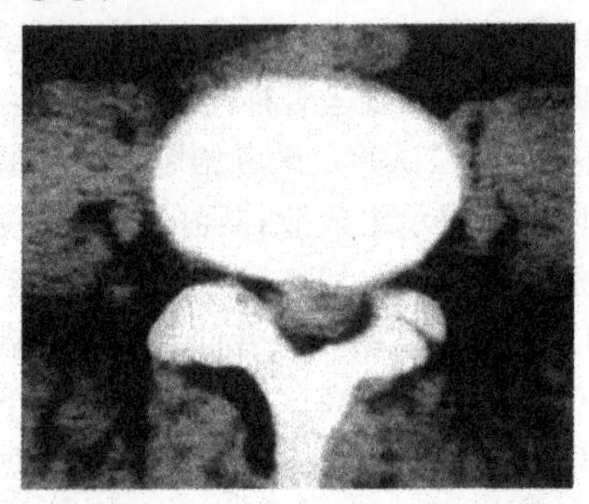
②中央型

图 7－14①②　椎间盘突出的 CT 图像

（1）向椎管内呈丘状突起，软组织肿块影或异常钙化影，神经根鞘和硬膜囊受突出物挤压移位等。

（2）CTM 即 CT 加脊髓造影，可使硬膜囊和神经根袖显影，用于观察神经组织与神经通道的关系，在神经通道狭窄的层面表现为无造影剂充盈，有造影剂充盈的层面则无狭窄。

（四）MRI 检查（图 7－15①②）

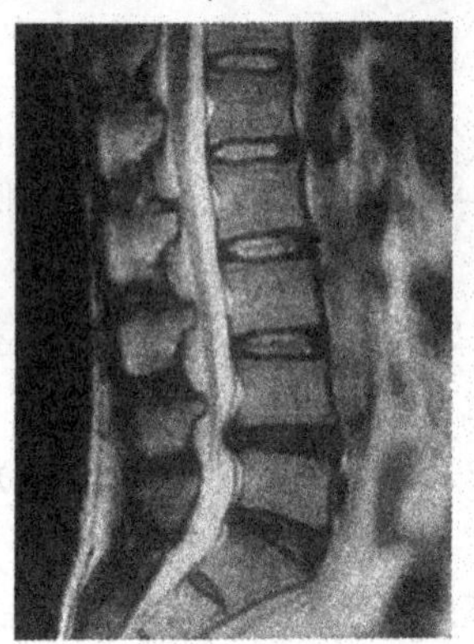
①矢状面

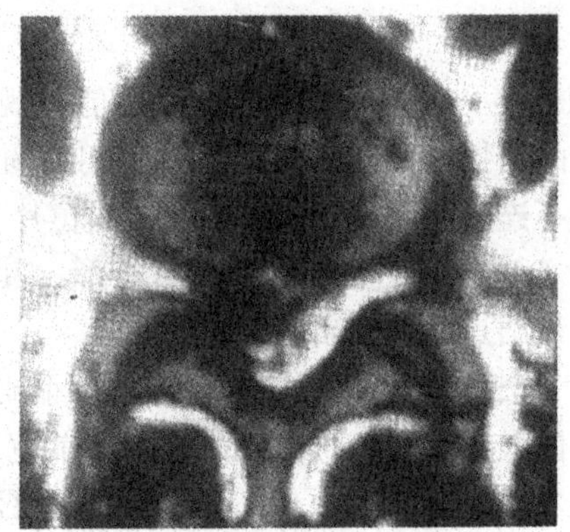
②横断面

图 7－15①②　椎间盘突出的 MRI 图像

MRI 是椎间盘突出症较为精确、简单的无创性检查手段。

椎间盘突出都有退行性病理改变，在 MRI 中，椎间盘退变在 T2 加权像显示为低信号。如 T1 加权像低信号，T2 加权像高信号则提示骨的炎性反应；T1 加权像上高信号，T2 加权像上中等信号为提示黄骨髓成分增多；T1 和 T2 加权像上均为低信号提示骨硬化。必须注意，正常中年人也均有椎间盘退变现象，故椎间盘退变影像并不能即诊断为椎间盘突出症。

1. 优点

（1）可明确显示椎间盘突出的类型。

（2）了解髓核碎块进入椎管后移动的位置和硬膜受压的部位和程度。

（3）全脊髓 MRI 检查，可一次性显示多节段病变，对于与椎管狭窄、椎管内良、恶性肿瘤如神经鞘瘤、脊膜瘤的鉴别具有较好的效果。

2. 限制　对皮质骨、钙化或骨化组织呈低信号，不能全面清晰显示。对椎间盘突出伴有的侧隐窝狭窄及极外侧型椎间盘突出症诊断阳性率和准确率较低，需与 CT 扫描结合应用，才能获得较高的准确率。

（五）其他检查

包括电生理检查，如肌电图、感觉诱发电位和运动诱发电位，超声图检查、骨扫描、腰椎穿刺和脑脊液检查等，通过这些检查可排除椎间盘突出以外的病变。

八、诊断

依据病史、症状和体格检查，结合全腰椎影像学检查，可诊断典型的腰椎间盘突出症。随着 CT 和 MRI 技术的进步和普及，脊髓造影和椎间盘造影属于有创检查，除须对椎间盘源性疼痛的诊断和多发性椎间盘突出的鉴别，目前临床已不再采用。

绝大多数腰$_4$、腰$_5$ 和腰$_5$、骶$_1$ 椎间盘突出，根据以下几点即可作出正确诊断。

（1）腰痛合并坐骨神经痛，放射至小腿或足部，直腿抬高试验阳性。

（2）腰$_4$、腰$_5$ 或腰$_5$、骶$_1$ 棘突间旁侧有明显压痛点，同时有放射性痛至小腿或足部。

（3）伸踇趾肌力减退，小腿前外或后外侧皮肤感觉减退，胫后肌腱反射及跟腱反射减弱或消失。

（4）影像学检查排除腰椎其他骨性病变。

九、鉴别诊断

1. 骶髂关节劳损　有时与腰椎间盘突出症状混淆。可有一侧腰痛，臀部及股外侧疼痛或不适，跛行以及直腿抬高受限等症状。但无明显放射痛，小腿及足部不受影响。无肌力、感觉和反射改变。压痛部位在骶髂关节部，而不在棘突间旁侧，且无放射痛。

2. 腰椎结核　有腰痛，少数有神经根激惹症状，严重者也可合并截瘫。结核患者多有全身症状，如低热、盗汗、消瘦、血沉加快等。X 线片显示有骨质破坏、椎间隙变窄等改变。

3. 椎管肿瘤　椎管内肿瘤压迫脊髓或马尾神经，可出现神经根或马尾神经损害症状；椎管外肿瘤，如转移性骨瘤、骨巨细胞瘤、脊椎血管瘤等均可对马尾神经和脊神经压迫损害。肿瘤与外伤无关，神经损害症状严重而广泛，病程发展为进行性，休息不能缓解症状。可疑病例可考虑腰穿作脑脊液检查或行 CT 及脊髓造影检查。

4. 腰椎管狭窄症　间歇性肢行是该病最典型的症状，步行一段距离后，下肢出现酸困、麻木、无力，蹲下休息后才能继续行走，骑自行车和卧床时多无症状。检查可无任何异常体征，少数可有根性神经损伤表现，严重的中央型椎管狭窄可出现大小便功能障碍。应注意腰椎间盘突出症常与椎管狭窄同时存在，发生率高达 40% 以上。主要须依据临床判断，必要时作 CT 或脊髓造影检查。

十、治疗

（一）保守治疗

保守治疗为椎间盘突出症的基本疗法，大多数患者经保守治疗后可获得缓解或治愈。

1. 适应证

（1）初次发病或病程短。

（2）虽病程长，但症状和体征较轻。

（3）由于全身性疾病或局部皮肤疾病，不适合实施手术。

2. 一般治疗　适用于症状较轻患者。包括卧床休息、腰背肌过伸功能锻炼和腰部支具限制。

3. 药物治疗　可选用肌肉松弛、止痛、镇静药物，也可应用舒筋活血的中药制剂。目前应用较多是非甾体类药物和选择性 COX－2 抑制剂，前者可抑制前列腺素 COX－1 和 COX－2 的合成，减轻炎症反应，缓解症状。后者则通过单纯抑制 COX－2 而达到治疗效果。

4. 牵引疗法

（1）适应证：适用于腰椎间盘突出症合并有腰椎小关节紊乱、腰椎假性滑脱。

（2）禁忌证：孕妇、重度腰椎间盘突出症、脊椎滑脱症、腰椎结核或肿瘤、严重心脏病、活动期肝炎或明显肝脾肿大。

（3）常用方法：仰卧于牵引床上，暴露腰部，胸和臀部分别固定于牵引床的胸腰板和臀腿板上，患椎间隙与床的胸腰和臀腿板间隙对应。依据患者的性别、年龄、身体状况、症状、体征及影像学检查，设置治疗参数。

（4）术后：牵引后平卧于硬板床上，腰部腰围制动，一般认为应绝对卧床 20 日至 2 个月不等。

5. 物理治疗　物理治疗有镇痛、消炎、促进组织再生、兴奋神经肌肉和松解粘连等作用，在椎间盘突出症的治疗中具有重要的作用。常用方法有高、中、低频电疗法及红外线疗法等。

6. 推拿、针灸疗法　推拿与针灸均为中医学的重要组成部分，用于治疗腰椎间盘突出症具有悠久的历史，并取得良好治疗效果。

7. 硬膜外腔或骶管注射封闭疗法

（1）适应证：适用于大多数椎间盘突出症，治疗有效率为 80% 左右。

（2）禁忌证：全身急性感染、活动性肺结核、封闭部位的皮肤或深部组织炎症、体质极度衰弱。

（3）治疗方法：硬膜外腔注入利多卡因类麻醉药物及少量激素，抑制神经末梢的兴奋性，同时改善局部血液循环，减轻局部酸中毒，达到止痛目的。治疗有效可 1～2 周后再注射 1 次，一般不超过 3 次，经多次注射治疗无效者，应考虑系广泛致密的粘连，需改用其他治疗方法。

（二）手术治疗

经保守治疗无效，症状较重且影响生活和工作，或经保守治疗后病情加重者，应采用手术治疗。自1934年报道手术治疗腰椎间盘突出症获得成功以来，经过70余年的探索，腰椎间盘突出症的手术治疗获得很大进步，从传统的开放式髓核摘除术到内镜下微创手术、人工椎间盘置换术，再到椎间盘的生物学治疗，腰椎间盘突出症的手术治疗已越趋完善。但是，手术的目的不是治愈，而是解除腰腿痛症状，因为手术的本质并不能终止导致椎间盘病突出的病变过程，也不能达到完全恢复腰部的生理状态。

1. 适应证

（1）腰腿痛病史超过半年，并经过至少6周以上的正规保守治疗，疼痛无缓解，直腿抬高试验阳性无改善或神经症状继续加重。

（2）有严重下肢肌力减弱及马尾神经损害，明显影响生活或工作。

（3）合并腰椎峡部裂及脊椎滑脱、较严重的退变性脊椎滑脱、脊椎节段性失稳和腰椎管狭窄。

（4）原位复发的腰椎间盘突出。

（5）病史虽不典型，经CT及脊髓造影检查确诊为较大椎间盘突出。

（6）初次手术失败，症状复发且有加重趋势，应尽早明确原因，再次手术。

（7）突出的髓核出现骨化，较重的高位腰椎间盘突出症，极外侧型腰椎间盘突出症，伴有软骨板破裂，可适当放宽手术限制。

2. 禁忌证

（1）合并有严重心、肺、肝、肾疾病。

（2）有较广泛的纤维组织炎、风湿性疾病。

（3）神经精神性疾病。

3. 开放式髓核摘除术　传统后路腰椎间盘髓核摘除术，仍是目前最常用和可靠的手术方法之一。

（1）手术方法：包括开窗法、半椎板及全椎板切除术。①开窗法软组织分离少、骨质切除局限、对脊柱稳定性影响较小，大多数椎间盘突出均可以采用。②半椎板切除多用于单侧椎间盘突出累及神经根管，需较广泛探查或减压者。③全椎板切除：适用于中央型腰椎间盘突出合并椎管狭窄、累及神经根管者。

（2）术后处理

1）术后24～48小时拔出引流。

2）术后24小时内，须严密观察双下肢及会阴部神经功能的恢复情况，如有神经受压症状且进行性加重时，应立即手术探查，防止因长时间神经受压出现不可逆性瘫痪。

3）卧床时间根据手术方式决定。一侧椎板开窗，因未涉及关节突关节的切除，卧床2周后即可下地活动：一侧椎板切除并一侧关节突关节切除或全椎板切除，应卧床2个月；双侧半椎板切除并关节突切除或全椎板切除并关节突切除，须卧床3个月，至少半年后才能从事体力劳动。

4. 经腹入路腰椎间盘摘除术　包括腹膜后入路和腹膜内入路，后者已少用。由于存在手术部位出血、血肿引起神经根粘连，不能完全摘除病变的椎间盘，以及后路的骨窗造成脊柱后侧结构不稳定等原因，因而提出经前侧入路行腰椎间盘摘除术。

（1）优点

1）能较好暴露整个椎间隙和软骨板。

2）可同时处理腰$_4$、腰$_5$和腰$_5$、骶$_1$椎间盘。

3）可在椎间盘摘除后植骨，保持椎间隙宽度并达到骨性融合。

4）容易控制椎管内椎静脉出血。

5）可同时处理退行性脊椎滑脱。

（2）限制

1）手术创伤较后路手术大。

2）术中可能损伤腹下神经丛，在男性引起性功能障碍。

3）术后恢复期较长。

（3）术后处理

1）严格卧床3个月，椎体间骨性融合后方可离床活动。

2）手术后早期易发生肠麻痹，可注射新斯的明0.5mg，每隔半小时1次，共3次。须预防下肢血栓性静脉炎。

5. 微创脊柱外科治疗　包括显微内镜下腰椎间盘切除术、经皮穿刺腰椎间盘切除术、经皮激光腰椎间盘汽化减压术、经皮射频消融腰椎髓核成形术和腰椎间盘髓核化学溶解术等。

十一、疗效分析

1. 手术效果　腰椎间盘突出症外科治疗的方法，不论是开放或是微创手术手段，目的都是摘除突出的髓核致压物，达到解除神经根受压、缓解腰痛及下肢放射痛等症状。临床实践证明，绝大多数（80%以上）效果是良好和持久的。据资料报道，对腰椎间盘突出施行髓核摘除术后平均12.7年的随访结果，开窗组的优良率为77.3%，半椎板组为84%～86%。恢复工作后，椎间隙高度在术后9年平均丢失36%，未发现椎间不稳定。

2. 术后腰痛　目前，部分对腰椎间盘突出行摘除髓核的同时，作该椎间隙的融合或融合器融合并椎弓根钉固定，其理由是腰间盘髓核摘除后，该椎间隙进一步狭窄，将发生腰痛或者出现不稳定，为预防其发生而行融合及内固定。

对于腰椎间盘突出髓核摘除后，是否一定发生椎间隙狭窄性腰痛和不稳定的问题，有学者提出不同看法。据金大地等2003年报道一组手术治疗腰椎间盘突出症和腰椎管狭窄症2 560例，术后并发症发生率约为5%，其中仅2例全椎板切除者分别在术后4～5年出现腰椎$_{4\sim5}$ Ⅰ°滑脱。另有靳安民等报道，手术治疗腰椎间盘突出症7 235例，术后随诊，腰椎不稳发生率<1%。以上两组近万例的病例，均未提及术后及远期出现腰痛的问题。由此可见，影响治疗效果的主要因素是髓核摘除不彻底以及发生神经根损伤、马尾损伤、神经根粘连和椎间盘炎等。据以上两组病例可见，腰椎间盘的髓核摘除后，并发持续腰痛及滑脱者极少，预防性融合及内固定缺乏足够的理论依据和实际病例支持。

3. 术后椎间隙变窄　关于椎间盘突出髓核摘除后出现的椎间隙变窄，可视为一种正常生理性变窄。椎间盘突出多发生在中、老年人，资料报道平均为45.8岁，人在中年之后，由于椎间盘逐步退变及纤维化而变窄，至老年时身高可降低5～8cm不等，老年人因椎间盘退变而稳定性较差，从而代偿性发生骨质增生以增加椎间接触面积而达到增加稳定。此时发生的退变性滑脱和退变性侧凸，多数无明显症状，部分椎体边缘因为增生已自发形成骨桥连接。故可认为，没有必要对老年人腰椎间活动减少、变窄施行预防性融合。再者，做融合手术时撑开椎间隙，也可能是不必要且无益，反而可因撑开椎间隙牵拉神经根而出现症状。椎间神经孔直径比神经根大 3 倍以上，故较少发生因椎间孔狭窄压迫神经根。

4. 椎间融合　在治疗脊柱疾患中，为恢复腰椎生理前突，可选用椎间隙前面张开方法。融合是在没有其他治疗方法可供选择情况下的最后的手段，对脊柱破坏性疾患，如肿瘤和结核，为治愈疾病必须进行融合。而对椎间盘退变性病变，脊柱尚未失去稳定，不应当将融合治疗作为首选，首先应考虑保留脊柱活动功能的治疗方法。

（石　晶）

第八节　腰椎管狭窄症

腰椎管因骨性或纤维性增生、移位导致一个或多个平面管腔狭窄，压迫马尾神经或神经根而产生临床症状称为椎管狭窄症。

1972 年 Epste 认为狭窄可因发育性或退变性所致，以退变性为多见，并认为神经根嵌压于侧隐窝可引起根性神经痛，目前这一观点已被普遍接受。

一、应用解剖

腰椎由前方的椎体、后方的椎弓、棘突及侧方的横突所构成，椎体后缘及后关节与椎弓间形成椎孔。各椎体间有椎间盘连接，椎弓间有后旁小关节连接，周围有韧带联结而形成腰段脊柱，各椎孔相互叠加而形成腰椎管。腰椎管的前壁为椎体后面、椎间盘后缘及后纵韧带，两侧为椎弓根，后方为椎板、后关节和黄韧带。椎管内有硬膜囊，囊外有脂肪组织、血管及从囊内穿出的神经根，囊内在腰$_2$以上为脊髓圆锥及神经根，腰$_2$以下为马尾神经。

侧隐窝是椎管两侧的延伸部，其外界是椎弓根内壁，后方是上关节突前壁、黄韧带外侧部及相应椎体上缘，前方是椎体后缘的外侧部分及相应的椎间盘，内侧为开放区，与硬膜及硬膜外脂肪、血管丛相邻。侧隐窝内有从硬膜囊内穿出的神经根通过，并向外进入椎间孔。

腰椎侧隐窝存在与否及深浅，与椎管的形态有关。腰$_1$椎孔为椭圆形，基本无侧隐窝，腰$_2$椎孔呈三角形，多数侧隐窝不明显，腰$_4$、腰$_5$椎孔以三叶草形为主，大部分有明显的侧隐窝（图 7－16①②③④⑤）。

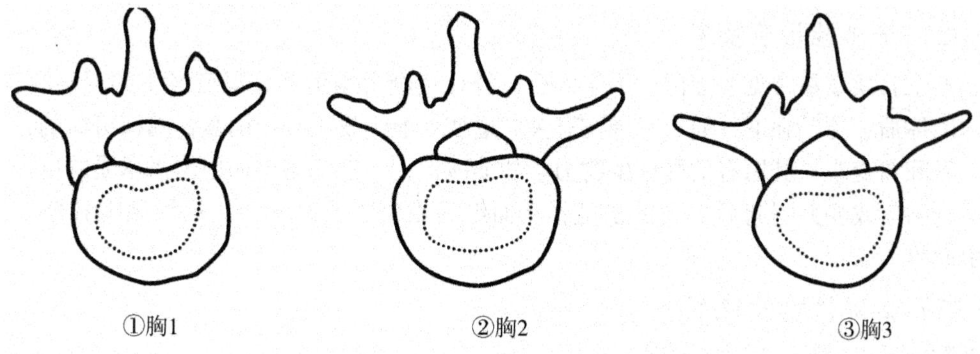

①胸1　②胸2　③胸3

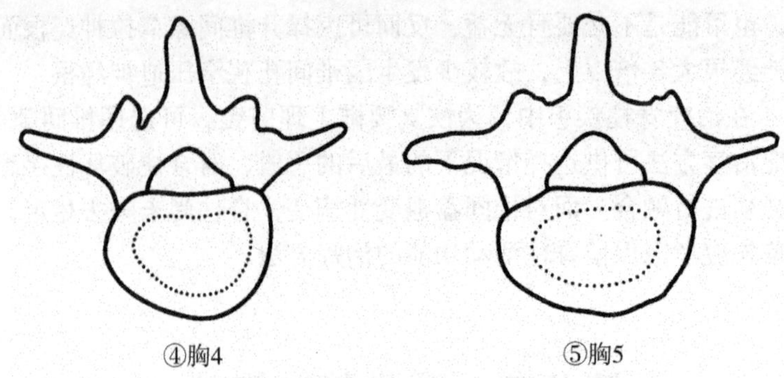

图7－16①②③④⑤　腰椎椎管解剖形态

神经根管是指位于椎间侧方的椎间孔，为神经根穿出的骨纤维性管道，在腰段其前壁为上一椎体和其下方的椎间盘，后壁为上位椎骨的椎弓下切迹，下壁为下位椎骨的椎弓上切迹。

二、病因与分类

根据病因，可分为4类。

（一）发育性椎管狭窄

1. 先天性小椎管　先天性短椎弓根及椎弓根内聚，以致椎管矢状径及横径变小，幼儿时没有症状，随着发育过程椎管和其内容物逐渐不相适应，才出现椎管狭窄症状。

2. 软骨发育不全症　发育过程中逐渐发生椎管狭窄而出现症状。

3. 先天性椎弓峡部不连及滑脱　由于椎体间不同程度的滑移使椎管在该平面变窄，同时，椎弓峡部软骨和纤维组织增生也可压迫神经根，一般均在发育后期或中年后合并脊柱退变时才出现症状。

4. 先天性脊柱裂　先天性脊柱裂处瘢痕组织增生及粘连，造成对硬脊膜和神经根的牵拉、刺激和压迫。

（二）骨病和创伤

畸形性骨炎、脊柱结核、脊柱化脓性感染、肿瘤、腰椎间盘突出及创伤均可引起椎管狭窄，但这类疾病本身是明确的独立性疾病，椎管狭窄只是其病理表现的一部分，故不应诊断为椎管狭窄症。

（三）退变性椎管狭窄

是腰椎管狭窄最常见的原因。中年以后，脊柱逐渐发生退变，退变发生的迟早和程度，与个体的体质、劳动强度、职业及创伤有关。退变一般先发生于椎间盘，髓核组织的含水量减少，椎间盘变窄，其原有的弹性生物力学功能减退，不能均匀向四周传播承受的压力。狭窄和生物力学改变并引起后关节的紊乱，从而继发椎管骨及纤维性结构的肥大和增生性退变，引起椎管狭窄。

（四）医源性椎管狭窄

多数由手术所致，较多见的有：

（1）手术创伤及出血引起的椎管内瘢痕组织增生及粘连。

（2）手术破坏了脊柱的稳定性，引起脊柱滑移。

（3）手术破坏了脊柱的生物力学，继发创伤性骨、纤维结构增生。

（4）全椎板或半椎板切除后，后方软组织突入椎管并与硬脊膜粘连。

（5）脊柱后融合术引起的椎板增厚。

（6）手术过程遗留碎骨块于椎管内，经过暴力反复推拿，椎管内有明显的粘连及骨与纤维结构增生，导致椎管狭窄。

除了按病因分类外，还可以按椎管狭窄发生的部位分为中央椎管狭窄、侧隐窝狭窄、神经根管狭窄及混合性狭窄4类。

三、病理生理（图7－17①②③）

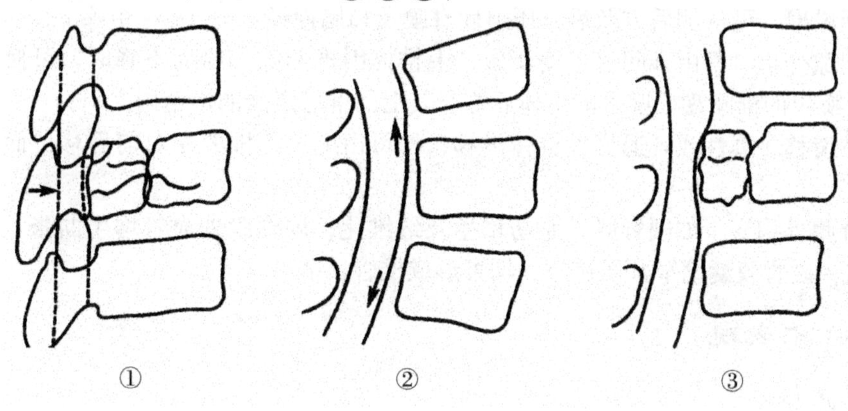

图7－17①②③ 椎管狭窄与脊髓损伤类型的关系

腰椎管的大小可因脊柱姿势的改变而变化，实验及临床与X线片测量均证明，当腰椎前屈时，其生理前凸减少，椎管容量增大。腰椎后伸时，其生理前凸增加而椎管容量变小，其前后径可减少10%或更多。

在正常腰椎管，马尾神经约占硬脊膜囊横切面的21%，其余空间为脑脊液。硬脊膜囊和椎管壁之间有硬脊膜外间隙、脂肪和血管，故腰椎管发生狭窄时，马尾神经可有相当的缓冲余地。狭窄较轻时对神经不造成压迫，因而临床症状不明显。狭窄发展到一定程度后，接近压迫马尾及神经根的临界度，此时如直腰或后伸，椎管容积进一步减少，椎管内压力增加，使静脉回流不畅，静脉压增加，血流缓慢，使毛细血管压力增加，造成神经根和马尾神经的血氧水平下降。此时，如进行活动和行走，神经的需血及需氧量增加，就会使原有的缺血缺氧进一步加重而产生症状。如弯腰及休息，则椎管容量相对增加，椎管内压力减低，静脉回流增加，毛细血管压力减低，神经的供血供氧改善，且停止活动后，神经的需血需氧量也减少，症状可得以缓解。这种病理变化也是神经性间歇跛行的病理生理基础。狭窄的进一步发展，可对马尾及神经根造成持续性压迫，此时活动及伸腰可使症状加重，而弯腰及休息时也不能使压迫及症状完全解除。

四、病理变化

早期多认为发育性椎管狭窄的重要性，目前则多数认为发生最多的是退变性椎管狭窄。但不能否认椎管发育的大小有个体差异，原来有椎管发育较小，加上有椎管狭窄因素发生时则更易产生症状。

椎管狭窄的病理改变主要有以下方面。

（一）椎体后缘骨质增生

1. 后纵韧带肥厚、骨化　椎间盘后突等突出物位于椎管中央时，可造成椎管前后径变短而引起狭窄，位于一侧或双侧时可从前方造成侧隐窝狭窄。

2. 关节突肥大增生　由于关节突肥大增生，可从后方造成侧隐窝狭窄，压迫神经根。

3. 椎弓根短缩或内聚　可造成椎管的矢状径和横径狭窄。

4. 黄韧带增厚　椎板间、椎板前方和椎管侧方均有黄韧带，黄韧带增生肥厚时，可从侧方、侧后方及后方造成椎管狭窄。

5. 椎板增厚　可从侧后方及后方压迫硬脊膜及马尾神经。

6. 椎间隙变窄　常由椎间盘退变所致，上椎体因椎间隙狭窄而下降时，可使神经根扭曲，被挤于膨出的椎间盘或增生的椎体后缘与其上的椎弓之间的沟道内。

7. 椎体滑移　真性或者退变性椎体滑移，均可由上、下椎的相对前后移位而造成椎管狭窄。

8. 硬脊膜外病变　如硬脊膜外脂肪增生及纤维化，硬脊膜外血管增生曲张，硬脊膜外束带、粘连，硬脊膜囊缩窄及压迹等，均可形成椎管狭窄。

五、临床表现

（一）症状

多见于40岁以上的中老年，起病缓慢，常有较长时间的慢性腰痛史。中央型椎管狭窄与侧隐窝及神经根管狭窄有不同的临床表现。

1. 中央型椎管狭窄　继腰痛之后，可逐渐出现双下肢酸胀、麻木、疼痛及无力。症状的轻重常与体位有关，脊柱后伸而腰椎前凸增加时症状即随之加重，反之则减轻，故直立、后伸腰及平卧时症状加重，弯腰、下蹲、坐位及屈膝侧卧时症状减轻。部分患者可骑自行车10km以上无明显疼痛，但徒步行走却只能行数十米至数百米。最典型的表现是神经性间歇性跛行，其特点是步行数十米至数百米即出现下肢疼痛麻木、酸胀、无力等症状，继续行走时症状进一步加重，直至步态不稳，无力行走，此时，如坐下或蹲下休息片刻，症状即明显减轻或消失，又可继续行走，但行走不远症状又出现，如此反复发生。

2. 侧隐窝狭窄　侧隐窝狭窄受压是硬脊膜囊穿出的神经根，故其症状与一侧性腰椎间盘突出症类似，但其根性坐骨神经痛往往比椎间盘突出症更为严重，疼痛自腰臀部向下肢放射，常有麻木感。狭窄嵌压腰$_4$神经根时，放射性疼痛及麻木感位于小腿内侧；嵌压腰$_5$神经根时，放射性疼痛及麻木感位于小腿外侧及足内侧。疼痛常是持续性，活动时加重，但体位改变对疼痛的影响和间歇性跛行均不如中央椎管狭窄典型。

3. 神经根管狭窄　神经根管狭窄的症状与侧隐窝大体相同，临床常难以鉴别。

（二）体征

1. 未造成持续性压迫　多数无明显体征，脊柱无畸形，腰部无压痛及活动限制，直腿抬高试验阴性，下肢感觉、肌力、反射等大多正常。但作直立后伸试验时间较久时，可出现下肢麻木及酸痛感。

2. 发生持续性压迫 可出现受压的马尾神经或神经根支配区的肌力及感觉减退、腱反射减弱或消失。中央椎管狭窄严重者常有马鞍区感觉减退、排便及排尿功能障碍，下肢感觉与肌力减退的范围也较大。

3. 侧隐窝及神经根管狭窄 一般只压迫单一神经根，故体征较为局限，与中央椎管狭窄不同处是常有明显的腰肌紧张及相应的腰旁关节突部位压痛点。腰$_4$神经根受压时，感觉减退区主要位于小腿及足前内侧，可出现股四头肌肌力减退，跟腱反射正常、膝反射减弱。腰$_5$神经根受压时感觉减退区主要位于小腿外侧、足跟及足内侧，常出现伸蹞肌力减退，跟腱反射减弱。直腿抬高试验及踝关节背伸加强试验均为阳性。其体征与单侧椎间盘突出相似，但更为严重。

（三）影像学检查

1. X 线检查 X 线平片可进行椎管横径（双侧椎弓根内缘之间的距离）与矢状径（椎体后缘至椎板与棘突交界处的距离）的测量，一般认为横径 < 18mm、矢状径 < 13mm，可考虑为椎管狭窄。由于脊椎的大小存在个体差异，因而每个人的椎管大小也不尽相同，故不能单纯以椎管管径测量来判断是否狭窄。

除椎管横径测量外，X 线平片尚可有以下改变。

（1）脊柱弧度改变包括脊柱侧弯、生理前凸加大或减小。

（2）椎间隙变窄为椎间盘退变的表现，也是诱发退行性椎管狭窄的主要原因。

（3）椎体后缘骨质增生。

（4）后纵韧带钙化。

（5）后关节肥大，密度增高。

（6）椎弓根肥大、内聚。

（7）假性椎体滑移，也称退行性脊椎滑移。

以上 X 线表现对诊断腰椎管狭窄均有一定的参考价值。

2. CT、MRI 扫描（图 7 - 18①②） CT、MRI 横断层扫描对椎管狭窄的诊断价值很大。

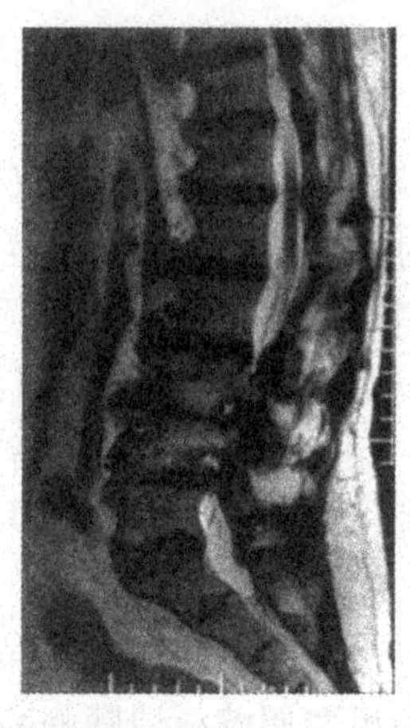

①MRI矢状面示腰$_3$、腰$_4$段椎管狭窄

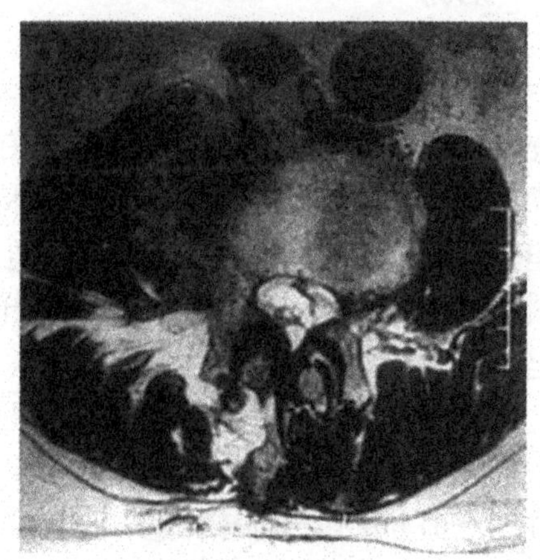

②MRI横扫面

图 7 - 18①② 椎管狭窄 MRI 图像

（1）可观察到椎管的骨性狭窄部位，如椎体后缘、关节突、椎弓根、椎板等部位的肥

大增生。

（2）也可了解椎间盘突出、黄韧带肥厚等情况。

（3）并能对椎管、侧隐窝的大小进行精确的测量。

（4）还能看到硬脊膜囊、神经根等受压或受牵拉移位的情况。

3. 中央椎管狭窄造影　主要表现为蛛网膜下腔部分或完全梗阻，完全性梗阻时出现造影剂完全中断，部分梗阻的表现为不同程度的单个或多个平面的充盈缺损，充盈缺损位于后方时多为椎板增厚及黄韧带肥厚，位于前方者可能为椎体后缘骨增生。如缺损在椎间盘平面则多为椎间盘突出或膨出，位于侧方可是关节突肥大增生，也可能是侧方黄韧带肥厚、椎板增厚或较大的一侧椎间盘突出。在X线透视观察，可见到当患者弯腰时梗阻情况明显好转，后伸腰时梗阻明显加重。

六、诊断

慢性腰痛及一侧或双侧根性坐骨神经痛，直立行走时加重，腰后伸试验阳性，弯腰、蹲下、屈膝侧卧时可缓解，骑自行车时不痛。有典型的间歇性跛行而足背动脉、胫后动脉搏动良好，症状较重而体征较少。根据以上情况可初步诊断腰椎管狭窄症。中央椎管狭窄有上述典型症状，侧隐窝或神经根管狭窄者多数为单侧严重的根性坐骨神经痛，直腿抬高试验可为阳性，下肢有感觉迟钝、肌力及反射改变，其表现类似腰椎间盘突出，有时更为严重。

结合临床及X线表现可作出诊断，CT扫描及椎管造影虽然有助于诊断，但并非绝对必要。

七、鉴别诊断

主要应注意腰椎间盘突出常同时存在、椎管内及脊柱肿瘤和神经根炎等。椎间盘突出也为退行性病变，腰椎管狭窄症中有15%～35%合并有不同程度的椎间盘突出或膨出。

八、治疗

（一）保守治疗

保守治疗对已形成腰椎管狭窄者较难有很好效果，但在早期狭窄尚未形成持续性压迫时，可先试用保守治疗。在这一阶段，当休息及体位合适时，狭窄对马尾及神经根并不构成压迫，但体位不合适及活动时则可造成压迫或刺激，从而引起马尾神经、神经根、硬脊膜囊及硬脊膜外组织的水肿、增生或肥厚，这样不但使椎管容积进一步减小，而且因水肿的马尾、神经根等对压迫和刺激更为敏感，更易产生临床症状。保守疗法虽不能消除椎管的骨与纤维结构增生，但可缓解马尾、神经根、硬脊膜及硬脊膜外组织的炎性反应，从而解除压迫并使症状缓解。

保守治疗的方法包括卧床休息、骨盆牵引、腹肌锻炼、理疗、按摩、腰带保护及适当的抗炎药物等。有急性发作症状时，卧床休息最为重要，一般可取屈髋、屈膝侧卧位，不习惯长期侧卧者也可在膝部垫高后屈髋屈膝仰卧。每日除必需起床外，应尽量卧床，直至症状基本缓解。骨盆牵引的作用是帮助放松腰肌与限制活动，腰部按摩可放松肌肉。一般不宜作腰部推拿，尤其不可作重力推拿。

（二）手术治疗

腰椎管的骨纤维性狭窄一般不能自行解除，故已产生持续性压迫而症状较重者，应考虑行手术治疗。手术治疗的目的是解除压迫马尾和神经根的狭窄因素，由于狭窄因素不同，手术方法也有所不同。术前应对狭窄的节段、部位、性质等作详细的了解。临床上常发生手术认为很彻底，但腰痛仍存在。

1. 手术指征

（1）确诊有结构性病变，神经症状加重，已产生明显持续性压迫，症状较重者。疼痛不可耐受，影响日常的生活与工作，经系统的保守治疗无效或效果不显著。

（2）明显的神经根痛和神经功能损害，尤其是严重的马尾神经损害可出现括约肌功能障碍。

（3）神经症状进行性加重，如股四头肌无力、踝关节不能背伸。

（4）多数混合性椎管狭窄症。

（5）进行性加重的腰椎滑脱、脊椎侧凸。

（6）经保守治疗无效的发育性腰椎管狭窄症，在处理继发性腰椎管狭窄症原发病的同时，将椎管扩大减压。

（7）对合并腰椎间盘脱出症的腰椎管狭窄症及腰椎管内肿瘤，可同时进行手术。

2. 术式选择　手术治疗腰椎管狭窄症的目的不仅是彻底有效解除对脊髓和神经根的压迫，而且要保持或恢复脊柱的稳定性。某些腰椎管狭窄症患者可能无明显症状，不能单纯依靠影像学有神经受压作为手术减压的依据，也不能作为临床疗效的评价。手术治疗包括传统常规手术和内镜下微创手术，目前主要术式有单侧或双侧椎板间开窗、半椎板切除、开窗潜行减压、桥式开窗减压等多种形式。

以上术式虽然保留了脊柱后部结构，减小了手术创伤和并发症，但有减压不彻底的顾虑。因此，许多学者设计了各种椎管成形术，既保留了脊柱后部结构，维护了脊柱稳定，又可以进行彻底减压。认为术后中期评估椎管成形术和椎板开窗术优于椎板切除术，后者腰椎不稳定和交界处再狭窄的发生率较高。

（1）根据椎管狭窄的病理变化，治疗椎管狭窄症的常规手术包括单纯减压术、减压加融合术或内固定及腰椎管扩大成形术等。

（2）按照椎板切除减压范围的常规术式可分为广泛性和有限性减压两种手术。由于全椎板切除的远期疗效下降，且有腰椎不稳等并发症，因此，越来越多倾向于应用有限减压的方法。有限减压强调针对不同的病因采用有限手术，不主张单一全椎板、大范围减压，主张以较小的手术创伤，达到彻底减压，并能维持腰椎稳定，保留小关节的扩大椎管减压术。有限减压可以对单一平面或单一神经根进行减压，保留较多后部骨及韧带结构，较好地保留了脊柱后部的骨韧带结构。这种术式可减少术后脊柱不稳的发生，远期疗效优于全椎板减压。对于单侧症状患者，可以进行单侧减压，双侧症状者在双侧减压同时可以进行神经根管减压。

3. 常用术式

（1）黄韧带肥厚可仅行黄韧带切除术。

（2）骨性椎管狭窄，症状严重应行椎管扩大减压术。

（3）侧隐窝狭窄压迫神经根，采取扩大开窗或半椎板入路，凿去小关节突内侧半，再沿神经根向下切除相邻椎板上缘，以扩大神经根管，直到神经根充分松解。

（4）单纯小关节变异、肥大，可切除向椎管内突出的骨质。

（5）合并椎间盘突出症，术中应摘除病变椎间盘。

（6）术中发现硬脊膜囊增厚、纤维变、搏动消失甚至变形，应切开硬脊膜在蛛网膜外观察，如有粘连物或蛛网膜本身肥厚，应将蛛网膜切开探查，并行松解术。

（7）伴有椎节不稳定，可行椎体间植骨融合术，选用 Cage 或椎弓根螺钉固定术。

4. 手术效果　准确了解疼痛的部位和起因，减压中央椎管、侧隐窝及神经根管，手术效果与全面了解病变的病理生理以及合理的手术技巧有关。手术治疗腰椎管狭窄症，虽多数可获得近期疗效，但远期效果仍难尽人意。

（1）减压不充分：如只切除椎板，未对挤压在侧隐窝及神经根管内的神经根进行减压或减压不充分，导致遗留神经症状。原因为术前体格检查或影像检查不仔细，减压节段及范围不够。彻底减压的指征是切除椎板时不但要够，而且要解除椎体后部、椎管前部和侧隐窝的增生骨质，以便彻底解除马尾及神经根的压迫。彻底减压的标准是恢复硬脊膜搏动、神经根滑动范围在 1cm 以上。

（2）减压过度：过度操作可造成医源性腰椎失稳。如切除隆起而没有破裂的椎间盘，不恰当、过多地切除椎板及关节突以及不恰当地进行硬脊膜内探查，均可能导致脊柱不稳及广泛硬脊膜内外瘢痕粘连。

5. 手术方法

（1）全椎板切除入路：适用于中央椎管狭窄，显露好，视野清楚，可处理该节段椎管任何部位的狭窄，但对术后脊柱的稳定性有一定影响，并可发生脊柱后方软组织与硬脊膜粘连等后果。此外，还应该明确除少数椎板增厚的狭窄外，全椎板切除并不是解压手段，而是便于对椎管内其他狭窄因素进行手术的入路，因此，不应对任何椎管狭窄都采用全椎板切除。

椎板切除后即可检查造成硬脊膜和神经根压迫的因素，最常见的有侧方黄韧带肥厚、关节突肥大、椎弓根内聚、椎体后缘骨增生及后纵韧带钙化。用小骨刀或骨凿切除造成狭窄的骨纤维结构，切除肥大的关节突时，应注意至少保留上、下关节面仍有 1/3 以上能相互接触构成关节，以减少对脊柱稳定性的破坏。有侧隐窝狭窄除切除部分上、下小关节突外，还需注意有无椎间盘突出、椎体后缘骨增生及后纵韧带钙化，如有也需予以解除，使神经根完全松弛。然后检查并解除硬脊膜囊外可能存在的束带或纤维增生组织压迫。对正常的硬脊膜外脂肪组织不应摘除，以减少硬膜的粘连并起到保护硬脊膜的作用。

（2）多节段半椎板切开减压术：此方法维持脊柱的稳定性优于全椎板切除术，适用于中年人发育性椎管狭窄，椎管狭窄不严重伴椎间盘突出者，也可适用于轻或中度退行性及混合性椎管狭窄，尤其是术前考虑椎间盘突出行髓核摘除者。经过全椎板切除减压术和多节段椎板切开减压术治疗腰椎管狭窄症的疗效比较，多节段椎板切开减压术也可使椎管充分减压，两种手术方法术后椎体滑移的发生率差异无统计学意义。

（3）半椎板切除入路：适用于单侧的侧隐窝狭窄、神经根管狭窄及关节突肥大。此法对脊柱稳定性的影响很小。

（4）椎板间扩大开窗术入路：对诊断明确的单一侧隐窝狭窄，可采用此入路。其方法是先探查、切除间隙半侧椎板的黄韧带，再向上下咬除部分上下椎板缘，即可显露椎管，方法与半椎板入路相同。此法较半椎板切除损伤更少，但显露不如半椎板切除好，只适宜于经验较丰富的术者采用。

（5）全椎板切除减压、植骨融合术：考虑采用单纯减压术难以获得持久的疗效时，应在减压术的同时进行融合。对椎管狭窄症全椎板切除减压术后是否行脊柱融合术，确切适应证还不十分明确，减压后同时行植骨融合术有更好的疗效。

腰椎管减压、植骨融合术的手术指征：

1）全椎板切除后，同时伴有50%以上的小关节突切除。

2）单侧全关节突切除或双侧50%以上关节突切除减压时应一期行脊柱融合术，以防术后发生脊柱滑脱。

3）合并腰椎滑脱，行全椎板切除减压术时。

4）椎管狭窄合并腰椎不稳的临床症状，如翻身痛，术前腰椎过伸过屈位摄片提示有腰椎不稳，双侧峡部发育不良、脊柱侧凸等，可同期行椎管减压融合术。

5）腰椎MRI检查提示为重度椎间盘变性突出，椎间隙高度降低超过正常的1/2以上。

6）相同节段再次手术。

（6）全椎板切除减压、植骨融合及内固定术：适用于腰椎管狭窄症具有潜在脊柱不稳及术后全椎板切除易产生脊柱滑脱的患者。在全椎板切除减压、植骨融合的同时行脊柱内固定，可防止脊柱滑脱进一步加重，脊柱的稳定性。资料表明，对单纯应用椎板切除减压术、应用内固定器加融合术与不用内固定器融合术3种方法治疗退行性腰椎管狭窄症的疗效进行对比，认为后两种方法治疗结果优于单纯全椎板切除减压术。

（7）腰椎管扩大成形术：是一种有限减压、腰椎后部结构重建手术。采用截断椎板或劈开棘突，显露椎管，摘除髓核，切除增厚的黄韧带及部分增生内聚的关节突，扩大神经根管，彻底减压硬脊膜囊和神经根后，利用椎板、棘突或自体髂骨外板、人工椎板回植固定，覆盖硬脊膜后方，恢复管状结构，使椎管后壁后移达到扩大椎管，保持椎弓后部结构完整并防止术后粘连。

对腰椎管狭窄症外科治疗仍存在许多争议，必须遵循腰椎管狭窄症的手术原则即对脊髓、神经根彻底减压，使其有一定的活动范围，而又不影响脊柱的稳定性。

6. 术后处理

（1）使用抗生素、地塞米松及甘露醇3日，以减轻硬脊膜和神经根水肿。

（2）一般24小时内，引流液数量每日20ml左右可拔除引流管。

（3）术后3～7日可逐步下地练习站立及行走，切口愈合后开始适当的腰、腹肌锻炼。早期作直腿抬高锻炼，可防止神经根粘连。

（4）恢复期腰背肌功能锻炼都将起到提高脊柱稳定性、防止病情复发和巩固疗效的重要作用。

（5）卧床6周后戴腰围下地负重行走。

九、并发症

（一）感染

可发生手术切口感染或椎间隙感染。

1. 感染　原有的神经痛和腰腿痛症状在术后消失，5～14日后发生剧烈的腰痛伴臀部或下肢剧烈牵拉性痛和肌肉痉挛，不能翻身。

2. 神经损伤　手术中在硬脊膜外或硬脊膜内都有可能损伤神经根。

3. 脑脊液漏或脊膜假性囊肿　多发生在术后第3～第4日，硬脊膜假性囊肿多在术后数个月内出现腰腿痛，在手术瘢痕处或腰骶部有球形囊样物与硬脊膜粘连，可引起坐骨神经痛。

4. 大血管损伤　最常见是经后路手术时损伤腹后壁的大血管。

5. 脏器损伤　血管损伤时可能伴有其他脏器损伤，如膀胱、输尿管或小肠等。

6. 瘢痕与粘连　手术部位的神经根与椎板切除后硬脊膜的暴露部分常发生瘢痕与粘连，可导致腰痛或神经根放射痛。椎管后壁骨缺损处瘢痕组织增生、粘连导致术后再狭窄，血肿机化、粘连及钙化往往导致神经根管再度狭窄。

（李盼祥）

第九节　腰椎峡部裂或不连与脊椎滑脱

腰椎峡部裂以腰$_5$为最为多见，其次为腰$_4$，绝大多数为一个脊椎。主要发生在男性，发病年龄在12～55岁，其中20～50岁占87%。

一、病因机制

（一）腰椎峡部裂

1. 先天性

（1）腰椎弓中央及两侧各有化骨中心，在发育过程中因未能连接而导致峡部裂。

（2）胎生即有椎弓峡部的先天缺损，行走之后逐渐发生腰椎滑脱。

2. 家族遗传性

（1）同一家族、父母与子女均有此病，原因是先天性腰椎峡部化骨中心未能愈合所致。

（2）儿童时期细弱的腰椎峡部发生折断而造成峡部缺陷，部分有明显的家族史。常伴有其他下腰部畸形如骶裂、腰$_5$椎体呈菱形及神经根硬脊膜囊异常等。

（3）还存在种族因素，如爱斯基摩人峡部裂发病率高达60%。

3. 后天性疲劳骨折　发病年龄于9岁后激增，原先X线片上无发现峡部裂隙，参加剧烈运动之后出现腰痛，检查X线片发现有峡部裂隙，认为是疲劳骨折，且有发展成为脊椎滑脱趋势。

4. 创伤性　腰椎峡部因外伤、特别是后伸损伤后可发生骨折。举重运动员、排球运动员的峡部裂发生率较高，与其腰部后伸及挺举动作有关。老运动员腰椎峡部裂的发病率为20%，而青少年运动员的发病率为4.6%，可见发病率随运动训练年限增加而增多。不同运动项目之间的发病率有很大悬殊，排球和技巧运动员发病率高达50%，而长跑运动员则发病极少，说明腰后伸活动过多可导致峡部应力劳损，产生疲劳骨折的可能性也较大。

5. 腰椎融合术后　腰骶融合术后脊椎活动的应力上移，集中在融合上位腰椎，容易发生腰椎峡部疲劳性骨折，骨折不连接则形成峡部裂。

（二）脊椎滑脱

正常人直立时，躯干重量通过腰$_5$椎体传达到骶骨，由于骶骨上面向前倾斜，故腰$_5$椎体在其上受到体重压力时，有向前向下滑移的倾向，严重时可造成腰$_4$棘突与腰$_5$棘突相碰触。正常腰$_5$、骶$_1$间的椎间盘连接，也有防止椎体向前滑脱的作用。由于椎间盘退行性变，使椎间隙失去稳定性，也是使上位椎体易于向前滑移的原因之一，当腰$_5$峡部不连接或腰$_5$、骶$_1$椎间盘发生退变时，即可发生腰$_5$向前滑脱（图 7－19）。脊椎发生滑脱后，人体为代偿这种向前滑脱而将身体重心向后移（图 7－20①②），使得背伸肌紧张以使腰椎向后，但结果又使骨盆向前倾斜，增加腰前挺及腘绳肌紧张，从而又增加了滑脱间隙的滑移张力。滑脱的发生主要在青春期，可能与此期的剧烈活动有关，以后滑脱继续增加的倾向较少。

滑脱的程度与病因有关。在先天性病因，幼儿会行走时即可逐渐发生滑脱，至成年人可发展到完全滑脱。由于椎弓峡部较薄弱，劳损或外伤而致峡部疲劳骨折不连接，大多系在青年时发现，滑脱发生较晚，大多停留在Ⅱ度滑脱，达到Ⅲ、Ⅳ度较少。

假性滑脱即为没有峡部裂的脊椎滑脱，系因椎间盘退变及关节突磨损而发生滑脱，也称退变性滑脱。多见于中年以后，以腰$_3$、腰$_4$间发生的机会较多，由于关节突的阻挡，滑移程度多在Ⅰ度之内，发生神经受压症状也较少。

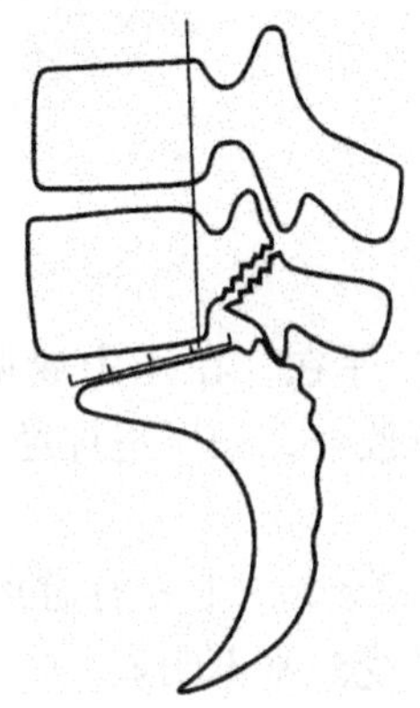

图 7－19　脊椎滑脱机制

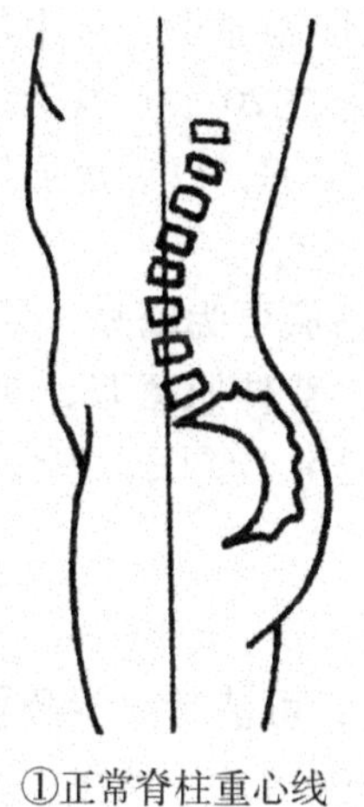

①正常脊柱重心线

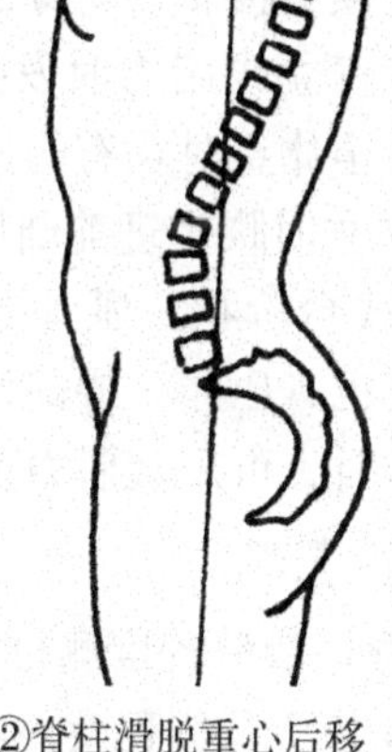

②脊柱滑脱重心后移

图 7－20①②　脊柱重心线示意图

二、病理机制

病理所见发现，峡部大多为纤维软骨样骨痂，有破骨细胞及退行变性。

腰椎峡部裂引起腰痛或下肢痛的原因有以下方面。

1. 峡部不连、椎弓异常活动　峡部裂时，棘突椎板下关节突作为一个活动单位，受棘间韧带及背伸肌的牵拉，使病变峡部发生头尾端的异常活动。背伸肌肌肉收缩，前弯腰时拉紧棘突；后伸腰时挤嵌棘突，均引起此游离椎弓的头尾活动，这种异常活动的存在使峡部疲劳骨折难以愈合，骨折处新生纤维软骨及骨痂样组织中可带有神经末梢，峡部的异常活动可刺激该部的神经末梢引起疼痛。

2. 压迫或刺激性神经根痛　峡部的纤维软骨样增生，对前方走行的神经根构成压迫或刺激，可发生神经根痛。

3. 椎间盘退变　椎间盘退行变性，纤维环破裂并失去稳定性，可发生腰痛并由此继发腰部韧带、关节囊及腰背肌劳损，也是导致腰痛的原因。

峡部不连接或脊椎滑脱导致腰腿痛的原因，可以是上述之中一种或多种同时存在。本病发生在儿童时期，可无腰痛症状，而到成人之后才开始出现症状，原因是成年后椎间盘开始退变，同时与工作损伤或慢性劳损等诱因有关。

三、临床表现

（一）症状与体征

1. 腰椎峡部不连

（1）症状：可有下腰痛，疼痛较深在，在正中或偏一侧，劳动后加重，休息则好转。疼痛可向单侧或双侧臀部及大腿后侧放射，如压迫神经根或伴有椎间盘突出，则下肢放射痛沿坐骨神经分布走行。

（2）体征：腰椎峡部不连的体征较少，主要有游离椎弓棘突压痛，左右椎挤痛，峡部不连处深压痛及腰后伸痛等。腰活动受限常不明显。

2. 脊椎滑脱

（1）症状：脊椎滑脱可没有腰痛症状，部分可有慢性腰痛史，至中年后才发现系脊椎滑脱。症状多为慢性下腰痛，向臀部至大腿后侧放射。常在20岁后常因工作劳累或轻微损伤后发生，开始在直立或用力时发生腰痛，弯腰活动则缓解，以后疼痛发展为持续性，劳动、弯腰、伸腰甚至休息时均有明显症状。

（2）体征：站立时腰生理前凸增加，在先天性脊椎滑脱更为明显，可因腰$_5$棘突后突而腰$_4$棘突在前而形成台阶状。骶骨因骨盆向后旋而突出，背伸肌紧张，伴下部有压痛，腰$_5$棘突及其上下韧带也有压痛。腰部伸屈活动可减少，抬腿可无受限，下肢肌力、感觉及反射正常，神经根受压时，可出现肌力及感觉改变。

（二）影像学表现

1. Mayerding脊柱滑移程度测量　从正侧与斜位片上，可清楚显示腰椎峡部病变、小关节情况、椎间盘退变及滑移程度。峡部裂隙的改变有裂隙增宽、硬化、颈部细长并向前延伸。滑脱程度按下位椎体上缘前后径分为4份，由滑脱椎体后缘引出直线，与下位椎上缘交角处，测量前移程度。前移在1/4以内为Ⅰ度；在2/4以内为Ⅱ度；超过2/4以上为Ⅲ度；超过3/4为Ⅳ度（图7-21），与下位椎体完全错开为全滑脱。滑脱程度大多数在Ⅰ度至Ⅱ度之间，Ⅲ度及Ⅳ度较少。

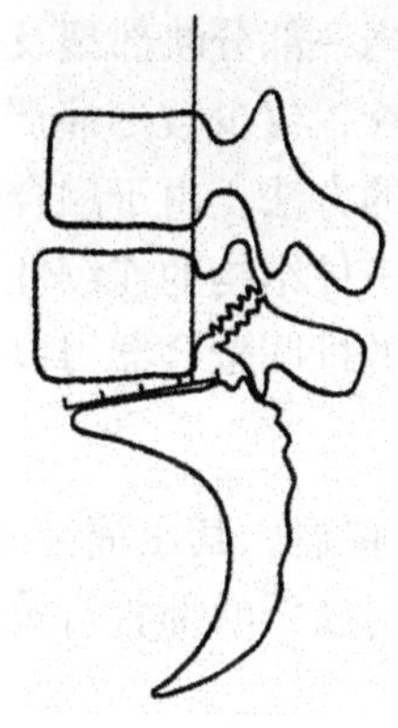

图 7－21　Mayerding 脊柱滑移程度测量

2. CT、MRI 扫描　见图 7－22①②。CT 及 MRI 扫描，对椎管内突出物的诊断很有意义。

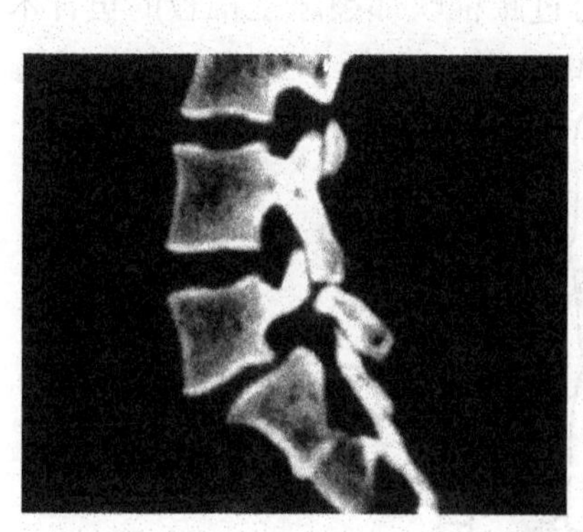

①腰$_5$狭部裂CT三维

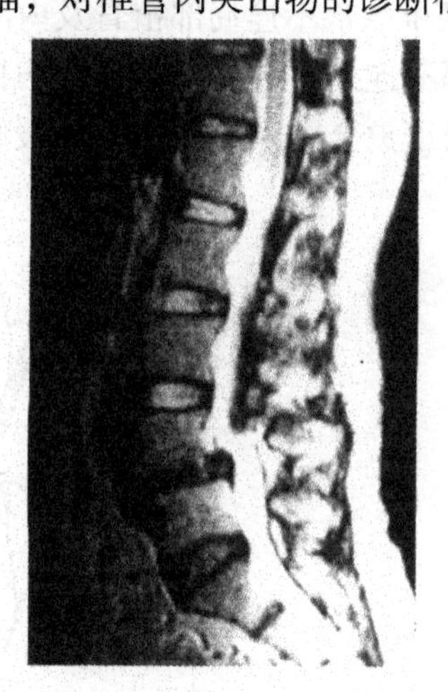

②腰$_4$滑脱压迫硬膜囊

图 7－22①②　CT、MRI 图像

四、诊断

准确的诊断，必须是临床体征与影像学检查结果一致，棘突压痛、椎体挤痛、椎旁压痛、后伸腰痛的部位，下肢神经功能障碍的定位，应与峡部不连或脊椎滑脱的部位相一致，才能确定腰腿痛系由峡部不连或腰椎滑脱所致。

五、鉴别诊断

须鉴别其他下腰痛的体征，如腰椎间盘突出，背肌或韧带的扭伤与劳损等。以及其他下腰畸形的鉴别。

六、治疗

腰椎峡部裂及腰椎滑脱症引起的临床症状和病因机制比较复杂，包括峡部裂椎弓的异常活动，峡部裂处纤维软骨组织压迫神经根或合并椎管狭窄及椎间盘突出，滑脱节段序列错位，小关节退变及节段性不稳等。相当一部分峡部裂及Ⅰ度脊椎滑脱并无症状，故不需要特殊治疗。治疗原则首先是考虑保守治疗，仅少数疼痛严重或进行性椎体滑脱才需手术治疗。既往采用对滑脱的椎体进行原位融合的方法，由于融合率低，且不能恢复矢状面上的生理曲度、椎体高度与椎间孔的关系和重建三柱结构的连续性，术后仍有滑脱倾向。近年来，随着脊柱生物力学研究的进展，各种改良的椎间融合器得以推广，使治疗效果得到很大的提高。

（一）峡部裂的治疗

1. 保守治疗　对峡部裂引起的下腰痛，其压痛点在棘间韧带、峡部或椎旁肌者，可行痛点普鲁卡因封闭或腰部物理治疗。对新鲜峡部骨折及儿童疲劳骨折，可用石膏背心或支具固定 12 周。

2. 手术治疗　青年或中年，腰痛症状持续或反复发作，保守治疗无效的可行手术治疗，伴有椎间盘突出，可同时摘除突出的椎间盘髓核。

（1）腰椎峡部不连局部植骨及内固定术（图 7－23）：腰椎峡部不连处局部植骨，即切除腰椎峡部不连处纤维骨痂后，做病椎横突跨过腰椎峡部裂隙至椎板的植骨术，不融合关节。文献报道愈合率为 94%，腰痛缓解率为 70%。

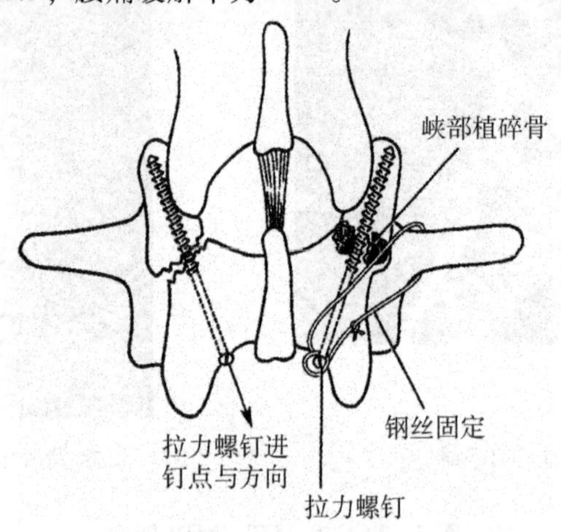

图 7－23　（Buck）峡部螺丝钉固定并植骨术

1）适应证：①腰椎峡部裂或Ⅰ度滑脱。②邻近椎间盘无明显退变。③年龄在 30 岁左右或儿童期。④疼痛症状持续，影响日常生活，保守治疗半年以上无效。

2）禁忌证：①多节段腰椎峡部裂或滑脱＞Ⅰ度。②年龄在 40 岁以上，合并椎间盘突出、退变或椎管狭窄。

（2）内固定方法（图 7－24①②③④⑤⑥⑦）

1）经峡部不连螺钉内固定术。

2）单节椎经横突钢丝固定术。

3）单节椎椎弓根螺钉棘突钢丝固定术。

4）钩螺钉固定术。

5）单节椎复位固定系统。

6）游离椎弓切除外侧植骨融合术。

7）腰椎椎弓峡部植骨术。

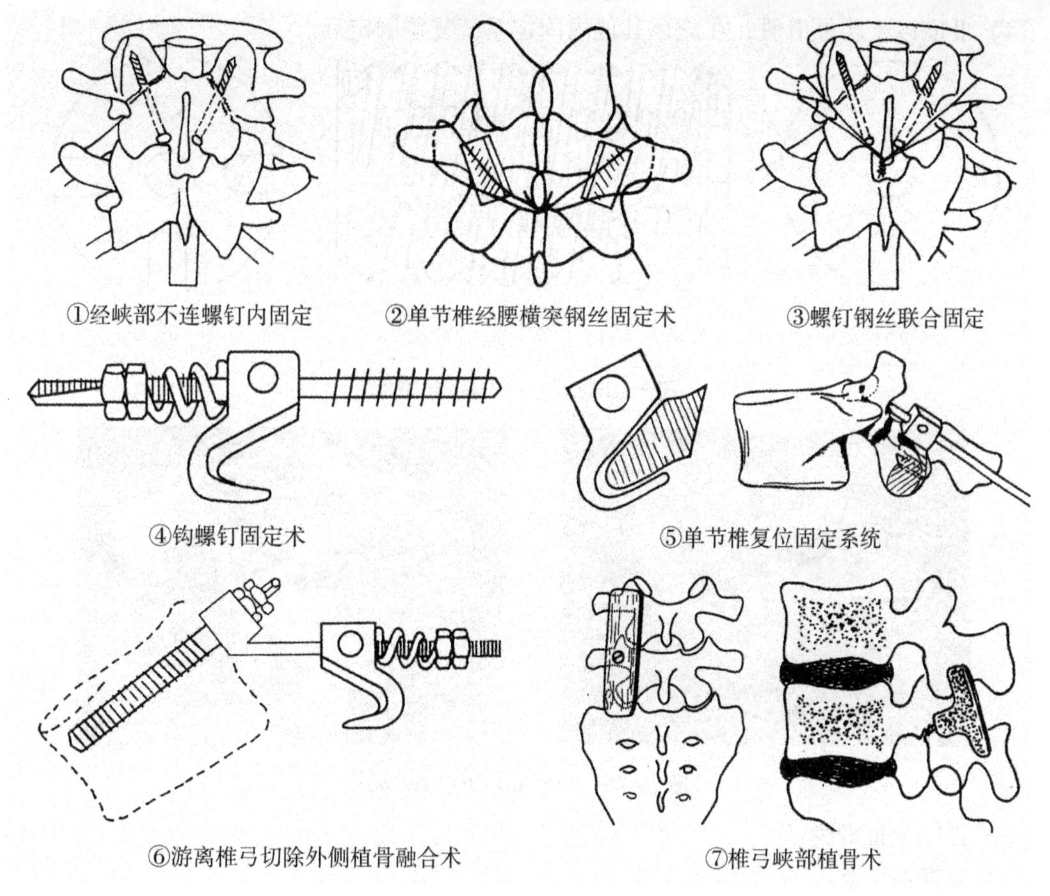

①经峡部不连螺钉内固定　②单节椎经腰横突钢丝固定术　③螺钉钢丝联合固定

④钩螺钉固定术　⑤单节椎复位固定系统

⑥游离椎弓切除外侧植骨融合术　⑦椎弓峡部植骨术

图 7－24①②③④⑤⑥⑦　峡部裂内固定方法

（二）脊椎滑脱的治疗

腰痛症状较轻的Ⅰ度脊椎滑脱，可采用与峡部裂相同的保守或手术方法治疗。60 岁以上老年人的轻度滑脱，症状轻度者，也不需手术治疗。

1. 后路 Cage 植入的腰椎融合术　Cage 即椎间融合器（图 7－25①②③），是一种空心、外观似短粗螺钉样或长方形状，周边可让骨痂或血管穿过的笼状内固定物。可用于后路和前路手术，目前应用较多的为 AO/ASIF 的 SynCage（图 7－26）。

（1）SynCage 的特征

1）固定作用：通过 Cage 周边的螺纹将上下椎体牢固地固定在同一静止状态，称为界面固定作用。

2）植骨融合：术中可在 Cage 的内芯处充填松质骨条，通过壳壁上的空隙与上下椎体面相接触，有利于成骨细胞的长入，最后形成骨性融合。

（2）适应证

1）慢性下腰痛影响日常活动，病程超过 6 个月。

2）腰椎间盘手术失败，复发椎间盘突出或椎间盘术后腰椎失稳须再次手术。

3）1 或 2 个节段退变性椎间盘疾病，在椎板切除、关节突切除、椎间孔扩大成形后需椎间融合。

4）Ⅱ度以上腰椎滑脱，在应用其他内固定系统复位固定后。

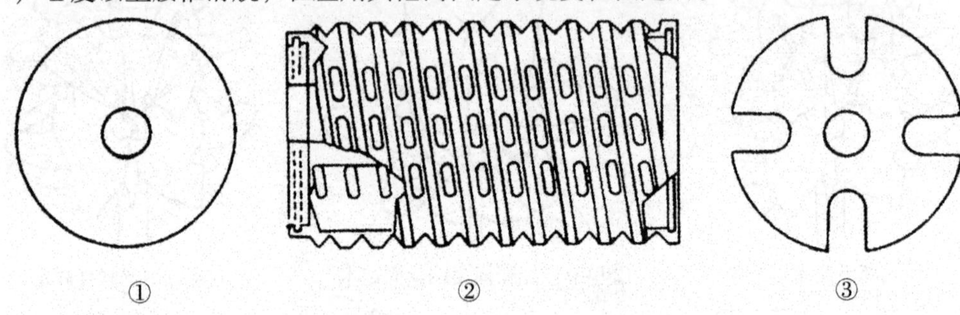

图 7－25①②③　Cage 示意图

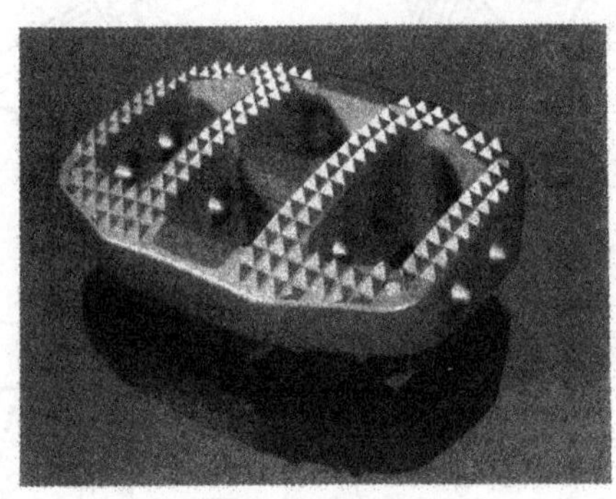

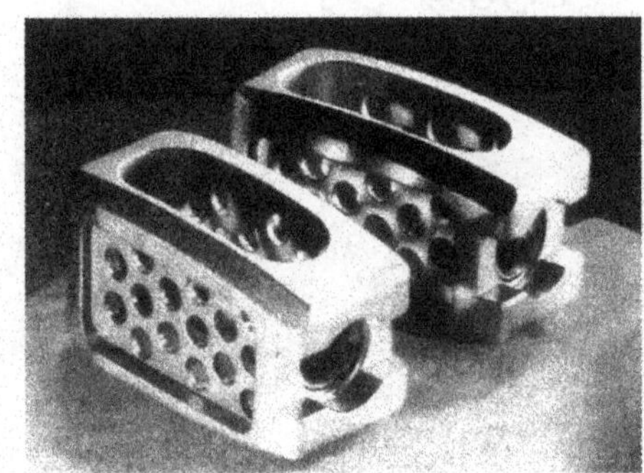

图 7－26　AO/ASIF 的 SynCage

5）Ⅲ度腰椎滑脱。

6）腰椎假关节。

（3）禁忌证

1）施术椎节有椎间隙感染、椎体终板硬化等病变。

2）超过Ⅰ度以上的腰段或腰骶段椎节滑脱。

3）合并脊柱侧凸等先天或后天畸形。

4）严重骨质疏松。

2. 后路椎弓根螺钉棒系统固定术（图 7－27①②③）　椎弓根螺钉棒系统内固定对轻度滑脱能达到完全或部分复位，有椎管狭窄及神经根性症状可同时行椎板切除、侧隐窝及神经根减压，术后症状可获得明显改善。复位后能较好恢复脊柱正常解剖关系，重新建立并维持脊柱的三柱结构，恢复了腰骶部生物力学功能，植骨融合效果优于单纯植骨融合术，同时应用椎体间融合器及后路椎弓根钉系统固定，能使病椎内固定、获得更好的稳定性，达到很好的治疗效果。

（1）适应证

1）腰椎滑脱伴腰痛病史半年以上，经保守治疗无效。

2）有腰椎管狭窄症状或伴有腰椎间盘突出症。

3）有下肢神经根受损症状及体征。

4）腰椎滑脱虽然小于Ⅱ度，但有明显节段性不稳定或滑脱有进行性加重趋势。

（2）禁忌证

1）年龄 75 岁以上或有明显骨质疏松。

2）有腰椎滑脱但临床症状甚轻。

3）病程较长，已有“骨桥”形成及自身稳定。

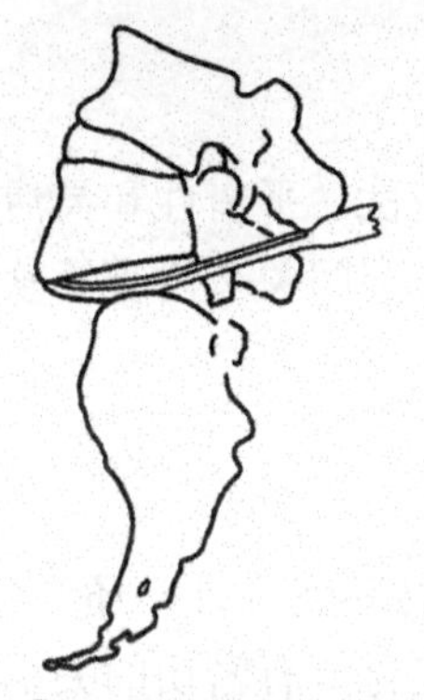
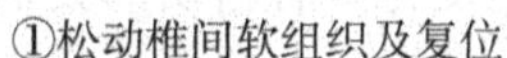
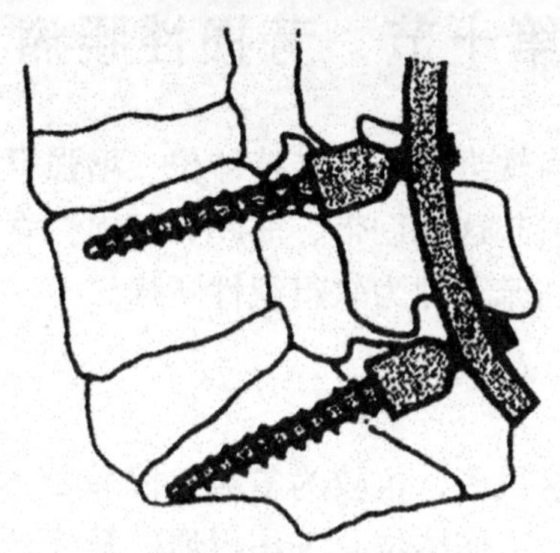
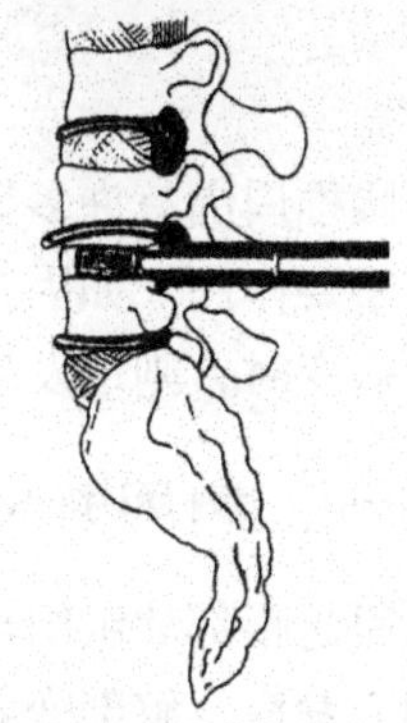

①松动椎间软组织及复位　②椎弓根螺钉棒固定　③置入填满骨块的融合器

图7－27①②③ 椎弓根螺钉棒系统固定术

（3）术后处理：术后24～48小时拔除负压引流管，2～3日后在石膏或支具保护下起床活动，维持3个月。

3. 前路腰骶植骨融合术（图7－28）

（1）适应证

1）腰椎滑脱在Ⅲ度以内。

2）腰椎滑脱不稳定引起腰痛而无神经根症状。

3）经后路融合失败。

（2）术后处理：卧床8周后在石膏围腰或支具固定下保护下起床活动。

4. 前路Cage植入的腰椎融合术

（1）取方形的椎间融合器或取圆形Cage，按后路Cage手术相同的方法将骨条植入Cage空芯内，将相应型号的Cage套至装入器上，按顺时针方向钻至深部，并使其恰好卧置于椎体中部，须保持上下、左右及前后方向对称（图7－29）。

（2）术后处理除按后路手术的要求外，应按照下腹部术后进行观察，3～4日后可带腰部支具起床活动。

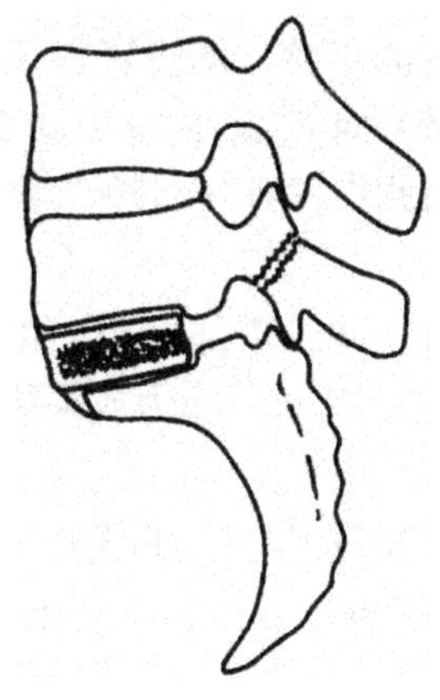

图7－28 腰骶前路植骨融合术

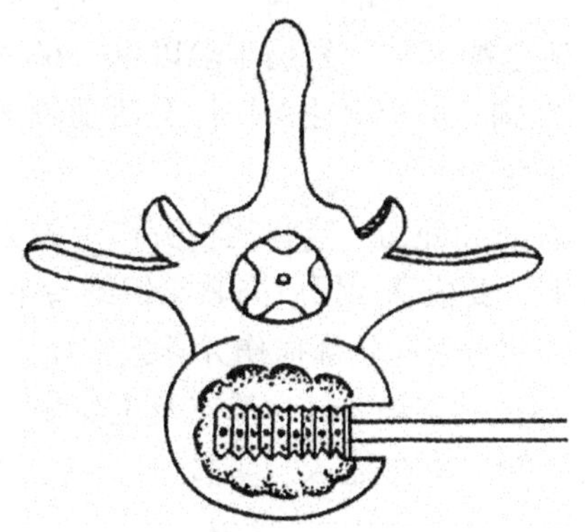

图7－29 前路Cage植入的腰椎融合术

（石 晶）

第十节　劳损性腰痛

腰椎周围有许多韧带和肌肉软组织，对维持体位、增强脊柱稳定性、平衡性和灵活性均起着重要作用。如因某些原因引起这些韧带、筋膜、肌肉、脊柱关节突间关节滑膜等软组织发生病变时，则可发生疼痛，临床上称为软组织性腰痛。

一、病因机制

引起腰部软组织疼痛的因素很多，也较为复杂，除腰部本身的局部病变外，还与年龄、性别、发育、解剖变异，体质、工作体位、工作习惯以及外界环境变化等有密切的关系。

（一）损伤

包括腰部软组织外伤、扭伤、劳损及炎症等。

（二）生理因素

机体在解剖学上存在某些缺陷，可以影响腰椎活动过程中的生物力学结构平衡而引起腰痛。

（三）诱发因素

如气候或地理条件的变化，以及潮湿、寒冷、体位不良、体力不足、肥胖、情绪低落及精神紧张等。

（四）继发因素

组织退行性病变，创伤后组织瘢痕粘连，肌间隙压力增高，组织新陈代谢失调及小关节滑膜炎性肥厚等，也可导致的腰部疼痛。临床上常见的继发因素是局部疾患，如外伤、扭伤、劳损、退行性病变、炎症及体位姿势不良等。

（五）流行病学

多数劳损性腰痛都有腰部软组织损伤病史，并且症状的发生与年龄、性别、外伤、体位姿势及退行性改变等有一定关系。

1. 年龄　腰痛的发病，多发生在社会活动频繁和工作繁重的年龄，调查资料显示，男性占发病总数50%，发病年龄以40～60岁最多，女性45%的发病年龄也在40～60岁。

2. 性别　由于男性参加社会活动较多，就医机会也多，因此在医疗统计中，男性发病多，于女性。

3. 负重和外伤　当脊柱在劳作中失去平衡时，可引起不同程度的腰部损伤。腰部在负重情况下，要依靠周围肌肉软组织维持平衡和活动的协调，如超过其承受能力或未能适应外力传导，则可引起腰部损伤并导致腰痛。

4. 体位和姿势　日常静态及工作中动态体位及姿势不良，容易引起腰部肌肉失调和动力失去平衡。如在铺床、坐椅、洗衣、乘车过程中，因体位不当，日久也会导致姿态性腰痛。

5. 退行性改变　随年龄的增长，在20～30岁以后，腰椎间盘逐渐出现退行性改变，在此基础上继发椎间小关节及其周围韧带、关节囊的退变，造成椎间关节不稳，继而引起腰部组织的损伤，从而导致腰痛。

二、病理机制

1. 急性腰部扭伤 由于在劳作过程中外力作用超过腰部软组织的生理负荷量，致使腰肌软组织功能控制失调时，可造成不同程度的肌肉、筋膜、韧带及关节囊等软组织损伤，包括出血、肿胀、纤维断裂或小关节滑膜嵌顿等。

腰部除负担及维持沉重而复杂的重力外，还要适应各种活动的变化，这些既要求灵活又要求稳定的协调作用，多由腰肌及其软组织来承担。人体在解剖结构上存在自然限制保护因素，其中以限制腰部过度前屈的组织较多，如棘上、棘间韧带，后纵韧带，黄韧带及横突韧带等。而限制腰部过度后伸的组织较少，仅为前纵韧带、棘突及小关节。由此可见，腰部处于后伸动作时，所受到的自然保护较差。而在日常的劳动和生活过程中，却以腰后伸动作为主，例如挑担起肩、扛物、举重及腰自前屈位伸直起立等。因此，腰部软组织的后伸性损伤较为多见。当腰部完全前屈向前拾物，此时腰部肌肉松弛，脊柱后方各个韧带紧张，容易引起肌肉失控的韧带损伤；自腰前屈位转变为伸直过程中，腰背肌收缩力量加强，脊柱后方韧带松弛，此时容易引起肌肉损伤。这种扭伤，除肌肉、筋膜、深部韧带可能有纤维断裂外，如外力作用较大，还可能有其他部位的损伤。

2. 慢性腰部劳损

（1）病因机制：部分是由于急性腰部扭伤，未经及时与合理的治疗所致，也可因长期积累性损伤。其中多数与职业性体位有关，例如长期坐位工作，经常处于非生理位置下操作的修理工，固定性姿势工作如钟表工、打字员及弯腰工作者，如果不注意合理操作，日久容易形成潜在的、积累性腰部损伤，由于腰部肌力失调，形成疼痛和保护性肌痉挛，而发生一系列病理变化。

过多的弯腰是导致腰部劳损的常见原因。如屈膝伸腰位，提 10kg 重量时，背伸肌需要相当于 141kg 的力量即可提起；如是伸膝弯腰位，则提起时要增至 256kg 的力量左右；如是上肢伸向前方，则要相当 363kg 的力量方可提起。此时作用力主要集中在下腰部，再向下传导，因此，腰骶部周围肌肉、筋膜和韧带遭受外力作用机会多，劳损机会也多。

（2）病理改变：由于肌肉软弱不能维持正常腰部功能位置，使深部韧带受到牵扯，肌肉中末梢神经和血管受到挤压，循环量不足，代谢产物积聚与炎性物质产生，可形成新的痛点，甚至导致肌肉萎缩、挛缩，退行性变、粘连和组织纤维化。

三、临床表现与诊断

（一）临床表现

1. 病史 一般有较明显外伤史。

2. 症状 伤后即感腰部剧痛，翻身活动时加剧，重者不能坐起、站立和行走。有时腰痛可扩散到臀部或大腿，但不扩散至小腿及足部。

3. 体征

（1）腰部僵硬，生理前凸消失，有时可有侧弯，腰肌痉挛明显，腰部活动明显受限，任何活动均可使腰痛加剧。

（2）损伤部位有明显固定性压痛，是诊断和定位的主要依据。如为腰肌扭伤，常在骶棘肌的骶骨或髂骨附丽处压痛，也可在棘突旁或横突附近某一处肌肉压痛；如为棘上或棘间韧带损伤，则在棘突上或棘突间有压痛，尤以腰$_4$、腰$_5$和腰$_5$、骶$_1$棘突间最为常见；如为骶髂关节部韧带损伤，则在骶髂韧带部有压痛。

四、鉴别诊断

（一）急性腰部扭伤

急性腰部扭伤的诊断，一般根据外伤史和前述症状及体征即可做出判断，但在临，床检查时，还需做下述检查以作为鉴别诊断的依据。

1. 下肢运动、感觉和反射检查　在急性腰部扭伤时神经功能无异常，这可作为与腰椎间盘突出症鉴别的重要依据。

2. X线检查　腰椎X线正、侧位和斜位片检查，在急性腰部扭伤时可出现腰椎生理前凸减小或消失，也可出现侧凸，但无骨折或骨质破坏等异常变化，可作为与脊椎骨折或其他疾病鉴别的依据。

3. 封闭试验　在疼痛和压痛部位注射0.5%或1%普鲁卡因10～20ml，如为急性腰部扭伤，疼痛和扩散痛在注射后迅速缓解或消失，如为腰椎间盘突出症或骨骼病变，在注射后其疼痛可无显效。

（二）慢性腰部劳损

慢性腰部劳损的诊断，主要依靠病史和临床检查，但须认真排除其他原因引起的腰痛。

1. 病史　慢性腰部劳损一般发病缓慢，病程较长，无明确的急性外伤史，而常有长期从事弯腰、坐位或其他不良姿势下工作、劳动后逐渐发病的病史。部分为急性腰部扭伤后未经及时合理治疗而转为慢性腰痛。

2. 症状　症状一般较轻，常感腰部酸、胀、困、沉重和不适，在活动多或劳累后加重，休息后减轻。不能久坐或久站，经常要变换体位。

3. 体征　根据患者腰部劳损的不同类型，可在不同部位有不同程度的压痛，其程度一般较急性腰扭伤为轻。

（1）腰肌劳损常在腰肌的骶骨或髂骨附丽处或腰肌其他部位有压痛。

（2）棘上或棘间韧带劳损棘突上或棘间有压痛。

（3）腰骶劳损较为常见，腰$_4$、腰$_5$和骶$_1$棘间常有压痛。

（4）骶髂劳损则在骶髂关节部有压痛。

（5）第3腰椎横突综合征：第3腰椎横突尖部有压痛，部分患者压痛范围广泛，也可无明确的固定压痛点。

4. X线检查　一般无异常发现。

（三）常见的软组织腰痛

1. 肌筋膜纤维组织炎　本病多见于中年以上，命名也较多，如肌筋膜炎、肌纤维组织炎、肌风湿、肌筋膜纤维组织炎及肌筋膜疼痛综合征等。多见于长期缺少肌肉锻炼和经常遭受潮湿、寒冷影响者。

有特定的激痛点，按压时，有一触即发的特点，产生剧烈疼痛，甚至痛得跳起来，并向股体远处传导，这种激痛点是本症所特有的表现。激痛点多见于肌筋膜骨附着处或肌肉肌腱交界处，位于肌肉的激痛点，由于肌肉组织十分敏感，受到刺激后发生强烈收缩冲动，故其疼痛传导较远；位于结缔组织时则无此现象。这类疼痛传导并不符合神经解剖分布，但可伴有自主神经系统症状，如肢体发凉及内脏疼痛等。经对激痛点做封闭后，疼痛可立即消失并常能维持较长时间。患者对气候环境变化敏感，可出现肌肉痉挛，受累区肌筋膜常出现渗出液积聚粘连和增生，有时可形成皮下索条状物，病理切片检查可为脂肪肌纤维变性组织。

2. 第 3 腰椎横突综合征

（1）解剖特异：好发于青壮年及体力劳动者。由于第 3 腰椎横突的解剖特异，活动中与附近软组织发生摩擦、牵拉和压迫刺激后所产生的一系列临床症状。第 3 腰椎横突特别长，且呈水平位伸出是其特征，横突端附近有血管神经束交叉经过，还有较多肌筋膜附着，如骶棘肌、腹内外斜肌及腰方肌等。第 3 腰椎正位于腰椎生理前凸弧度的顶点，为承受力学传递的重要部位，在劳动过程，当一侧椎旁肌肉收缩时，则对侧横突呈杠杆作用上撬，必须依靠周围的肌肉来维持其功能平衡，否则容易因损伤而引起该处附着肌肉撕裂、出血，继发瘢痕粘连、筋膜增厚挛缩，使血管神经束受摩擦、刺激和压迫而产生症状。

（2）生物力学特点：由于第 3 腰椎横突的解剖特异，容易受外力作用的影响。横突端在解剖上是肌肉、神经和骨骼的附丽交集处，即为腰方肌和骶棘肌、神经支与第 3 横突端三者的交集处，这种解剖结构模式的存在，是容易致伤的原因。此外，还有肌与肌筋膜相互交界、交叉或重叠处，也会因受不同方向的肌肉收缩与摩擦发生劳损及退变，如背阔肌与斜方肌交界处，骶棘肌外缘与斜方肌交界处，背阔肌与腰背筋膜交界处及腰背筋膜与髂嵴附丽部的皮神经出口处等，常可因为受增厚的肌筋膜卡压而出现症状。

（3）临床表现：表现为一侧或两侧腰痛，疼痛可扩散至臀部、股后部、膝下、内收肌部或下腹部，但无间歇性跛行，第 3 腰椎横突处有明显局限性压痛，普鲁卡因封闭后疼痛可迅速缓解。

（4）X 线检查：X 线照片无特殊发现。

（5）治疗：绝大多数可采用封闭、理疗、按摩等保守治疗，效果较好。仅少数经保守无效，发病时间长、症状严重，须行第 3 腰椎横突部分切除和软组织松解术。

3. 脊椎关节突间关节滑膜炎

（1）病因病理：由于病变部位深，体征不明确，既往未能引起重视。该关节虽小，但与其他滑膜性大关节的结构相同，都可以在急性创伤或慢性刺激下，发生滑膜炎及关节囊炎。脊柱小关节创伤性滑膜炎与腰痛有重要关系。小关节囊内包含着神经末梢伤害感受器及小体感受器等特殊系统，当重力损伤或受某些致病化学物质刺激小关节囊时，刺激感受器引起神经冲动而发生疼痛。其中，小体感受器增强刺激阈值，可使疼痛减轻。用传统的按摩、梅花针等治疗，可有效调整小体感受器的刺激阈值。

（2）临床表现：主要表现为典型慢性腰痛，可有急性发作，急性期卧床不起、翻身困难。发病的小关节部位有深在性压痛，无神经根损害的症状和体征，直腿抬高试验阴性。

（3）X 线检查：腰椎 X 线平片除可有退行性变外，无特殊征象。

（4）治疗：确诊后先采用保守治疗，多能取得一定疗效，一般用普鲁卡因做小关节囊封闭后疼痛可获消失。晚期小关节囊滑膜炎，滑膜组织增生、肥厚，进入小关节腔的滑膜组织不断受到嵌顿和挤压，如症状发作频繁，影响生活和工作时，可行手术切除。

4. 骶髂劳损　骶髂劳损是腰痛的主要原因之一，常有急性发作，也有转为慢性病程迁延长久。

（1）病因机制：发病原因多与急性扭伤或长时间在不利姿势下劳动有关。妊娠期可因黄体酮的分泌，因韧带松弛、体重增加及重力前倾而引起。

（2）临床表现：急性发作时，下腰一侧疼痛明显，放射至臀部或腹股沟区，小腿及坐骨神经分布区无明显影响。患者常不能下地或勉强跛行，严重者不能翻身，部分有明显单侧下腰痛，卧床屈髋可缓解疼痛。

检查可出现患侧直腿抬高受限，并有骶髂部疼痛。平卧时挤压和分离骶骨翼可引起骶髂部疼痛。侧卧位屈髋以固定腰骶部，向下推挤患侧骶骨翼引起骶髂部痛。骶髂上韧带损伤较为多见，压痛在该处与肌肉附丽处髂嵴内侧最明显。

（3）治疗：急性骶髂劳损，一般症状较严重，须卧床休息 1 周，必要时给止痛药或作局部封闭注射治疗，症状多可缓解，症状较重者 1 周后可再封闭注射 1 次。

5. 腹部脏器或腹后壁恶性肿瘤　晚期肿瘤疼痛的特点是持续性疼痛并间有急性发作，发作时疼痛难忍，一般止痛疗法无效，可通过 B 超及其他影像学检查得到诊断。

6. 早期腰椎间盘退变或突出　早期因尚无下肢放射痛，症状颇似软组织性腰痛，这种疼痛常来源于后纵韧带的刺激，扩散至腰部引起的疼痛，可经影像学检查予以诊断。

7. 下胸椎病变　例如胸椎结核、化脓性脊椎炎及压缩性骨折等。常由于 X 线片检查中，一般只是注意腰椎而漏诊，详细进行影像学检查可诊断，经对胸椎病变治疗后腰痛可有缓解。

8. 全身性疾患　如代谢性疾病及心血管病等，可作进一步内科专科检查确诊。

9. 骨质疏松　多发生在绝经期及老年人，疼痛主要在脊柱及其附近，常有长期卧床，活动较少，营养不良，嗜酒或服用激素药物病史。脊柱有明显的叩击痛，X 线片可见骨皮质变薄、骨密度减低，椎体可发生鱼尾样变或压缩骨折。

五、预防

（1）宣传普及腰痛基本知识，正确认识对腰痛的预防意义。

（2）指导患者在不同类别的工作中，应尽量保持相对适合的体位，避免在一个固定的体位下长时间工作。

（3）增强体质，提高腰肌力度，积极进行腰、腹肌锻炼和其他体育疗法，提倡工间操。

（4）对急性或初发性软组织性腰痛，应及时治疗，防止拖延病程转变为慢性腰痛。

六、治疗

以保守为主，方法较多，主要以消除病因、止痛解痉、消炎、协调腰肌平衡和防止复发为原则。

（一）保守治疗

1. 消除原因　通过了解患者的职业和工作特点，分析致病因素，纠正不正确的工作习惯和体位。

2. 休息　对外伤引起的急性腰扭伤，应卧床休息 3～4 周，使损伤组织完全恢复。正确的腰部休息位置是取腰部基本不负重的体位，如仰卧，适当屈髋、屈膝位，可使腰部肌肉完全松弛，从而得到充分的休息。

3. 中医热疗 除急性损伤最初数日外，一般采用局部热疗，可使肌肉松弛，增加血液循环，减少疼痛。可在腰部置以湿热中药布包进行热疗，选用中药：当归、赤芍、防风、牛膝、桂枝、羌活、五加皮、威灵仙、艾条及透骨草等，各100～150g，装布袋内封口，加适量水煎温热后，将药包敷于腰痛处。治疗前应在湿敷处皮肤涂以凡士林油膏，以防烫伤。每次20～30分钟，每日1或2次。也可选择应用蜡疗、短波透热、热水浴、蒸汽浴及针灸等。

4. 手法按摩按摩对软组织腰痛治疗有一定效果。

（1）操作原则：自骶尾部从下而上向腰、胸、颈进行按摩，按摩部位为沿脊柱中线两侧肌肉顺次向上。按摩力量视患者接受能力而定，以轻重不同的按压和摩动手法为主，必须使患者感到轻快舒适，切忌暴力。

（2）操作方法：患者卧位，术者以两手大拇指指面接触按摩点。先从骶尾部中间嵴两侧软组织开始，做拇指划圈压迫手法，在皮下滑动按摩，然后逐渐向上，经腰、胸及颈椎棘突两侧软组织顺序进行，直至颈枕部。此按摩范围相当于脊椎棘突至小关节之间的软组织。再在第一次按摩途径旁开约2cm处，同法自下而上地进行软组织按摩，按摩范围相当于小关节至横突端之间的软组织。在重点部加压手法按摩，按摩途经包括臀部坐骨大孔、腰眼、肩胛骨脊柱缘及腋窝缘肌肉附着部。最后在颈部后侧肌筋膜及背阔肌腋窝后缘，做肌肉弹拨手法数次。在热疗后进行手法按摩效果更好。

5. 药物治疗 可适当使用镇痛药、肌松弛药、维生素及能量药物、非皮质激素药物等。

6. 封闭疗法

（1）浅位封闭法：适用于浅位性疼痛患者俯卧位，腹下垫枕，使腰前凸减少，两上肢置身旁，使腰部肌肉放松，然后确定封闭点，消毒皮肤及铺巾。将注射针直接刺入疼痛点内，并缓慢将麻醉药液均匀地向四周做浸润注射。一般用0.25%～0.5%普鲁卡因液10～20ml或0.75%布比卡因10ml加生理盐水10～20ml，注射完麻醉药液后，利用原穿刺针再注入醋酸泼尼松龙25mg。一般封闭1次即有效，如仍疼痛，5日后可再注射1次，2或3次为1个疗程。

（2）深位封闭法：适用于近脊柱骨深位软组织痛，如深部肌肉、小关节滑膜囊及深部韧带等。小关节位置在棘突下缘旁1cm处，确定部位后，将长穿刺针垂直刺入，边推药边进针，直到触及小关节滑膜囊为止。此时可有针尖触及坚韧组织的感觉，抽吸针管无回血时，则将药液注入关节内及其周围，药物及剂量与同上法，可5日注射1次，2或3次为1个疗程。

（3）第3腰椎横突综合征封闭：采用细长的注射针，在第3腰椎横突端疼痛处外侧1cm处，进针，以45°角斜行刺入，直至横突尖周围，抽吸针管无回血后，作附丽于横突端软组织封闭，药物及剂量同“浅位封闭法”。

7. 推拿手法及自我推拿治疗 本法用于腰椎小关节滑膜嵌顿及胸椎肋骨横突关节嵌顿，此时患者可因疼痛而不能活动，甚至不敢深呼吸，故应先采用患处腰椎小关节封闭疗法，使肌肉松弛，再做斜扳手法，通常一次即可见效。

（1）斜扳手法：患者侧卧位，贴近床面一侧下肢伸直，对侧髋、膝关节屈曲。操作者站于患者背后，一手掌按住患者肩部，另一手按住臀部，先轻柔地扭动腰部数次，然后在无抗力情况下，一手急速向后拉肩，同时另手向前推臀，此时可听到腰部发出响声。继续使患者翻身取健侧侧卧位，面向操作者，操作者一手向后推肩，另手向前拉臀，也可听到相同响声。

（2）自我推拿：可鼓励患者在休息间歇期做自我推拿活动，以巩固疗效。指导患者两手握住一侧床边保持上身为侧卧位，向上一侧的下肢做“4”字屈曲，使足跟置于下侧膝上部，然后以下腰部为支点，将骨盆及屈曲的下肢同时做旋转活动，如此左右交替练习。

（3）肋骨横突关节嵌顿手法：患者俯卧，做缓慢深呼吸动作，待其呼气终末时，操作者在疼痛区背部，用适当力量快速按压，可听到响声，通常症状即可消失。

8. 体育疗法　由于人们日常工作姿势居多为屈颈低头，腰前屈位，两上肢外展和前屈90°以下的范围内活动较多，长期可失去肢体功能协调的静态及动态平衡。因此，体育疗法强调采取上述姿势的对抗性动作，以达到恢复肢体正常动态平衡的作用。

（二）手术治疗

1. 适应证

（1）经保守治疗无效，症状比较严重。

（2）滑膜组织增生、肥厚，小关节腔的滑膜组织不断受到嵌顿和挤压，症状频繁发作，影响生活和工作。

2. 手术方法　包括腰部软组织损伤后破裂及粘连的肿块摘除和修补；肌疝还纳；增生性肌筋膜索条肿物摘除；挛缩肌筋膜组织松解；第3腰椎横突尖切除及软组织松解等。

对脊柱小关节慢性肥厚性滑膜炎，习惯性滑膜嵌顿挤压的患者，可选择应用小关节囊及滑膜切除术。采用硬脊膜外麻醉下，切开，显露腰$_4$、腰$_5$及骶$_1$的两侧小关节囊，确定患病关节定位，认清该关节的上关节突乳状突与其横突根部副突，两突起间有纤维结缔组织覆盖成一管状，切开此管，即可找到脊神经后支的内侧支及关节支，必要时可予切除。做小关节囊切除时，最好以10mm骨凿，沿小关节囊周围做环状切断，再将关节囊连同滑膜一起刮除。手术时应观察有无关节积液，关节滑膜水肿及肥厚等病理变化。切除至椎间孔边缘时，操作应轻柔，切下组织送病理检查。

（石　晶）

骨外科疾病
处理与手术精要

（下）

史文宇等◎主编

吉林科学技术出版社

第八章

踝关节、足部损伤

第一节　踝关节骨折和脱位

踝关节骨折是常见损伤之一，1922 年 Ashurst 和 Brommer 将其分为外旋型、外展型、内收型与垂直压缩型，又根据骨折的严重程度分为单踝、双踝和三踝骨折。20 世纪 40 年代末至 50 年代初 Lauge – Hansen 提出另一种分类方法，根据受伤时足部所处的位置、外力作用的方向以及不同的创伤病理改变而分为旋后 – 内收型、旋后 – 外旋型、旋前 – 外展型、旋前 – 外旋型和垂直压缩型，其中以旋后 – 外旋型最常见。Lauge – Hansen 分类法强调踝关节骨折波及单踝、双踝或三踝是创伤病理的不同阶段。1949 年 Denis 提出一种从病理解剖方面进行踝关节骨折脱位的分类方法，比较适用于手术治疗，1972 年以后 Weber 等对这种分类进行改进而形成 AO（ASIF）系统的分类法，主要根据腓骨骨折的高度以及与下胫腓联合、胫距关节之间的关系而将踝关节骨折脱位分为 3 型。在重视骨折的同时必须也重视韧带的损伤，只有全面地认识损伤的发生与发展过程，才能正确估价损伤的严重程度，确定恰当的治疗方案。

Danis – Weber（AO/ASIF）踝关节骨折分类系统如图 8 – 1。

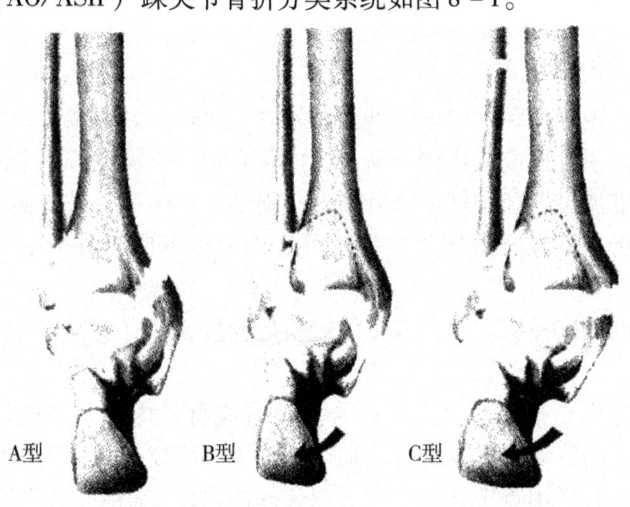

图 8 – 1　Danis – Weber（AO/ASIF）踝关节骨折分类系统

必须指出踝关节骨折脱位时并非单一的间接外力所引起，联合外力致伤者并不少见，如足部处于旋后位，距骨不仅受到外旋外力，而且同时还可以受到垂直压缩外力，此时后踝骨折不仅表现为单纯撕脱骨折，骨折片较大可以波及胫骨下端关节面的1/4甚或1/3以上。相比之下Lauge－Hansen分型更符合于临床的实际情况。Lauge－Hansen以尸体标本上的实验证实了临床常见的骨折脱位类型，并阐明了损伤发生的机制。

一、闭合性骨折脱位

（一）旋后－内收型

足于受伤时处于旋后位，距骨在踝穴内受到强力内翻的外力，外踝受到牵拉，内踝受到挤压的外力。

第Ⅰ度：外踝韧带断裂或外踝撕脱骨折，外踝骨折常低于踝关节水平间隙，多为横断骨折或外踝顶端的撕脱骨折。

第Ⅱ度：第Ⅰ度加内踝骨折，骨折位于踝关节内侧间隙与水平间隙交界处，即在踝穴的内上角，骨折线呈斜形斜向内上方，常合并踝穴内上角关节软骨下方骨质的压缩，或软骨面的损伤。

Hughes（1995年）指出在外踝韧带损伤中50%有踝穴内上角关节面的损伤，以后有可能形成游离体。

外踝韧带断裂的治疗前已述及。外踝顶端的撕脱骨折或撕脱骨折片较大，均可用外翻位U型石膏固定4～6周，也可切开复位螺丝钉固定，由于外踝的轴线于腓骨干的纵轴相交成向内的10°～15°角，螺丝钉应穿过腓骨干内侧皮质，如果仅行髓腔内固定，容易使外踝出现内翻，即正常的外踝与腓骨干的交角变小，而影响踝穴的宽度。如果内固定牢固，术后可以不用外固定，早期开始踝关节功能锻炼。

第Ⅱ度骨折中如果内踝骨折移位明显且闭合复位后不稳定者，可行切开复位内固定，切开复位时应注意踝穴内上角是否塌陷，如有塌陷则应予以复位并充填以松质骨，然后以螺丝钉内固定。

（二）旋前－外展型

足处于旋前位，距骨在踝穴内强力外翻的外力，内踝受到牵拉，外踝受到挤压的外力。

第Ⅰ度：内踝撕脱骨折或三角韧带断裂。内踝骨折位于踝关节水平间隙以下。

第Ⅱ度：第Ⅰ度加以下胫腓韧带部分或外全损伤，其中下胫腓前韧带损伤也可以表现为胫骨前结节撕脱骨折，下胫腓后韧带损伤也可表现为后踝撕脱骨折。此型可以出现下胫腓分离。

第Ⅲ度：第Ⅱ度加以外踝在踝上部位的短斜形骨折或伴有小碟形片的粉碎骨折。碟形骨折片位于外侧。

治疗可行闭合复位U形石膏固定，闭合复位时应将足内翻，不应强力牵引，以防软组织嵌入内踝骨折端之间影响复位及愈合。如内踝骨折不能复位时，可行切开复位螺丝钉内固定，内踝骨折片较小时可用克氏针内固定并以钢丝作“8”字钻孔缝合行加压固定。马元璋等（1982年）用经皮撬拨复位和内固定方法治疗有软组织嵌入骨折间隙的内踝骨折。

少见的旋前－外展型损伤为Dupuytren骨折脱位，腓骨高位骨折、胫骨下端腓骨切迹部位撕脱骨折、三角韧带断裂同时有下胫分离。

（三）旋后－外旋型

足处于旋后位，距骨受到外旋外力或小腿内旋而距骨受到相对外旋的外力。距骨在踝穴内以内侧为轴向外后方旋转，冲击外踝向后移位。

第Ⅰ度：下胫腓前韧带断裂或胫骨前结节撕脱骨折（Tillaux）。

第Ⅱ度：第Ⅰ度加外踝在下胫腓联合水平的冠状面斜行骨折，骨折线自前下方向后上方呈斜形。

第Ⅲ度：第Ⅱ度加后踝骨折，由于下胫腓后韧带保持完整，后踝多为撕脱骨折，骨折片较小，但如合并有距骨向后上方的外力时，则外踝骨折表现为长斜形，后踝骨折片也较大，有时可以波及胫骨下端关节面的1/4或1/3。

第Ⅳ度：第Ⅲ度加内踝骨折或三角韧带断裂。

旋后－外旋型中第Ⅳ度可以合并有下胫腓分离，由于外踝骨折位于下胫腓联合水平，骨折位置不很高，故下胫腓分离的程度较旋前外旋型为轻，且于原始X线片中可不显现，而于外旋、外展应力下摄片时方可显现，但如同时合并有垂直外力，外踝骨折线较长，且向上延伸较多时，下胫腓分离则可明显，同时后踝骨折片也较大。

旋后－外旋型骨折可行闭合复位，矫正距骨向后方的脱位，足内旋并将踝关节置于90°位用“U”形石膏固定；当后踝骨折片较大时，不能以推前足背屈使向后脱位的距骨复位，由于后踝骨折片较大，又由于跟腱的紧张牵拉，后踝部位失去支点，单纯背屈前足时不能到达后踝骨折的复位，反可能使距骨向后上方脱位，而应自跟骨后侧向前推拉足部，并同时将胫骨下端向后方推移，始可达到后踝骨折的复位；如果后踝骨折片较大时，为控制足部的跖屈，可用短腿前后石膏托制动6周。

闭合复位失败者可行切开复位，由于外踝骨折系冠状面斜行骨折，可用松质骨加压螺丝钉在前后方向上做内固定；如果后踝骨折片较小，则于外踝复位并固定以后多可同时复位；如果后踝骨折片较大，则需同时以松质骨加压螺丝钉作内固定。内踝骨折亦以松质骨加压螺丝钉内固定，术后可仅用短腿石膏托制动2周或不用外固定，早期开始踝关节功能锻炼。

（四）旋前－外旋型

足由受伤时处于旋前位，三角韧带被牵扯而紧张，当距骨在外踝内受到外旋力时，踝关节内侧结构首先损伤而丧失稳定性，距骨以外侧为轴向前外侧旋转移位。

第Ⅰ度：内踝撕脱骨折或三角韧带断裂。内踝骨折的骨折线可呈斜行，在矢状面自前上斜至后下，于踝关节侧位X线片中显示得更为清楚，不同于旋前－外展型第Ⅰ度内踝撕脱骨折，后者内踝骨折为横行，且位于踝关节水平以下。

第Ⅱ度：第Ⅰ度加下胫腓前韧带、骨间韧带断裂。如果下胫腓韧带保持完整，也可以发生Tillaux骨折（胫骨下端腓骨切迹前结节撕脱骨折）。

第Ⅲ度：第Ⅱ度加外踝上方6~10cm处短螺旋形或短斜形骨折。

第Ⅳ度：第Ⅲ度加下胫腓后韧带断裂，导致下胫腓分离，或下胫腓后韧带保持完整，而形成后踝撕脱骨折，同样也发生下胫腓分离。

在第Ⅲ度中如果腓骨骨折位于腓骨上1/4部位并呈螺旋形，下胫腓可以发生完全分离，骨间膜损伤可一直达到腓骨骨折的水平，称之Maisonneuve骨折。

旋前－外旋型骨折中腓骨骨折位置高，常于中下1/3水平，骨间膜的损伤又常与腓骨骨折在同一水平，故下胫腓分离较旋后-外旋型明显。

根据尸体实验与临床病例的观察，产生下胫腓分离的条件包括以下三方面：

（1）踝关节内侧的损伤（内踝骨折或三角韧带损伤），使距骨在踝穴内向外或向外后方旋转移位成为可能。

（2）下胫腓全部韧带损伤或下胫腓前、骨间韧带损伤，而下胫腓后韧带损伤表现为后踝撕脱骨折，从而下胫腓联合失去完整性并有可能增宽。

（3）骨间膜损伤，骨间膜使胫腓骨紧密连接并保持正常的关系，当（1）、（2）两个条件存在的情况下，骨间膜损伤可以使胫腓骨之间的距离加宽，下胫腓分离得以显现。

在临床上，骨间膜损伤与腓骨骨折常在同一水平同时并存，此时，下胫腓分离最为明显，如果腓骨保持完整，则可以阻挡距骨向外侧的明显移位，其下胫腓分离则不如有腓骨骨折时显著。因此，下胫腓分离以存在于旋前-外旋型骨折中者最为明显。

尽管如此，不是所有的下胫腓分离在损伤后原始X线片中都能显现，由于损伤后足部畸形恢复到正常位，或经急救复位，而在原始踝关节正位X线片中并不显示下胫腓联合增宽，踝关节内侧间隙也未显示增宽，如果对损伤的严重性估计不足，可以忽略了下胫腓分离的存在，导致治疗上的失误。因此，在临床工作中可采取外旋、外展应力下拍踝关节正位X线片以证实下胫腓分离的存在，避免遗漏诊断。

下胫腓分离可行闭合复位，将足内旋、内翻位以“U”形或短腿石膏托固定，如果腓骨骨折与内踝骨折复位良好，并不需要将下胫腓联合以螺丝钉内固定。如果切开复位内固定，则也只需将腓骨骨折与内踝骨折做内固定，不需固定下胫腓联合。从尸体实验证实：仅固定腓骨不固定内踝，不能限制距骨在踝穴内向外或向外后方的移位，在应力下仍然出现下胫腓分离。只固定内踝，不固定腓骨，不能限制距骨在踝穴内向外后方向的旋转，在应力下由于腓骨骨折而失去对距骨向外后方旋转的对抗作用，下胫腓仍然出现分离。而将内踝与腓骨同时固定以后，即使在应力下也不出现下胫腓分离。临床病例的结果与实验结果相同，当内踝骨折固定以后，由于三角韧带与足部的连结，腓骨骨折固定以后外踝韧带与足部的连接，以及腓骨中下1/3以上部位骨间膜的完整，使胫腓骨之间获得稳定，踝穴侧方的完整性与足又形成连续的整体，从而距骨在踝穴内也得到稳定，在外旋与外翻的应力下，距骨在踝穴内不发生向外侧或向外后侧的移位，因此，下胫腓不出现分离，在临床上，当内侧结构损伤无法修复时或腓骨骨折严重粉碎难以施行内固定时，如有下胫腓分离存在，则可固定下胫腓联合。

旋前-外旋型骨折第Ⅰ、Ⅱ度可行闭合复位，将足内旋、内翻位用U形石膏固定，内踝骨折复位困难，骨折断端间有软组织嵌夹而分离较远者，可行经皮撬拨复位内固定或切开复位内固定。第Ⅲ度因腓骨于中下1/3部位形成螺旋形或短斜形骨折，易有重叠移位，如闭合复位困难则以切开复位内固定为宜。第Ⅳ度骨折合并下胫腓分离，为达到踝穴的稳定并可早期开始踝关节功能锻炼，切开复位将腓骨骨折与内踝骨折做内固定。

（五）垂直压缩型

可分为单纯垂直压缩外力与复合外力所致2种不同的骨折。单纯垂直压缩外力骨折依受伤时踝及足所处的位置不同又可分为背伸型损伤—胫骨下端前缘压缩骨折；跖屈型损伤—胫骨下端后缘骨折以及垂直损伤—胫骨下端粉碎骨折，常同时有斜形骨折。

由复合外力引起的垂直压缩骨折，可分为垂直外力与外旋力复合引起者，多见于旋后-

外旋型骨折中，后踝骨折较大，腓骨冠状面斜形骨折也较长。垂直外力与内收外力复合引起者，内踝或胫骨下端内侧呈粉碎或明显压缩骨折；垂直外力与外展外力复合引起者，外踝或胫骨下端外侧呈粉碎或压缩骨折。

垂直压缩型骨折可试行闭合复位，需与造成骨折的外力方向相反，进行牵引并直接推按骨折部位，如背伸型则应在踝跖屈位牵引并自近端向远端推按胫骨下端前缘争取达到复位，但是由于外力损伤较大，胫骨下端松质骨嵌压后不易达到复位，即使复位后由于被压缩部位的空隙也不易维持复位。因此，为达到关节面尽可能解剖复位，并维持复位后的位置，多需切开复位，在复位后遗留的间隙处充填以松质骨并用松质骨加压螺丝钉做内固定，术后早期开始功能锻炼。

1949 年 Denis 提出一种从病理解剖方面进行踝关节骨折脱位的分类方法，比较适用于手术治疗，1972 年以后 Weber 等对这种分类进行改进而形成 AO（ASIF）系统的分类法（图 8－2），主要根据腓骨骨折的高度以及与下胫腓联合、胫距关节之间的关系而将踝关节骨折脱位分为 3 型：

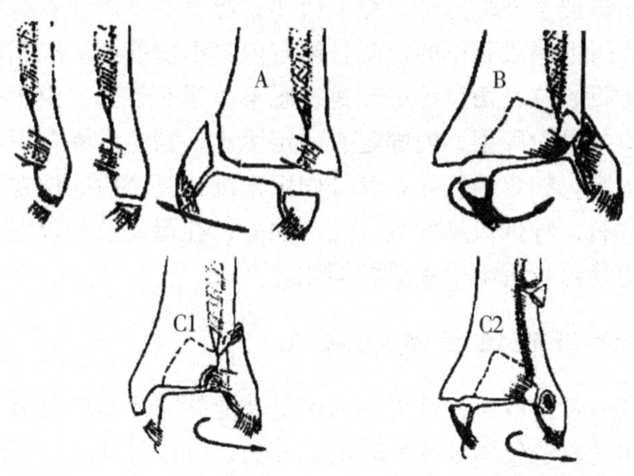

图 8－2　Danis－Weber（AO/ASIF）踝关节骨折分类系统

Ⅰ型：外踝骨折低于胫距关节（可为外踝撕脱骨折或为外踝韧带损伤），如同时合并内踝骨折则多为接近垂直的斜形骨折，也可以发生胫骨下端内后侧骨折。此型主要由于内收应力引起。

Ⅱ型：外踝骨折位于胫腓联合水平，下胫腓联合有 50% 损伤的可能性，内侧结构的损伤为三角韧带损伤或内踝骨折，也可发生胫骨下端外后侧骨折。此型一般由强力外旋力引起。

Ⅲ型：腓骨骨折高于下胫腓联合水平，个别病例可以没有腓骨骨折，此型均有下胫腓韧带损伤，内侧结构损伤为内踝撕脱骨折或三角韧带断裂，也可以发生胫骨下端外后侧骨折。此型又分为两种，单纯外展应力引起者，外踝骨折位于下胫腓联合水平上方，如外展与外旋联合应力引起者，多为腓骨中下 1/3 骨折。

压缩型：由高处坠落或由交通事故引起的嵌压或压缩骨折。Weber（1972 年）将此型分为 3 种：

（1）胫腓骨远端压缩骨折，距骨体滑车完整。

（2）各种类型的踝穴骨折同时合并距骨体滑车骨折。

（3）胫骨远端压缩骨折，不合并腓骨骨折，但合并下胫腓联合损伤。

Weber（1972 年）关于压缩骨折的分类还提出可按胫骨平台骨折的分类，即中心型、前侧型与后侧型。

联合型：胫骨远端骨折合并踝关节损伤。如胫骨远端的螺旋形骨折，其骨折线可以延伸进入踝关节并可合并内踝骨折以及下胫腓联合分离。

二、开放性骨折脱位

踝关节开放性骨折脱位多由压砸、挤压、坠落和扭绞等外伤引起，其致伤原因与闭合性骨折脱位不同，后者主要由旋转外力引起。在开放性骨折脱位中，按骨折类型可分为外翻型、外翻位垂直压缩型、外旋型、内翻型与单纯开放性脱位 5 种，其中以外翻型最为多见。压砸外力来自外侧，开放伤口位于内踝部位，呈横形、L 形或斜形。外翻位垂直压缩型多由坠落伤引起，其开放伤口亦在内踝部位。外旋力引起之开放性骨折，其伤口亦在内侧。仅内翻型损伤，其开放伤口位于外踝部位。综上所述，踝关节开放性骨折脱位的开放伤口，多表现为自内向外，即骨折近端或脱位的近侧骨端自内穿出皮肤而形成开放伤口。

踝关节开放性骨折脱位，伤口污染较重，感染率相对较高。由于旋前外展型居多，外踝骨折多位于踝上部位并呈粉碎型，内固定有一定困难，除将内踝骨折以螺丝钉固定外，外踝骨折可用克氏针内固定，如单纯依靠石膏外固定来维持复位后的位置。一旦伤口感染，则必须进行换药和更换敷料，骨折极易发生移位。因此，在踝关节开放性骨折脱位中，如何防止感染以及通过内固定稳定骨折端是主要的问题。

三、踝关节骨折脱位手术适应证

任何一个关节发生骨折以后，最可靠的恢复功能的方法是使关节面解剖复位，大多数踝关节骨折脱位通过闭合复位外固定的保守治疗方法，可以达到这一目的。但对某些复位后不稳定的骨折脱位，则可能不止一次的进行闭合复位、更换石膏或调整外固定物，势必加重关节部位的损伤以及肿胀的程度，甚至不得不延长外固定的时间，关节不能早期开始功能锻炼，最终影响疗效。因此，应该避免追求闭合复位而反复进行闭合整复。一经闭合复位失败则应及时选用切开复位内固定。切开复位内固定具有直视下容易达到骨折解剖复位的优点，内固定牢固又为早期开始关节功能活动、不用外固定创造了有利条件，功能恢复较快，令人满意，Brodie 和 Denham（1974 年）手术治疗 298 例其中 69% 不用外固定，80% 患者于手术后恢复工作，复位理想者占 86%，在复查时踝关节活动受限 20°即评定为差，在该组中仅占 4%。踝关节骨折脱位之手术适应证如下：

1. 闭合复位失败　在踝关节骨折脱位中复位不满意的是内踝骨折和后踝骨折。除旋后内收与垂直压缩型以外，其他类型的内踝骨折均为撕脱骨折，骨折近端的骨膜常与骨折远端一同向前、下方移位，骨膜容易嵌夹于骨折断端之间阻碍复位，可行经皮撬拨穿针内固定或切开复位以螺丝钉内固定。后踝骨折大于胫骨下端关节面 1/4 时，距骨在踝穴上方失去稳定性，容易发生向后上方的移位，后踝骨折经闭合复位后关节面移位大于 1mm 者应行切开复位螺丝钉内固定。除内踝、后踝骨折以外，近年来日益重视外踝骨折的复位，外踝本身的轴线与腓骨干轴线之间相交成向外侧的 10°～15°角，如外踝骨折后并有重叠或向外后方移位时，踝穴必然相应增宽，距骨在踝穴内可以发生向外侧半脱位，日久可导致踝关节创伤性关节炎。因此，要求对外踝骨折的准确复位，必要时需行切开复位内固定。

2. 垂直压缩型骨折 由于受伤暴力较大，胫骨下端关节面损伤严重，或嵌压明显或移位严重，均难以手法或牵引复位，应行切开复位并以松质骨加压螺丝钉内固定，复位后的间隙可以松质骨或骨水泥充填。

3. 开放性骨折脱位 从关节内骨折或开放性骨折两方面要求，对踝关节开放性骨折脱位行内固定是重要的，但由于受伤外力大，且以外翻型损伤多见，外踝在踝上部位呈粉碎型骨折，以螺丝钉或钢板做内固定有一定困难，因此可以选用克氏针行内固定。当内侧结构是三角韧带损伤时，更应强调对外踝骨折的内固定，如单纯依赖外固定，则在肿胀消退以后或于更换敷料检查伤口时，骨折容易移位而导致畸形愈合。内侧结构是三角韧带损伤而又合并下胫腓分离时，除将外踝骨折行内固定以外，应同时修复三角韧带；如修复三角韧带存在困难时，则内侧结构失去限制距骨外移的作用，此时还应固定下胫腓联合，单纯固定外踝不能限制距骨向外侧移位，势必导致下胫腓分离。

四、踝关节骨折脱位的并发症

踝关节骨折脱位常见的并发症为骨折不愈合、畸形愈合和踝关节创伤性关节炎。

（一）骨折不愈合

最常见者为内踝骨折，其不愈合率为3.9%～15%（Burwell和Charnley，1965年）。内踝骨折不愈合的原因有骨折断端间软组织嵌入，复位不良骨折断端分离，或因外固定时间过短以及不正确的内固定。内踝骨折不愈合的诊断主要依赖于X线，Hendelesohn（1965年）提出的诊断标准是伤后半年X线仍然可见到清晰的骨折线，骨折断端硬化，或骨折断端间距离大于2～3mm且持续存在半年以上者，可诊断不愈合。关于内踝骨折不愈合是否需行手术治疗也有不同的意见，Harvey（1965年）认为，内踝骨折位置良好，且有坚强的纤维性愈合，踝关节功能良好，无症状或偶有轻微症状时不一定必须手术治疗。Otto Sneppen（1969年）报告156例内踝骨折不愈合经过平均15年（8～23年）的随诊，其中1/3自然愈合，而且内踝骨折不愈合并不增加踝关节骨性关节炎的发生率。因此，对于内踝骨折不愈合可以通过随诊观察，允许患者负重，经过负重并使用患侧肢体后，确实疼痛症状系由骨折不愈合引起，可考虑行切开复位内固定植骨术，植骨方法可用嵌入植骨或以松质骨充填于断端间。

外踝骨折不愈合较少见，Otto Sneppen（1971年）统计仅占0.3%，但如一但发生其产生的症状远较内踝骨折不愈合为重，因为在步态周期的负重期，跟骨轻度外翻，距骨向外侧挤压外踝，当外踝骨折不愈合时，对距骨外移和旋转的支持作用减弱，最终将导致踝关节退行性变。如已明确诊断外踝骨折不愈合则应行切开复位内固定及植骨术。

（二）畸形愈合

畸形愈合多由复位不良引起，也见于儿童踝关节骨骺损伤以后导致的生长发育障碍。旋前－外旋型骨折中下1/3骨折重叠移位后畸形愈合。外踝向上移位，踝穴增宽，距骨在踝穴内失去稳定，导致踝关节创伤性关节炎。Weber（1981年）强调在治疗踝关节骨折时必须恢复腓骨的正常长度。对于腓骨中下1/3骨折畸形愈合可用腓骨延长截骨术治疗，如果内踝对距骨的复位有所阻挡，则需行内踝截骨并清除关节内的瘢痕组织。还应清除胫骨下端腓骨切迹内的瘢痕组织，以使腓骨长度恢复以后与切迹完全适合，腓骨截骨并以延长器进行延长，在延长同时应将腓骨远段内旋10°，取内踝上方松质骨块，植于腓骨截骨后间隙内，用钢板做内固定。踝关节骨折畸形愈合合并有严重的创伤性关节炎，不应再做切开复位术，而应考虑踝关节融合术，老年患者亦可行人工踝关节置换术。

儿童踝关节骨骺损伤 Salter Ⅰ型很少见，可由外旋力引起胫骨下端骨骺分离。Ⅱ型最常见，外旋型损伤其干骺端骨折片位于胫骨下端后侧，外展型损伤其干骺端骨折片位于外侧，同时腓骨下端常合并骨折，一般Ⅱ型损伤不遗留发育畸形，但明显移位者可以发生骨骺早期闭合，其畸形不易随发育而自行矫正。Ⅲ型又可分为内收损伤与外旋损伤，前者又称栏杆骨折（railing fracture），移位明显时可出现内翻畸形。外损伤则类似于成人的 Tillaux 骨折，由于胫骨下端前外侧 1/4 骨骺是最后闭合的部位，当受到外旋外力时，该部位可被下胫腓前韧带撕脱而发生Ⅲ型的骨骺损伤，但由于骨骺已接近闭合，因此，对生长发育一般并无影响。

踝关节骨骺损伤Ⅳ型也较少见，多由内收外力引起，但可引起发育障碍而遗留畸形。

Ⅴ型损伤多由垂直压缩外力引起，常系内侧骨骺板受到损伤而早期闭合，导致内翻畸形。对儿童踝关节骨骺损伤以后引起之胫骨下端畸形可行胫骨下端截骨术矫正。

（三）创伤性关节炎

踝关节骨折脱位继发创伤性关节炎与下列因素有关：

（1）原始损伤的严重程度：胫骨下端关节面粉碎骨折、原始距骨有明显脱位者创伤性关节炎发生率较高。从骨折类型分析，以旋前－外旋型并有下胫腓分离者容易继发创伤性关节炎。

（2）距骨复位不良仍然残存有半脱位，多继发创伤性关节炎，距骨向后半脱位较向外侧半脱位更易发生创伤性关节炎。

（3）骨折解剖复位者发生创伤性关节炎者低，复位不良者高。Burwell 和 Charnley（1965 年）统计 135 例手术治疗者，复位不良发生创伤性关节炎为 100%。

对青壮年患者踝关节严重创伤性关节炎且踝关节功能明显受限、疼痛症状严重者可行踝关节融合术，常用的踝关节融合术的方法有踝关节前融合、踝关节经腓骨融合、关节内单纯植骨融合和加压融合术等。对老年患者可行人工踝关节置换术。对儿童则只能行关节内单纯植骨融合术，因踝关节前方滑行植骨与胫腓骨融合均会损伤胫骨或腓骨下端骨骺。

（贾　鹏）

第二节　距骨骨折及脱位

距骨无肌肉附着，表面 60%～70% 为关节面，有 7 个关节面分别与周围邻骨形成关节。距骨从解剖位置可分为头部、颈部和体部。体部又有外侧突和后侧突。后侧突有内、外侧结节。距骨体前宽后窄，踝背伸稳定，而跖屈不稳定。其血液供应主要来自由距骨颈前外侧进入的足背动脉关节支。距骨体的血供可概括如下：①跗管动脉，来自胫后动脉，在其分成足底内侧动脉和足底外侧动脉近端约 1cm 处分出，是距骨体的主要供应动脉。在跗管内它发出 4～6 支进入距骨体。②三角动脉，发自于跗管动脉，供应距骨体的内侧 1/4～1/2，是距骨体的第 2 位主要滋养动脉，经过骨内交通支供应更广泛的区域。③跗骨窦动脉，大小和起源的变异很大，供应距骨体的外侧 1/8 ~ 1/4 区域。跗骨窦动脉与跗管动脉形成交通支，具有供应距骨更多区域的能力。④距骨后结节由胫后动脉（最为常见）或腓动脉直接发出分支支配。虽然动脉非常细小，但由于骨内有丰富的交通，这一区域也有供应距骨体更大范围的潜力。因为距骨所供应的血运有限，因此当距骨骨折有移位或距骨脱位后，容易发生缺血性坏死。

一、距骨骨折

（一）分类

距骨骨折尚无一个统一的分类方法。

1. Coltart（1952 年）把距骨骨折分为 3 大类

（1）骨折：①撕脱骨折。②头部压缩骨折。③颈部骨折。④体部骨折。

（2）骨折脱位：①颈部骨折合并距下关节脱位。②颈部骨折合并距骨体后脱位。③体部骨折合并距下关节脱位。

（3）全脱位。

2. Hawkins（1970 年）把距骨颈部骨折分为 3 型

Ⅰ型：无移位的距骨颈部骨折，骨折线在中后关节之间进入距下关节。

Ⅱ型：移位的距骨颈部骨折合并距下关节脱位或半脱位，骨折线经常进入一部分体部及距下后关节面。

Ⅲ型：移位的距骨颈部骨折，距骨体完全脱位，骨折线常常进入一部分体部。体部经常向后内方突出，位于胫骨后面和跟腱之间。

Canale（1978 年）提出 HawkinsⅡ、Ⅲ型可伴有距舟关节脱位。这种骨折又被称为HawkinsⅣ型。

3. Steppen（1977 年）把距骨体部骨折分为 5 类

（1）骨软骨骨折。

（2）距骨体冠状面和矢状面垂直和水平剪刀骨折。

（3）距骨后突骨折。

（4）距骨外侧突骨折。

（5）距骨体压缩粉碎骨折。

（二）距骨头骨折

距骨头骨折较少见，约占距骨骨折的 5% ~10%。多为高处跌下，暴力通过舟状骨传至距骨时造成，轴向载荷造成距骨头压缩和胫骨前穹窿的背侧压缩骨折，一般移位不明显。距骨头骨折因局部血运丰富不易发生缺血性坏死。无移位骨折用小腿石膏固定 4 ~6 周即可。小块骨折如无关节不稳定，可手术切除。移位骨块大于 50% 距骨头关节面时，易致距舟关节不稳定，需要内固定。距骨头部移位骨折应采用前内侧入路，经胫前肌腱内侧进行。

（三）距骨颈骨折

距骨颈骨折约占距骨骨折的 50%，青壮年多见。由于颈部是血管进入距骨的重要部位，该部位骨折后较易引起距骨缺血性坏死。治疗：距骨骨折准确复位，重建关节面是基本要求。Ⅰ型无移位，小腿石膏固定 8 ~12 周即可，6 周内不可负重，当骨小梁穿过骨折线后开始负重。此型不愈合可能性少见，但仍有缺血性坏死的可能。Ⅱ、Ⅲ、Ⅳ型骨折，原则上距骨颈的移位骨折应立即切开复位内固定，因为闭合方法很难达到解剖复位。Ⅱ型骨折移位较轻，可试行手法复位。如距骨颈和距下关节达到解剖复位，经X线证实复位满意后，用小腿石膏固定足踝于轻度跖屈外翻位6~8周，再更换石膏固定于功能位，直至骨性愈合。一般固定时间需3~4个月始能愈合，固定期间不宜过早负重。手法复位失败，不应反复操作，以免加重软组织损伤，尽早采用切开复位手术。切开复位一般采用前内或前外切口。显露距骨颈骨折，复位满意后，可用2根克氏针或2枚3.5mm或4.5mm螺钉或空心螺钉固定。再用石膏管型固定8~12周（图8-3）。Ⅲ、Ⅳ型骨折是骨科急诊，移位的距骨体对皮肤和神经血管的压迫会导致皮肤坏死、神经血管损伤或两者同时发生；距骨唯一存留的血管-三角动脉，可能扭转或闭塞，因此只有通过急诊复位才能得到解除。Ⅲ型骨折移位粉碎严重，往往合并开放伤，须行清创手术，同时复位骨折块。闭合性损伤，手法复位更加困难。距骨颈切开复位的手术方法：自内踝近端前方做切口，弧向远端走向足底，止于舟骨体的内侧壁，长约7.5~10cm，利用胫前、后肌腱间隙显露距骨头和颈。注意不要损伤内踝下方的胫后肌腱和神经血管束。如果距骨体从踝穴中脱出，截断内踝将会使显露和复位更为容易。显露骨折和距骨体及颈的前内侧，尽可能地保留距骨头和颈周围的软组织。复位满意后，冲洗关节，去除骨块和碎片。固定材料及石膏固定同前。

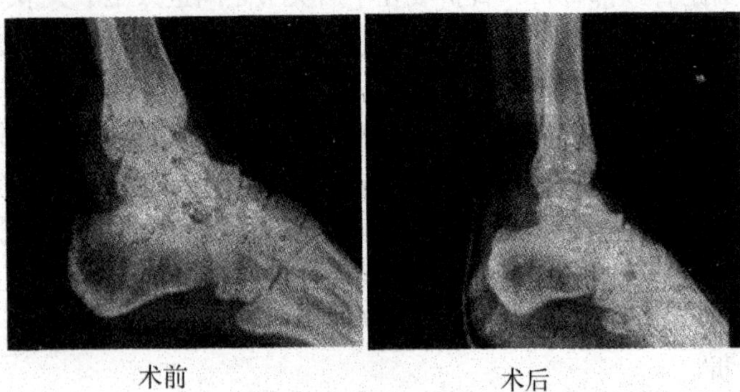

术前　　术后

图8-3　距骨骨折术前和术后

（四）距骨体部骨折

鉴别距骨体骨折和距骨颈骨折很重要。尽管距骨颈和距骨体骨折在不伴骨折移位或虽伴有移位但无脱位的情况下，二者缺血性坏死的发生率相似，但距骨体骨折后出现创伤后距下关节骨关节病的发生率较高。

1. 骨软骨骨折　这种骨折是指一部分软骨和骨片从距骨顶部剥脱的剪切骨折。距骨滑车关节面在受到应力的作用后或在其外侧和内侧面发生骨软骨骨折。前者是由于足背伸时受内翻应力旋转，距骨滑车外侧关节面撞击腓骨关节面而引起；后者是足跖屈时内翻应力使胫骨远端关节面挤压距骨滑车内侧关节面而发生骨折。距骨滑车关节面的骨软骨骨折常发生于踝关节扭伤后，患者就诊时关节肿胀、疼痛、活动受限，容易诊断为踝扭伤。有人报道，此类骨折在急诊室的漏诊率为75%。所有踝扭伤患者中约2%~6%后来被确诊为骨软骨骨折。因此踝扭伤后应注意此类骨折的发生，拍摄足的正、侧位和踝穴位X线片。高度怀疑骨折时，可做关节造影双重对比或MRI检查。无移位骨折除限制活动外，用小腿石膏固定6周。大的关节面损伤，尤其外侧损伤，应手术切开或在关节镜下切除骨块，缺损区钻孔，以使再生纤维软骨覆盖，或做软骨移植。大的骨块可用可吸收螺钉固定。

2. 距骨外侧突骨折　该骨折的损伤机制为内翻的足强烈背屈的压缩和剪切应力所致，尤其好发于滑雪引起的踝关节损伤。通常距骨的外侧部分在 CT 扫描下很容易辨认。治疗：如外侧突没有明显移位或移位不超过 3～4mm 或未累及距骨后关节的重要部位，一般只需闭合治疗，石膏固定 6～8 周。后期进行距下关节和胫距关节活动，电刺激和应力训练。若移位超过 3～4mm，则有指征行切开复位或骨块切除术。

3. 距骨后侧突骨折　后侧突骨折常难诊断，如漏诊，会导致明显的长期功能障碍。怀疑此骨折时，可做 CT 扫描或与对侧足的侧位片比较。治疗可以尝试非手术治疗，但如症状持续或距骨后侧突部位局限性压痛，则有切除骨块的指征。

4. 距骨体部剪力和粉碎骨折　剪力骨折损伤机制类似于距骨颈骨折，但骨折线更靠后。粉碎骨折常由严重压砸暴力引起。骨折可发生在外侧、内侧结节或整个后侧突。治疗：移位小于 3mm 时，可用小腿石膏固定 6～8 周。移位大于 3mm 时，可先手法复位，位置满意后再石膏固定，如复位失败，应切开复位，螺钉固定。严重移位粉碎骨折，复位已不可能，可能需要切除距骨体，做 Blair 融合术或跟－胫骨融合术。

二、距骨脱位

1. 距下关节脱位　多由足部跖屈位张力内翻所引起，其发生率较骨折多。距下关节脱位特点：距骨仍停留于踝穴中，而距下关节和距舟关节脱位，因此又名距骨周围脱位。按脱位后足远端移位方向，可分为内侧脱位、外侧脱位、前脱位和后脱位。脱位后，足有明显的内翻或外翻畸形，诊断一般不困难。少数患者可合并神经血管束损伤。治疗：不伴有跟骨或距骨边缘骨折的距下关节内侧脱位，通常可以闭合复位。但距下关节外侧脱位则很难闭合复位，妨碍复位的最常见因素是胫后肌腱和距骨的骨软骨骨折。脱位后应及早复位，以免皮肤长时间受压坏死。复位成功后用石膏管形将患足固定于背伸 90°中立位 6 周。闭式复位失败，应积极行切开复位，去除阻碍复位的原因，开放脱位应彻底清创。不伴有骨折的距下关节脱位长期结果一般很好，但距下关节活动可能会有中等程度受限，在非平坦路上行走不灵活。距下关节脱位后，虽然距骨血供可能受到损害，但较少发生距骨缺血性坏死。

2. 胫距关节脱位　胫距关节脱位多并发于踝部骨折或踝部韧带撕裂伤。在整复骨折时，胫距关节脱位常可一并整复。但当胫后肌腱、血管、神经或腓骨长、短肌腱移位，发生交锁，手法不能复位时，应手术切开整复。

3. 距骨全脱位　距骨全脱位往往发生在足极度内翻时，距骨围绕垂直轴旋转 90°，致使距骨头朝向内侧，同时距骨还沿足长轴外旋 90°，故其跟骨关节面朝向后方，距骨全脱位是一种严重损伤，多为开放损伤，易合并感染，预后差。治疗距骨全脱位手法复位成功率极低，往往需要在麻醉下进行手术。距骨脱位后，严重地损伤了距骨血运，为了血管再生和防止缺血坏死，石膏固定时间一般不应少于 3 个月。对手法复位失败，或开放性损伤的病例，应及时手术复位，以免发生皮肤坏死。一般采用踝部前外侧横切口，术中须注意保护附着于距骨上的软组织，以防发生坏死。术后石膏固定时间与手法整复后相同。陈旧性距骨全脱位，可行距骨切除术或踝关节融合术。

（贾光辉）

第三节　跟骨骨折

一、解剖特点

（1）跟骨是足部最大一块跗骨，是由一薄层骨皮质包绕丰富的松质骨组成的不规则长方形结构。

（2）跟骨形态不规则，有6个面和4个关节面。其上方有三个关节面，即前距、中距、后距关节面。三者分别与距骨的前跟、中跟、后跟关节面相关节组成距下关节。中与后距下关节间有一向外侧开口较宽的沟，称跗骨窦。

（3）跟骨前方有一突起为跟骨前结节，分歧韧带起于该结节，止于骰骨和舟骨。跟骨前关节面呈鞍状与骰骨相关节。

（4）跟骨外侧皮下组织薄，骨面宽广平坦。其后下方和前上方各有一斜沟分别为腓骨长、短肌腱通过。

（5）跟骨内侧面皮下软组织厚，骨面呈弧形凹陷。中1/3有一扁平突起，为载距突。其骨皮质厚而坚硬。载距突上有三角韧带、跟舟足底韧带（弹簧韧带）等附着。跟骨内侧有血管神经束通过。

（6）跟骨后部宽大，向下移行于跟骨结节，跟腱附着于跟骨结节。其跖侧面有2个突起，分别为内侧突和外侧突，是跖筋膜和足底小肌肉起点。

（7）跟骨骨小梁按所承受压力和张力方向排列为固定的2组，即压力骨小梁和张力骨小梁。2组骨小梁之间形成一骨质疏松的区域，在侧位X线片呈三角形，称为跟骨中央三角。

（8）跟骨骨折后常可在跟骨侧位X线片上看到2个角改变。跟骨结节关节角（Bohler角），正常为25°～40°，由跟骨后关节面最高点分别向跟骨结节和前结节最高点连线所形成的夹角。跟角交叉角（Gissane角），由跟骨外侧沟底向前结节最高点连线与后关节面线之夹角，正常为120°～145°。

二、损伤机制

跟骨骨折为跗骨骨折中最常见者，约占全部跗骨骨折的60%。多由高处跌下，足部着地，足跟遭受垂直撞击所致。有时外力不一定很大，仅从椅子上跳到地面，也可能发生跟骨压缩骨折。跟骨骨折中，关节内骨折约占75%，通常认为其功能恢复较差。所有关节内骨折都由轴向应力致伤，如坠伤、跌伤或交通事故等，可能同时合并有其他因轴向应力所致的损伤，如腰椎、骨盆和胫骨平台骨折等。跟骨的负重点位于下肢力线的外侧，当轴向应力通过距骨作用于跟骨的后关节面时，形成由后关节面向跟骨内侧壁的剪切应力。由此造成的骨折（原发骨折线）几乎总是存在于跟骨结节的近端内侧，通常位于Gissane十字夹角附近，并由此处延伸，穿过前外侧壁。该骨折线经过跟骨后关节面的位置最为变化不定，可以位于靠近载距突的内侧1/3，或位于中间1/3，或者位于靠近外侧壁的外侧1/3。如果轴向应力继续作用，则出现以下2种情况：内侧突连同载距突一起被推向远侧至足跟内侧的皮肤；后关节面区形成各种各样的继发骨折线。前方的骨折线常延伸至前突并进入跟骰关节。Essex

Lopresti 将后关节面的继发骨折线分为两类：如果后关节面游离骨块位于后关节面的后方和跟腱止点的前方，这种损伤称为关节压缩型骨折；如果骨折线位于跟腱止点的远侧，这种损伤称为舌形骨折。

三、分类

跟骨骨折根据骨折线是否波及距下关节分为关节内骨折和关节外骨折。

关节外骨折按解剖部位可分为：①跟骨结节骨折。②跟骨前结节骨折。③载距突骨折。④跟骨体骨折。

关节内骨折有多种分类方法。过去多根据 X 线平片分类，如最常见的 Essex Lopresti 分类法把骨折分为舌形骨折和关节压缩型骨折。其他人根据骨折粉碎和移位情况进一步分类，如 Paley 分类法等。

根据 X 线平片分类的缺点是不能准确地了解关节面损伤情况，对治疗和预后缺乏指导意义。因此，大量 CT 分类方法应运而生。现将较常见的 Sanders 分类法介绍如下：

其分型基于冠状面 CT 扫描。在冠状面上选择跟骨后距关节面最宽处，从外向内将其分为三部分 A、B、C，分别代表骨折线位置。这样，就可能有四部分骨折块，三部分关节面骨折块和二部分载距突骨折块。

Ⅰ型：所有无移位骨折。

Ⅱ型：二部分骨折，根据骨折位置在 A、B 或 C 又分为ⅡA、ⅡB、ⅡC 骨折。

Ⅲ型：三部分骨折，根据骨折位置在 A、B 或 C 又分为ⅢAB、ⅢBC、ⅢAC 骨折。典型骨折有一中央压缩骨块。

Ⅳ型：骨折含有所有骨折线。

四、临床表现及诊断

跟骨骨折是足部的常见损伤，以青壮年伤者最多，严重损伤后易造成残疾。外伤后后跟疼痛，肿胀，踝后沟变浅，瘀斑，足底扁平、增宽和外翻畸形。后跟部压痛，叩击痛明显。此时即高度怀疑跟骨骨折的存在。

X 线对识别骨折及类型很重要。X 线检查：跟骨骨折的 X 线检查应包括 5 种投照位置。侧位像用来确定跟骨高度的丢失（Bohler 角的角度丢失）和后关节面的旋转。轴位像（或 Har - ris 像）用来确定跟骨结节的内翻位置和足跟的宽度，也能显示距骨下关节和载距突。足的前后位和斜位像用来判断前突和跟骰关节是否受累。另外，摄一个 Broden 位像用来判断后关节面的匹配，投照时，踝关节保持中立位，将小腿内旋 40°，X 射线管球向头侧倾斜 10° ~15°。特殊的斜位片能更清楚地显示距骨下关节。如果医生治疗此类骨折的经验比较丰富，三种 X 线影像可能即已足够，但是，为了对损伤进行全面的评估，通常需要 CT 扫描检查。应该进行 2 个平面上的扫描：半冠状面，扫描方向垂直于跟骨后关节面的正常位置；轴面，扫描方向平行于足底。CT 检查更清晰显示跟骨的骨折线及足跟的宽度，CT 扫描结果现已成为骨折分类的基础和依据。此外，跟骨属海绵质骨，压缩后常无清晰的骨折线，有时不易分辨，常须根据骨的外形改变、结节关节角的测量来分析和评价骨折的严重程度。

五、治疗

各类型跟骨骨折治疗共同的目标如下，：①恢复距下关节后关节面的外形。②恢复跟骨的高度（Bohler 角）。③恢复跟骨的宽度。④腓骨肌腱走行的腓骨下间隙减压。⑤恢复跟骨结节的内翻对线。⑥如果跟骰关节也发生骨折，将其复位。制定治疗计划时尚需考虑患者年龄、健康状况、骨折类型、软组织损伤情况及医生的经验。

1. 跟骨前结节骨折　跟骨前结节骨折易误诊为踝扭伤，骨折后距下关节活动受限，压痛点位于前距腓韧带 2cm，向下 1cm 处。无移位骨折采用石膏固定 4 ~6 周。骨折块较大时，行切开内固定；陈旧骨折或骨折不愈合有症状时，可手术切除骨折块。

2. 跟骨结节骨折　跟骨结节骨折有 2 种类型：一种是腓肠肌突然猛烈收缩牵拉跟腱附着部，发生跟骨后撕脱骨折；另一种为直接暴力引起的跟骨后上鸟嘴样骨折。治疗骨折无移位或少量移位时，用石膏固定患肢于跖屈位 6 周。若骨折块超过结节的 1/3，且有旋转及严重倾斜，或向上牵拉严重者，可手术复位，螺丝钉固定。术时可行跟腱外侧直切口，以避免手术瘢痕与鞋摩擦。术后用长腿石膏固定于屈膝 30°跖屈位，使跟腱呈松弛状态。

3. 载距突骨折　单纯载距突骨折很少见。无移位骨折可用小腿石膏固定 6 周。移位骨折可手法复位足内翻跖屈，用手指直接推挤载距突复位。较大骨折块时也可切开复位。骨折不愈合较少见，不要轻易切除载距突骨块，因为有可能失去弹簧韧带附着而致扁平足。

4. 跟骨体骨折　跟骨体骨折因不影响距下关节面一般预后较好。骨折机制类似于关节内骨折，常发生于高处坠落后。骨折后可有移位，如跟骨体增宽，高度减低，跟骨结节内外翻等。此类骨折除常规 X 线片外，还应做 CT 检查，以明确关节面是否受累及骨折移位情况。骨折移位较大时，可手法复位并石膏外固定，或切开复位内固定。

5. 关节内骨折　关节内骨折是跟骨中最常见的类型，治疗意见分歧较大。

（1）保守疗法：适用于无移位或少量移位骨折，或年龄大、功能要求不高或有全身并发症不适于手术治疗的患者。鼓励早期开始患肢功能运动及架拐负重。此法可能遗留足跟加宽、结节关节角减少、足弓消失及足内外翻畸形等。

（2）骨牵引治疗：跟骨结节持续牵引下，按早期活动原则进行治疗，可减少病废。

（3）闭合复位疗法：患者俯卧位，在跟腱止点处插入 1 根斯氏针，针尖沿跟骨纵轴向前并略微偏向外侧，达后关节面下方后撬起。撬拨复位后再用双手在跟骨部做侧方挤压，侧位及轴位透视，位置满意后，将斯氏针穿入跟骨前方。粉碎骨折时，也可将斯氏针穿过跟骰关节。然后用石膏将斯氏针固定于小腿石膏管型内。6 周后去除石膏和斯氏针。此方法适用于某些舌状骨折。

（4）切开复位术：适用于青年人，可先矫正跟骨结节关节角，及跟骨体的宽度，再手术矫正关节面。做跟骨外侧切口，将塌陷的关节面撬起，至正常位置后，用松质骨填塞空腔保持复位。术后用管型石膏固定 8 周。若固定牢固，不做石膏外固定，疗效更满意（图8 -4）。

6. 严重粉碎骨折　严重粉碎骨折，年轻患者对功能要求较高时，切开难以达到关节面解剖复位，非手术治疗又极有可能遗留跟骨畸形而影响功能，一期融合并同时恢复跟骨外形可以缩短治疗时间，使患者尽快地恢复工作。在切开复位时，亦应有做关节融合术的准备，一旦不能达到较好复位，也可一期融合距下关节。手术时用磨钻磨去关节软骨，大的骨缺损可植骨，用钢板维持跟骨基本外形，用 1 枚 6. 5mm 或 7. 3mm 直径全长螺纹空心螺钉经导针固定跟骨结节到距骨。

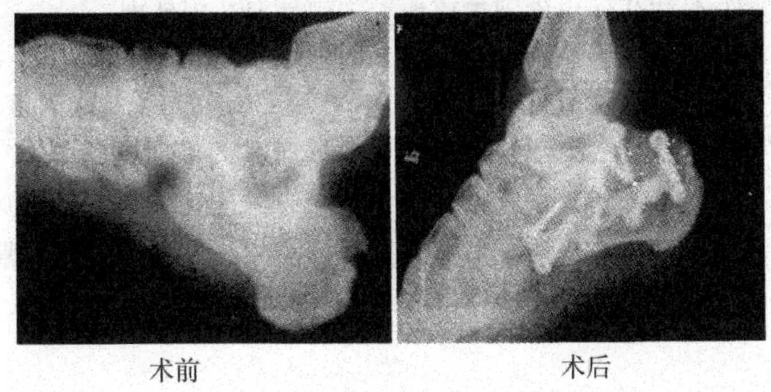

术前　　　　　　　　术后

图8-4　跟骨骨折术前和术后

六、并发症及后遗症

1. 伤口皮肤坏死、感染　外侧入路L形切口时，皮瓣角部边缘有可能发生坏死，应注意：术中延长切口时，小心牵拉软组织并保持为全厚皮瓣至关重要；外侧皮缘下应放置引流以防止形成术后血肿；延迟拆除缝线，甚至达3周以上，在此期间不应活动以减轻皮瓣下的剪切力；围手术期常规应用抗生素。一旦出现坏死，应停止活动。如伤口感染，浅部感染，可保留内植物，伤口换药，有时需要皮瓣转移。深部感染，需取出钢板和螺钉。

2. 距下关节和跟骰关节创伤性关节炎　由于关节面骨折复位不良或关节软骨的损伤，距下关节和跟骰关节退变产生创伤性关节炎。关节出现疼痛及活动障碍，可使用消炎止痛药物、理疗、支具和封闭等治疗。如症状不缓解，应做距下关节或三关节融合术。

3. 足跟痛　可由于外伤时损伤跟下脂肪垫或骨刺形成所致，也可因跟骨结节的骨突出所致。可用足跟垫减轻症状，必要时行手术治疗。

4. 神经卡压　神经卡压较少见，胫后神经之跖内或外侧支以及腓肠神经外侧支，可受骨折部位的软组织瘢痕卡压发生症状，或手术损伤形成神经瘤所致。非手术治疗无效时，必要时应手术松解。

5. 腓骨长肌腱鞘炎　跟骨骨折增宽时，可使腓骨长肌腱受压，肌腱移位，如骨折未复位，肌腱可持续遭受刺激而发生症状，必要时可手术切除多余骨质，使肌腱恢复原位。也可因术中外侧壁掀开时，损伤腓骨肌腱，有限的骨膜下剥离及仔细牵拉可避免此并发症。

6. 复位不良和骨折块再移位　准确恢复跟骨结节到合适外翻对线是基本要求，术中应多角度拍摄X线片以避免此并发症。如果负重过早会导致主要骨折块的移位，患者至少应在8周内禁止负重以避免该并发症。

（贾光辉）

第四节　跖骨骨折及脱位

一、解剖特点

前足有两个重要作用，一个是支撑体重，第二个是行走时5块跖骨间可以发生相对移位以便将足底应力平均分布于第1跖骨的2个籽骨和其余4个跖骨，避免局部皮肤压坏。前足表面上是一个整体，但各部分的损伤则需要根据不同情况分别处理。

解剖学上5块跖骨明显分为3个部分：第1、第5和中部3块跖骨。

二、损伤机制

跖骨骨折临床上较常见，但由于其功能的相对次要，目前相关文献极少有其发生率的记载。常由重物砸伤或挤压伤等直接暴力、身体扭转等间接暴力导致跖骨干螺旋形骨折，尤其是中间的3个跖骨。应力骨折多见于运动员等。

三、分类

跖骨骨折通常按骨折部位来分类，分别为基底部、骨干和颈部骨折。

四、临床表现及诊断

跖骨骨折诊断较简单，明确的外伤史，局部压痛，有时可及骨擦感，足部活动受限，足部正斜位片可明确诊断。其中斜位片有助于判断跖骨头在矢状位的移位。必要时可行CT扫描加三维重建，明确骨折的详细情况。

五、治疗

第1跖骨较其他跖骨短而粗大，构成足内侧纵弓的一部分，与第2跖骨间韧带连接少，故相对活动度更大。它基底内侧有胫前肌腱附着，外侧有腓骨长肌腱附着，这一对肌腱维持着跖骨的位置。第1跖骨头上有2个籽骨，分担了前足1/3应力。由于第1跖骨对前足的稳定性起关键作用，所以对第1跖骨应该采用更加积极的治疗，努力恢复其形态和其他跖骨头之间的正常关系。对于移位不明显的横行骨折，可予石膏外固定。对于一些简单的骨干部位的骨折，可以经皮用克氏针固定，具有损伤小、经济等优点，但固定不如钢板确切，且有损伤跖板、关节面，钉道感染等不足。对于移位明显的不稳定骨折，如果软组织条件允许，可用微型钢板螺钉固定。如果软组织损伤不适宜内固定，则可以采用外固定架治疗。术后注意软组织愈合，一般负重延迟至术后8~10周至X片上见骨痂。

第5跖骨骨折很常见，由于有很多运动肌附着于其基底部，所以不同于其他骨折。腓骨短肌止于第5跖骨结节背侧，第三腓骨肌止于干骺结合部，跖侧也有跖筋膜附着（图8-5）。第五跖骨骨折可以分为3种类型：第4、第5跖骨间关节以近的骨折为节结骨折，或称Ⅰ区骨折；第4、第5跖骨间关节区域的骨折为Jones骨折，或称Ⅱ区骨折；该区以远的骨折为骨干应力骨折或称Ⅲ区骨折（图8-6）。Ⅰ区骨折一般保守治疗效果较好，骨折涉及关节达30%以上的需手术治疗。Jones骨折通常以保守治疗为主，对于运动员等要求尽早活动的，可以行髓内螺钉固定。骨干部位骨折现今的治疗趋势是切开复位微型钢板固定。

对于中部跖骨骨折侧方移位小于4mm，成角畸形小于10°，短缩不明显，一般石膏固定等保守治疗可取得满意疗效。但存在固定时间长，患足肿胀、疼痛等不适，而且对于跖骨头颈部骨折固定不确切者容易发生再移位。对于移位等畸形明显的跖骨骨折，也可采用经皮或切开复位后克氏针固定，具有手术创伤小、费用低等优点，但对于长斜形或粉碎骨折，尤其是靠近跖骨头处骨折，其固定效果不如钢板确切，并且会损伤跖趾关节、跖板，术后导致关节疼痛、跖骨头和跖板的粘连等。

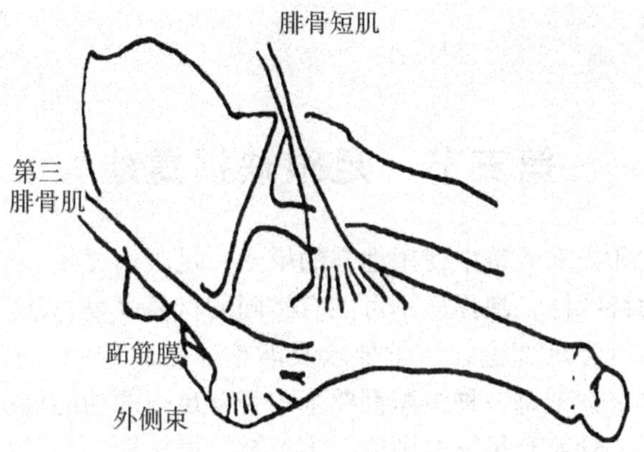

图 8-5　第 5 跖骨基底部韧带附着情况

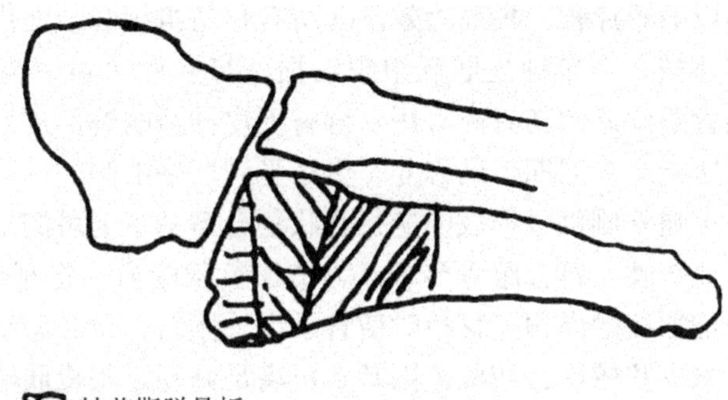

图 8-6　第 5 跖骨基底部骨折分类

随着经济发展，患者要求的提高，对于长斜形或粉碎性骨折，跖骨头骨折跖屈明显者，更多采用 AO 微型钢板内固定等更为积极的治疗方法。跖骨头的形态对于维持整个足弓的稳定性起着极其重要的作用，切开复位内固定并且确切的修复其形态，对于减少日后由于不稳定等导致的足部疼痛有重要意义。当骨折远端跖屈明显，在今后的负重时该跖骨的负荷增加，会导致难以处理的跖侧皮肤过度角质化，而足背侧的骨性突起亦可引起疼痛。偶尔远折端的背屈，可以使该跖骨的负荷减小，导致周边的损伤。Sisk 指出骨折越靠近远端，远端跖屈越明显，越应考虑手术。而且足部往往都有鞋和袜子的保护，很少像手外伤一样出现严重的污染而影响内固定的植入，手术较安全。跖骨骨折常由高能量损伤引起，且足背部皮肤软组织菲薄，术前应注意软组织条件，积极予脱水消肿等对症处理，待肿胀消退后方可手术。

Alapuz 等对 57 例中间跖骨骨折患者采用手术治疗和非手术治疗的最终结果进行了评价，发现效果差者多得惊人（39%）。不论采用何种治疗方法，只 32% 的患者效果良好。导致效果较差的因素包括骨折矢状面移位、开放骨折和严重软组织损伤。作者的经验认为，轻度侧方移位可以接受，然而，不论跖骨头在矢状面背伸移位或跖屈移位，还是跖骨过度短缩都将导致跖骨疼痛和慢性前足疼痛。鉴于此，推荐经背侧入路行闭合复位和经皮穿针固定。必须注意跖骨在矢状面的对线，触摸跖骨头以确定是否所有跖骨头都在同一平面，从而做出初步评估。

（贾光辉）

第五节　足跟缺损重建

随着交通事故增加和局部战争中使用地雷的增多，足跟伤逐年增加，全足跟缺损或大部缺损，由于足跟结构的特殊性，缺损后不可能有类同的材料修复，治疗较为复杂。解决足跟重建问题的关键是探索符合足部生物力学要求及能重建足跟功能相应的替代材料和技术方法，重建应达到下述要求：①每一种组织都要基本符合足跟的功能要求，如皮肤应有一定厚度，耐磨耐压，有感觉；骨骼有足够的硬度，不致被压缩变形；在骨骼与皮肤之间有较厚的软组织充填，以分散压力，吸收震荡。②皮肤、皮下组织、跟骨应同期修复，力争恢复足跟解剖结构的完整性，以缩短疗程，提高疗效。③所有移植组织必须血供充足，尽量同属一条动脉供应，以求整体移植。对单纯皮肤软组织毁损，有多种达到一定厚度的感觉皮瓣可利用，足部或小腿部血管条件差的伤者尚可用吻合臀下皮神经的臀部皮瓣带蒂移植修复。但对于全足跟缺损，要把所有组织同期得到修复，供区受到严格限制。

临床实践证明，小腿外侧供区形成的逆行岛状复合瓣基本上可满足上述要求，且安全可靠。因为：①腓骨质地较硬，符合跟骨要求，为增加负载能力，将腓骨折成两段并排移植，并把远端断面磨圆，增加接触面积。移植时使骨干纵轴倾斜，符合跟结节角度数并恢复足的弓状结构。②小腿外侧皮肤较厚，切取范围基本可满足修复足跟皮肤缺损的要求。③再造足跟的感觉可通过腓肠外侧皮神经与近侧足背内侧皮神经或腓肠神经缝接来实现。④跟部需较厚的皮下结缔组织层，用携带小腿部分踇长屈肌或比目鱼肌替代，这样既能达到厚度要求，也可恢复足跟部饱满的外形。⑤在小腿外侧，上述移植组织同属腓动脉供应，血供丰富，可整体切取一期移植。小腿外侧复合组织瓣行足跟缺损再造具体介绍如下。

一、适应证

足跟是足的重要组成部分，如果没有足跟整个足就不能发挥作用，一般来说，失去足跟的患者都是再造足跟的适应证。但不是所有足跟缺损的患者都一定接受足跟再造手术，因为再造足跟无论从功能与外形都要与正常足跟完全一样是不可能的，而且有一定范围和程度的手术创伤，因此，患者自己及家属的意见是不可缺少的。患者除接受全足跟再造外，也可接受其他修复方法或配载支具，甚至选择截去残肢，佩带假肢的方法，我们在选择的病例中，都反复向患者介绍手术的经过、再造后存在的问题，然后在其强烈要求下实施手术，可以说每一个患者都是有备而来的。考虑到手术的可行性，伤肢局部必须具备以下前提条件：

1. 足部的缺损范围不能太大　全足跟缺损应用小腿外侧复合组织瓣移植方法完全可行，如果超出这一范围连同小腿远侧及前足部分均有缺损，修复就有困难，因为小腿外侧皮瓣所取最大宽度也只能达到前、后中线，如果再造足跟时不能全面封闭创面，会给术后处理带来许多困难。

2. 距骨完整、健康　距骨必须完整、健康，或者虽有轻度骨感染，但经过切除能彻底清除病灶，腓骨可顺利插入并融合者。

3. 小腿外侧皮肤条件好　小腿外侧皮肤应当是很少或者没有瘢痕，如果小腿外侧中1/3布满瘢痕，这种皮肤要作为替代耐压、持重的足跟皮肤，重建足跟功能是不可能的。

4. 腓肠外侧皮神经完整　为了使再造足跟有良好的感觉功能，再造时一定要修复感觉神经，因小腿外侧为腓肠外侧皮神经支配，皮瓣区的腓肠外侧皮神经要能切取一定长度，足背内侧皮神经或腓肠神经也需完整，以便能满足与腓肠外侧皮神经缝接的要求。

5. 血管条件一定要好　作为组织移植，无论是吻合血管游离移植还是带血管蒂逆行转位移植，都要有良好的血管条件。由于腓动脉变异有一定比例，术前要仔细检查，超声多普勒血流仪探测可作为常规检查，必要时应作下肢血管造影检查。

6. 其他　患者健康，没有糖尿病或下肢静脉炎等疾病。手术者有一定显微外科经验，具有小腿腓骨皮瓣操作的经验，特别是做逆行移植，需要向远侧游离腓血管，位置较深。不过，只要严格遵循显微外科手术原则，认真完成好每一个手术步骤，手术就能获得成功。

二、应用解剖

小腿外侧的皮肤薄而松弛，移动性比较大，皮下组织有脂肪层，较肥胖的患者脂肪层较厚，在稍深处有浅筋膜层，小腿外侧腓肠神经的分支和皮肤浅静脉均分布在这一层内。在浅筋膜深部为深筋膜层，腓动、静脉的皮肤营养支都穿过肌肉间隙分布到这一层。切取小腿外侧皮瓣，无论作游离吻合血管移植还是带血管蒂转移移植都必须保护好这一层。腓总神经沿腘窝外侧缘行向下、外方，在腓肠肌和股二头肌之间通过，在腓骨后方刚好位于皮下，并发出腓肠外侧皮神经，该皮神经在腓肠肌外侧头浅面的浅筋膜中下降分布于小腿外侧面皮肤，在切取小腿外侧皮瓣时，凡是移植后需要重建感觉者，应把这一神经分布区包括在内，并保护好皮神经主干，以便缝接。

1. 腓骨　是小腿两根管状骨中较细的一根，与胫骨并列，位于其外侧。腓骨的下1/4段对踝关节的稳定和功能至关重要，因此在一些特殊的病例，即便需要移植比较长的腓骨，其远侧1/4段也必须保留在原位，不予移植。从功能上看，腓骨除了参与构成踝关节之外，仅仅作为一个支柱供肌肉附着，并无重要的负重功能。因此，切除腓骨干上部及中部对小腿的负重功能没有大的影响。在近端，腓骨通过胫腓关节与胫骨相连，其关节囊及滑膜附着在腓骨头关节面的边缘。腓骨被附着的肌肉所包绕，它们构成腓骨毗邻结构的大部分。腓骨和其他长骨一样，有3个血供来源：①骨骺和干骺端血管；②进入骨干的固有滋养血管；③骨膜血管。腓骨头的血供是由集中在上端骨骺的多条血管完成的。起于膝降动脉、腘动脉和胫前动脉的分支在腓骨骨骺上的肌肉及骨膜之内彼此沟通。特别值得指出的是，营养腓骨头的一或两条分支很固定地起于胫前动脉的近端2～3cm处，这个解剖特点使临床上有可能以胫前血管为蒂移植腓骨头。腓骨干是由滋养动脉和节段性肌肉骨膜血管供应血液的。前者供养骨皮质的内侧半或2/3，后者供养骨皮质的其余部分。两者皆为腓血管的分支，因此可以说腓血管是腓骨干的主要血供来源。

2. 腓动脉　起于胫后动脉起始部下方大约2.5cm处，通常有两条伴行静脉。在正常的情况下，腓动脉向腓骨发出1支滋养动脉，有时发出2或3支滋养动脉。当腓动脉还在踇长屈肌内走行时，它发出1支横向的分支，在胫骨与踇长屈肌之间走向胫后动脉并与之分支交通。或在发出这一交通支之前、后，腓动脉还发出一穿支，在胫骨和腓骨之间通过靠近骨间膜远侧边缘的间隙到达踝关节的前方，与胫前动脉的外踝支吻合，在足背与足背动脉的跗骨支吻合，全足跟逆行岛状复合瓣转位后的血供即依靠这些吻合支。腓动脉以发出外踝支和跟骨支而告终，并在踝关节后方与胫后动脉的分支吻合。腓动脉还发出一些间隔皮支和肌皮支以供养小腿外侧腓骨表面的皮肤，前者完全走行在小腿后肌间隔内，而后者则先穿过踇长屈肌、胫骨后肌或比目鱼肌，再进入小腿后肌间隔。这些皮支最终都走行在腓骨肌和比目鱼肌之间的间隙内。皮支的数目有3～6支，以3～5cm的间隔呈节段性分布在腓骨干上。腓动脉的起点和大小有较大的解剖变异。腓动脉可以直接起于腘动脉而不是发自胫后动脉。在这种情况下，腓骨的腓动脉蒂比正常的长得多，为带血管的腓骨移植提供了便利。有的腓动脉发自胫前动脉，遇到这种情况，腓骨的腓动脉蒂可能很短。有的腓动脉较粗，甚至可能替代胫后动脉。如果胫后动脉纤细或者缺如，腓动脉将成为足底动脉血液的主要来源。即使遇到这种情况，只要手术中不损伤正常的胫前动脉，也不损伤足和踝关节附近胫前动脉与腓动脉之间的交通支，以腓血管为蒂切取游离腓骨仍然是安全的，并不会危及小腿和足的生存。在罕见的情况下，腓动脉可能为足部供应血液的唯一大血管，则不能以腓动脉为蒂移植小腿外侧复合瓣，最好术前做小腿血管造影，预先了解小腿血管分布情况。

三、体位

一般侧卧位，也可半仰卧位，患侧抬高，大腿部上气囊止血带。

四、麻醉

硬脊膜外麻醉、全麻。

五、皮瓣设计

首先根据血管走行，用超声多普勒血流仪探测腓动脉行程及其皮穿支的部位，用甲紫标记。或标记出腓骨头至外踝的两点连线，此为腓动脉的走行线，即皮瓣的轴心线，其中皮支穿出点约在腓骨头下9cm和15cm处，为肌皮支进入皮肤的关键点。此点超声多普勒血流仪可以探测出并加以标记。以这些分布点为中心设计所需复合组织皮瓣。

(1) 腓骨长度包括双排腓骨再造足跟所需的长度，插入洞穴所占的长度及腓骨对折时中间所需截除的2.5cm长度。为保持踝关节稳定性，腓骨远侧至少要保留5cm长度。

(2) 皮瓣大小包括包裹足跟、修复足跟邻近挛缩瘢痕切除后的缺损范围及皮瓣切取后20%左右的回缩。

(3) 软组织切取范围，应包括充填残腔以及恢复足跟部软组织厚度和形态所需的总量。

(4) 腓动、静脉血管蒂的长度应保证逆转修复后没有张力。

(5) 腓肠神经外侧支长度，应能满足逆行转移后近侧断端能与足背内侧皮神经缝接。反复核算准确无误时，即用甲紫做出标记。

六、手术步骤

1. 受区准备　足跟缺损者一般都遗留创面或挛缩瘢痕，彻底清除病灶及挛缩瘢痕组织是重建足跟的先决条件。手术一般在完全充气止血带下进行，创面的肉芽组织应彻底清除，同时应切除坏死的肌腱与骨骼，为使移植时能充分充填残腔，对创面基底部凹陷要修整并敞开。按足弓的要求，在创面基底部的距骨或跟骨残端凿两个洞穴，以供植骨用。在足背内侧解剖出足背内侧皮神经分支。反复冲洗，彻底止血，并以健足为准，测出包括骨骼、皮肤、皮下组织等缺损的大小范围。

2. 切取皮瓣　先沿皮瓣的后缘标记切开皮肤，直达深筋膜与肌膜之间，在深筋膜下向前游离皮瓣，在比目鱼肌与腓骨所形成的外侧间隙附近，要细心注意由肌间隙或比目鱼肌穿出的皮支，选择较粗的1～2条皮支或肌皮支作为皮瓣的轴心点，校正或重新设计皮瓣的远近及前后缘，以保证皮瓣的血供。按设计切开皮瓣四周，并在深筋膜下向皮支或肌皮支附近解剖分离皮瓣，沿皮支顺外侧肌间隙进行分离，如果较粗的皮支血管来自比目鱼肌、踇长屈肌的肌皮支，在向深部解剖分离时应保留0.5～1cm肌袖于血管周围，以免损伤皮支血管（图8－7A）。

3. 游离胫前间隙　沿前方的腓骨肌与后方的比目鱼肌之间的肌间隙作锐性解剖，直达腓骨。在切口近侧，沿腓总神经旁组织间隙内插入蚊钳，挑起上面的腓骨长肌，切断它在腓骨头上的附着部，然后向前向内拉开，即完全显露围绕腓骨颈斜向前下方的腓总神经。游离腓总神经并向远侧跟踪分离，直到分为腓浅神经和腓深神经的部位。游离时，用一根橡皮条保护腓总神经并将它拉向前方。手术者用左手握住小腿，用拇指向前内推开腓骨肌及腓浅神经，同时右手用解剖刀紧靠腓骨切断腓骨肌在腓骨上的附着部，在腓骨上留下一薄层肌袖。这样边推边切，由近而远，直到切口远极。接着，再从近侧开始，以腓深神经为向导（它位于胫前血管的外侧），靠近腓骨切断趾长伸肌和踇长伸肌在腓骨前面的附着部，从而进入胫前间隙（图8－7B）。

4. 分离切取部分比目鱼肌及部分踇长屈肌　在腓骨后方的浅层，从腓骨头部和上1/3部切断比目鱼肌的附着部。根据充填残腔和足跟塑形的需要，切取部分比目鱼肌和腓肠肌。将切断的比目鱼肌牵向后方，即到达位于深层的踇长屈肌。在切断踇长屈肌时，要稍远离腓骨，让肌袖保留在腓骨上，因为腓血管和腓骨的滋养血管就包含在靠近腓骨的肌肉之中。为恢复足跟饱满的外形也需要这一肌肉。

5. 截断腓骨　截断腓骨有利于血管的解剖和分离。分别在远侧和近侧预定截骨的部位，呈"十"字切开腓骨骨膜，做骨膜下剥离，宽度以能接纳骨膜剥离器为宜。在腓骨前、后各插入一把骨膜剥离器，两者在腓骨的内后方相遇。用这两把骨膜剥离器保护周围的软组织，用钢丝锯或摆锯锯断腓骨。

6. 游离腓血管　用布巾钳夹住截取的腓骨两端，通过布巾钳，将其向外牵开，拉紧骨间膜，靠近骨间膜在腓骨上的附着部纵向切开，直视下切断胫骨后肌在腓骨上的附着部，将切断的肌肉连同骨间膜一起用拉钩牵向内侧，这样边切边拉，自远而近。逐层解剖，直到显露胫后血管神经束及腓血管为止（图8－7C）。然后，从腓血管自胫后血管分杈处开始，直视下剪开腓血管与胫后血管神经束之间结缔组织。这样游离后腓血管及部分踇长屈肌的肌袖就很好地保留在腓骨上（图8－7D）。以腓血管为铰链，向前内翻开腓骨，直视下纵向切开剩下踇长屈肌，完成腓骨游离。操作时要仔细保护腓血管。

7. 取下组织瓣　在切断近端腓血管之前，放松止血带，仔细检查皮瓣、肌瓣、腓骨髓腔和肌袖的渗血情况，确定游离的腓骨是否具有良好的血供。肌袖与髓腔及皮缘有鲜血渗出是血供正常的佐证。最后，靠近胫后血管，分别结扎切断腓动脉及其两条伴行静脉。为了防止近端结扎线脱落，结扎前应仔细分离血管，尽量少带结缔组织，或者操作时在腓血管上夹两把血管钳。血管近端结扎，切断后将整个复合组织瓣掀起。如果血管长度不够，自近端继续向远端分离，腓动脉越至远端，分布位置较深，多在胫骨与腓骨之间，整个分离血管过程都在比较狭窄的腓骨与胫骨间隙进行，且有多个分支，切断结扎的操作都必须准确、轻柔。

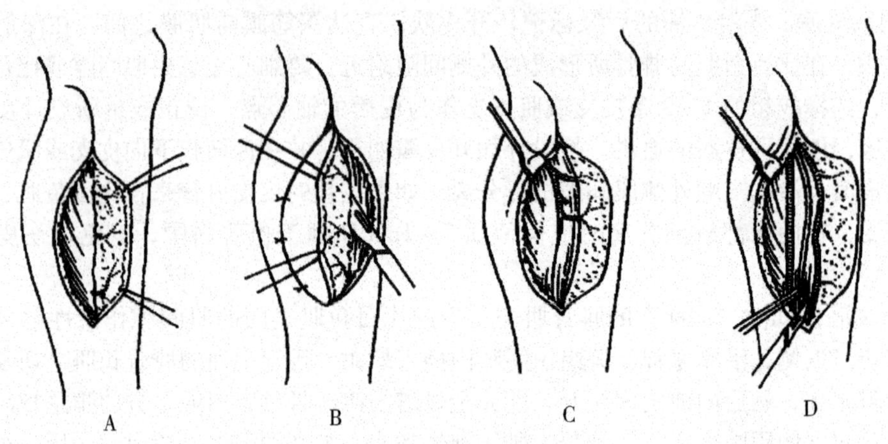

图 8-7　手术步骤一

A. 皮瓣切取；B. 游离胫前间隙；C. 腓动脉显露；D. 游离腓血管

8. 对折腓骨的整修　为了增加腓骨移植的强度及负重接触面积，切取的腓骨必须进行整修。整修包括3个步骤。

第1步：要把截取的腓骨中央截除2.5cm一段，这是手术中非常关键的一步，为了保护好腓动脉对骨膜供血的连续性，在腓骨外侧面切开骨膜，然后小心地用骨膜剥离器剥开一周（图8-8A），用摆锯锯断中央1cm一段（图8-8B），从折断端向两侧端用小咬骨钳在骨膜下直咬至所需要的长度，或者先从中央折断再用摆锯截至所需长度。在操作中，骨骼一定要固定妥善后再截骨，不能撕脱骨膜，也不能损伤腓动、静脉至腓骨的分支，然后对折腓骨使之平行（图8-8C）。要保证血管没有张力，如果发现张力太大，可继续增加截骨长度，直到满意为止。

第2步：修整负重远端断面用咬骨钳和骨锉把其锉成钝圆，以增加负重时骨端接触面积。

第3步：修整插入端。插入端可以连骨膜一起插入（图8-8D），要根据预置好的洞穴深度重新修整骨瓣长度，一般尽量加深洞穴，使插入深度增加，反复测量洞穴的深度与直径，然后一次插入，不要反复，以免损伤骨膜。无论哪一步骨骼修整都要保护好骨膜，要保证骨骼有绝对良好的血液供应，足跟再造中手术是在感染创面上进行的，要保证骨移植成功，必须具备两个条件，一是清创要彻底，二是移植骨骼一定要有良好的血供。

9. 移植腓骨的定位与固定　正常人跟结角42°左右，双排腓骨移植的角度应与之相当，以重建良好的足弓（图8-9A）。移植的双排腓骨必须平行，否则在负重时偏高的一根就不能分担负重量。由于腓骨插入洞穴后，皮瓣闭合创面的牵拉有时不能保证两根腓骨完全平行排列，并始终维持一定的角度，因此手术中需要用经髓腔的克氏针固定，一般选择直径2.5mm的克氏针（图8-9B），摸准腓骨断端，经此穿刺到达腓骨髓腔，再继续向深处钻入，一般越过插入腓骨端1.5~2cm。针尾留4cm一段作为观察调整骨移植角度及是否平行的标志。术后石膏置钢丝支架，并用橡皮筋与固定克氏针连接，根据两根腓骨平行和倾斜角度的需要调整松紧度，直至骨骼愈合为止。

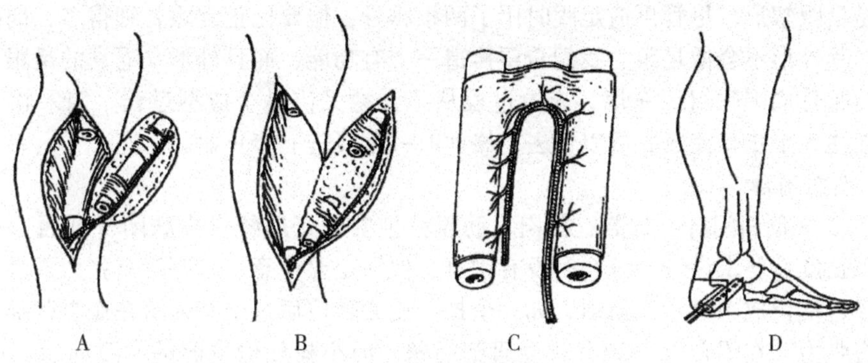

图 8－8　手术步骤二

A. 腓骨中段骨膜剥离；B. 腓骨中段断开；C. 对折腓骨；D. 骨瓣并列插入

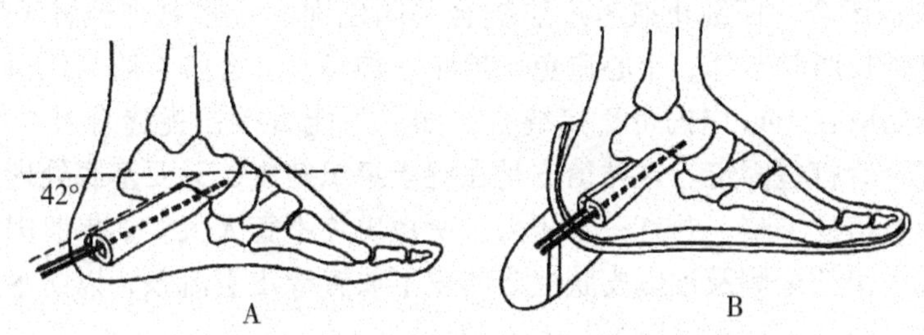

图 8－9　移植腓骨的定位与固定

A. 移植角度；B. 通过橡皮筋调整移植角度

10. 再造足跟感觉功能重建　足跟底面和侧面感觉的恢复，对足跟功能十分重要。在组织瓣切取中已切取相应长度的腓肠外侧皮神经，逆行转位后，神经断端转位在外侧要与足背侧皮神经缝接，最邻近的神经是足背内侧皮神经，该神经在足背侧与断端一般有一段距离，为了能顺利地与复合瓣皮神经对接，需要从足背内侧做一切口，然后向远侧游离一段，用丝线测量其长度并与复合皮瓣已游离腓肠外侧皮神经试行对合，如果缝接后没有张力，表明长度均匀，即可切断。经皮下在切口处行外膜缝合，缝接对位一定准确、平整。如两断端不是在伤口或切口内，而是在切口和伤口之间，可在对合处切一小口，然后把两神经端断从小口中引出，在显微镜下做缝接，神经缝好后退回到皮下，再缝合皮肤切口。如果内侧皮肤条件不好，或足背内侧皮神经已毁损，也可用腓肠神经，腓肠神经在小腿外侧向远侧游离长度有限，遇此情况，在游离切取皮瓣腓肠外侧皮神经时所留长度要足够，实在不够长可移植一段神经。

11. 移植的肌肉软组织安排与固定　小腿外侧复合皮瓣转位后，应仔细止血，要把携带的肌肉及筋膜层安排好，一是要把肌肉层铺盖在移植腓骨的断端，使该部软组织厚度，包括皮肤在内达到 1cm 以上，这对于负重、减轻震荡与防止再造足跟皮肤磨破非常重要。如果在经髓克氏针穿针前安排得不够妥当，这时要重新安排，必要时拔出克氏针重穿。二是要充填好残腔，病灶清除不留残腔是一条重要的外科原则，也是保证再造足跟成功的重要一步，要将肌肉组织紧贴骨骼创面，一般说肌肉组织抗感染力最强，在感染创面上作足跟再造，这一步也同样关键。如果充填肌肉有回缩张力，可用细丝线将肌肉组织与周围软组织固定几针。三是足跟塑形，尽管再造足跟时用了两根腓骨，但要比正常跟骨细得多，周围没有软组织充填，其外形不会像足跟。我们希望再造一个有功能，而且外形又逼真的足跟，其中主要依靠移植腓骨周围软组织充填，充填过程从某种意义讲是个造型过程。如果软组织尚有富余，在上述 3 个步骤完成后可以修去，修剪时一定要进一步止血。

12. 创面闭合

（1）受区创面闭合：骨骼、肌肉、筋膜移植安排好后缝合皮肤闭合创面，一般说皮瓣的左右侧长度按要求设计，缝合时没有困难，但一定要注意血管蒂没有张力，没有压迫，一般在皮瓣远端留成一个小三角形，如一个把，皮瓣转位后这个把即落在血管蒂部，以保证血管蒂没有张力。在闭合上下侧有时会遇到问题，因小腿外侧皮瓣的宽度前后一般不超过中线，移植后软组织肿胀显得宽度不够。再造足跟的近侧要穿鞋，要耐摩擦，应该完善修复，足跟底部负重面更是不可缺少。邻近足心，也就是在弓形结构顶端一般不负重，可用游离植皮来消灭创面，在创面完全关闭时皮下应置引流管，回病房后行负压引流。

（2）供区创面闭合：仔细止血后逐层缝合关闭创面，将腓总神经置于原来位置，修复手术中切断的腓骨长肌起始部，小心避免压迫腓总神经，缝合腓骨肌与比目鱼肌肌膜，使之不留残腔。皮瓣切取在 7cm 以内可直接缝合，如果不能直接拉拢缝合可在大腿取相应的断层中厚皮片，缝合后打包固定。这种植皮是在健康组织植皮，只要基底处理得当，完全成活没有问题。为保证植皮平整，并有一定压力，所植皮片不宜太大。如果肌肉切断创面有一些渗血，就在打包固定的近侧及远侧皮肤缝合的皮下放置橡皮引流条，以防术后发生血肿。

七、并发症

主要并发症是静脉危象。足跟再造动脉供血情况通过术前血管减影检查一般可以判断，但静脉回流情况则比较困难。静脉回流不足，主要表现为皮瓣张力偏高，肤色偏暗，特别是腓静脉怒张。遇到上述情况，可将腓静脉从血管蒂中解剖出来，因腓静脉通常有两根，解剖分离时应解剖较粗的一根，解剖后上好血管夹，可间断放血，减轻皮瓣压力。作为补救措施，应把腓静脉与大隐静脉作吻合，因大隐静脉最近，管径也相当，尽管大隐静脉有多种类型，一般在足内侧均可找到。从足背内侧游离解剖出大隐静脉，其长度要在转位后，顺利与腓静脉吻合且没有张力为宜。大隐静脉远端与腓静脉近端血管口径相差不是太大，一般腓静脉粗，但管壁薄。吻合时可将大隐静脉稍作扩张，然后作对端吻合。复合组织瓣刚游离时这种静脉回流不足多不明显，由于转位移植后血管蒂受到牵拉，再加上转位点角度形成方才发生。因此，在作静脉血管吻合前，要认真仔细检查血管旋转点是否扭曲，周围软组织包括筋膜有没有形成束带，血管通道中是否有压迫，这些因素全部去除后，再考虑作静脉血管吻合。

八、术后功能训练

足跟再造术后，皮肤及其肌肉、骨骼血供良好，即可认作成活，但足跟作为功能器官，成活了不等于就具备了功能，也不等于手术完全成功，要使用小腿骨骼、肌肉、皮肤营造出来的足跟具备行走负重等重要功能，有一个功能训练问题。一般情况下术后 2 周刀口愈合就可以拆线，做理疗，以促进侧支循环建立，消除肿胀；术后 2 ~ 3 个月 X 线证实移植骨骼愈合，可持拐下地活动，伤足可穿软底鞋轻轻接触地面，但不宜负重，而后逐渐增加接触地面的时间和频度，并辅助理疗，并经常观察足底负重时的情况，如果发现有磨破征象，比如红肿，甚至起疱则立刻停止负重，待完全恢复与愈合后再开始进行锻炼。因足底感觉一般术后2个月才开始恢复，故早期知觉很差，这时磨破征象不能依靠自身感觉，主要是靠眼睛观察。至术后6个月后方可完全弃拐负重行走。根据我们经验，在术后6个月以内下地负重者均有磨破皮肤之可能，至6个月足跟部所有移植组织神经营养改善，骨骼完全愈合，经过前期持拐训练，皮肤耐磨能力也有所改善，这时可穿软底鞋行走。在整个功能训练中密切观察十分必要，如果待足底形成溃疡再去治疗，即使创面愈合，也是瘢痕组织，其负重耐磨能力均差，要恢复正常需要一个相当长的周期，甚至影响到再造足跟的最终结果。8～9个月后当自我感觉用再造足跟行走无特殊不适感，伤口瘢痕也基本上软化，足底感觉已经恢复，即可放心活动。唯再造的足跟因皮肤没有垂直固定纤维容易滑动，行走时有打滑现象，在早期最好选择包脚的鞋类，如旅游鞋、运动鞋等。

九、随访结果

小腿外侧复合瓣移植再造足跟成活了，术后功能怎样？为此进行了长期的（最长10年）随访，随访内容包括移植组织局部变化和再造的足跟能否满足劳动及日常生活功能需要两方面，结果是满意的。

1. 移植组织的变化

（1）骨骼变化：移植腓骨在术后逐渐“跟骨化”，至术后3～4年，大部跟骨缺损者移植骨周围有新骨形成并融为一体。全跟骨缺损者，并排的腓骨远端有牢固的骨性桥接，断端更钝圆，原先空缺的跟结节角处，有新形成楔形骨块嵌入，外形差不多接近跟骨，从而大大地增强了移植骨的负载能力。

（2）皮肤变化：皮肤形态仍和足底有较大差别。在早期，走路或穿鞋不合适时，可发生磨破现象，2年后受力处出现胼胝，患者常需用小刀切削，才能消除填压感。

（3）神经感觉变化：再造足底感觉功能，术后6～8个月可以恢复到小腿外侧水平，两点分辨觉达到2～3cm，至术后1.5～2年再造足底两点辨别觉可恢复到0.8～1.0cm，接近正常足底感觉功能。

2. 功能恢复情况　所有患者术后1年可参加一般劳动，2～3年均可参加重体力劳动，首例女性患者可挑两桶水（80斤）浇地，第2例男性患者曾干过两年水泥搬运工，可扛两袋（100kg）水泥。穿鞋袜不受影响，男患者可穿皮鞋，女患者可穿高跟鞋，能完全满足他们在生活上美的追求。这批患者在择偶与家庭中没有受到任何歧视，最早接受本手术的两名伤者都是家中主要劳动力，都找到称心如意的配偶，如果没有足跟就无法想象有这样的生活。

（庄正陵）

第六节　前足缺损再造

按照解剖结构可将足分为跟部、顶部和前部。跗骨以远称之为前部，即前足。前足在行走与负重中起着重要作用，据测量，人体直立时，前足着力分布约占37%。而在足跟离地时，人体的全部重力几乎都要落到前足。近年来由于交通事故伤及其他机械事故伤的增加，前足部位的损伤日趋增多，研究和总结前足损伤的修复与重建越来越显得重要。前足占据了足的大半范围，目前再造整个前足还存在不少问题，前足缺损再造是按照足功能要求，通过组织移植方法，把前足缺损部分从结构上修复完善，从而使伤者能够行走负重，恢复其生活和劳动能力。

一、前足解剖及生物力学特点

足部骨结构相当于屋顶桁架，距骨为顶部，跟骨相当于后撑杆，跗、跖骨相当于前撑杆，在前撑杆与后撑杆之间有跖腱膜，起拉杆作用，拉杆缩短则桁架顶升高，其耐压程度相对增加，这种桁架结构称之足弓或称足纵弓，是人体负重行走的基础，我们按解剖特点将前撑杆连同相应的皮肤软组织称之为前足。前足除组成纵弓外，跗、跖骨还组成足横弓，正常站立时负重研究表明，当不负重时，第 2、3 跖骨为顶，第 1 及第 4、5 跖骨为臂，前足一旦受载，横弓顶下降，所有跖骨都与地面接触，也就是说横弓并不是一个总是存在的足弓，只有在前足腾空或刚接触地面时存在，随着身体重量的前移，前足负荷增加，横弓顶下降，足横弓也就消失。当足抬起，足横弓又恢复，这样的横弓出没，对吸收震荡至为重要。所以在前足修复中一定要设法维护足弓，维护跖骨的长度与形态。在合并皮肤软组织缺损时，修复创面不应轻易短缩骨骼，而应该通过皮瓣移植来解决，特别是第 1 跖骨与第 5 跖骨不仅是组成横弓的两块基石，也是纵弓的重要组成部分，纵弓不完整，足底就失去三点支撑力学结构，足就降低了负重能力。

从前足横弓出没变化中，可以看到跗、跖骨组成的前足横弓是一个动态弓。这种弹性结构主要依赖两部分：一是骨骼框架，二是非骨骼编织在一起的跖骨横韧带，使之分不开，压不散。足底横韧带又由跖底浅韧带和跖骨深横韧带组成，其交叉编织强韧而富有弹性。所以在前足修复重建中不能忽视对跖骨横韧带的检查、修复与重建。

足底皮肤软组织有别于全身其他区域软组织，其要求较高，要耐压、耐磨、富有感觉并能吸收震荡，所以修复足底的皮瓣供区应是血供好，有皮神经供缝合，以恢复感觉。另外随修复区域不同，移植皮肤与皮下组织需要一定的厚度。据我们的解剖学测量，前足第 1 和第 5 跖骨负重点的皮肤软组织厚度分别为（0.99 ± 0.13）cm 和（1.01 ± 0.15）cm。这种厚度对保证负载压力分散及吸收震荡十分重要，所以选择皮瓣供区时应尽可能满足这些要求。

二、前足再造常用供区

前足缺损，不仅包含皮肤，也包括骨骼、足底软组织等多种组织的缺损，重建时常需用复合组织瓣移植修复。临床能满足再造前足要求的供区主要有髂腹部、肩胛部和小腿外侧部 3 个部位。

在修复前足缺损中上述 3 个供区都可以提供相应的骨瓣、皮瓣或骨皮瓣，虽然全身能提供皮瓣的供区很多，能提供骨瓣的供区也不少，但是能提供较大面积的骨皮瓣，特别是能提供较大骨量的骨皮瓣修复前足缺损的只有上述三种。这三种骨皮瓣有时可以任意选择，但在多数情况下不能互相替代，这是由前足创伤和骨皮瓣解剖特点决定的，因它们所能提供的皮肤面积、质量、骨骼长度、宽度都有区别。

1. 皮瓣面积　肩胛部最大，除能提供最大 18cm × 13cm 肩胛皮瓣外，如果利用肩胛下动脉和胸背动脉，还可以同时提供侧胸皮瓣，制成侧胸与肩胛双叶皮瓣，互叠式修复前足，或者在修复前足缺损的同时利用另一页皮瓣修复足其他部位的皮肤缺损，从而可以满足修复足部缺损皮瓣面积需要。小腿外侧部皮瓣切取范围，前后可达中线，上至小腿上1/3，下至踝关节，最大切取范围可达30cm×16cm。髂腹部旋髂浅血管供应范围包括腹股沟外侧半上部以及大腿外侧上部的皮肤，最大皮瓣为27cm×17cm，旋髂深血管皮肤供养范围要比旋髂浅血管小，而且必须包括皮瓣深层髂骨周围肌肉。

2. 皮瓣皮肤质地　肩胛部皮肤较厚，耐磨耐压性能较好；小腿外侧部居中；髂腹部皮肤相对较薄。

3. 感觉恢复　小腿外侧皮瓣可缝接腓肠外侧皮神经恢复皮瓣的感觉，但如果皮瓣切取得较大，在皮瓣下部有感觉恢复盲区。肩胛部皮瓣没有直接可供缝合的皮神经，但在联合切取侧胸皮瓣时可缝合胸背神经。胸背神经并非纯运动神经，也包含一定的感觉纤维，移植于足部后经过训练，可恢复部分粗感觉，并能部分改善皮肤神经营养状况。髂部皮瓣也无皮肤感觉神经可缝接，移植后不能重建前足的感觉功能。

4. 骨瓣的长度　除腓骨远端5cm因参与踝关节的组成，不能截取外，其他部分均可提供，在长度上完全能满足修复足任何部位的要求，截断对折后，皮瓣也必将随之折曲，我们曾利用这种特点作足跟再造，但修复前足缺损时这种方法的应用受到限制。髂骨能提供的骨瓣主要是髂嵴，因为有一定弧度，临床上截取的长度很少能超过10cm。肩胛骨只能用外侧缘，能提供最大长度为12cm，提供的骨量有限。

5. 骨瓣的宽度　腓骨仅能提供柱状骨瓣，宽度有限。肩胛骨虽然切取的宽度能达到3cm，但靠近中心部骨质非常薄，没有太大实用价值，能提供临床修复应用的也就是一骨条。骨瓣宽度最大的当属髂骨，其切取范围可从髂骨嵴直至髋臼上缘，最宽可以达到8~9cm，不过靠近髂骨翼的中心部位，骨质也很薄。

6. 骨骼的坚硬度　腓骨为骨密质，非常坚硬，在修复下肢缺损中用一根腓骨移植，代替胫骨或股骨，愈合后能适应一般的行走负重，其强度作为修复足缺损是不会成为问题的。从这三块骨骼讲，坚硬度弱的当属髂骨，髂骨主要为骨松质，平时不负重，易压缩变形；肩胛骨介于腓骨与髂骨之间，故我们在修复前足缺损时除用腓骨外也常利用肩胛骨。

7. 血管蒂的长度　在前足修复中血管蒂长度非常重要，如果血管蒂长可以修复远隔部位，还可以把吻合口上移到比较健康的部位作血管吻合。有些情况下复合组织瓣不能应用原因不是皮瓣或骨瓣大小的问题，而主要是由于血管蒂长度不够。旋髂深动脉血管蒂长度达7~8cm，旋髂浅血管蒂长度5~6cm，旋肩胛动脉从肩胛下动脉起始至肌皮血管分支4~6cm，如果将肩胛下动脉一并加上可达9~11cm。要是取中段腓骨，腓动脉血管仅1~2cm长，如果将骨瓣的部位向远侧移，骨瓣近侧的腓动脉解剖游离出来，其长度也可相对增加，但到小腿下段，皮瓣切取的大小范围就受到很大影响。

在修复前足缺损中，最终选用哪一个供区要根据患者的具体情况全面衡量，上述7个因素都要考虑到。经常遇到的情况是要全部满足前足修复要求非常困难，只能抓主要矛盾：①要保证游离组织移植成活，也就是血循重建问题；②要保证创面覆盖；③要保证骨支架建立。在此基础上再考虑足的感觉功能重建、骨骼坚硬程度和皮肤的质地，最终选择哪一种应该由伤足的伤情决定，而不应由医师的习惯决定。在临床中修复前足缺损用得最多的是肩胛骨皮瓣，其次是腓骨皮瓣，髂骨皮瓣由于皮下脂肪太厚，不能恢复感觉，不建议单独使用。

三、肩胛部复合瓣游离移植修复前足内侧缺损

对前足来讲无论是内侧部分还是外侧部分缺损，都必须妥善修复。前足内侧缺损主要指包括皮肤、骨骼等在内的复合组织缺损，有多种复合组织瓣可供移植，肩胛部复合瓣是其中较为理想的一种。

（一）适应证

肩胛部组织修复前足缺损，只能作吻合血管游离移植，应严格掌握适应证。

（1）皮肤面积缺损较大，而骨骼缺损较小的前足部分缺损。肩胛部能提供的皮瓣面积较大，完全可以满足修复前足的要求，但提供的肩胛骨量非常有限，基本就是外侧缘条状骨块，而且长度也不能超过12cm，如果需修复骨骼的范围超过此长度，就无法应用。

（2）前足缺损直接影响到足底负重3个支撑点之一者，不用骨皮瓣修复重建骨桁架结构，足功能会受到严重影响者。

（3）如果感染创面，伤口周围炎症基本控制，移植骨骼能植入到健康的骨骼中或者经彻底清创能植入相对健康的骨骼之中的伤者。

（4）受区有一定血管条件，特别胫前动脉和大隐静脉在吻合口近端没有损伤者，因为胫后动脉分出的足底内侧动脉和足底外侧动脉，不仅血管较细，而且位置较深，吻合比较困难。

（5）此手术一般多选用全麻，要求接受手术的患者，全身情况较好，特别是胸部没有严重影响手术安全的疾病的伤者。

（二）手术设计

手术设计总的原则要求按照足的生物力学要求，尽可能恢复足结构完整，从而最大限度恢复足的功能。具体有下述5条。

（1）要彻底清除病灶，彻底切除坏死组织及失去功能的瘢痕挛缩组织。

（2）前足修复时，因基底多为骨性组织，皮瓣移植易肿胀退缩余地较小，皮瓣宽度一定要够大。

（3）按照前足的要求，骨移植时，移植骨近端要争取插入跗骨或距骨骨质内，以求愈合快，并建立相对稳定的骨支架，所以骨瓣的长度不宜太短。

（4）血管蒂要够长，保证吻合后没有张力，特别是如果足背皮肤条件不是太好者。在肩部皮瓣设计时应在血管蒂处带一个舌瓣，以保证血管吻合后有一个宽松健康的血管通道。

（5）肩胛部皮瓣血循环较好，皮瓣形状可自由截取，为保证修复后平整，应对受区所需的皮瓣形状与大小进行仔细测量和安排。

（三）体位

侧卧位，因手术涉及肩胛部及足两个部位，取皮瓣时稍向前倾斜，待皮瓣取完后将体位改成半仰卧位，以便实施足部的移植手术，特别是在血管吻合时如没有合适的显露和体位难以保证吻合质量。

（四）麻醉

多采用全麻，也可选用上下两个平面的硬膜外麻醉。

（五）手术步骤

1. 切取肩胛复合组织瓣

（1）根据受区需要而定，一般采用梭形切口。分两步进行，第一步显露血管蒂，由腋后皱襞向肩胛冈联线中点做一 6cm 切口，第 2 步待血管蒂解剖出来后，由上述切口之两端向肩胛骨下角作两弧形切口，使皮瓣呈梭形。先在切口中分离解剖三边孔。三边孔中仅有少许疏松结缔组织，用血管钳稍加钝性分离，在孔内即可看到旋肩胛动脉搏动。如看不到搏动，用示指向肩胛盂下 3～4cm 处肩胛骨外侧缘抵压即可触到旋肩胛动脉深支的搏动。然后用钝性分离，即可显露旋肩胛动脉及其 2 条伴行静脉。此血管束在三边孔顶角分为深、浅 2 支，慎勿损伤。旋肩胛动脉除深、浅 2 条大的分支，沿途还发出 2～3 支细小肌支，应仔细予以结扎，以免撕破出血。

（2）血管蒂游离后，做一梭形切口。由肩胛骨外侧缘将小圆肌切断，向下分离大圆肌，用手指将肩胛骨外侧缘由胸壁掀起。在肩胛盂下约 1cm 肩胛骨外侧缘内 2～3cm 处用钻头钻一小孔，把线锯送入，向肩胛骨外侧方向锯开肩胛骨外侧缘。下端用同法锯开。此时，术者左手将肩胛骨外侧缘连同皮瓣抓在拇指与其他手指之间，将另一侧的软组织连同部分肌肉切开直至肩胛角，用骨剪或线剪即可很容易地将菲薄的肩胛骨由两个骨孔之间剪开。

（3）待受区准备就绪后，即可断蒂。断蒂前再次检查骨皮瓣血供情况。断蒂部位一般由胸背动脉分支处结扎切断。如果要较长的血管蒂，则先将胸背动、静脉结扎切断，然后由肩胛下动、静脉起始部结扎切断。

2. 骨骼固定　骨骼固定方法有两种情况：如跖骨头或趾骨还存在，骨瓣为嵌入移植；远端足趾跖骨均已丧失，移植之肩胛骨无法嵌入，只能将近端插入远侧跗骨或距骨，称为插入移植。

（1）嵌入移植：在缺损近端的跗骨或距骨按照所需部位凿一个与移植骨直径相当的骨洞，将远端跖骨或趾骨断端制成粗糙面，仔细核准移植骨所需长度，用一枚 2mm 克氏针自近向远穿过肩胛骨边缘骨嵴部，因此处骨质内无明显腔隙，穿针时一定要把握方向，穿出远端 1～2mm 再经跖骨或趾骨髓腔从跖底或趾尖穿出，调换克氏针骨钻的固定端，将肩胛骨骨条近端插入预制好的跗骨远端骨内，克氏针再向近推进 3～4cm，查固定可靠，即可行移植缝合皮瓣及吻合血管。

（2）插入移植：前足缺损时，远端假如没有跖骨，也没有趾骨，也就是远端无法做骨骼对端固定，为保证骨移植重建足弓的稳定性，也为了在重建一个稳定的纵弓的同时重建一个稳定的横弓。在肩胛骨骨瓣切取时不仅切取外侧缘，肩胛下角也应同时取下，将骨瓣修整成 L 形，移植时，近侧跗骨打洞和经髓固定，方法与嵌入移植基本相同。在远端要将邻近的跖骨头伤侧制成粗糙面，按照前足横弓的弧度要求将肩胛骨通过螺针固定到邻侧的跖骨头上。如果仅缺第 1 跖骨，所需肩胛角的宽度狭些，如果第 2～3 跖骨同时缺损，所需肩胛角则相对要宽一些。

3. 血管吻合　骨骼固定稳妥后，即可行血管吻合。一般用肩胛下动脉或旋肩胛动脉与足背动脉吻合，以 9－0 无损伤缝合线行间断缝合，同样将肩胛下静脉或旋肩胛静脉与大隐静脉吻合，这是因为足背动脉伴行静脉外径太细，不匹配，而大隐静脉与肩胛下静脉外径相当，吻合血管的质量有保证。

4. 足底感觉功能重建　用肩胛部皮瓣重建足底的感觉功能比较困难，因该部皮肤不是由单一感觉神经支配的，不可能通过缝合皮瓣感觉神经来重建再造前足的感觉功能，而足的感觉恢复又十分重要。作为补救的办法是：把胸背神经与足背内侧或足背中间的皮神经缝合，胸背神经是运动纤维为主的神经，内含有少量感觉纤维。实践证明将感觉神经与胸背神经缝接后，局部皮肤可恢复一些保护性触觉，特别是皮肤失神经营养状态有所缓解。在足底负重点用感觉神经植入的方法无论从实验到临床证明都是有意义的，手术时从足背切口取一段皮神经与趾神经吻合后，植入相当第1或第5跖骨头负重区。当然如果皮瓣移植足部分面积很小，可不做神经植入，四周的皮肤感觉神经以及创面基底部的感觉神经可以进一步延伸到皮瓣，从而恢复移植皮瓣部分感觉功能。

5. 创面闭合　血管神经修复后，即可闭合创面，皮下置引流条，并小腿石膏托固定制动。

四、小腿外侧复合组织瓣带蒂逆行移植修复前足外侧缺损

前足外侧第5跖骨也是足三点支撑的基石之一，失去这块基石，同样整个足就失去平衡，也需要重建。前足外侧缺损当然也可以用肩胛部复合瓣重建，但如缺损不仅包括第5跖骨，骰骨乃至部分距骨也缺如，肩胛缘骨瓣的长度就满足不了修复需要，此时髂骨瓣长度也不够，小腿外侧复合瓣是最佳也是唯一的选择。

（一）适应证

（1）前足外侧缺损，如果系内侧缺损血管蒂转移则较为困难。

（2）小腿外侧上段皮肤健康，无损伤、炎症，可以直接切取复合组织瓣，并向下游离出相当长的血管蒂以便逆行转移修复前足。

（3）如果前足外侧缺损合并感染，病灶应相对稳定，周围皮肤软组织无红肿等急性感染现象，可对病灶实施彻底清除者。

（二）手术设计

（1）彻底清除病灶并切除失去功能的挛缩瘢痕组织。

（2）腓动脉血管蒂要够长，皮瓣要尽量靠近上方。

（3）要携带腓肠外侧神经修复前外侧的感觉，重建足的感觉功能。

（4）血管蒂隧道应设计在内踝后，隧道要相对宽松，为保证血管蒂不受压，在皮瓣远端应设计一个三角瓣以扩充隧道。

（5）腓骨远侧断端逆转插入跗骨或距骨应够深，以求可靠的稳定性。

（6）术前应仔细探测腓动脉皮支的穿出点，以这些点为中心设计皮瓣，保证皮瓣有充足血液供应。

（7）要同时携带部分比目鱼肌及踇长屈肌以填补残腔，修复足底的厚度，尽可能恢复足部外形。

（三）体位

仰卧位。

（四）麻醉

选用硬膜外麻醉，也可选用全麻。

（五）手术步骤

1. 骨骼固定　同肩胛骨固定一样也可分为嵌入式固定和插入式固定。固定方法与注意事项也相同，唯一不同的是肩胛骨有肩胛下角可利用，可顺利与邻近跖骨建立骨性连接。而腓骨远端要与邻近跖骨形成骨性连接，就显得复杂一些，一般来说如果只缺第 5 跖骨，把第 4 跖骨远端和移植腓骨远端制成粗糙面，用一枚螺钉将之与第 4 跖骨头固定在一起就可以。如果缺两根跖骨则需在移植腓骨和第 3 跖骨间植一骨块，再用一枚螺钉从移植腓骨经过植骨块一起固定到第 3 跖骨头上，以重建足的横弓和纵弓。有时我们不做骨性融合，而是分离解剖一段趾长伸肌腱，移植腓骨远端钻一骨孔，将趾长伸肌腱通过骨孔，环绕到第 4 跖骨颈部并绕过第 4 跖骨颈内侧再与趾长伸肌腱编织缝合，通过重建跖骨横韧带方法固定移植腓骨远端，也取得了良好效果。

2. 感觉功能重建　小腿外侧复合瓣切取时携带腓肠外侧皮神经，复合瓣转位移植后可将腓肠外侧皮神经与足背中间或足背内侧皮神经缝合，因皮瓣切取位置偏小腿上方，腓肠神经切取长度有限，常不能直接与足背神经缝合，吻合时常需游离一段神经作移植，这样手术较麻烦。后来我们将趾神经从远端游离出来与腓肠外侧皮神经吻合，两断端距离较接近，缝合较为容易，趾神经两侧有重叠交叉支配，切取后对足趾感觉影响不大。

（六）注意事项

（1）连同腓骨头切取时要保护好腓总神经。一般先要把腓总神经游离保护起来。

（2）腓骨下 1/4 段参与踝关节组成，不能切除，否则将影响踝关节的稳定，久而久之可造成创伤性关节炎，如果切取腓骨超过全长 1/4，宜在踝关节上胫、腓骨之间进行植骨融合，但腓骨远端所留长度不得少于 5cm。

（3）手术中要保护好腓动脉穿支，防止皮瓣和腓骨分离。

（4）小腿外侧复合组织瓣逆转移植，有时静脉回流不足，可采取将腓静脉与足内侧大隐静脉作吻合，以解决静脉回流不足的问题。

（5）腓骨做嵌入移植时，如果邻侧跖骨头缺损，腓骨经髓固定后发现稳定性不好，应增加跖骨横韧带重建术。

五、带血管小腿内侧皮瓣与髂骨瓣联合修复前足缺损

前足部分缺损选用何种方法，除考虑供区因素外，最主要是取决于前足骨骼缺损情况，一般情况下前足缺 1 根跖骨用腓骨或肩胛骨附加相关的皮瓣修复即可，缺 2 根跖骨可利用肩胛骨外侧缘及肩胛骨下角，以重建足的纵弓和横弓，如果缺 3 根跖骨，肩胛骨是达不到要求宽度的，只有利用髂骨才够宽，但髂部皮下脂肪厚，又不能携带皮神经重建感觉，特别是肥胖患者难以应用。在此情况下可采用带血管小腿内侧皮瓣与髂骨瓣形成的组合瓣来修复前足缺损。为保证移植髂骨的血供，可将逆转的胫后动、静脉残端与供应髂骨的旋髂深动、静脉吻合，以重建移植髂骨的血液循环。这也不失为修复前足缺损的一种办法。

（一）适应证

（1）前足缺损，长度不超过 10cm，宽度不超过 3 根跖骨者。

（2）小腿及踝内侧皮肤没有受损伤，可供做皮瓣移植者。

（3）胫前动脉完好，利用胫后动脉后不会对该侧肢体造成血供危象者。

(4) 患者肥胖，髂腹部皮下脂肪厚，作髂骨皮瓣移植修复后足外形估计不好者。

(5) 如系前足开放伤且合并感染，病灶基本稳定者。

(二) 手术设计

(1) 胫动、静脉血管蒂要够长，逆转后要保证没有张力。

(2) 皮瓣面积要够大，大隐静脉尽量包含在皮瓣内。

(3) 隐神经蒂应够长，逆转后能顺利与足背内侧皮神经缝合。

(4) 皮瓣的血管蒂隧道要够宽，沿途没有受压情况。

(5) 所取髂骨瓣要够长够宽，嵌入跗骨的长度应达 1cm。

(6) 选用同侧髂骨，利用髂嵴代替第 1 跖骨，并利用髂嵴的弧度重建足纵弓，利用髂骨翼的弧形重建足的横弓，利用髂肌恢复足底的厚度，并把供应髂骨的旋髂深动、静脉蒂准备好，以便与逆转的胫后动、静脉远侧断端吻合。

(7) 联合组织瓣设计：仔细测量前足骨骼及皮肤缺损范围，根据骨骼缺损范围在同侧髂骨取带旋髂深血管的髂骨瓣。根据前足皮肤缺损范围和需胫后血管的血管蒂长度，在小腿内侧设计相应大小和形状的带蒂岛状皮瓣，并沿大隐静脉标出切取隐神经的切口。

(三) 体位

取仰位。

(四) 麻醉

硬膜外或全身麻醉。

(五) 手术步骤

1. 切取髂骨瓣　由髂嵴中部做切口，沿髂嵴弧度切至髂前上棘，继续向前沿腹股沟韧带上方切开股动脉搏动处。在股三角腹股沟韧带上方显露股动、静脉及髂外动脉，在髂外动脉发出腹壁下动脉的对侧找到旋髂深动脉，沿血管束向髂骨方向分离，切断结扎沿途分支及腹壁肌肉的分支。在髂前上棘附近仔细分离出股外侧皮神经，保留好附着在髂嵴及髂窝的肌肉，髂骨外侧的肌肉予以剥离，按照设计大小用骨刀切取髂骨，备用。

2. 切取小腿内侧逆行岛状皮瓣　按手术设计先从皮瓣后侧切开皮肤，在深筋膜深面，腓肠肌及比目鱼肌表面向前分离，在小腿下段至肌间隔处可见血管神经束。将胫神经从血管束分离出来，继续向上分离，显露出所需胫血管全长。切开皮瓣的前缘，沿深筋膜下向后分离，直至肌间隔处，切开并结扎肌肉的分支。在切口上端沿大隐静脉行走方向切开分离出隐神经，结扎大隐静脉的远近端，用血管夹阻断胫后动、静脉，观察阻断远端胫后动脉搏动情况和皮瓣皮缘出血情况，如皮瓣血供可靠，即可切断并结扎胫后动脉，提起皮瓣向远端分离直至血管蒂所需长度为止。

3. 固定骨骼　在跗骨凿上骨槽，其大小正好容纳髂嵴及髂翼。用 1 枚 2mm 克氏针从髂嵴远端穿入，垂直从髂骨表面穿出，将髂嵴及髂翼插入骨槽，将克氏针钻入跗骨中固定。髂骨的倾斜度相当于足纵弓弧度，在髂板的前下角钻孔，邻近跖骨头制成粗糙面，将趾长伸肌腱穿过骨孔，捆绑在跖骨颈部。如果检查时发现固定尚不可靠，可从髂骨表面再向跗骨打一克氏针追加固定。

4. 吻合旋髂深血管与胫后血管　小腿内侧皮瓣逆行转移到前足，按照设计先予以定位缝合数针。将胫后动、静脉血管蒂和旋髂深动、静脉血管蒂行端－端吻合，吻合后观察肌袖出血情况。

5. 神经缝接，重建足底感觉功能　将隐神经与足背内侧皮神经对端缝接。吻合神经可采用外膜缝合法，缝合处应避免有张力。

6. 闭合创面　血管神经修复后即可闭合创口，皮下置引流条，手术侧石膏托固定。

（六）注意事项

（1）本术式为串联式组合组织瓣，在切断结扎胫后动脉近端时，远端结扎要靠近末端，尽量不用血管夹，因用血管夹在皮瓣分离、转移过程中常易脱落引起出血。有时担心一个血管夹不保险，用两个血管夹阻断血管，反而更易引起血管壁损伤。

（2）髂嵴及髂骨翼用克氏针固定不可靠时，也可用长螺钉斜行向上将髂嵴固定到跗骨上。

（3）在髂嵴内侧应携带 1cm 肌袖，特别是髂前上棘附近是重建跖骨头负重点，其底面应有肌肉组织铺垫以恢复足底的厚度。

（孙亚澎）

第七节　跟腱及皮肤软组织缺损的一期重建

跟腱是人体中最粗大的肌腱，由小腿三头肌（比目鱼肌，腓肠肌内、外侧头）肌腱在足跟上方约 15cm 处融合形成，主要功能是屈小腿和足跖屈。诸多原因可导致跟腱的断裂、缺损。临床工作中，跟腱缺损的伤情复杂，以单纯跟腱缺损、跟腱合并跟区皮肤缺损和跟腱－跟骨－跟区皮肤复合缺损常见。跟腱的功能不仅在于其良好的滑动以便带动踝关节跖屈的功能，还需具备良好的抗张强度；跟区也是穿鞋和负重的功能部位，需外形佳，耐磨性能好，其修复困难。目前，应用显微外科手术方法是跟腱及皮肤软组织缺损的一期重建的主要手段。

一、吻合血管大收肌腱组织瓣移植一期修复跟腱及皮肤软组织缺损

应用带血供的大收肌腱组织瓣移植是一期修复跟腱及皮肤软组织缺损较理想的方法之一。

（一）应用解剖

（1）在缝匠肌前缘入路切开皮肤时，要注意保护大隐静脉及隐神经。

（2）股内侧肌与大收肌腱有时相贴甚紧，宜切开股内侧肌肌膜，在肌膜侧作钝性分离，以保护膝降动脉关节支。

（3）截取大收肌腱瓣时要保持关节支与肌腱相连，防止分离，影响肌腱的血供。

（4）切取大收肌腱－骨瓣时，前方应注意勿伤及髌上囊，下方应注意勿伤及膝关节囊。

（5）约有 1/5 左右的关节支和隐动脉为非共干型，而为直接型，大收肌腱骨瓣和（肌）皮瓣可分别以关节支和隐动脉血管为蒂。

（6）有的闭孔神经膝关节支与大收肌腱伴行，术中注意保护，防止术后出现膝关节皮肤感觉过敏。

（7）U 形大收肌腱填充跟腱缺损区是否影响其血供？腱膜状大收肌腱与跟腱相比，其

截面积相差较大，但U形大收肌腱往往能填充跟腱缺损区。用跟腱筋膜包绕后，跟腱外形良好，但须注意膝降血管关节支不能扭曲，吻合血管后要镜下观察大收肌腱远端的渗血情况。

（二）皮瓣设计

膝降动脉发出的关节支分布于大收肌腱、股骨内侧髁，隐支发支供应缝匠肌下1/3段和小腿内侧中上部皮肤。可根据膝降动脉的分支分布类型和受区组织缺损修复需要，设计相应的组织瓣，主要有以下几种。

1. 大收肌腱－骨瓣　以膝降血管－关节支大收肌腱－骨瓣吻合血管游离移植，适用于单纯跟腱伴小面积跟骨缺损的修复。切取时结扎膝降动脉和关节支的其他分支，如股内侧肌支和隐动脉。

2. 大收肌腱－骨皮瓣　以膝降血管带隐血管切取小腿内侧上部皮瓣，带关节支携带大收肌腱骨瓣，可形成膝降血管大收肌腱－骨皮瓣。根据受区的功能需要，缝接隐神经，建立皮瓣的感觉功能，可修复跟骨跟腱伴跟区皮肤缺损。

3. 大收肌腱－骨肌皮瓣　在大收肌腱－骨肌皮瓣设计的基础上，根据受区的修复需要，可设计带股内侧肌支携带部分股内侧肌或以隐动脉携带缝匠肌下段的肌皮瓣，形成膝降血管大收肌腱－骨肌皮瓣。既可填充受区，改善血供，又可在大收肌腱较薄弱的个体，增加大收肌腱的强度，对跟腱跟骨的感染性缺损修复有重要意义。

（三）体位

仰卧位，健侧肩、臀垫高。

（四）麻醉

硬膜外麻醉或腰麻。

（五）常用术式

1. 吻合膝降血管大收肌腱游离移植修复跟腱缺损　自股骨收肌结节向上纵向切口10cm，切开皮肤、皮下组织，保护大隐静脉，将缝匠肌和股内侧肌拉向两侧，即可见关节支及大收肌腱，向上追溯可见膝降血管及其隐血管、股内侧肌支等分支。游离膝降血管，保护关节支，结扎其他分支，向下游离大收肌腱，并结扎关节支的终末支、股骨内侧髁骨膜支和膝上内侧血管，最后断蒂移植。

2. 吻合血管大收肌腱－隐血管神经皮瓣游离移植修复跟腱伴皮肤缺损　按上述切口暴露大隐静脉、膝降血管、隐血管及隐神经。于膝下内侧作梭形切口，切开皮肤至深筋膜，确认大隐静脉、隐血管和隐神经在皮瓣内，然后游离大收肌腱，形成膝降血管蒂大收肌腱－隐血管神经皮瓣的复合组织瓣，即可断蒂游离移植，膝下内侧创面可直接缝合或游离植皮。受区血管为胫后血管，动脉可采用端－端吻合或端－侧吻合，受区静脉为大隐静脉或小隐静脉和胫后静脉，神经为腓肠神经。锥状大收肌腱可直接填充跟腱缺损，膜状大收肌腱U形填充缺损处。

3. 吻合膝降血管大收肌腱－骨－隐血管复合组织瓣修复跟腱复合缺损　当跟腱伴跟骨止点及皮肤缺损时，可采用此术式；如果跟骨缺损大，则可用腓浅血管蒂腓骨头骨瓣重建部分跟骨的同时，组合使用此复合组织瓣，一期修复跟腱、重建跟腱及其止点。并且修复跟区的皮肤缺损。

（六）术后处理与康复指导

术后常规抗痉挛、抗血栓、抗感染治疗，长腿石膏托外固定。术后2周通过彩色Doppler观察膝降动脉-胫后动脉吻合口通畅及再造跟腱区的血流图情况。术后4周在长腿石膏托的保护下作腓肠肌主动收缩，以免腓肠肌进一步萎缩。术后6周拆除石膏扶拐步行，并作双足提跟功能锻炼。术后8周弃拐步行，作单足提跟锻炼。一般术后3个月可逐渐恢复正常或接近正常步态。修复后跟的隐血管神经皮瓣需感觉恢复后再正常穿鞋，以免皮瓣破溃。

二、吻合血管髂胫束移植一期修复跟腱及皮肤软组织缺损

髂胫束，即阔筋膜的外侧增厚部分，是大腿的深筋膜结构，外形呈扁带状，起自髂嵴前份的外侧唇，其上部为两层，包裹阔筋膜张肌，下部为上述两层愈合而成，形成上宽下窄的腱性结构，向下以纵向纤维紧附着于胫骨外侧髁。髂胫束上部血供来源于旋股外侧动脉和股深动脉的穿动脉；其下部血供来源于膝上外侧动脉、膝最上外侧动脉及第4穿动脉，上、下部通过旋股外侧动脉降支形成主要吻合。髂胫束纵跨膝关节外侧，并与腓侧副韧带、膝关节囊外层愈着，故膝关节动脉网也是其血供来源之一。

膝上外侧血管解剖位置恒定，起始外径粗，可满足吻合血管移植。它修复跟腱缺损的同时形成膝上外侧皮瓣，一期修复跟腱伴跟区皮肤缺损；也可带股外侧肌瓣用于填充感染性跟腱缺损区残腔，带血供利于抗感染；还同时可携带股外侧髁骨瓣，一期修复跟腱伴跟骨缺损，手术时将髂胫束远端埋于骨瓣与跟骨残端之间，用骨松质螺钉固定，达到重建跟腱止点的目的。膝上外侧皮瓣感觉由股外侧皮神经支配，将该皮神经与受区腓肠神经缝合，可在修复跟腱区皮肤缺损时重建其感觉功能。

（一）应用解剖

1. 血管蒂　由于膝上外侧血管紧贴股骨外侧髁后侧骨膜表面，尽管血管主干周围有许多脂肪组织，但膝上外侧静脉壁薄，要耐心分离，为防止损伤，可先断蒂再游离血管主干。膝最上外侧血管从股血管分出，在股外侧肌内走行与膝上外侧血管吻合，故切取时须顺肌纤维仔细分离，以免损伤。

2. 髂胫束

（1）髂胫束与跟腱相比，其厚度相差较大，故切取髂胫束时，可在髂胫束穿支的穿出点周围适当加宽切取髂胫束，然后游离两缘，向血管穿出点中央包绕缝合，形成双层髂胫束，以增加修复跟腱的强度，但术中注意穿支不能扭转。

（2）膝上外侧血管升、降支各有1支穿支供养髂胫束，通常外径有1mm左右，术中可根据切取髂胫束瓣（皮瓣）的大小，选择1支或将2支都包含在瓣内，一般保留降支的穿支，即可满足其血供要求，而且降支的穿支属肌间隙血管，手术操作简易，损伤小。

3. 腓总神经　位于股二头肌短头的内侧，暴露股二头肌短头与股外侧肌肌间隔时，不要牵拉时间太长，以免造成腓总神经的牵拉性损伤。

（二）体位

取供区侧肩、髋垫高俯卧位。

（三）麻醉

硬膜外麻醉、全麻。

（四）切口设计

膝上外后侧弧形切口，长10～15cm。

（五）手术步骤

1. 暴露髂胫束血管蒂　于股二头肌短头外侧缘进入肌间隙，屈膝位拉开股二头肌短头，于腓骨头上缘垂直距离5cm左右平面寻找膝上外侧血管，暴露主干，结扎膝中血管和股二头肌支，对骨膜支及股外侧肌支视受区具体情况决定取舍。

2. 切取髂胫束瓣　切取相应长度和3～4cm宽的髂胫束（皮瓣），贴股骨外侧髁骨膜表面仔细游离膝上外侧血管，确认升支和（或）降支进入髂胫束瓣内后，然后断蒂进行吻合血管游离移植。

3. 髂胫束皮瓣神经选择和处理　大腿前外侧下段由股外侧皮神经前支支配，前支通常在髂前上棘与髌骨外上缘连线1cm范围内走行，在制备带感觉神经皮瓣时，可沿此标志线纵形分离，容易寻找。另外，腓总神经位于股二头肌短头的内侧，暴露股二头肌短头与股外侧肌肌间隔时，牵拉时间不要太长，以免造成腓总神经的牵拉性损伤。

（六）优缺点

跟腱通常至少需要承受人体1.2倍体重的拉伸力，才能满足下肢的基本功能，与腹直肌前鞘、腓骨长肌腱等自体材料相比，应用带血供的髂胫束修复跟腱缺损的优点是具有力学性能好，再造跟腱外形不臃肿，而且供区影响小的优点。本术式血管解剖位置恒定，血管蒂长，口径粗，可用一血管蒂同时完成髂胫束、肌、皮、骨（骨膜）复合组织瓣移植，可满足跟腱、跟骨和皮肤缺损的修复。术式的缺点是，膝上外侧血管位置较深，紧贴股骨外侧髁后骨膜表面走行，如操作不当，易损伤血管主干，导致移植失败；如果皮瓣切取的宽度>6～8cm，供区需植皮修复创面，对膝关节功能可能会有些影响。

三、吻合血管腹直肌前鞘皮瓣移植一期修复跟腱及皮肤软组织缺损

蔡锦芳等于1991年介绍了腹直肌前鞘皮瓣移植一期修复跟腱及皮肤软组织缺损，取得了较理想的效果。腹直肌前鞘皮瓣是以腹壁下或上血管为蒂的肌皮瓣，具有血管解剖恒定、蒂长、管径粗，解剖方便等优点，可用于游离移植修复某些足部缺损。

（一）适应证

若是单纯的跟腱缺损，可用阔筋膜或腓肠肌腱膜移植修补，但如伴有皮肤软组织缺损且合并感染时即难以适用。但设计以腹壁下血管为蒂带腹直肌前鞘的游离皮瓣，血管蒂长，可利用胫后动脉的残端进行吻合，使难题迎刃而解。若无皮肤缺损亦可单纯切取带以腹壁下血管为蒂的游离腹直肌前鞘瓣修复跟腱缺损。

（二）体位

取仰卧位，健侧垫高。

（三）麻醉

硬膜外麻醉、全麻。

（四）皮瓣设计

根据跟腱及皮肤缺损大小在脐旁设计一腹直肌前鞘皮瓣，用甲紫做好标志，并标出腹壁下动、静脉表面投影（图 8－10）。

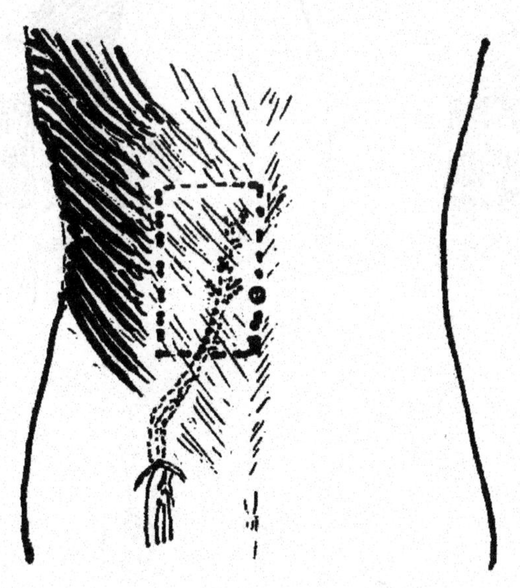

图 8－10 肌皮瓣设计

（五）手术步骤

手术分两组进行。

1. 受区处理 先将跟部肉芽及周围瘢痕组织清除，用 1 ∶ 1 000 苯扎溴铵液浸泡，然后自伤口上下找出跟腱的远、近端，并将腱端的瘢痕组织切除，准确测量缺损长度，在切口近端找出胫后动、静脉及大隐静脉，以备吻合。

2. 下肢组 先将肉芽及周围瘢痕组织清除，用 1 ∶ 1 000 新洁尔灭液浸泡，然后自伤口上下找出跟腱的远、近端，并将腱端的瘢痕组织切除，准确测量缺损长度，在切口近端找出胫后动、静脉及大隐静脉，以备吻合。

3. 腹部组 根据跟腱及皮肤缺损大小在脐旁设计一腹直肌前鞘皮瓣，经反复核算准确无误后，用甲紫做好标志，并标出腹壁下动、静脉表面投影。先切开皮肤、皮下组织，分离解剖腹壁下动、静脉，在其进入腹直肌处，切开部分肌组织，寻出分布至前鞘和皮肤的血管分支。按设计切取腹直肌前鞘皮瓣，为保证血管分支的完好，可在局部前鞘深面连带小块薄层肌肉（图 8－11A）。将前鞘光面朝外，卷成筒状，以 1－0 丝线间断缝合固定（图 8－11B）。然后进行吻合血管的游离皮瓣移植，先将腹直肌前鞘筒两端分别与跟腱远、近端用丝线或 4 号尼龙线作对端间断缝合修复跟腱缺损（图 8－11C）。腹壁下动脉与胫后动脉吻合，腹壁下静脉与大隐静脉吻合，最后缝合皮瓣。术毕皮下置引流管，用石膏托将踝关节固定于跖屈位，8 周后开始功能锻炼。

4. 供区修复 本法仅切取部分腹直肌前鞘，腹直肌及其后鞘仍保存完整，通常情况下不会削弱腹直肌肌力。为减轻皮肤缝合张力，可将腹外斜肌腱鞘缘与残存的腹直肌前鞘边缘或白线缝合，然后缝合皮肤，对合一般不会发生困难。术后常规用腹带捆扎，以防腹胀时增加缝合张力，并可减轻咳嗽时的疼痛。

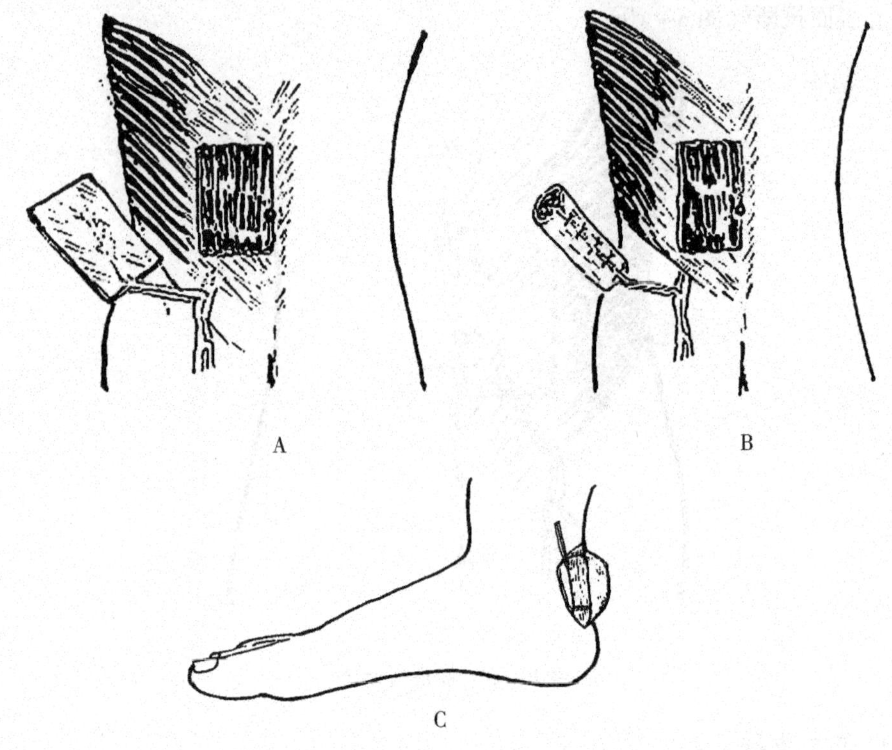

图 8-11 手术步骤

A. 切取肌皮瓣；B. 前鞘卷成筒状；C. 移植修复跟腱缺损

（六）优缺点

1. 优点

（1）前鞘及皮瓣面积可任意切取，能满足要求。

（2）前鞘有血供，抗感染力强，可用于感染创面。

（3）腹直肌前鞘较强韧，经锻炼后能满足足跟部拉力的要求。

（4）血管蒂长，可利用胫后动脉残端吻合，不影响胫前动脉。

（5）供区隐蔽，可直接缝合。

（6）手术可一期完成，疗程短，效果好。

2. 缺点　肥胖者特别是女性腹壁脂肪较厚，腹直肌前鞘移植后，显得臃肿，有时甚至穿鞋亦发生困难，常需作二期削薄整形术。

（张　峰）

第九章
人工置换术

第一节　概述

人工关节是应用生物相容性与机械性能良好的金属或非金属材料模拟关节制成的人工假体，用以置换被疾病或创伤所破坏的关节，以去除病灶、消除疼痛、纠正畸形，使关节功能得以恢复。

早在19世纪末就有报道自制人工关节的使用经验，在其后的半个多世纪里，由于用于制造人工关节的材料、人工关节的设计与固定以及基础研究等方面的限制与不足，虽然陆续有报道进行关节置换术的经验，但是效果大多不理想，因此，该阶段只是人工关节的萌芽与起步阶段。现代人工关节的发展始于20世纪五六十年代。John Charnley通过大量的临床与基础研究提出并确立了人工全关节假体设计中的低摩擦原理，选择金属对高密度聚乙烯组合的假体替代当时较普及的金属对金属假体，大大提高了假体的耐磨性能；与此同时，Charnley还发展了现代骨水泥技术，从而使人工关节与骨骼得以牢固固定。Charnley的理论和技术不仅在当时很快就得到推广应用于全身各大关节假体置换术中，而且一直沿用至今。在本阶段，不仅髋、膝关节假体得到了很大的发展，同时也出现了比较成熟的人工肱骨头和全肩关节假体、人工肘关节及人工指间关节假体。从20世纪70年代起，人工关节进入广泛应用阶段，接受人工关节置换术的人数和比例大幅度上升，除了髋、膝关节外，四肢的其他关节如肩、肘、腕、掌指、近侧指间关节、桡骨头、月骨、踝、跖趾等关节以及脊柱的椎体和椎间盘等都能被人工假体所置换。随着假体设计、材料、制作工艺和手术操作技术的发展和提高，并发症的发生率已有下降，但是，因手术人次的增加更为迅速，产生并发症的人次增多，对引起并发症的原因也有了不同的认识，例如认为假体松动不仅仅是因为机械因素所致，还涉及生物学因素，其中假体磨损颗粒诱发假体—骨界面骨溶解（溶骨反应）已引起了重视。人工关节的发展依赖于冶金、机械、化工、陶瓷、加工工艺、生物、医学等多学科、多专业的发展，需要医务人员和工程技术人员密切合作，临床实践和基础医学研究紧密结合，通过对人工关节的生物力学、材料、假体的设计和加工工艺、假体的固定、手术操作技术和术后疗效等方面的不断探索、研究和改进，以延长人工关节的使用寿命，减少并发症的发生，提高人工关节置换术的疗效。

一、人工关节的材料

1. 材料选择的要求　人工关节作为永久性植入物，对制作人工关节的材料要求比骨科其他材料更高，选择的基本要求是：①生物相容性好。材料植入体内后，不仅不被人体组织所排斥，不受体内环境的影响而损坏，即耐腐蚀性强，抗酸、抗碱，不与体液起反应；同时，植入的材料不降解，不会引起组织坏死、吸收，不引起炎症和过敏反应，无毒性和致癌性，也不与细菌协同作用而导致感染。②物理性能好。具有良好的力学特性如弹性模量、疲劳强度、拉伸强度和屈服强度等综合指标均要理想，使假体能有足够的机械强度和抗磨损能力，不易折断，耐磨和无磁性，在植入体内后能满足作为人体结构所需承受的主动和被动的高载荷、循环载荷以及不同的应变速率的要求。③材料经加工后表面光洁度能达到镜面标准。④材料重量轻，价格便宜，易于加工，消毒方便且选择的灭菌方法不影响材料的力学性能和化学稳定性。

2. 常用的材料　目前常用的材料很多，大致可分为金属、无机材料和有机材料三类。

（1）金属材料

1）不锈钢：常用的是 L_{316} 型不锈钢，具有较高的强度和较好的耐腐蚀性，其优点是价廉、制造方便、加工容易、表面抛光效果好，但与其他合金相比疲劳强度与屈服强度均较低，且可发生裂隙腐蚀和应力腐蚀，目前已被性能更好的合金材料取代，不再常规使用。

2）钴合金：分铸造和锻造两种。与不锈钢相比其抗腐蚀能力，特别是抗裂隙腐蚀的能力大大提高，锻造者疲劳强度和拉伸强度也有明显提高。目前常用的是钴铬钼合金。从抗腐蚀和机械性能综合评价的话，锻造钴合金是目前金属内植物中最优良的材料之一。

3）钛及钛合金：因纯钛的屈服强度过低，而钛合金的拉伸强度和疲劳强度很高，因此用作人工关节材料的为 Ti-6Al-4V 合金。与不锈钢和钴合金相比，钛合金的生物相容性和耐腐蚀性均最佳，而且弹性模量低得多，在一定程度上减少了应力遮挡所致的骨吸收等不良反应。其缺点是摩擦系数高，耐磨性能差，可产生磨损碎屑，不宜加工成人工关节的关节面。

（2）无机材料

1）陶瓷：是一大类材料，在人体内应用的又称为生物陶瓷。主要分为三类：①惰性陶瓷，如 Al_2O_3，耐腐蚀能力、抗磨损能力和生物相容性均很好，陶瓷对陶瓷之间的磨损系数是目前人工关节表面材料中最低的，陶瓷与聚乙烯之间的耐磨性也高于金属与聚乙烯。但陶瓷脆性和弹性模量高，抗裂纹扩展性差，容易碎裂。目前常用作人工髋关节假体的髋臼内衬和股骨头。②活性生物陶瓷，如羟基磷灰石，生物相容性好，与骨组织之间可以获得骨性结合。③降解性生物陶瓷，如磷酸三钙，可以降解吸收，诱导骨质生长。目前，后两者常用作金属假体表面涂层，使假体与骨组织界面无纤维膜形成，达到骨性结合。

2）碳质材料：生物相容性、耐磨和耐腐蚀蚀性均较好，目前不作为常规选择。

（3）有机材料

1）超高分子量聚乙烯：分子量通常高达 50 万～300 万，生物相容性好、质轻、抗拉强度高、摩擦系数小、耐磨性强，一般制成人工关节的凹侧关节面。

2）硅橡胶：具有高弹性和良好的生物相容性，在体内不降解，易消毒灭菌。其缺点是力学强度差，在反复应力作用下易发生碎裂。常制成手指和足趾关节。

关于人工关节材料配伍的选择，目前通常是关节面的凹面用高密度聚乙烯，凸面用金属或陶瓷材料。在人工髋关节，也有髋臼关节面和股骨头均选用陶瓷的，或者髋臼假体做成关节面为陶瓷、外面与金属帽之间为高分子量聚乙烯这种“三明治”型的假体。

二、人工关节的设计

1. 设计的基本原则 人工关节的设计必须从关节的生物力学、生物材料、关节的形态、假体的固定、关节的功能以及使用的目的和要求等诸方面考虑。其设计的基本原则是：①低摩擦设计原则。所有关节假体的设计均应遵循这个原则，以最大限度地减少关节面的磨损，延长假体的使用寿命。设计时不仅要选择低摩擦系数、耐磨性强的材料，制作时重视人工关节面的抛光工艺，而且要考虑到关节面的磨损率还与表面应力、摩擦速度、温度、摩擦矩以及摩擦面积有关，要从这些方面综合考虑尽量使人工关节的关节面光滑规整。②人工关节的活动和功能性质要与被置换的关节相仿，符合关节的解剖特点。③人工关节要有良好的稳固性，也要根据关节的部位和功能要求来综合考虑关节的稳定性和灵活性。④人工关节的非关节面部件也要圆钝，不能因有锐角而损伤软组织。⑤假体与骨之间要能牢固固定。⑥注意材料的组合。要避免两种不合适组合的金属搭配在一起，以免产生电解作用。⑦越简单越好，手术植入过程要简单、易操作。⑧能长期使用，对全身和局部无不良反应。

2. 人工关节的结构 人工关节有半关节和全关节之分，半关节是指置换关节的一侧关节面，而全关节是指置换整个关节。除了一些表面置换假体以外，人工关节一般都有关节面部分和髓腔部分组成。

（1）关节：关节的设计必须符合原关节的解剖特点，如股骨头假体，要求有酷似股骨头的形态，颈干角为135°，颈的长度可以在一定范围内选择，颈干的弯度应与 Shinton 半月线相符，头的表面要光滑以利活动。全关节则有两个对应的半关节组成。按活动与功能的要求，对应的两个关节面有各种连接方式，或各自独立，呈杵臼型或滚动式；或相互连接呈铰链式，有轴的结构；或呈轨道式结构等。为减少磨损，全关节的两个关节面需属不同材料或中间加垫。

（2）髓腔：髓腔部用金属制成，呈杆状，便于插入骨髓腔内固定，两者相互接连牢固成为一个整体。

3. 人工关节的固定 人工关节的固定要求坚强而持久，能承受足够大的功能载荷，使假体尽可能长时间稳定。有三种基本固定方式，分别为：黏合固定、机械固定和生物学固定。

（1）粘合固定：黏合固定是用骨黏固剂即骨水泥把人工关节假体和骨黏合在一起。骨水泥是一种丙烯酸类高分子化合物，是由甲基丙烯酸甲酯聚合物与甲基丙烯酸甲酯单体所组成的室温自凝塑料。骨水泥介于骨和假体之间，其弹性模量很低，可使应力逐步传递至骨。但是，骨水泥的力学性能较皮质骨弱，与骨和植入物相比是个薄弱环节，使用不当是造成假体松动的主要原因，因此，使用骨水泥时要很好掌握其调制技术和填充技术。在骨水泥的调制方面目前主张采用真空搅拌方法，在负压下调合搅拌骨水泥。因为手工混合搅拌调制的骨水泥不均匀，而且含有大量的气泡，这些气泡的存在可加快裂纹的延伸，削弱骨水泥的抗张强度和疲劳寿命。而用真空搅拌时，在搅拌过程中产生的气泡可以不断被负压吸走，一般在负压下搅拌 90s 左右时仍呈半液态，易于用骨水泥枪进行灌注。对感染风险比较大的患者，可在骨水泥中掺入一定比例的抗生素以减少术后感染的发生。抗生素所占的比例在 5% 以下时对骨水泥强度的影响不大。掺入的抗生素应是粉剂，而且要耐热，如可选用庆大霉素或头孢呋辛。在填充技术方面，要很仔细地准备髓腔，使其与选用的假体柄相匹配，使充填的骨水泥的厚度为2mm。同时主张应用髓腔刷和冲洗装置，彻底清除血块和骨碎屑，吸净髓腔内的液体并保持髓腔干燥。关节表面如髋臼或胫骨平台的软骨应彻底清除，并钻孔以加强骨水泥的锚固作用。在髓腔内灌注骨水泥时，主张使用髓腔塞子，同时用骨水泥枪进行加压灌注，并注意骨水泥的注入时机。骨水泥的聚合过程可分为湿砂期、黏丝期和固化期，骨髓腔填充以低黏滞度时即半液态的湿砂期时效果最好，但是，使用时要注意到不同厂家生产的骨水泥的聚合时间可以差别很大。置放髓腔杆最好有远端中置器，使髓腔杆周围的骨水泥厚度均匀。安放假体时要迅速调整好位置，其后在骨水泥充分固化前要保持均匀的压力，不能移动或松压。最后，外溢的骨水泥要清除干净，不能留下锐利的角或嵴。

（2）机械性固定：机械固定一般是对压配型假体而言的。在准备假体的受区时使其形状和大小与假体完全匹配，在安装假体时把假体压入使其与骨产生紧密的机械连锁。但是，如果假体－骨界面没有骨整合的话仅靠机械结合很难达到假体与骨的永久性结合，往往因为假体的微动导致界面纤维组织形成并进一步破坏界面的稳定性，刺激骨吸收，最终导致假体松动。目前，这种只是通常作为生物学固定的初始固定方法。

（3）生物学固定：生物学固定是指通过骨组织长入假体多孔表面的孔隙内，形成骨与假体间的内嵌物，使假体与骨组织之间能很好整合，以达到假体－骨界面的永久稳定。多孔表面的制造材料可以是金属、陶瓷或有机高分子多聚物。实验研究表明钛合金与骨组织之间能很好整合，因此，Ti－15Al－4V 是常用的材料。可以通过钛丝烧结或表面喷砂技术制成多孔表面，至于孔径的大小和孔径率尚有争论。为促进假体表面骨生长，增强骨整合作用，目前常在多孔金属表面涂布羟基磷灰石和/或磷酸三钙陶瓷材料以促进骨诱导作用。如要获得良好的生物学固定效果，先决条件是假体必须有良好的初始固定，假体与骨面接触要紧密，不能有微动，以利于骨长入。新骨长入需要一定时间，通常要术后6周以后假体－骨界面才有较高的抗剪切强度，在这段时间里要注意不能负重，以免假体微动而致界面骨吸收，最终导致假体松动。

三、适应证和禁忌证

随着人工关节在临床上应用时间的延长，各种并发症和不良反应相继出现，手术失败可造成患者更重的病残，而人工关节的使用又有一定的寿命，有时需再次或多次施行翻修手术。虽然，随着对人工关节的有关基础理论如生物力学、材料、假体的设计和加工工艺、假体的固定以及手术操作技术等问题的探索和改进，人工关节置换术并发症的发生率已有下降，但发生并发症的绝对数却有增无减。为此，对人工关节的应用应持慎重态度，要严格掌握其适应证，只有在其他手术或非手术方法不能解决问题而只能使用人工关节时，才选用人工关节手术。

1. 适应证

（1）严重的关节创伤导致关节疼痛或功能障碍，用其他方法不能缓解者。

（2）严重的骨关节炎，有疼痛、畸形、功能障碍，用其他方法不能缓解者。

（3）类风湿性关节炎造成关节畸形、功能障碍者。

（4）关节及其邻近骨的肿瘤或肿瘤样病变使关节破坏，功能障碍者。因术中瘤段骨要广泛切除，所以常要使用定制型假体进行骨和关节的重建。

（5）结核或化脓性感染等原因所引起的关节强直，在感染已被控制并已长期稳定，患者有强烈愿望恢复关节功能者，可考虑行人工关节置换术，但应慎重。

（6）因感染致关节置换术失败而作翻修手术者，一般主张在感染完全控制后相当长时间后再进行手术，间隔时间通常为1年，也有认为半年或短至6周者，对低毒感染者有人在抗生素保护下，对感染彻底清创、冲洗后一期置换或再置换获得成功。

（7）关节周围有健康的软组织和良好的神经和血液供应者。

（8）人工关节置换手术以老年人为宜，对青壮年应慎重，非不得已不采用本手术。但类风湿性关节炎和强直性脊柱炎患者不受年龄限制。

2. 禁忌证

（1）有严重的心肺疾患或其他严重系统性疾患不能耐受手术者。

（2）糖尿病血糖未能很好控制者。

（3）局部或其他部位存在活动性结核或化脓性感染者。

（4）神经源性关节病及关节周围肌肉麻痹，难以维持术后关节稳定或难以获得关节主动活动者。

（5）严重骨质疏松骨质条件很差者。

（6）局部皮肤、软组织和血供条件很差，术后可能引起切口闭合困难或切口皮肤、软组织坏死者。

（胡　擘）

第二节　人工髋关节置换术

从19世纪中期至20世纪早期，髋关节严重的疼痛和功能障碍的手术治疗主要致力于髋关节功能重建，但都未能取得突破性进展。直至20世纪早期，生物和无机材料被尝试用于髋关节置换术，先后用过阔筋膜移植、金铂等作为关节间置衬膜，象牙、玻璃、黏性胶体作为假体材料，但这些都以失败而告终。到了20世纪60年代，Charnley所研制的金属股骨头与超高分子聚乙烯髋臼，并以骨水泥固定，取得了巨大突破性的成功，使全关节置换术进入新纪元。近几十年来，全世界众多的关节专家致力研究人工髋关节置换术的许多问题，如新型假体材料、设计假体类型、远期松动、假体选择适应证及如何延长人工关节的寿命等方面进行了大量的工作，这些研究成果最终使大量的临床患者受益。

目前的研究结果已经清楚显示，和髋关节返修术相比，初次髋关节置换术成功的机会最大，因此慎重选择好合适的患者、正确的假体和掌握精确的手术技巧极为重要。本节主要介绍现代人工髋关节置换术围术期处理，介绍特殊类型的髋关节置换术、髋关节返修术的技术及术后并发症的处理等方面。

一、围术期处理

人工髋关节置换术围术期处理包括术前制定手术计划、手术方式的选择、假体选择、术前患者综合评价、术前准备、术中处理、术后并发症防治和术后康复等各个方面，是影响手术成功与否的关键。

（一）手术适应证

人工髋关节置换术的目的为解除髋关节疼痛，改善髋关节的功能。疼痛为髋关节置换术的主要手术适应证，而非活动受限、跛行、下肢不等长。对于采取了保守治疗或其他手术治疗髋关节仍有夜间痛、活动痛和负重痛，严重影响患者工作或需服用止痛药物，生活质量下降则需要考虑行人工髋关节置换手术治疗。

详细手术适应证为：

1. 股骨颈骨折　包括：新鲜股骨头颈骨折；头下型或经颈型股骨颈骨折预计发生骨折不愈合、股骨头缺血坏死可能性较大者；未经治疗的陈旧性股骨颈骨折，头臼均已发生破坏明显伴有疼痛影响髋关节功能者；经过其他手术内固定治疗或保守治疗骨折不愈合，股骨头发生坏死者均可进行人工髋关节置换。对于老年患者髋臼形态良好，功能活动要求不高者可行双极股骨头置换，其手术时间短，出血少，恢复快。对于身体一般情况好，功能要求高者尽量进行全髋关节置换。

2. 股骨头缺血性坏死　发病原因包括创伤性、酒精性、激素性、特发性等。对于股骨头缺血坏死一二期，股骨头、髋臼外形良好，关节间隙正常，应尽量采用保守治疗或钻孔减压，截骨改变力线以改善症状。对于疼痛不能缓解，病变持续发展，或病变已达三四期，髋臼股骨头已有破坏者可行全髋关节置换术。

3. 髋关节骨性关节炎　又称退行性骨关节炎，多见于老年人，髋臼常常受累，对于有关节疼痛和关节功能障碍的患者可行全髋关节置换术。人工股骨头置换的效果不佳是由于髋臼软骨退变的病理没有纠正。

4. 先天性髋关节发育不良　先天性髋关节发育不良的患者在出现严重的关节疼痛和关节功能障碍时可采用人工全髋关节置换术进行治疗，常需使用特用小号假体或定制假体。对于年轻患者伴有关节疼痛、肢体不对称并强烈要求矫形的患者可以考虑进行全髋关节置换。

5. 类风湿关节炎　髋关节类风湿关节炎较膝关节少见，多发生双侧，同时伴有下肢其他关节病变，一般情况差，若发生关节疼痛和关节功能障碍严重，全髋关节置换常常是唯一的治疗方法，手术难度也大，手术围术期处理相对困难。感染的机率是正常人2.5倍以上。

6. 强直性脊柱炎　对于强直性脊柱炎伴有髋关节功能障碍、关节疼痛的患者关节置换术也是唯一的治疗的方法，但与类风湿关节炎相比，强直性脊柱炎的患者平均年龄更轻，由于脊柱活动受限制，对于髋关节的要求更高，活动度更大，术后远期发生松动的概率更大。

7. 髋关节骨性强直　髋关节融合术后和髋关节感染、外伤术后发生融合是髋关节骨性强直的主要原因。髋关节骨性强直引起持续严重的腰痛或同侧膝关节疼痛以及髋关节融合术后不愈合和畸形愈合（屈曲大于30°，内收大于10°或外展畸形等），可考虑进行人工全髋关节置换术。对于无腰痛和关节痛的年轻女性患者出于功能和美观要求也可考虑进行全髋关节置换术。

8. 骨肿瘤　位于髋臼和股骨头颈下的低度恶性肿瘤，如骨巨细胞瘤、软骨肉瘤，可考虑进行全髋关节置换或使用肿瘤型假体进行关节置换治疗。转移性髋关节肿瘤术后、髋关节良性破坏性疾病，如色素绒毛结节性滑膜炎等可考虑进行全髋关节置换术。股骨颈原发性或转移的恶性肿瘤或病理性骨折，为减轻患者痛苦，可以手术置换。

9. 关节成形术失败　包括截骨术后、髋臼成形术、股骨头置换术、Ginllestone 切除成形术、全髋关节置换术、表面置换术等。关节痛为再置换术的主要指征。全髋关节置换术后发生假体松动、假体柄断裂、假体脱位手法复位失败，髋臼磨损而致中心性脱位等造成关节疼痛者是进行全髋关节返修术的主要指征。

（二）手术禁忌证

1. 髋关节感染或其他任何部位的活动性感染和骨髓炎　是髋关节置换术的绝对禁忌证。任何可能显著增加后遗症发生危险的不稳定疾病也是人工髋关节置换术的绝对禁忌证，因为关节置换术存在很多并发症，病死率高达1% ~2%，因此术前应当对患者进行术前评估、详细的全身检查、内科会诊，纠正心、肺、肝、生殖系统或代谢系统疾病。相对禁忌证包括神经系统疾病、外展肌功能不全、神经营养性关节炎等。

2. 髋关节结核　过去诊断是手术的禁忌证，但现在认为在正规抗结核治疗情况下，结核病灶处于静血期，血沉，C－反应蛋白正常的情况下亦可考虑行全髋关节置换术。

过去认为60~75岁的患者最适宜做人工髋关节置换术，但现在的年龄范围已经被放宽很多，高龄并非是手术禁忌证，因为随着人口老龄化的发展和对生活质量的高要求，许多老年人需要进行手术治疗。而一些年轻的患者对功能和外观的强烈要求，如强直性脊柱炎、类风湿关节炎、先天性髋关节发育不良等。

（三）假体的选择

正确选择假体类型是手术成功的关键，也是患者术后生活质量的保证，所以作为手术者应该掌握各种关节假体的优缺点，根据患者的一般情况、年龄、骨骼形态和质量选择假体进行手术。

假体按照关节结构分为人工股骨头、人工全髋关节、双杯表面置换型人工关节等；按照固定方式分为骨水泥固定型人工关节和生物学固定型人工关节。

1. 人工股骨头假体　人工股骨头假体主要分为单极假体和双极假体2种。单极假体主要有Thompson型和Moore型2种。单极人工股骨头置换术具有费用低、手术时间短、可早期活动、减少老年患者长期卧床并发症等优点，缺点是容易引起髋臼磨损、穿透。双极假体又称双动头假体，是由Bateman首先发明，属于人工股骨头与全髋关节假体之间的中间型假体。其设计特点是在22mm股骨头外层增加了一金属髋臼杯和聚乙烯衬垫。髋关节活动同时由人工股骨头假体与聚乙烯内衬之间以及髋臼金属杯与髋臼之间两个界面分担，减少了假体对髋臼软骨面的磨损、穿透作用。

人工股骨头置换主要适用于高龄股骨颈骨折的患者，对于65岁以上，头下型或Gorden 3型、4型股骨颈骨折，极有可能发生骨折不愈合、股骨头坏死，需再次手术，身体状况或经济状况不适宜进行全髋关节置换的患者可进行人工股骨头置换。由于人工股骨头置换相对全髋关节置换手术耗时短，出血少，术后活动时间早，所以我们建议对于身体状况差、对活动要求不高的患者可进行人工股骨头置换。

2. 人工全髋关节假体　全髋关节假体分为股骨假体和髋臼假体两部分。股骨假体是用来代替原有的股骨头颈部的部件，按照部位分为头、颈、体和柄4部分。股骨头一般由钴铬钼合金、钛合金、陶瓷等材料制成，头的直径分22mm、2mm、28mm、32mm等几种，目前临床常用22~28mm活动头。

股骨颈为假体头与颈连接的部分，呈圆柱形。有不同的长度可供选择，以更好地控制关节松紧度。假体头颈的比例一般以1 ：1.5为宜，颈过粗可导致和髋臼假体的碰撞，妨碍关节活动，颈过细易于折断。有些假体设计有颈领部，可防止假体下沉，底面和股骨距紧密相贴，而有些假体则依靠假体的股骨近端体柄部紧密连接防止假体下沉。

体、柄部是假体插入股骨干骺端及髓腔内的部分。按形状可分为直柄、弯柄、符合股骨解剖曲度的解剖柄等。解剖型股骨假体在于骺端有一后弓，骨干部有一前弓，与股骨的几何形状相应，所以有左右之区分。直柄型假体体部的横截面有椭圆形、楔形、菱形等多种设计，相应的柄部远端有圆形、楔形、菱形，有些假体柄部设计有纵型沟槽，可以防止假体旋转，也可以帮助骨水泥的牢固附着。选择骨水泥型假体柄时要注意假体与骨之间应留有空隙，以便于填充骨水泥，一般以4mm为宜，骨水泥过薄容易造成断裂而发生假体松动。有的骨水泥假体柄设计有自锁孔，使骨水泥充填其间，以利于固定。生物型假体的体、柄部设计为股骨假体近端有多孔表面型和紧密压迫型。多孔表面的材料多使用钛铝矾合金和钴铬合金，而紧密压迫型假体材料现在研究多集中于生物活性陶瓷如羟基磷灰石。多孔表面可允许自身骨的长入，紧密压迫型是利用假体与骨之间紧压配合以达到生物学固定的目的，适合与较年轻的患者，不适用于骨质疏松症的患者。

特制型股骨假体主要用于恶性或良性侵袭性骨和软组织肿瘤施行保肢手术时，可置换整个股骨，即同时可置换髋和膝关节。也用于髋关节返修手术进行定制股骨假体，常常需要进行术前CT扫描和计算机扫描设计的CAD/CAM（计算机辅助设计/计算机辅助制造）技术。

髋臼假体可分为骨水泥固定、无骨水泥固定和双极型假体3种。最初用于骨水泥固定的髋臼为厚壁的聚乙烯帽，并在塑料里埋入金属线标志以便在术后X线上更好地判断假体位置。骨水泥固定髋臼适用于老年人和对活动要求低的患者，也可用于一些肿瘤术后重建及髋臼需广泛植骨时。由于骨水泥型髋臼假体的使用寿命不长，开始在年轻的、活动量大的患者中采用无骨水泥固定髋臼假体。无骨水泥固定髋臼假体整个外表均为多孔表面以利骨长入，用髋臼螺钉固定髋臼假体现在比较常见，虽然有损伤骨盆内血管和脏器的危险，但是它提供了稳定的初始固定模式。有的假体设计了在假体外表有臼刺和棘，在一定程度上提供了旋转稳定性，但仍不如螺钉稳定。多数髋臼假体是由金属外壳和配套的聚乙烯内衬组成，金属外壳的外径在40～75mm，聚乙烯内衬用锁定的方式贴近金属外壳中，内衬与金属外壳的偏心设计使关节获得最大的稳定性。

3. 双杯表面置换型人工关节　表面置换型假体的设计原理是尽量少切除骨质，仅进行表面置换，更符合解剖生理要求。目前这种手术还出于临床研究水平，仅在有限的几家医疗中心用于一些精心筛选的病例。Wagner和Amstutz仍在继续研究和改进这种假体的设计和应用。虽然目前的结果表明术后失败率较高，但尚不能完全放弃。如果股骨头表面置换时将股骨头血供的破坏控制在最低点，作为一种半关节置换术对年轻患者来说是有益的，可以作为一种过渡手术方式，使返修变得更加简单。

髋关节表面置换的合适人选为年龄较轻（<55岁）、活动较多、因髋部疾病需进行全髋关节置换的患者，具体为：

（1）年轻强直性脊柱炎患者，髋关节强直。

（2）先天性髋关节半脱位、髋臼发育不良患者，可解除疼痛，恢复或部分恢复肢体长度。

（3）年轻患者股骨头坏死，轻度塌陷和囊性变，具有一定的骨质以承担表面假体。

表面置换对于过度肥胖，活动过于积极的患者不适合。其优点为：

（1）保留了大部分股骨头，无须处理股骨髓腔，为翻修手术保留了足够的骨质。

（2）假体直径较大，减少了术后脱位的发生率。

(3) 保持了股骨正常的应力传导，减少了由于应力传递改变引起的全髋关节置换术后大腿疼痛。

(4) 使用金属假体，避免了由于使用聚乙烯假体产生磨损颗粒而导致的晚期松动。但是，金属－金属的关节配伍仍有有关问题没有澄清。在常规 THA，目前的金属－金属配伍算不上是个好选择，但在表面置换却不得不采用。

(5) 金属假体更为耐磨，使假体使用寿命增加。

但是由于缺乏长期随访，对长期的磨损率、使用寿命缺乏统计。另外，表面置换手术操作并不复杂，但需要经验丰富的医师进行手术，以取得尽可能好的效果。

(四) 术前准备

人工关节置换手术难度大，对患者的一般情况的了解、手术器械、手术室、手术者的技术和经验有一定的要求，因此做好详细的手术前准备是手术成功的关键之一。

1. 患者的术前准备　尽管目前对手术患者的年龄的限制放宽了，但在某些疾病仍然要考虑好年龄因素，因为这是决定术后远期疗效和手术并发症的因素之一。

做好术前患者评估也很重要，因为术后可能发生一些并发症，患者的全身情况是否能够耐受大手术，老年患者特别是心肺疾患、感染和血管栓塞，是进行人工髋关节置换的必须要考虑的因素之一。在术前进行全面的内科检查，包括实验室检查、心血管多普勒检查、肺功能检查，是医生在术前发现和处理各种问题必须完成的前期工作。

体格检查包括脊柱和上下肢的检查，做切口的部位应检查髋关节周围软组织有无炎症，记录髋关节活动范围，术前运用 Harris、Iown、Judet、Andersson 等评分法记录髋关节状况有利于评价术后功能恢复。目前国内外最常用的评分法是 Harris 评分法，建立统一的评价标准有利于结果的标准化。

术前应拍摄髋关节 X 线片、股骨干的正侧位片、骨盆平片以了解髋臼窝是否有缺损、髋臼有无发育缺损、股骨髓腔有无狭窄或增宽、骨皮质的厚度和质量。对于返修病例和先天性髋关节脱位的患者特别要注意髋臼的骨质量。髋臼的缺损可能需要行结构性植骨，必要时还要进行髋臼的 CT 扫描。术前了解髓腔的宽度对术中扩髓有指导，必要时植入直柄型股骨假体或特制细柄假体。每家器械公司会提供相应的透明塑料模板，可以在 X 线片上进行测量，可获得最佳匹配和颈长的假体，从而保持肢体等长和股骨偏距相等，减少术中的重复步骤而缩短手术时间。

患者术前若需服用非类固醇消炎药物应该在术前 1 周停用，以减少术中的出血。有泌尿系疾病和肺部疾患需要在术前纠正，减少术后感染和并发症的发生。

术前对患者术区皮肤的准备很重要，手术开始之前 12h 之内（越早越好）进行术区备皮，对肢体、会阴区、患侧半骨盆到髂嵴至少 20cm 的范围进行备皮，并用安尔碘消毒，无菌单覆盖。笔者所在医院的经验是术前晚备皮，消毒，无菌单包裹，术晨再次消毒后送手术室。适当地进行肠道准备可以有利于手术的顺利进行和预防感染。

2. 手术室的准备　手术室的无菌是至关重要的，因为关节置换的术后感染常常是灾难性的，手术中暴露较大，时间长，同时体内植入异体材料。在关节置换的早期阶段术后感染常常高达十几个百分点。近十几年来，采用了各种方法来减少术后感染率并取得了较好的效果。

需要不需要在层流手术间进行手术目前是有争议的，我们认为，手术室的一切准备都是为相对无菌环境下顺利开展手术做准备，为降低感染率，人工关节置换需要在层流手术室进行，以尽量减少手术室空间存在的尘粒和细菌。手术间建筑成完全或半完全封闭的空间，外界空气经过滤装置通向手术间或手术台周围，滤过的空气所含微粒（包括微生物）应少于每升35个以下。空间换气为间歇性，每小时20~25次。层流手术室建设费用较高，是关节置换术无菌环境的保证。

人工关节手术器械的灭菌准备要严格于普通手术，常常需要进行二次高压灭菌。在教学单位，手术过程常有参观者，建议减少人工关节手术的参观或建立手术直播间以满足学生的需求，避免进入手术室带来细菌。

患者术前进行预防性抗生素使用，大多数骨科医生建议广谱抗菌药物应该在手术开始之前的短时间内静脉运用，使得术中药物保持组织内高浓度，预防性使用抗生素比单独使用空气净化系统抗感染的作用大。

预防应用的抗菌药物应在切开皮肤30分钟前标注，而且如果手术时间超过3小时应再追加一次抗菌药物。

手术开始之前，应按标准摆放患者体位，如采用侧卧位，骨盆体位架应挤靠于耻骨联合或髂前上棘上，并且一定要固定可靠，否则术中难以确定髋臼假体的位置。

患者皮肤消毒常用安尔碘或碘酒加酒精，要注意会阴部的消毒和无菌单的缝合固定，以免术中滑脱造成污染。我们采用整个患肢的消毒有利于术中定位和避免污染，常常在采用侧卧位时在手术台前侧摆放一个无菌袋，这样在处理股骨时可将小腿置于袋中而不会污染手术台的无菌术野。

术中采用脉冲冲洗器可使伤口内细菌减少，也可更好地冲洗伤口内的血块和碎屑，以减少术后感染。我们还采用双手套操作、防水手术衣、术中空气清洁机来减少污染。

3. 麻醉和自体输血　硬膜外麻醉或腰、硬联合麻醉的方式对人工髋关节置换术来说已达到要求，但是对老年人来说，可能全身麻醉更加安全，这就取决于患者的身体条件而非麻醉师或手术者的习惯。手术前对患者的全身情况有充分的了解，如糖尿病患者需在术中检测血糖，使用胰岛素控制血糖；术前纠正贫血和低血钾；长期接受激素治疗的患者，术前、术中和术后应静脉给予激素，以防止肾上腺皮质功能危象的发生。

随着关节置换的器械发展和术者经验的积累，人工髋关节手术时间相对较短，手术中失血少，但是在返修术和双侧髋关节置换术中，出血量可达1 000ml以上，术中、术后输血常常为治疗方法之一。对于单纯血红蛋白低于80g/L，有一定的临床症状时需要进行输血治疗。采用术中洗涤红细胞的自体血回收方法可以使异体输血量减少，主要用于返修术、双侧同时置换、Paget病、先天性髋关节脱位、类风湿关节炎等患者。自体引流血回输仍有一些问题要解决，如引流血的成分有异于自体血、污染问题、回输量的问题等。

（五）手术入路

人工髋关节置换术可采用的入路很多，主要有前方入路、侧方入路、后外侧入路和后方入路。这与术者的习惯有关。各种入路均有优缺点，本节简要介绍各入路的方法和注意事项。

1. 前方入路　又称为Smith - Peterson入路、前髂股入路，适用于几乎所有的髋关节手术。

体位：仰卧，术侧臀下垫枕。

切口：起自髂嵴中点，经髂前上棘，向下沿股骨干延长10cm。

暴露：外旋下肢，牵开缝匠肌，暴露阔筋膜张肌和缝匠肌间隙，寻找股外侧皮神经，该神经自髂前上棘远侧4~5cm处跨过缝匠肌。向内侧牵开该神经，自阔筋膜张肌和缝匠肌间隙劈开阔筋膜，结扎并切断肌间隙内的血管。自髂骨嵴拨开阔筋膜张肌的髂骨止点，暴露股直肌及其间隙，结扎并切断股外侧动脉的升支。自髂前上棘、髋臼上部及髋关节囊游离股直肌，内收外旋髋关节，用 Hohmann 拉钩牵开股直肌和髂腰肌，暴露关节囊，切开关节囊后，即完成了髋关节的暴露。

注意事项：本入路有时要切断缝匠肌的髂前上棘止点以改善暴露，有时还要游离臀中、小肌的髂骨止点，亦可行大粗隆截骨改善暴露。缝合伤口时需要注意股外侧皮神经，有时候不慎缝合术后有股前外侧区的麻木。

2. 侧方入路

（1）Watson - Jones 入路。

体位：仰卧，术侧臀下垫枕。

切口：以大粗隆为中心，做一直切口，跨大粗隆后部，切口略偏后可以改善暴露。

暴露：经阔筋膜张肌和臀中肌之间隙，切开阔筋膜，向前后牵开阔筋膜，结扎并切断肌间隙内的血管。牵开臀肌，暴露前关节囊。外旋髋关节，松解股外侧肌止点，游离前关节囊，部分切断臀中肌大粗隆止点前部，用 Hohmann 拉钩牵开，暴露关节囊并切开，外旋外展髋关节，使之脱位。

注意事项：如果需要更大的显露，可从粗隆上游离臀中肌腱的前部纤维，或施行大粗隆截骨术，并将其前上部分及臀中肌的附着点向近端翻转。这样的方法可以保护臀中肌的附着点并利于术后再附着。

（2）Harris 入路：这是 Harris 推荐的可广泛显露髋关节的外侧切口，这个切口中股骨头可向前或向后脱位，但需要行大粗隆截骨术，有可能造成骨不连或大粗隆滑囊炎，同时，异位骨化的发生率要高于其他切口。

体位：侧卧位，抬高患髋，外展60°。

切口：以大粗隆为基底，自髂前上棘后5cm处做一“U”形切口，沿股骨干下延8cm。

暴露：自远端向近侧切开髂胫束，在大粗隆水平以一指深入髂胫束深层，触及臀大肌在臀肌粗隆上的止点，在该止点前约一指处切开阔筋膜，即可暴露出深层的臀中肌。为改善关节后侧的暴露，自大粗隆中部水平，斜形切开已向后翻开的阔筋膜，再向内向近端沿臀大肌纤维方向劈开臀大肌约4cm，贴着前关节囊插入一骨膜起子至髋臼，向前牵开髂胫束和阔筋膜张肌前部。向远侧游离股外侧肌起点，在关节囊和骨外展肌群间插入一骨膜起子，自股外侧肌结节远侧1.5cm处，向内向上至股骨颈上面，凿下大粗隆。自大粗隆分离关节囊上部，切断梨状肌、闭孔内肌的股骨止点，直视下切除近端的前后关节囊。自股直肌深部插入一钝 Benner 拉钩，拉钩前部抵住髂前上棘。向上翻开截下的大粗隆及其上附着的外展肌群，暴露关节囊上部和前部。在髂腰肌和关节囊之间插入一拉钩，暴露出关节囊前部和下部。切除术野中暴露出的关节囊。伸直、内收、外旋股骨，向前脱出股骨头。屈曲、外旋股骨，切断髂腰肌，暴露整个股骨头。暴露髋臼时，将大粗隆向上牵开，屈膝，内收、屈曲、内旋髋关节，向后脱出股骨头。

注意事项：术后缝合切口时，髋关节尽量外展，同时外旋10°，将截下的大粗隆向远侧移位，固定于股骨干的外侧面。

（3）Hardinge 入路：Hardinge 观察到臀中肌的强有力的肌腱附着于大粗隆并绕过大粗隆尖端，改进了前入的外侧切口，避免了大粗隆截骨术。

体位：取仰卧位，并使患髋大粗隆靠近床边，同时使臀部稍离开手术台缘。

切口：以大粗隆为中点做后 Lazy－J 切口。

暴露：沿切口方向切开阔筋膜，在大粗隆中央线切开。向前方牵开阔筋膜张肌，并向后方牵开臀大肌，显露股外侧肌的起点和臀中肌的止点。斜向经过大粗隆切开臀中肌的肌腱，保持臀中肌后侧部分的肌腱仍附着于大粗隆。向近端沿臀中肌纤维方向切开至其中后 1/3 交界处。远端沿股外侧肌纤维方向向前切至股骨的前外表面。提拉臀小肌与股外侧肌的前部的腱性止点。外展大腿，显露髋关节囊的前部。按需要切开髋关节囊。在关闭切口时，用双股不吸收缝线修复臀中肌的肌腱。

3. 后外侧入路　又称 Gibson 入路，是 Gibson、Kocher 和 Langenbeck 首先描述和推荐的髋关节后外侧入路。该入路不需要将臀中肌从髂骨上剥离，并且不影响髂胫束的功能，术后恢复较快。

体位：侧卧位。

切口：切口的近端始于髂后上棘前 6～8cm。在髂嵴的稍远处，沿臀大肌的前缘切开，继续向远端延伸至大粗隆的前缘，然后沿股骨轴线切开 15～18cm。

暴露：从切口的远端向近端至大粗隆沿纤维方向切开髂胫束。然后外展大腿，用手指插入髂胫束切口近端的深面，可触及臀大肌前沿的沟，沿着沟向近端切开臀大肌。将大腿内收，将相邻组织向前后翻开，暴露大粗隆及附着其上的肌肉。

然后，钝性分离将臀大肌的后缘从邻近的梨状肌的肌腱上分开，切断臀中肌及臀小肌在大粗隆的止点，注意要保留部分肌腱，以便关闭切口时缝合。将这些肌肉向前方牵开，这时可以看到髋关节囊的前上侧。在髋关节囊的上部沿髋臼至粗隆间线连线上的股骨颈轴线切开关节囊。屈髋屈膝，并内收、内旋大腿，使髋关节脱位。

Gibson 改进型后外侧切口入路不切除关节囊前方，虽未很好地显露髋臼，但该切口已经足够脱出股骨头及放入假体，且使髋关节脱位的发生率下降。

4. 后方入路　Moore 的切口入路被称为南方显露。

体位：侧卧位，患者健侧在下。

切口：切口始于髂后上棘远端约 10cm 处，平行臀大肌纤维向远端及外侧延长切口至大粗隆的后缘，然后平行股骨干向远端切开 10～13cm。

暴露：沿皮肤切口方向切开深筋膜，钝性分离臀大肌的纤维。在切口近端松解时要注意不要损伤臀上血管。向近端牵开臀大肌的近侧纤维，显露大粗隆。将部分远端纤维向远端牵开，沿远端切口走行方向分离肌肉于股骨粗线的止点，显露坐骨神经，并小心牵开之（如术者对此切口熟练掌握后，即没有必要显露坐骨神经），切断骶丛至股方肌和下孖肌的小分支，其中包含至髋关节囊的感觉神经。下一步，显露并切断孖肌和闭孔内肌，如有必要，也可切断梨状肌附着于股骨的肌腱，将这些肌肉向内侧拉开。这时关节囊的后部即可得到很好的显露，从远端到近端沿着股骨颈方向切开髋关节囊直至髋臼缘，将关节囊远端从股骨分离，屈髋及膝关节 90°，内旋大腿，将髋关节从后方脱位。

（六）手术技术

人工髋关节手术技术要求高，涉及手术入路、截骨、髋臼的处理、股骨的处理、骨水泥及非骨水泥假体的安置、脱位及复位的要求等方面，特别在返修病例和类风湿关节炎、先天性髋关节脱位及髋臼发育不良等特殊问题方面要求的手术技术也一样，本节简要阐述人工髋关节置换手术的一般手术技术。

1. 截骨及髋臼的处理　完成髋关节的暴露和脱位后，首先要确定股骨颈的截骨线位置。可以显露小粗隆上缘，用电凝刀或骨刀浅浅地划出截骨线，截骨线一般位于粗隆间线的近侧，术前也可用模板测定柄的大小和颈长，用假体试模确定出股骨颈的截骨线位置。一般在小粗隆上缘1.5～2cm用摆锯截断股骨颈，如果截骨未达到股骨颈外侧与大粗隆的结合部（在有些大粗隆比较粗大的患者常常会出现），则还需要在大粗隆内侧多切除一些骨质，即作另一纵向外侧截骨，否则粗隆容易发生骨折。取出的股骨头可以用作自体骨移植之用。

取出股骨头后即开始进行髋臼的显露和处理，关节囊的切开有利于髋臼的显露，如果不够满意，可切断臀大肌的股骨止点，在股骨上的腱端保留1cm以利术后将肌肉缝合。髋臼的显露有赖于在髋臼前缘、髋臼后柱和髋臼横韧带下放置牵开器，但要注意邻近的血管和神经，避免损伤这些结构。完全切除髋关节盂唇及任何残留的关节囊，将软组织牵入髋臼并将其紧贴髋臼缘切除，切除髋臼内包括圆韧带的所有剩余软组织，偶尔髋臼横韧带有增生肥厚则需要将其切除，这样可以使髋臼能容纳较大的髋臼锉，但需要注意保持刀尖不要切入过深，因为闭孔动脉分支从其下面通过，如果损伤，将很难止血。用骨刀咬除任何突出于髋臼骨性边缘的骨赘，否则无法正确判断髋臼内壁的位置，髋臼假体的位置就可能安装过度偏外。

不管是骨水泥固定还是非骨水泥固定的髋臼假体，其髋臼的处理是一样需要除去关节软骨和磨削髋臼这一步骤的。使用髋臼磨削时，股骨颈断端应根据切口选择方式向前或向后充分牵开以使磨钻不受阻挡地从前下方放入髋臼，否则磨钻偏向后上方，会过多磨削髋臼后上方的软骨下骨。用最小号髋臼锉开始逐步加大型号磨削髋臼软骨面，保证所有软骨被磨掉，磨削面均匀渗血，寻找髋臼内软骨下囊肿并用小刮匙将其清除。用股骨头颈部的松质骨填入囊腔或骨缺损区，用打入器或磨钻反磨压紧植骨。用髋臼假体试模检查髋臼假体与臼床的对合情况，以及假体的植入方向，然后植入无骨水泥、骨水泥或双极髋臼假体。

2. 无骨水泥固定的髋臼假体植入　髋臼假体的大小由最后使用的髋臼锉的直径来确定，假体和髋臼的紧密相接触提供了一定的稳定性，但需要用栓、钉或螺丝钉加以固定，但需要注意不能使用比髋臼锉大很多的假体来增加初始稳定性，否则假体不能完全匹配，也可能造成髋臼骨折。

髋臼假体的前倾角和倾斜角可以使用髋臼假体定位器来确定。一般最佳倾斜角为45°，最佳前倾角为10°～20°。如果股骨假体为解剖型设计，并已经将前倾角设制入股骨颈，则可将髋臼假体的前倾角置于10°～15°。髋臼假体的过度前倾可导致前脱位。如果采用直柄型假体，可将髋臼假体前倾角调成20°。保持定位器的方向将假体打入髋臼时应检查患者保持完全侧卧位，当假体完全打入时，打击的声音会发生改变，同时通过假体上空隙探查假体是否与骨质密切接触。如果两者之间仍有空隙，则需要进一步打入假体，或重新磨削髋臼，选择合适假体。

经髋臼假体安装螺丝钉有损伤骨盆内外血管、神经的危险。将髋臼分为4个象限，即以髂前上棘与髋臼中心的连线与通过髋臼中心的垂直线分成的4个区，分别为前上、前下、后上和后下。在前上象限内打入的螺丝钉最危险，很容易损伤髂外动、静脉，而穿过前下象限的螺丝钉容易伤及闭孔神经和血管。应尽量避免在这两个象限内拧入螺钉。经过后上象限拧入螺钉较为安全，一般采用直径 6.5mm 自攻螺钉，螺钉头埋入假体上的螺钉孔，以免影响聚乙烯内衬的植入，螺钉可以借助双侧骨皮质固定达到坚强固定。经过后下象限的螺钉可能穿过坐骨切迹，损伤到坐骨神经和臀上血管，术中用手指可在坐骨切迹附近摸到螺钉，避免损伤。

打入螺丝钉后测试假体的稳定性，假体和骨质之间应该无活动度，冲洗髋臼内面，安装聚乙烯内衬。可在安装试样复位后最终选定内衬的偏心度和偏心旋转位置，防脱位角偏置方向（偏距中心）常置于髋臼上缘或后上缘，以保证关节的稳定性。

3. 骨水泥固定髋臼假体植入　大多数骨水泥固定的髋臼假体表面带有数个预制的：PMMA 突起以保证假体周围形成一层 3mm 厚的骨水泥套，假体的大小既可用聚乙烯臼外径表示，又可用聚乙烯臼外径加上 PMMA 占位突起的距离表示，故磨削后髋臼的大小应与包括占位突起在内的假体外径一致，否则假体不能完全与髋臼匹配。

在髂骨和坐骨软骨下骨板上钻多个 6mm 孔以利骨水泥进入，也可在髂骨和坐骨处钻 12mm 孔，而两者之间另钻 6mm 孔。钻骨洞时，应注意不能穿透骨盆内壁，否则骨水泥进入盆腔会损伤血管、神经，植骨或用金属网加强修补。彻底擦干髋臼，止血。用骨水泥枪注入骨水泥，先填髋臼底部的骨洞，再填髋臼骨面，然后用加压装置填紧。

用合适的假体定位器植入髋臼假体，假体的边缘应该保持和髋臼骨缘相吻合。没有 PMMA 的假体不能过分加压，否则髋臼会陷入髋臼内，骨水泥分布不均；而有 PMMA 假体可以加压，待骨水泥固化后，卸下定位器，更换球形挤压器置入臼内以在骨水泥完全硬化过程中保持压力。

骨水泥完全硬化后，用挤压器在新植入假体周围多处挤压以检查稳定性。如果假体存在松动必须取出重新置换。任何突出边缘的骨赘或骨水泥必须清除，否则术后可导致碰撞和脱位。

4. 非骨水泥固定的股骨假体植入　非骨水泥固定的股骨假体有直柄和解剖型等不同类型，直柄型需用直的髓腔锉扩大髓腔，解剖型柄需要用软钻扩大髓腔。髓腔钻应从最小号逐渐增大直径直到感到磨到坚硬的骨皮质，特别当磨至比模板确定的假体型号小一号之时应该注意，不要过度磨削髓腔，判断轴向髓腔钻在髓腔内的稳定性，钻头顶端不应在任何平面发生倾斜。轴向扩髓时，必须在大粗隆内侧开槽，以顺利完成扩髓，否则有可能发生股骨假体内翻。解剖型假体扩髓一般需要一定程度的过度扩髓以适应解剖型假体体柄的轻微曲度。

处理股骨近端股骨颈内侧残留的松质骨，锉的方向应与髓腔钻的轴向完全一致，避免过度前倾。将髓腔锉打入的过程中要控制其前倾。每个尺寸的髓腔锉只能打入一次，最后一个髓腔锉完全打入后，锉的上缘达到股骨颈的截骨线，再敲击时不应有任何移动，如有移动表明其不稳定，可加大一号锉磨或改用骨水泥固定的假体。

采用带颈领的柄有必要精确处理股骨颈，而用无领柄时该步骤无关紧要。股骨颈截面的最终位置应与术前模板确定的小粗隆上方截骨的平面一致。

多数全髋系统中头颈试样均可安装于假体髓腔锉柄上，根据选定的股骨头直径和高度，在髓腔锉上安装试模，术前下肢有短缩的患者还需要加大股骨头高度才能延长下肢长度。

如果颈长合适就可以进行髋关节复位，冲净髋臼内的任何碎屑，复位时应避免暴力。复位成功后，正确判断关节稳定性，做髋关节各方向的被动活动，检查下肢长度，极限活动时有无股骨和髋臼的相碰击。能完全伸直并外旋 40°以及屈曲至少 90°并内旋 45°是髋关节稳定性所必需的。如果髋关节很容易脱位并且股骨头可很容易牵离髋臼大于数毫米，则应该改用长颈假体。

如果髋关节稳定性可以接受，就可以取出试模，安装最终选定的假体。假体的插入要保持前倾角，用打入器将假体柄打入髓腔，勿用暴力，否则可造成股骨骨折。如果有颈领的假体没有完全和截骨平面接触，宁可让其偏高也不冒股骨骨折的风险。如果出现股骨骨折，必须取出假体，将骨折用钢丝固定或环抱器固定再打入假体，如假体不稳定必须换用长柄假体或骨水泥型假体。

5. 骨水泥固定的股骨假体植入　骨水泥固定适用于65岁以上患者，并且股骨皮质薄或骨质疏松，不能达到可靠的紧压配合固定。其扩大髓腔的步骤和非骨水泥固定的假体相似，但骨水泥固定的假体对髓腔的要求不像非骨水泥固定型那样严格，为保证有足够的骨水泥充填假体与髓腔之间的缝隙，与骨水泥固定假体配套的髓腔锉应该较假体略大。

准备填入骨水泥之前应该冲刷髓腔，清除碎屑和血块，然后用骨栓或塑料栓堵塞髓腔远端，以便于加压充填骨水泥，防止骨水泥进入股骨远段。栓的位置应该位于假体末端1～2cm处，如果过分偏远，将给返修术清除骨水泥造成极大的困难。最好用脉冲冲洗器彻底冲洗髓腔并用干纱布擦干血液，用纱布保护周围组织以阻挡骨水泥的溢出。

用骨水泥枪将骨水泥注入髓腔，骨水泥枪应从髓腔远端向近端边注边退，依靠骨水泥的压力将喷嘴逐渐退出髓腔，将选定的假体柄插入股骨髓腔，使假体完全进入髓腔。在假体上持续加压，直至骨水泥完全硬化。清除所有骨水泥碎屑，检查假体的稳定性。复位后检查活动度及稳定性同非骨水泥固定型假体的植入。

关节复位后，保留的关节囊可修复，如果没有保留关节囊可直接修复软组织，重建周围切断的组织和大粗隆，仔细重建软组织有利于增加术后髋关节的稳定性。在阔筋膜深层放置负压引流管，缝合阔筋膜，逐层缝合皮下和皮肤。

6. 髋关节表面置换术假体植入　充分暴露髋臼后，切除髋臼后缘所有可能阻碍股骨头脱位的骨赘，将其脱位。髋臼假体是半球形金属假体，假体大小术前须根据X线测量片确定，较所用的最大号髋臼磨削器大1～2mm，这样假体植入初期稳定性甚好。所用股骨假体的型号应根据股骨颈直径决定，髋臼假体应与股骨假体相对应。在整个股骨头处理过程中不应破坏股骨颈皮质的完整性，以免导致股骨颈骨折。首先在导引器指导下顺股骨头颈的中轴线打入一支导针，并用环形测试器检查证实。用空心钻沿导针打入，套上与金属杯内径相同的环形铰刀，切除股骨头侧面的软骨面，切除破坏的骨质及增生缘。注意避免导针偏心或偏轴而错误铰切。然后，换上杯高指示环，切除残留头的穹顶，用股骨头阴锉将头磨到正好套入金属杯为止，切忌磨得太多以免术后发生股骨颈骨折。用股骨头外形接触测量器检查磨削后的股骨头，如磨削后的股骨头上有囊性变，可用刮匙刮除，刷洗削磨好的股骨头，擦干，在股骨头上钻3～4个直径为3mm、深0.5cm的骨孔，将调好成团的黏固剂填入金属杯内和头骨孔内，迅速用持杯器将杯套在股骨头上，金属杯的中心与股骨颈的轴线必须一致，用金属杯加压器压紧金属杯，使金属杯与骨质紧密相贴；将自金属杯周围和顶孔溢出的黏固剂刮除。待黏固剂固化后去除加压器。复位、检查髋关节活动有无异常，逐层缝合。

二、髋关节翻修术

人工全髋关节置换术已成为重建髋关节功能的重要方法，全世界每年开展全髋关节置换术已超过50万例，15～20年生存率达90%。随着该项技术的广泛开展，由于患者自身因素、假体的机械磨损及生物学因素等引起假体松动的发生率随之增加，其中约有10%需要进行翻修。且随着时间的推移，假体失败的病例逐渐增多。髋关节翻修前见（图9－1）。

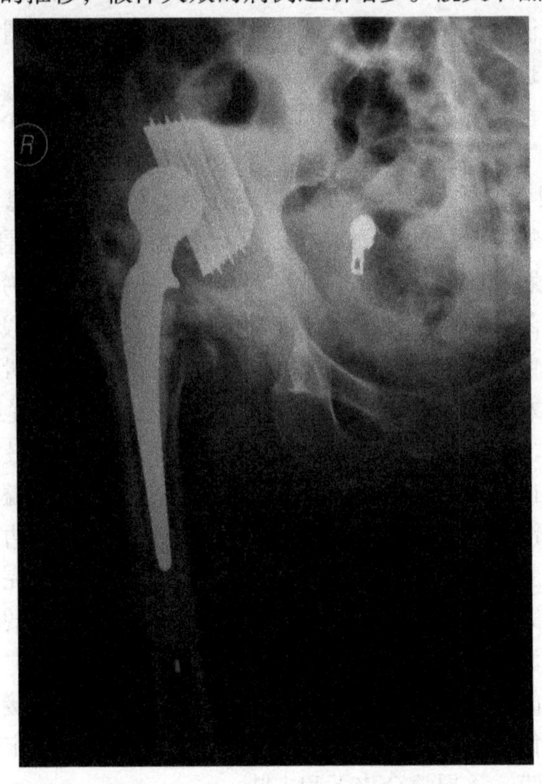

图9－1　髋关节松动翻修前

（一）髋关节置换术后翻修的原因

全髋关节置换术后翻修的原因主要是无菌性松动、骨溶解；其次为感染、假体断裂、复发性脱位等，这些均导致假体位置的改变（假体处于非生理位置）和股骨或髋臼的骨缺损。患者出现髋部疼痛，髋关节功能明显受限，下肢畸形而不得不寻求医疗帮助。

影响髋关节假体无菌性松动的因素很多，现在国内外文献较一致地认为：人工关节磨损产生微粒碎屑启动了由巨噬细胞介导的炎性反应，最终导致假体周围的溶骨，进一步产生假体松动。巨噬细胞、破骨细胞、成骨细胞、成纤维细胞等多种细胞参与这一反应，在假体周围形成界膜，并释放肿瘤坏死因子（TNF－δ）、白介素1（IL－1）、白介素6（IL－6）等多种溶骨因子，最终导致假体周围骨溶解，进一步产生髋臼侧和股骨侧假体松动、下沉。因此，改进假体设计，提高手术技巧，寻求新型材料以减少聚乙烯磨屑及假体各组件之间的磨损是今后的研究方向。

感染引起的炎症性松动也是全髋关节置换术后翻修的主要原因。感染松动需要先去除原来的假体，经过足够、有效的消炎后方可植入新的全髋假体，可分为一期翻修或二期翻修（见图9－2～9－3）。感染性松动处理十分棘手，易导致感染迁延不愈或感染扩散，严重者不得不行患肢截肢术。故在决定患者需进行全髋翻修手术时排除感染引起的失败是绝对必要的。做出正确合理诊断的关键不是单用临床检验，而是临床症状和检验的正确结合。在绝大多数情况下，根据病史、红细胞沉降率及C反应蛋白水平检查能诊断或排除感染。

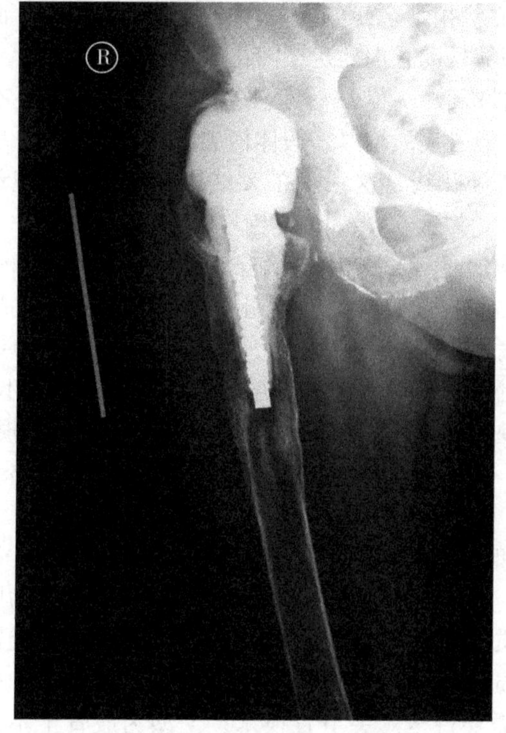

图9-2　髋关节翻修一期

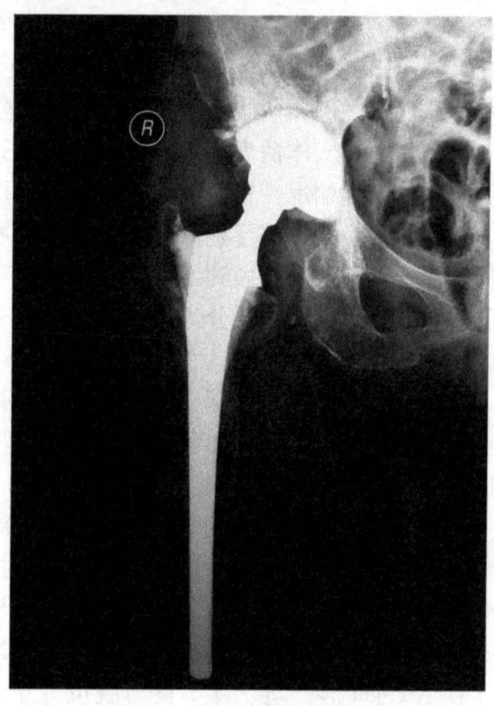

图9-3　髋关节翻修二期

假体断裂和复发性脱位主要与人工关节的设计和选择不当、手术技术错误以及术后不正确的练功与外伤有关，一般在手术后近期内发生。随着生物材料和假体设计的改进、手术方法的正确选择，以及成熟的手术技术和术后正确指导性练功与活动，这些全髋关节假体置换术后近期的并发症是可以避免的。

（二）髋关节置换术后需要翻修的临床表现

疼痛是需要翻修手术患者最突出的症状与主诉。全髋关节术后经历一个疼痛缓解、消失期后，又重新再现疼痛症状，经过一段时间的对症治疗，疼痛症状未能缓解，或者症状继续加重，往往提示假体松动的可能。单纯假体松动所致的疼痛特点是静止、卧床休息不引起疼痛，搬动患肢和活动时引起明显的疼痛。感染性髋部疼痛是静息痛、夜间痛，负重时疼痛加剧是其重要的特点。假体断裂和复发性脱位一般发生在手术后不当的功能锻炼或运动时突发性患髋疼痛。疼痛发生在臀部或腹股沟部，很可能是由于髋臼假体松动。大腿外侧部位疼痛，并向小腿前内侧发射，往往是股骨假体柄松动。

髋关节功能活动受限是需要翻修手术患者的另一症状。单纯或感染假体松动的患者髋关节功能活动受限是逐步加重。

（三）髋关节置换术后需要翻修的X线影像学评估

假体松动是关节置换失败的最主要原因。假体周围出现一个连贯的直径大于2mm以上透亮区，尤其在随访过程中，透亮区不断增宽，那么X线影像学诊断假体松动是无疑的，但还是要结合临床症状。

如果骨水泥型假体与骨水泥明显移位，或骨水泥断裂或碎裂，或假体断裂或变形，那么假体松动是肯定的。当然X线表现必须与临床症状相结合，如果假体单纯地下沉2mm，而患者没有疼痛和髋关节功能障碍，一般不考虑假体松动，但要定期随访。

生物学固定假体在X线影像学上除了显示骨吸收、骨溶解等晚期并发症表现外，还有一些特殊现象，例如柄假体下沉、柄远端局限性股骨皮质增厚、假体柄尖端远处髓腔内骨增生、髓腔封闭或假体柄表面光滑部分周围出现骨硬化线，这一些在X线影像学上的表现都说明假体柄的远端承受较大的应力，假体柄松动。

髋关节置换术后需要翻修的病例，术前必须通过X线影像学检查对髋臼侧和股骨侧骨缺损的情况进行评估，做到术前心中有数。髋臼缺损的分类目前普遍接受的是D'Antonio提出的AAOS分类方法，共分为5型：Ⅰ型为节段性骨缺损（边缘性、中央型），指髋臼边缘性或内侧壁骨缺损；Ⅱ型为腔隙性骨缺损，指髋臼变深，但边缘仍存在，可分为髋臼上、前、内、后或整个髋臼变深；Ⅲ型为混合性骨缺损，指兼有节段性骨缺损和腔隙性骨缺损；Ⅳ型为骨盆不连续，指髋臼前、后方向骨缺损；Ⅴ型为关节融合，指髋臼无骨缺损，但整个髋臼腔充满骨组织。

股骨侧骨缺损较常用的2种方法是AAOS和Paprosky分类方法。AAOS共分5型：Ⅰ型为节段性骨缺损，系指股骨的支持骨壳有缺损，位置可以在近端、中间或大转子；Ⅱ型为股骨骨缺损，表现腔隙性骨缺损，骨缺损发生松质骨与皮质骨内层的缺损，股骨的外壳不受影响；Ⅲ型为混合性骨缺损，指兼有节段性骨缺损和腔隙性骨缺损；Ⅳ型为股骨对线不良，则用于评估Paget病、髋发育不良与脱位等患者需要行全髋关节置换术；Ⅴ型为股骨干不连续，可因假体周围有骨干或骨折不连接而需要做髋关节翻修术。Paprosky分类方法考虑股骨干的支持能力，是专为广泛涂层非骨水泥股骨假体而设计的。

（四）髋关节置换术后需要翻修的手术治疗

髋关节翻修手术成功取决于3个因素：①完整地取出原来的髋臼和股骨侧假体；如果是骨水泥型假体，需要取出所有的骨水泥以及骨水泥与骨质间纤维假膜。②髋臼和股骨侧骨缺损的重建。③植入新的髋臼和股骨假体，并且得到有效、可靠的固定。

翻修手术时，完整地取出原来的髋臼和股骨侧假体的同时，需要尽量地保护髋臼和股骨侧骨质，避免造成骨质缺损的加重，甚至导致髋臼或股骨骨折。对于骨质吸收、骨质缺损严重的病例，取出髋臼和股骨侧假体并不困难。但是在翻修手术病例中，许多需要使用特殊的薄的骨凿或电锯分离假体与髋臼、股骨骨质之间的连接，方可取出原来的假体，而且手术操作应轻柔。如果原来髋关节置换使用的是骨水泥型假体，翻修手术时，需要取出所有的骨水泥以及骨水泥与骨质间纤维假膜。这时要求手术光源理想，手术者要有耐心，必要时应使用C臂机在透视下清除残留的骨水泥或假膜。因为手术时髋臼或股骨髓腔内如遗留少许骨水泥或假膜，会导致翻修假体植入方向偏离正确的角度或假体植入不能得到可靠的固定。

在行人工全髋关节翻修时，髋臼骨缺损的处理十分重要，与髋臼假体的稳定性有着密切的关系。恢复髋臼的骨性结构，可根据髋臼缺损的AAOS分类采取不同的方法。对Ⅰ型节段性骨缺损，由于髋臼的边缘及内侧壁骨缺损，需行大块结构骨植骨且使用螺钉或髋臼钢板固定。对于Ⅱ型腔隙性骨缺损，其髋臼前后柱及顶部、骨侧壁等骨性结构均完整，而髋臼顶深而薄，故宜行颗粒骨打压植骨；而Ⅲ型混合型骨缺损和Ⅳ型骨盆不连续性骨缺损，除行打压颗粒性骨植骨外，必须应用髋臼重建钢板或金属钛网重建髋臼，以加强髋臼的强度。Ⅴ型关节融合型，手术的关键是寻找到髋关节真臼和真臼底的位置，磨锉真臼时不应过深对于髋臼腔隙性缺损，可用移植骨块、碎屑性移植骨、骨水泥或特殊形状的假体来修复缺损。

如果髋臼杯与宿主骨接触面积大于50%，可选用非骨水泥髋臼杯，并且需用螺钉固定。对此类骨缺损，用骨水泥髋臼杯和髋臼顶环，与不用骨水泥髋臼杯相比，手术成功率近似，两者在骨质吸收和骨块迁移方面临床结果相似。如果髋臼杯与宿主骨接触面积小于50%，就应用带有顶加强环的髋臼杯，并且需用骨水泥固定；也可用打实移植骨的骨水泥技术来固定。对非包容性缺损或节段性缺损来说，为获得对假体的支持，骨块重建是必需的。结构性移植骨块需用螺钉固定，固定之前，需将移植骨块的形状进行修整，以获得与宿主骨之间最紧密的接触。由于结构性移植骨可因骨吸收和塌陷而致手术失败，所以应尽量增大髋臼杯与宿主骨的接触面积。髋臼杯跨越移植骨与宿主骨接触非常重要，这样可使移植骨与宿主骨形成桥式连接而保护了移植骨。由于异体骨的骨诱导能力差，所以在应用结构性移植骨的同时，应用自体碎屑骨，并将其植于宿主骨和异体骨交界面，以增加骨融合发生的可能性。对此类缺损而言，骨水泥与非骨水泥髋臼杯在治疗效果上相同；但若移植骨对髋臼杯的支持面大于50%，建议用骨水泥髋臼杯，同时加用髋臼顶环，可取得良好效果。

对于股骨侧骨缺损，也可以根据骨缺损的类型采用不同的方法。股骨轻度的腔隙性缺损采用压紧颗粒骨植骨，范围较大的腔隙性缺损采用压紧颗粒骨，还需用金属网罩加强。股骨侧节段性骨缺损，采用结构性骨植骨。为了促进骨愈合，可加用自体碎屑骨移植，有时自体碎屑骨不足，将自体碎屑骨与异体颗粒骨混合后移植。股骨近端严重的节段性骨缺损或混合型缺损时，只能采用长节段的异体结构骨移植。

翻修术股骨假体选择，通常应选择广泛涂层或全涂层的加长假体，并且长度至少要超过原来假体尖部一个皮质骨的直径，通常使用长度为170cm，甚至220～230cm，例如多组合式假体（SROM），目前在临床使用较多。对于采用结构性骨植骨的病例，除了移植骨块较小外，一般使用骨水泥型假体置换（见图9－4～9－6）。

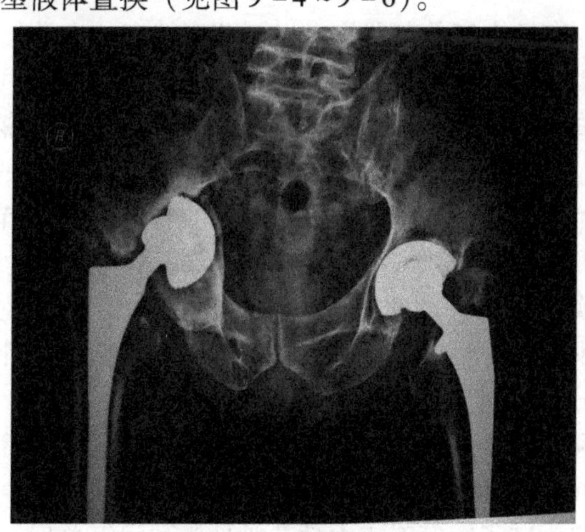

图9－4 髋关节翻修术前

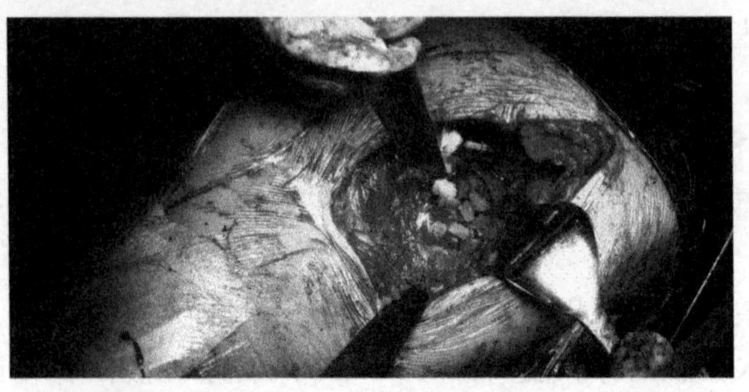

图 9－5　髋关节翻修术中

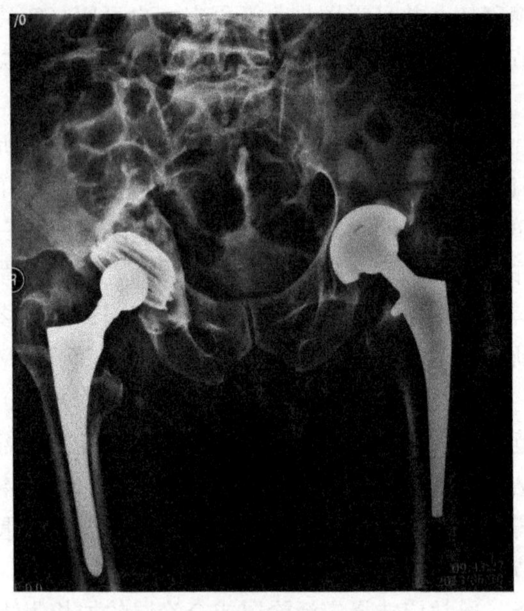

图 9－6　髋关节翻修术后

三、关节置换类型

无柄髋关节置换术：有柄人工关节置换术，因该病特有的力学、生物学等因素导致失败率较高，从而限制了人工关节的远期疗效。因此，对于年轻患者尽可能采用确切有效的手术治疗手段以获得良好的关节功能、又能拖延或避免过早进行有柄全髋关节置换是目前临床治疗中关注的课题。上海冉升、复升医疗器械有限公司研制的第三代无柄解剖型人工髋关节是在第一、二代基础上依据国人髋部骨质的特征与髋关节受力状态加以分析后研制出来的。具有能和股骨上端皮质骨大面积多点支撑和后期骨组织长入固定的特点。

有柄人工髋关节置换术后约 62.3% 会因应力遮挡而发生骨质丢失。临床随访资料显示无柄髋关节置换术后基本达到了早期的机械固定和后期的生物固定目的，无柄髋关节假体的应力分部与原体的应力分布相同，早期还保证了三个方面的稳定性，尤其是旋转稳定以及矢状面的稳定，这与罩杯和股骨颈皮质固定有关。无柄髋关节置换术后其股骨颈的骨密度则增加，这是因为应力重新回到了股骨颈及大小转子。股骨近端的相关生物力学主要抗压力、主要抗张力、次要抗压力及大转子间等五道力学在股骨头颈间汇总后，在股骨颈内交叉后走向股骨干内外侧皮质骨。所以保留股骨颈就等同于保留了股骨近端完整的结构及功能，无柄髋关节置换术可以避免应力遮挡的发生，没有应力遮挡就会减少局部的骨溶解，因此无柄髋关节置换术出现人工髋关节柄出现的松动、下沉、折断及股骨干骨折等并发症的可能性非常小。无柄髋关节置换术基本采用非骨水泥固定，是靠股骨颈保护装置与股骨颈紧密吻合打压使其紧密吻合，再采用中心钉穿透股骨干对侧皮质进行中心固定，及大小粗隆松质骨螺钉固定。生物无柄髋关节假体具有低应力、小变形、高稳定、抗松动等一系列优异的力学特性。

（石　晶）

第三节　人工膝关节置换术

一、概述

进入20世纪70年代后，随着大量相关学科的飞速发展，人工膝关节置换术迎来了发展的快车道。以假体设计为中心，从单纯铰链式到半限制型，进而发展到非限制型假体。由于新的假体设计、新材料、新技术和新方法的发展，人工膝关节置换作为一项成熟的治疗方法，在更多疾病及更大年龄范围中得到推广应用，并相应减少并发症，成为广泛接受的经典手术之一，已被广大患者和医生所接受。随着老龄化社会的到来，骨与关节疾病的发病日益增多，全膝关节置换数量急剧攀升，手术量已居人工关节首位。在发达国家，全膝关节置换术已是全髋置换的2~3倍。

1. 限制型（铰链式）人工膝关节　20世纪40年代后期，单轴运动的铰链式人工膝关节开始应用于临床试验。为增加稳定性，胫/股骨假体均有长柄插入髓内；为更好地固定铰链式假体，假体柄表面呈孔隙状，期望骨长入以辅助固定。60年代起，几乎所有的完全限制型假体均改用骨水泥固定。铰链式人工膝关节本身具有良好的内在稳定性，对关节周围韧带等软组织的功能完整性要求低，下肢力线易于掌握，手术操作简便易行。随着铰链式人工膝关节假体应用于临床，出现一系列并发症：铰链断裂、假体松动、术后感染比例惊人，假体失败率高达20%~30%，使用寿命最长不超过10年。经过几十年的改进，铰链式人工膝关节在翻修手术和复杂的初次置换、肿瘤患者的保肢假体中仍占有一席之地。

2. 半限制型人工膝关节　20世纪50—60年代设计的铰链式假体绝大部分为单轴铰链型，假体只允许膝关节单一平面上的活动，因而不符合正常膝关节的生物力学，会导致假体-骨水泥-骨组织界面应力异常集中，产生大量磨屑和假体松动断裂、感染、骨折等并发症。并且一旦假体失败，无法施行补救性的翻修术。研究者逐步认识到膝关节的活动非常复杂，增加活动轴，抛弃了单轴铰链结构，改用连结式结构，使得假体具有一定范围内的多平面活动能力，兼顾屈伸与旋转，关节面采取金属对塑料，提高了假体存活率。这类假体尽管总体效果仍远不及非限制型假体，但其良好的内在稳定性被充分利用，发展成旋转铰链膝、球心膝及与表面置换“杂交”的高限制性膝（CCK）等。在软组织平衡非常困难、内外侧副韧带功能丧失的病例，尤其是翻修病例，以及肿瘤患者的保肢手术中可以轻易矫正畸形。

3. 膝关节表面置换　吸取铰链式人工假体的教训，1969年英国Gunston的多中心型膝采用金属-高分子聚乙烯材料组合，用骨水泥固定，具有划时代的意义。20世纪70年代发明了许多种最大限度减少限制性的膝关节表面置换假体。它要求内、外侧副韧带功能较好，能提供完好的膝关节稳定性。由于设计理念的不同，全膝关节假体即双髁置换假体，主要分为后交叉韧带保留型、牺牲型和替代型3种。

前交叉韧带不保留已成为大多数研究者的共识，而后交叉韧带保留还是替代的争论一直没有停息过。主张保留后叉韧带的理由是保持膝关节的本体感觉，利于控制膝关节的位置和运动；保持生理状态下股骨后滚，减轻假体表面的摩擦力，进而减小界面剪切力，延长假体寿命；模拟生理情况下运动学机制，改善全膝置换术后步态，尤其以下楼梯时明显。但最近的动态X线研究显示：保留后叉韧带的假体并没有复制正常膝关节的运动机制，相反许多病例因为后叉韧带的张力不正常，屈曲时股骨髁前移，反而减少了屈曲活动度，加大衬垫的磨损。新一代的后稳定型假体改进凸轮-立柱机制，防止高屈曲度时脱位，允许膝关节更好地活动。精确判断后叉韧带的情况对术后假体寿命、关节功能至关重要。现今多数厂家的假体都能在术中由后交叉韧带保留型改为后方稳定型，一般的，后稳定型假体对于技术要求更低，纠正畸形效果更可靠，年手术量在20台以下的医生，推荐选用后稳定型假体。

4. 活动半月板假体　固定半月板膝假体很难同时满足少限制性、高活动度和低接触应力的要求。平坦的聚乙烯平台对膝关节活动限制程度小，但屈膝活动中股骨髁对平台是点接触，局部压应力大，加重聚乙烯磨损，影响其寿命。但聚乙烯平台关节面杯状曲度，增加接触面积，固然可以减少磨损，但同时也限制假体活动，引起假体-骨水泥界面剪切应力增加，导致松动。以低接触应力膝假体（LCS）为代表的滑动半月板假体模拟半月板功能，膝关节活动时聚乙烯垫能前后移动及旋转，可增大接触面积，减少压应力负荷，延缓磨损，同时具有一定的活动限度（稳定性），减少假体松动率。理论上，滑动半月板型假体更符合膝关节的复杂的运动生物力学特点，广受膝关节外科大家的推崇，但到目前为止，固定半月板假体仍是主流。

5. 非骨水泥固定假体　实践证明，绝大多数骨水泥固定型假体的临床效果是令人满意的。但是，骨水泥本身存在一些缺陷，碎屑可引起远期假体松动已经得到临床证实。随着选择全膝关节置换术患者年龄降低，要求更大的活动度、更长的使用寿命。随着非骨水泥髋关节假体的成功，膝关节假体置换也自然开始非骨水泥固定。长期临床证明，胫骨平台假体的骨长入情况也远不如骨水泥可靠，因此要求术后推迟负重4～6周。现阶段的随访资料并未显示非骨水泥假体具有优势，但随着技术的进步，年纪轻、骨质好的患者应首选非水泥固定型假体。

二、初次全膝关节置换术

（一）初次全膝关节置换术的适应证

手术适应证选择是否正确是影响临床效果的首要因素。人工膝关节置换术的主要适应证是解除因严重关节炎而引起的疼痛，无论其是否合并有明显的畸形，经过保守治疗无效或效果不显著的病例。包括：①各种炎性关节炎，如类风湿关节炎、骨性关节炎、血友病性关节炎、Charcot关节炎等。②终末期创伤性关节炎。③大范围的骨坏死不能通过常规手术修复。④少数老年人的髌股关节炎。⑤感染性关节炎遗留的关节破坏（包括结核）。⑥大面积原发性或继发性骨软骨坏死性疾病。⑦骨缺损的补救，如肿瘤相关疾病。

全膝关节置换术并不是一种十全十美的手术方式，因为膝关节置换后假体的使用寿命有限，并且与患者活动水平呈负相关关系，因此常适用于年龄较大的、有较多坐立生活习惯的患者。该手术也适用于比较年轻的，如类风湿关节炎、强直性脊柱炎等患者，多关节受累致严重功能障碍的，可明显改善生活质量。

全膝关节置换术的目的是解除疼痛、改善功能、纠正关节畸形，以获得一个长期稳定、无痛、有良好功能的膝关节。对于有中度关节炎有不同程度疼痛，估计未来畸形加重，可能影响到拟行人工关节置换术的预期效果时，畸形可作为手术适应证。当膝关节屈曲挛缩超过30°合并有明显步态障碍难以恢复伸直时，将需要手术治疗。在软组织平衡非常困难，内、外侧副韧带功能丧失的病例，尤其是翻修病例，以及肿瘤患者的保肢手术多数需采用限制型假体。同样，当内翻或外翻松弛严重时，必须使用半限制型假体以防止继发的冠状面上的不稳定。在未达到这种松弛程度之前时可以采用非限制型假体，无冠状面限制，活动度更大，有更长的使用寿命。

（二）初次全膝关节置换术的禁忌证

全身和局部关节的任何活动性感染应视为膝关节置换的绝对禁忌证。此外下列情况也属禁忌：①患肢周围肌肉、神经、血管病变。②膝关节已长时间融合于功能位，没有疼痛和畸形。③严重骨质疏松或骨缺损可能导致内植物不稳定。④全身情况差，合并有严重内科疾病，未获有效治疗。相对禁忌证包括年轻患者的单关节病变、术肢有明显的动脉硬化、术区有银屑病等皮肤病性或神经性关节病、术后活动多、肥胖症、手术耐受能力低下等，这些因素在术前均需仔细考虑。此外，患者精神不正常、对人工关节不理解等将会严重影响手术效果。

（三）初次全膝关节置换术的术前评估与准备

手术成功与否有赖于五方面的因素：①病例选择。②假体设计。③假体材料。④手术技术。⑤术后康复。良好周密的术前评估与准备是取得全膝关节置换术成功的关键之一。通过术前评估充分了解患者的总体情况，选择适于患者特殊需要的假体类型和尺寸，预防围术期并发症的发生。病情越复杂，术前评估与准备越严密，越周详。

1. 下肢力线　正常解剖情况下，在站立位，髋、膝、距小腿关节中点成一直线——下肢机械轴线；同时，经膝关节胫骨平台的水平轴与地面平行。股骨解剖轴与下肢机械轴在膝关节中点相交，形成平均为6°的外翻角。精密的术前测量为术中准确截骨提供依据，保证下肢力线与下肢机械轴重合。和人工全髋关节置换术不同，人工全膝关节置换术对手术技术的要求很高，前者可容许5°～10°甚至20°的误差，而后者下肢力线只要有5°的误差就明显影响手术效果，缩短假体寿命，10°骨关节炎患者很少出现下肢其他关节同时受累的情况，但严重的类风湿和强直性脊柱炎患者，术前必须对双下肢髋、膝、距小腿及双足的功能和结构，其他关节是否有畸形，力线是否正确等作评估。对那些严重下肢力线不正常，而又不能在膝关节置换同时矫正的畸形，应先行手术矫正。

2. 髌股关节　股四头肌的力线与髌腱延长线之间存在一个外翻角（Q角）。所以，髌骨在生理情况下就存在向外侧移位的倾向，股骨外侧髁也比内侧髁高。膝关节骨关节炎患者中普遍存在髌骨外倾、外移，其他病例也不同程度存在外侧支持带紧张，手术中髌骨都有脱位的可能。为改善髌骨运动轨迹，必须重建正确的髌骨—滑车轨迹：①股骨前外侧截骨较多。

②股骨远端外旋3°截骨。③髌骨假体稍偏内。术前摄髌骨轴线位X线片，充分了解髌股关节，完善的术前准备才能有的放矢，避免不必要的髌骨外侧松解。

3. 软组织平衡　软组织平衡是膝关节置换术成功与否的关键，必须予以充分的重视。毫不夸张地说，全膝关节置换术实质是软组织手术。相比之下，髋关节周围丰富的肌肉能自动调节软组织的平衡，保证关节的稳定性，而膝关节的软组织平衡完全取决于手术本身。无论如何延长术后制动时间和肌力训练都不能纠正软组织的失衡。全膝关节假体除铰链式假体和高限制性假体设计上较少依赖膝关节本身的稳定结构外，其他部分限制性假体与表面置换都要求膝关节本身的稳定结构，尤其是内、外侧副韧带的功能至关重要。内、外翻畸形导致相应的内、外侧副韧带被牵长而松弛，术中要求对侧软组织松解或者合并同侧韧带的紧缩，其软组织松解的程度和范围由内、外翻畸形的程度决定。

（四）初次全膝关节置换的手术入路

经典的全膝关节置换手术入路是经膝前正中皮肤切口，髌旁内侧入路。皮肤切口以膝正中切口最常用，也可行外侧切口或旁内侧切口。膝正中切口从髌骨上缘以上5cm至胫骨结节内侧连线，切皮时膝关节半屈曲位，皮下组织滑向两侧而增加暴露。该切口暴露最充分，兼顾内外，瘢痕小，出现愈合不良或感染时不易直接通向关节腔。若局部既往有切口，横行的瘢痕一般无影响，纵行的则应采用原切口，以免新旧两切口间皮肤坏死。

1. 经股内侧肌髌骨止点旁切开关节囊绕向髌骨内缘，向上延纵轴切开股四头肌肌腱内侧1/3，向下延长至胫骨结节内侧。屈膝90°，将髌骨向外侧翻开，暴露整个膝关节前部。切除髌下脂肪垫，切除前交叉韧带，用Hohmann拉钩将胫骨平台撬出，充分暴露。

该入路是最经典的全膝关节置换术入路，至今为大部分医生采用。它的暴露较清楚，术中可以根据需要方便延长，很少有胫骨或股骨的并发症。切口远离重要血管神经，相对安全。但该入路髌骨外翻，损伤了股四头肌和髌上囊，干扰伸膝装置，造成一系列髌股关节的问题，如术后易出现髌骨脱位、半脱位。

2. 股内侧肌下入路　在髌骨内侧缘中点处向下切开关节囊直至胫骨结节上缘内侧。向上，在股内侧肌髌骨止点下方关节囊缝合一针，作为术后关闭关节囊的标志。屈膝，寻找股内侧肌肌腹向前牵开并翻转，确定其在内侧髌旁支持带的腱性移行部分，保持肌腹张力，“L”形切开关节囊。向外翻开或仅牵开髌骨，其余暴露同上。

股内侧肌下切口被认为是最符合生理解剖学的一种入路，可完整保护伸膝装置，是影响髌股关节稳定性和运动轨迹最低的方法。髌骨血供保护较好，有一定抵抗感染的能力。行此切口的患者术后疼痛较轻，由于不触及髌上囊，术后粘连较少，伸膝力量恢复很快，可以明显减少患者卧床时间，从而减少并发症的产生。但股内侧肌下入路周围重要的血管神经较多，切口的延长有一定限制，髌骨翻转困难，故过度肥胖、股骨过短、骨关节肥大性改变、骨质疏松及翻修手术患者不宜行此手术入路。

3. 经股内侧肌入路　同样的，从髌骨内上极向下切开关节囊直至胫骨结节上缘内侧，在膝关节屈曲状态下，在股内侧肌髌骨止点，向内上方沿股内斜肌肌纤维将其分开。其余同上。

该切口较股内侧肌下切口容易翻转髌骨，兼顾髌股关节稳定性好的特点。轻度干扰伸膝装置，术后粘连较少，恢复快。其暴露难易程度介于髌旁内侧切口与股内侧肌下切口之间，在患者的选择上也有同样的限制。此外，切口经肌腹，疼痛明显，止血困难，易出现血肿引发感染，关闭切口前应注意止血。

4. 外侧入路　严重膝外翻的患者为避免内侧入路造成膝关节不稳，同时很容易损伤髌骨与皮肤血供，多采用外侧入路。经髌骨外侧缘直切口切开皮肤、皮下及外侧支持带。膝关节屈曲60°，由髌骨外上缘切开，向下延伸，于Gerdy's结节截骨，连同与其相连的髂胫束、胫前肌一起掀起，作为关节囊切口的外侧缘。骨膜下行外侧副韧带、腘肌腱松解。必要时切除腓骨头，注意保护腓总神经。

该入路技术要求高，暴露困难，对患者选择严格，多数情况翻转髌骨困难。但是该入路松解外侧软组织，将切口与外侧关节囊、支持带松解切口合二为一，能最大限度地保护髌骨血供。经过髂胫束，对股四头肌和髌上囊影响小；术中髌骨内移，胫骨内旋，最大限度地保护伸膝装置，对严重膝外翻患者特别适用。

（五）初次全膝关节置换的手术方法

人工全膝关节置换假体众多，设计理念各不相同，但目前一致认为人工全膝关节置换术后膝关节应外翻5°~7°，误差不超过2°；正常胫骨平台有3°~5°的内侧角。人类对如此之小的角度变化总是力不从心，经常截骨角度过大或过小。相反，手术者总是对垂直角度非常敏感，很容易截成标准的直角。利用这一特性，现行大部分人工膝关节置换术都要求术后胫骨平台假体与胫骨纵轴垂直，同时将股骨髁假体放置在轻度外旋位，与股骨内、外后髁连线成3°~5°角以弥补内倾角。因此，多切除一些股骨内侧髁后方的骨质，既可保证术后屈膝位膝关节内外侧间隙的对称和内外侧韧带稳定，更能改善髌骨滑动轨迹。

总的来说，人工全膝关节置换术时应该注意：①截骨是手段，软组织平衡是目的，尽量少切除骨质。②膝关节屈曲间隙等于伸直间隙，内侧间隙与外侧间隙平衡，术后无过伸。③屈曲位与伸直位膝关节均稳定，胫股、髌股关节运动轨迹良好。④术中使用定位器械，确保假体精确对位，对线与下肢力学轴重合，所有畸形完全矫正。⑤假体应尽量符合患者的实际解剖大小与形态。⑥骨质缺损处尽量用植骨块充填。⑦现阶段尽量采用骨水泥型假体，应用现代骨水泥技术。⑧内、外侧副韧带功能不全者改用半限制性或限制性假体。

1. 膝周软组织松解　人工全膝关节置换术最常见的病因是骨关节炎和类风湿关节炎。骨关节炎病例85%以上合并膝内翻畸形，而类风湿关节炎病例则超过60%合并膝外翻畸形。因此，详细的术前检查，周密的术前计划，尤其是负重位膝关节XY线片是获得软组织平衡的前提条件。人工全膝关节置换术究其根本是一种软组织手术，截骨是手段，软组织平衡是目的。膝周软组织松解不仅是手术入路的一部分，更是手术成功的关键所在，绝不可能用截骨纠正软组织调整的错误。无论是间隙技术还是等量截骨技术，没有软组织的松解平衡，再好的截骨都是缘木求鱼。

2. 股骨侧截骨与假体安装　通常情况下，股骨截骨定位绝大部分医生采用髓内定位系统。只有在股骨骨折异常愈合、骨髓炎、Paget's病等少见的远端股骨弯曲畸形和同侧全髋关节置换术史、仍有内置物存留等股骨髓腔有占位的情况下才采用髓外定位系统。由于使用器械的不同和关节病的不同，在股骨远端截骨时远端截骨模板常常会与股骨外髁或内髁先接触上；如果试图将整个截骨模板完全坐在两个髁上，就可能造成截骨错误。为避免此类情况发生，术中必须注意关节病的类型，合理使用髓内定位确定股骨远端截骨模板的正确位置，多数情况下截骨模板只能与一侧股骨髁接触。

股骨髁截骨是人工全膝关节置换术中最复杂、最容易犯错的步骤之一，因为股骨髁远端截骨角度决定术后膝关节的外翻角度，厚度决定伸直间隙的宽度；股骨髁前后截骨的位置与厚度决定屈曲间隙的宽度；股骨髁外翻截骨的度数决定内、外侧间隙的平衡和髌骨轨迹的优劣。多因素彼此制约，错综复杂，很容易顾此失彼。原则上，股骨髁截骨厚度应与所置换假体对应部位厚度一致，外翻、外旋度数以术前、术中测量为准，要求假体置换后不改变膝关节线位置及周围韧带的张力。

为保证弥补胫骨平台正常的3°~5°内倾角，股骨截骨应外旋3°~5°。另外，适当外旋股骨髁假体，也使得髌骨滑槽向前外侧旋转，膝关节“Q”角减少，减少外翻趋势，有利于屈伸膝关节时髌骨在滑槽内的上下移动。在此之前必须先进行软组织松解，保证软组织平衡。股骨外旋截骨的度数很难精确定位，因为解剖标志不一致，病理情况下可能相互矛盾。可以确定股骨外旋截骨的定位标志。

（1）股骨后髁连线：直观易懂，但骨关节炎时后髁常被侵蚀，且内侧重于外侧，从而限制其参考价值。

（2）股骨髁间窝前后连线（Whiteside线）的垂线。在股骨髁发育不良和膝外翻患者可靠性欠佳。

（3）胫骨干轴线：即下肢力学轴，牵引后是一个可靠的参考，据此截骨有助于屈曲间隙平衡。

（4）股骨内外上髁连线：相对最稳定，能最大限度地恢复股骨生理性的旋转。内上髁的中心位于内侧副韧带浅层的近端起点和深层的近端起点之间的小沟内，股骨外侧远端最突出的一点即为外上髁，两者连线即为内外上髁连线。

通常术中均须同时采用几种不同的方法分别确定股骨外旋角度，相互印证，相互比较，最大限度地避免误差，提高截骨精度。

3. 胫骨侧截骨与假体安装　胫骨截骨采用髓内定位系统组件简单，定位过程不受距小腿关节异常情况的干扰，在准确性和重复性方面要优于髓外定位系统，但同时破坏了髓腔结构，增加术中出血、脂肪栓塞的概率。髓外定位系统根据胫骨结节、胫骨嵴和距小腿关节这3个容易扪及的体表解剖定位标志，操作简单易行，并发症少，尽管在准确性、重复性方面不如髓内定位系统，仍为绝大部分手术医生所采用。国人中胫骨呈弧形，骨干向前外侧弓形突起的情况不少，在老年女性中较为常见，影响髓内定位系统的放置。有学者的体会是这类情况下用髓外定位系统，以胫骨中下1/3胫骨嵴作为定位点，能保证与下肢承重轴一致，具有不可替代的作用。

胫骨平台截骨要求后倾角一般5°~7°，厚度与胫骨假体厚度相等，一般8~12mm。胫骨上端骨质强度较好，承重能力较强。越远离关节线，骨质强度越小，因此在实际操作中尽可能保留胫骨近端高强度的骨质，避免截骨过多引起术后假体下沉松动。另一方面，截骨过少会残留增生硬化骨，骨水泥或非骨水泥假体均不能牢固固定；减少胫骨近端的截骨量和骨赘清除、软组织松解，使替换假体相对过厚，无形中增加关节线与胫骨结节距离，提升关节线，造成低位髌骨，进而增加髌骨假体的磨损。

理想情况下，胫骨平台假体能完全覆盖住胫骨近端截骨面，不存在前后、内外偏移余地。但厂家提供假体尺寸毕竟有限，而人群实际数据变化较大。因此，假体安装前应彻底清除骨赘，避免误导。有些学者倾向性的原则是宁小勿大，宁外勿内，宁后勿前，但绝不能突出超过胫骨平台骨皮质边缘（图9-7）。

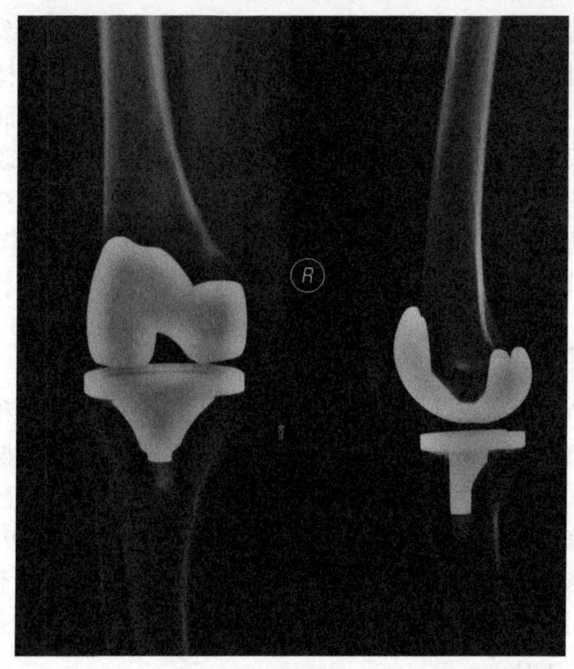

图 9－7 膝关节置换图片

4. 髌骨置换 全膝关节置换术后约 50% 的并发症与髌骨置换有关，因此，适应证与假体选择是否合适，手术技术是否熟练可靠，对术后效果影响极大。与胫骨、股骨髁截骨不同，髌骨截骨缺乏很精密、可重复性强的定位系统，现在仍主要依靠医生的经验和手感。正确掌握髌骨截骨厚度、截骨面内外翻及前后对线是手术成功的关键。

髌骨假体安放无论是圆弧形还是解剖型髌骨假体，以能充分覆盖髌骨切割面为前提，尽量偏内侧放置。这样假体顶端（相当于正常髌骨中央峭）位于髌骨内侧，能更好地模拟正常髌股关节咬合面偏内的解剖结构，减少行外侧支持带松解的概率。

（六）活动半月板全膝关节置换术

目前人工全膝关节后 10 年以上的假体生存率已达到 90% 以上，被越来越多的骨科医生和患者所接受。但是对于年龄较轻、活动量较大的患者效果并不满意，特别是聚乙烯磨损导致的骨溶解仍然是膝关节置换术晚期失败的主要原因。为了解决假体设计上低接触应力和自由旋转之间的矛盾，20 世纪 70 年代末产生了第一代可活动半月板的 Oford 和低接触应力的 LCS 膝关节假体，这种关节十分接近正常膝关节的解剖特征，避免了相当一部分患者的聚乙烯磨损和假体松动。

固定半月板膝假体设计中最大的难点在于同时兼顾低接触应力与假体界面剪切力的矛盾。平坦的聚乙烯平台对膝关节活动限制程度小，但屈膝活动中对平台是点接触，局部压应力大，加重聚乙烯磨损，影响其寿命。另一方面，若聚乙烯平台设计为关节面杯状曲度，增加了接触面积，固然可以减少磨损，但同时也限制假体活动，引起假体－骨水泥界面剪切应力增加，导致松动增加。降低摩擦力、减少磨损要求增大接触面积，降低假体界面剪切应力、减少松动要求减小接触面积，通常固定半月板假体设计只能在两者间寻找妥协。

活动半月板人工全膝假体针对这一矛盾，尽可能地符合膝关节的生物力学要求，杯状聚乙烯衬垫底面平整光滑，与胫骨假体金属底托可以自由旋转和前后移动，兼顾膝关节的屈曲、旋转灵活性，同时降低衬垫的磨损、假体界面应力，进而延长假体寿命。同时，活动半月板假体设计使行走中的旋转力和剪切力通过活动半月板的相对移位而转移至软组织，这种情况与正常的膝关节很相似。不同厚度的活动半月板聚乙烯衬垫通过改变半月板的厚度调整膝关节韧带的张力，依靠韧带张力来维持正常膝关节的稳定性，从而获得更自然的功能和更长的假体寿命。长期的临床随访结果都表明：尽管活动半月板全膝关节置换手术复杂，但先进的假体设计理念随着人们认识的加深，必将获得越来越广泛的好评。

三、全膝关节翻修术

今天人工全膝关节置换术已成为临床常用的手术，据估计仅美国和欧洲目前全年膝关节置换例数就有20万~30万例。通过近30年的不断改进和提高，感染、假体断裂、关节脱位等严重发生率已经大大减少，10年以上的临床优良率已在90%以上。随着这项医疗技术的广泛推广应用，翻修术病例的绝对数字将会不断增加。在今后的10~20年内，我们将面临呈几何级数增长的翻修病例。如何提高翻修假体成功率，改善翻修术后功能，延长假体使用寿命对每个关节外科医生都是巨大的挑战。

（一）翻修术前评估

全膝关节置换术术后各种并发症，如感染、疼痛、假体松动、断裂、关节半脱位、脱位、关节不稳、活动受限及严重的假体周围骨折等都可能行翻修手术。但是，并不是每一个病例都适合翻修手术，有的行关节融合术、关节切除成形术，甚至有时截肢术更适合患者。作为失败的人工关节置换术的补救措施，翻修术手术效果明显不如第一次手术，术后并发症多见，因此术前应慎重考虑。同时，许多病例不能一蹴而就，有时需要分阶段多次手术以完成翻修准备，如全膝置换术后深部感染多采用二期手术翻修。

1. 全膝关节翻修术的适应证　全膝关节置换术术后各种并发症采用非手术疗法及常规手术不能解决的病例都是翻修手术潜在的患者，但必须具备几个条件：①伸膝装置和膝关节周围软组织完好，或部分受损可以修复。②没有无法修复的大段骨缺损。③无神经、肌源性疾病。④全身情况允许，无严重内科疾病引起的手术禁忌证。⑤依从性好，心理、家庭、经济等无明显不稳定因素的。

2. 全膝关节翻修术的禁忌证　凡引起初次全膝关节置换失败因素未能去除的病例，如过度肥胖、抵抗力低下、神经肌源性疾病无明显好转，不能满足以上要求都会影响翻修手术的效果，建议用融合术等手术替代。依从性差、心理素质不稳定、对手术期望值过高都是相对禁忌证。

（二）翻修手术的原则

通常翻修术关节软组织平衡操作困难，范围广、程度重，同时与骨缺损相互影响，处理非常困难，必要时应选择内在稳定性较好的限制型、半限制型假体以弥补软组织的缺陷。无论一期置换，还是二期置换，术后均需要使用抗生素3~6个月，甚至更长时间。对软组织条件较差者，必要时可切除髌骨缝合切口。

二期翻修术多选用后交叉韧带替代型，如后稳定型假体。对于以伸膝障碍为主的病例，可适当多切除一些股骨髁远端的骨组织来解决；而过伸畸形多因假体不稳或骨缺损造成，实质是伸直间隙相对过大，而不是由于后关节囊松弛。因此，无须松解后关节囊，也不必过度切除股骨后髁增大屈曲间隙，更不能一味选用更大的假体，同时减小屈曲与伸直间隙。否则屈曲间隙过紧，同时关节线抬升，形成低位髌骨。翻修术后屈膝功能很差，正确的处理方法应根据屈曲间隙选择假体并放置在前后中立位，伸直间隙缺损多少就用金属垫块或植骨垫高多少（图 9－8）。一般的缺损在 10mm 以下用金属垫块，10mm 以上者需用自体或异体骨块。同样的，内外翻畸形也可用同样方法主要对骨和假体处理，重点解决假体的对位和固定等问题。施行诸如韧带松解、紧缩等软组织平衡术来重建关节稳定性的效果往往欠佳。另外，翻修手术难度大，要求手术医生十分熟悉膝关节韧带结构，并时刻关注关节线的改变，兼顾髌股运动轨迹。除非患者年轻、术后活动量大，否则不宜采用铰链型限制型假体。

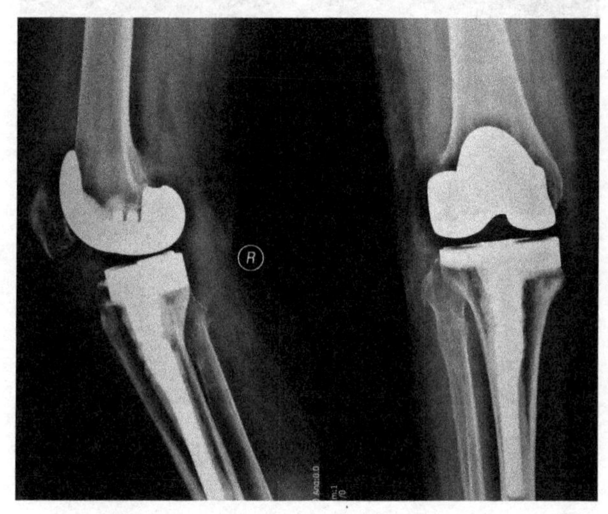

图 9－8　膝关节置换（胫骨假体延长杆）

（三）翻修手术中骨缺损的处理

如何处理骨缺损是返修手术面临的最大问题。根据皮质骨完整程度，又可分为包容型和节段型 2 种。前者是指外周皮质骨基本完整，只是大块松质骨缺损；后者是指包括皮质骨、松质骨整块骨缺损。严重骨缺损常见于各种原因，包括感染、无菌性松动、假体力线不正、继发股骨髁上或胫骨上端骨折等引起的初次全膝关节置换术失败患者。对严重包容型骨缺损只需填塞足量的自体、异体骨即可，而对严重节段型骨缺损，通常需要采用对应部位的冷冻异体骨进行移植。

大块异体移植骨通常包含有许多皮质骨成分，最终很难会完全被自体骨组织替代。为增强它们抗疲劳断裂的能力，防止应力集中，整段异体骨需要获得坚强的固定。固定方式可通过假体长柄穿过植骨块插入自体骨髓腔实现，一般认为插入骨髓腔内的假体固定柄长度应至少在骨干直径的 2 倍以上。如有困难，也可采用移植骨块的加压钢板内固定。异体移植骨被机体爬行替代是有一定限度的，过大、过远、皮质骨多都会使爬行替代到一定范围就终止。这个移行区机械强度最低，骨折通常发生在这一区域，以术后 3 年左右为高峰。

假体固定应采用长柄加骨水泥固定，如有自体骨移植，应尽量将自体移植骨放置在异体骨和移植骨床之间，同时避免将骨水泥或软组织带入到移植骨和移植骨床，防止骨不长入。大块移植骨，尤其是股骨侧，常需修整以适应假体，这样会露出较大面积松质骨，术后有可能加速移植骨血管再生、重吸收现象，从而引起再置换失败。因此，为防止这种现象，有人提出用薄层骨水泥覆盖修整后外露的松质骨。术后避免负重至少 3 ~4 个月，直至 X 线检查自体、异体骨结合面无任何透亮线存在，或两者结合部有骨痂桥接，均提示已经愈合（图 9 -9）。

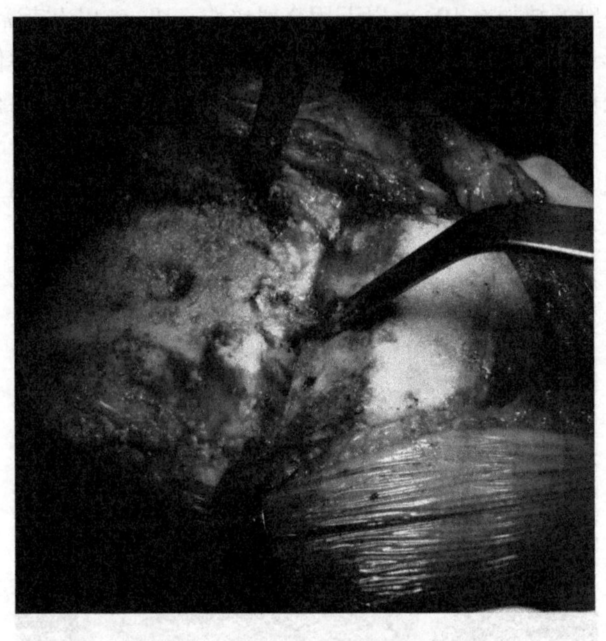

图 9 -9　膝关节置换骨缺损

四、全膝关节置换术后并发症的处理与预防

近 20 年来，全膝关节置换术发展迅速，目前在发达国家已经成为对严重膝关节病变外科重建的常规手术。大量的全膝关节置换必然带来相应的并发症，给患者和社会带来巨大的痛苦，也严重影响手术医生和患者对该手术的接受程度。由于膝关节周围肌肉少，位置表浅，假体作为异物也会影响局部组织对损伤的耐受性，因而术后局部并发症的发生率较高。关节内感染、假体松动等严重并发症无论对医生或患者都是一场灾难，一直是患者顾虑手术的主要原因。只有充分认识到全膝关节置换术后并发症的原因和病理生理过程，采取有效措施控制发生率，并且在并发症出现后及时、有效、妥善处理，才能提高全膝关节置换手术水平，延长使用寿命，促使更多的患者接受这一手术。

（一）全膝关节置换术后感染

感染也许是全膝关节置换术最具灾难性和最昂贵的并发症，常引起关节的疼痛和病废，以致手术完全失败。与全髋关节置换不同，膝关节软组织少，轻微的感染很容易扩展至整个膝关节，深部感染所有保守治疗几乎均无效，个别病例甚至需要截肢，多数感染病例最终需要再次手术去除假体和骨水泥。随着对其认识的深入、假体设计和手术技术的日益完善，预防性抗生素、层流过滤手术室、抗生素骨水泥和伤口处理技术的进展，感染发生率由早期的 1% ~23% 降至目前的 1% ~1.5%。根据病变累及的范围，全膝关节置换术后感染可分为浅层感染（未累及关节囊）和深部感染（累及关节腔），其处理方法稍有不同。

对全膝关节置换术后效果不理想的患者，尤其是那些术后膝关节持续疼痛、活动受限和假体松动的患者，都应提高警惕，首先排除感染的可能。红细胞沉降率增大、C反应蛋白指标增高，一般无临床参考价值。X线平片上出现的假体透亮线仅作为诊断感染的参考。放射性核素扫描对诊断术后深部感染有较高的特异性和准确性，尤其是放射性核素标记的白细胞扫描更为敏感而准确。关节穿刺局部组织细菌培养是诊断感染最直接依据，同时穿刺液涂片作细菌革兰染色、白细胞计数和分类及细菌药物敏感试验。

1. 保守治疗　根据病变累及的范围，一般浅层感染多采取保守治疗。对于深部感染患者，感染扩散累及关节腔，且多为年老体弱者，有多种内科疾病，处理十分棘手。一般的，单纯抗生素治疗适用范围极为有限，仅适用于术后2周内发生的早期革兰阳性菌感染。细菌对抗生素极度敏感，患者在感染48h内即得到及时有效的治疗，而且没有假体松动；或者病情严重，一般情况极差无法耐受手术治疗的患者做姑息治疗。这种方法疗效不确切，治愈率只有6%~10%。

2. 暴露与清创　取出假体、骨水泥等异物，彻底清创，是控制感染的最可靠方法。一般情况下，无论医生还是患者都将该术作为治疗全膝关节置换术后感染的首选。一期翻修术仅适于革兰阳性菌感染，术前明确病原学诊断和药敏，术中采用敏感抗生素骨水泥固定翻修假体，成功率低于70%；二期翻修术成功率高达97%，感染复发率低，常作为衡量其他治疗方法的参考标准。但住院时间长，需要2次手术，伤口瘢痕增生、软组织挛缩，关节僵硬，影响翻修术后的关节功能。

根据患者术前关节活动度，医生可大致估计术中显露关节的难易。一般来说，术前膝关节活动度越差，术中关节显露就越困难。选择原切口作为手术入路，避免在切口周围做过多的游离，松解髌上囊、膝关节内外侧间沟内的组织瘢痕、粘连的纤维组织和脂肪。切口宜大，暴露充分，特别注意保护胫骨结节髌腱止点，防止撕脱。对于股四头肌挛缩、暴露极端困难的病例，直接做股四头肌“V-Y”手术入路也是改善膝关节显露的较好方法，同时也须预防无意中对髌腱可能造成的损伤。

如何准确估计清创的范围、骨质缺损程度及术中截骨范围是处理感染性膝关节翻修病例最重要的步骤之一。清创既要干净，彻底清除坏死组织和病灶，尤其是松质骨中的小脓肿，但是又不能任意扩大，人为造成过多的骨缺损。第一次清创，放置抗生素骨水泥临时假体时清创的标准可以稍宽些，不必过分要求每个地方都掘地三尺，尽量多保留骨质，尤其是外侧骨皮质。因为有了外侧皮质作支撑，包容性骨缺损处理起来比节段性骨缺损容易得多。

3. 假体取出与放置临时假体　清除假体的顺序依次为股骨髁、胫骨平台和髌骨。取出原有假体及骨水泥时，应保护周围骨质及韧带结构。假体取出有时是很困难的，尤其是没有松动的股骨假体带有长柄，一般多需要骨凿、电锯等特殊器械。在分离假体固定面时，用骨凿千万不要硬性撬拨，防止局部支撑部骨组织的压缩性骨折。聚乙烯平台取出多较方便，问题常常出在取出固定良好的股骨髁和平台金属托时。对此，笔者常用交替敲打法加以解决。先用最窄的摆锯沿假体与骨交界的骨水泥层锯开，中途要不断用生理盐水冲洗，防止温度过高。待除柄体外的所有假体与骨组织都已分开，用锤子向金属假体远端分别左右、前后交替敲打，反复数次后，假体反复扭曲，与骨水泥逐渐脱离，待击打的声调变化后，说明假体已松动。这时可装上假体固定器，小心向外击打，拔除假体。此法总结为“欲进先退”。注意操作要轻柔，强行拔出假体有时会导致大半个股骨髁都掉下来，这时处理起来就异常困难了。

对少数柄体固定十分坚固者，有时需用金属切割器来离断柄体与平台的连接部，然后再处理柄体。在切割金属时，需要用纱布严密盖住周围术野，以减少金属碎屑进入组织，同时用冷水冷却。髌骨残余骨质薄，全聚乙烯髌骨假体去除困难时切不可强行撬拨，宜用摆锯沿截骨面切断假体，再适当钻孔，取出3个固定桩。

4. 翻修假体的放置　二期关节置换时截骨平面应选择在成活的自体骨处。术前根据可能的截骨平面准备合适长度的异体移植骨。移植骨大小应按照残存的自体骨和软组织情形来选择。尽量使异体骨与自体骨在两者的结合部位直径保持一致。多数翻修术病例的后交叉韧带和内、外侧副韧带有破坏。翻修假体选择的原则是在综合关节稳定性和骨质缺损程度的前提下，尽可能选择限制程度小的假体，通常情况下均选用后稳定性假体。若侧副韧带也有病变或缺损，半限制型假体或旋转铰链型假体可能是最好的选择。

5. 全膝关节置换术后感染的预防　在膝关节这一身体表浅部位内埋藏大块金属异物和骨水泥等材料，增加了感染的机会和严重性。许多微生物能在异物表面产生一层多糖蛋白质复合物保护膜，造成假体周围厌氧菌和需氧菌共生环境，逃避机体的抵抗作用。除非去除假体，否则这类感染病灶很难控制。全膝关节置换术后感染原因很多，相应的预防措施也要从消灭传染源、控制传播途径和保护易感区域着手。增加全身、局部抗感染能力。

（1）消灭传染源：理论上各种急性感染和慢性感染急性发作均是手术禁忌证，应排除手术。因此，术前应首先控制远处感染病灶，缩短术前不必要的住院时间。同时，术前预防性地使用抗生素十分有效，可显著降低感染率已成为广泛共识，这也是最重要的感染预防方法。理想的预防性抗生素应具备：对葡萄球菌、链球菌等人工关节置换术后常见感染菌高度敏感，组织穿透性好，半衰期长，毒性小，价格便宜。抗生素可根据全膝关节置换术后感染的细菌学经验和药敏试验选用，多以头孢类为主，可合并氨基糖苷类，严重时或对青霉素过敏者，改用万古霉素。预防性抗生素仅术晨使用，特殊情况如类风湿关节炎、长期使用激素或免疫抑制剂的病例提前1～2d使用。静脉给药多在术前15min内，以头孢曲松钠等半衰期长的药物为佳，双膝手术或手术时间长还可在中途加用一次。术后预防性抗生素使用时间意见仍未统一，一般主张术后维持3～7d，常规每8h一次。

含抗生素骨水泥在体内可持续释放抗生素，保持相当时间内局部药物在有效浓度以上。因此，全膝关节翻修术、既往膝关节周围有感染史的患者可常规使用含抗生素骨水泥，类风湿关节炎、长期使用激素或免疫抑制剂患者也主张使用。因骨水泥聚合产热，部分抗生素会分解，故一般多用万古霉素、妥布霉素或庆大霉素。抗生素添加量以不超过总量的5%为宜，避免显著降低骨水泥强度。

（2）控制传播途径：随着术前预防性抗生素的常规使用，以及长期大宗病例的随访分析，目前对空气隔离式手术颇有微词。一般认为，尽管层流手术室设施昂贵，但为保证质量，仍有必要使用。同时，国内外均已达成共识，人工关节置换，特别是全膝关节置换不能遍地开花，应在有相当硬件、软件和人员条件下完成。

严格的术前备皮消毒、粘贴塑料手术薄膜合并碘液擦洗可显著降低感染的发生率。手术室管理包括手术室紫外线消毒，控制手术室人员数目，减少人员在手术室内随意移动，采用防水手术巾、双手套操作，术中抗生素盐水冲洗均可达到控制传播途径的目的。用含抗生素盐水冲洗枪冲洗伤口可减少伤口污染物，保持创面湿润，及时清除血痂、磨屑、骨水泥等异物，也是预防感染的常规手段。

（3）保护易感区域：早期感染多由于伤口内形成的血肿或切口延迟愈合、皮肤坏死等引起；晚期感染大部分为血源性途径感染所致。术中无损伤手术操作，不作皮下广泛分离，避免因一味追求小切口而反复牵拉皮肤。及时冲洗手术野，关闭切口前彻底止血，避免血肿形成等均可保护局部皮肤软组织，避免由外到内的细菌侵蚀。出现切口愈合问题及时处理，早期植皮或皮瓣转移。术后除注意常规的各种伤口局部护理外，关键在于提高机体抵抗力，及时使用预防性抗生素治疗，控制身体其他部位的感染灶，防止血源性感染的发生。术后1年以上切不可放松警惕。对有关节肿胀的患者，如怀疑有感染的可能，应先分层穿刺进行细菌培养，而不要盲目切开引流开放换药。在进行拔牙和各种侵入性内镜检查、置管时，也应常规使用抗生素预防。

（二）深静脉栓塞及其预防

下肢深静脉栓塞（DVT）和肺栓塞是术后常见的并发症，同时也是术后早期的主要致死原因。据文献报道如不做预防性治疗，将有40%～60%患者发生术后深静脉血栓，0.1%～0.4%有致命性肺栓塞。即使采用了适当的预防方法，全膝关节置换术后下肢深静脉血栓发生率仍高达11%～33%。在某些高危人群，如老年、女性、吸烟、糖尿病、高血压、肥胖、小腿水肿、下肢静脉曲张、心功能不全及以往有深部静脉血栓者，发生率更高。以往研究认为人工膝关节置换术后深静脉血栓现象多见于欧美人种，黄种人少见。但近年来随着全膝关节置换术广泛开展，术后DVT的发生率正在逐步上升，并已与欧美人种接近。分析原因可能与亚洲人饮食结构的西方化以及医疗卫生水平提高使更多老年患者能够接受手术治疗等因素有关。

大部分深静脉血栓患者早期无自觉症状，体检时可发现小腿、踝部肿胀，表浅静脉充盈，皮肤颜色改变，皮温升高。一般而言，依靠临床表现做出诊断往往时机已晚。肺栓塞典型症状是气短、胸痛和咯血。临床上几乎找不到典型病例，很难判断是否发生。据报道只有不到1/4的肺栓塞临床怀疑对象经客观检查得到证实。通气/灌注肺扫描是一种有效的肺栓塞筛选方法，而血管造影则是唯一的确诊手段，但费用昂贵，又是有创检查，应限制其使用。

深静脉血栓形成和肺栓塞的预防主要有：①机械方法。使用弹力长袜、下肢持续被动活动（CPM）、术后早期活动等。②药物方法。经长期临床使用，低分子肝素被证明能有效抑制血栓形成，很少影响凝血功能，因此使用过程无须经常检测出血时间，现已广泛使用，成为术前常规之一。此外，对于高危患者，有必要服用小剂量华法林、阿司匹林等。术前1d服用5mg华法林，手术当晚服用10mg，随后依据PT和APTT检查结果，使剂量个体化，直至患者下床活动。有充足的证据表明局部区域麻醉较全身麻醉能明显减少术后下肢深静脉血栓的形成。这可能与前者能区域性阻滞交感神经，引起下肢血管舒张，血流增加有关。这些预防措施相当有效，有报道能使术后静脉造影DVT阳性率从84%下降至57%。对哪些患者需要进行常规的抗凝治疗，预防性治疗需维持多长时间，目前意见不一。笔者认为如果不加区别地对所有患者都采用预防性治疗。不但增加医疗费用，也增加药物特别是华法林不良反应的发生机会。由于膝关节周围软组织较薄，缺乏富有弹性的厚实肌肉包裹，对血肿的耐受性较差，为减少伤口出血机会，使用预防性抗凝药物应推迟至术后24h以后。同时，术前使用抗凝药物，麻醉师因顾虑椎管内出血而坚持使用全麻，得不偿失。因此，65岁以上患者术后常规使用低分子量肝素抗凝5～7d，其他DVT高危患者在血液科指导下可术前即开始使用多种抗凝剂。

（三）切口愈合不良与皮肤坏死

伤口愈合不良包括伤口边缘坏死、伤口裂开、血肿形成、窦道形成和皮肤坏死，其主要有2类因素：①全身因素。患者存在高危因素例如糖尿病、类风湿关节炎长期服用激素或免疫抑制剂，抑制了成纤维细胞的增生；肥胖患者皮下脂肪过多，膝关节暴露困难；营养不良、吸烟等都会减少局部血供，减轻炎症反应，影响切口愈合。②局部因素。以手术操作为主，如肥胖患者组织过度剥离和牵拉；一味追求小切口，皮肤过度牵拉或皮下潜行剥离；止血不彻底，血肿形成；外侧髌骨支持带松解术降低膝关节外侧皮肤的血供，继而影响皮肤愈合；术后功能锻炼过早、过强，不仅降低伤口氧张力，影响组织愈合，而且容易导致伤口持续渗血、渗液，引起感染。此外，皮肤切口应尽可能沿用旧手术切口，不应在其边缘再做平行切口，以防皮肤坏死；皮肤切口长度不应过短，以免术中屈膝状态下操作时两侧皮缘张力过大。

一旦发生伤口持续渗液、伤口红肿等愈合不良迹象时，应予以迅速及时处理，否则可能很快引起深部感染。明显的伤口边缘坏死、皮肤坏死、窦道形成，特别是伤口裂开，要及时进行清创、闭合伤口，必要时植皮。较小的血肿可行保守治疗，或穿刺、冷敷和加压包扎。张力高的较大血肿，影响皮肤血运或有自行破溃形成窦道的危险时，需在无菌手术条件下清理。

对直径3cm以内的小范围表浅皮肤坏死，其原因主要是局部血供不良，单纯换药耗时长，容易出现痂下感染，继而发展到关节深部感染，故而应积极切痂，清创缝合，皮肤多能延迟自行愈合。大范围的表浅皮肤坏死，则需行二期皮肤移植。少数膝前软组织全层坏死，露出关节假体的则需要进一步的皮肤、皮肤筋膜瓣和皮肤肌肉瓣等转移修复，常用内侧腓肠肌皮瓣。

（四）髌骨相关问题

髌股关节应力巨大，通常情况是体重的2～5倍，下蹲时高达体重的7～8倍。很多研究都支持在全膝关节置换同时做髌骨置换，除能明显缓解膝前疼痛、改善上下楼能力外，肌肉力量、关节稳定性也明显增高。尽管是否常规置换髌骨的争论还在持续，但仔细分析历年来发表的相关文献，髌骨置换病例已越来越多。髌骨置换无疑会带来许多并发症，如髌骨骨折、髌骨轨迹欠佳甚至脱位，还有假体松动、假体断裂、髌韧带断裂、软组织过度增生发生撞击等相关并发症日益突出，几乎占全膝关节置换术后并发症的50%左右。

1. 髌骨骨折　初次全膝关节置换术后发生髌骨骨折很少见，但类风湿关节炎，特别是翻修术后容易出现。通常与截骨不当、髌骨异常受力和血供受损有关。髌骨置换后最好能恢复原有髌骨厚度，残存不应小于15mm。髌股关节关系异常，假体偏厚、股骨髁假体太靠前、过伸位放置都会使股四头肌张力和髌股关节压力异常增大；假体位置不当、力线不正或半脱位也使髌骨内部应力分布不均，导致骨折。常规内侧髌旁入路已经切断髌骨内上、内下以及膝上动脉，切除外侧半月板、髌下脂肪垫时还可累及膝外下动脉。术中膝外侧支持带松解时特别容易损伤膝外上动脉，引起骨质缺血性坏死，最终导致髌骨骨折。从保护髌骨血供角度出发，应注意保留髌下脂肪垫；外侧支持带松解时避免损伤膝外上动脉，距离髌缘2cm

左右，以免损伤髌骨周围血管网；不用中央固定栓较粗的髌骨假体。

髌骨骨折治疗的关键是平衡髌股关节周围软组织。Ⅰ型骨折：假体稳定，伸膝装置完整。一般用保守治疗效果好，很少有并发症。Ⅱ型骨折：假体稳定，伸膝装置破裂。可行伸膝装置修补+髌骨部分或全部切除术，一般有伸膝无力、活动受限等并发症。Ⅲ型骨折：假体松动，伸膝装置完整，其中Ⅲa型髌骨残余骨床质量好，Ⅲb型髌骨残余骨床质量差，多残留较严重的并发症。①髌骨上下极骨折，如未累及伸膝装置，用管形石膏固定4周，若累及则需切开复位内固定，术后辅助支架治疗。②髌骨内、外缘骨折，多与假体旋转、肢体对线不当或膝外侧软组织挛缩等有关。若髌骨活动轨迹正常，骨折片轻度移位可予保守治疗。骨折片移位较大的，切除骨折片，松解膝侧方支持带。③髌骨中段横形骨折，若不涉及骨—骨水泥界面，骨折移位不明显的，用管型石膏固定4~6周；若髌骨假体松动，或膝前疼痛、伸膝装置功能失常持续1年以上者，可行软组织松解、部分髌骨切除或伸膝装置修复等手术。④水平剪切髌骨骨折，多发生在骨与假体交界面，常引起残存骨质破坏，影响翻修假体的固定，因此多行髌骨部分切除术，用筋膜等组织覆盖。

2. 髌骨弹响征　最初报道的髌骨弹响征主要见于全膝关节置换术患者。最近有资料认为这种弹响现象可同样出现在只置换髌股关节的患者，只是两者在发生机制、出现症状的位置上有所区别。后者多是由于股骨假体滑槽下端向后延伸不够，或者髌骨上极本身结构如骨赘等因素，造成髌骨过度陷入髁间窝，使得在伸膝过程中出现髌骨上极与股骨滑槽下端的撞击现象。治疗多采用关节切开或关节镜下的增生纤维组织清理术，必要时行髌骨返修术。

3. 髌韧带断裂　髌韧带断裂发生率为0.1%~2.5%，断裂部位通常在胫骨结节附近，发生原因与术后髌韧带血供改变、摩擦，或由于手术操作过程中韧带周围或止点部位广泛剥离，或由于术后膝关节活动受限，患者接受按摩推拿受力过大所致。长期卧床的类风湿关节炎患者有严重的骨质疏松，暴露膝关节时易造成胫骨结节撕脱骨折，尤其是长期屈膝挛缩或强直的病例和糖尿病、红斑狼疮等疾病累及结缔组织，造成韧带病变脆弱，股四头肌挛缩，非常容易造成本已骨质疏松的胫骨结节撕脱骨折。

髌韧带断裂是治疗效果最差的术后并发症之一。临床应以预防为主，加强术中规范操作，切忌使用暴力。髌韧带断裂的治疗方法有许多，如石膏制动、肌膜缝合、骑缝钉固定、半膜肌加强、异体肌膜或合成材料移植等，但至今仍没有令人完全满意。即使用半膜肌移植修复，术后仍会出现髌韧带松弛、伸膝装置无力、膝关节不稳、关节活动范围差等并发症，严重影响了全膝关节置换术的临床效果。

（五）假体周围骨折

全膝关节置换术后可发生在胫骨干、股骨干，也可发生股骨髁或股骨髁上，大部分骨折发在术后平均3年左右。

摔倒等轻微外伤常常是骨折的诱因，而骨质疏松则是引起术后假体周围骨折的最危险因素，特别是类风湿关节炎、长期服用激素、高龄及女性患者。由于假体材料的弹性模量远远大于骨，在假体尤其是柄的远方形成应力集中区，特别是假体位置不当引起局部应力遮挡，更易导致骨折。神经源性关节病造成膝关节不稳，术后关节纤维性粘连，采用按摩等方法做抗粘连治疗时用力不当，即可造成骨折。当然，手术操作不当也是假体周围骨折的重要原因：①过多修整股骨髁前方皮质骨，使该区域骨质变薄；或截骨过多形成股骨髁前方骨皮质切迹；或假体偏小、后倾，前翼上缘嵌入到股骨皮质内，使之强度减低，形成股骨髁上薄弱点，受到轻微外伤即造成骨折。②术中软组织过分松解，或膝关节外侧支持带松解影响血供，使假体周围骨重建不足，甚至局灶性坏死。③假体安放位置欠佳，对位对线不良，膝关节活动中产生有害的侧方力、剪切力。④假体无菌性松动，聚乙烯磨屑致骨溶解。在诸多因素中，力学因素是最直接的原因，轴向和扭转应力联合作用是导致骨折的直接力量。骨折线常穿过骨结构薄弱处，发生部位与假体类型有关，例如股骨干骨折多发生在带髓内长柄的假体柄端附近；而不带柄的股骨假体，骨折多位于股骨髁。

保守治疗适应于骨折无移位或轻度移位但能通过手法复位并保持稳定的病例，骨折端间距小于5mm，成角畸形小于10°。骨折粉碎程度较轻的患者，也可采用保守治疗，以骨牵引、石膏外固定等方法制动至少3个月。保守治疗骨折不愈合，畸形愈合率较高，而且长期局部制动，多引发膝关节功能障碍。因此，对无保守治疗适应证，或经保守治疗3~6个月骨折不愈合，或骨折同时伴有假体松动者，应选择切开复位内固定术。

手术方法包括髓内针固定、钢板固定和定制假体等。目前许多学者报道采用逆行髓内固定方式来治疗膝关节置换术后的骨折。

逆行髓内钉手术时间短，操作简单，无须破坏骨折附近的骨膜组织，固定确切，可以早期术后活动。术中取髁间窝中点为进针点，在牵引复位下将髓内针击入股骨髓腔，透视下确定骨折对位对线情况。一般来说，髓内针近端应抵达股骨中下1/3，保证在骨折近远端均有至少2个锁钉。在能植入的前提下，髓内针越粗越好，有利于增强稳定性。但是，后方稳定型假体髁间窝封闭，亚洲人许多假体很小，髁间窝的宽度不允许植入髓内钉，都只能髓外固定。常规钢板内固定操作困难，技术要求高，术中需剥离较大范围的软组织，影响局部血供，并且对骨质疏松患者很难获得坚强内固定。如骨折部位偏向近端，可使用髁钢板，通过调整螺钉在髁上的拧入位置，很好地起到骨折整复、固定作用。最近，不少学者引入LISS钢板系统固定，不剥离骨膜，螺钉只穿透一侧皮质，同时与钢板紧密锁钉，操作简便，稳定性好，遗憾的是价格昂贵，限制其广泛使用。术前仅根据X线片有时很难确定假体是否已有松动，因此手术均应同时准备翻修手术器械和假体。若骨水泥面受累，合并假体松动，宜选用大块自体或异体骨植骨加长柄假体翻修。小心骨水泥操作，避免骨水泥渗入骨折间隙，影响骨折愈合。

五、微创全膝关节置换术

微创技术是20世纪后半叶兴起的一项新的外科技术，以最小的侵袭和生理干扰达到最佳的外科疗效，较现行的标准外科手术方法具有更佳的内环境稳定状态。微创技术强调的不仅是小切口，而是在获得常规外科手术效果的前提下，通过精确的定位，减少手术对周围组织的创伤和对患者生理功能的干扰，达到更小的手术切口、更轻的全身反应、更少的瘢痕愈合、更短的恢复时间及更好的心理效应的手术目的。随着影像学技术、导航系统及骨科器械的发展，骨科微创技术在临床上将会获得越来越广泛的应用。

尽管手术切口的长度对患者有一定的诱惑，但是手术技术的改变并不仅局限于满足美容的需求。不以任何方式扰乱和破坏伸膝装置（quadriceps sparing，QS）是微创全膝关节置换手术的根本。经股四头肌肌腱或股内侧肌的传统切口虽可以使手术的显露变得更容易，但对这些肌腱或肌肉的扰乱和破坏会延迟其功能的恢复，并将影响膝关节的活动度。因此，微创全膝关节置换手术，不仅仅是皮肤切口小，或关节切开得更短，而是通过一个不干扰股四头肌的入路而进行的关节置换手术。这意味着手术创伤更小，术中术后失血更少，术后康复更快，早期功能更好。MIS－TKA 有别于传统的 TKA，在操作技术上有下列要求和特点：①皮肤切口通常缩小至 6～14cm。②伸、屈膝帮助手术显露。③“移动窗口”技术。④股内侧肌的保护。⑤髌上髌下关节囊的松解。⑥不翻转髌骨，避免关节脱位。⑦特定的截骨顺序。⑧缩小配套器械的尺寸。⑨截骨后分次取出截骨片。⑩小腿悬垂技术。

目前有关微创全膝关节置换术优点的报道较多，但多为一家之言，尚存争议。总结各家报道，以下观点基本达到共识：①在整个手术过程中，尽量减少手术对周围组织的创伤和对患者生理功能的干扰，术中出血少，有利于术后机体功能的康复。②这种切口会使髌骨提升或移位，但不会外翻，提高髌骨运行稳定性。③减轻术后疼痛，保护膝部降动脉，减少股四头肌瘢痕，从而使术后股四头肌肌力较好。④患者可以早期离床活动，缩短住院时间。

六、计算机导航下全膝关节置换术

人工膝关节置换术经过不断地改进和完善，已逐步发展成为经典的治疗膝关节疾患的手术，取得了公认的临床疗效。但是，仍有 5%～8% 的失败率，与假体松动和失稳等有关。髌股关节疼痛和屈曲受限等并发症则占 20%～40%，而高达 50% 的早期翻修术与力线不当、假体摆位不当和关节失稳等有关。影响人工膝关节置换术临床中远期疗效的因素主要表现在两方面：一是三维立体空间上的准确定位截骨与假体植入；二是伸屈膝关节等距间隙及韧带等软组织平衡和稳定。通过文献分析得出以下结论：第一是重建的下肢力线应控制在额面上膝内外翻 3°以内；第二是膝关节胫、股骨侧假体的旋转摆位应控制股骨侧假体在相对于后髁轴线外旋 3°～6°，平行于股骨上髁轴线；第三是保持置换的膝关节在屈伸位动态过程中的等距间隙和韧带平衡稳定。然而，传统的手术方法通常是用手工髓内外定位导向装置来进行画线定位截骨，术者仅凭肉眼和手感辅以术中 X 线片来判断假体摆位植入时下肢力线和韧带平衡等情况，有时会因为诸多的人为因素影响手术的精确度，即便是有经验的医生，有时也会发生超过 30°的下肢力线不良等结果，以及旋转摆位与关节平衡问题，术中仍会出现难以估量的因素。因此，传统手术方法的精确度问题往往困扰着手术医生。计算机辅助外科手术系统的临床应用要追溯到 20 世纪 80 年代，至 2004 年，计算机辅助人工膝关节置换手术系统已普遍应用于欧洲和北美，澳大利亚和日本等国也有临床应用报道，目前正成为关节外科的热点之一。

计算机辅助人工膝关节置换手术系统的主要原理是借助于导航子和红外线立体定位装置，术中标定股骨头、膝和踝的中心，在屏幕上实时地显示出下肢正侧位的机械力线，模拟和监控假体置换。人工膝关节置换手术系统具有可用性、安全性和稳定性，可达到 1°和1mm的精确度。与传统手术比较，在下肢力线重建方面有所提高。近期（2002—2007）一系列临床研究结果表明，计算机辅助系统手术在下肢力线正确重建、假体的选定和准确摆位植入、韧带平衡、取得置换关节屈伸过程中的等距间隙等方面达到了传统手术难以达到的定量标准，提高了手术质量。手术后的近期疗效满意，中远期疗效还要经过一定时间的随访才能做出评估。尽管如此，计算机辅助人工膝关节置换手术系统在临床上已越来越广泛地得以开展和应用。

（胡　璧）

第四节　人工肩关节置换术

尽管人工肩关节置换术与人工髋、膝关节置换术在临床上几乎同时开始应用，但无论在实施数量及长期效果方面均不能与人工髋、膝关节置换术相媲美，其主要原因是肩关节活动范围大、患者对生活质量的要求高，而关节重建后的功能康复水平很大程度取决于周围软组织的条件。为避免并发症及改善预后，仔细选择适应证、熟悉肩关节的解剖和力学机制、精确的重建技术都是非常重要的。

一、概述

肩关节特殊的解剖结构使其具有比身体其他任何关节更大的活动度。尽管肩关节通常被认为是一个球窝关节，但较大的肱骨头和较小的关节盂间形成关节，肱骨头并不包容于关节盂内，因此，关节本身并不稳定。盂肱关节必须依靠静力性和动力性的稳定结构才能获得运动和稳定，其中肩袖起到特别重要的作用。有专家认为肩袖不仅能稳定盂肱关节并允许关节有极大的活动范围，还能固定上肢的活动支点。只有通过与支点的反作用，三角肌收缩才能抬高肱骨。无论如何，在肩关节正常的功能性活动中，肩袖必须与三角肌同时收缩才能起到协同作用。

二、假体类型与手术指征

肩关节置换术包括人工肱骨头置换术和人工全肩关节置换术。

人工肱骨头置换术适用于难以复位的粉碎性骨折（Neer 分类法中四部分骨折合并盂肱关节脱位、肱骨头解剖颈骨折或压缩骨折范围超过40%，以及高龄或重度骨质疏松患者肱骨近端3块以上粉碎性骨折者）、肱骨头缺血性坏死、肱骨头肿瘤。

非制约式人工全肩关节置换术适用于肱骨头有严重病损，同时合并肩盂软骨病损但肩袖功能正常者，只有在肩袖失去功能或缺乏骨性止点无法重建时才考虑应用制约式人工全肩关节置换术。

目前，对盂肱关节炎的患者行人工肱骨头还是全肩关节置换术仍存在争议。一般来说，除肩盂骨量严重缺损、肩关节重度挛缩或肩袖缺损无法修补、原发性或继发性骨关节炎、类风湿关节炎、感染性关节炎（病情静止12个月以上）者外，应尽量选择行全肩关节置换术。而 Chareot 关节病患者因缺乏保护性神经反射而易使患肩过度使用，肩袖无法修补的肩袖关节病患者的肩盂要承受三角肌—肩袖力偶失衡所产生的偏心负荷，产生“摇摆木马”效应（rocking horse effect），两者均易导致肩盂假体松动，所以应行人工肱骨头置换术。

三、技术要点

术前病史采集及查体要注意以下几点：患肩活动范围（确定患肩属于挛缩型还是不稳定型，以决定软组织平衡重建的方式及预后）、肩袖功能检查（决定行肩袖修补及全肩关节置换术还是因肩袖无法修补行肱骨头置换术）、三角肌功能检查（三角肌失神经支配是置换术的禁忌证）、腋神经、肌皮神经和臂丛功能检查（作为对照，以确定手术中神经是否受损）。

影像学检查的着重点：应在外旋位（30°~40°）X线片上行模板测量，选择肱骨假体型号；同时摄内旋、外旋及出口位X线片了解肱骨头各方向上的骨赘，有无撞击征和肩锁关节炎；摄腋位X线片了解肩盂的前后倾方向，有无骨量缺损及骨赘。必要时行CT或MRI检查。

麻醉：插管全麻或高位颈丛加臂丛麻醉。

手术时取30°半坐卧式“海滩椅”位（beach - chair position）或仰卧患肩垫高30°位，肩略外展以松弛三角肌。取三角肌胸大肌间入路，向外侧牵开三角肌，向内侧牵开联合肌腱（或自喙突根部截骨，向下翻转联合肌腱），切断部分喙肩韧带（肩袖完整时可全部切断），必要时切开胸大肌肌腱的上1/2以便显露。结扎穿行于肩胛下肌下1/3的旋肱后动脉，在肱二头肌肌腱内侧约2cm处切断肩胛下肌肌腱和关节囊，外旋后伸展肩关节，切除清理肱骨头碎片及骨赘，上臂紧贴侧胸壁，屈肘90°并外旋上臂25°~30°（矫正肱骨头后倾角），自冈上肌止点近侧按模板方向由前向后沿肱骨解剖颈截骨（画出颈干角）。在截骨面的中心偏外侧，沿肱骨干轴线方向开槽，内收患肢，扩髓。插入试模，假体应完全覆盖截骨面，其侧翼恰位于肱二头肌肌腱沟后方约12mm，边缘紧贴关节囊附着点并略悬垂出肱骨矩。取出试模，显露肩盂，切除盂唇（注意保护紧贴盂唇上方的肱二头肌长头腱）和肩盂软骨，松解关节囊，在肩盂的解剖中心钻孔，将肩盂锉的中置芯插入孔内磨削至皮质下骨，根据假体固定方式不同行开槽（龙骨固定）或钻孔（栓钉固定），安装调试假体，充填骨水泥，置入肩盂假体。然后，向髓腔远侧打入一骨栓，以防骨水泥进入髓腔远端。置入肱骨头假体，肱骨头的中心应后倾25°~30°，并恰好放在肱骨颈上。后倾角度可以根据假体和二头肌沟、小结节的相对位置决定，也可以根据肱骨内外上髁连线决定。关节活动度一般应达到前屈90°、外展90°、外旋90°。总之，应保证肱骨头假体植入合适：①肱骨头在关节腔内对合良好。②肱骨颈长度适当。③不会发生近段肱骨在关节内发生卡压现象。彻底冲洗伤口，复位肩关节，检查关节活动度及稳定性。缝合肩关节囊及肩胛下肌腱，将肱二头肌肌腱一并缝合固定，以增强肩关节前方稳定，如后关节囊过松，可将松弛的后关节囊缝于关节盂的边缘。如果术中行大结节截除，应重新用涤纶线原位固定。

四、并发症

1. 肩关节不稳定　肩关节是人体活动范围最大也最不稳定的关节，其稳定性主要取决于周围软组织，特别是肩袖的完整性。因此，手术中不但要将假体安放在合适位置，更重要的是要维持肩周软组织的平衡，否则将会发生症状性肩关节半脱位或全脱位以及肩峰下动力性撞击征。据报道，术后不稳定的发生率为0~22%，占所有全肩关节置换术并发症的38%。术中可行前抽屉试验和外展外旋患肩检查前方稳定性，行后抽屉试验和前屈内旋患肩检查后方稳定性，Sulcus试验检查下方稳定性。

2. 前方不稳定　以下因素与前方不稳定有关：肩盂和肱骨假体的后倾角度之和为35°~45°，三角肌前部功能障碍，肩胛下肌撕裂，后方关节囊过紧。由于三角肌前部功能障碍会引起难以纠正的显著性不稳，故手术中应竭力避免损伤三角肌。预防措施是经三角肌胸大肌入路时不要切断三角肌起点，显露过程中要时刻牢记腋神经的位置，避免发生损伤。临床上，除非合并肩袖撕裂或喙肩弓损伤，单纯的假体后倾不足并不能导致明显的不稳，而单纯肩胛下肌断裂即会产生术后患肩前方不稳定。术者手术技术不佳、软组织质量差、假体型号过大、术后理疗不当被认为与此相关。此外，肱骨假体偏心距（offset）也与肩胛下肌的功能与完整性有关，使用肩盂假体厚垫或大型号的肱骨假体会增大偏置距，增加肩胛下肌缝合后的张力，并可导致肩峰下结构性撞击征。后方关节囊过紧是引起前方不稳定的另一原因，内旋患肩时会迫使肱骨头前移。因此，术中做后抽屉试验时，若肱骨头假体在肩盂上的滑动距离小于其直径的1/2，应考虑松解后方关节囊。

3. 后方不稳定　后方不稳定最常见的原因是假体过度后倾。对慢性骨关节炎患者，外旋受限、腋位X线片提示肱骨头半脱位，则表明后方肩盂有偏心性磨损。术前行双侧肩关节CT扫描能更清楚地显示磨损程度，有助于术者正确定位肩盂的中心和锉磨方向。较小的肩盂后方缺损可通过锉低前方肩盂或缩小肱骨假体后倾角度来纠正，较大的缺损则需要选用较大的假体或植骨来填补。陈旧性肩关节后脱位患者常继发肩关节前方软组织挛缩和后关节囊松弛，从而导致后方不稳。因此，对此类患者软组织平衡的目标是：外旋达到40°，中立位时肱骨头假体在肩盂上的滑动距离不超过其直径的1/2。松解前方软组织至与后方结构平衡后，选用大号假体使旋转中心外移可保证肩关节稳定性。适当地减少肱骨假体后倾，即使肱骨头偏离了脱位方向，又使假体内旋时偏置距增大，从而紧张后关节囊，提高肩关节的稳定性。若完成上述操作后仍然存在后方不稳，可行后方关节囊紧缩术。近期，Namba等又提出动力性重建的概念，将冈下肌和小圆肌止点移位到肱骨近端后侧，当上臂内旋前屈时（后脱位的姿势），肌腱被动性紧张防止脱位。此外，不慎切断后方肩袖和关节囊、肩盂假体过小也能引起肩关节后方不稳。截骨时小心保护后方软组织，选用肩盂骨床所能承受的最大前后径假体即可避免。

4. 下方不稳定　肱骨假体放置位置过低会引起三角肌和肩袖松弛，继而导致肩关节下方不稳定和继发性撞击征。正常的肩关节，肱骨头可向下移动的距离是肩盂高度的一半。由于肱骨假体被安置于髓腔内，其下移距离也不应超过这一范围，否则不能维持正常的组织张力。

5. 肩袖损伤　肩袖损伤的发生率为1%～14%，占全肩关节置换术常见并发症发生率的第2位。术后肱骨头假体不断上移提示冈上肌变薄、肩袖断裂或强大的三角肌和力弱的肩袖之间力偶失衡。对于大多数术后有慢性肩袖损伤症状的患者，可进行严密观察。使用非类固醇消炎药，热敷，加强三角肌、肩袖和肩胛带肌的锻炼常有效。只有当患者症状显著、出现明显的功能障碍或术后发生急性外伤时才考虑手术治疗。

术中避免损伤肩袖的方法：直视下使用骨刀行肱骨头截骨术（至少对肱骨头后方部分）；同时避免截骨过低或靠外（损伤上方肩袖），或肱骨头后倾过大时截骨（损伤后方肩袖）。若出现肩袖撕裂，应尽可能修补。术前存在撞击征表现时应同时行肩峰成形术，根据术中修补的情况决定康复进程。

手术中对肩关节病损的旋转诸肌尽可能给予修复，它将直接影响肩关节功能的恢复。对肩关节周围软组织挛缩者应全部松解，必要时可分别采用肩峰成形术或肩锁关节切除成形术，以改善肩峰下间隙或肩锁关节的活动度。

6. 假体松动　Cofield等报道全肩关节置换术后10年，翻修率约为11%，而其中肩盂假体松动是主要原因。Torchia等报道Neer型全肩关节置换术后平均随访12.2年，肩盂松动率是5.6%。

与假体贴合的肩盂骨床能更好地传导假体所承受的负荷，从而减少异常应力导致的假体磨损或松动。沿肩盂解剖轴线使用带中置芯的球面锉能减少刮除软骨后手动锉磨造成的反复调试和骨床歪斜，并改善肩盂的倾斜度。

人工肱骨头假体的选择目前有2种：一种是骨水泥型假体，另一种是紧密压配型假体。首先因肱骨近端骨髓腔呈圆形，而不似股骨颈截面为前后略扁的椭圆形，故肱骨假体与髓腔间容易旋转；其次因为上肢是非负重关节，无重力作用，术后可使假体柄有拔出松动的倾向；而髋关节为负重关节，髋关节假体在术后当患者行走时使假体下沉可与髓腔压紧。所以，为防止肱骨假体向上松动，建议使用骨水泥型。在使用骨水泥时最好用骨块作为塞子置入骨髓腔，以防止骨水泥过度向远端髓腔扩散。

假体周围的透亮带与骨质疏松和骨床止血不佳有关，使用现代骨水泥技术，38例患者中仅1例出现超过50%骨水泥－假体界面的透亮带。脉冲式冲洗、使用蘸有凝血酶的纱布或海绵彻底止血和置入假体后维持加压是其技术要点。

7. 术中骨折　术中骨折，主要是肱骨骨折，约占所有并发症的2%。类风湿关节炎的患者由于骨质疏松，发生率要高一些。仔细显露和精确的假体置入技术是减少术中骨折的关键。术中强力外旋上臂使肱骨头脱位易引起肱骨干螺旋形骨折，所以在脱位前必须彻底松解关节前方软组织，并在肱骨颈处使用骨钩协助脱位。外旋肩关节时，肱骨头后方的骨赘抵在肩盂上也会妨碍脱位；内旋位插入鞋拔拉钩有助于切除骨赘，同时降低后关节囊的张力，利于牵拉肱骨头以显露肩盂。

避免肩盂骨折的方法主要是正确定位肩盂的轴线，这在由于偏心磨损致肩盂变形的骨关节炎患者中尤为重要。在正常的肩盂上，轴线通过肩盂中心并与关节面垂直，此中心点即在肩胛颈水平肩胛骨上下脚（crura）连线的中点，由于它不受骨关节炎的影响，且前关节囊松解后易于触及，所以可作为术中定位的参考标志。

8. 术后活动范围受限　肩关节置换术后应达到以下活动范围：上举140°～160°，上臂中立位外旋40°～60°，外展90°，内旋70°，并可极度后伸。术后活动范围受限往往由于软组织松解不够或关节过度充填所致。

手术时可通过松解软组织增加活动范围：肩胛下肌和前方关节囊冠状面“Z”字成形术有助于改善上臂中立位外旋；松解后下方关节囊可改善上举和上举位旋转；松解喙肱韧带有助于增加前屈、后伸和外旋；松解后方关节囊可改善内旋、内收和上举；在上述方法不见效时甚至可以松解胸大肌以增加外旋角度。

关节过度充填一方面是因为假体型号偏大，另一方面可能是假体的位置不当所致。要重建正常肱骨头高度，肱骨假体应比大结节高约5mm，因此肱骨截骨面应紧贴冈上肌的止点内面，否则假体位置会偏高，使关节囊过度紧张而限制上举，并引起肱骨头周围肩袖肌腱在喙肩弓下发生频繁撞击。此外，假体在髓腔内必须处于中立位。假体击入过深或截骨不当都会导致假体内翻，当前臂悬垂于身体一侧时，肩关节被不协调填充并使得大结节异常突起，导致肩袖松弛、盂肱关节不稳定和动力性撞击征，影响肩关节功能。

9. 神经损伤　肩关节置换术后神经损伤的发生率较低，主要为臂丛损伤。切口（三角肌胸大肌间入路）过长是发生损伤的危险因素。术中显露时，上臂处于外展90°位或外旋和后伸位会牵拉臂丛造成神经损伤。当然，避免神经损伤的前提是熟悉肩关节解剖关系：腋神经在肩胛下肌下缘穿入四边孔，肱骨外旋可增加肩胛下肌离断处与腋神经的距离，利于保护腋神经；肌皮神经可在距喙突根部5cm内进入喙肱肌，切断喙突后须避免过长游离联合肌腱。

10. 其他　异位骨化和感染的发生率分别为24%和0.8%，其预防措施与其他关节置换术相同；肩盂磨损和中心性移位是肱骨头置换术特有的并发症，行全肩关节翻修术即可消除症状。

（胡　擘）

第五节　人工肘关节置换术

一、概述

现代人工肘关节置换术始于20世纪70年代，主要有两种类型：铰链型与表面置换型。表面置换型假体的凹侧用高密度聚乙烯，凸侧用金属材料制成，可很好重建肘关节正常旋转中心，用于骨组织无严重缺损、软组织损伤不严重、肘关节无明显屈曲挛缩者效果较佳；铰链型用金属材料制成，其远期松动并发症高，主要用于肘关节周围骨肿瘤切除、创伤或其他病变导致骨缺损以及肘关节严重屈曲挛缩的患者。表面置换型又可以分为半关节与全关节置换两种，对于严重类风湿性关节炎患者选用肘关节置换术可以很好缓解疼痛，改善关节功能。

二、适应证

人工肘关节适用于：①严重创伤，引起肘关节疼痛、畸形及强直者。②类风湿性关节炎致肘关节畸形和强直者。③肘关节创伤或成形术后形成的连枷关节。④肱骨下端良性或低度恶性肿瘤。

三、禁忌证

（1）肘关节周围肌肉瘫痪无动力者。

（2）肘部没有健康皮肤覆盖者。

（3）肘关节周围有活动性感染病灶者。

（4）肘部有大量骨化性肌炎者。

（5）神经性关节病变。

（6）儿童及从事体力劳动的青年。

四、手术方法

（1）麻醉：臂丛神经阻滞麻醉。

（2）手术入路：肘后正中直切口或“S”形切口，游离并保护尺神经，在肱三头肌肌腹-肌腱交界处切开制成基底附着于尺骨鹰嘴的舌状瓣并翻转，从尺骨近侧骨膜下剥离并翻转肘肌暴露桡骨头，这样整个关节腔均得以显露，再进一步行骨膜下显露肱骨下端和尺骨上端。

（3）切除病变的关节囊、关节内的瘢痕组织、增生的滑膜及骨赘。

（4）切除肱骨远端关节面及骨组织，保留肱骨内、外髁，在扩髓时也要小心以免内、外髁骨折。切除尺骨鹰嘴关节面，保留肱三头肌在尺骨鹰嘴上的止点。切除桡骨头，保留环状韧带。若为肱骨下端肿瘤，要在距肿瘤边缘2cm处切除肱骨下端，采用铰链型人工肘关节。

（5）扩大肱骨和尺骨骨髓腔，试装人工肘关节满意后，冲洗髓腔，充填骨水泥，插入正式的肱骨和尺骨假体。充填骨水泥时要小心，避免尺神经灼伤。多余的骨水泥应清除干净，避免留下锐利的边缘以免术后活动时损伤肘部软组织。

（6）彻底止血，冲洗伤口，尺神经常规移至肘前皮下。放置引流管，修复肱三头肌后缝合皮肤。

五、术后处理

负压引流管的拔管指征同肩关节置换术。术后一般用长臂石膏托固定肘关节于肩曲90°位三周，疼痛减轻后就开始手指、腕和肩关节功能锻炼，3周后去除石膏托进行人工肘关节功能锻炼，但要避免用力过度，避免提拉过重物体。

（邢文钊）

第六节　人工指关节置换术

一、概述

人工指关节主要用于掌指关节和近侧指间关节的置换。制作材料有硅橡胶和金属两种，硅橡胶人工指关节的近、远期疗效均较好，临床应用的种类也较多，主要有Swanson式、茎片式（niebauer）和关节囊式。金属人工指间关节有铰链型轴式和球臼式，其疗效次于硅橡胶人工指关节。

二、适应证

（1）类风湿性关节炎，关节强直、畸形者。

（2）陈旧性掌指关节或近侧指间关节骨折与脱位，导致关节强直、功能障碍者。

（3）不能用软组织手术纠正的关节偏斜而其关节动力正常者。

目前由于人工指关节的材料、设计和固定等问题尚未满意解决，应严格掌握适应证。

三、禁忌证

（1）局部有感染性病灶存在者。

（2）关节部位无良好的皮肤覆盖，软组织以瘢痕替代者。

四、手术方法

（1）人工掌指关节置换术：手术在臂丛神经阻滞麻醉下进行。采用掌指关节背侧纵弧形切口，如为类风湿性关节炎多个掌指关节受累，拟一次手术完成者，可采用掌指关节背侧横切口。关节外粘连予以松解，纵行切开腱帽或从伸肌腱中央劈开，横行切开关节囊，增厚的滑膜要切除，很好显露掌骨头和近节指骨基底。在掌骨颈平面截骨，切除掌骨头约1cm，截骨时掌侧应多切除 1mm 以利于关节屈曲。选用适当型号的髓腔扩大器扩大掌骨远端与近节指骨的髓腔。选择与髓腔扩大器同样型号的人工掌指关节，分别插入髓腔内，试行关节伸屈活动，感到满意后，彻底止血，修复关节囊和伸肌腱，缝合伤口。术后用石膏托固定掌指关节于伸直位 3 周，然后进行关节功能锻炼。

（2）人工近侧指间关节置换术：指神经阻滞麻醉，采用近侧指间关节背侧纵弧形切口。从伸指肌腱的中央腱束正中劈开，要注意避免损伤中央腱束的抵止点。切除近节指骨远端 0. 5 ~ 1cm，扩大髓腔后插入人工指关节。术后用石膏托固定患指 2 ~ 3 周，去除固定后进行关节功能锻炼。

人工指关节断裂和感染是人工指关节置换术失败的主要原因。因此，提高人工指关节材料性能和预防及控制感染是提高疗效的关键。

（邢文钊）

第七节　人工跖趾关节置换术

一、概述

人工跖趾关节常用的材料是金属和硅橡胶。Swanson 于 1952 年首次报道了用金属材料制成的人工跖骨头，之后虽有各种人工跖趾关节的设计报道，但较普遍用于临床是始于 1974 年高性能硅橡胶材料制作的人工跖趾关节问世后。

人工跖趾关节的设计可根据第一跖趾关节的形态和大小来确定，既要符合原跖趾关节的解剖特征和生理特点，保证第一跖趾关节的伸屈，还要防止蹲指的旋转。通常人工跖趾关节有铰链式和非铰链式两种类型，且有规格、大小不同的型号，以供临床选择用。同时，还要配备成套的器械，以利手术操作。

二、适应证

人工跖趾关节适用于外伤、类风湿性关节炎、蹲外翻及退行性骨关节炎引起的强直、畸形、疼痛，经保守治疗无效，而蹲趾血供、皮肤覆盖及动力良好的患者。

三、手术方法

在硬膜外麻醉下，取跖趾关节背侧纵弧形切口，蹲长伸肌腱牵向外侧，切开跖趾关节背侧关节囊，切除跖骨头远端和近节趾骨近端，以能容纳人工跖趾关节为度，扩大髓腔，插入人工关节，仔细止血后缝合切口。术后石膏托固定 2 周，解除固定后进行功能锻炼。

（邢文钊）

第十章 微创膝关节置换术

第一节　微创单间室膝关节成形术

单间室膝关节成形术（UKA）在治疗膝关节骨关节炎方面是一种合理且颇具吸引力的手术方法。原因是它只置换病损间室，并发症少，且保留了交叉韧带和骨量以便术后更快恢复。尽管具有这些理论上的优势，但既往 UKA 的效果不如 TKA（人工膝关节置换术）。造成这种差距的原因包括：患者的选择不当，老式且不合理的假体设计，以及手术技术，掌握这种手术技术需要较长的学习曲线，即便对于全膝关节置换经验丰富的手术医生亦不例外。最近人们对于 UKA 的兴趣日增是由于有越来越多活动量大的年轻患者需要通过手术治疗治骨关节炎。现在的假体设计得到了改进创新，微创手术入路得到了长足的发展，但最重要的也是最关键的仍是严格筛选患者。

一、患者筛选标准

（一）年龄

单间室病变的患者可以划分为 3 个年龄组：小于 65 岁组，65 岁至 75 岁组，大于 75 岁组。根据现代膝关节假体的使用寿命和现代人的预期寿命，可推知小于 65 岁的患者在其一生中很可能会接受一次以上的膝关节手术。在需要再次手术进行 TKA 前，胫骨截骨和 UKA 是一个比较合理的治疗方案。许多学者已经指出，对于 UKA 术后患者或胫骨截骨术后患者进行翻修手术存在较多的困难。McAuley 等报道：在 32 例 UKA 的翻修手术中，31% 的患者需要局部植骨，44% 的患者需使用带柄的胫骨假体，25% 的患者需使用胫骨楔形垫。Levine 等报道：在 31 例 UKA 的翻修手术中，23% 的患者需进行松质骨植骨，13% 的患者需使用胫骨楔形垫，6% 的患者需使用股骨垫片以修复骨缺损。

对于较年轻的患者，选择 UKA 或胫骨截骨时须根据以下几点做出判断：活动量大小，术前诊断，畸形程度，美观角度。Engh 和 McAuley 对 28% 的 60 岁以下 UKA 术后患者进行了翻修手术，这其中大部分是由于聚乙烯垫过薄、磨损过快。这种情况表明活动量大且要求较高的患者不适合接受 UKA 手术，而胫骨截骨术对于活动量大的患者是一个不错的选择，但进展性关节炎（2 度以上）患者和骨坏死患者不适合接受胫骨截骨术。对有膝关节严重畸形的患者则禁忌采用 UKA 和胫骨截骨术。由于胫骨截骨术通常需要过度矫正，所以从美观的角度考虑，对于女性患者，尤其是需接受双侧手术者不适合采用这种手术方法。

年龄介于 65 岁至 75 岁之间的患者如果接受 TKA 手术，则在其一生中很可能只需接受这一次手术。对 TKA 和 UKA 的假体存留率的长期分析研究表明：TKA 假体的寿命更长，在以翻修手术作为研究终点的假体存留率 15 年长期随访中，TKA 为 88% ~99%，而 UKA 为 79% ~88%。

75 岁以上的患者适合接受 UKA，而且并发症少、出血量少、术后恢复快。最近使用的微创手术入路是 UKA 手术的又一进步。Price 等对小切口 UKA，传统切口 UKA 和 TKA 进行比较。在膝关节的肌肉力量，术后屈膝角度和功能恢复方面，不翻转髌骨的小切口 UKA 明显优于 TKA，而且患者在术后平均4.2 天（范围为2 ~6 天）就可上下楼，而 TKA 患者则为 10.2 天（范围为4 ~28 天）。

（二）诊断

UKA 的经典适应证为单间室2 ~3 度骨关节炎，更严重的关节病损（4 度和5 度骨关节炎）则是 UKA 的禁忌证，因为此时骨性结构磨损更广泛，且通常合并有严重的膝关节力线畸形。

UKA 的经典禁忌证为类风湿关节炎（RA），所以术前必须全面检查以排除 RA。Tabor 等报道：因为术前漏诊 RA，所以一名双侧 UKA 患者由于对侧间室的病损加重而不得不再次接受 TKA 手术。并非每个晶体炎症性关节病患者都适合接受 UKA。对于膝关节骨坏死（ON）患者是否适合接受 UKA 仍有争议。在骨坏死的早期，UKA 可能会取得成功，原因是去除了所有病损组织；而在进展性的广泛的骨坏死患者中，由于整个股骨髁受累，所以股骨假体很容易发生松动造成 UKA 术后早期失败。根据 Marmor 的报道：6% 的 UKA 术后失败是由于骨坏死继续进展，另有 6% 的患者有不明原因的持续疼痛。很显然，骨坏死进展累及对侧间室是造成失败的主要原因，所以术前必须借助于 MRI 对膝关节内、外侧间室的病损情况进行全面评估。另一方面，TKA 在骨坏死中的效果并不如在 OA 中的那样令人鼓舞。Ritter 等将 32 侧骨坏死患者的 TKA 术后效果和 63 侧配对 OA 患者进行比较。在 5 年的随访中，90% 的 OA 患者无疼痛症状，而骨坏死组为 82%，这种差异无统计意义，原因是样本量太小；在假体的 7 年存留率方面，骨坏死患者为 83%，而 OA 组为 100%。ON 患者采用 TKA 手术的效果较好。在较早的报道中，平均 4.4 年的随访期内 95% 的患者疗效满意。

对已经接受过胫骨截骨术的患者，在选择进行 UKA 手术时应十分慎重。Rees 等对胫骨高位截骨术患者采用 UKA 后，其翻修率明显高于采用 TKA 者（27.8% 比 3.7%）。所有需行翻修手术的 UKA 患者都有持续疼痛且大多数患者有外侧间室磨损。有学者认为：由于胫骨高位截骨术和随后的 UKA 翻修手术两次矫正了下肢力线，所以会导致极端过度矫正，从而增加了对侧间室的应力。

对于单间室创伤性关节炎患者可以考虑采用 UKA 手术治疗，但通常这些患者的骨面并不适合假体固定。此外，还需仔细检查膝关节周围的韧带。韧带不稳是膝关节周围骨折后的一个常见问题：胫骨平台骨折合并韧带损伤的几率高达 56%。

（三）体重

在过去，体重过大曾被认为是 UKA 早期失败的原因之一，Kozinn 和 Scott 认为体重大于 82kg 是 UKA 手术的禁忌证。Heck 等在一项 294 侧膝关节的多中心研究中发现：采用 UKA 手术取得成功的患者平均体重为 62kg，而需要接受翻修手术的患者的平均体重为 90.4kg。Stockelman 发现患者的体重与活动时的疼痛症状之间存在相关。

很多新近的长期研究没有发现体重与术后较差的效果之间有明确的相关性。Tabor 等发现体重指数与最后的手术结果之间没有相关性。Ridgeway 对 185 侧 UKA 手术进行至少 5 年的随访，其结果并没有显示体重与手术效果之间有任何关系。Murray 等在最近的报道中将肥胖患者纳入研究，结果显示 UKA 的 10 年假体存留率为 98%。尽管如此，有一些报道仍发现肥胖是 UKA 手术的一个相对禁忌证。

（四）前后稳定性

许多学者认为前交叉韧带（ACL）缺失的患者不适合接受 UKA 手术。前交叉韧带是限制胫骨向前移位的主要结构，而且也是限制胫骨发生相对于股骨向外侧移位的主要结构。它还参与了股骨的后滚和屈膝状态下的胫骨内旋。如果膝关节缺少 ACL，则 UKA 手术后可能发生早期失败，原因是膝关节前后方向不稳定会造成手术置换后的内侧间室发生与术前相同的广泛磨损，而对侧间室（未手术的间室）病损的加剧也是原因之一。有时，UKA 术后发生 ACL 断裂也可造成手术失败。Argenson 等对 20 名成功的 UKA 患者进行平均 59 个月的随访（17 例内侧间室 UKA，3 例外侧间室 UKA）。他们采用活体透视和计算机三维影像对比技术对这些患者的膝关节动力学进行研究后发现：70% 的内侧间室 UKA 和 66% 的外侧间室 UKA 患者的旋转轴和股骨后滚基本正常，有学者认为这种异常情况的高发生率可能与晚期 ACL 的功能缺失或欠缺有关。

手术医生必须在制定术前计划时仔细评估 ACL 的松紧度状况。除了常规的评估方法外（临床体检，测量关节动度和 MRI 检查），传统的 X 线片还可显示关节炎的病变情况，而这对于 ACL 的功能状况有很高的预判性。在膝关节侧位片上，如果胫骨平台的前 1/3 和中 1/3 出现关节炎的表现，而后 1/3 正常，则表明 ACL 是完整的；反之，如果内侧平台的后 1/3 也出现硬化、磨损或骨赘，则表明前后方向不稳定和 ACL 不完整。Keyes 等使用这种方法对 200 侧膝关节的术前 X 线片进行研究发现，其预测 ACL 完整的准确性为 95%，预测 ACL 撕裂的准确性为 100%。

Sharpe 等研究证明：在侧位 X 线片上评估前内侧 OA 以判断 ACL 的功能比 MRI 更准确。在 15 侧胫骨平台前内侧 OA 中，MRI 预测的 ACL 损伤率为 33%，而手术中证实仅为 13%。研究者并没有常规采用 MRI 来评估 ACL 状况，而通常采用的是应力位 X 线片进行比较。在 UKA 术前进行关节镜检有助于了解 ACL 的功能情况和对侧间室的病变情况，但这种方法有增加感染的风险。

（五）畸形

Kozinn 和 Scott 建议 UKA 的标准适应证应为：内翻 - 外翻畸形 15°以内，屈曲挛缩畸形 5°以内，且屈膝角度至少为 90°。这些标准得到了许多学者的认同和采用。对成角畸形必须予以矫正，以避免松解韧带之需，并可避免截骨过厚，或植入过薄的聚乙烯垫，而这些都会导致手术早期失败。

Kennedy 和 White 在研究力线对 UKA 手术效果的影响时发现：力学轴处于中立位或轻度内翻位时，94.6% 的患者手术效果令人满意；而在过度矫正组或未矫正力线组，分别有 13.3% 和 16.6% 的患者效果并不满意。Ridgeway 和 Engh 副对 185 侧 UKA 术后患者进行了至少 5 年的随访以评估胫股角与手术效果之间的关系。结果显示：在手术效果良好的膝关节中，平均的矫正角度为 9.2°，在失败的患者中矫正角度显著较小（6.8°）。此外，在需翻修的膝关节中，平均矫正角度为 6.6°。明显小于未翻修的膝关节组（9.1°）。另外，需翻修组中植入的聚乙烯垫厚度（63%）明显薄于未翻修组（23%）。

手术医生必须在内翻/外翻应力位片上进行比较以便评估手术能矫正的畸形程度（图10－1）。

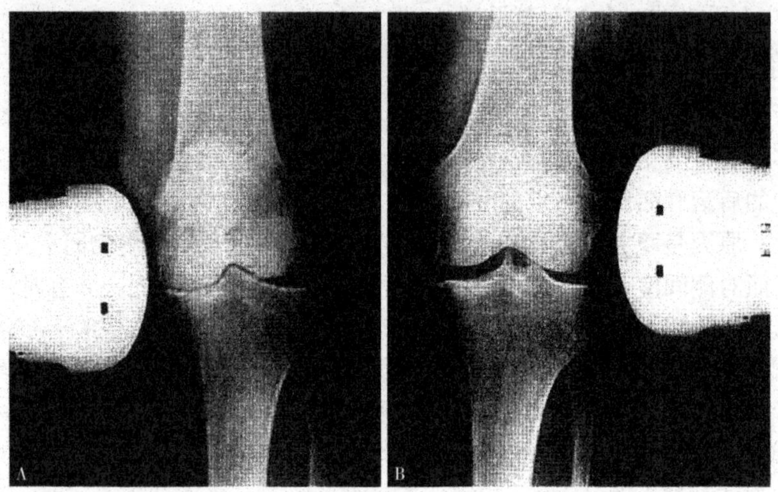

图10－1　（A、B）内翻－外翻应力位X线片（左膝内侧骨关节炎）显示畸形可得到矫正，而无外侧间室病变

（六）病变累及其他间室

在经典理论中，UKA的最佳适应证为单间室病变且其他间室均未被累及，但有时，在其他间室仅有轻微的退行性变也是可以接受的。对于膝关节内侧间室骨关节炎的患者，由于胫骨嵴移位常造成外侧髁内侧面的皮质缺损，一些医生对此能够接受，他们并不认为这种情况是UKA的禁忌证。对应侧的股骨髁的承重部位出现骨质象牙化是UKA的禁忌证。一些学者认为局限于髁边缘出现的骨赘并非UKA的手术禁忌证。髌股关节出现轻度的病变是可以接受的，特别是出现无痛性摩擦音时。一些学者还将更严重的髌股关节病损纳入手术指征，例如出现边缘骨赘和骨外露。Weale和Murroy根据这些标准进行了5年的随访。他们指出：只有7%的患者在未置换的间室出现了影像学上的可能退变的证据，只有1名（2%）患者的髌股关节病损出现肯定的加重。该学者在更长时间的（11.4年）的随访中仅对内侧UKA进行研究。他们发现在23侧膝关节中仅有1侧出现外侧间室的病损加重，而在所有的膝关节中未发现髌股关节病损的加重。尽管这些结果令人满意，但在另一篇报道中，该组患者由于未置换间室的骨关节炎进展而有失败发生。在Murray和Goodfellow进行的假体10年存留率研究中，2侧UKA由于外侧间室骨关节炎加重而需要接受翻修手术。在一系列的UKA翻修手术患者中，由于OA进展造成UKA失败的比例为0～57%。过度矫正术前存在的畸形是造成OA进展的最常见原因。

（七）小结

如果严格遵守前面所列出的纳入标准，将使真正适合UKA手术的患者很少。Stern和Insall对228侧连续TKR患者进行前瞻性研究。根据Kozinn和Scott的标准，超过75%的患者符合年龄、活动范围和成角畸形的标准；43%的患者由于体重超过82kg而被排除在外。在术中评估中，仅有15%的膝关节适合接受UKA，而仅有6%的膝关节符合上述所有标准。

Laskin 在对 300 名 TKR 患者的回顾性分析中发现，仅有 15% 的患者适合接受 UKA。

虽然适合接受 UKA 手术的患者很少，但相信单间室病变患者必须符合前述的纳入标准才能接受 UKA 手术。准确的选择患者是迈向 UKA 手术成功的第一步。

二、Miller - Galante 微创单间室膝关节成形术

（一）手术概述

早在 20 世纪 70 年代就开始使用单髁膝关节假体进行 UKA 手术（图 10 - 2）。在当时，这种假体可能是最好的。与其他假体相比（例如 Polycentric，Geomedic 或 Gue Par 膝关节假体），前者的操作更容易且并发症更少。UKA 的中期到长期的随访结果令人沮丧，其失败率相当高。失败的主要原因是假体的高松动率和未置换间室的病变问题（图 10 - 3）。此外，糟糕的结果还应归咎于对患者的选择不当（例如，类风湿关节炎患者、髌骨切除术后患者、有严重畸形的患者，等等），手术技术欠佳造成下肢力线的过度矫正，以及不合理的假体设计。早期的文献报告的结果有时比较混乱。一些作者报道的效果较差，而另一些作者报道的效果却较好。与此同时，三间室置换的假体，如 Total condylar（全髁型）取得了长期且可重复的良好效果。直到 20 世纪 90 年代晚期，由于器械的改进和相对低的并发症发生率，全膝关节置换术的优良效果降低了 UKA 的作用和人们对它的兴趣。最近，大量的报道证实：通过使用不同的现代 UKA 系统（假体和器械），假体的 10 年存留率可以达到 90% 甚至 90% 以上。这些令人振奋的结果重新引起了人们对 UKA 手术的关注和热情。现在经常使用 Repicci 提出的方法：通过一个小切口进行手术而不会伤及伸膝装置。现在，这种 UKA 手术方法被认为是 HTO 和 TKA 之间的一种合理的备选手术方案。

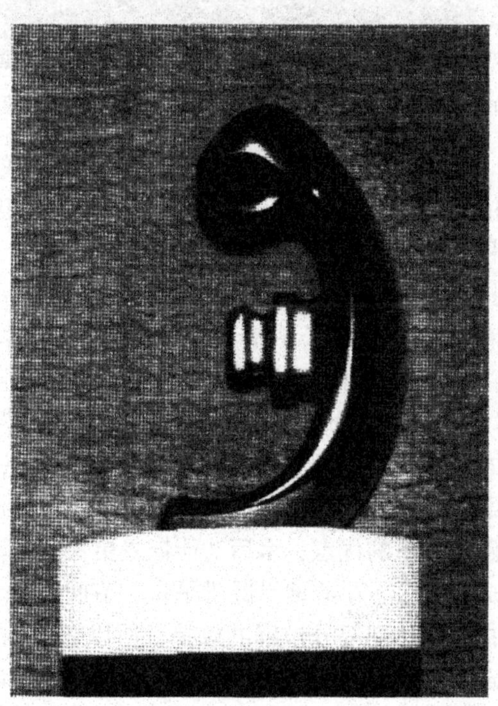

图 10 - 2　单髁假体侧位像

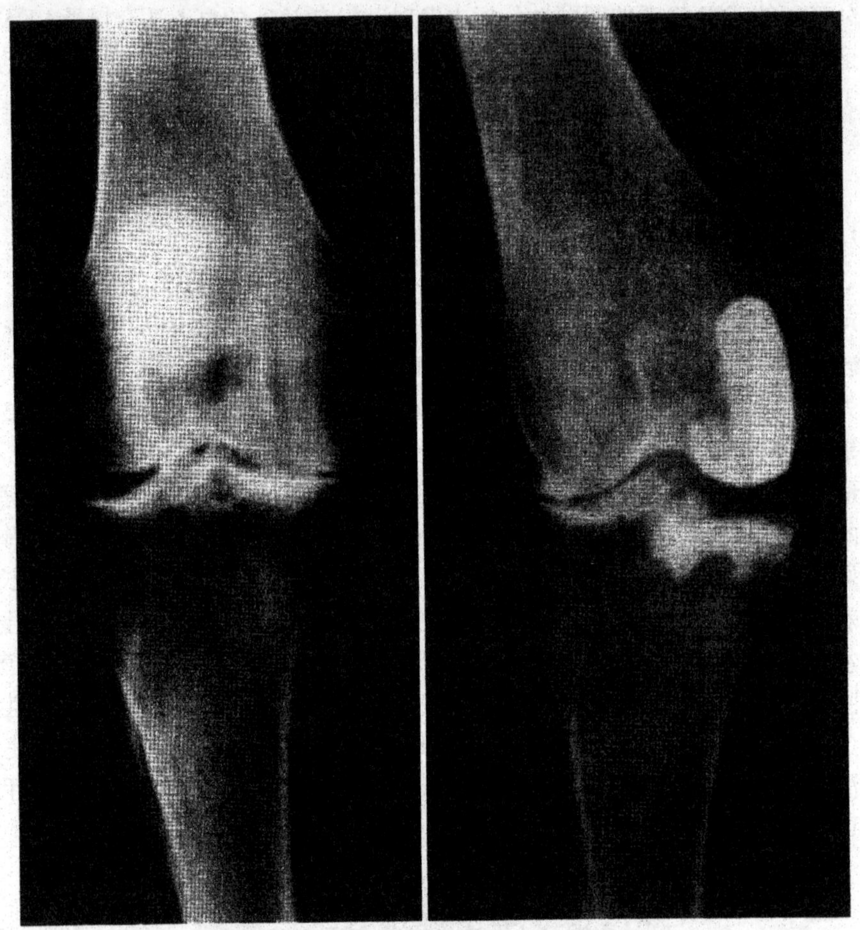

图 10-3　右膝内翻至左侧（右膝向左侧内翻），右膝 UKA 过度矫正畸形失败

UKA 的手术技术原则不同于 TKA，它包括以下几点：重建病变间室的关节间隙，避免过度矫正，在合理的位置植入假体，平衡屈-伸间隙，这些都是 UKA 手术的主要目的。医生的专业经验和手术器械相结合可以使单间室表面置换更加准确。只有选择了合适的患者，且假体、器械设计、手术技术使用合理才能取得良好的手术效果。

手术医生可以在区域麻醉下进行 UKA 手术，使用硬膜外麻醉以减少并发症的发生，例如深静脉血栓。患者仰卧位并使用止血带进行手术，手术医生通过所谓的微创手术入路开始手术（图 10-4）。该手术入路的皮肤切口较小，起自髌骨上极，然后向下延伸 8cm 直至关节间隙以远 1cm。切口以内侧髁或外侧髁为中心，分别进行内侧（膝内翻）或外侧（膝外翻）间室 UKA 手术。按照皮肤切口长度切开关节，在切开关节囊时应避免伤及伸膝装置，此时无需翻起髌骨。该入路有以下的优点：术后功能恢复更快更好、并发症少、术后疼痛更轻以及本体感觉更好。完成显露后，小心地沿胫骨平台关节面的前 1/3 向后松解和剥离关节囊。由于目前没有可靠的技术能达到部分松解的效果，所以在内侧或外侧间室 UKA 时不必松解韧带。松解韧带可能造成对侧间室的应力过度增加，继之迅速出现关节改变，从而造成假体失败。如果术野显露不充分，则可沿股四头肌腱向近端延伸 1cm 切口切开关节，此时仍无需翻转髌骨。在充分显露病变间室后，必须切除股骨髁和胫骨平台侧的骨赘。在术中再次评估髌股关节和前交叉韧带。有学者在术前通过仔细的临床和影像学评估可做出准确判断，无需在术中改行 TKA 手术，但是，如果手术中条件不适合采用 UKA，则手术医生应始终做好准备改为 TKA 手术。

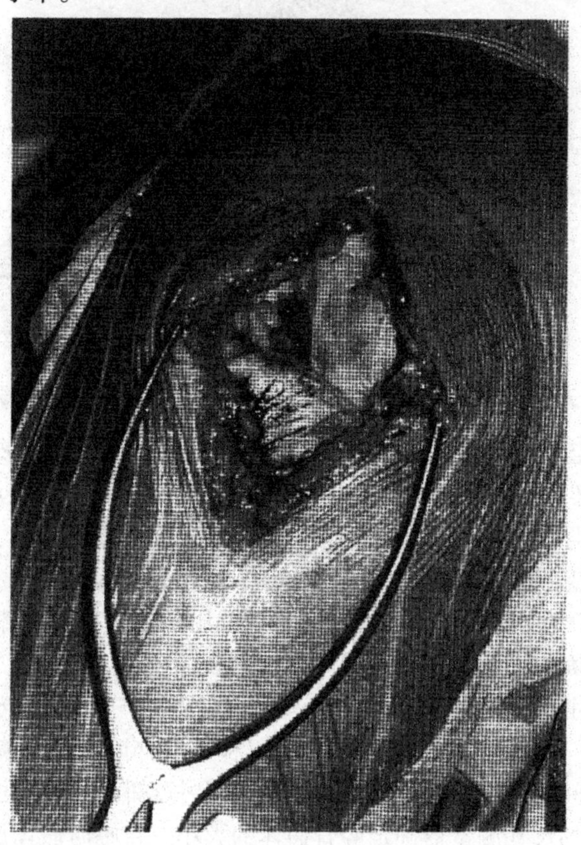

图 10-4 微创 UKA 的短内侧切口

使用 Miller-Galante 系统（Zimmer 公司，Warsw，IN）进行截骨，通过髓外定位器械确定预定的力线和软组织平衡。在股骨和胫骨之间放置髓外牵开器（图 10-5）。该器械包括有一个可调节力线的截骨板，该截骨板有两个扁平的支脚。完全伸膝位下显露出病变间室，将截骨板置入关节内，截骨板的一个角与股骨髁接触，另一个脚与胫骨平台表面接触（图 10-5）。将力线定位器安装在截骨板上，插入髓外定位杆以髋关节和踝关节为参照确定力线。用螺钉推进器打开髓外牵开器的支脚，直至髓外定位杆的尖端位于髂前上棘的内侧 1 个半手指宽度，相应地，这也意味着相对于理想的下肢机械（力学）轴，现有的力线存在约有几度的矫正不足。在股骨侧的髓外定位杆的头部应安放一个瞄准导引器，它有助于在术中确定股骨头的位置，同时还可以便于术中直观地检查力线以确保不会过度矫正力线。当手术间室的张力足以使力线符合手术要求时，用大小合适、长度各异的有或无螺纹头的螺钉将力线截骨板稳定地固定在截骨面上。髓外定位系统不仅可以使手术医生在截骨前先行确定理想的下肢力线，而且可以同时安装和固定股骨远端和胫骨近端的截骨板，从而使得两块截骨板相互垂直。首先进行股骨远端截骨。股骨远端的截骨量应与 Miller-Galante 系统的股骨假体的厚度相匹配。胫骨侧有两枚钉，它可以使手术医生选择不同的胫骨截骨厚度，而且还可通过选择适当的截骨板进行后倾截骨。在截骨板上有三种后倾角度可供选择（3°、5°和 7°）。

这样可以通过与患者自身的解剖形态相匹配而增强屈伸间隙的平衡。

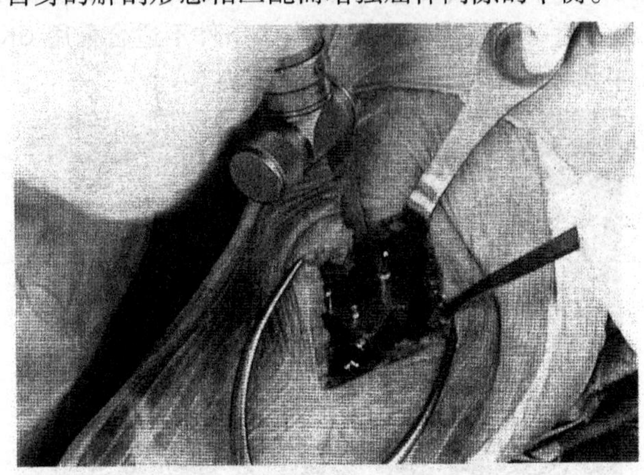

图 10－5　髓外牵开器位于股骨和胫骨之间。在完全伸膝状态下用摆锯完成股骨远端截骨

将截骨板放置在正确的位置上以允许截骨厚度在 8～14mm 之间波动，有学者推荐的截骨厚度为 10mm，这样植入的聚乙烯厚度才会不小于 8mm（图 10－6）。用摆锯徒手在胫骨平台上进行矢状面截骨，摆锯应尽可能靠近 ACL，但应避免损伤之，在截骨时还应使摆锯尖端朝向股骨头以确保正确的旋转力线（图 10－7A、B）。

将股骨假体尺寸测量器/截骨导向器（有分别适用于左侧和右侧膝关节的）的脚插入关节内，将它扁平的一面接触股骨髁远端截骨后的骨表面（图 10－8）。当截骨板的前缘留有 1～2mm 的完整骨质时，即假体的合适尺寸。该截骨板可用于引导后方截骨，斜面截骨和股骨假体固定孔的钻取（图 10－9）。此时，就可以检查屈伸间隙的平衡情况和确定聚乙烯垫的合适厚度，以确保间隙对称和关节稳定，而未出现过度矫正（图 10－10）。用与假体试模和真实假体大小一致的尺寸测量器确定胫骨假体的大小。将临时假体放在确定的合适的位置上，在胫骨上打孔以用于固定假体。然后，切除胫骨周缘的骨赘，在植入股骨侧的临时假体后也应切除股骨后方的骨赘。

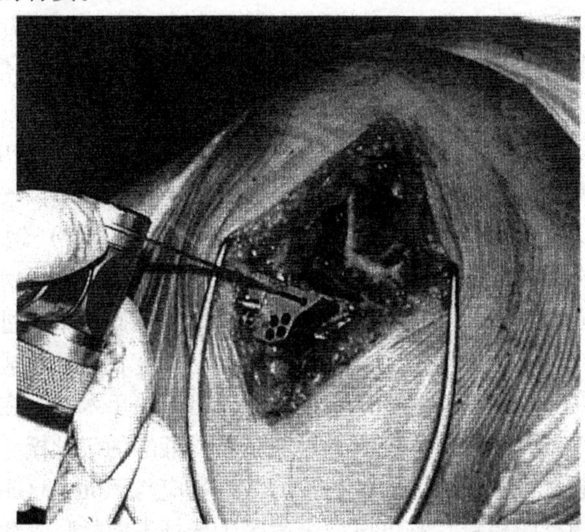

图 10－6　用无螺纹钉插入先前放入的牵开器的胫骨侧，用于固定截骨板完成胫骨截骨

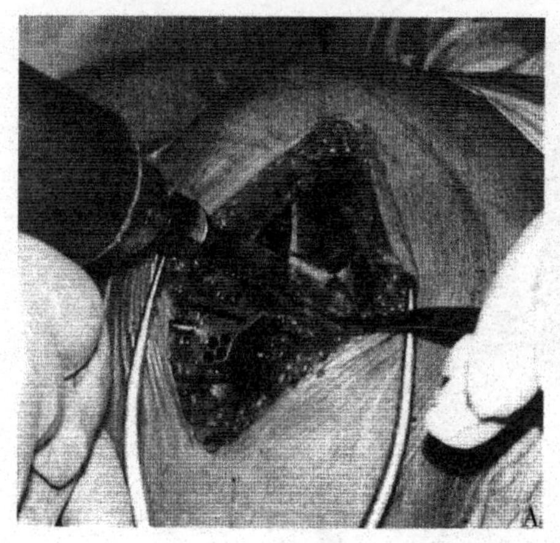

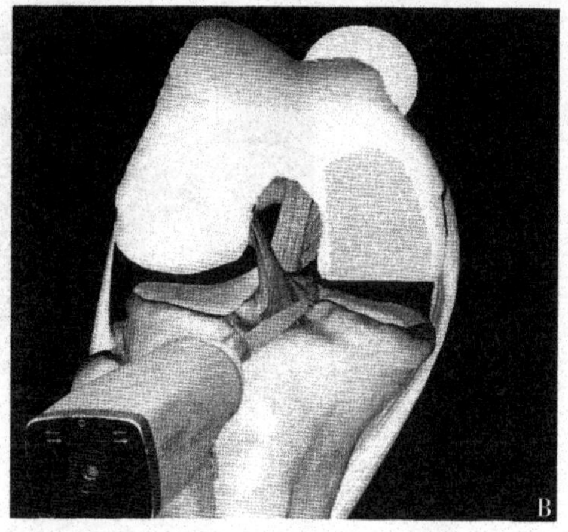

图 10－7 （A）用摆锯完成胫骨矢状面截骨；（B）摆锯应靠近 ACL 并指向股骨头

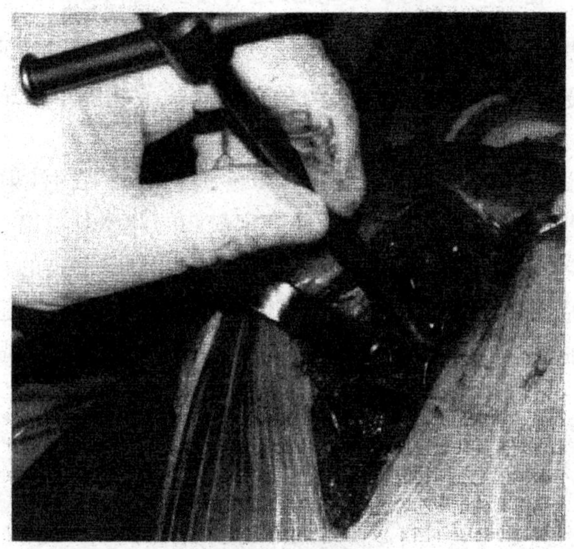

图 10－8 股骨的最终截骨导向器位于股骨远端截骨面

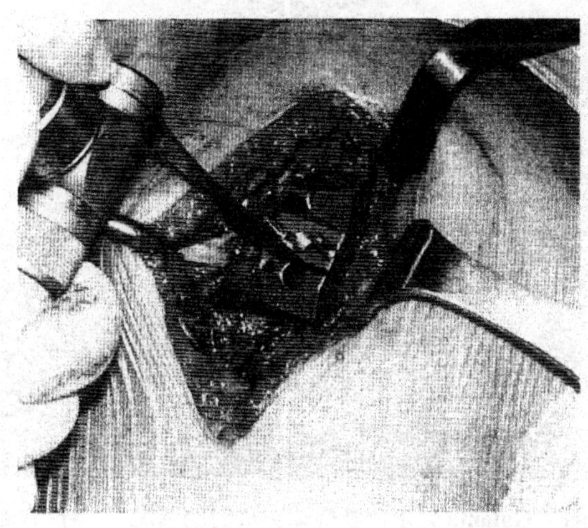

图 10－9 股骨最终截骨导向器放置好后进行股骨后髁截骨

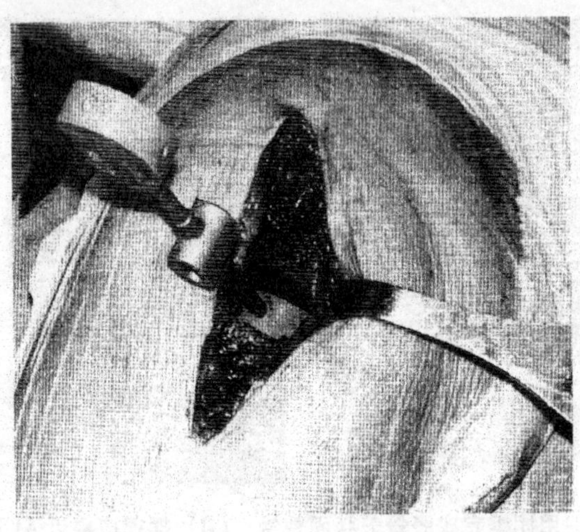

图 10－10　屈膝 90°时插入垫片检查屈膝间隙平衡

当所有的假体试模安放在合适的位置后，手术医生可以通过屈膝伸膝时的韧带张力来判断聚乙烯垫的合适厚度。将 2mm 厚的张力测量器插入关节间隙，以感知在 0°和屈膝 90°时的关节紧张度。

在用骨水泥固定股骨和胫骨假体前，用 Repicci 提出的关节内注射麻醉剂的方法可以帮助缓解术后疼痛，促进功能恢复。使用骨水泥固定最终的假体时可以一次搅拌骨水泥同时固定，也可以分两次搅拌骨水泥分次固定以便有充分的时间刮除多余的骨水泥。（图 10－11A、B）。在植入胫骨假体后应特别注意检查股骨假体和膝关节的后方以避免残留骨水泥。从后向前地对胫骨假体施加压力以便向前推挤多余的骨水泥，这样也可以避免胫骨平台后方残留多余的骨水泥。

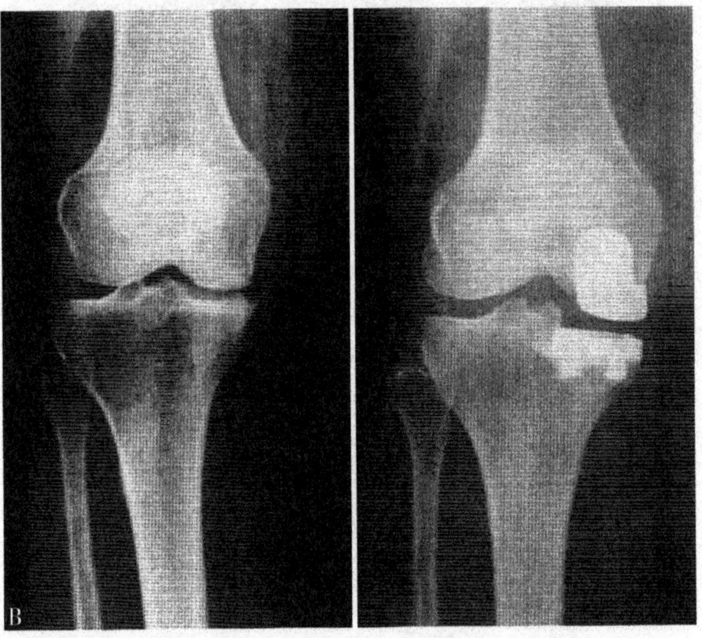

图 10－11　（A）Miller－Galante 骨水泥型假体完成时的情况；（B）右侧膝关节骨关节炎伴内翻畸形的术前 X 线片和内侧 Miller－Galante 假体的术后 X 线片

（二）手术缺陷

1. 力线 目前对于理想的膝关节 UKA 力线仍存在争议。文献报道一直明确认为过度矫正力线是造成手术失败的原因之一。

术前漏诊外侧间室病变可能造成术后外侧间室病变加剧进展。术前进行外翻应力位摄片检查不仅能评估畸形矫正的可行性，而且也能发现外侧关节间隙的明显变窄。

另一方面，如果在力线矫正不足的同时植入过薄的聚乙烯垫也是有害的（小于 8mm）。在这种情况下，聚乙烯的加速磨损会造成假体失败，很多学者都有这方面的报道。

2. 假体－假体的位置关系 在完全伸膝位和屈膝 90°位时，股骨假体应垂直于胫骨平台侧的假体（图 10－12）。与此同时，在膝关节的整个活动范围中，股骨假体应相对地位于胫骨假体的中心，以允许胫骨内旋－外旋和屈－伸活动。

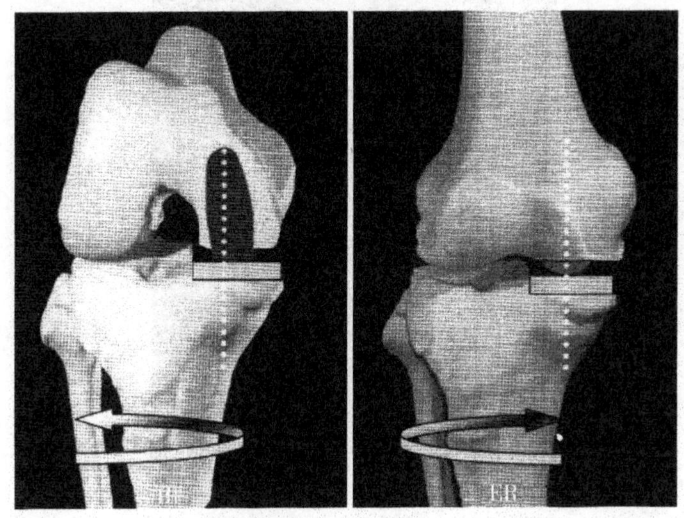

图 10－12 在屈膝和伸膝时的股骨假体与胫骨假体位置关系。在整个运动过程中假体应保持互相垂直

在完全伸膝位进行股骨远端和胫骨近端截骨时，由于两者互相关联，所以力线即已确定。在屈膝 90°位放置股骨最终截骨板时必须注意，截骨板的后缘应平行于胫骨平台侧截骨面，而且股骨假体应位于植入的胫骨聚乙烯垫的中心（图 10－13）。

3. 股骨假体的位置 在确定胫骨假体的最终植入位置时必须考虑以下几个因素：当屈膝 90°时，股骨内、外侧髁在冠状面所成的夹角是不同的。外侧髁与切迹的夹角约为 10°，而内侧髁所成角度约为 25°（图 10－14）。这表明，如果要使股骨假体垂直于胫骨假体，则股骨假体不能安放在股骨髁的解剖位置上。

在置换内侧间室时，股骨假体在内－外侧方向上的位置也十分重要。如果假体过于偏内侧会导致边缘应力增加（特别是在屈膝时），从而造成聚乙烯磨损加速和胫骨假体松动。如果股骨假体过于偏外侧靠近切迹，会造成假体撞击胫骨髁间棘，导致术后患者出现持续疼痛。此外，股骨假体过于偏中央放置，其近端会干扰髌股关节。

有学者建议：在置换内侧间室时股骨假体的位置应略偏内侧以靠近髁间窝，而在置换外侧间室时股骨假体应更朝向中央放置（图 10－15A、B）。

4. 胫骨假体位置 相比于先用磨出截骨面再植入胫骨假体而言，直接截骨再将假体放置在皮质骨边缘的方法更具有可重复性。胫骨假体的最终位置主要取决于胫骨的矢状截骨。在置换内侧间室时应尽量靠近 ACL 进行截骨，但不应损伤 ACL，而且摆锯的截骨方向应朝向股骨头。在冠状面上，相对于未受影响的对侧间室，胫骨截骨厚度不应超过 10mm。金属托和聚乙烯垫的总厚度应平行于关节面。在进行胫骨后倾截骨时应参照患者自身的胫骨后倾角度。手术医生可以通过改变后倾截骨的角度来调整屈 - 伸间隙平衡。如果后倾截骨角度增大，屈膝间隙会相对于伸膝间隙增大。完成截骨后就应选择合适尺寸的胫骨假体。假体应尽可能覆盖截骨面，但也应避免假体尺寸过大突出于胫骨之外，特别是置换内侧间室时。

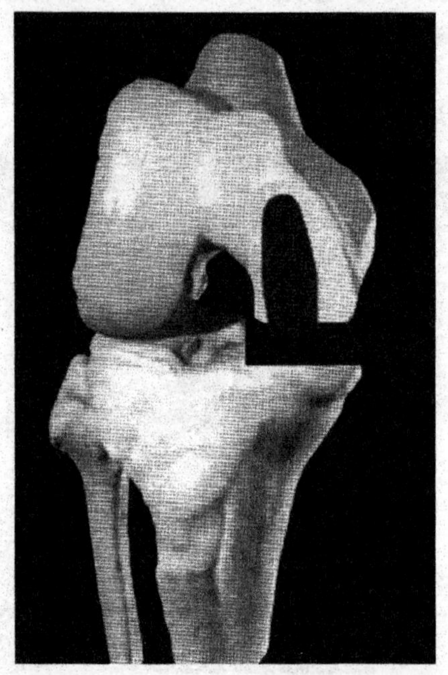

图 10 - 13　股骨假体的旋转位置应垂直于胫骨截骨面

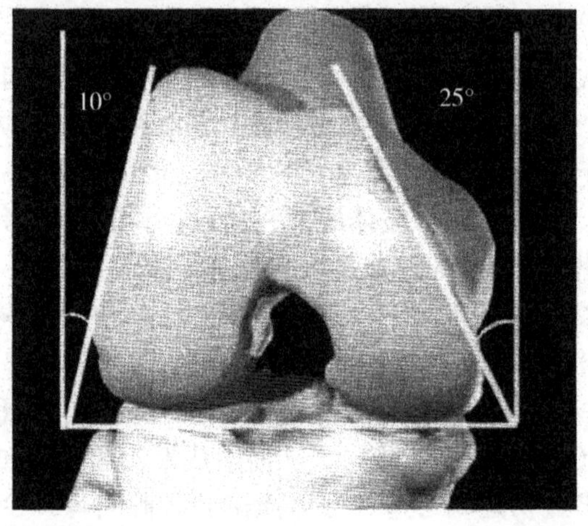

图 10 - 14　屈膝 90°时可见股骨髁有差异。内侧髁与冠状面呈 25°角，而外侧髁则呈 10°角

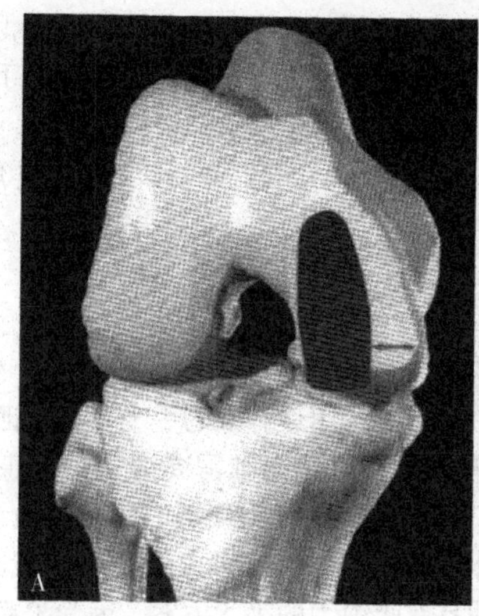

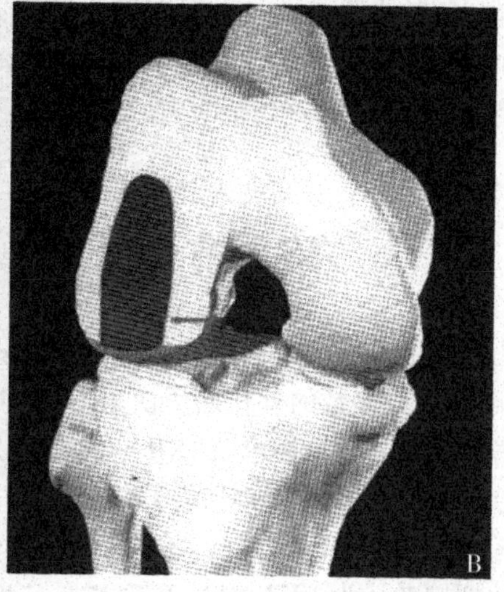

图 10-15 （A）内侧 UKA 手术时股骨假体位置应尽量偏内侧；（B）外侧 UKA 时股骨假体位置应相对处于中心

（三）手术结果

有关 UKA 手术效果的报道比较矛盾。在早期的报道中失败率较高。然而，在 20 世纪 80 年代，在患者的选择，假体的设计和手术技术方面取得了许多进步。UKA 的早期成功需要使用正确的手术技术和选择合适的患者。现代 UKA 的中期和长期效果已经有大量的报道。UKA 的中期效果与 TKA 相当，但在更长期的随访研究中，LKA 的假体存留率比 TKA 低。Scott 等使用 Brigham 假体进行了 64 例膝关节 UKA 手术，在研究时以翻修手术作为终点事件。他们发现假体的 9 年存留率为 90%，而假体的 11 年存留率降为 82%。在其他一些新近的报道中，UKA 的 10 年假体存留率为 90% ~98%，而 15 年的假体存留率为 79% ~88%。由于有越来越多的活动量大的年轻患者需要接受手术，所以 UKA 再度引起了人们的兴趣。但在文献报道方面再次出现了不一致的结果，在 Engh 和 McAuley 的队列研究中，小于 60 岁的活动量大的患者在 7 年随访期内失败率高达 28%。而 Schai 和 Scott 在一项类似的队列研究中发现 90% 的患者取得满意的效果。

UKA 的晚期失败主要是由于对侧间室发生退变、假体松动和聚乙烯磨损造成的。在早期进行 UKA 手术时，手术医生试图尽量恢复膝关节的正常外翻力线，但在早期会出现对侧间室退变的并发症。后来的趋势是不对畸形进行充分矫正，这样在延缓退变进展方面取得了较好的效果。磨损和假体松动被认为主要与老式的假体设计和植入的聚乙烯垫过薄有关。现在在假体设计和手术技术方面取得了令人振奋的进步。Romanowski 和 Repicci 最近发表了一篇报道；使用微创技术的 UKA 手术在 8 年时的假体存留率为 91%，且平均屈膝角度为 125°，所有患者的功能均为良好。

三、小结

对于膝关节外科医生而言，微创 UKA 是一种很有吸引力的治疗手段。它的优点显而易见—并发症少，出血量少，术后功能恢复更快更彻底，住院时间和费用更低。在另一方面，微创 UKA 需要更长的学习曲线以掌握各种技巧。由于术中视野有限，所以如何使假体植入准确的位置和完整去除多余骨水泥变得尤其重要。日益更新的器械和假体设计使得该手术更加合理更加标准化，手术切口也更小。未来的发展应包括导航系统的使用以帮助手术医生准确植入假体和调整力线。

（邢文钊）

第二节　微创单髁膝关节手术

过去几年的情况表明人们又重新对各种形式的单髁膝关节成形术（UKA）产生了兴趣。在1990年以前，大多数的外科医生认为UKA手术是一种用途有限的手术，适应证很少而且假体存留率比全膝关节置换术（TKR）低。当大多数的医生面临需要为膝关节患者选择手术方案而患者的病情又未发展到需要进行TKR手术时，他们会倾向于选择其他手术方案，例如胫骨高位截骨术（HTO）。传统的UKA手术的显露与TKR相同，两者的并发症也相似。LKA手术的拥护者认为UKA相对于TKR是一种具有吸引力的手术方案，因为术后膝关节功能更接近生理状态，而且保留了交叉韧带，骨量的丢失也更少。尽管有这些优点，但是大多数骨科手术医生仍普遍采用HTO或简单的关节镜清理术。从20世纪90年代中期以来，由于微创技术明显降低了UKA的手术并发症，所以与HTO和TKR相比，UKA手术逐步得到人们的青睐。公众对HTO的接受比较有限，而关节镜冲洗和清理术用于治疗关节炎的效果又不一致。人们对并发症少且能为今后的手术留有余地的关节成形术重新产生兴趣，这些都使得骨科学界再次对UKA在全面治疗膝关节中的作用产生了新的期待。

一、单髁关节成形术的历史

在20世纪50年代早期，Mckeever和Elliot提出了膝关节炎分阶段进展的概念。Mckeever用他设计的全金属胫骨假体作为膝关节炎的一种阶段性治疗方法。MaIntosh也报道了他采用胫骨假体治疗内侧间室病变的结果。这两种假体都仅处理了胫股关节中的胫骨侧。与当时其他一些手术方式相比，随着手术医生认识到这种手术的更多保守性质和早期的高成功率以及低并发症发生率，人们对这种阶段性治疗方法的兴趣日益增长。

Marmor在1972年报道了他发明的Marmor组配式膝关节假体（Richards）。这种假体系统的独特之处在于将全聚乙烯胫骨假体置入胫骨骨质中且边缘与骨皮质齐平。当时在美国使用的UKA假体还有多轴心膝关节，而在欧洲使用的是St·Georg Sled膝关节（Waldemar林克·汉堡）。多轴心膝关节假体中股骨和胫骨假体分开设计的理念后来发展为双髁设计，例如Freeman－Swanson假体（英国国立研发公司）。尽管UKA被视为治疗膝关节炎的方法之一，但是它的普及程度却未能跟上TKR的步伐。早期UKA假体的一些问题包括：聚乙烯磨损过快，假体位置不当和髌骨撞击。多轴心UKA假体更易发生聚乙烯磨损，原因是它采用了凹槽设计且活动功能相对受限。由于自身设计和制造的缺陷，Marmor一类的组配式假体易发生髌骨撞击。很多的报道认为早期假体失败是由于患者的选择，假体的设计或手术中的技术失误造成的。出于上述诸方面和其他原因的考虑，人们对UKA手术的兴趣日减并转而接受TKA用于膝关节炎的手术治疗。尽管UKA单髁假体在美国的应用有一定的进展，但UKA手术在欧洲更普及。法国的Phillipe Cartier介绍了用于UKA手术的特殊器械。一些改进设计的假体获得了接受和认可。在瑞典膝关节登记系统和许多独立发表的文献中有关于使用 Endo Link，Marmor/Richards，Repicci Ⅱ型（Biomet Warsaw IN），Brigham，Oxford，Duracon，Alligretto，Miller－Galante 以及 PFC Uni 假体的长期随访结果。一些选择性的研究表明 UKA 的假体存留率与 TKR 假体相当。然而，大多数对 UKA 假体存留率的研究显示，在 UKA 假体使用频繁的前提下，假体的 10 年存留率接近 90%，而在 10 年以后翻修率增加。

Repicci 在 1991 年介绍的微创 UKA 手术技术再次将 UKA 手术推到骨科学界争论的前沿。通过将手术切口缩小到 7～10cm，UKA 手术避免了损伤伸膝装置。在加快术后恢复，缩短住院时间，降低物理治疗需要的同时，MIS 技术使得 UKA 的围手术期并发症显著减少。微创 UKA 手术为有严重关节病变而又需为今后的手术保留重要的解剖结构的门诊患者提供了一种手术解决方法。大多数的 UKA 系统得到了改进以完全适应微创手术技术的要求。

二、假体设计

UKA 的假体设计大多数可以按三种类型划分。它们是表面置换型、半全膝关节型以及活动承重垫型。在过去的几十年里，这三种假体设计都不断在组配方式和配套器械方面取得了进步。

表面置换型假体系统试图以最小的截骨量去除病变的骨结构。使用电锯时截除最少或尽可能少的骨量，而尽可能多地保留宿主骨骨量。这种类型的假体包括 Marmor 假体，St. Georg Sled 假体以及 RepicciⅡ型假体。这些假体通过修复关节缺损和使之前松弛的韧带恢复到合适的张力来恢复关节力线（图 10－16）。表面置换型假体设计的着重点在于保留骨量。

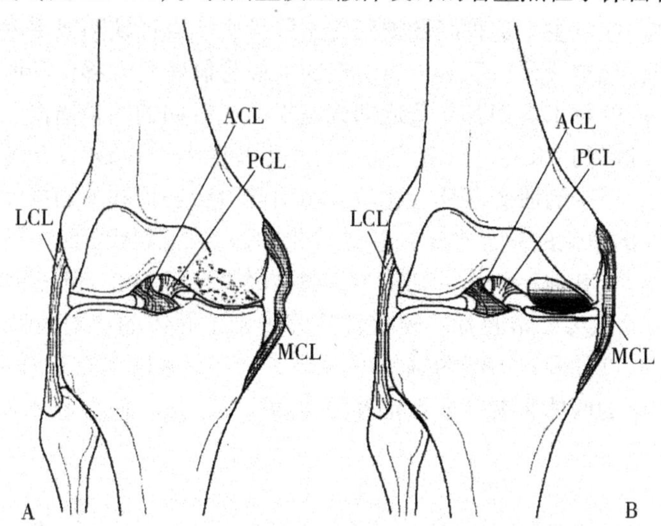

图 10－16 （A）内侧间室病变（膝关节骨关节炎）存在 MCL 和 ACL 松弛；（B）通过 UKA 手术恢复合适的韧带张力和力线

半全膝关节型 UKA 假体实际上是将 TKR 的原则应用在关节的一部分。通过髓内定位器械完成对股骨的前方和后方以及斜面截骨，而这些器械的使用是依据模板和术前影像学测量确定假体安放垂直于力学轴线。胫骨截骨也是在定位器械引导下用电锯完成的，并将假体置于中立位。优先考虑的是假体相对于力学轴线的最终位置，而不是保留骨量。

Goodfellow 在 1978 年介绍了他发明的牛津活动承重垫 UKA 假体。在 1988 年发表的最初的文献里，这种假体用于存在 ACL（前交叉韧带）缺失的膝关节时失败率较高。半月板承重垫脱位是这种假体的独有并发症，特别是在置换外侧间室时，这种情况的发生率高达

10%。研究小组报道在这种假体用于置换内侧间室时的10年假体存留率为97%。然而，Knuston等报道在一项多中心研究中这种假体的4年翻修率为10%。牛津假体在胫骨截骨后使用髓内夹具和磨钻系统进行股骨截骨。现在，有几种活动承重垫的UKA假体可供选择。

UKA假体设计的进步带动了器械和截骨板的设计改进，而这又使手术操作的可重复性得到了极大提高，从而改善了手术效果。在历史上，这种情况并不常见。Lindstrand等回顾了在瑞典登记的3 777例初次UKA手术的多中心统计数据。结果表明：表面置换型假体（包括Marmor假体和St. Georg似体）的效果明显优于PCA电锯-截骨型。PCA型的股骨假体松动导致术后5年翻修率为15%，而Marmor假体和St. Georg假体的翻修率分别为5%和7%。作者认为假体设计和进行PCA手术所需的学习曲线较长可能是造成高翻修率的原因之一。聚乙烯磨损加快在PCA组也比较明显。

根据瑞典膝关节登记库的数据，半全膝关节假体和表面置换型假体在术后5年的翻修率都可高达20%，这也表明没有任何假体或器械能弥补在选择患者或使用UKA技术中的错误。手术医生的经验对UKA的假体存留和临床效果有很大的影响。

UKA假体中的绝大多数是骨水泥型假体。这是由于多孔表面骨长入型假体设计所带来的假体松动问题非常严重。一些多孔表面UKA假体的术后2年失败率高达39%。羟基磷灰石（HA）表面涂层在一些欧洲设计的假体上得到采用，但未得到普遍接受。股骨假体断裂的现象在未提供足够股骨假体厚度或缺少边翼加强的UKA假体系统中可以遇见。髌骨撞击也是一个潜在问题。在过去，这种问题被归咎于股骨假体设计缺陷或手术时的技术失误。更多最近的研究表明，包括股骨后髁截骨过多造成的股骨假体前方移位和股骨假体相对于滑车沟的位置不合适在内的技术失误都能造成即刻发生的或后期的髌骨撞击。在历史上，由于髌股关节症状而需要翻修的UKA的比率极低。聚乙烯厚度小于6mm或金属底座复合薄聚乙烯垫与早期失败有关。过窄的股骨假体会比较容易引起边缘磨损和前面提及的假体断裂。

很多关于UKA的争论的焦点在于：胫骨截骨和最终的假体位置。一些作者相信应采用力学轴确定假体位置。其他一些作者则认为应根据胫骨自身的解剖形态和干骺端轴线确定胫骨假体位置。Repicci认为保留胫骨的硬化骨层应优先于假体的绝对位置，而且如果有利于保留硬化骨层，则轻度的胫骨力线内翻是可以接受的。手术医生在进行UKA手术时必须认识到他们选用的特定的假体系统有各自推荐的合理假体位置，而且假体系统之间存在差异。

三、解剖

在评估关节炎的病变部位时，可以将膝关节视为由10个部分构成（图10-17）。三个解剖间室是：内侧间室，外侧间室和髌股间室。四个主要的韧带结构是：前交叉韧带（ACL），后交叉韧带（PCL），外侧侧副韧带（LCL），内侧侧副韧带（MCL）。软组织结构包括两侧的半月板和一个软组织鞘。内侧间室骨关节炎在早期主要破坏这些结构中的两个——内侧间室和内侧半月板，同时还影响ACL和MCL的张力。在关节炎的早期阶段，膝关节的其余6个部分的功能不足，但基本上是完整的。更常见的情况是胫骨平台和股骨髁的前内侧关节面的骨硬化比较明显。解剖结构的缺损，例如，伸膝间隙有关节软骨缺失而相应地在屈膝间隙没有关节软骨缺失就会造成伸膝间隙有6~8mm的松弛度，而屈膝间隙也相应地有一定的松弛度。此时内侧半月板常发生部分破裂或完全破裂。患者在行走时出现力线内翻和外侧推挤，原因是关节表面不对称和ACL、MCL松弛。对大多数患者而言，这一阶段的关节炎相对稳定而且可以对症状和病变进展做出预测。当关节炎病变稳定时，仅有 20% 的关节需要重建，而此时大多数患者的 TKR 手术的时机尚不成熟。关节表面的骨发生弹性形变会造成患者负重时疼痛，而半月板破坏会造成力学症状，韧带松弛会造成关节不稳感。此时，UKA 手术主要处理关节表面病变，恢复解剖力线以及恢复 MCL 和 ACL 的合适张力。由于微创 UKA 手术还避免了破坏髌上囊，所以术后对规范的物理治疗的需要也显著减少。当使用微创手术技术进行表面置换型假体的 UKA 手术时，可以最大限度地保留骨量并且使软组织的创伤最小。

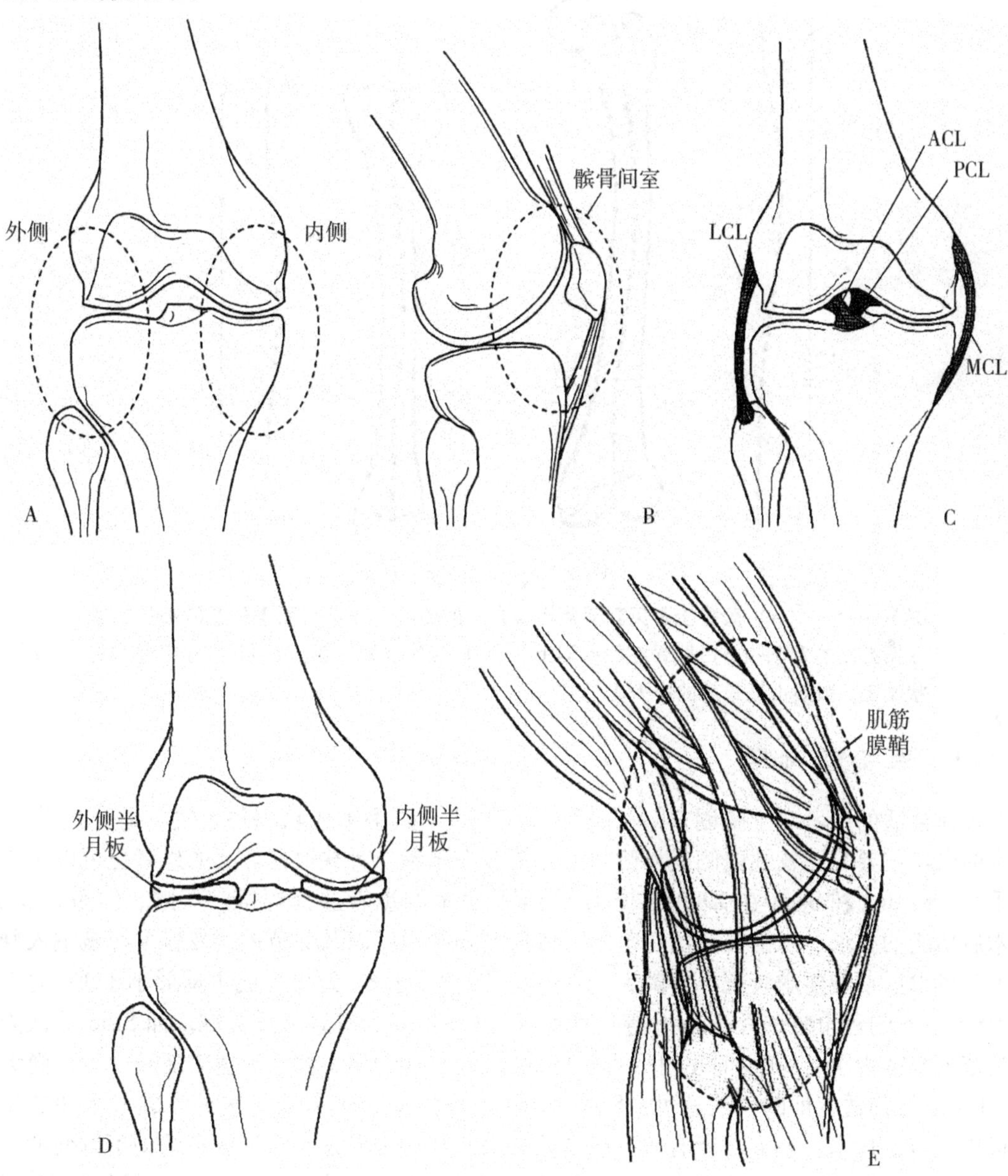

图 10－17　将关节分为 10 个部分以评估关节累及范围（A、B）三个解剖间室：内侧、外侧和髌股间室；（C）四个主要的韧带结构：ACL、PCL、MCL、LCL；（D、E）软组织部分包括两个半月板和一条软组织鞘

内侧间室关节炎病变进展时可出现明显的膝内翻畸形。胫骨内侧骨质增生可以代偿内翻畸形。Kapandji 证明膝关节应力传递遵循 Euler 定律，即柱状物的偏心负重行为定律。在冠状面，股骨上段向外弯曲，到了膝关节水平时变为向内弯曲，到了胫骨干时再度向外弯曲（图 10－18A～D）。当内侧间室的关节炎缓慢进展时，膝关节的内翻成角逐渐加大，胫骨平台内侧增生以对抗逐渐增大的内翻应力。微创 UKA 手术保留了这种支撑结构，它可以为嵌入放置的胫骨假体提供边缘支撑作用。

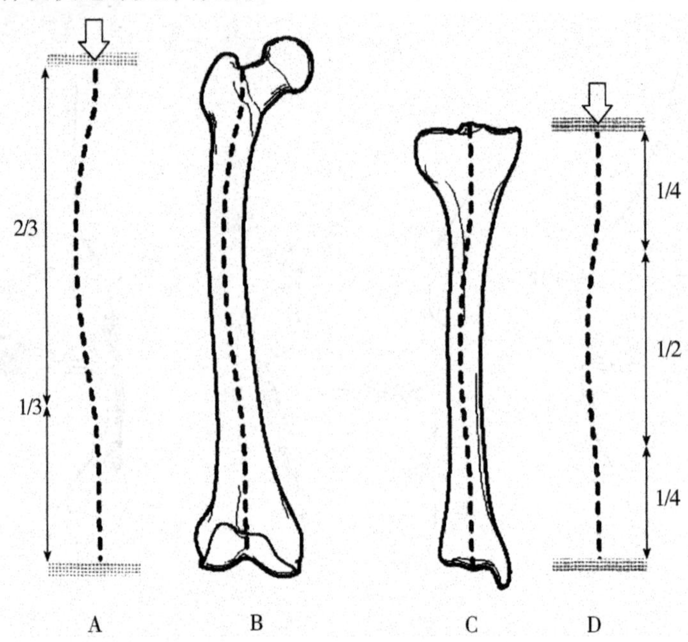

图 10－18　（A）股骨上可见到两条相反方向的曲线，在冠状面上位置较高的曲线占据弧度的 2/3；（B）股骨在额状面上；（C）胫骨在冠状面上；（D）在胫骨的冠状面上，弧线占据长度的中 1/2

四、患者的选择

选择合适的患者对于微创 UKA 和标准切口 UKA 的手术成功都很关键。适合接受 UKA 手术的患者主要是原发性内侧或外侧间室骨关节炎患者，骨缺血性坏死的患者也可以接受这种手术。Kozinn 和 Scott 在 1989 年提出了 UKA 手术的患者选择标准。年龄、体重、职业、对术后功能的要求、术前关节活动范围，成角畸形的程度以及关节内病变程度都被纳入判断标准。对术后功能要求较低、年龄大于 60 岁、体重小于 82 公斤且成角畸形小于 15°的患者是 UKA 手术的理想候选者。Stern 等估计大约有 6% 的患者符合上述标准。而 Sisto 等认为将年龄范围放宽为 48～80 岁时也可取得较好的效果。目前 UKA 的手术适应证被放大，尚无关于 UKA 的最佳适应证的一致意见。Scott 将 UKA 称为年轻患者的初次关节成形术和老年人的最终关节成形术，但应对所有候选患者认真筛选和仔细考虑。必须区别活动不方便的关节炎患者和有功能障碍的关节炎患者。因关节炎而活动不方便的患者是 UKA 的最佳适应人群。大多数的这类患者仍在休闲或工作中保持较大活动量。他们关注的是减轻症状并且避免或推迟进行 TKR 手术。因为关节炎症状而有功能障碍的患者通常更适合接受 TKR 手术。

大多数规律做 UKA 的手术医生将 40 岁及 40 岁以上患者视为 UKA 手术的可能候选者。

当然，年轻且活动量大的患者比年龄大的患者可能更早地需要翻修手术。在选择患者时必须考虑体重因素，但不必将体重大于 250 磅者视为禁忌证。膝关节活动范围至少应为 10°~100°，术前的 ROM 会影响术后的 ROM。屈曲挛缩在 UKA 术后可得到轻度的改善，但仅有几度的变化。不推荐 UKA 手术用于重体力活动者，例如石匠，和期望从事经常高强度搬运重物工作的患者。

负重位 X 线片是选择 UKA 手术患者的关键因素。应采用 Ahlback 分型对内侧间室病变的进展进行分级，而且这种分级有助于选择适合微创 UKA 手术的患者。Bauer 等将内侧间室病变进展划分为轻度关节间隙变窄（Ahlback 1 级）直至严重的关节磨损伴有股骨髁间撞击和外侧关节间隙消失（Ahlback 5 级）。大多数接受微创 UKA 手术的患者的负重位 X 线片上的表现应为 Ahlback 2 至 3 级，但 Ahlback 4 级的患者经过挑选也可接受 UKA 手术。

Ahlback 1 级和 5 级的患者不应接受 UKA 手术。内侧间室病变患者的术前站立位 X 线片上胫股关节的解剖力线呈平均 6°的内翻。对侧位片和髌股关节 X 线片亦应进行评估。在 Merchant 投照位上出现外侧髌股关节硬化伴关节间隙消失是 UKA 的禁忌证。

感染性关节炎也是 UKA 的禁忌证。大多数医生认为一些软骨钙质沉着病（假痛风）患者可以接受 UKA 手术，但一些医生却将其视为 UKA 手术的相对禁忌证。手术医生必须通过病史和体格检查对髌股关节进行评估。有明显髌股关节症状的患者最好接受 TKR 手术。ACL 缺失的患者必须在手术前进行仔细评价，因为每一个患者的功能要求和期望值都不一样。传统观点认为 ACL 缺失是 UKA 的禁忌证。这种观点对于活动承重垫的 UKA 手术是正确的，尤其是外侧间室病变者。UKA 并非对于所有 ACL 缺失且有内侧间室病变的患者都是禁忌证。年轻的 ACL 缺失患者在 50 岁或 60 岁时，如果希望恢复一些体育活动，如滑冰或垒球，可以考虑同时或分期接受 ACL 重建手术和 UKA 手术。然而对于这类患者必须十分谨慎，因为诸如跑步和跳跃之类的活动会降低 UKA 假体的使用寿命。所有 UKA 术后最好参加以下这些活动：行走，游泳，骑自行车，网球双打运动和高尔夫。经常久坐的患者想参加例如高尔夫或保龄球之类的运动，在内侧间室 UKA 术后的功能通常比较好，尽管他们有 ACL 缺失。内侧间室骨坏死的患者通常缺少足够的硬化骨以支撑内嵌的全聚乙烯胫骨假体。这类患者最好使用有金属底座的组配式胫骨假体。金属底座的胫骨假体由边缘的皮质骨进行支撑，而在胫骨内侧平台骨关节炎患者中则是由前内侧的硬化骨对假体提供支撑。外侧间室重建时最好也使用组配式胫骨假体，因为胫骨外侧平台的解剖结构不适合采用内嵌植入手术技术。

五、手术技术

（一）内侧内嵌截骨的微创 UKA 手术

在全麻，腰麻或区域麻醉诱导满意后，将患者的小腿用持腿装置固定好并缚上止血带，压力设定为 300mmHg。患侧膝关节及小腿不铺巾，将手术床的尾端折叠。通过内侧入口插入关节镜以评估外侧半月板和关节表面，同时应注意内侧间窜的破坏情况和 ACL 状况。如果对这些解剖结构的探查表明适合 UKA 手术，则在髌骨内上缘开始做一个 7~10cm 长的皮肤切口向远端延伸并连通关节镜入口。通过髌旁内侧切开关节，在切口的近端将股内侧肌的髌骨附着部剥离约 2cm。如果有必要可用矢状锯切除髌骨内侧 2~3mm 的骨赘以改善对股骨髁的显露。用矢状摆锯截除股骨后髁约 5mm，插入斯氏针以便随后使用关节撑开器，这样可以改善胫骨平台的直视效果。使用高速磨钻/摆锯截除胫骨和骨赘，截骨厚度为4～5mm，此时形成的截骨面就可用于植入RepicciⅡ型内嵌式全聚乙烯胫骨假体。截骨时须注意不要穿透硬化骨层。注意保留边缘2～3mm的骨和骨赘以为后续稳定假体做准备。这个边缘环的高度应向内侧下降，到了后方又升高。这样就可以符合胫骨内侧凹面的特点和骨赘的分布情况。

用高速磨钻截除股骨髁约2～3mm的骨和骨赘。选择合适的股骨截骨板，钻孔以备安放截骨板。

用亚甲基蓝标志胫骨侧的硬化骨，以及在完全伸膝位和屈膝位该硬化骨在股骨髁的相对应接触部位，这样就可以确定假体在股骨髁上的内－外侧方向位置。用高速磨钻在亚甲基蓝标志的部位开槽以便植入带鳍的股骨假体。用摆锯切除股骨内侧的骨赘。试行复位膝关节以检查关节活动范围和软组织平衡。伸膝或屈膝受限表明截骨不够，还需再进行股骨侧和/或胫骨侧截骨以便假体在伸屈膝时合适。用脉冲冲洗和抗生素生理盐水冲洗干净后，用纱布擦干截骨面和骨床，用骨水泥固定最终的假体。在髌上囊，股骨髁后方和股骨胫骨表面放上海绵敷料以保持表面干燥且有助于移除骨水泥。刮除后方隐窝的多余的骨水泥，植入胫骨假体后、放置股骨假体前应用一窄的神经钩刮除假体周缘多余的骨水泥。放置好股骨假体后，用口腔刮匙或类似的器械刮除假体周缘多余的骨水泥。放松止血带，用电凝仔细止血。在关节囊外侧放置一根引流管并通过一个皮肤戳口引出体外。用0号薇乔缝线（爱惜康公司Somer－ville，NJ）缝合关节囊，用0#聚丙烯纺织纤维缝线皮内缝合和Steris－trips关闭皮肤切口。切口环形冰敷，使用间歇充气加压装置预防深静脉血栓，在出手术室前还应以膝关节支具制动。

在内侧间室UKA手术中还可使用电锯对胫骨侧进行截骨。此时截骨所使用的解剖器械与TKR手术中所使用的相似。一些手术医生认为使用电锯进行截骨更容易，但这样会以牺牲胫骨内侧平台的支撑结构为代价。胫骨内侧截骨时使用电锯会造成节段性骨缺损，而这又会使今后的翻修手术更困难。大多数允许在用电锯进行胫骨截骨后再行植入的胫骨假体设计都有支脚或支柱以便插入胫骨近端的骨中。假体与截骨面之间的骨水泥层会在今后翻修时加重骨量的丢失。因此，电锯截骨后使用带有支脚的假体不是真正意义上的微创技术，而且如果今后需要翻修，则不太可能仍采用初次TKR的手术技术。在对因UKA手术中使用电锯进行胫骨截骨造成的胫骨节段性骨缺损进行翻修手术时，通常需要使用胫骨楔形垫且需使用后方稳定型假体，如果胫骨内侧骨量丢失过大，甚至有可能使用限制型假体。

（二）外侧组配式假体的截骨

在解剖结构分布和使用的手术技术方面，外侧间室病变都不同于内侧间室病变。内侧间室病变是伸膝间隙的病变。股骨内侧髁的承重部分和胫骨平台的前内侧部分是最先发生关节软骨丧失和出现硬化骨的部位。微创UKA手术重建内侧间室时使用胫骨的硬化骨层以支撑内嵌植入的全聚乙烯胫骨假体。内侧胫骨平台的凹面形解剖结构使其符合内嵌植入技术（图10－19），而外侧间室的解剖形态差异很大。股骨外侧髁通常发育不良，而胫骨外侧平台则为凸面。胫骨外侧平台呈凸面使内嵌技术表面置换面临两个难题（图10－20），首先胫骨外侧平台后方骨量不足，而胫骨关节面本身又存在后外侧关节面向下的斜坡。充分的内嵌截骨会破坏安放假体所需的硬化骨和假体放置的稳定性。第2个问题是在屈膝位截骨时胫骨外侧平台存在着旋转。当屈膝时，胫骨相对于股骨向内旋转。在屈膝时，股骨外侧髁与胫骨平台接触的部位比内侧髁与平台的接触部位更靠后，因此，外侧平台采用内嵌截骨并不能使假体充分覆盖胫骨后方，而且当极度屈膝时，股骨髁会滚到内嵌植入的胫骨假体的后方。解决这个问题的办法是使用带金属底座的胫骨假体，从而将胫骨聚乙烯将关节后方覆盖。这样可以确保假体之间在整个关节活动范围内的接触平衡并避免后方磨损而且还可以保证假体的稳定。

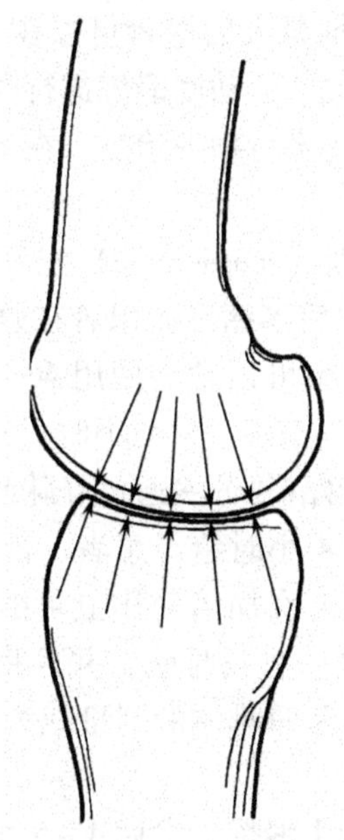

图 10－19 胫骨内侧平台呈凹面加大了关节的活动度

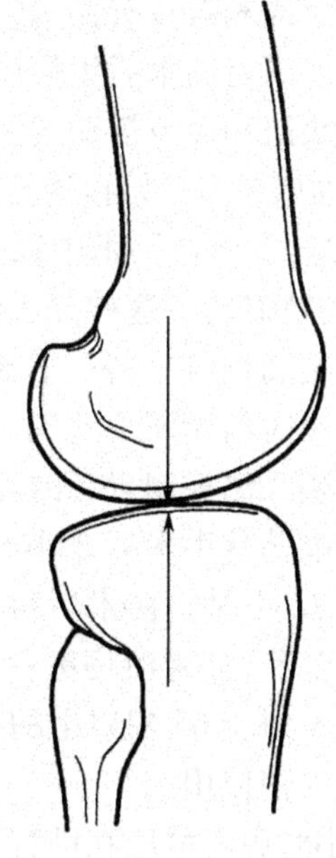

图 10－20 胫骨外侧平台呈凸面，能增加外侧间室的活动度

外侧间室 UKA 也需使用持腿器和止血带，而且患者的体位与内侧间室 UKA 相同。与内侧间室 UKA 手术相同，患侧膝关节及小腿不铺巾对于手术很关键，手术床的尾端折叠。手术医生的视线与膝关节平齐。在外侧关节线上戳一个口，插入关节镜以评估 ACL 和内侧间室的状况。ACL 缺失是外侧间室 UKA 手术的禁忌证。从髌骨外上缘做一切口向下延伸至外侧关节线下方，切口长约 7～10cm。使用髌旁外侧切口打开关节，用摆锯切除髌骨外侧边缘 4～5mm，这样可以显著改善对股骨外侧髁的显露，但并不是所有的手术中都需如此。由于股骨外侧髁通常发育不良而且病程本身对屈膝间隙的影响大于对伸膝间隙的影响，所以股骨后髁的截骨比内侧间室 UKA 手术困难。用摆锯截除股骨后髁约 2～3mm 厚，插入斯氏针以便后续使用关节撑开器。平行于胫骨解剖轴线放置力线引导截骨板。用摆锯进行胫骨近端截骨，截骨平面应恰好通过胫骨外侧平台的硬化骨层。用摆锯从在胫骨外侧髁间棘外侧进行第二次截骨－矢状面截骨。这样使胫骨的移除更简单。测量尺寸以选择合适的带金属底座的胫骨假体试模。通过试模可以明确胫骨假体支脚和鳍的位置。用光滑的 4.5mm 圆形磨钻钻出固定支脚的孔，用有裂隙的磨孔开槽以供插入假体的鳍。

股骨截骨的方法与内侧间室 UKA 手术相同。试行复位以选择植入合适的组配式胫骨假体的聚乙烯垫。先用骨水泥固定胫骨假体，再固定股骨假体。刮除关节后方多余的骨水泥后最后植入胫骨聚乙烯垫。

植入假体后，放松止血带，用电凝仔细止血。使用与内侧间室 UKA 相同的方法关闭切口。外侧间室 UKA 手术后，拆线时间推迟至术后第 14 天，因为软组织覆盖不如内侧间室

UKA 那么可靠。

六、术后镇痛和治疗方案

术后镇痛是微创 UKA 手术的一个重要部分。在对患者进行术前教育时就应开始进行有效的镇痛。接受了术前教育且有详细的术后镇痛用药剂量表的患者可以在 UKA 手术后当天出院。手术医生应对患者的术后镇痛用药方案和术后关节活动度锻炼进行回访。应指导患者每天进行 3 次股四头肌和关节活动度锻炼以替代正式的术后物理治疗。在术后 8 天屈膝活动范围没有达到 90°的患者应开始接受正式的物理治疗。

Repicci 镇痛方案中结合了术中以 0.25% 丁哌卡因（sensorcaine）浸润软组织和口服药效可维持 12 小时的镇痛药。这种方法极大地减轻了术后疼痛，使患者在复苏室就能立即舒适地开始进行直腿抬高训练。每一名患者的每一侧手术可以常规使用 40～60ml 丁哌卡因。手术完成前 1 个半小时给予每名患者 30mg 酮咯酸氨丁三醇，5 个小时后进行第 2 次给药。如果使用这种方法仍无法控制患者的疼痛，则可以在麻醉复苏室通过静脉或肌肉注射盐酸二氢吗啡酮。口服镇痛药从手术后 3 小时开始给予。每 4 小时给予患者一次 400mg 布洛芬和 5mg 氢可酮并持续 72 小时。在术后每 24 小时内可有 1 次加倍使用氢可酮。对于禁忌使用 NSAIDS 类药物的患者，如胃溃疡患者可以不给予盐酸二氢吗啡酮，并且将布洛芬换为罗非昔布，每天用 1 次。对于 65 岁以上的患者应将盐酸二氢吗啡酮的剂量减为 15mg，对于肌酐大于 1.5 的患者应取消使用。

手术后 3～4 小时患者就应在助行器帮助下开始行走锻炼。术后 4～5 小时在患者出院前拔除引流管。手术医生应指导患者在术后 72 小时后根据需要将布洛芬和氢可酮用量减为每 4～6 小时 1 次。

七、避免并发症

很多与 UKA 早期失败有关的问题是可以避免的。合理的术前评估对于确保 UKA 手术的成功极为重要，而许多住院医生培训计划中并没有训练骨科医生这方面的技术。在使用微创技术进行 UKA 表面置换时最常见的错误是对胫骨表面过度截骨。如果硬化骨层被破坏，则聚乙烯假体会沉入胫骨近端。保留硬化骨层是十分关键的，如果胫骨假体的位置轻微内翻有助于保留硬化骨，则该位置是可以接受的。另一个经常发生的错误是胫骨假体尺寸偏小。如果出现这种错误，则在屈膝时股骨假体会后滚至胫骨假体后缘，其结果是手术早期失败。通过仔细完整地切除内侧半月板和在开始截骨前认真确定胫骨的后缘是可以避免出现这种错误的。从后向前完成内嵌截骨，这样可以在维持后方边缘的同时确保胫骨截骨面的充分覆盖。环形的皮质骨边缘有助于对抗剪切应力，并可为骨水泥套的交锁固定提供更多的表面积。持续进展性关节炎患者的胫骨边缘呈椭圆形，此时胫骨边缘的前方和后方更高，因为这些部位的骨赘更多。当患者内侧间室的退变更加严重时，胫骨边缘的高度会下降，或者变得平整，而且硬化的骨床会位于胫骨最内侧的部位。

在开始截骨时，加大股骨后髁的首次截骨量会造成屈膝间隙松弛，应避免发生这种情况。在首次截骨时会发生截骨不足的错误，大多采用的方法是：在选择股骨夹具的尺寸时，用圆形磨钻通过调整伸膝表面和屈膝表面实现对截骨平面的调整。这种方法可以为股骨假体提供更准确的匹配和更好的屈－伸间隙平衡。股骨后髁截骨量过大也是造成髌骨撞击股量假体的潜在因素。

如果没有对骨水泥技术予以足够的重视，则在 UKA 术后的任何时期都会出现游离体。在骨水泥固化前合理地放置海绵块可以保证界面干燥并且有助于刮除骨水泥。干燥的海绵块应被放置在髌上囊和股骨髁后方。在胫骨表面和股骨支脚孔及鳍槽中可以塞入浸有肾上腺素的纱条以减少出血。弧形神经钩可用于检查胫骨假体后方的隐窝以确保没有多余的骨水泥残留在关节内。高出假体关节面的残留骨水泥会在术后形成游离体并出现临床症状。

很早以前人们就已经注意到：内侧 UKA 假体尺寸过大会造成外侧间室应力增大并进而导致外侧间室症状加重和外侧间室失败。而这些最终造成需要用 TKR 进行翻修。手术医生必须注意避免对初始畸形的过度矫正。然而，最近的报道也表明对初始畸形的矫正不足也会造成结果较差。要达到良好的 UKA 手术的临床效果就必须注意避免过度矫正和矫正不足。假体位置不合适会造成假体力线不良和胫股关节半脱位。

隐神经炎是很少见但却很麻烦的并发症。UKA 术后 4～6 周患者会出现内侧关节线周围软组织敏感性过高，而又没有关节内病变的证据。局部使用麻醉膏药和口服 4～6 周的阿米替林通常有助于缓解或消除症状。其他一些外科医生推荐局部连续注射局麻药物以控制症状。

UKA 的感染发生率低于 TKR，而处理原则与 TKR 相同。对于术后早期的感染，如果致病菌为低毒力的，可以通过冲洗，清创和静滴抗生素进行治疗保留假体。手术后 30 天发生或高毒力致病菌的感染的最好治疗方法是：取出假体，植入带抗生素的填充物，静滴抗生素，一旦 C－反应蛋白和 ESR（血沉）恢复正常就进行 TKR 翻修手术。在翻修手术前至少应静滴抗生素 6 周，而静滴 12 周则可以更好地确保消除感染。

一些特定类型 UKA 假体带来了一些特殊的并发症。胫骨过度截骨破坏了硬化骨层，当使用内嵌式胫骨假体会造成假体下沉。如果假体尺寸偏小则更容易出现这种并发症。术中胫骨平台骨折多发生在植入带支脚的胫骨假体时。内侧副韧带断裂会发生在使用半全膝型 UKA 假体时过度松解内侧软组织。半月板承重垫脱位是活动承重型假体的独特并发症。

与 TKR 不同，微创 UKA 手术时可以不使用预防深静脉血栓的药物。使用手术器械不进入髓腔的 UKA 假体系统，使栓塞的危险降至最低。Repicci 的方案中使用动力加压袜直至患者在术后 3 小时开始行走为止，此后不再继续使用该装置。仅在手术侧下肢持续使用膝关节高弹力 TED 袜 4 周。

八、术后随访

在 UKA 术后，大多数患者应按照时间表在术后 1 周，6 周和 12 个月进行随访。术后 1 周和 12 个月随访时应常规进行 X 线片检查。

在 UKA 术后随访时，胫骨假体的骨－骨水泥界面出现透亮线是很常见的，但这并不是松动的确切征象。Rosenberg，Cartier 和 Romanowski 都发现在无症状的患者中这种情况的发生率较高。UKA 术后的良性透亮线最常见于胫骨假体，而且通常仅在一个投照角度可见这种透亮线，并且不会继续进展，其宽度通常不到 2mm。对于这种透亮线的意义有很多争论。目前尚不清楚这种透亮线是否是由于最终造成假体失败的微动造成的，亦不清楚这些透亮线是否是位于骨水泥深面新生的皮质骨。大多数手术医生认为透亮线的出现是一种偶然发现，如果随着时间推移并没有出现进展则可以不必过于关注。

一些患者还可能在 UKA 术后出现鹅足滑囊炎，这也是引起患者和医生共同关注的常见原因。在一些报道中这种情况的发生率高达 12%。患者表现为触摸内侧关节线部位时有明显的压痛，而在 X 线片上无明显异常。局部注射皮质类固醇和口服 NSAIDS 类药物大多能取得较好的效果。

九、微创单髁膝关节成形术作为初始治疗的优点

微创 UKA 是治疗内侧间室骨关节炎的一种方法。其他一些常用的方法包括关节镜清理术，截骨术和全膝关节置换术。关节镜手术治疗膝关节骨关节炎的效果比较不一致。患者常常对术后较短的时间出现症状复发感到十分失望。胫骨截骨术常合并严重的围手术期并发症且手术的效果仅能维持到中期。低位髌骨和/或截骨后出现的胫骨近端旋转畸形会使今后的 TKR 手术十分困难。膝关节内翻畸形进行胫骨高位截骨术后会出现美观方面的后遗症，而许多女性患者对此十分不悦。TKR 用于治疗单间室病变的效果十分良好而且结果具有很高的预测性。已经有文献报道了年轻患者的 TKR 术后的长期假体存留率，但如果 40、50 岁的患者接受了 TKR 手术则今后必然要进行翻修手术。由于很多医生和患者看到了 UKA 手术对于希望避免或推迟 TKR 手术的患者是一种替代性的初始治疗方法，微创 UKA 手术的患者选择标准正在扩大。

与截骨术或 TKR 相比，微创 UKA 手术的优点包括：并发症更少，住院时间更短，术后恢复更快，对物理治疗的需求更低。选择假体对于微创 UKA 而言十分重要。一些假体需要完全显露关节以便放入器械而且截骨量较大。手术医生必须意识到微创技术并不是仅指手术切口小而已！UKA 假体强调截骨量尽可能最小化并为今后的关节成形术尽可能地保留解剖结构。由于不到 30% 的膝关节表面被置换，所以 UKA 的最终结果是通过有限的关节成形术比 TKR 更多地保留了本体感觉。

接受 UKA 手术的患者保留了更多的关节本体感觉反馈功能，其结果是这些患者比接受 TKR 手术的患者更能维持正常步态。Chassin 等发现 UKA 手术患者和 TKR 手术患者在步态方面存在显著的差异。股四头肌逃避步态是指膝关节股四头肌力矩减小时出现的步态。正常人群中出现这种步态的比率约为 16%，而在 ACL 缺失的患者中十分常见。UKA 术后，约有 20% 的患者在行走时出现股四头肌逃避步态，与之对应的，TKR 术后患者出现这种情况的比例为 46%。仅有 23% 的 TKR 术后患者出现双相步态，而 UKA 术后患者中出现双相步态的比率为 70%。对照组中有 79% 的患者有正常的双相步态。UKA 组和对照组在步态方面的差异没有统计学意义。

微创 UKA 作为一种初始的关节成形手术可以缓解疼痛，恢复下肢力线和改善功能且并发症最少，并且不会干扰今后的 TKR 手术。UKA 术后患者的满意度常高于 TKR 术后患者；而且前者的关节活动范围也比后者大。微创 UKA 手术避开了髌上囊和股四头肌腱，而且避免了髌骨翻转脱位。这些都显著地减少了术后疼痛并降低了对正规物理治疗的需要。

内嵌式全聚乙烯胫骨假体的使用保留了胫骨内侧平台的支撑结构，这样可以在需要翻修时，允许使用初次全膝关节置换的假体而不是翻修假体。通过电锯截骨的 UKA 假体设计牺牲了胫骨内侧平台的支撑结构，而且这些假体常常带有用于固定假体的支脚或鳍，这些装置

在今后取出假体时会破坏更多的胫骨骨量。这样一来，在改行 TKR 时必须使用有楔形金属垫的胫骨假体。

十、小结

微创 UKA 在治疗单独的内侧或外侧间室膝关节炎时是一种可靠且有效的方法。它减少了并发症，是一种使患者满意的手术方法。它改善了功能并且比 TKR 手术更具价格优势，原因在于它降低了假体费用和住院费用，它所需的输血机率更低，并发症的发生率更低，而且降低了术后康复及出院后物理治疗的需求。其他的经济学优势包括：在对表面置换型单髁假体进行翻修时，多数患者可以使用初次全膝关节置换假体，从而有效地降低了对昂贵的膝关节翻修假体的需求。UKA 假体的使用寿命较为有限。手术医生应告知年轻强壮或活动量大的患者，他们的假体的有效使用时间可能小于 10 年，这是大多数患者的经验。如果是年龄大或活动量较小的患者，则单髁假体的功能良好情况可能维持 12 年或更长的时间。微创 UKA 对手术技术的要求较高，如果术前没有接受适当的教育，则很可能发生早期失败。常规进行 UKA 手术的医疗中心的术后效果优于偶尔为之的医疗中心。对微创 UKA 手术不甚熟悉的手术医生可以从合适的术前指导中获得进步。

（邢文钊）

第三节　微创单间室膝关节置换术

近年来在膝关节置换领域发生一个重要变化。仅仅在数年以前，绝大多数患者在需要关节置换时接受的是全膝关节置换（TKR），仅有极少数患者接受的是单间室膝关节置换（UKR）。而现在，随着微创手术方法的引入，有越来越多的医生开始对 UKR 感兴趣，而且有越来越多的患者接受了这种手术。微创 UKR 手术保留了所有未被破坏的膝关节结构，特别是保留了交叉韧带，所以患者术后功能基本恢复正常。UKR 术后的关节活动范围优于 TKR 术后，而且膝关节的感觉更自然，疼痛缓解程度很好或优异。在合并症方面，UKR 手术出血更少，很少需要输血；并发症也更少而且更轻微，术后恢复则更快。

伴随着微创 UKR 的面世，一些作者将微创 UKR 视为在 TKR 之前的一种手术方法。如果能将 TKR 的手术时间推迟至少几年，那么这种前 TKR 手术就是有价值的。由于接受了 UKR 的手术效果仅能维持几年的观点，导致 UKR 手术适应证扩大，而且许多便于植入但远期效果不明确的新型假体被用于临床。也许这种情况的最极端的例子就是膝关节单髁垫片的使用。有学者并不认为微创 UKR 是一种 TKR 之前的手术。它虽然是通过一个有限切口植入 UKR 假体，但 UKR 假体的长期存留率应与 TKR 相近，这样可将 UKR 视为最终的膝关节置换。以下列出了 UKR 在过去发生失败的主要原因，而这些原因可能在今后继续造成失败：

（1）因负重面不匹配造成的薄胫骨聚乙烯假体的高磨损率。

（2）患者选择方面的不准确和不合适。

（3）缺少能准确植入假体的器械。

过去的几年里，有学者已经意识到这些问题并研发了一种可作为最终膝关节置换系统使用的单间室假体系统。

一、假体选择

在牛津型 UKR 假体中，股骨假体关节面为弧形，而胫骨假体关节面扁平，它们都由钴铬合金制成（图 10－21）。在它们之间有非限制型活动承重垫，它的上表面为弧形，下表面扁平，这样就可以在任意位置上与股骨和胫骨金属假体匹配。由于接触面积大（约 $6cm^2$），所以接触应力较低。这种类型的关节对关节活动没有限制，而且使得聚乙烯的磨损率很低。通过对体内取出的承重垫测量显示，平均线性磨损（两个关节面合计）为 0.03mm/年，如果膝关节功能正常且没有撞击，则磨损甚至更低（0.01mm/年）。此外，较薄假体（3.5cm 厚度）的磨损速度并不比较厚的假体快。使用薄聚乙烯垫的好处在于保留了骨量。

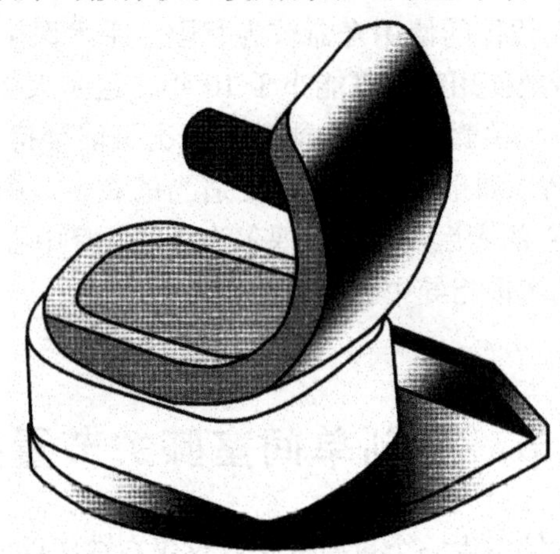

图 10－21　牛津型单间室膝关节置换假体

二、适应证和禁忌证

UKR 的主要适应证是内侧间室骨关节炎。前交叉韧带（ACL）的功能应完整，这一点很重要。如果 ACL 功能完整，则手术成功的其他一些条件通常也都已具备。固定的屈曲畸形应小于 15°，内翻畸形应属于可矫正型，外侧间室的软骨厚度应正常（最好通过屈膝 20°外翻应力位 X 线片证实之）。在术中，通常可见股骨外侧髁的内侧面与胫骨髁间棘相撞击的部位有全层的关节软骨溃疡，但这并不是手术禁忌证。根据这些适应证标准，大约每 4 名需要关节置换的膝关节骨关节患者中有 1 名适合进行 UKR 手术。

许多固定承重型 UKA 手术的禁忌证对于使用活动承重垫的 UKR 手术而言并不是绝对的禁忌证。根据经验，髌股关节疾病不是 UKR 手术的排除标准。在内侧间室骨关节炎中，髌骨内侧关节面和滑车沟的内侧缘出现广泛的纤维形成和磨损是很常见的。通过矫正内翻畸形，单间室置换手术使髌股关节已发生破坏的部位不再承受应力。目前没有发现术中所见的髌股关节病变情况与临床效果之间的相关性，而且也没有发生因髌股关节疼痛而不得不再次手术的情况。此外，通过比较 10 年间的 X 线片发现，UKR 手术后髌股关节的关节炎病情并没有进展。年龄亦不应是禁忌证。对于老年患者而言，UKR 的低并发症发生率是其相对于 TKR 的一个明显优势。在年轻患者中可以推荐使用 UKR 手术，因为 UKR 的 10～15 年后发生失败的可能性并不比 TKR 高，而且 UKR 的优点在于，即使发生失败，翻修进行 TKR 手术也很简单而且效果较好。有学者已经证实 50 岁左右患者的假体 10 年存留率与老年患者之间没有明显差别（>90%）。中度肥胖和软骨钙质沉着病对假体的长期存留率并没有负面影响。

三、器械和手术技术

器械和手术技术在单间室置换手术中非常重要，而手术的目的是恢复病变间室的运动性能，从而在恢复其功能的同时保留未病变间室的关节面和韧带。使用活动承重的假体可以确保假体本身不存在人为的限制，而假体的稳定性依赖于恢复韧带在整个活动范围内对等的张力。在 TKR 手术中，通过松解韧带达到韧带平衡；而在 UKR 手术中则是通过植入人造的关节面来与韧带的解剖特性匹配从而达到韧带平衡，UKR 手术中从来不松解韧带。

在最初设计的膝关节系统中，由于使用锯片进行股骨截骨，所以很难达到韧带的准确平衡，有时会发生承重垫脱位。从 1985 年起，在第 2 代和第 3 代器械中，可以使用带导向的动力磨钻进行股骨髁远端截骨，并且 1mm 地增加截骨量，逐渐增加伸膝位的关节间隙，直至伸膝间隙等于屈膝间隙。当将正确厚度的承重垫填入关节间隙中，韧带就恢复了正常的张力而且在整个活动范围中也保持正常的张力。承重垫脱位的发生率十分低。关于第 2 代假体已发表论文的一篇 Meta 分析中，当内侧间室置换的适应证合适时，承重垫脱位的发生率为 0.4%（551 例 UKR 手术中有 2 例发生）。

在假体设计者进行的一系列内侧骨关节炎患者的内侧间室置换（第 1 代和第 2 代）中共包含 144 例膝关节（年龄范围 35～90 岁），其中 1 例失访。10 年的假体存留率为 98% [95% 的可信区间（CI）为 93%～100%]。10 年后，即使在将失访的 1 侧膝关节计入失败患者的最差情况下假体存留率仍为 97%。对设计者自己的手术结果必须谨慎对待以防偏倚，但 Svard 和 Price 报道了在瑞典的一家非教学医院里由三位医生独立进行的 UKR 手术的结果。他们进行了 420 例内侧 UKR 手术且没有患者失访。在最坏的情况下，术后 15 年的假体存留率为 94%（CI=86%～100%）。122 例膝关节患者随访超过 10 年或 10 年以上，而且在临床随访中，92% 的患者结果良好或优。在他们的假体存留率研究中，因任何原因进行了翻修手术的患者均被视为失败。假体设计者和独立研究者的结果都可以与最好的 TKR 手术结果相媲美，而且优于固定承重的 UKR 的结果。

与之相比较的是在 1995 年发表的报道中，在瑞典膝关节成形术登记库（KSAR）中的数据表明第 1 代和第 2 代的牛津 UKR 术后的 5 年假体存留率为 90%。该报道为 19 个手术中心的 699 例膝关节手术，其中包括内侧和外侧间室置换术。但事实上，19 个中心的 13 个手术中心就报道了 944 例牛津 UKR 手术，说明至少有 25% 的登记失败。UKR 失败的比例在不同的手术中心有所不同，从 0 到高达 30%，手术量越大的手术中心失败比例越低。有大约 70% 的失败发生在术后的最初 1、2 年里。承重垫脱位是最常见的失败原因。早期效果较差应归咎于适应证错误和/或使用了不合适的手术技术，而学习曲线的作用可能约占 19%。SKAR 2001 年的报道证实：手术医生应进行合理数量的 UKR 手术后才能达到熟练。该报告还证实每个月最少有 2 台 UKR 手术的医学中心，牛津 UKR 术后的 8 年假体存留率为 93%。

在 1998 年面世的第 3 代器械和假体通过简化手术操作部分地解决了手术结果不一致的问题，而且在某些方面使得微创方法更容易。重要的区别在于第 2 代假体仅有一种股骨尺寸（型号），而第 3 代假体中有 5 种不同的股骨假体尺寸。器械方面基本没有变化，但更小且更易使用。手术采用短切口而且对伸膝装置的破坏最小。术中无需使髌骨脱位从而保持了髌上囊的完整性，其结果是患者术后恢复更快。

牛津 UKR 手术器械的目的在于通过植入假体使膝关节恢复至未发生病变前的状态。手术使韧带恢复了正常的张力而且使未手术的关节面恢复正常的功能。如果剩下的关节面功能正常，则关节炎的病变进展会被阻止。手术还可使膝关节的力线恢复至病变前的状况。很多患者之前就存在轻微的胫骨内翻，手术并不能改变这种情况，因此这些患者术后仍有一样的轻微胫骨内翻，这种内翻在年轻时就已存在。

为了理解如何使用器械，就有必要理解关节炎病程中的病理解剖学知识。适合接受 UKR 手术的内侧间室骨关节炎患者要求 ACL 功能应完整。在这种情况下，关节软骨和骨的丢失部位在胫骨平台的中央和前侧及股骨远端，而股骨后髁和胫骨平台后方的关节软骨厚度正常。这种类型的关节炎就是前侧内骨关节炎。

在大腿上缚以止血带并放上持腿装置以便手术中活动小腿。切口从髌骨内侧缘至胫骨结节。切开支持带进入膝关节。检查膝关节内的结构以证实满足 UKA 手术的适应证。切除髁间窝和股骨髁内侧的骨赘。使用髓外定位方法，以后倾 7°进行胫骨截骨。截去足够厚度的骨以便在屈膝时于胫骨截骨面和正常的股骨后髁之间植入胫骨假体和 4mm 厚的承重垫。用截骨导引板在股骨后髁上截去合适量的骨和关节软骨。这样植入的股骨假体的后表面与软骨面在同一位置。动力研磨用于股骨远端截骨。放入假体试模，使用测量器（1mm 增加量）测量屈伸间隙。以伸膝间隙与屈膝间隙的差值来确定股骨远端需要截除的骨量。撤除研磨，屈膝和伸膝时的韧带应达到准确的平衡。胫骨钻孔以便插入假体的支脚。多余的可能造成撞击的骨或骨赘必须切除干净。假体用骨水泥固定好后，放入合适的承重垫以恢复正常的韧带张力。

四、手术结果

由于切口有限而且保留了伸膝装置，所以患者术后恢复快而且合并症少。在屈膝活动度和直腿抬高以及独立上楼梯方面，微创 UKA 手术后患者比 TKR 手术快 3 倍，也比传统切口 UKR 术后快 2 倍。手术结束时在膝关节周围注入大剂量的局麻药物后，患者在术后当时和早期的疼痛明显比术前的疼痛减轻。通过合理的镇痛，手术当天患者就可出院。

人们可能会关心这样的问题：通过有限的切口不可能像通过传统的切口那样准确地植入 UKR 假体。然而，一项对术后 X 线片的研究表明，采用两种切口都可以准确地植入牛津假体，这也表明采用微创方法的第 3 代假体的长期效果应与第 2 代假体的一样好。研究者采用 X 线透视方法对 5 名微创 UKR 术后 1 年的患者进行研究，在进行三种主动活动时，患者的运动学性能与膝关节正常的人群相同，而且明显优于 TKR 术后患者。在一项多中心的研究里，对 6 名医生进行的 231 例 UKR 手术进行了至少 2 年的随访。在术后 2 年时，假体存留率为 99%，膝关节平均屈曲角度为 13°，平均 KSS 评分为 93 分（术前则为 42 分）。84% 的患者 KSS 评分为优，11% 的患者 KSS 评分为良好，良好或优秀患者的总比例为 95%。取得这样优良的结果是缘于准确恢复了所有韧带（特别是交叉韧带）的功能，并避免伤及伸膝装置和髌上囊。

因此，经过研究已经证明当使用了合适的假体、适应证以及手术技术时，微创 UKR 手术是治疗膝关节内侧间室骨关节炎的理想选择。它可以使患者恢复更快，而且 UKR 比 TKR

有很多的优点，至少在术后最初的 15 年里不会增加失败率。

（邢文钊）

第四节 微创小切口全膝关节置换术

全膝关节置换术作为治疗膝关节重度关节炎的标准方法已经有三十多年的时间了。尽管假体的设计不断改进，但在外科技术上仍然需要足够的暴露和软组织松解，以便正确地安放假体各部件。

经典的关节手术入路为膝前正中纵行皮肤切口，长约 8 至 10 英寸。切开关节时大多采用髌旁内侧切口，也有些医生习惯采用股内侧肌下方或经股内侧肌入路。关节囊切开后将髌骨向外翻转并使其向外侧脱位。然后进一步松解软组织，完全显露膝关节，以便纠正所有的畸形以及成功地植入假体。随着 Repicci 和 Eberle 对膝关节微创手术的介绍，膝关节单髁置换的切口大大减小，其临床效果与标准入路的手术效果相仿。这些鼓舞人心的成果很自然地让人联想到将微创技术运用到全膝关节置换术中去。小切口全膝关节置换术自然也就成为微创全膝关节置换术的先驱者了。

采用小切口减少了软组织的解剖范围，造成的创伤较小，但必要时也可改回到标准术式。这种微创手术方式很关键的一点就是对患者的选择，因为并不是所有的患者都适合采取微创术式。理想的患者是：膝关节内翻畸形≤10°，或外翻≤15°；屈曲挛缩≤10°；关节活动度 > 90°。与皮肤和关节囊切口长度相关的临床指标包括：股骨的大小，髌腱的长度以及患者体形。髁间距测量提示股骨越宽，所需的切口就越长。通过 Insall - Salvati 比值的计算发现髌骨位置越低，所需的切口也越长。因此髌腱越短意味着切口越长。肌肉发达的患者，尤其是股内侧肌特别发达的男性患者所需的切口较长。切口的长度应使手术视野得到足够的显露，认识到这一点后，手术时医生可以先作 10 ~ 14cm 长的切口，术中可根据具体情况作适当的延长。手术视野的显露一定要充分，因为外科操作技术的改进不应以损害手术效果为代价。

一、手术入路

小切口全膝关节置换技术的特点是皮肤切口以及关节囊切口均较小。皮肤切口位于髌骨稍偏内侧，起于胫骨结节向近端延伸越过髌骨内侧缘和股四头肌腱的远端，长约 10 ~ 14cm（图 10 - 22）。沿皮肤切口向近端和远端切开皮下组织后，可适当游离皮下，形成内、外侧两个皮瓣。这样就能允许皮肤和皮下组织有一定的活动性，以满足后续手术操作的需要。

微创手术的目的在于减少对组织的创伤，但不能妨碍正常的手术操作过程。于内侧髌旁切开关节囊以暴露膝关节，向近端分离股四头肌腱应以恰使髌骨向外侧脱位为度，无需翻转髌骨（图 10 - 23）。此时，分离外侧髌股韧带通常会有所帮助。如果髌骨向外侧脱位有困难，为了不损伤髌腱，关节切口则应沿着股四头肌腱向近端延伸，直到获得足够的显露。另外一种技术是经股内侧肌入路，这种入路不会损伤到股四头肌腱（图 10 - 24）。

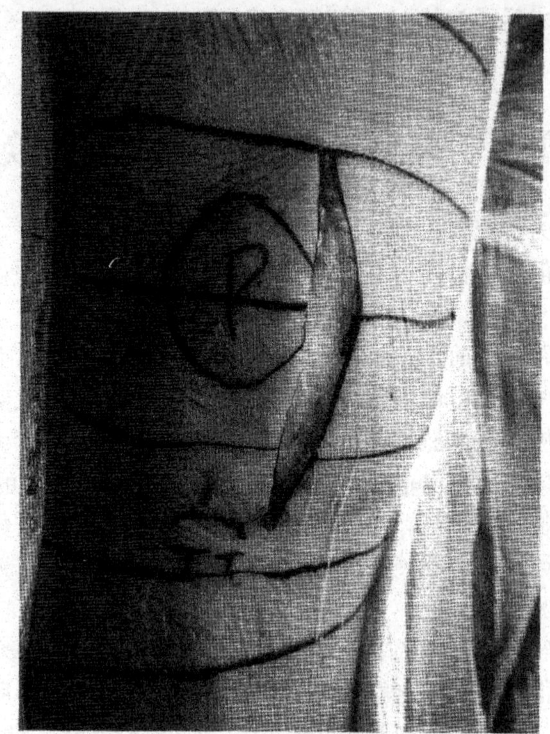

图 10－22　皮肤切口从髌骨上极到胫骨结节

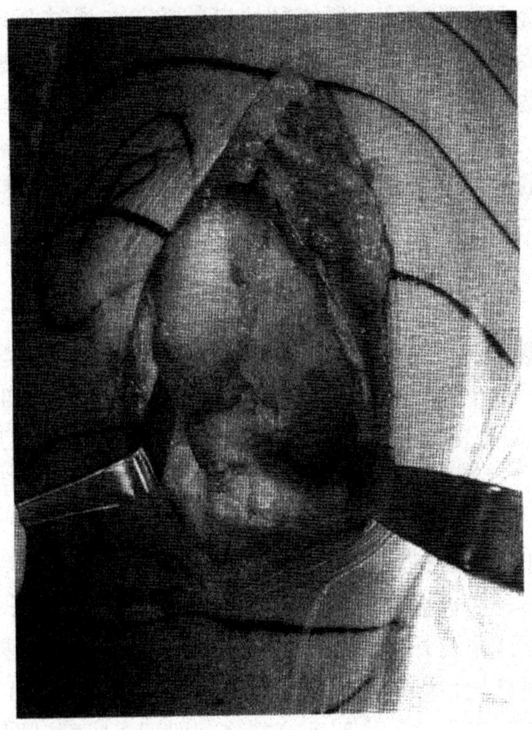

图 10－23　髌旁内侧有限地切开关节囊

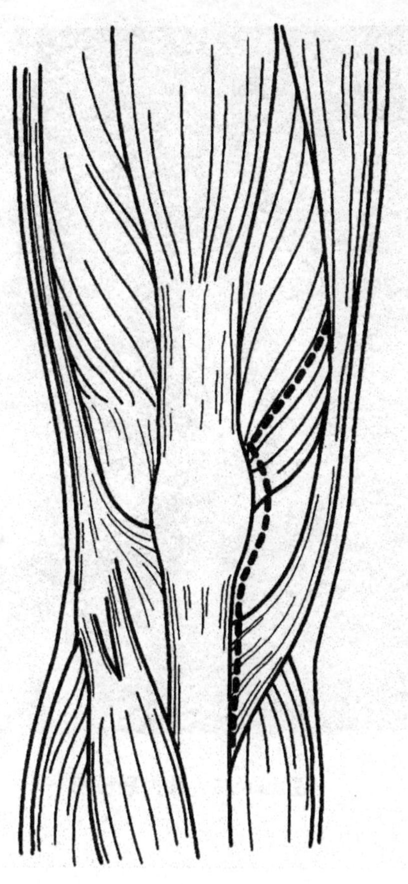

图 10－24 股内侧肌入路

尽管没有明确要求首先处理髌骨，但是在进行股骨和胫骨截骨之前先处理髌骨对手术还是有帮助的。手术中早期处理髌骨能为以后的其他操作提供更多的空间，同时也使髌骨更易向外侧脱位。

二、软组织松解

软组织平衡是全膝关节置换术成功的关键之一。这条基本准则不会因为微创手术发生改变。通过对内侧副韧带深浅两层、内后方关节囊以及半膜肌进行松解，可纠正膝内翻畸形。与标准术式相似，这些结构的松解是在胫骨近端内侧的骨膜下进行的。不同点在于：内侧副韧带表面的皮下组织无需分离。膝关节内侧的松解应直接深达内侧副韧带下方，将整个软组织袖从骨膜下剥离并拗起（图 10－25）。

膝外翻畸形可以通过截骨加以矫形。通过这种小切口，可以很容易地采用 pie crust 技术对外侧关节囊以及髂胫束进行松解。习惯于逐步软组织松解的医生也可通过内侧关节囊切口对髂胫束、外侧副韧带和后外方关节囊进行松解。截骨后应仔细检查膝关节屈伸间隙。软组织的松解应恰当，以保证关节的平衡和对称。

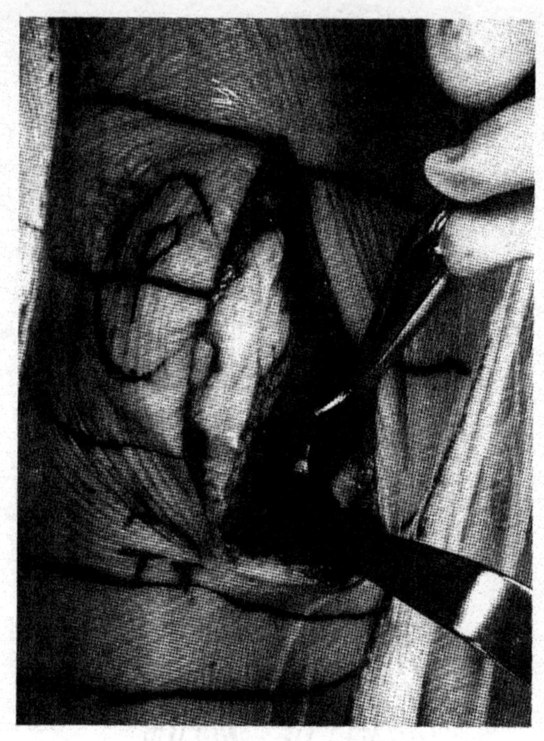

图 10－25　膝内翻松解

三、截骨

微创手术截骨的操作过程与标准术式没有差别，但是截骨所使用的器械已加以改进以适合于在狭小的空间内操作，并且软组织需要小心保护。截骨的顺序取决于医生的习惯。

胫骨截骨采用髓外定位器，截骨平面垂直于其机械轴（图 10－26）。股骨远端截骨采用髓内定位器，所设定的截骨平面应使膝关节力线保持适当的外翻角度（图 10－27）。应对传统器械进行适当改造，以便能正确地放置股骨远端截骨导向器。

确定股骨内、外上髁，以便确定股骨假体的外旋角度。多数学者习惯于根据股骨内、外上髁的连线来确定股骨假体的外旋角度，但事实上，股骨远端的前后轴线同样可以作为另一个解剖标志（图 10－28）。

一旦股骨假体的旋转度确定了下来，下一步就应测量股骨远端的大小（图 10－29）。根据所能提供的股骨假体型号，选择最接近所测得的股骨远端大小的股骨假体，其大小与患者自身股骨相差应在 2mm 以内。在股骨前方和后方的截骨完成后切除半月板。如果选择的是后方稳定性假体，那么则可完全切除后交叉韧带。此时，应采用固定厚度的垫片对膝关节屈伸间隙进行测量和平衡调节（图 10－30）。当膝关节屈伸间隙达到平衡后，即可对股骨远端进行最后的截骨，并植入假体试模。

由于手术视野暴露有限，应在植入胫骨试模后再植入股骨试模和胫骨垫片试模。然后试着将膝关节复位，并评估关节的平衡和活动范围。对假体的尺寸大小觉得满意后，即可取出临时假体试模，并对截骨面进行脉冲式冲洗。再按照前面所述的顺序依次植入骨水泥型全膝关节假体，清除多余的骨水泥后复位膝关节（图 10－31）。使用抗生素盐水冲洗手术创面。

关节腔内安放引流管后缝合关闭关节腔。常规缝合关闭皮下组织层及皮肤。膝关节轻度加压包扎后即可在复苏室开始持续被动活动（continuous passive mobility，CPM）。

术后第二天患者开始程序化的物理治疗计划，重点是早期恢复活动能力及关节活动度。同时，与标准全膝关节置换术后一样进行抗凝治疗。

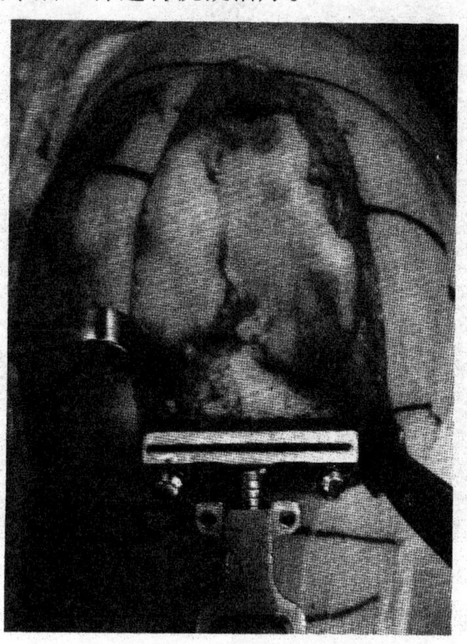

图 10－26　胫骨截骨

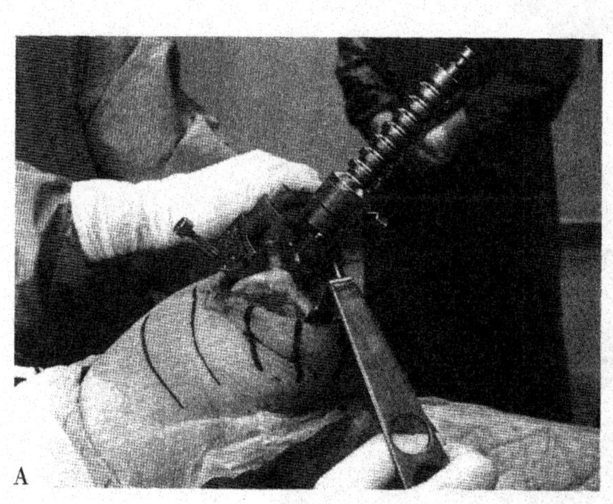

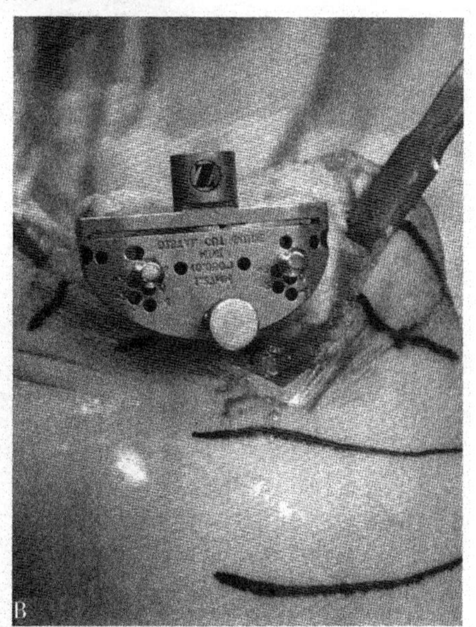

图 10－27　（A、B）股骨远端截骨

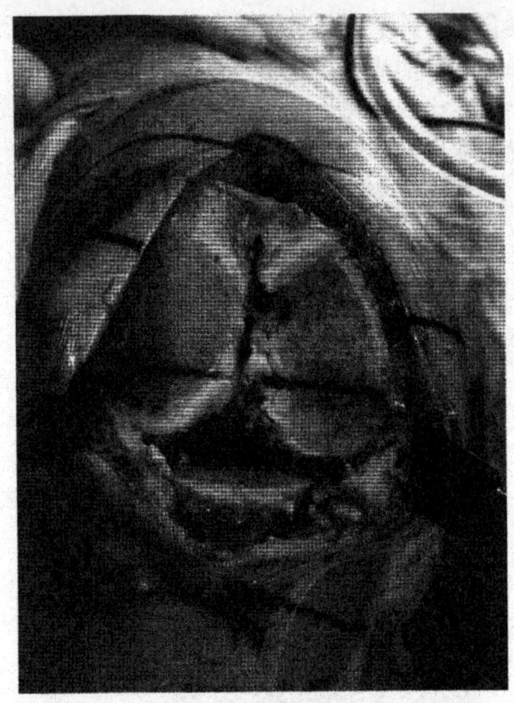

图 10－28 通过股骨内、外上髁的连线以及股骨远端的前后轴线来确定股骨假体的旋转度

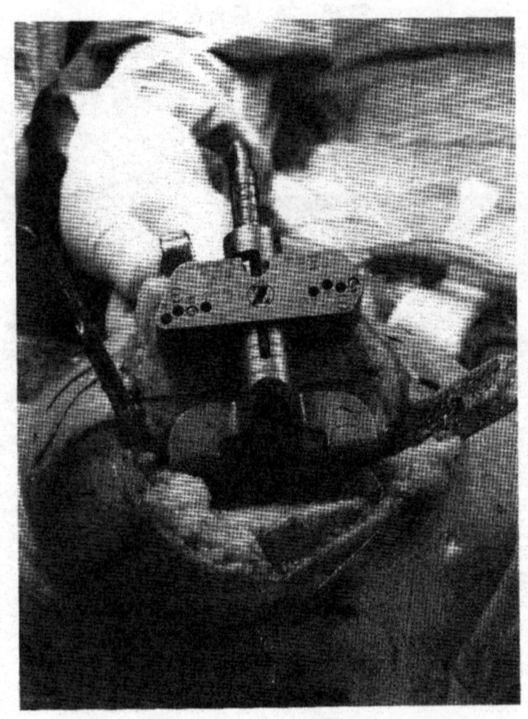

图 10－29 测量股骨远端的大小，并选择大小最接近的股骨假体

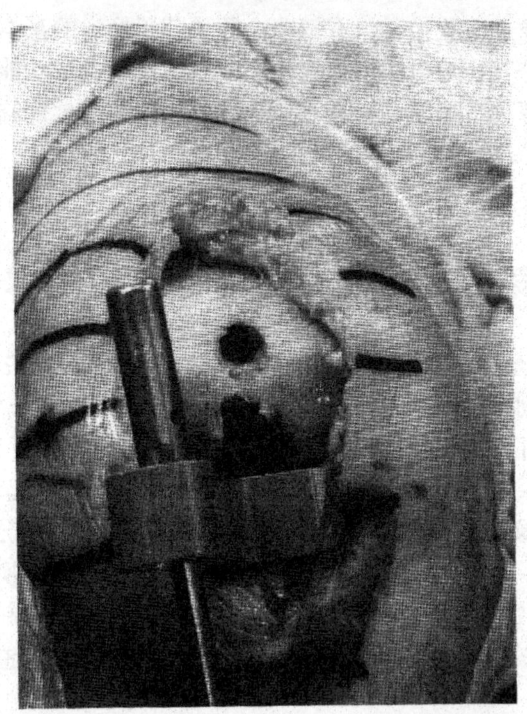

图 10－30　采用固定厚度的垫片检测膝关节屈伸间隙

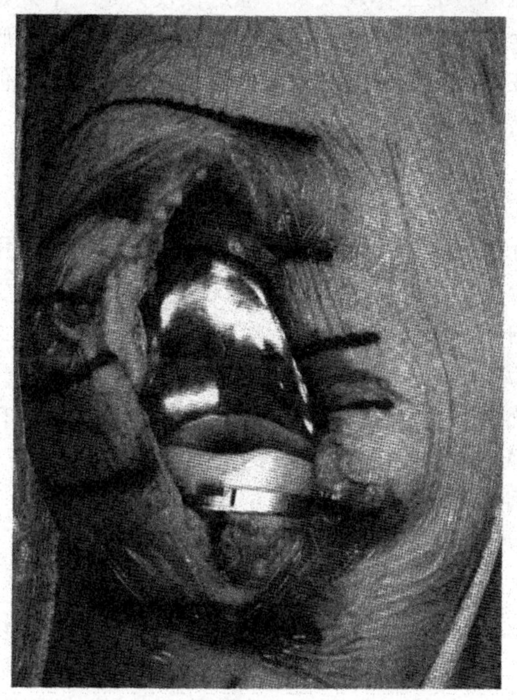

图 10－31　假体各部件的最终位置

四、小结

对于小切口全膝关节置换术，需要格外重视所有的手术细节，以便确认手术医生在试图通过较小的切口完成全膝关节置换时没有忽略全膝关节置换术的基本原则。小的手术切口能减轻患者的痛苦，并允许其在短时间内更快地康复。患者在关节功能提高的同时也希望手术切口更加美观。微创全膝关节置换术正在不停地发展，希望其远期临床效果能为临床继续应用提供理论支持。

（邢文钊）

第五节　微创全膝关节置换术

自从1974年第一例全膝关节置换术被实施以来，标准的全膝关节置换术（TKA）不断在改进发展。随着平衡韧带、对称屈-伸间隙和调整下肢力线的技术日臻完美，TKA术后的远期效果非常满意，并已有了近二十年的长期随访结果。任何对目前已有的成功技术所做的重要改动都必须带来一定进步。微创全膝关节置换术（MIS）起步于上世纪90年代末，Repicci对单髁膝关节置换术的研究加强了人们对小切口手术和部分膝关节成形术的兴趣。他的工作被合理地扩展——即将微创手术的原则运用到全膝关节置换手术。一些学者在过去的十五年里曾尝试小切口全膝关节置换术，但是没有一项技术经得起时间的检验或能够取代标准术式。由于目前单髁置换手术的微创技术已被接受，全膝关节置换的微创手术有了更好的基础。

2001年一些资深学者开始探索微创全膝关节置换术的可行性。本章所阐述的外科技术和概念正是这个研究队伍所做的工作及成果。但这仅仅只是一个开始，将来还有很多改进的地方。手术器械正不断地改进，同时新型的适合微创手术的膝关节假体也备受期待。所有这些工作的目标都是为了在现有成功的膝关节置换术的基础上达到微创全膝关节置换术，这也将减轻患者的病痛，使其更快的康复。

一、术前评估

患者的术前评估与标准的全膝关节置换术类似。由于目前所采用手术方式正处在不断改进的阶段，故手术指征应较严格。患者的内科情况应该良好，能承受2小时的单膝关节手术时间。患侧膝关节畸形内翻不应超过10°（于标准的膝关节前后位X线片上进行测量），外翻不应超过15°，屈曲挛缩畸形不应超过10°。同时还应注意骨的质量，因类风湿造成骨质疏松的患者只能采用传统的手术方式。患者体重的上限为250磅。有学者曾尝试采用体重指数（Body Mass Index，BMI）进行术前评估，但这样经常发生误导。真正的限制因素是膝关节周径与大腿长度的比例。

二、手术入路

对于膝内翻的患者，采用从髌骨上极到胫骨关节线的内侧弧形切口（图10-32）。关节囊切口与皮肤切口一致，同时可以在股内侧肌下方作一横行切口，以更好地显露股骨内侧髁（图10-33）。对于膝外翻的患者，手术切口可采用从髌骨上极到胫骨关节线的髌骨外侧切口（图10-34）。纵行切开关节囊，于胫骨平台关节线处将髂胫束由前向后牵拉（图10-35）。在膝关节处于完全伸直位进行髌骨后表面截骨，所采用的截骨导向器可以和髌骨前表面相匹配并能精确控制截骨的厚度（图10-36）。进行这一步时无需使髌骨外翻，同时还可以完成髌骨假体安放时所需的钻孔，并可将安放假体后的髌骨厚度与原先的髌骨厚度进行比较。有学者者尝试将髌骨总厚度减少2mm，同时仍然保留至少10mm厚的骨质。早期进行髌骨截骨能使手术医生在进行股骨和胫骨截骨时有更多的操作空间。

在尚未截骨的股骨远端表面画出前后轴线（又称Whiteside线），然后于股骨髁间窝上方钻孔，以股骨内侧髁为参照置入髓内定位杆（图10-37）。将截骨导向器连接固定在髓内定位杆上，同时用两根髓外定位杆来确定导向器的位置（其中一枚确定屈伸，另一枚确定内、外翻。）（图10-38）。定位准确后即可开始股骨远端内、外髁截骨，同时以髂前上棘为参照通过垫片和定位杆对截骨的情况进行检查。另外，也可以参照髓外胫骨截骨导向器完成股骨远端截骨。胫骨导向器沿着胫骨内侧放置，放置导向器时应调整膝关节的屈伸和内外翻，以保证胫骨截骨面垂直于胫骨力线，然后用螺钉固定导向器。随后将股骨远端截骨髓外导向器连接于胫骨导向器上，通过膝关节屈伸定位杆和内、外翻定位杆来调节股骨远端截骨导向器的力学对线。这一步与髓内定位截骨技术相似（见图10-38）。在确定截骨厚度时应考虑到是否存在膝关节屈曲挛缩畸形。导向器调节准确后，便可对股骨远端内、外髁进行截骨了。

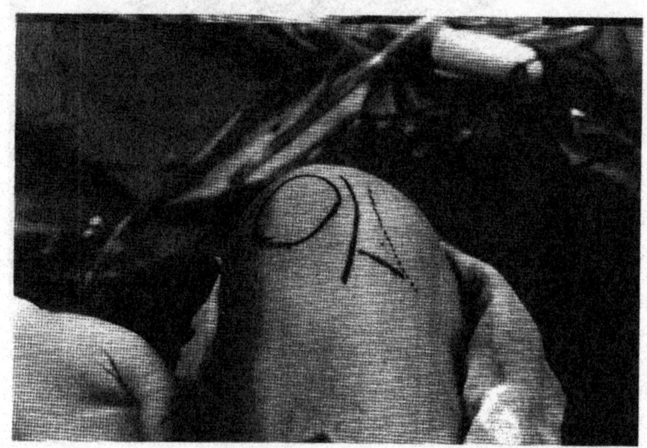

图10-32　右侧内翻膝的内侧皮肤切口。虚线表示的是内侧股骨髁轮廓，横线表示的是胫股关节线

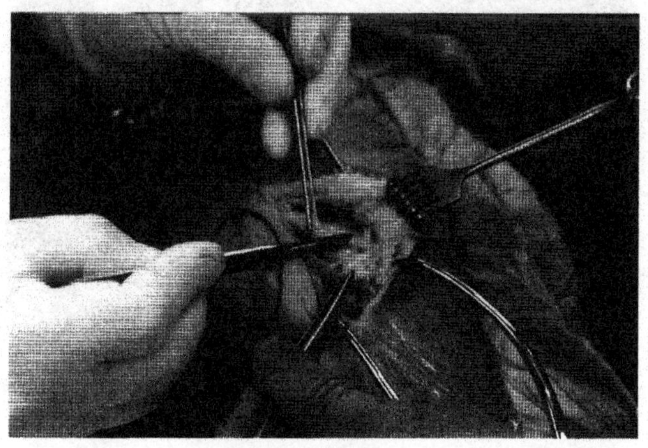

图10-33　用手术刀于股内侧肌下方作横行切口

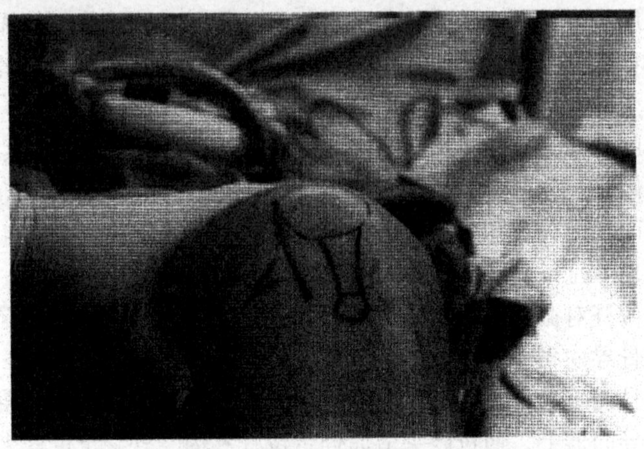

图 10－34　外侧切口几乎纵行，沿髌骨边缘一直到胫骨关节线

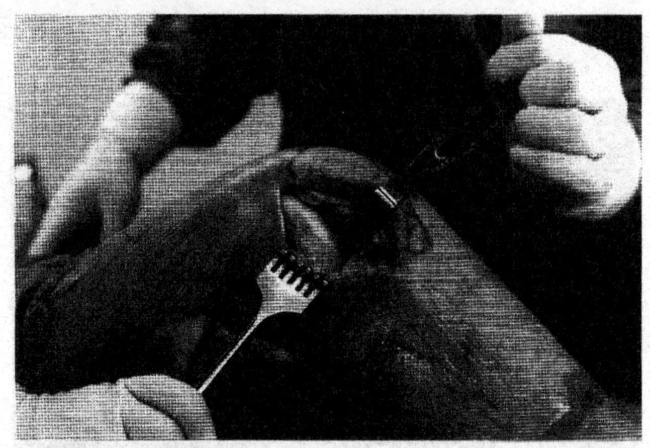

图 10－35　沿胫骨平台外侧锐性分离髂胫束。采用外侧入路时无需横行切开关节囊

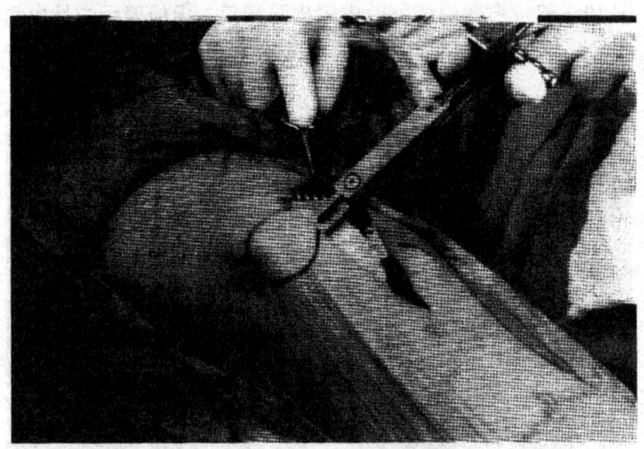

图 10－36　在不翻转髌骨的情况下，利用髌骨截骨导向器截除髌骨后表面

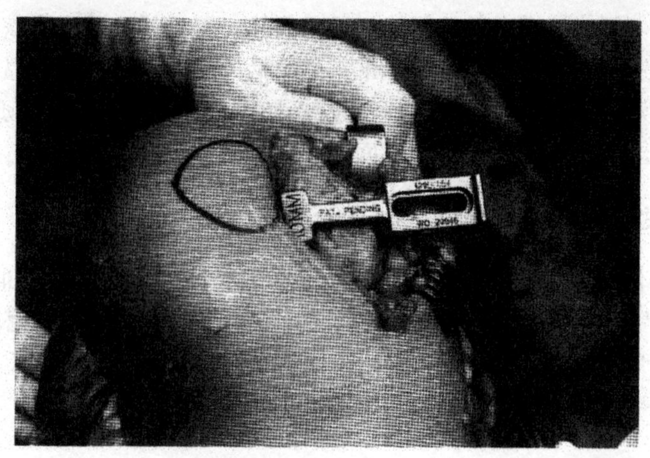

图 10－37　将髓内定位杆置入股骨髓腔，右边的金属臂用来标记股骨内侧髁

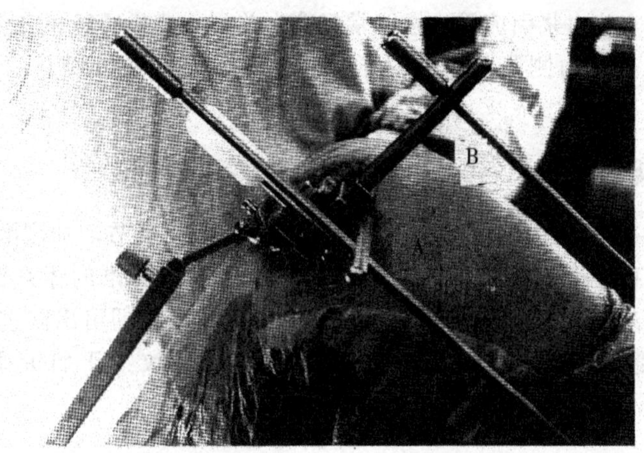

图 10－38　股骨远端截骨导向器的定位可以通过两根髓外定位杆（A、B）来验证，通过这两根髓外定位杆对导向器的屈伸和内外翻定位进行校准

胫骨近端截骨时一般采用胫骨截骨导向器上的内侧平台参照。利用带有定位杆的标准间隙测量器可对胫骨截骨进行检查。胫骨截骨完成后最好于完全伸膝位将截除的骨块取出，因为在股骨远端截骨也已经完成的情况下，完全伸膝位时膝关节间隙最大。

由于先前已将 AP 轴线标记于股骨远端，完成股骨远端截骨后，在截骨面上从内向外作数条垂直于 AP 轴线的水平线。股骨前方截骨需利用改良的截骨模块来完成，并利用上述水平线来保持正确的外旋角度。非常重要的一点是避免在手术视野暴露不好的情况下对股骨前方皮质造成切割。对于这种手术入路而言，股骨内外上髁轴线并不容易获得。

此时，便可对膝关节屈伸间隙进行评估。通过内侧关节囊切口，即可在胫骨平台内侧对膝内翻进行软组织松解；也可对膝外翻进行外侧松解。另外，膝外翻也可通过膝外侧切口进行手术，但这并不是绝对必要的。有学者对于通过两种入路完成外翻膝的手术均进行过尝试，发现两种入路的手术操作难度并无显著差别。

为了放置合适的胫骨假体应对胫骨截骨面的大小进行测量。将胫骨把手与胫骨假体试模连接在一起，并以胫骨结节、股骨髁间截骨和内外踝为参照，来调整胫骨假体的旋转对线。接着固定胫骨试模，并完成骨水泥孔和假体翼的安放准备。

按如下顺序置入假体试模：胫骨假体、股骨假体、聚乙烯垫片以及髌骨假体。此时，对于高屈曲、后方稳定型的胫骨假体设计，带有髓内柄的胫骨假体的植入显得较为困难。为了完成这项操作，最好极度屈膝并轻轻向外牵拉髌骨。在确定髌骨轨迹、韧带平衡以及关节活动度均良好后，取出假体试模，清洁截骨面准备填充骨水泥。

三、假体的骨水泥固定

所有的假体部件均采用标准骨水泥技术进行固定。首先植入胫骨假体（不带聚乙烯垫）。其次是股骨假体，植入时髌骨向外侧脱位但不翻转。最后用骨水泥固定髌骨假体。当以上所有部件均用骨水泥固定好以后再植入聚乙烯垫片。这一步中非常重要的一点就是要保证膝关节屈伸间隙平衡。

四、关闭切口

如果有必要可安放血浆引流管。按照常规依次关闭关节囊切口和皮肤切口。对于膝内侧切口而言，牢固缝合股内侧肌附着部对于防止关节囊切口撕裂以及髌骨半脱位是非常重要的。

五、术后处理

患者于术后2～4小时内即可开始患肢完全负重行走及关节活动度锻炼。一些高年资的医师主张在手术过程中给予患者输注一个单位的自体血。与标准的膝关节置换术一样，术后应使用低剂量的华法林以预防深静脉血栓。术后第二天患者即可出院进入康复中心进行康复。另一些患者则可能于术后直接回家，故学者们正致力于研究磺达肝素戊聚糖钠（Fondaparinux，Arixtra）对于这些患者的抗凝作用。

六、手术结果

有学者已经完成62例这样的手术。其中有2例患者被迫放弃微创手术，一例肥胖的类风湿患者是因为手术视野暴露不好，另一例则是出现了继发于膝中动脉损伤的后方关节囊出血，后经延长关节切口得到控制。患者年龄51～84岁，平均年龄67岁。4名患者接受了双侧手术。男性26名，女性30名。目前的手术时间将近标准术式的两倍。希望通过改进手术器械以及膝关节假体的设计来缩短手术时间。通过血液回收技术测算术中平均失血量为210ml，仅为标准膝关节置换术失血量的一半，但尚未对完全匹配的两组患者进行比较，以评估统计学差异。

平均住院时间为4天，但这一数字已缩短为1～2天。手术并发症包括：1例暂时性腓总神经麻痹；1例非致命性肺栓塞；1例于术中发生心肌梗死伴心源性卒中，现已逐渐康复；2例于术后2～3天出现一过性心律失常。术后X线片显示，股骨远端平均外翻角6°，胫骨内翻角2.5°，膝关节力线总体外翻4°。将这些影像学数据与对照组患者（同一时期内，采用标准术式进行单膝高屈曲、后方稳定型假体置换的一组患者）进行比较，发现两组间无统计学差异。所有患者均未发生感染、切口并发症或假体位置异常等。

无可否认这组患者的随访时间尚短，故最多只能说明一种趋势。然而，微创手术组患者术后首次门诊随访时的平均关节活动度较对照组大20°（单膝高屈曲型），差异有统计学意义（$P<0.05$）。

七、小结

微创全膝关节置换术（MIS TKA）还处在发展的早期阶段。许多学者认为，这项技术仅仅是比标准全膝关节置换术稍微美观一些，但却会带来更多的并发症，降低患者的满意率。仔细思考这些意见并认真地对待他们是非常重要的。微创外科是一门技术，它并不是单纯由手术切口的长度或是切口的美观所决定的。“微创”一词是指对手术关节解剖结构的损伤程度较小。对于膝关节来说，微创手术就是要避免损伤伸膝装置，同时避免损伤髌上囊。微创手术应尽量局限于关节囊内操作，以便减少患者的痛苦，加快康复。对微创技术的一些改变，比如说：将切口延长至伸膝装置，损伤髌上囊以及在切口较小时翻转髌骨等都不是真正的微创。当然，微创技术有一定的学习曲线，想要掌握这项新技术的外科医生可以先将小切口标准全膝关节置换术作为学习的一个中间环节。但应注意的是只有当真正掌握微创外科技术时，微创全膝关节置换术才会实现真正微创的效果。

（邢文钊）

第十一章

膝关节镜技术

第一节 膝关节镜手术麻醉与体位

一、麻醉

膝关节镜手术的麻醉分为术前、术中、术后3期。本节主要介绍术前和术中的麻醉原则。术前准备与一般常规手术相同。

（一）局部麻醉

局部麻醉需在入路部位和关节腔内先后注射麻醉剂。早期使用局部麻醉手术失败的原因主要是利多卡因和丁哌卡因等局部麻醉药的用量和浓度不足。目前使用0.5%丁哌卡因30～50ml或1%利多卡因20～30ml，效果较好。

局部麻醉适用于诊断性关节镜检查、游离体取出、半月板切除、滑膜皱襞切除、外侧支持带松解或软骨成形术。而对于需要长时间使用止血带或需要建立骨隧道重建关节内结构的手术不适用。仅使用局部麻醉的患者至多能耐受充气止血带阻断血流30min。局部麻醉在关节镜手术中的使用需要患者的配合。

利多卡因、丁哌卡因，或两者联用是膝关节镜局部麻醉最常用的麻醉剂。0.25%丁哌卡因和1.0%利多卡因加肾上腺素联用，总量30～50ml行关节内注射效果较满意。另取5～7ml行入路局部麻醉。建议丁哌卡因总剂量不应超过3mg/kg，联用肾上腺素。关节内注射后20min达到最大麻醉效应。由于局部麻醉和区域麻醉剂的毒性效应有蓄积作用，医师应及时与麻醉师沟通，以控制麻醉剂总量。然而在关节镜手术开始的10min内至少50%的麻醉剂被灌注液冲出，所以更大的麻醉剂量也在安全范围内。有鉴于此，在联用肾上腺素的情况下，1%利多卡因最大剂量为7mg/kg，0.25%丁哌卡因最大剂量为3mg/kg。应额外使用静脉内镇静剂协助镇痛并缓解焦虑。如果在关节镜手术过程中发现局部麻醉效果不理想，应立即使用全身麻醉。未有报道显示膝关节镜手术中使用局部麻醉存在明显的并发症。关节镜手术中局部麻醉患者所需术后观察时间也明显少于区域麻醉或全身麻醉的患者。

（二）区域麻醉

区域麻醉适用于存在全身麻醉禁忌证的患者，包括蛛网膜下隙麻醉（简称腰麻）和硬膜外麻醉，通常联用静脉内镇静剂。区域麻醉的禁忌证包括变态反应、凝血紊乱、局部或全身性感染和神经系统异常。

当预计术后疼痛持续时间较长时，可在全身麻醉后立即通过导管加用连续硬膜外麻醉，有助于术后立即恢复膝关节活动。连续蛛网膜下隙麻醉由于可能引起马尾综合征已很少使用。全身麻醉并发症包括深静脉血栓形成、肺栓塞、心肌梗死、心律失常、充血性心衰、呼吸衰竭等。相比之下区域麻醉此类并发症的发生率较低。区域麻醉可能引起的并发症包括感染、神经系统后遗症、中枢神经系统或心血管系统毒性。

硬膜外麻醉需要将麻醉剂穿过黄韧带注入硬膜外腔，而腰麻将麻醉剂穿过硬脑膜注入蛛网膜下隙。麻醉时患者取坐位或侧卧位，$L_2 \sim L_3$ 或 $L_3 \sim L_4$ 椎间隙为常用穿刺点。腰麻常用利多卡因、丁哌卡因和丁卡因，硬膜外麻醉常用利多卡因、丁哌卡因、氯普鲁卡因和依替卡因。两种麻醉方法中，腰麻的运动阻滞效果更好，较少引起止血带疼痛，但头痛的发生率较高，尤其多发于女性患者和年轻患者以及使用大号穿刺针的病例。局部麻醉和区域麻醉使患者在手术过程中保持清醒状态，相比全身麻醉全身性并发症发生率显著降低。

（三）全身麻醉

全身麻醉的指征是需长时间使用止血带，需建立骨隧道，对局部麻醉药过敏，以及关节内结构的重建手术。全身麻醉时肌肉松弛，便于关节镜下观察膝关节间室。全身麻醉技术的发展已经降低了术后不良反应以及门诊手术后的不适，使用丙泊酚（异丙酚）代替巴比妥酸、硫喷妥钠作为诱导剂就是一个很好的例子。硫喷妥钠的半衰期为 5 ~ 12h，而丙泊酚的半衰期仅为 55min。如此迅速的消除使麻醉不良反应甚为轻微。

周围神经如股神经、闭孔神经、股外侧皮神经、坐骨神经以及腰丛的神经阻滞也可用于膝关节镜手术，但相对硬膜外麻醉和腰麻而言可行性不大。

二、体位

膝关节镜手术的患者一般都取仰卧位，患肢可固定于伸膝位或屈膝 90°位，医师使用大腿固定器或外侧挡板固定患肢。对侧下肢的体位可自然下垂于手术台末端，平放于手术台上或外展抬高。自然下垂于手术台末端可能引起静脉血瘀滞，增加下肢深静脉血栓形成的风险，也可影响患肢内侧或后内侧入路的操作。

通常于大腿近中 1/3 交界处放置止血带。如果需要在屈膝位进行手术，应使患膝在手术台远端缺口处下垂，使膝关节屈曲 >90°，大腿固定器放置于靠近缺口处，便于操作。腓总神经是麻醉过程中下肢最容易损伤的神经，所以可使用一条无菌巾将对侧下肢固定于微屈曲位，髋关节微屈曲可缓解股神经张力；膝关节微屈曲可缓解关节后侧神经血管结构张力，使其更靠后侧，进入安全区域。使用支架将对侧下肢外展抬高也能有效缓解上述结构的张力，同时也便于内侧和后内侧入路的操作。无论使用何种体位，消毒范围都应包括从足部至大腿近侧的所有皮肤，并用无菌巾包扎足部。聚伏酮碘（碘伏）或碘溶液是常用的皮肤消毒剂，碘过敏者可使用其他消毒剂。

医师可选择坐位进行手术，也可站立位进行手术。

（石　晶）

第二节　膝关节镜检查指征

一般而言，膝关节镜检查指征是：通过病史采集、体格检查及影像学检查不能或者不足以进行明确诊断者。具体包括以下方面。

1. 膝关节损伤　可能涉及多种关节内损伤，如交叉韧带断裂、髌骨脱位、半月板损伤、滑膜撕裂、骨软骨骨折、腘肌腱断裂等。但并非任何膝关节急性损伤都需要做关节镜检查。分述如下：

急性前交叉韧带实质部断裂，由于其没有修复和急诊重建的指征，因此不具备急诊关节镜检查的指征，但带有髁间棘骨块撕脱者可急诊行关节镜检查和修复。后交叉韧带断裂在急性期由于存在关节血肿，通过关节镜检难以判断后交叉韧带损伤与否，亦难以判断其损伤部位，因此怀疑急性后交叉韧带断裂也不是急诊膝关节镜检查的指征。后期的前后交叉韧带损伤有必要进行关节镜检查，并可在关节镜下进行交叉韧带重建。

如果怀疑有半月板损伤，无论是急性损伤还是陈旧性破裂，都应当行关节镜检查。关节镜检查能够断定半月板损伤的部位、程度，能够确定应当采用修补或是切除的方法进行进一步治疗。

急性腘肌腱断裂常意味着较为严重的后外侧角损伤，而陈旧性后外侧角损伤是必须治疗而又最难治疗的损伤之一，所以在急性期对腘肌腱断裂进行明确的诊断及治疗非常重要。因此对腘肌腱断裂的急诊关节镜检查是必要的。

2. 反复发作的关节积液　关节积液往往是膝关节最常出现的症状，常由关节软骨和半月板的退行性变引起，也可因滑膜的各类炎症所引起。关节镜检查对明确关节积液的病因很有帮助。

3. 不明原因的关节痛　对于严重的、持续的、不明原因的关节痛，具有关节镜检查的指征。但对于与年龄在 20 岁以下患者应慎重使用关节镜，此类患者一般在 20 岁以后疼痛可能自行消退。

4. 关节软骨损伤　关节镜检查不但能够确定是否有关节软骨损伤，还能详细确定关节软骨损伤的程度、范围和性质等，从而确定应当采取何种治疗手段。

5. 膝关节性关节炎　骨性关节炎最先累及关节软骨，以后关节滑膜、软骨下骨等都会发生相应病理改变。膝关节镜检查可以明确骨性关节炎的病理改变程度和部位，并能够通过冲洗和清理进行相应治疗。

6. 关节内手术前评估病变和确定手术方案　在一些手术前行关节镜检查，如前交叉韧带重建、胫骨高位截骨、骨窝囊肿切除等，可以明确病变的程度，进一步确定详细的治疗方案，树立手术人员的信心。

（石　晶）

第三节　膝关节镜检查术

（一）麻醉的选择

关节镜检查需在麻醉下进行。国外多数选用全麻或局麻，而国内在做膝关节镜检查时大多选用硬膜外麻醉，也有应用局麻、神经阻滞麻醉等，各有利弊。

（二）体位

膝关节镜检查一般两种体位：

1. 仰卧位　检查时可将患者膝关节屈曲内翻或屈曲外翻，使关节间隙加大。

2. 小腿下垂屈膝位　即患者仰卧于手术台上，检查时将手术台尾部放下，使小腿下垂，膝关节屈曲，这样术者坐位时眼睛与患者膝部相平，有利检查。

（三）充盈和扩张关节腔

麻醉后进行关节镜检查及镜视下手术前需将关节腔充盈扩张。用来充盈扩张关节腔的物质有液体和气体两种，各有优缺点。

1. 液体　应用较普遍，通常用来充盈和扩张的液体有生理盐水及林格液，采用前者较多。其优点是：①操作简单，将液体通过一事先插入关节内的穿刺针注入关节内，无须特殊设备。②可保持连续的关节冲洗，从而获得清晰的视野。缺点为液体对光有折射作用，另外生理盐水为一种电解质，不宜在关节内应用带电器械。

2. 气体　通常应用二氧化碳或氮气等，其优点是避免了液体对光的折射，对软骨面的细小变化易于观察，同时也避免了绒毛漂浮水中，阻挡视野，影响观察。缺点则是易漏气，气体易从穿刺孔泄漏，如果关节囊有损伤，则气体还可进入组织内产生气肿；若关节腔内气体压力过高，气体还可通过破裂的微血管进入心血管系统产生气栓，危及生命；其次需有特殊的自动调节器来维持，使关节腔保持在扩张状态。

（四）膝关节镜的入路及检查顺序

关节腔为密闭腔，关节镜检查时需在严格的无菌情况下，在关节周围进行穿刺，然后将关节镜插入关节腔内。膝关节周围的穿刺点很多，但常见的有髌上内外侧及髌下内、外侧膝眼入路，即所谓标准入路（图 11－1）。

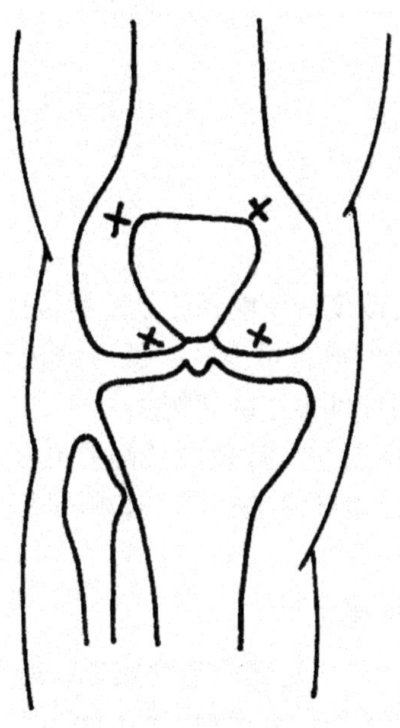

图 11－1　膝关节镜入路

×记号处示入路部位

关节镜检查应按一定顺序进行观察，以免遗漏诊断或损伤组织。以髌下外侧入路为例，其检查顺序为：髌上关节囊（观察有无游离体留宿，滑膜有无炎症、充血、肿块，有无髌上皱襞及纤维索带等）→髌股关节（观察软骨面有无病损，髌股关节排列是否正常）→膝内侧囊及内侧股胫关节间隙（观察半月板有无损伤，内侧滑膜皱襞、股胫关节软骨面是否正常）→髁间窝（观察交叉韧带是否正常，有无游离体留宿，有无髌下皱襞等）→膝外侧关节囊及外侧关节间隙（观察外侧半月板是否完整，有无盘状半月板、关节软骨面是否正常等）。

许多经验表明，与病变同侧入路，观察病变往往较难，而采用对侧入路，观察病变较容易。

（石　晶）

第四节　膝关节镜手术适应证

（一）半月板修补的适应证

半月板撕裂是否适合修补取决于多个因素。撕裂部位的血供情况是首先需要考虑的因素。Arnoczky 及 Warren 证实了半月板的外 1/3 部分存在血管网。这个解剖发现，引出将半月板撕裂分为 3 个区的概念：①位于血管区的红 - 红撕裂，修补后愈合率很高。②位于血管区与非血管区连接处的红 - 白撕裂，修补后有一定的愈合率。③位于血管区中心的白 - 白撕裂，修补后一般不能愈合，部分切除是最好的手术方法。

撕裂的类型是考虑是否进行修补的另一个重要因素。桶柄样撕裂及垂直纵向的撕裂自身有趋向稳定的复位及固定的趋势。水平撕裂，放射状、片状、复杂及退行性撕裂难以愈合，部分切除是最常见的治疗方法。在放射状撕裂的病例中，周围的环状纤维断裂，所以即使愈合后半月板仍没有功能。

虽然年龄较大不是绝对的禁忌证，但对于修补手术来说，年龄因素是必须予以考虑的。通常多数老年患者的退行性撕裂不适合手术治疗。关节表面的情况、个人的活动能力及关节的其他合并损伤都必须予以考虑。一系列新材料和新技术的出现扩大了半月板修补术的适应证。

半月板缺失对膝关节退行性改变的影响相比十字韧带损伤更为显著。当半月板损伤合并 ACL 时，如果半月板有中等程度的愈合可能性，就应该进行半月板修补术。关节镜下半月板切除术仅适用于半月板愈合可能性很小的病例。

根据文献报道，具有以下特点的半月板撕裂修补愈合率较高：①同时伴有 ACL 损伤，尤其当半月板修补术和 ACL 重建术同时进行时。②撕裂部位于半月板周缘。③长度较短的撕裂。④年轻患者。⑤新鲜损伤。

（二）前十字韧带重建的适应证

治疗 ACL 功能不全的目的在于恢复膝关节稳定性，避免损伤复发及预防半月板和关节软骨等的继发性损伤。任何年龄希望恢复运动功能的和对生活质量要求较高的患者都适合做 ACL 重建手术。此外，决定是否须手术治疗 ACL 损伤不应仅仅建立在出现膝关节不稳定的基础上，还取决于患者的生活方式及运动水平。不应简单地把年龄作为衡量标准，因为总体水平才是更为重要的因素。通常认为更年轻的个体的运动水平也更高，更依靠膝关节。然而，很多老年的个体正参与高运动量的娱乐活动，并且持续较长时间。所以年龄不应成为ACL重建术的禁忌证。重建手术的成功取决于严格遵守手术原则，包括具有足够强度和刚度的移植物的选择、移植物的准确定位以避免张力过大和髁间凹撞击、移植物的坚强固定为早期康复提供足够的强度和刚度等。

很多组织曾被用来做ACL的替代品，包括自体移植物、同种异体移植物和人工合成材料。目前，最流行的移植物是自体骨-髌韧带-骨和四股腘绳肌腱。

无使用髌韧带作为移植物禁忌的患者都可以采用髌韧带进行韧带重建。采用髌韧带重建ACL有一些特殊的适应证：全身性韧带松弛的患者相对禁忌采用腘绳肌肌腱，而髌韧带刚度较大，是这类患者使用自体移植物重建的最佳选择；对于合并有膝关节后内侧韧带复合结构损伤的患者，也不宜采用腘绳肌肌腱进行ACL重建，因为此方法会进一步损伤膝关节后内侧的稳定性，所以也特别适合采用髌韧带进行重建。对于经常跪地工作（如地毯工、木匠等）要避免膝前痛和跪地痛，髌韧带短小、有损伤或有病变，患髌股关节疾病的患者禁忌采用髌韧带重建。

采用腘绳肌腱的优势在于不损伤伸膝装置，这对有髌股关节紊乱史和曾使用髌韧带重建后翻修的患者尤其重要，同时也更美观。排除腘绳肌腱已被切除的患者，采用腘绳肌腱重建ACL没有绝对的禁忌证。全身性韧带松弛的患者相对禁忌采用腘绳肌肌腱，这些患者可能更适合采用最终刚度较大的髌韧带。而对于合并有膝关节后内侧韧带复合结构损伤的患者，也不适合采用腘绳肌肌腱进行ACL，重建，因为此方法会进一步损伤膝关节后内侧的稳定性。如果术前通过MRI检查，或者术中取半腱肌肌腱时发现肌腱直径<3mm，则四股半腱肌肌腱也难以保证强度，应当改用其他材料。

（三）后十字韧带重建的适应证

通过患者的病史、体检和影像结果诊断后PCL的损伤，根据PCL损伤的程度选择适当的患者。一般习惯把后抽屉试验中胫骨结节的后移范围作为PCL损伤程度的分级标准。正常膝关节屈曲90°时胫骨结节位于股骨髁前1cm，与正常侧对比，如果胫骨结节后移3～5mm，PCL损伤为Ⅰ度；胫骨结节后移6～10mm为Ⅱ度；后移11mm以上为Ⅲ度。PCL损伤后，膝关节的向后松弛是一个进行性过程，在伤后关节周围纤维化期，后抽屉试验可能阴性；进行到纤维化消退期时，此时胫骨结节后移达到Ⅱ度；如果辅助稳定结构松弛时，在关节向后位移达到Ⅲ度。目前根据韧带的损伤程度，把PCL损伤分为部分损伤和完全断裂。对于高龄或者活动较少陈旧性PCL完全断裂的患者以及PCL部分损伤的患者，可以采取非手术治疗的方法。尽管近期效果尚可，但远期有诱发髌股关节炎的可能。

急性损伤、单纯PCL，损伤、撕脱骨折并且向后移位>10mm，即Ⅲ度损伤的患者必须手术治疗。合并后外侧角损伤的PCL，损伤患者应该尽早行重建术，合并有内侧副韧带损伤的患者首先制动，内侧副韧带和关节囊愈合后，方可行PCL重建术。

对于陈旧性损伤的单纯PCL损伤，胫骨后移位>10mm者考虑手术治疗。关节损伤引起胫骨后移>10mm者考虑关节韧带复合伤，合并有后外侧韧带结构损伤比较常见，需要一期手术重建所有的韧带，后外侧的韧带结构是PCL，修复重建的基础。

对于Ⅱ度以内的PCL损伤，传统的观点认为，通过股四头肌功能操练，可以恢复关节的稳定性。等到出现髌股关节炎或者内侧膝关节炎时，才予以择期行PCL重建。现在则认为韧带损伤应该积极治疗，对于韧带损伤 <50% 的患者，采取刺激增强技术；>50% 的患者，则采取 PCL 重建。因为股四头肌是动力性稳定结构，它是在膝关节产生不稳后，通过本体感受器产生的调节反应，其反应是滞后的，不能提供即时的稳定性；而 PCL 是静力性稳定结构，在膝关节的活动中提供即时稳定性。尽管增加股四头肌力能增加髌腱对胫骨结节向前的提升力，但引起的代价是髌股关节和胫股关节的压力增加，导致关节的退行性改变。

（四）滑膜切除的适应证

膝关节出现持续性反复发作的关节肿胀、疼痛，如果明确诊断为弥漫性色素沉着绒毛结节性滑膜炎，应当尽早进行治疗，这样才能够保证膝关节功能。因为前后十字韧带都在滑膜包绕之内，滑膜炎拖延不治会造成十字韧带侵蚀，严重影响膝关节稳定性，最终影响膝关节整体功能。

经过适当治疗后不愈的顽固性滑膜炎和经化疗或放疗的滑膜炎需要作滑膜切除术。滑膜的化疗或放疗方法仅在欧洲施行，对于其治疗的效果和引起的不良反应仍有争议。关节镜下滑膜切除术的优点就是可以在滑膜炎的早期手术治疗，不影响半月板的完整性，不用限制活动，对关节的稳定性没有影响，无畸形情况发生，不会引起诸如关节间隙狭窄、骨赘发生等影像学的改变，其手术效果良好。

关节镜下滑膜切除术的禁忌证主要包括出血性疾病。既往认为化脓性关节炎也是禁忌证。现在则认为，随着医疗技术的提高，这两种疾病为相对禁忌证，尤其是化脓性关节炎，在关节镜下清理灌洗化脓性关节炎也取得良好的效果。因此，如果具备足够的技术条件仍可以切除。

（石　晶）

第五节　膝关节镜手术入路

膝关节镜手术成功的前提条件就是要有精确的入路定位，入路不当可引起关节面损伤、手术器械断裂、视野观察受限和手术操作困难。膝关节入路方法很多，但是入路的选择必须遵守以下原则：不能损伤重要的解剖结构；创伤要小；定位要简单。

根据这条原则，膝关节镜的前外侧、前内侧入路是非常理想的入路方法，也便于掌握，是目前最为常用的入路。但有时常规入路难以观察到所用的关节内结构，或不利于镜下操作，此时可能需要应用一些非常规入路，如后侧入路。对于膝关节来讲，重要的神经血管都位于膝关节后方，因此作后内侧和后外侧入路时要特别小心，一定要避免这些结构。

（一）关节镜入路

1. 前内外侧入路　该入路是关节镜的经典入路，也是最常规使用的入路，可以看到膝关节内几乎所有的结构。以前外侧入路为例说明。

（1）定位：前外侧入路位于髌腱外缘外侧 0.5cm，胫骨平台上缘上方 1.0cm 处，即位于髌腱外缘、股骨外侧髁缘和胫骨外侧平台缘 3 条边所构成的三角形之中心点附近。该入路被认为是膝关节镜手术中关节镜的常规入路，因此也称为标准前外侧入路。

（2）操作方法：将患肢下垂，屈膝 90°左右（或患者平卧，屈髋 45°，屈膝 90°），使髌腱轮廓清楚。准确定位后作 6mm 横行切口，然后按照上述定位方法进行操作。

2. 高位前内外侧入路

（1）定位：屈膝，平髌骨尖作横线，与髌韧带内、外缘交点。

（2）操作方法：屈膝70°，平髌骨尖，紧贴髌韧带内、外侧缘，用11号刀片作约8mm长横行皮肤切口，切开皮肤后将刀片转成纵行，向股骨髁间窝方向，切开关节囊。切口过小会造成镜头转移困难，切口过大会造成关节液的大量外溢，从而造成关节囊不能充分扩张。

3. 经髌韧带入路 该入路有利于对髁间凹区域和关节后室的观察，但对于外侧间沟和腘肌间裂隙部位的观察较为困难。

（1）定位：屈膝70°，髌骨尖下约1cm处。

（2）操作方法：定位后，在髌骨尖下，用尖刀片垂直于髌韧带作8cm纵行皮肤切口，切穿髌韧带后，可换穿刺针带套筒向着髁间凹插入。

4. 平髌骨中部内、外侧入路 该入路适应证有限，对关节前室，包括内外侧半月板前角和交叉韧带止点区域的观察非常有利。

（二）器械入路

1. 髌上外侧入路

（1）定位：在髌骨上缘上方1cm，水平向外至股四头肌联合腱外缘线交叉点。

（2）操作方法：膝关节伸直位，按照上述方法定位后，在定位点用尖刀片作纵行切口约5mm，切开皮肤及皮下组织即可。然后用穿刺针朝着内下方向穿刺，注意不要损伤髌股关节面。关节囊穿破后会有关节内液体流出，此时即可进入探针或镜下手术器械进行操作。通过该入路可以更好地达到髌骨后部位，也可以用于髌上囊部位的游离体取出或滑膜刨削、滑膜皱襞切除、髌骨软骨软化症的处理、髌骨外侧支持带松解的定位标志等。

2. 髌上内侧入路

（1）定位：在髌骨上缘上方1cm，水平向内至股四头肌联合腱内缘线交叉点。

（2）操作方法：膝关节伸直位，按照上述方法定位后，在定位点用尖刀片作纵行切口约5mm，切开皮肤及皮下组织即可。然后用穿刺针朝着外下方向穿刺。髌上内侧入路对股内侧肌本体感受功能的影响较大，因此应尽可能采用髌上外侧入路，必须使用该入路时，应当在骨内侧肌腱行部分选择入口。髌上内侧入路通常用于髌骨外侧支持带的松解。

3. 内侧半月板上入路 是最常见的器械入路。该入路紧贴半月板基部上缘，但应当避免损伤半月板。该入路专门为内侧半月板后半部和后角手术设置，如果内侧关节间隙很难张开，可紧贴内侧副韧带前缘选择该入路，绕过股骨髁达到手术区域。如果内侧关节间隙张开很好，可以在内侧副韧带前缘与髌韧带内侧缘之间的任何区域选择。一般来讲，通过内侧半月板上入路较难触及外侧半月板。

4. 高位内侧入路 如果内侧关节间隙很小，通过非常靠后的内侧半月板上入路也难以达到内侧半月板后角，建议使用高位内侧入路。该入路切口平髌骨尖水平，紧贴髌韧带内侧缘，一般采用针头定位。通过该入路，经内侧副韧带前缘和股骨内髁之间的间隙可以直达内侧半月板后角。如果股骨内可有明显的骨质增生，会对该入路的使用造成影响，可以通过多次针头插入选择最佳位置。通过该入路，很容易到达外侧半月板。

5. 后外侧入路 切口在（内）外侧副韧带相当于膝关节间隙处，当关节游离体位于后关节囊难以通过常规入路取出时，可考虑采用此入路。因该入路容易损伤血管神经而较少应用。

（石 晶）

第六节 膝关节镜手术的并发症

（一）关节软骨损伤

由于器械使用不当，关节软骨损伤是最常见的并发症。常由于入路不当、插入套管及穿刺针粗暴、关节镜镜头摆动粗暴、视野不清时器械操作造成损伤、对关节镜下解剖结构不熟悉、特殊器械缺乏、器械操作粗心引起。

（二）神经损伤

神经损伤可能涉及腓总神经、股神经、坐骨神经和隐神经，常好发于隐神经的髌下支。因为隐神经髌下支一般与静脉伴行，选择切口时避开静脉就可将其避开。

（三）血管损伤

血管损伤在关节镜手术中较常见，一旦损伤后果则比较严重。多为锐性切割伤。此外，还有止血带或驱血造成的损伤，尤其是多见于下肢动脉病变的患者。锐性血管损伤常见于腘血管损伤，常发生于切除内侧半月板后角时。操作时应仔细认真，熟悉局部的解剖结构。

（四）韧带损伤

一般较少见，常发生于韧带薄弱松弛的老年患者和已存在关节囊韧带损伤的患者。在关节镜手术过程中，有时需要内外翻关节以打开关节间隙，如用力过大会导致关节囊韧带破裂。切除髌前滑膜时应避免损伤前交叉韧带。在外侧半月板全切时，应注意保护腘肌腱。

（五）器械断裂

如果手术过程中出现了器械断裂，首先立即关闭进出水管并维持膝关节位置不变以防止断裂的器械在关节内到处游走。缓慢小心移动镜头，将断裂的器械置于视野中心，以多枚针头经皮穿刺固定，然后取出。如果脱落物转移至膝关节后室，将非常难以寻找和取出，但尽量不要切开膝关节寻找异物，可联合使用X线透视进行。

（六）感染

同其他手术操作一样，严格的无菌操作是预防感染的最重要措施。主要的致病菌为金黄色葡萄球菌。一旦发现感染，应当及时行关节引流和冲洗，可在关节镜下进行。

（七）膝关节血肿

膝关节镜术后引起的关节肿胀或血肿是比较常见的，镜下仔细点凝止血可以降低其发生率，近年来出现的冷激光和冷融切等器械能够在切割时无出血或很少出血。如果术后反复出现关节内血肿，常意味着血管损伤或者凝血功能障碍，应行血管造影或凝血功能检查进一步明确诊断。

（八）滑膜瘘和滑膜疝

一般由于引流管放置时间过长、切口过大、器械经过手术入路次数过多等引起。滑膜瘘容易造成关节内感染，一旦发生，须立即患肢制动并减少负重，并进行抗菌治疗；如果瘘管长期不闭合，说明瘘管已经上皮化，需行瘘管切除。滑膜疝是滑膜从切开的关节囊向皮下膨出，形成一个局限性囊肿。治疗需手术切除。

（九）深静脉血栓

术后尽早让患者进行功能锻炼就可以预防深静脉血栓等形成，对于有高凝状态的人群预防应用抗栓剂可能有所帮助，但时间不宜过久。

（石　晶）

第七节　膝关节镜手术后的康复

膝关节镜手术后科学的康复训练是容易被外科医生所忽视的，而这正是获得手术预期疗效至关重要的一个环节。术后缺乏有效的康复训练或训练方法的失误对手术效果会产生很大的消极影响。因此，掌握膝关节镜手术后的康复原则，针对不同患者以及不同手术方法的个体化的术后康复指导，是患者在接受关节镜手术后进行康复训练的关键。

一、康复原则及训练方法

（一）康复原则

膝关节镜的术后康复既要有助于增强膝关节伸屈肌群的肌力，又须尽量降低髌股关节间的压力，这为制订术后康复计划提出了较高的要求。基于这一准则，1980 年美国辛辛那提运动医学研究所提供了一整套“髌骨保护计划”（patellar protection program），旨在指导膝关节紊乱的保守治疗及术后康复。按照这一方案，整个康复过程循序渐进地分为 4 个阶段。

1. 起始康复阶段（initial rehabilitation）　旨在消除疼痛，并同时减轻肌肉萎缩及炎症反应。膝关节术后可用冰袋加压包扎患肢，以减少关节积血及患肢肿胀。非类固醇类抗炎药物（nonsteroid anti－inflammatory drugs，NSAIDs）的应用，如双氯芬酸（商品名扶他林）或布洛芬（缓释芬必得），有利于减轻疼痛及炎症反应。患肢股四头肌等长收缩可有效地防止术后肌肉萎缩的发生。术后早期患膝的 CPM 锻炼有利于关节的活动。动物实验表明，术后早期的 CPM 锻炼还有利于提高关节软骨修复的质量。

2. 中间康复阶段（intermediate rehabilitation）　这一阶段的康复目的在于不增加疼痛、肿胀的前提下发展肌力。NSAIDs 的辅助治疗仍可能是必要的。发展肌力的方法包括结合渐进抗阻训练进行的终末伸膝锻炼及各种体位下的直腿抬高训练，锻炼过程中如患肢出现疼痛及肿胀，除应作相应的对症处理外，尚应酌情降低训练强度。

3. 递进康复阶段（advanced rehabilitation）　此阶段的目标是获得正常的关节活动范围、获得最大的肌力并提高肌耐力。增强肌力的方法与前两个阶段相似，条件允许时可借助于各种各样的装置协助进行训练。游泳和骑自行车是增强肌耐力的有效训练手段。

4. 恢复活动阶段（return to activity）　这一阶段是让患者选择某一项或几项特定的活动方式继续进行发展肌力和增强耐力的训练，直至患膝的功能达到发病前的正常水平。

（二）发展肌力的训练方法

1. 股四头肌等长收缩　是有效防止肌肉萎缩、增强肌力的一种早期康复手段。股四头肌是伸膝装置中的动力部分，股外侧肌和股内侧肌的扩张部有着重要的稳定和平衡作用，其中股内侧肌斜行纤维（vastus medial oblique，VMO）对维持髌股对线具有更重要的作用。取仰卧位，对侧膝关节屈曲以避免腰椎的压力。患侧股四头肌作等长收缩，每次收缩持续 5～

10s，如此往复进行。每次收缩的时间不宜过长。等长收缩使肌肉无氧代谢产生乳酸，刺激肌肉微循环血管扩张，利于肌组织摄取营养。对术后有些患者因为害怕疼痛而不愿做股四头肌自主收缩者，可用经皮电神经刺激（transcutanous electrical nerve stimulation，TENS）的方法使股四头肌收缩，刺激强度应介于其感觉和运动阈之间，每次刺激时间约 10min；对不能耐受 TENS 带来的疼痛和不适的患者，可于电刺激前用冰袋按摩。

2. 直腿抬高锻炼（straight leg raises）　可以在仰卧、俯卧和侧卧位进行。但是应该注意，健侧卧位患肢的直腿抬高及髋外展是禁忌的，原因在于这非但无益于 VMO 的锻炼，反而加强了股外侧的肌力，加剧了 VMO 与股外侧肌之间的失衡，从而加重了患膝的疼痛。仰卧位的直腿抬高锻炼的原动肌为股四头肌，腘肌为拮抗肌，这样可使股四头肌、腘肌的肌力均得到增强，有利于增强患膝的稳定性。最近的解剖学研究表明，VMO 起源于内收大肌腱的大部分和内收长肌腱的一部分，而且髋内收时 VMO 的电活动显著高于股外侧肌，因此患侧卧位进行患肢的直腿抬高髋内收锻炼，对选择性增强 VMO 的肌力有显著的疗效。

3. 终末伸膝锻炼（terminal knee extension）　即在屈膝小于 30°的范围内对抗重力作伸膝锻炼。其理论依据在于肌电图研究表明在伸膝活动的最后 30°时，VMO 的活动非常活跃，因而可选择性地增强 VMO 的肌力。这种锻炼具有显著的临床疗效，患者对这种锻炼方式也较易耐受，这缘于伸膝最后 30°时髌股关节间压力较低而较少导致膝前痛影响锻炼进程。锻炼时，可在患膝下垫一枕垫，保持屈膝约 30°，而后使足跟抬离床面直至患膝伸直，如此循环往复进行。

所有这些锻炼均必须在无痛的条件下进行，而且必须遵循选择性发展 VMO 肌力，同时最大限度地减少髌股关节间压力为原则。一般而言，锻炼的强度为每日 2 次，每次 10～15min，并根据患膝的功能状态按股四头肌等张收缩→直腿抬高（各种体位）→终末伸膝锻炼→渐进抗阻训练的顺序循序渐进地进行。

经典的渐进抗阻训练（progressive resistive exercises，PRE）是由 Delorme 于 1945 年首次提出的，其原理基于重负荷、少重复次数的练习有利于发展肌力，中等负荷、多重复次数有利于发展耐力的原则。其设计的具体方法为，先测某一肌群完成重复 10 次的最大负荷量（repetition maximum，RM），取该量为其后负重抗阻练习的基数，分 3 组进行。第 1 组，取 10RM 的 1/2 量，重复 10 次；第 2 组取 10RM 的 3/4 量，重复 10 次；第 3 组用 10RM 全量，重复 10 次。每组练习中间休息 1min，每天进行 1 次。每周复查 10RM 1 次，据此修正练习时的实际负荷量，并以此作为下一周锻炼的基数。

对膝关节镜术后康复过程中需发展肌力的患者，不能完全照搬以上方法，而应根据患者的情况严格按照个体化、量力、安全和循序渐进的原则进行。

（三）增强关节活动范围的练习（ROM 练习）

增进关节活动范围是指由于组织粘连或肌痉挛而导致关节功能障碍的康复练习，因此其主要目的是对活动受限关节进行牵伸（stretching）但又不损及正常组织。

Vildik 的研究表明，纤维组织具有黏弹性（viscoelasticity），表现为以下几个特性。

1. 非线性的应力－应变关系　随着牵伸应力的增大，组织内受牵伸的纤维数也逐步增加，组织长度相应增加，抗应变强度也渐渐增大。

2. 滞后拌（hysteresis loop）　在组织受应力牵引延长后，去除应力后组织长度不沿原来延长的轨迹恢复，而是要延长一点。

3. 蠕变（creep） 在组织受牵伸而延长后维持应力，组织还可以继续缓慢地延伸，并且在反复多次牵拉后也有类似的蠕变，表现为牵拉至同样长度所需的应力逐步减小。

4. 应力松弛（stress relaxation） 在组织受应力牵伸而延长后，如维持长度不变，组织内因受牵伸而提高的张力随时间的延长而逐步下降。

根据以上特性，Vildik 认为：短时间、大强度的牵伸，主要作用于黏滞弹性，当牵伸力去除后，组织倾向于恢复原长；长时间、中等力量的持续牵伸则作用于黏滞弹性和黏滞性，当牵引力去除后，不完全恢复原长，因而可获得较好的持久效果。

临床上因膝关节周围肌腱组织、软组织的紧张，可通过影响髌骨对线导致膝前痛。腘肌紧张可使足背屈受限及代偿性足内旋、股骨内旋，从而使 Q 角增大；同样，膝反张、膝过伸可通过引起胫骨外旋而致 Q 角增大，这都可以是膝前痛的原因。因此，牵伸腘肌、腓肠肌－比目鱼肌、股四头肌、屈髋肌及外侧的髂胫束，不仅是康复治疗中的一个重要环节，也是预防工作的重要组成部分。

大多数牵伸训练应该由患者单独完成，少数则需借助于被动牵伸完成。不同的治疗组可根据以上原则及患者的具体病情而编制不同的锻炼体操。近年来有报道将本体感觉神经肌肉强化技术（proprioceptive neuromuscular facilitation，PNF）应用到牵伸锻炼中，具有满意的临床效果。其原理是当原动肌牵伸至最高峰时，拮抗肌亦将收缩，通过本体反射弧中的神经肌肉通道，被牵伸的肌肉会进一步放松，从而更加利于牵伸。将 PNF 技术应用于腘肌的牵伸锻炼，常可迅速改变股四头肌腘肌之间的不均衡的力量比，从而在短期内纠正膝关节的屈曲畸形。

（四）耐力训练（endurance or aerobic training）

这是指以发展体力、耐力为目的的医疗训练活动。作为一种运动形式，耐力等于力、距离、重复次数的乘积。因此，耐力量指在一定强度下、一定时间内（15～30min）重复同一运动周期的运动。

有氧代谢能力是呼吸系统摄氧、循环系统运输氧的能力的反映，并与参与能量代谢的酶系统的活性有关，因此有氧训练实质上是一种增强呼吸、循环、代谢功能的锻炼方法。在进行中等强度（40%～79%最大吸氧量）的运动时，机体内有氧代谢最为活跃，因此有氧训练也就是中等强度的耐力训练。

膝关节镜术后患者康复治疗中常用的耐力训练方式包括游泳、水疗、骑自行车等。骑自行车操练时，座位应抬高以减少患膝的屈曲度，从而减少髌股关节间作用力。自行车操练可在快速转速下进行，以加强肌肉的活动强度和耐力；同时也可进行腓肠肌、比目鱼肌、髋肌和腘肌的活动。近年来兴起的水疗（hydro therapy）有较多的优点，它借助水的浮力为助力，可以用于加强肌力及增强关节活动范围练习，并且由于可以最大限度地放松肌肉从而既利于减轻疼痛，又有助于交替锻炼原动肌与拮抗肌。适当地控制好运动量还有利于肌肉的耐力训练。

（五）膝关节持续被动活动

自 Salter 在 20 世纪 70 年代提出关节的持续被动活动（CPM）的概念以来，CPM 已成为关节外科康复中的一个重要内容，越来越多地被骨科医生所接受。关节的持续被动活动至少有以下意义：

(1) 术后早期开始的 CPM 可以抑制痛觉信号的上传而缓解术后的疼痛，或在无痛状态下达到训练的目的。

(2) 通过关节活动对滑膜的刺激以及通过模拟正常的关节活动环境，增加关节软骨的营养和代谢。

(3) 促进关节软骨的修复和向正常的透明软骨转化。

(4) 避免因制动引起的关节软骨退变及组织粘连。

(5) 促进关节功能恢复。

膝关节是临床上应用 CPM 最广泛的关节。借助于下肢 CPM 装置，对关节镜术后的膝关节进行持续被动活动训练，不仅很容易被患者接受，而且的确对术后康复是非常重要的。对关节软骨成形术、半月板部分切除和盘状软骨成形术、关节松解手术包括 ALRR 手术等，CPM 应列为常规康复项目。

在使用 CPM 时应遵循早期使用、循序渐进、个体化指导的原则。

二、术后的等长、等张收缩锻炼及等动收缩锻炼

所有损伤的康复过程中，均须保持本体感觉。而制动后，首先萎缩的是慢颤肌纤维，这可能是由于慢颤肌纤维容易发生正常本体感觉的消失。紧随慢颤纤维萎缩其后的是快颤肌纤维的退化。因此，在康复训练中应先进行慢颤肌纤维的康复治疗，然后再进行快颤肌纤维的康复；前者要求肌肉长时间的收缩，而后者则要求肌肉在短时期内承受较大的力。疼痛是快颤肌纤维功能恢复的最大抑制因素，因此快颤纤维的锻炼应于疼痛、肿胀消失后（无痛条件下）进行。

快颤肌纤维适应抗阻训练，它比慢颤肌纤维的反应好，但随着年龄的增长，快颤肌纤维逐渐萎缩而慢颤肌纤维逐渐占据主导地位，在进行康复训练时应顺应这一生理变化。

尽管早期的等长收缩锻炼有利于防止肌萎缩及发展肌力，但由于等长收缩锻炼时肌力多集中于关节运动范围的一个点上，无益于长期的肌力发展。等张收缩锻炼可在一个重量抗阻上进行关节全范围的活动，肌力输出和抗阻负荷随着不断改变的关节角度和力矩而不断变化。因此阻力负荷不能大于运动周期中最低的肌力输出，这样在每一周期中大部分时间所承受的负荷均偏低，所以等张收缩锻炼不能取得最佳的临床效果。

等动收缩锻炼，又称等速锻炼（isokinetic exercise），是应用专门设备（如 Cybex 等动测试训练仪）控制每一肢体进行全关节活动范围中的活动速度，保证关节以恒定的速度进行活动锻炼，从而提高某肌群的作用效率，使其在短时间内较快增强肌力。关节活动的速度可以根据需要任意设定，超过限定的速度时，装置本身可将肌收缩产生的过多的力转换成相应的阻力（accommodation resistance），这样既使肌肉始终保持最高张力状态，又保护了关节不受损伤。

等速收缩锻炼还兼有等张和等长收缩锻炼的特点。当设定的关节活动速度较慢时，如 3r/min，其形成的等速力矩（isokinetic torque）相当于等长力矩的 81.2%，即运动特性接近于等长收缩，将速度设定加快至 15r/min，则其形成的等速力矩相当于等张力矩的 66.6%，接近于等张收缩。

Cybex 仪是近年来兴起的一种用于等动训练的装置，目前已在全世界范围内得到广泛应用及迅速推广。该仪器不仅可以帮助患者进行康复训练，还可测试患者肌肉的强度、肌力、

耐力和张力发展的速度，为康复过程中的监测及康复后的效果评价提供了有效的客观指标。

三、几种常见关节镜手术的术后康复

膝关节镜术后的最初48h内应予冰袋冷敷或加压包扎，以减轻关节的肿胀、积血及其他因手术创伤而带来的不适。术后24h内最好能适当补液，并经静脉给予抗生素，24h后抗生素改为口服。止痛药物作常规应用，以防止或减少术后的疼痛，一般可口服布洛芬（缓释芬必得），或双氯芬酸钠（diclofenac sodium，商品名扶他林），均可获得较好的止痛效果。阿司匹林等水杨酸类药物应忌用，因为可能抑制血小板活性，增加出血，并且可能刺激胃肠道。术后24～48h后可拆除伤口的敷料，改用创可贴贴敷直至1周后切口愈合。淋浴可于手术48h后进行，但盆浴则应待切口愈合之后。

（一）半月板手术后的康复

关节镜下半月板手术后的康复应根据不同的术式及患者的个体情况给予个体化的康复指导。半月板术后当天即应开始股四头肌的等长收缩锻炼。半月板游离缘部分切除的病例，可允许早期活动及部分负重。半月板较复杂的术式，术后3～5d可借助拐杖下地行走，活动量应控制在每天2次，每次10～15min。手术3周后可根据患者的耐受情况进行游泳、骑自行车等耐力训练。独立行走、奔跑等活动应于术后6～8周方可开始。多数报道认为，ROM练习及增强肌力的渐进抗阻锻炼应于晚期进行，即术后6周之后才能开始。过早地、过重地开始这些锻炼会招致关节的肿胀和疼痛，从而影响训练计划的实施及训练效果。渐进抗阻锻炼及ROM练习均应严格按照剂量个体化的原则，结合患者自身情况及患膝的功能状态循序渐进地进行，否则会引起适得其反的后果。对半月板缝合的病例，为减少缝合口的牵张应力，适当地制动仍然是必要的，对可靠的缝合技术和缝合材料而言，2周的制动及4周的限制性的ROM训练及部分负重训练，可以促进半月板的愈合和塑型。

（二）软骨成形术后的康复

软骨成形术后的康复训练既应有助于增强肌力，又要防止不恰当的锻炼方式或锻炼强度加重软骨的磨损、退变。软骨组织的修复能力是相当有限的，因此对于软骨退变的患者，单纯的表面成形术仅能获得纤维软骨的替代修复；软骨钻孔成形术可使成骨细胞激活为成软骨细胞，从而获得软骨缺损的透明软骨修复。无论上述何种术式，手术后早期的CPM锻炼均有利于促使纤维软骨修复转变为透明软骨修复。CPM可与早期的股四头肌等长收缩结合进行，有利于增加关节的活动范围。术后6周疼痛和关节肿胀消失后，应进行股四头肌特别是VMO的渐进抗阻训练。对髌股关节软骨病变的患者，尤应注意避免增加髌股关节间压力而诱发膝前痛。耐力训练可于术后3周开始，术后的完全负重行走则应严格地限制在术后6～8周以后。

（三）滑膜清理术后的康复

单纯的滑膜清理术因并未涉及关节内的软骨、半月板组织，故原则上负重行走不应有所限制。但是滑膜清理术后组织的充血及关节积血和肿胀，常影响早期关节的活动，成为术后康复的焦点。针对这些情况可采取的措施包括术后冰袋冷敷、加压包扎、患肢抬高。慢速的CPM及股四头肌的等张收缩有利于关节的早期活动及关节肿胀的吸收。在无痛和消肿的前提下，1周后即可进行患膝的伸屈运动。耐力训练应根据患者耐受的情况于手术3～6周后开始，其强度应以不引起疼痛及患膝不肿胀为宜。

（四）外侧支持带松解术后的康复

关节镜下外侧支持带松解术（arthroscopic lateral retinacular release，ALRR）后的患者应进行严格、系统的康复训练。随访的结果表明，如 ALRR 术后不能有效恢复股四头肌、腘肌肌力，就不能获得满意的疗效，这两者间有着一定的正比关系。通常，根据患膝术后的情况，ALRR 的术后康复可以划分为 2 个阶段进行。尽管近年来在 ALRR 中引入电切技术大大减少了出血的发生，但是 ALRR 术后早期关节积血、肿胀及因此带来的疼痛等问题仍然十分突出。因此术后康复的第 1 阶段主要应着力于控制关节的肿胀，并防止活动性出血的发生。患膝的冰冻加压是控制关节肿胀的一种有效措施，并且最好于手术结束后立即实施。一般术后第 1 周内每天至少应对患膝进行冰冻加压 3 次，以后再根据需要进行调整。一旦关节积血、肿胀及疼痛得以有效地控制，即可酌情开始股四头肌的等长收缩锻炼及患膝的活动。如果患者能够耐受，还可借助拐杖下地行走。这些康复措施应循序渐进进行，一般以不致引起患膝肿胀、疼痛的最大锻炼量为宜。耐力锻炼可于术后 3～6 周酌情开始进行。手术 6 周后，发展 VMO 肌力的锻炼及相应的渐进抗阻锻炼应在医生的严格指导下进行，科学的训练将有利于提高 ALRR 的远期效果。即使患者痊愈返家后，仍应注意每周进行 2～3 次肌力锻炼，以维持巩固 VMO 的肌力。

（五）交叉韧带重建术后的康复

对交叉韧带重建术后的康复训练方法一直存在争议。传统的手术方法由于不是在等长点重建韧带，因而强调术后的长时间石膏或支具制动。由于移植的自体或同种异体韧带需要 12～18 个月才能恢复到正常的张力，因此，恢复运动的时间经常被控制在 1 年左右。但这种方法不可避免地会导致关节的粘连和退变。

近年来，随着对交叉韧带重建研究的进一步深入，经等长点而不是解剖点重建交叉韧带的理论被广泛接受，加上关节镜下交叉韧带重建技术与固定材料的改进，使得以骨－髌腱－骨移植、经骨隧道挤压螺钉固定方法为代表的关节镜下交叉韧带重建技术日趋成熟。对于经精确定位的韧带等长点重建且固定确实可靠的病例，无须考虑交叉韧带在不同的伸屈位置上可能导致的过度牵伸。因而，在无痛的前提下，CPM 以及主动的肌肉等长与等张收缩训练及 ROM 训练，包括使用 Cybex 等动训练等，对促进早期康复是有帮助的。一般在术后肿胀消退以后就可以逐渐开始负重训练，如果不伴有半月板和关节内其他结构的损伤，对完全负重并无具体的时间要求。只要患者能够进行负重行走，就可鼓励其早期训练，以尽快恢复运动。但对采用不等长方法重建的交叉韧带，为防止其过度延伸，对 ROM 训练仍应控制在较小的范围。

（李盼祥）

第八节　半月板镜下修补技术与方法

半月板损伤常进行完全切除术，现在已不再提倡，随着关节技术的发展和成熟，全面替代了过去传统的膝关节作半月板全切术，并且又发展到缝合修补术。

一、半月板镜下修补技术

（一）由内到外技术

常规关节镜检查，清除半月板边缘所有的纤维性无细胞物质，使半月板边缘新鲜。根据半月板撕裂的位置从前内侧或后内侧入路插入锉刀或篮钳完成这一操作。锉掉半月板周围的滑膜可刺激血管反应，促进愈合。

在内侧副韧带后方做一条6cm长的后内侧切口，游离关节囊。隐神经在此水平上位于缝匠肌和股薄肌之间，必须加以保护。

从前内侧入路插入关节镜，前外侧入路插入缝线套管，使用连接“2－0”不可吸收缝线的长弯针穿透撕裂半月板。在屈膝20°～40°的位置沿垂直方向穿过缝线。当缝针穿透关节囊时，牵拉后内侧入路的软组织保护器，使缝线可从后内侧入路撤出，将穿过后方关节囊外线打结。使用双腔导管系统时两根针同时穿出，单腔导管系统的缝针则是先后穿出。每根缝线间距5mm。除了缝合后角的缝线外，其他所有的缝线都能通过这种方法进行缝合。缝合后角时，关节镜从前外侧入路插入，缝线套管从前内侧入路尽可能靠近髌韧带的位置插入。在内侧副韧带前方缝合时，需要做一个前内侧小切口进行打结。每穿过一根缝线就立即在关节囊外打结，防止和未打结的缝线缠绕。完成半月板缝合后，最后使用探钩检查固定的牢固性，逐层缝合切口。

（二）由外到内技术

由外到内的半月板修补技术从一个紧靠关节线的安全的解剖位置开始，避开神经血管结构在关节镜监控下穿入关节腔，从而把神经血管损伤的风险降至最低。由外到内技术通常都是从关节外周向关节内穿入直的或弯曲的空心针，再将缝线沿针芯穿入。

体表定位时，外角的位置靠近屈膝90°时股二头肌腱前方的外侧关节线上（避开腓总神经），内角的位置在屈膝15°时后内侧角后方2cm处紧靠鹅足肌腱后方，直接向关节囊钝性分离。使用一根直的或弯曲的18号穿刺针穿过半月板的撕裂部位，穿入缝线，并从前侧入路拉出。在缝线末端打多个线结，形成一个较大的线团。再将线团拉入关节，压紧半月板。也可将穿过半月板的缝线再引出关节囊外打结，然后将成对的缝线在关节囊上打结，固定半月板。

（三）全关节内技术

全关节内修补技术无须开放的切口，只需要一个和关节镜入路相同尺寸的小切口。全关节内技术对器械的要求很高，齐全的器械是成功完成手术的前提。最基本的器械配置：①30°和70°关节镜。②套管、牵引器和由内到外修补的缝针。③全关节内修补的器械，如Spectrum set（Linvatec）。

作关节镜入路，镜头插入后侧室。使用70°关节镜观察后侧半月板。一旦确认撕裂类型适合修补，使用透照法确定后侧切口的位置。屈膝90°，使用一根穿刺针获取入路的角度。作1cm长的切口，将一根锐性套管从此切口插入关节。将半月板修补套管和锐性内芯推进至紧靠滑膜外侧，钝性内芯在关节镜直视下插入关节。当关节镜刺入关节间室时神经血管束位于关节镜顶端的后方。全关节内缝线系统通过手柄向前推送缝线，使缝线从穿线器顶端伸出（Linvatec软组织修补系统）。顶部的结构是一个中空的缝针，有不同角度和（或）形状，根据撕裂确切的位置及其和套管的位置关系替换。缝针通常穿过关节囊穿入半月板。当一段缝线卷入关节间室时必须保持穿线器顶部，在关节镜的直视下确保穿线器能穿过半月板撕裂端后缩回，并从套管退出。从套管插入一把缝线抓钳，将缝线头端从套管推出。缝线打结使用滑结或打结器完成。一般而言，缝合的方向最好从套管顶端向撕裂的中心，垂直缝合 2～5 针。

二、半月板镜下手术的方法

1. 内侧半月板撕裂　手术的方法是通过前下入口来处理上述撕裂，但通过近侧入口、中央和瑞典式入口，也能达到相同目的。

（1）半月板内纵行完全撕裂：关节镜经前外侧入口，观察内侧间室和内侧半月板的内缘，探针经前内侧入口插入，将膝关节外翻外旋，探查内侧半月板的后角。当内侧半月板内缘失去正常的形态或有折叠时，说明有半月板内撕裂的可能。仔细用探针探查后角的上下面。有时探针的针尖进入撕裂处，应轻轻牵拉探针，有可能见到纵行垂直的撕裂，并探查纵行撕裂的前后边界。然后用薄的半月板切割刀，小的手术剪或篮式钳切开半月板喉部的游离内缘、横向纵行撕裂的后缘，此切开在进入纵行撕裂须停止。此时旋转中，测定撕裂前缘的范围，进一步向前斜向半月板游历的内侧缘形撕裂的前边界。前部的切割可通过前内侧入口插入带相应鞘的能回缩的切割刀或手术剪。小心钩住纵行撕裂的前部，切割前部和斜向游离的半月板内缘。一旦切割完成，则拔去切割刀，将关节镜移到前内侧入口。持物钳通过前外侧入口，钳注撕裂瓣基底后缘的前端，拉向髁间窝做一个附加的内侧切口，首先用穿刺针通过皮肤、关节囊，到达后附着，保证准确的定位，用手术剪、手术刀或篮式钳分离后附着。切除碎片的前界和后界，用篮式钳修整使其光滑，过渡到正常半月板形态。用电动半月板切割刀修整小的磨损区，再次用探针探查后，进行关节冲洗和吸收。

（2）半月板内纵行不完全撕裂：应采用三点入路术，通过前外侧入口插入 30°关节镜，进入前内侧室，经前内侧入口插入探针，如上所述仔细进行探查。切除时保留半月板平衡边缘的形态，当确定了撕裂边界后，可从撕裂的任何一端半月板内缘，进行锐性切割操作，其方法和完全撕裂所描述的一样。去除碎片，当撕裂的边界，尤其是在半月板胫骨面的不完全撕裂不能被鉴别时，最好使用篮式钳切碎碎片。通过前内侧入口插入篮式钳，在纵行撕裂的中央，切开半月板的内侧缘，进入半月板内，一点一点地切除，直至遇到纵行撕裂。继续沿着纵行方向一点一点地咬，直至所决定的撕裂边界前方和后方遇到正常半月板组织为止。用篮式钳或电动刨削器修整残余半月板的边缘，使其具有光滑平整的形态。再次用探针探查后，进行关节冲洗和吸引。

（3）纵行边缘撕裂：分为可修复的或不可修复两种类型。可修复的撕裂是指在半月板边缘有血供的 1/3 区域，2～3mm 宽，不伴有剩余体部的损伤，可自行愈合。不可修复的边缘撕裂，一般伴有半月板的体部损伤，是否需要作半月板次全切除或完全切除，取决于撕裂的范围或撕裂延伸到半月板前部有多远。

（4）水平撕裂：通过前外侧入口，插入 30°关节镜，并前移进入内侧间室，通过前内入口插入探针，探查水平劈裂的前后边界。沿着撕裂的边界一点一点地修整内缘。修整残余边缘的形态，易产生一个稳定平衡的边缘。用探针仔细探查边缘，以免去除过多的半月板组织。被保留的半月板边缘呈钝角或矩形角，随着逐渐负重，可重新变为接近正常半月板的三角形内缘。

（5）斜行撕裂：对斜行撕裂的处理方法取决于撕裂的大小、类型和撕裂的部位。小的后斜撕裂通常用篮式钳或电动切割修整器，将撕裂的瓣块切碎后去除。大的后斜撕裂可完整地切除。前斜撕裂的切除也可采用三点入路术，当前斜撕裂位于内侧半月板后或中 1/3 时，可作为单一的大的碎片切除。

2. 外侧半月板撕裂　切除原则与内侧半月板相类似，但必须遵守以下几点：①部分半月板切除比次全半月板切除更受欢迎，而全半月板切除是最不宜使用的方法。②在某些特殊情况下可选用手术关节镜，但二点或三点入路是最常用的手术方法。③需保留一个平衡稳定的半月板边缘外形。④关节面的磨损应减少到最低程度。

（1）半月板内不完全撕裂：外侧半月板的不完全撕裂总是包括后 1/3，小的撕裂仅几毫米，不需要治疗；长的撕裂可延伸到半月板后角的深处，有相当距离，可预见将来会变成完全的纵行撕裂，故应切除之。将小腿放置“4”字位，把 30° 斜角关节镜移至前内侧入口。施加内翻应力，关节镜从前内入口斜行进入前外侧间室。通过前外侧入口插入探针，全面估价后角不完全撕裂的范围和程度。拔出探针，经前外侧入口插入篮式钳，开始于半月板后角的内缘，对着不完全撕裂的中部，一点一点地修正半月板的内缘。延伸到半月板边缘，直至遇到不完全的垂直撕裂，然后修整残留边缘，保留平整、光滑、稳定的边缘形态。

（2）半月板内完全撕裂：常包括外侧半月板后角。小的撕裂可用篮式钳切除，大的撕裂通常可整块切除。将小腿放置“4”字位，通过前内侧入口插入 30°关节镜，进入前外侧间室。通过前外侧入口插入探针，仔细探查后角的半月板内完全撕裂的范围和边界，大的撕裂可通过二点或三点入路术予以整个切除。

（3）边缘撕裂：与内侧半月板一样，撕裂发生在半月板边缘 1/3 血供区，而在半月板内不存在另外的撕裂，则可以修复。如同时伴有多发性其他撕裂，则以切除为宜。通常采用全切除术。切除半月板时，可将关节镜移到前内侧入口，切割器械经前外侧入口插入，攫物钳在附加的外侧入口，轻轻牵开碎片，然后再将关节镜从前内侧入口移至前外侧入口，而前内侧入口插入切割钳。用篮式钳或电动刨削器修整残余边缘，通过关节冲洗和吸引，取出残留碎屑。

（4）斜行撕裂：与内侧半月板相似，但较内侧半月板少见。手术方法与内侧半月板撕裂相同，只是关节镜和手术器械的位置需要颠倒。

三、术后处理

半月板切除术完成后在关节腔注射 1 ~2 支透明质酸钠以改善手术后早期关节活动度。术后必须作膝关节加压包扎以避免术后关节腔积液，也可用弹力绷带或冰敷。术后应鼓励患者早期膝关节活动，也可用 CPM 机作关节操练，并开始股四头肌等长收缩，直腿抬高训练和踝关节屈伸活动。功能操练到术后 6 周。如半月板患者作次全或全切术，则应严密观察和指导训练到术后 4 个月至半年。

四、手术并发症

半月板切除并发症可有多种形式表现，包括术中和术后。术中并发症有麻醉问题、关节软骨损伤、器械折断、韧带损伤和血管神经损伤。手术后的其他并发症除麻醉带来的恶心、呕吐外，还有血管栓塞、血肿、感染、持续性关节积液和滑膜炎。

（李盼祥）

第九节　前十字韧带重建操作技术

（一）移植物的切取

1. 髌韧带移植物的切取　自髌骨下极开始，至胫骨结节内侧 1cm 处，在髌韧带表面作一斜形切口。自肌腱表面仔细剥离腱鞘。肌腱切取的宽度不可超过髌韧带总宽度的 1/3。如果髌韧带总宽度不小于 30mm，可使用一把可调节间距的双刃手术刀（Parasmillie，Linvatec，Largo，FL）切取髌韧带中 1/3，双刃间距 10mm。切取过程中应注意方向与髌韧带纤维平行。对于体形较小的患者则切取髌韧带中央 9mm 肌腱。髌骨骨栓的标准尺寸为 10mm × 23mm，胫骨端骨栓为 10mm × 25mm。可使用 Stryker 的环形摆锯切取骨栓，其内径有 9mm、10mm、11mm 3 种。先切取胫骨骨栓，最常用的是内径 10mm 的环形摆锯。当胫骨骨栓切取后，将伸膝装置向远端牵拉，暴露髌骨，软组织回缩覆盖髌骨近端，这样可以使手术切口更小。然后使用同一把摆锯切取髌骨骨栓。最后用骨刀将骨栓小心切下。

2. 腘绳肌肌腱移植物的切取　在鹅足的胫骨止点处作一垂直切口，屈曲膝关节约 90°。自胫骨结节内侧 1.5cm、远侧 0.5cm 开始，向远侧做一个 2 ~ 3cm 长的纵形切口。浅筋膜下钝性分离，暴露鹅足。顺缝匠肌走行切开缝匠肌腱膜约 3cm，在该肌腱内侧面探及半腱肌和股薄肌腱，用直角钳将肌腱钩出，将扩展为膜状的半腱肌和股薄肌腱止点端连同骨膜一起切下。翻转肌腱，从背侧的分界面将两根肌腱分开，用 2 号缝线分别捆绑肌腱的游离端。通常先取半腱肌腱。切断肌腱下表面的分支纤维束，用力向外牵拉肌腱末端缝线，可松解黏附的组织，将分支束拉入切口并在直视下切断。将肌腱穿入剥离器。然后用力牵拉肌腱，同时剥离器沿直线方向剥离至肌腹。使用同样的方法切取股薄肌腱。

（二）移植物的处理

采用髌韧带移植物重建时，用咬骨钳将两块骨栓的直径修剪至 9mm 或 10mm 大小，并将骨栓边缘修成圆形使其能顺畅地通过隧道。在胫骨骨栓上钻 3 个孔，穿入 5 号尼龙线。髌骨骨栓钻 1 个孔，穿入 2 号尼龙线。然后把移植物固定在牵引板上预牵张（3.63kg 负荷）。在骨 - 肌腱结合处用无菌笔做标记。沿股骨隧道骨栓中央画一条纵行标记线，在将其拉入股骨隧道的过程中监测骨栓的旋转。当移植物的处理完成后，结束牵张，并用抗生素浸泡的纱布覆盖。

采用腘绳肌肌腱重建时，将取下的肌腱缩短至 22 ~ 24cm。刮除肌腱上附着的肌肉，并用 2 号不吸收缝线在每束肌腱的末端标记。将对折后的肌腱穿过测量管，测出的直径即是骨隧道的内径。将移植物湿润，放置一边。在滑轨上换上钢板固定夹和牵引钩。在微型钢板（一般长 12mm，宽 6mm，带有 4 孔）的两端共两孔内分别穿入 6 号聚乙烯牵引线和 2 号聚乙烯翻转线后，将微型钢板夹持于固定夹中。将聚乙烯带的一端从微型钢板中间一孔穿过，再从另一孔穿回；另一端从肌腱反折襻孔穿过。将肌腱的缝线端固定在牵引钩上，拉紧聚乙烯带，用 80N 的牵张力进行肌腱的预牵张。预牵张时间 5min 以上。

（三）隧道定位

胫骨和股骨隧道的定位选择对重建手术的结果至关重要。应避免股骨隧道定位偏前方，防止移植物张力过大及屈膝受限。同样，过于靠前的胫骨隧道会导致移植物与髁间凹发生撞击。采用髌韧带和腘绳肌肌腱重建的隧道定位相似。

从前内侧入路插入胫骨定位器顶端，隧道内口的定位可参考 PCL 前缘、外侧半月板前角后缘和胫骨髁间嵴。外侧半月板前角后缘形成的弧紧靠内侧胫骨嵴，大约位于 PCL 前方 7mm。然后插入钻头建立胫骨隧道。胫骨隧道外口的位置大约在胫骨结节内侧一横指，内侧关节线远侧两横指附近。

然后通过胫骨隧道建立股骨隧道。使用过顶点参考型定位器在髁间凹侧壁做一标记，在此标记后方留一层皮质骨。当用髌韧带作移植物时，建立内径 10mm 的股骨隧道，标记点在“过顶点”前方 6. 5mm 处。直径 10mm 的隧道后方需要留置 1. 5mm 厚的皮质骨。在屈膝 70°位将导针穿过胫骨隧道，定位于髁间凹上的标记的位置并钻入。将一根空心股骨钻头沿导针扩股骨隧道（通常直径为 10mm）。隧道深度为 25 ~ 30mm。

（四）移植物的植入和固定

1. 髌韧带移植物的植入和固定　髌韧带移植物通常使用界面螺钉固定。先固定股骨隧道内骨栓。从前内侧入路插入界面螺钉的导针，于屈膝 70°位，使用 7mm 丝锥攻丝。然后沿导针放入 8mm × 23mm 界面螺钉。用力牵拉胫骨骨栓上的尼龙线以测试股骨隧道固定是否牢靠。在触摸胫骨隧道内骨栓活动度的同时屈伸膝关节数次。无活动并不一定表示移植物已完全达到等长的标准，更可能表示胫骨骨栓卡在隧道中，牵拉缝线时移植物无法达到合适的张力。屈伸膝关节，标记出胫骨骨栓在隧道中最远端的位置，通常接近完全伸膝位。在此位置牵拉尼龙线使移植物紧张，穿入一颗 9mm × 23mm 可吸收界面螺钉，固定胫骨端。移植物固定后完全屈伸膝关节数次，做轴移试验和 Lachman 试验，如果结果不满意，则需要重新调整移植物张力，直至达到要求的膝关节稳定性。

2. 腘绳肌肌腱移植物的植入和固定　用带尾孔导针，将牵引线和翻转线贯穿两隧道，从大腿的外上方拉出。牵拉牵引线，使微型钢板呈纵向，依次将微型钢板、聚乙烯带和肌腱近段拉入股骨隧道。当预计微型钢板刚好完全从股骨隧道外口牵出时，牵拉翻转线，将微型钢板由纵向转为横向，回拉肌腱，钢板横架于股骨隧道外口上，完成植入物股骨端固定。将胫骨端缝线从钛质纽扣孔中穿出，沿缝线将纽扣向上推，使其紧贴胫骨隧道外口。反复伸屈膝关节，进行等长检查和撞击试验。在屈膝 40°位将较粗肌腱段两端缝线打结，在完全伸膝位将较细肌腱段缝线打结。

（李盼祥）

第十节　后十字韧带重建操作技术

自体髌韧带曾经作为交叉韧带重建的金标准，但是现在认为，在 PCL 重建过程中 6 ~ 8 股腘绳肌腱提供的强度远大于髌韧带。另外，关节镜下骨块在关节腔内有限的空间翻转和在隧道内穿行翻转比较困难；采用腘绳肌腱就不存在这些问题，而且对供区的损伤小，几乎没有并发症，逐渐成为重建的首选材料。本节仅介绍采用腘绳肌肌腱重建 PCL 的操作技术与原则。

（一）移植物的切取

同腘绳肌肌腱重建 ACL 的取材方法。

（二）移植物的处理

刮除肌腱上附着的肌肉，测量肌腱总长度（如半腱肌长 28cm）后，用 2 号不吸收缝线分别缝合肌腱两端。然后对折肌腱成等长的两段（各 14cm），在其反折处穿入 2 根同样的缝线。两端的缝线打相同的结以区别，再次对折两段肌腱成 4 股（股长 7cm）。如果股薄肌长度为 21cm 以下可 3 折，编织缝合时两端各缝合 2 根 2 号不吸收缝线，一端线直接绑在聚乙烯带，剪断缝线后，回折在对端的 1/3 处，其 2/3 处和留置缝线的一端等齐，在齐折处穿入 2 根缝线；如果长度和半腱肌接近可 4 折，同样编织两端的线打成相同的结以固定时对应，在移植物反折端直接将聚乙烯带穿入打结。原则是在保证最后移植物长度在 7cm 的前提下，尽可能多地增加其股数（一般 7 股或者 8 股）。测量移植肌腱总直径后，用 100N 拉力行预牵张，至移植物植入。在距移植物近端 25mm 处用亚甲蓝（美蓝）笔或者可吸收线做一个标记。

（三）隧道定位

从后内侧入路插入镜头，从前内侧入路插入胫骨隧道定位器，钻胫骨隧道。隧道内口位于胫骨关节面下 1cm，中线外侧，隧道与胫骨轴成 45°。隧道直径与移植物直径相同。从高位前内侧入路进镜，从前外侧入路进操作器械，钻股骨隧道。隧道内口位于髁间凹 1～2 点钟或者 10～11 点钟，距软骨缘 1cm。股骨隧道分为靠关节的粗隧道和靠外侧的细隧道两部分，粗隧道部分直径与移植物总直径相同、隧道深度为肌腱应当内置的长度 20mm；细隧道部分直径 4.5mm。

（四）移植物的植入和固定

从高位前内侧入路插入镜头，监控下将导线从胫骨隧道送入关节，再从股骨隧道拉出。将移植物近端的聚乙烯带从胫骨隧道拉入关节腔，再从股骨隧道拉出。持续牵拉聚乙烯带，利用韧带腔内推提器，将移植物于胫骨隧道内口反转处向后上方反复推提，先将其提入关节腔，而后拉进股骨隧道，直至近端标记线至股骨隧道内口。

将聚乙烯带两端穿入微型钢板中间两孔，沿聚乙烯带将微型钢板推至股骨隧道外口，将聚乙烯带打结，使移植物固定于股骨端。将移植物胫骨端编织线穿入钛质纽扣中，拉紧韧带，于屈膝 40°前抽屉位将半腱肌肌腱缝线打结（4 股或 3 股），于完全伸膝位将股薄肌肌腱缝线打结（2 股或 3 股），完成韧带胫骨端固定。固定后再次抽屉试验，检查关节的情况，如果紧张强度不足，可以通过旋转纽扣来加强。

（李盼祥）

第十二章

踝关节微创治疗

第一节　踝关节镜手术入路及其检查方法

一、手术入路

踝关节镜手术入路分为前方（图 12－1A）、后方（图 12－1B）和经后、外踝入路。根据病变的位置，选择不同的入路。常用入路如下。

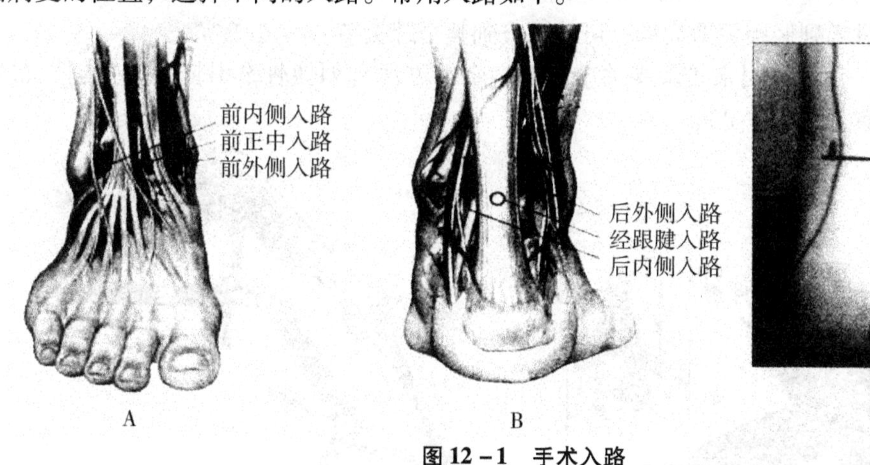

图 12－1　手术入路

A. 踝关节前方入路；B. 踝关节后方入路；C. 踝关节后外入路

1. 前外侧入路　位于胫距关节水平，第 3 腓骨肌外侧。从此处进入踝关节外侧，应避免损伤腓浅神经的背侧支。

2. 前内侧入路　位于胫距关节水平，胫前肌腱内侧。大隐静脉及伴行神经走行于附近，一般紧贴肌腱可以避免损伤该静脉及神经。

3. 前中央入路　位于胫距关节水平，蹞长伸肌腱和趾长伸肌腱之间。该入路可以满意地观察胫距关节后方，但容易损伤足背动脉及腓深神经，临床很少应用。

4. 后外侧入路　位于后关节间隙水平，紧贴跟腱外侧（图 12－1C）。注意切口不要偏外，以避免损伤小隐静脉及腓肠神经。

5. 后内侧入路　位于后关节间隙水平，紧贴跟腱内侧。胫后动脉及神经正好位于该入路的内侧，血管及神经的分支也从中间通过，临床也尽量避免使用该入路。

6. 后中间入路　位于后关节隙的水平跟腱正中，纵向劈开跟腱进入踝关节。

7. 内外踝入路　一般只是在距骨后方的软骨损伤需要钻孔时才选择该入路，位于踝尖上方2～3cm，用前交叉韧带定位器确定进针点后经内外踝钻入克氏针，然后通过距骨的跖屈、背伸运动在骨软骨损伤处钻孔。先经前外侧入路置入关节镜，在关节镜透光下可看到神经血管影，这样再建立前内侧入路比较安全。

二、检查方法

1. 体位　如前入路手术，下肢伸直位平放在手术台上，是常用的手术入路。如为了牵引踝关节间隙，可采用仰卧位或膝关节屈曲90°位，垂于手术床尾的下方，手术床升高后踝关节自然下垂，以便于操作。

2. 麻醉　局麻、脊髓麻醉或全麻。

3. 入路设计　术前常规用记号笔标出踝关节周围的神经、血管和肌腱的走行以及前内、前外及前中央手术入路的位置。如果需要后方入路则也将后内、后外入路位置标出。

4. 检查要点

（1）为了保证关节镜下视野清晰，使用气囊止血带缚于大腿中上部，术后松开止血带观察有无血管损伤表现。踝关节镜一般选用30°、直径2.7mm或4.0mm的关节镜。2.7mm的关节镜一般能进入到胫距关节后部，可较探查到整个踝关节。

（2）踝关节一般用牵引来扩大踝关节间隙，牵引方法有创性骨牵引钉法和无创性布带牵引或足牵引装置（图12-2）。

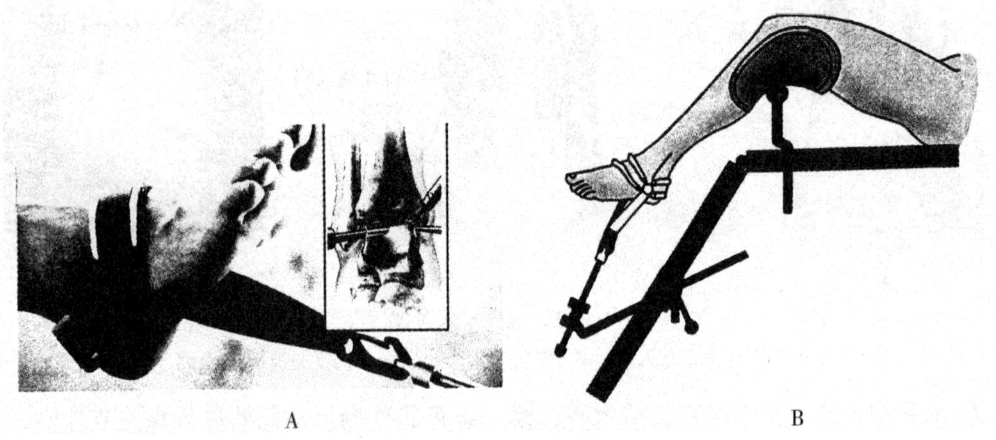

图12-2　踝关节无创性牵引方法

A. 牵引带牵引法；B. 牵引架牵引法

（3）由于侵入性牵引有较多的并发症，而且视野增加并不很多，所以我们不推荐侵入性牵引法。使用非侵入性牵引更加安全。作者一般采用助手徒手牵引法，手握住足跟，另一手握住足背向远端牵拉，该方法简单有效，助手牵引还能同时调整踝关节的跖屈角度，保证病灶位于视野中。

（4）如果患者踝关节比较松弛，在充分牵引后用4.0mm的关节镜也能进入踝关节后部，必要时则加用后外入路探查踝关节后部。

（5）采用前外侧入路，注射器针头穿刺注入含有肾上腺素的生理盐水30～40ml使踝关节充盈。切开皮肤5mm，然用小弯钳钝性分离进入关节腔，见液体溢出，然后用钝头穿刺锥及套管进行踝关节穿刺，穿刺锥进入踝关节前侧间室。

(6) 做前侧入口时可跖屈内翻足背并牵拉，避免损伤神经。

(7) 穿刺和置入关节镜应注意避免损伤关节软骨。用同样的方法做前内入口，或用关节镜透光下观察内侧肌腱、神经和血管的走行，交替使用这两个入路。

(8) 踝关节检查分为前后2个间室的内、中、外各3个部分，全面检查踝关节各个部位。内侧距踝关节及胫距关节和前内侧间室，主要观察胫距韧带的深层。

(9) 前中央间室观察胫－距关节（图12－3）及胫骨前唇和距骨颈的骨赘。通过距骨的跖屈背伸运动，使观察更加充分。

(10) 前外侧间室主要是观察外侧距－踝关节、胫距关节和距腓前韧带。

(11) 后侧间室要全面观察胫距关节的后部，确定下胫－腓后韧带是否松弛和有无损伤。

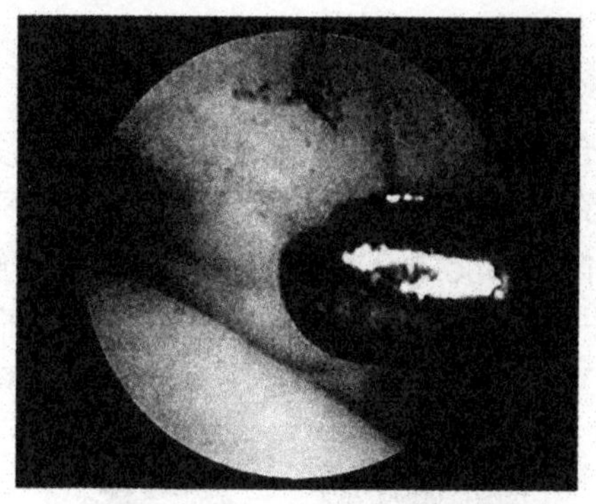

图12－3 胫－距关节间隙

（贾光辉）

第二节 踝关节撞击征清理术

一、损伤机制

1957年，O'Donoghue首先报道了踝关节胫骨前唇与距骨颈骨赘相互撞击，故此病被命名为踝关节前部撞击综合征。踝关节撞击综合征，分为踝关节骨性撞击和软组织撞击，两者均可以造成前踝关节疼痛和踝关节背屈活动受限。X线检查骨赘多发生于胫骨或距骨颈处。

1. 踝骨关节性撞击综合征 多见于运动员或体育爱好者，由于足部反复强力背伸，距骨颈与胫骨发生直接撞击，本病又称为足球踝。由于创伤因素，造成局部骨赘或软组织瘢痕束带形成，使胫骨和距骨发生撞击，发生一系列临床症状。踝关节撞击综合征多数有骨性关节炎的临床症状。有的发生于踝关节扭伤后，症状迁延不愈，反复出现踝关节前外侧肿痛，活动后加重，休息后缓解。van对34例踝关节扭伤骨折后合并骨性关节炎的患者进行关节镜检查，发现41%的患者有骨赘形成，他认为与踢足球、外踝扭伤有关。根据骨赘大小和踝关节受累的程度，Scranton将其分为四型，Ⅰ型：滑膜撞击，X线片显示有炎性反应，骨刺大小为3mm；Ⅱ型：骨软骨反应性骨赘>3mm；Ⅲ型：严重的外生骨赘可伴有或不伴有碎裂，在距骨背侧可见继发性骨赘常伴有骨赘的碎裂；Ⅳ型：距骨和胫骨关节骨性关节炎改变。

2. 软组织撞击症　1950 年，Wolin 等进行踝关节造影发现，从距腓关节囊前下方伸出一束状组织进入关节，引起疼痛症状。1990 年 Fekel 等进行关节镜检查发现束带状软组织突入关节内嵌压于腓骨和距骨之间。病理检查证实为肥厚的滑膜组织伴炎性反应。他提出了踝关节前外侧软组织撞击综合征的概念。其发生机制主要是由于踝关节慢性损伤或骨折，反复刺激引起滑膜增厚和瘢痕化，束带状组织呈半月板状嵌入关节内引起疼痛肿胀。另外，踝关节扭伤时关节囊及韧带撕裂，损伤的组织嵌入前外侧踝穴间隙，发生嵌压引起症状。有的患者是由于踝关节扭伤，引起下胫腓前韧带的远侧束损伤，滑膜组织发生增生肥厚，踝关节活动时与距骨软骨外侧面摩擦引起症状。此外，由于踝关节内侧三角韧带深层撕裂，嵌入前内侧间室，亦可引起踝关节前内侧的软组织撞击综合征。随着踝关节镜的应用，人们对踝关节软组织撞击综合征的认识越来越深入。

二、临床表现

（1）踝关节软组织撞击综合征临床主要表现为有扭伤史。

（2）早期踝关节撞击综合征，以踝关节肿胀疼痛为主，踝关节强力背伸和跖屈位踝前疼痛，活动后症状加重。骨赘常影响踝关节背屈活动，特别是下蹲障碍。

（3）查体发现踝关节背伸活动受限，前外侧压痛明显，可触及增生的骨嵴。X 线侧位片显示胫骨远端前唇增生失去原有的圆滑外形，在距骨颈的背面骨赘向前突出（图 12－4）。术前拍摄踝关节侧位背屈位 X 线片，可进一步了解距、胫骨骨赘撞击的情况。

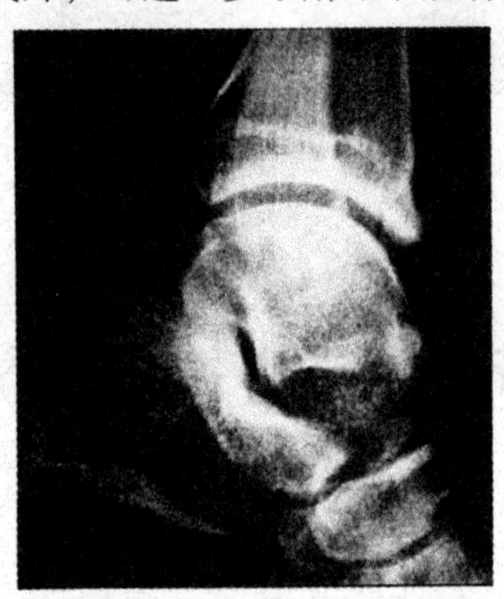

图 12－4　踝关节骨赘增生

（4）侧位 X 线片显示胫距角改变，正常角度大于或等于 60°，如果角度 <60°说明存在骨性撞击。软组织撞击，普通 X 线片多无明显异常，关节造影或 MRI 检查有助于诊断该病，关节镜检查可明确诊断。

三、体位

仰卧位，术前将踝关节骨性标志、血管神经走行及入路用记号笔标出。

四、麻醉

可采用局麻下手术，其疗效确切，患者痛苦小，费用低，不良反应少，对患者呼吸循环影响小，尤其适合于年老体弱、全身情况欠佳、不能耐受全麻或硬膜外麻醉的患者。局麻可免用止血带，消除止血带压迫引起的血管和肌肉反应性水肿，防止静脉血栓形成。局麻药配制：2%利多卡因20ml稀释成60ml，加入0.1ml肾上腺素分别注射于内、外侧踝穴关节镜入口处皮肤各10ml，关节腔内浸润麻醉30ml。关节腔内灌注液为生理盐水3 000ml+0.1%肾上腺素1ml，术中持续灌注，保持视野清晰。

五、手术步骤

（1）用12号尖刀切开皮肤4mm，止血钳分离皮下组织，将钝性穿刺锥及套筒插入关节腔，置入关节镜，由助手徒手对抗牵引，按顺序系统行关节镜检查。

（2）关节内撞击可造成滑膜组织出血后含铁血黄素沉着，滑膜为褐黄色絮状绒毛样增生。

（3）软组织撞击多在前踝间隙，用篮钳将其咬除，胫、距关节软骨面退变呈斑片状剥脱，有的软骨下骨裸露，凹凸不平。

（4）关节镜下术中踝关节动态背伸和跖屈位，观察距骨和胫骨骨赘撞击情况与关节软骨磨损后的改变，胫骨下端前唇骨赘与距骨相对应的骨赘发生撞击（图12-5A）。

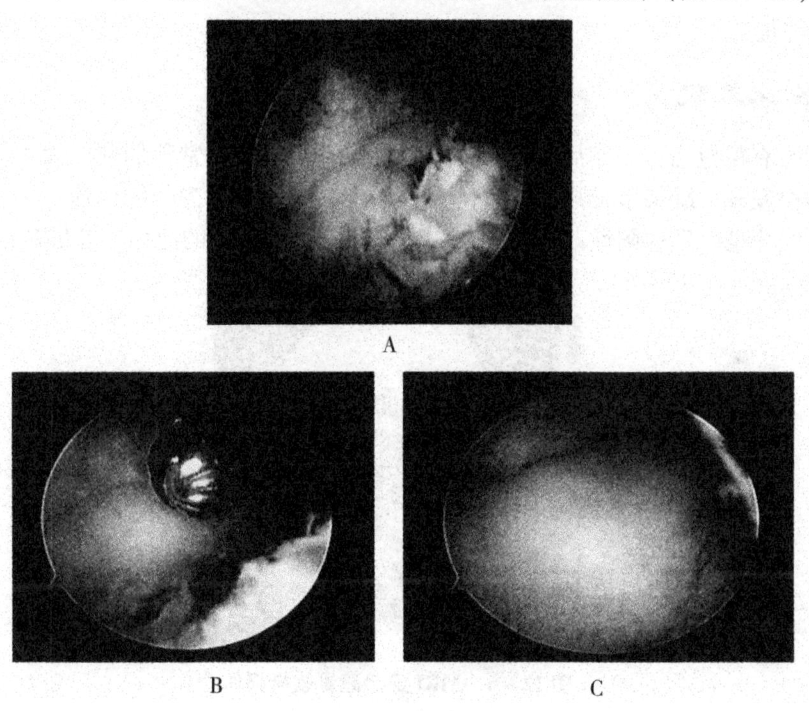

A

B C

图12-5 踝关节镜下所见

A. 胫骨与距骨赘撞击损伤；B. 关节镜下磨削增生的骨赘；C. 关节镜下骨赘磨削后间隙增宽

（5）关节镜下磨削增生的骨赘（图12-5B），沿着胫骨前唇的弧面将其基底部磨平。注意磨钻的鞘背对皮下组织，防止损伤足背血管神经束。关节镜下刨削增生肥厚的滑膜组织和瘢痕，骨赘磨削直到不发生撞击，踝关节间隙增大，背伸活动自如为止（图12-5C）。

（6）关节镜下清理软骨碎屑，采用射频技术清理滑膜组织及出血点。

（贾光辉）

第三节　踝关节软骨损伤手术

一、损伤机制

距骨软骨损伤包括剥脱性骨软骨炎和距骨软骨损伤。前者多因软骨下骨缺血致软骨与软骨下骨分离。软骨下骨损伤多为创伤所致，距骨的软骨损伤约占距骨骨折的1%，成年男性多于女性。距骨软骨骨折是由于创伤引起的骨软骨切线骨折，多因踝内翻损伤引起，特别是当踝关节背伸内翻和距骨外旋时，距骨的上关节面外缘与腓骨的关节面发生撞击，导致距骨外侧软骨损伤。当踝关节跖屈内翻时，距骨后部进入踝穴，距骨上关节面内缘与胫骨关节面撞击，导致距骨内侧的骨软骨损伤。文献报道内侧病损多于外侧，外侧病损多位于关节面中1/3处，创面呈浅碟状。内侧病损多位于关节面的后1/3部，较深呈杯状，较少移位，因此临床症状较外侧病损少。Berndt 和 Harty 将距骨软骨损伤分为四级。一级：小面积的软骨下骨压缩；二级：骨软骨片部分分离；三级：骨软骨片完全分离，但无移位；四级：骨软骨片完全分离并移位。

二、临床表现

（1）多数有踝扭伤史，伤后踝关节疼痛，肿胀迁延不愈，常伴僵硬、无力甚至绞锁。

（2）体检发现，踝关节伸屈活动疼痛，活动度减少，距骨内外缘压痛。

（3）X 线片难以发现阳性改变，随着高分辨率 CT 和 MRI 的应用，能够较准确地判断病损的范围和深度（图 12－6），为治疗提供依据。

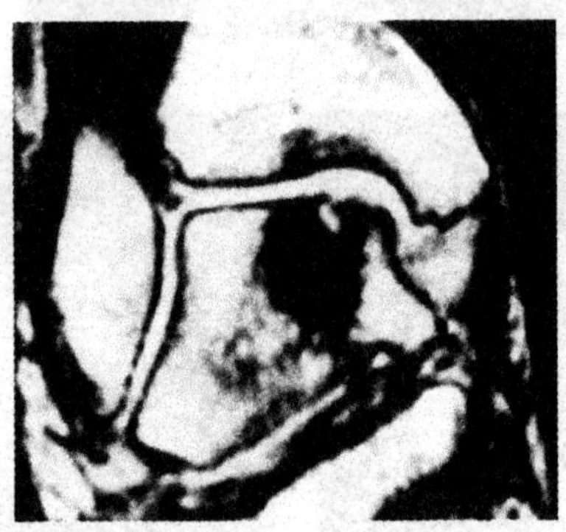

图 12－6　MRI 显示距骨软骨损伤

三、适应证

一般软骨损伤面积 <1cm，骨折块无移位，骨骺发育未成熟的患者实施非手术治疗。非手术治疗多采用支具或石膏固定制动为主。适应非手术治疗效果不好者。

四、麻醉

腰麻或硬膜外麻醉。

五、手术步骤

（1）由前内侧入路置入关节镜观察，通过前外侧入路置入器械进行关节清理。关节镜下用1.6mm的克氏针，间隔3mm，深约3mm进行关节镜下微骨折术（图12－7）。文献报道距骨软骨损伤，关节镜下采用钻孔微骨折术效果良好。

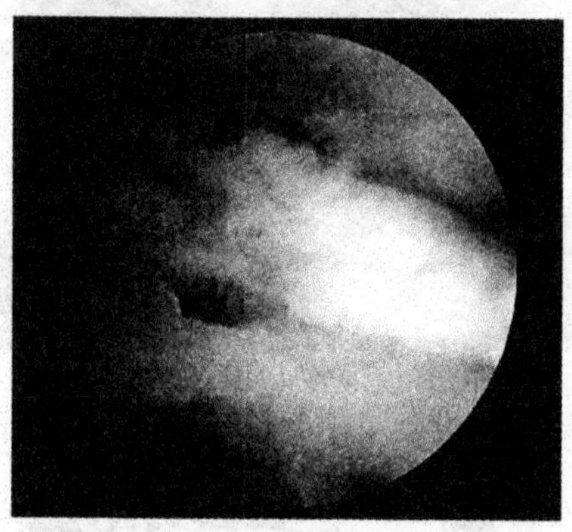

图12－7　距骨软骨损伤关节镜下手术

（2）对于骨软骨损伤范围较大者，关节镜清理后，进行自体骨软骨移植和自体软骨细胞移植。文献报道近期效果良好，但还没有长期、大宗病例的报道。

（3）对于距骨后内侧病灶，一般采用前外侧入路置入2.7mm的小关节镜以便于观察，从前内和后内入路置入器械操作，如果用该方法无法达到病灶部位可以选用经内踝入路进行钻孔治疗。

（贾光辉）

第四节　踝关节融合术

踝关节严重的创伤性骨关节炎、退行性关节炎、大骨节病和扁平足伴距舟关节炎，由于软骨损坏较重，常引起足踝关节疼痛和功能障碍，对非手术治疗无效者，关节镜辅助下足踝关节融合术仍是一种有效的方法，优于开放手术融合。Glick和Parisien报道39例关节镜下踝关节融合术，融合率为97%，优良率占88%。Myerson和Quill报道并比较了切开踝关节融合与关节镜下融合的结果，经关节镜踝关节融合组平均8.7周有94%的愈合率；踝关节切开组平均14.5周达100%的愈合率。Corso和Zimmer为16例骨性关节炎和类风湿关节炎患者进行关节镜下踝关节融合术，平均9.5周达到融合。关节镜辅助下踝关节融合术与传统的开放手术相比，切口小、手术视野清晰开阔，不遗漏软骨和病变死角，手术痛苦小，对踝关节周围组织干扰少，不破坏局部组织血供，有利于骨性融合。

一、适应证

（1）重度踝关节骨关节炎（图12－8A）、踝关节粉碎性骨折伴创伤性骨关节炎。

（2）踝关节骨折伴皮肤条件不好，有严重的瘢痕，不利于开放手术者。

（3）地方性大骨节病（图12－8B）、周围血管疾病或类风湿关节炎，皮肤愈合有困难者。均适合于关节镜手术。

（4）扁平足伴距舟关节炎（图 12－8C），行走疼痛，非手术治疗无效，可行距舟关节融合术。

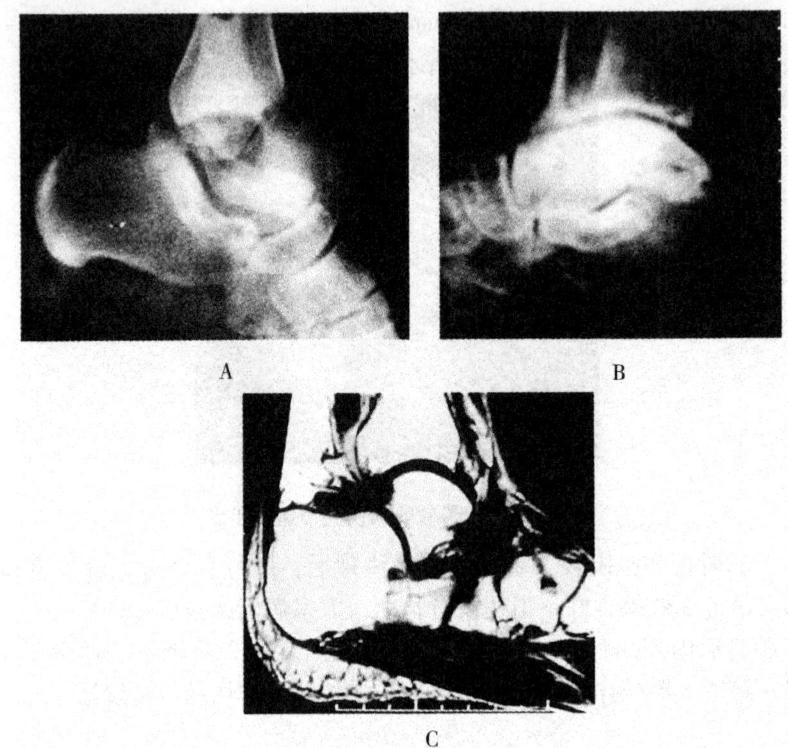

图 12－8　常见足踝疾病

A. 踝关节骨关节炎；B. 地方性大骨节病；C. 扁平伴足距舟关节炎

二、禁忌证

（1）踝关节融合不适合踝内翻或外翻畸形 >15°，前后成角畸形超过 15°。

（2）距骨缺血坏死并塌陷，继发性骨缺损，关节内结构显著不匹配者。

三、体位

卧于手术台上，也可以手术台尾端折下，膝关节屈曲下垂，采用 15～20 磅重量牵引。

四、麻醉

选用硬膜外麻醉或全麻。

五、切口设计

术前将踝关节骨性标志、血管神经走行及踝穴前内、前外关节镜入口标记，备气囊止血带。

六、手术步骤

1. 踝关节融合术

（1）生理盐水 3 000ml + 肾上腺素 1ml，术中进行持续灌注，保持术中视野清晰。

（2）前外、前内及后外入路，后外入口用于注水及后踝清理。尖刀切开皮肤 5mm，止血钳分离皮下组织，将钝性穿刺锥及套筒插入关节腔，置入直径 2.7mm 或 4.0mm 的关节镜，按顺序进行踝关节检查。

（3）为了扩大关节内操作空间，首先用磨钻切除距骨穹隆的软骨和软骨下骨（图 12 - 9A），再将胫骨端和内、外侧踝穴的软骨全部清理干净。

（4）通过前内入路用刨刀切除游离组织，显露内踝、距骨内侧。用刨刀和打磨钻头去除距骨和胫骨的关节软骨和软骨下骨，然后从外置入关节镜，从前内侧入路置入弯刨刀，清理踝关节后部，也可两个入路互换。

（5）用刨削刀或等离子刀清理增生肥厚的滑膜组织及纤维瘢痕组织，刨削踝关节滑膜病变时，刨削器的刀口不要朝向皮下组织侧，以免损伤足背动脉及神经。

（6）用克氏针贯穿跟骨、距骨和胫骨，将空心拉力螺钉沿导针拧入，融合时踝关节位于中立位，保证跟骨 5°外翻角位。将缺损的腔隙填充自体碎骨块后再进行加压固定，使胫骨和距骨之间嵌压紧密，确保骨性融合（图 12 - 9B）。

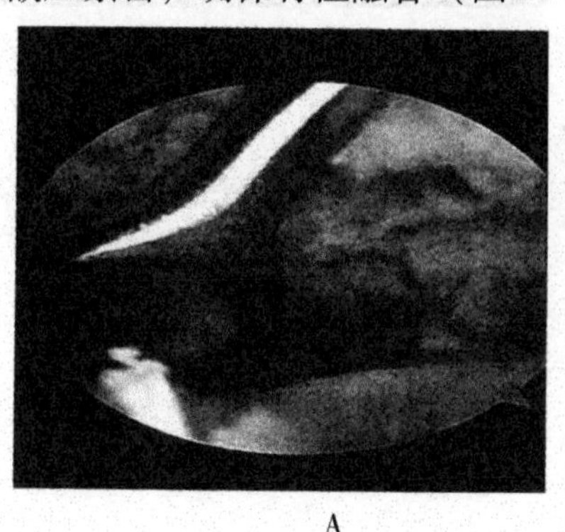

A

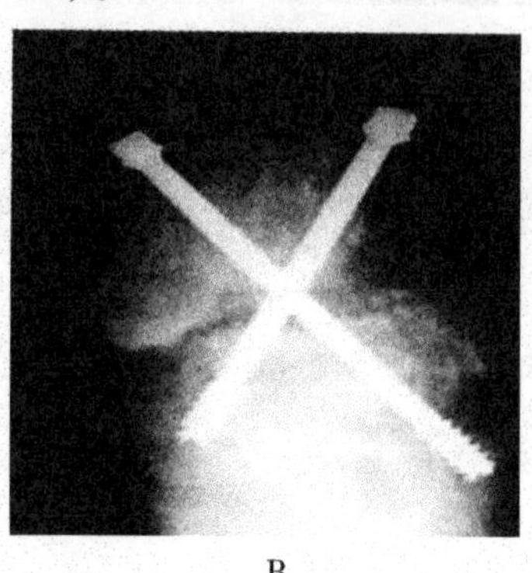

B

图 12 - 9　手术要点

A. 清理胫距关节间隙软骨；B. 空心螺钉交叉固定融合踝关节

（7）也可以采用克氏针作为导针，与胫骨的矢状面成 45°，向前、向内 40°进入踝关节和距骨，经胫骨打入另一枚导针，在关节镜下观察导针的位置，位置满意后分别拧入 2 枚空心螺钉固定加压固定踝关节，注意螺钉不要穿入距下关节。拧入螺钉后透视下观察踝关节的位置是否正确。

（8）术后处理：术后用石膏或支具制动踝关节，并允许部分负重，逐渐增加负重，1 个月后可完全负重行走，直至骨性融合。

2. 距舟关节融合术

（1）经足背皮下潜行分离达距舟关节插入关节镜，在距舟关节平面切开一小口，置入刨削器或射频汽化电极，清理距舟关节滑膜组织，清理关节内软骨组织。

（2）用刨削、咬钳或刮匙清除距舟关节软骨面，将距舟关节软骨下骨磨削（图 12 -

10A)。扁平足患者将距舟关节间隙嵌入自体松质骨块呈 V 形植骨（图 12 - 10B），以便恢复足的纵弓，用嵌入器夯实，术后石膏固定在功能位，复查 X 线片（图 12 - 10C）。

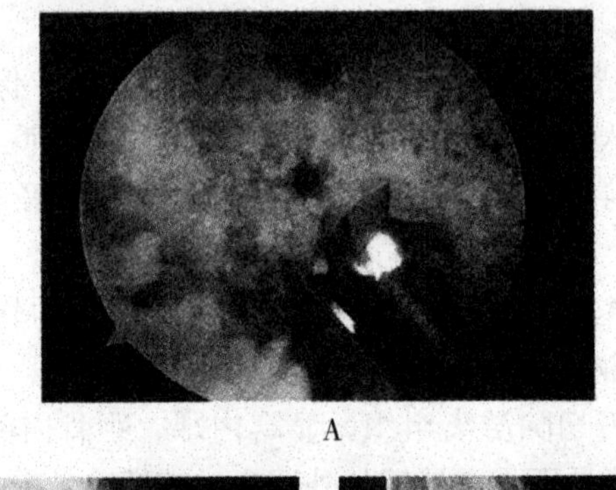

A

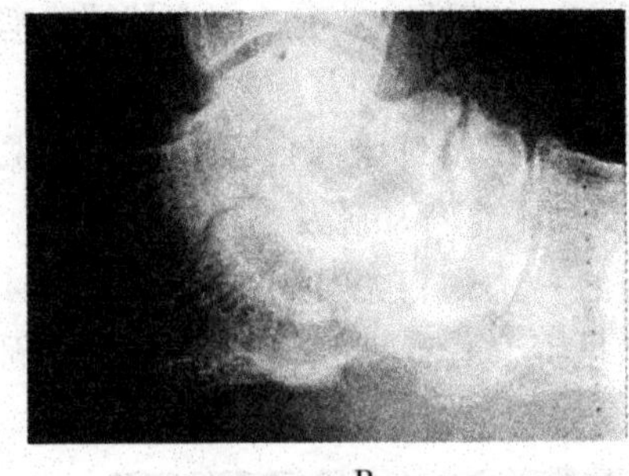

B

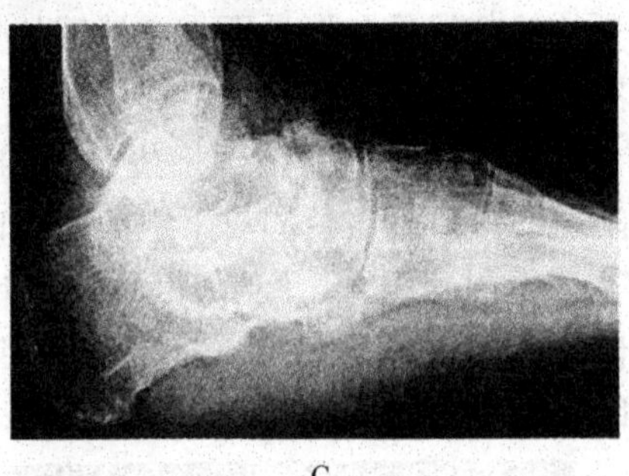

C

图 12 - 10　手术要点

A. 磨削距舟关节软骨；B. 扁平足术前距舟关节炎；C. 术后植骨愈合，足弓恢复

（贾光辉）

第十三章

手足显微外科

第一节　显微手外科基本技术

显微外科是当代外科一项新技术，显微外科手术是借助光学放大设备，采用精细的手术器械和无损伤缝合材料进行手术操作的一种微观微动手术。在手术野组织放大下进行外科手术操作，可以超越人类原来视力的自然限制，从宏观进入微观，大大提高了对细微解剖结构的辨认能力及对各种正常组织与病理组织的鉴别水平，不但拓宽了手术范围和手术种类，同时可降低对组织的创伤，利于组织愈合，提高手术质量及修复效果。

显微外科基本技术除了显微吻合技术以外，还应包括在显微外科概念指导下的不同于一般外科技术的组织的切开、分离、止血、结扎及切除、修复等项基本手术操作。显微外科基本技术与一般外科技术相比，有许多类同之处，所不同的是前者由于显微手术的性质及特点的需要，强调与突出高度无创、高度精细、高度准确的手术操作为其主要技术特点。

一、显微手外科手术基本操作

由于手部解剖结构及功能的精细、复杂，手部显微手术的基本技术操作又有别于一般显微外科操作技术之处，手术区域局限、血管神经细小、对组织的修复质量要求更高为其特点，更为需要高度精细、准确及无创的操作技术。

显微手外科手术的具体操作大多只需要拇、示、中指的参与，以及通过拇、示、中指的掌指关节、指间关节的活动和腕关节的微量运动、拇指的外展内收等相互间的系列协调配合来完成。显微手术器械的动作通常是通过在拇、示、中指之间的旋转而完成的。与此同时，术者的肘部、腕部、手掌尺侧及小指尺侧要有稳固的支撑，这样方能保证显微镜下手术操作的稳定与准确。

（一）显微切开分离技术

手外科显微手术的切开多在低倍显微镜下操作，尤其是在手指部解剖指动脉及指静脉时更宜在显微镜下进行，以避免伤及细小薄嫩的血管及过多损伤周围组织。为使组织切开准确、损伤小，一般使用 7 号刀柄，11 号尖头刀片或 15 号圆头刀片，绝不能使用普通的宽刃刀片，否则难以准确切割且易于误伤。

手部显微手术时对于软组织、血管、神经、肌腱的分离，均需采用显微分离技术，必要时还应在显微镜下进行。分离时多以锐性分离为主，可采用尖头刀片及显微剪刀配合分离。需做钝性分离时，可采用显微血管钳、显微镊做轻微的小幅度分离，必要时可与锐性分离交替配合，切忌粗暴、大幅度的钝性分离，以免伤及需吻合的血管及神经。

（二）显微无创提夹技术

从显微组织的概念出发，一般外科手术时采用的外科有齿镊、血管钳提夹组织的常规方法，均可招致显微组织严重的损伤。即使采用无齿镊、眼科镊行一般的提夹，也常引起一定程度的组织损伤。这些器械及操作方法对于显微外科技术镜下操作来说均是严禁的。显微手术时，应使用尖头、无齿的整形镊，在显微镜下时只能使用显微镊提夹组织。对需吻合修复的血管、神经的提夹，尤其应做到准确、轻柔及少夹。提夹时只夹捏其外膜或附带的结缔组织，避免夹捏全层组织及血管内膜或神经束，以免损伤。

（三）显微显露技术

显微组织的显露在显微手外科手术中是一个非常重要的环节。因整个显微手术大多在显微镜下进行，手术野狭小，若再不予良好的牵开及显露，则显微镜下的手术操作将难以完成。皮肤及皮下组织的牵开，常采用手外科小拉钩，有时亦采用缝线贯穿创缘皮肤及皮下组织与周围皮肤缝合作牵开。在手部多采用小型自动撑开器显露手术野，以便于血管、神经及肌腱的修复。对血管、神经的牵开，有时需采用橡皮或橡皮片牵引，严禁使用器械做长时间的牵引。

（四）显微止血结扎技术

显微组织的止血是显微外科手术至关重要的一个步骤，直接影响着手术操作的进程及手术修复的质量。对远离血管、神经部位的活跃出血，可采用细丝线结扎；对较大范围的出血，可采用双极电凝止血，它具有止血可靠，损伤范围小的优点。对需吻合修复的血管、神经附近的出血点，宜在显微镜下采用 9－0～10－0 尼龙线结扎止血。对于无明显活跃出血点的弥漫性渗血，宜采用温热生理盐水湿热敷的方法止血，尤其对显微镜下术野的止血更为适用。由于热凝的效应，止血效果多较满意，是显微外科手术中常用的创面止血方法。使用时应注意保护自己暴露的血管、神经，防止热损伤。

（五）显微手外科清创技术

显微外科清创的目的、方法、步骤基本上同一般外科清创术，不同之处在于涉及到血管神经等重要组织的清创需在手术显微镜下进行。而显微手外科的清创又强调对于重要部位的失活、坏死组织的切除，血管、神经的修复全过程均应在手术显微镜下进行。

清创的目的在于最大限度地清除一切无生机、污染的组织及异物，使已污染的伤口变为相对清洁的创面，为组织的修复创造一个良好的条件。大量的外科实践证明：清创时仅仅彻底清除坏死及无生机组织是远远不够的，必须结合采用有效抗生素液彻底地清洗创面方能收到综合的效果。王成琪通过动物实验研究及大量临床实践证实：1 ∶ 2 000 洗必泰液是清创时较为有效的抗生素清洗液。该清洗液具有效果显著、不刺激创面及保持创面新鲜的优点。而临床常用的 1 ∶ 2 000 新洁尔灭液清洗创面时，除作用不及洗必泰外，具有使创面灰暗、色泽不新鲜的缺陷。作者在清创时，在彻底清除失活组织后常规使用 1 ∶ 2 000 洗必泰液清洗创面 3 次，每次 5～10 分钟，有效地控制了显微外科手术创面感染的发生，使开放性创伤的感染率始终控制在 1% 以下。

手部组织缺乏丰富的皮下组织及肌肉，尤其手指部系“皮包骨”，且皮肤缺乏伸缩力，故显微手术外科清创时，组织的去留应以毫米计算，既要做到清创彻底又不要轻易去除毫米健康的组织，否则，将给创面的覆盖带来困难。对于断指的血管、神经及作为受区备吻合的血管、神经清创时，应分别在显微镜下予以标记，以便于修复时寻找。

对于手部显微清创术，着重强调稳、准、轻、巧的无创操作技术，一刀一剪，任一环节均应从珍惜健康组织，保持血管、神经的角度出发，稍有不慎就有可能导致血管、神经的损伤，影响手术的操作及功能的恢复。

二、显微血管吻合技术

显微血管吻合技术是显微外科最基本的技术，是显微外科技术的核心。自从 1960 年 Jacobson 和 Suarez 采用显微镜吻合直径为 1.6 ~ 3.2mm 的血管获得成功以来，人们把直径为 3mm 以下的血管称之为显微吻合的血管。为便于临床统一，王成琪依据血管的直径把显微吻合的血管分为下列三类，并冠以“显微”二字，以示显微镜下吻合的范畴，也便于区别于宏观解剖学的命名：①显微小血管：血管直径为 1.1 ~ 3.0mm。②显微细小血管：血管直径为 0.6 ~ 1.0mm。③显微微小血管：血管直径为 0.15 ~ 0.5mm。

显微血管基本吻合方法可分为两大类

1. 显微血管基本吻合方法　①端 - 端吻合。②端 - 侧吻合。③套叠吻合。此类是临床最为常用的手工血管吻合方法。

2. 显微血管其他吻合方法　①机械吻合。②套管吻合。③黏合吻合。④高频电凝吻合。⑤激光吻合。⑥可溶性材料支撑下吻合。此类吻合方法由于各自使用的局限性，目前并不常用，有的还处于实验阶段。

（一）显微血管吻合术的基本要求

1. 良好的显露血管　良好的血管显露是显微血管吻合术的首要环节。在显微镜下以显微剪刀沿血管纵轴适当分离 1 ~ 2cm，并用缝线向两侧缝合，牵开皮肤、皮下组织及肌肉。手术野创面要彻底止血，可采用湿热盐水纱布或棉球热敷止血，效果常较理想。有活跃出血点时应予结扎或用双极电凝止血。采用带有颜色的硅胶薄膜片衬垫在需吻合的血管、神经下面，以使血管显得清晰易辨，利于缝合。用白色丝绸布或白色湿纱布覆盖血管周围组织，使术野更清晰，便于血管吻合及缝合针线的辨别和夹持。

2. 吻合的血管组织应无损　于正常健康的血管部位吻合，这是保证术后血循环通畅的最基本条件。在显微镜下应注意血管断端有无挫伤、内膜粗糙、内膜分离、管壁暗斑、松软无弹性等征象。必须将这些有损的部位彻底切除后方能进行吻合，不然极易引起血栓形成。血管内膜必须完整、光滑、无血凝块，即使血管外观正常，但断端以肝素生理盐水冲洗腔内，若有絮状漂浮物或有难以冲洗掉的附壁血栓时，证明此处血管内膜仍有损伤，应予重新切除。在碾轧伤中应特别注意血管有无节段性损伤。

3. 端 - 端吻合的血管口径应相近　血管端 - 端吻合时两口径相差不宜超过 1 ∶ 1.5，否则，吻合后的两端口径粗细悬殊，管壁不平整，血流通过时形成湍流，容易形成血栓。若两口径相差不大时，则可将口径较小的血管断端轻度扩张后再行吻合。若两血管口径相差大于 1 ∶ 1.5 时，则应将小口径端剪成斜面或鱼嘴状，以增大血管口径。

4. 吻合血管的张力要适宜　血管吻合时若有轻度的张力，可通过血管的稍微分离而克服，若实际缺损超过 2cm 时，应当采用血管移植的方法解决，不可在张力下直接吻合。超过血管壁生理允许的张力，可使血管腔变小，缝合线孔扩大，容易漏血、吻合处内膜撕裂，以至血栓形成。但亦应防止血管过长，张力不足而导致血管迂曲、血流不畅致血管血栓形成。

5. 血管吻合前血流应正常　在吻合动脉时，应常规放松近端血管夹检查动脉血流，只有在搏动性喷射状出血时才能予以吻合。若动脉发生痉挛或血管内膜不健康并已有附壁血栓时，常常出现不喷血或仅有少量出血，此时应查明原因予以纠正后方能吻合动脉。同样静脉吻合前，除断肢（指）再植及皮瓣等组织移植之外，其远端亦应有静脉血回流。

6. 血管断端外膜要去除　血管两断端外膜的适宜修剪，有利于血管吻合的手术操作及防止血管吻合时将外膜带入管腔内。去除外膜时，可先用显微镊子提起血管断端周围的外膜，向血管断面方向牵拉出后予以剪除，使血管断口光滑。对于静脉血管及直径较小的动脉血管，其外膜很薄，只将断口周围过长和不整的外膜做适当修剪即可。

7. 血管断面的湿润技术　血管断面干燥易于引起不同程度的血管损伤，特别是血管内膜，表面有一薄层内皮细胞，更易于遭受干燥等物理因素的损伤而形成血栓。因此，湿润技术是显微外科技术中重要的一环，是显微外科技术的特征之一。在血管吻合过程中应由助手不断地于局部滴注肝素盐水（每100ml生理盐水内含12.5mg肝素），以保持血管吻合口处的湿润，同时也可起到防止血管吻合口微小血栓形成及清洁视野的作用。尤其微小静脉管壁薄，吻合时不易看清管腔，滴注适量的肝素盐水后，血管口浸于水中会自然张开，易于吻合操作。滴注时液体不易过多，液体过多时纤细的无损伤尼龙线易于粘贴而影响打结，以吻合口湿润或液体浸过吻合口即可。

8. 准确进针及保持针距边距均匀　显微吻合的准确进针只有在显微镜下严格的训练才能掌握。血管吻合时根据血管的直径其缝合针数及进针点应做到心中有数，以便进针时准确无误，一次完成。切忌反复穿刺，增加血管壁的损伤。

吻合血管的针距及边距应视血管直径、管壁的厚度及动脉或静脉的不同而异。一般针距为0.3~0.5mm，边距为0.2~0.4mm。血管直径大于1mm时，针距边距可大一些。管壁厚的血管，边距亦可大一些。静脉因管壁较薄且血液压力低，针距及边距可比动脉大一些。通常以为，血管直径为2mm时，用无损伤尼龙线缝合12~14针，其针距边距大约为0.3~0.4mm；血管直径为0.5mm时，用针缝合6~8针，其针距边距约为0.2~0.3mm为宜。

9. 稳准轻巧的“无创”操作技术　显微外科手术的性质决定了显微外科技术的操作务必做到精细准确及微动灵巧。显微镜下的吻合技术必须强调“无创操作”，即稳、准、轻、巧，这是显微外科手术成败的重要环节。同时还应做到在显微镜下的每一动作必须敏捷、轻快、灵巧及艺术。手术者手的轻微颤抖，亦有可能导致血管，尤其是微小血管的损伤，易于形成血栓。若系缝合神经，则易撕裂神经外膜或伤及神经纤维。

显微镜下操作时，不但术者本身要做到稳准轻巧，同时助手、护士、麻醉医师及病人均应保持手术台面的平稳，稍有牵拉、振动都将影响手术的操作及吻合的质量。对此，手术助手在整个手术过程中精神应高度集中，整个手术操作必须在显微镜下与术者同步操作。麻醉医师应根据手术进程，始终应使病人处于良好的麻醉状态。麻醉医师与护士的一切操作应轻柔，不应影响手术的操作，必要的操作需配合时，应提前告知手术者。

（二）显微血管基本吻合方法

1. 端-端吻合法　端-端吻合法是血管两断端的端对端直接吻合，在显微血管吻合中使用机会最多，是最常用的一种血管吻合方法。血管端对端吻合符合生理血流方向，能保持血液的最大流速和流量。

血管端 - 端吻合的具体方法包括一些派生的类同方法，若单从端对端这一吻合方式计算，目前不下 10 种，但其最基本的吻合原理、方法是一致的。此节仅介绍目前临床最常用的几种端 - 端吻合方法。血管的端对端吻合，由于医生的习惯、最初接受的显微外科技术训练的影响不同，所热衷的血管吻合方法亦各不相同。

（1）二定点端 - 端吻合法：即 180°等距二定点牵引吻合法。第 1、2 针分别于 0°、180°方位定点吻合，将此二线做牵引，以利于其余几针的吻合。在第 1、2 针之间的中点吻合第 3 针，再在第 3 针两侧对等加针吻合完一侧。然后牵引第 1 和第 2 针的牵引线，使血管翻转 160° 180°，再以同样方法吻合对侧壁。此吻合方法显露较清楚，吻合较方便，针距边距容易掌握。但缺点是提起两针牵引线时，管腔变细，管壁贴合较紧，尤其是静脉，很容易缝到对侧壁。同时在缝合对侧时血管还需翻转 160° ~180°，术野狭小时操作很不方便。

（2）三定点端 - 端吻合法：即 120°等距三定点牵引吻合法。在血管吻合口 0°、120°及 240°三个方位各缝一针打结做牵引，然后再在第 1、2 针间，第 2、3 针间及第 3、1 针间，视血管直径对等加针吻合。此吻合方法有三个方向的牵引线，可防止缝合到对侧管壁上，特别适用于静脉的吻合，血管翻转度数亦较小。但其缺点为 120°等距三定点不容易准确掌握，针距边距难以达到均匀一致。

（3）四定点端 - 端吻合法：即 90°等距四定点牵引吻合法。在血管吻合口 0°、180°方位各缝合一针，第 3 针位于第 1、2 针之间（即 90°方位），然后于第 1、3 针间和 2、3 针间对等加针即吻合完一侧。翻转血管 180°，于另一侧中点（即第 1、2 针间）吻合第 4 针，再于第 1、4 针间和 2、4 针间对等加针即吻合完毕。此种吻合方法显露较清楚，操作较方便，针距、边距和针数较易掌握。但其缺点为吻合完一侧后必须翻转血管 180°而使第 1、2 针两牵引线处张力较大。

（4）由后向前端 - 端吻合法：是用于手术视野狭小，血管难以翻转时的一种血管吻合方法。先在血管后壁中点吻合第 1 针，再在第 1 针两侧分别吻合第 2、3 针和 4、5 针。血管后壁吻合完成后，再吻合前壁，方法同前。此种吻合方法的优点在于每针的吻合都能看清管腔，可避免缝合到对侧壁。但其缺点为针数不容易掌握，针距边距也难以均匀一致。

（5）四定点 90°翻转端 - 端吻合法：这是王成琪针对血管吻合需翻转 180°的缺陷创用的一种仅需翻转 90°就能完成血管前后壁吻合的一种方法。

操作时可将血管的右手侧断面视为一个钟面，且 12 点在上。第 1 针先吻合血管后壁（6 点方位），第 2 针吻合血管的前壁（12 点方位），第 3 针吻合助手侧壁的第 1、2 针中间（9 点方位），然后于第 1、3 针间和第 2、3 针间加针即吻合完一侧壁。将第 1 针定点牵引线从血管下引到手术者侧，提起此线，再于第 1、2 针中间（3 点方位）吻合第 4 针，最后于第 1、4 针间和第 2、4 针间加针即吻合完毕。

此种吻合方法最大优点是第 1 针先吻合血管后壁，除具有等距四定点吻合能较好掌握针数、针距、边距、保持吻合口平整的优点外，最大优点在于提起第 1 针定点牵引线，再吻合两侧壁时，血管只需翻转 90°，避免了因翻转 180°而过度牵拉损伤血管的缺陷。同时因翻转度数小，可不需要助手配合，一人提起牵引线即可加针完成血管的全部吻合。

2. 端 - 侧吻合法　在两端血管直径相差悬殊或受区血管不宜被切断做端 - 端吻合时，宜采用端 - 侧吻合法。

（1）血管侧口的制备：用显微镊提起血管壁，在剪除外膜后用显微剪刀在侧壁上剪去一小片血管壁，形成椭圆形侧口。也可采用无损伤缝针在血管侧壁上缝合一针作为牵引提起血管壁，再用显微剪刀在侧壁上剪出椭圆形侧口。侧口应稍大于与其相吻合的血管口径，以防吻合口狭窄。

（2）端－侧吻合方法：血管游离段有一定长度时其端－侧吻合可采用二定点吻合法。如果血管游离段较短，血管后壁难以翻转吻合时，宜采用由后向前的吻合方法，即为先吻合血管后壁，后吻合血管前壁。实验证明：血管端－侧吻合时，吻合口角度和吻合口大小形状均会影响血流状态。当侧支与主干呈45°时，则不会影响血流的层流方式，而角度为90°时则可发生湍流。因此，端－侧吻合的血管夹角应尽量小些。

（3）套叠吻合法：此方法是将一端血管的吻合口套入到另一端血管腔内完成血管的吻合，即动脉将近侧端套入远侧端，静脉将远侧端套入近侧端。套入血管的长度应为血管直径的长度。此法的优点是简单省时，血管腔内无缝线显露，缝合针数少，相对吻合速度较快。但此法在血管较短、血管直径相差悬殊时、血管直径小于0.5mm或大于3mm时，通畅率不如端－端吻合法高。因此，目前临床采用此方法者不多。

套叠吻合操作时，在动脉近侧端距血管口相当于血管直径长度处，将缝针平行血管于血管壁中层（不穿过血管内膜）向外穿针，线尾留出备结扎。采用同一缝针再在动脉远侧端与其相对应的方位，在边距约为0.3mm处，由管腔内向外穿过血管管壁全层，出针与近侧端线尾打结。以同法于第1针相距120°方位处缝合第2针。再按上述方法与第1针及第2针均相距120°方位处缝合第3针。然后用血管镊将近端血管段轻柔套入远侧血管腔中，并使套入的血管段平展后打结，即缝合完毕。

（三）显微血管其他吻合方法

上述采用人工吻合的方法是目前临床最为常用和实用的血管吻合方法，具有操作相对简便、效果可靠、易于掌握和普及的优点。本专题介绍的血管吻合方法需借助专用的仪器或必备的用品方能完成，有的目前仍处于实验阶段，尚不能在临床实际推广应用。然而，将当今高技术手段引入显微外科，进行有关血管吻合方法的实验研究，是显微外科今后努力的方向之一。

1. 机械吻合法　机械吻合法是应用特制的血管吻合器进行血管的端－端吻合。苏联、日本、瑞典以及我国第三军医大学野战外科研究所均有成品的血管吻合器问世，并进行了实验及临床的实际应用。吻合器械的基本结构包括精制的血管套环及可离合的吻合器。吻合血管时，将血管套环安放在吻合口上，使吻合的血管翻套在血管套环上，吻合器的两半结合、加压，即完成血管的吻合，然后去掉血管吻合器。

应用吻合器械做血管吻合，虽然吻合速度较快，仅有2～3分钟。但由于器械结构复杂，操作准备时间较长，而且吻合口只能用于直径1.5mm以上的血管，因此，难以在显微外科临床推广应用。

2. 套管吻合法　套管吻合法是借助有齿或无齿的金属套管来衔接两血管断端，并支撑吻合口的一种血管端－端吻合法。操作时先将血管断端伸入套管内，将血管内膜翻转套在套管外，然后再将另一血管端套在已翻转的血管壁上，并用细丝线结扎。近年来已有可吸收材料制作的套管实验研究与临床应用的报道。

此种方法可使吻合处血管管腔内壁光滑，无缝线暴露，因此吻合口通畅率较高。但对于直径在 1.5mm 以下的斑管，管壁不易翻转，吻合较为困难，且金属套管作为一种异物永久留入细小的血管内更为其不足。故目前对于显微外科临床来讲，很难想象一个医生在对直径 2mm 左右的血管吻合时，会舍弃简便易行的手工吻合方法而去首先采用套管吻合的方法。

3. 黏合吻合法　黏合吻合法是采用生物黏合剂进行套叠粘接的一种血管吻合方法。生物黏合剂国内多采用国产 ZT 快速医用黏合剂，属于 α－氰基丙烯酸脂类黏合剂，大量临床和动物实验证实，其黏合力强，止血效果明显，有一定抗菌能力，无致癌副作用。

黏合血管时先将血管近端轻轻套入远端管腔内，套入长度为血管的直径值。用棉片轻轻拭去套叠口周围的液体，蘸少许黏合剂涂抹套口一周，5 秒后黏合剂即凝结成白色半透明膜状物而封闭套口。然后放开两血管夹，即见动脉充盈搏动。有少量渗血时，可用盐水棉片轻压，15 秒后可自止。

血管黏合法具有操作过程无缝线，不损伤血管内膜的优点。但 α－氰基丙烯酸酯类黏合剂仍具有一定的毒性，对血管有一定的刺激，血管直径较小时操作困难且通畅率不高等为其不足。本方法目前仍在实验研究阶段。

4. 高频电凝吻合法　采用电热凝固完成血管吻合的方法，国内外已均有成功的实验报道。这一方法主要是通过将高频电流转变成热能，作用于血管使血管外膜和中层的蛋白质受热凝固，从而达到吻合血管的目的。热量适宜时，这种凝固的组织可保持血管的连续性，并可保留组织生物学的特性。否则若电流过大、持续时间过长时，黏合处将包含多量的凝固组织，使黏合不牢固；而热量不足时则又难以黏合。因此，严格掌握电流的大小和时间是此种吻合方法能否成功的关键。

电热凝固方法为：在两血管断端 0°、180°方位各缝合一针打结后留做牵引线，然后在前壁用高频双极微型电凝镊子夹持两侧血管行等距焊接三点，翻转血管再在后壁等距焊接三点，放松止血夹，检查吻合口的通畅情况及有无渗血。

采用高频电凝吻合血管的方法与缝线吻合的方法相比，电凝吻合小血管在时间上明显优于缝线吻合法。但需要电凝仪器、所吻合的血管必须要先缝 2 针牵引线、不适于较小血管、较大血管电凝吻合后有导致动脉瘤发生的可能等为其不足，目前仍处在实验阶段。

5. 激光吻合法　采用激光焊接吻合血管，亦是利用激光转变成的热能，使两层血管壁之间的蛋白质经过微弱的激光照射后凝固，从而达到吻合血管的目的。激光的种类有 Nd－YAG、Co 及氩激光三种，近几年俄罗斯、日本、美国等均有实验研究及初步应用于临床的报道。吻接的形式有端－端吻合，亦有端－侧吻合。国内张玲（1986）首先采用 YAG 激光进行犬股动脉移植吻接的实验研究。术后定期经超声波、血管造影证实，吻合口无狭窄，血管壁弹性正常，扫描电镜提示血管内皮细胞生长良好。

激光吻合血管的疗法为：在两断端血管吻合口 0°、180°方位做 2 针牵引缝线或相距 120°方位做 3 针牵引缝线，保持两断口满意对合，然后在显微镊及牵引线支持下行激光光导纤维连续点焊吻接。焊接时输出功率及时间依激光的种类不同而异，需良好掌握，方能焊接成功。

激光吻接血管的方法较简便，速度较快，是当代高新技术手段在显微血管修复中具体应用的一种良好体现，应该说这是一项很有希望的血管吻合方法。但目前激光仪或输出功率、时间的非标准化、焊接手段的不完善等因素，尚难以在临床得到实际的推广应用，仍需进一步开发研究。

6. 可溶性材料支撑吻合法　采用此吻合方法是出于血管吻合时易于缝到对侧壁或招致吻合口狭窄及前后壁粘连这一基点，采用生物性的支撑材料置于吻合口处的管腔内，然后再进行吻合的一种方法，目前已应用于临床。近年，亦有采用此方法进行激光吻接小动脉的实验研究。

具体方法为：采用血管合拢器接拢两断端血管使吻合口处无张力，取一小块生物支撑材料（甘油脂与锌的复合物），置于吻合口内以支撑起两断端管腔，然后以缝合针线间断吻合血管。吻合完毕后用40℃生理盐水在吻合口处加温以使支撑体液化，松血管夹通血。

采用可溶性生物材料作为支撑体吻合血管的方法，可有效避免误伤对侧血管壁，针距边距易于掌握，吻合口不内翻，光滑平整，支撑体可抗血管痉挛为其优点。但对于显微外科技术训练有素的医生来说，在显微血管吻合时，即便是0.2～0.3mm左右的血管，误缝及对侧血管壁或致吻合口狭窄的弊端是完全可以避免的。

（四）显微血管移植术

在手外科显微手术中，如断肢（指）再植、拇指再造、血管损伤修复、皮瓣游离移植时，常常会碰到吻合血管短缺，均需采用血管移植的方法修复。张力下血管吻合有导致血管撕裂、血管腔变形、吻合口狭窄，最终血栓形成而致手术失败的危险，应力争避免。

血管缺损包括动脉缺损和静脉缺损，无论动脉缺损或静脉缺损，在临床采用血管移植时均首选静脉移植的方法予以修复。动脉移植修复动脉缺损只是在特殊情况下方予应用。

有关人造血管移植的应用，目前临床多用于3mm以上的大血管，而应用于显微血管尚有一定的距离。

1. 显微静脉移植　静脉缺损采用自体静脉移植修复是最佳的选择。动脉缺损时采用自体静脉移植经实验证明，移植的静脉同样可演变为动脉样的血管壁结构，再加上静脉移植供区广泛、血管表浅、易于切取、对供区损害较小、有不同口径的血管可供切取等，因而是修复动脉或静脉缺损的常规使用方法。

（1）静脉移植基本要求

1）切取的静脉血管应正常：静脉供区的皮肤、皮下组织弹性好，无明显组织挫伤，无静脉炎及反复静脉穿刺史。切取的静脉弹性好，血流通畅。切取前可在皮肤表面做静脉通畅试验。

2）尽量在术区或邻近部位切取静脉：原则上全身皮下浅静脉均可供移植，但切取时宜就近取材，最好能在同一个术区切取，但以不影响手术部位静脉回流为原则，并注意在隐蔽区域切取。手外科显微手术时，常在前臂或腕部屈侧切取静脉，此处静脉表浅。有时亦可切取足背部浅静脉。常规的静脉切取均采用浅静脉作为供体。

3）切取的静脉口径适宜：一般选用的静脉口径应与需修复的动脉口径相一致或略小于动脉。因为动脉压力大，静脉管壁又薄，移植后静脉段常显扩张，影响血流。采用静脉移植修复静脉缺损时，两者血管口径应相一致。

4）切取的静脉长度适中：如移植的静脉切取过短，吻合后会因张力大而使静脉腔变扁致吻合口狭窄；切取过长时，则开放血流后血管迂曲，影响血流。从理论上讲，移植静脉切取可有30%的回缩率，故切取的移植静脉长度以大于动脉实际缺损长度的30%为宜。实际操作时，在移植吻合前不予剪裁，当移植静脉一端吻合完毕后，轻轻牵引移植段静脉的另一端而使移植段静脉稍显紧张时，于动脉断端平面剪断，再进行另一端的吻合即可使长度较为适宜。

（2）静脉移植技术

1）术前应用美蓝或甲紫描记出拟切取的静脉体表投影及拟切取的长度。

2）对细小静脉的切取，可在肢体不驱血状态下使用充气性止血带，以使静脉充盈，便于切取。

3）切开皮肤、皮下组织，显露静脉并锐性游离，在静脉周围务必保留0.5mm的筋膜。对静脉分支，应距静脉主干2mm处仔细切断并用细丝线结扎。

4）切断静脉时，为便于识别静脉的近、远心端，应在切取的静脉近心端以3－0丝线结扎作为标记。

5）切取下的静脉发生痉挛时，可于血管外膜下注入3%的罂粟碱液，12分钟即可解除痉挛。亦可以液压扩张的方法解除。

6）切取下的静脉用以修复动脉缺损时，近、远心端应倒置，以防移植静脉段内有静脉瓣存在，影响血流通过。用于修复静脉时，则其方向不变。

7）移植的静脉吻合方法同常规血管端－端吻合法，可酌情选用二定点或四定点吻合法。由于静脉移植时需吻合两个吻合口，应注意避免移植段静脉扭曲。

2. 显微动脉移植　显微动脉移植，由于动脉供区较少、切取不方便、易发生顽固性痉挛等明显不足，因而在临床较少被采用。多是在一些特殊情况下如废弃的肢体或手指动脉切取后做移植修复动脉缺损。动脉移植时取材的动脉口径应与受区动脉血管的口径相一致，移植段动脉两端不必倒置。

三、显微神经缝合技术

自从Smish（1964）首先报道应用手术显微镜缝合修复神经以来，目前这一显微外科技术已成为临床修复周围神经的常规方法。采用显微外科技术缝合周围神经比肉眼下操作具有明显的优越性。神经缝合时，由于手术显微镜的放大作用，术者两眼分辨能力大大提高，可清晰地判断神经的损伤部位、范围及程度，可较彻底地切除损伤的部位。同时借助精细的显微手术器械，能对神经进行精确、轻柔的手术操作，使神经束对位准确，减少对神经纤维的损伤，有利于提高手术质量及神经修复的效果。

（一）显微神经缝合术的基本要求

1. 术野良好的显露及止血　由于镜下操作视野狭小，只有将神经做适当游离及充分牵开术野的软组织，方能便于辨认神经表面的血管行径及利于缝合操作。术野无血是显微外科技术操作所必需的，否则除难以分辨神经的损伤情况及神经束的形态外，亦难以保证神经束的对位准确及缝合的精确。创面可采用双极电凝止血，镜下术野的渗血宜采用湿热盐水棉球压迫止血。肢体远侧部位手术时可在充气止血带下进行。

2. 于正常的神经部位缝合　对于神经两断端的损伤及陈旧性神经损伤断端的瘢痕或神经纤维瘤，在缝合时若不予彻底切除，将严重影响神经纤维的通过，直接关系到神经的功能恢复。因此，在神经缝合时，确能保证所缝合的神经组织健康正常，乃是神经修复的首要环节。临床常采用锐利的刀片（多用刮脸刀片），每隔1～2mm切一刀，直到显露出正常的神经束，即清晰可见膨出的神经乳头为止。

3. 尽量准确对合神经束　周围神经多为感觉纤维及运动纤维组织的混合神经，在神经缝合时应尽量使相应的神经束或束组对合整齐，以利于感觉纤维及运动纤维相应对接长入，达到原来的效应部位。否则，对合不准，两种神经纤维错乱生长，修复后的神经功能便不可能恢复。为尽可能准确对合神经束，临床一般常根据神经表面的血管行径、神经束的形态及排列，来确定神经束对合的方位。

4. 无张力下缝合神经　神经在张力下缝合时，一是会造成神经缝合处的撕裂，二是两神经断端会形成一定的间隙，易导致瘢痕组织的生成，妨碍神经纤维通过。另外，神经张力过大亦会影响神经的血运。Lundborg 证实当神经被牵拉延伸 8% 时，即可影响神经血运，延伸超过 15% 时，神经血运则可完全阻断。

对于有张力的神经在缝合时可酌情采用不同的处理方法：①减张缝合：神经缺损在 2cm 左右时，可适当游离两端神经，同时在距神经两断端 1～2cm 的神经外膜处，用细丝线对称缝合 2 针减张线，或两端分别缝合固定在软组织上，使吻合部的张力均匀分散在两侧神经干上，而达到减张的目的。②屈曲关节及改变神经位置：对位于关节屈侧部位的神经缺损难以直接缝合时，可采用屈曲关节、游离神经改变其位置的方法解决，但不宜过度屈曲。③神经移植：神经缺损距离较长，难以采用上述方法克服时，应采用神经移植的方法修复。

5. 选择适宜的神经缝合方法　神经缝合的方法直接影响着神经的修复效果。神经缝合时不应片面追求束与束的良好对合，因在神经干中过多的缝合，必然会增加对神经的损伤和缝合线的异物反应。反而影响效果，为了防止过多缝合线的异物反应和神经束的回缩，常选择几个大的神经束行束组膜缝合即可、另外，应采用 9－0～11－0 缝合血管用的无损伤缝合线进行神经缝合，并注意缝合的针数不宜过多。缝合的针数过多、针线过粗，缝合部就会形成较重的异物反应及较多的瘢痕形成，影响神经的功能。

6. 修复后的神经应有良好的血供　缝合后的神经生长修复，很重要的一个因素就是要依靠神经干及周围软组织良好的血液供应。血供不良，可致神经吻合部及周围软组织瘢痕形成，影响神经的功能恢复。为此，在修复神经时应注意：①神经解剖游离不宜过长，超过 10cm 时即可影响血供。②对供应神经的血管分支尽量予以保留不要损伤。③将缝合后的神经置于血液循环良好的软组织中，必要时可采用转移邻近肌肉、筋膜的方法衬垫或包绕于移植后的神经处，以提供血运良好的组织床。

（二）显微神经缝合方法

周围神经显微缝合的方式有三种：神经外膜缝合、神经束膜缝合及神经外膜束膜联合缝合。

有关周围神经显微缝合的各种方式，国内外已进行了大量的实验研究，并有临床实际应用效果的比较报告。在 80 年代，大多数学者认为神经束膜缝合优于神经外膜缝合，理由在于这种缝合方法可使神经束得到更好、更多的对合，有利于神经的生长。然而，人们通过大量的临床实践很快发现，这种缝合方法在目前临床尚难以有效辩认感觉神经束及运动神经束的前提下，其感觉神经束及运动神经束的人为错觉是难以避免的，且过多的缝线易引起较重的异物反应及加重神经的损伤，从而认识到神经束膜缝合的方法，主要适用于依据神经表面血管行径及神经断面神经束的形态，可以肉眼辩认出的较粗大神经束时的吻合，或远端已分出感觉神经、运动神经时神经束的缝合。

从理论上讲，神经缝合时将感觉神经束与感觉神经束缝合、运动神经束与运动神经束缝合是最为符合神经解剖生理的，效果亦应是最好的。同时，有关鉴别感觉神经束和运动神经束的研究方法，如生物电刺激法、乙酰胆碱酯酶组织化学染色法、Sunderland 神经束分布图等，已取得了较大的进展。但由于各自使用及技术因素的局限性，目前尚难以过渡到临床实际应用。通过大量的临床实践，目前临床较为公认、具有实际指导价值的神经缝合方式，总的选择原则为：周围神经近侧段（即肢体近侧，以混合神经为主），宜行外膜缝合；周围神经远侧段（即肢体远侧，多已分出感觉束及运动束），宜行束膜缝合。需要指明的是：在临床实际手术操作中，很难采用单一定型的一种缝合方法，而常常是根据神经的部位、粗细等情况的不同，将各种缝合方法加以综合应用。

1. 神经外膜缝合　根据神经表面的营养血管行径、神经系膜的位置及神经断面神经束分布、形态等情况进行对位，然后在神经断面对称缝合 2 针外膜行固定牵引，再间断缝合周边神经外膜。缝钱打结松紧度以两端神经束松松对接为准，过紧易导致神经束扭曲、重叠，过松又易形成间隙。缝合针数以神经乳头不外露为原则。

2. 神经束膜缝合　神经束是由众多的神经纤维组成，部分神经束又常组合在一起形成一个神经束组，若干个神经束及神经束组共同组成神经干。所谓神经束膜缝合亦包括神经束组膜缝合方法。

将神经两断端的外膜适当去除数毫米，根据神经干中神经束的自然分布、形态确立两断面相对应的神经束或束组。一般仅缝合四周表面或较粗大的神经束或束组，使其准确对合。较小的或中间的神经束不必缝合亦能对齐，这样可以避免过多的缝合而增加损伤及异物反应。每根神经束一般缝合 1 ~3 针，神经束组可缝合 3 ~5 针。

3. 神经外膜束膜联合缝合　这是一种很常用的神经缝合方法。神经缝合时外膜不做环形切除，仅在断面修剪整齐即可。这种缝合方法的具体使用有两种情况：一是先将神经千周边较粗大的神经束组行束组膜缝合，再行四周神经外膜缝合，即束组膜及神经外膜结合缝合；二是将神经外膜与紧邻的神经束组膜一起穿针联合缝合。

（三）神经黏合术

采用黏合剂进行周围神经的黏合，已有实验报道。所采用的黏合剂系纤维蛋白胶或医用生物黏合剂（多为 α - 氰基丙烯酸酯类）。

黏合时在手术显微镜下根据神经表面血管行径及断面神经束的形态、大小，准确对合两断端。按上下、左右四个方位顺序涂搽少量黏合剂于外膜处。10 秒后即形成一层白色透明薄膜而达到两端神经黏合的目的。实验证明采用黏合剂后的大白鼠坐骨神经在功能恢复及形态学上与缝合法没有明显差别。这种黏合方法目前仍处于实验研究阶段，其黏合剂种类、黏合方法及其可靠性均有待进一步研究。

（四）神经激光吻合术

Fischer（1985）报告采用激光行大白鼠坐骨神经吻合，2 个月后显示神经干的解剖完整率为 87%。Campion（1990）使用氩激光吻合免周围神经，发现其功能恢复比标准的缝合神经外膜要早。

激光吻合神经的方法如同激光吻合其他组织那样，亦是利用激光转变为热能，在局部产生均匀一致的 70℃热，使组织胶原变得有粘性而达到黏合的目的，并可保留吻合部位的组织生物学特性。操作时应注意输出功率及时间的调节，输出功率不足，则难以吻接，若温度达到 80℃时组织细胞可变性坏死，超过 100℃时组织因水分蒸发而干枯。目前，激光吻合神经的方法仍在实验阶段。

（五）游离神经移植术

神经缺损时，临床应首先酌情选用游离两端神经干、屈曲邻近关节或改变神经位置等方法，尽量予以直接缝合。神经移植毕竟要以牺牲另一根神经为代价，且神经生长又需通过两个吻合口及神经的移植段方能进入远端，故只有在采用上述措施仍难以良好达到直接缝合时，方选用游离神经移植的方法。但亦应防止为避免采用神经移植而做勉强的张力下缝合。游离神经移植有非吻合血管的神经移植和吻合血管的神经移植两种。本章只涉及前者。

游离神经移植术，目前临床又称之为神经束间移植术。在行非吻合血管的神经移植术时，移植的神经不宜太粗，否则移植后会因血流供应不足而发生神经中心性坏死。

手术时应先测量神经缺损的实际长度，并根据神经干的粗细在供区选择切取所需长度的神经。若是受区缺损的神经粗细与供区的神经粗细相适宜，则直接将神经移植的两端分别与缺损神经的两断端缝合即可；若是受压缺损的神经较粗大，难以有相近粗细的神经作为供体移植修复时，则应将取材下的神经做与神经缺损长度等距离的多段剪裁，再将剪裁的多段移植神经两端分别相互做束膜串联缝合，使其形成“一根”神经，然后两端再分别与缺损神经的两断端按神经束膜或束组膜缝合的方法相缝合。在移植神经与缺损神经两断端缝合时，应当注意防止人为的桥接错误，即应尽量将两断端神经束形态及方位相近的神经束予以对接。

（庄正陵）

第二节　断肢再植

一、概述

由于伤情、再植知识与技术，术后功能康复重视程度的区别，断肢再植后仅部分病人恢复了良好功能，大部分病人功能恢复较差，少部分病人毫无功能，甚至成为累赘。为此，严格掌握适应证，提高断肢再植的知识与技术，积极开展术后功能康复治疗乃是摆在我们面前的一个现实课题。

（一）肢体离断后的急救处理与保存

1. 现场处理　造成肢体离断的原因常有刀伤、电锯、机器伤及交通事故等。若肢体被卷入机器，应当立即停机，拆开机器取出断肢，切不可再将机器开倒车，否则肢体将遭到再次损伤。

肢体的近断端应用清洁的敷料或布料加压包扎，最好用绷带包扎，包扎时一定要用力，防止断端出血。若断端已不再出血即可转送，如果仍有出血可使用止血带，并严格掌握，应每小时放松止血带一次，松止血带时，用手指紧压近侧动脉主干以减少不必要的出血，对于不完全离断的肢体除采用上述方法止血外，同时应用夹板或其他代用品固定肢体，以免转送时再度损伤。凡肢体离断部位较高，伤情较重并有严重休克者，在运送前应首先及时抗休克，待一般情况好转后再转送。

对离体的断肢，其断面用清洁敷料包扎，以减少污染，若断肢发生于夏季或南方地区，应设法将断肢以冷藏保存，避免使冰块直接接触肢体以防引起冻伤。切忌将肢体浸泡于任何液体中。

在处理近、远端肢体的同时，应及时联系，采用速度较快的交通工具，将病人及肢体尽快安全地转送到有条件施行再植术的医院，争取在最短时间内恢复肢体的血液循环。

2. 急症室处理　病人进入急症室后，医护人员应迅速了解受伤及转送经过，及时检查各项生命体征及肢体近、远端情况，并立即将伤肢和断肢一起摄 X 线片，全面了解伤情，若发现病人有严重合并伤及休克时，应积极抗休克处理，尽快建立静脉通道，及时配血，并迅速通知有关专科医师及手术室，做好手术前准备。根据病史、伤情及有关检查，应及时较准确地作出处理意见，待病人情况许可时立即送手术室手术。

（二）肢体离断的性质与分类

1. 性质　肢体离断可分为完全性离断和不完全性离断两种。

（1）完全性离断：离断肢体的远侧部分完全离体或只有少量损伤的组织与近端相连，于清创术中必须把这部分无活力的损伤组织切除。

（2）不完全性离断：受伤肢体大部分已离断，并有骨折或关节脱位，尚有部分有活力的组织相连并少于断面总量的 1/4，而主要血管已断裂或栓塞，远侧肢体已无血液循环或严重缺血，不吻合血管不能成活者。

2. 分类　造成肢体完全性离断或不完全性离断的致伤原因各种各样，不同的致伤原因造成肢体离断的伤情也各有不同特点。根据临床所见，大致可分为以下几种类型。

（1）切割性离断：常因切纸机、铡刀、斧或菜刀致伤，这类断肢的断面整齐，污染较轻，再植的条件较好，再植后功能恢复也较好。

（2）电锯伤离断：被轮式或带状锯锯断，这类断肢较为多见，常发生于上肢。凡横形锯断者，经彻底清创类似切割性离断，故再植的条件尚好，再植后功能恢复也较好。

（3）压轧性离断：各种交通肇事所致的肢体离断，机器齿轮及冲压离断，合面机、搅拌机及两重物间的碰撞挤压离断。这类损伤伤情多种多样，伴有多发性粉碎性骨折，断面不规则，两断面组织挫伤严重并有异物挤入断面之组织中，污染较重，再植时两断端经清创后肢体缩短较多，再植条件较差，再植后功能恢复也较差。

（4）撕脱性离断：肢体被缠入旋转的机器或皮带轮而致，或肢体被缆绳绕紧绞断，上述致伤原因常可造成肢体的血管、神经、肌肉或肌腱撕脱，皮肤呈套状撕脱离断，病人伤情较重，常伴有休克，离断肢体污染较重，再植条件较差，即使采用血管移植的方法重建血液循环，但由于神经从近端或远端抽出撕脱，故再植后功能恢复无望。这类断肢原则上应放弃再植，仅个别病例尚有一定条件者可施行再植。

（5）炸伤性离断：因炸药、炸弹或爆破所致的离断，大部分肢体呈毁损性损伤，肢体各种组织损伤污染较重，断面参差不齐并伴有其他复合伤。这类肢体均不完整，一般均无再植条件。

（三）上肢离断再植适应证与禁忌证

1. 适应证

（1）全身情况：病人一般情况良好，经抗休克全身情况已纠正，无明显复合伤，无器质性疾病及出血倾向，精神、意识正常，要求再植者。

（2）局部情况：上肢远、近两端结构完整，肢体软组织无明显挫伤及多发骨折；血管、神经、肌肉或肌腱断面较整齐，无明显挫灭伤及撕脱抽出，预计再植后能恢复一定功能，争取于伤后 8 小时以内能重建血液循环者。

2. 禁忌证

（1）全身情况：病人全身情况较差，失血较多，经抗休克仍未能获得纠正，有复合伤伴昏迷，有器质性疾病、出血倾向及精神失常者。

（2）局部情况：压轧性高位离断，肢体呈严重撕脱性离断伴多发性骨折，血管、神经、肌肉及肌腱从远或近端撕脱，预计再植后难以恢复功能，断肢温缺血时间已超过 8 小时以上者。

根据以下几个方面评估或预计再植后功能恢复程度。

（1）离断平面：离断平面越高，再植后功能越差；离断平面越低，功能恢复越好。

（2）神经断面整齐比神经断面参差不齐或撕脱者功能恢复好；凡神经从臂丛撕脱者可不予再植。

（3）肌肉及肌腱：较整齐的肌肉或肌腱断面比挫灭严重伴撕脱者功能恢复好。

手术者在决定是否适应再植时首先应考虑到术者的再植技能及再植后功能恢复程度。断肢再植决不能局限于缝接血管，而应该强调功能恢复，如果接活了一个无功能的肢体，反而会给病人增加痛苦和累赘。

二、手术操作

断肢再植手术是在急症情况下进行上肢两断端清创，继而完成肢体修复与重建，是骨科、手外科、显微外科与整形外科全面技术的综合体现，是争分夺秒的一种抢时间手术，所以要求术者必须掌握肢体不同平面的应用解剖，并能熟练地掌握骨科、手外科、显微外科及整形外科等基本知识和技能方能完成这一手术。断肢再植术的顺序是先清创后施行修复。修复的原则是先修复深层组织，后修复浅层组织。由于断肢的伤情各不相同，再植时应根据不同伤情灵活掌握。

（一）术前准备

凡断肢决定再植者，术前应迅速做好以下准备。

（1）及时建立静脉通道及抗休克治疗。

（2）术前必须配血，根据伤情备足够血量。凡有休克者应同时予以输血，补充血容量，纠正休克。

（3）及时留置导尿管。

（4）常规术前用药及必要的抗生素应用。

（5）正确选择麻醉及术前麻醉用药。

（6）通知手术室做断肢再植准备；及时组成手术小组及必要的分工。

（二）清创术

清创术是一切开放性损伤的处理基础，更是断肢再植术不可忽视的重要步骤，经过认真彻底清创，不仅清除了污染及挫灭失活组织，为预防感染，减少疤痕，早日建立侧支循环创造了良好条件，通过对两断面伤情的进一步全面了解，以便正确制定再植方案及预计术后功能恢复。肢体呈完全性离断时，清剑术应由两个手术组同时进行；肢体呈不完全性离断，清创术可由一个手术组先施行清创后进行再植。

1. 肢体刷洗　用无菌肥皂液对整个肢体进行刷洗，并清除断面异物，按不同刷洗液要求刷洗后用无菌生理盐水冲洗创面，先后共3遍。用无菌纱布擦干肢体，再用2.5%碘酊及75%酒精或其他皮肤消毒液消毒皮肤及断面。近断端肢体应在充分麻醉及应用气性止血带下进行刷洗。远、近端肢体经刷洗消毒后铺单。

2. 远端肢体清创　断面用0.1%新洁尔灭液浸洗5分钟，再用灭菌生理盐水清洗一遍，先沿断端皮缘环形切除皮肤及皮下组织约2～3mm，然后寻找并标记臂及前臂浅静脉，肱动脉或桡、尺动脉，正中神经，尺神经及桡神经等，对这些血管、神经仅做粗略清创。然后对断端肌肉及肌腱先予以认定再做必要的清创，凡远断端肌肉及肌腱已挫灭者应予以切除并切除肌肉间隙的血肿。若肢体离断时间较短，正常之肌肉在断面清创时能出现肌肉收缩现象；若缺血时间已久则肌纤维收缩反应较迟钝或消失。应慎重决定挫伤皮肤的去留。在通常情况下，初次清创时应取保守态度，当缝合皮肤时再做明确处理，对已严重污染及离体的骨端用咬骨钳咬除，对有骨膜相连的骨片凡无明显污染者应予以保留。远端清创毕，断面用0.1%新洁尔灭液或其他消毒液浸洗2～3分钟，再用灭菌生理盐水清洗两遍，远端清创暂告结束。

3. 近端肢体清创　近端肢体清创应在气性止血带下进行，清创顺序与方法同远端。由于近端肌肉均有神经支配，对肌肉行清创术中，若正常者均有肌纤维收缩现象，对断面做一般清创后应保留该组肌肉；凡清创术中无肌纤维收缩现象者说明该组肌肉已挫灭，可将该束肌肉切除。

4. 对不完全性断肢的清创　清创的顺序方法同远、近端肢体清创，但由于有一些组织相连，因此清创时应根据相连组织的伤情而定，凡正常皮肤、肌肉、血管及神经应予以保留，仅清除一些边缘挫伤及污染的组织。凡有轻度挫伤的肌腱及神经，清创时应取保守态度，尽量保持这些组织的连续性，仅对周缘做简单清创，凡血管已挫伤者暂不切除，待再植重建血液循环时再做进一步处理。

（三）骨骼固定

骨支架重建是断肢再植术的第一步。在清创术中虽对已离体或严重污染的骨骼做清除，但在骨架重建前应对两断端的皮肤、血管、神经及肌肉与肌腱做全面了解后，方能决定截骨的长度，以便再植时以上组织能行无张力缝合。上肢离断，骨缩短的长度较自由，以不影响功能为原则；而下肢离断，则骨缩短不宜过长，否则将影响行走功能。凡关节间离断，应视伤情而定。凡能保留关节，对修复上述组织无影响者应予以保留；若关节已开放损伤，且上述组织缺损较长，则应考虑施关节融合或关节成形，以利上述组织无张力缝合。

骨骼内固定以操作简便，固定可靠为原则，尽量减少内固定操作时间，常用髓内针、钢板螺丝钉、交叉克氏针及骨干台阶状螺丝钉内固定。髓内针内固定，适用于肱骨及尺骨内固定，也适用于桡骨内固定。钢板螺丝钉内固定，适用于肱骨及桡骨内固定，也适用于腕关节融合术。交叉克氏针内固定，适用于腕关节内固定，肱骨髁上内固定及小儿发生于关节附近离断的内固定。骨台阶状螺丝钉内固定，适用于肱骨、桡骨及尺骨内固定。骨内固定后，可选择一些没有污染的松质骨碎骨片植入骨断端及其周围，并缝合骨膜，有利于骨断端间的愈合。

（四）肌肉及肌腱修复

通常情况下，在再植术中经清创、骨内固定后，断肢于允许温缺血时间内，应先将深层肌肉及肌腱予以修复。修复的顺序：先修复伸肌及肌腱，后修复屈肌及肌腱，尤其是前臂及腕部离断，肌肉及肌腱断面经清创缝合后使诸肌张力调节于休息位。在修复深层肌及肌腱时要求术者操作准确熟练，一次成功，避免重复操作，尽量缩短肢体缺血时间。然后进行血管及神经修复，待肢体重建血液循环后再修复浅层肌及肌腱。

无论是缝合肌肉还是肌腱，应选用无创伤尼龙单线缝合。缝合肌肉宜采用 1－0 无创伤尼龙单线于肌肉断端间做“8”字缝合；缝合肌腱时可根据肌腱的粗细选用 1－0 或 3－0 无创伤尼龙单线，采用 Kessler、Kleinert 或 Tsuge 缝合法。遇肌腱粗细不同时可采有 Pulvertaft 编织缝合法修复。遇肌肉与肌腱交界处断裂，可先将肌腱与肌腹缝合 1～2 针固定，再将肌腹包裹在肌腱上，用间断褥式缝合数针加固。修复肌腱时为防术后粘连，应避免于同一平面修复，肌腱断端缝合宜用腱周组织间隔覆盖。

（五）血管修复

断肢再植术中修复血管，重建血液循环是再植手术的高潮，是保证肢体成活的关键性技术操作。为保证血管缝合质量，达到早期及晚期血管长久通畅率，缝合血管应在手术显微镜下完成。要求术者精力充沛，助手配合默契。

1. 血管缝合前准备

（1）补充血容量：肢体离断的病人常有较多失血，为防止血管痉挛和血管吻合口栓塞，保证断肢的血液灌流，于血管吻合前必须补充足够的血容量，使收缩压维持在 13.3kPa（100mmHg）以上。断肢再植术中应维持两个静脉通道。

（2）温度：手术室内温度宜调节在 22℃～25℃之间，防止过冷引起血管痉挛，过热导致体表蒸发过多而影响血液循环。

（3）血管清创：血管清创应在手术显微镜下进行。不同暴力可造成外膜、肌层及内膜损伤或血管壁血肿形成，血管清创时应彻底切除损伤的血管，经外膜外组织剥离及管腔内肝素生理盐水冲洗，以恢复正常血管壁的结构及弹性，达到内膜光亮清晰，无任何血块及纤维素粘附沉着及漂浮现象。血管经彻底清创后一般均能在无张力下缝合，如果造成血管缺损，难以在张力下缝合，则可采用血管移植的方法修复。

（4）血管显露：肢体的浅静脉显露较容易，而动脉常因离断平面的不同其深浅有别，为便于修复较深部位的动脉及伴行静脉，可向肢体的近端或远端的皮肤纵形切开，采用自动牵开器或缝线牵拉以充分显露，便于镜下操作。

（5）防止血管痉挛：首先要使麻醉充分，若麻醉失效时应及时追加补充；保持室温；对近端痉挛的血管壁外敷罂粟碱、1% 利多卡因或 2% 普鲁卡因；局部温盐水湿敷。采用上述措施，近端痉挛的血管均可解除，恢复血管正常喷血及充盈回血。

（6）血管深部软组织床的修复：在吻合血管前，应先将血管深部的软组织做必要的缝合修复，以减少血管吻合的张力及深部组织与内固定物对血管的刺激，减少血管周围的腔隙。

（7）肝素生理盐水的配制：在血管缝合过程中为防管腔内血块及纤维素沉着、清创后碎组织的带入，应配制 0.1% 肝素生理盐水冲洗，其方法是将一支肝素（12 500 单位 =

100mg）稀释于100ml生理盐水中。

2. 血管吻合原则

（1）吻合的血管应切除任何有外膜、肌层或内膜损伤的组织，保证在正常血管部位吻合，血管腔内无血块及任何纤维素沉着，并恢复血管正常弹性，决不能为了减少血管张力而保留有损伤的血管段而勉强缝合，否则将导致术后该段血管栓塞。

（2）近端动脉应恢复有力的喷血 清创后的近端动脉经外敷罂粟碱、1%利多卡因或2%普鲁卡因均能恢复正常有力的喷血。

（3）防止血管扭曲、周围组织压迫及嵌压。

（4）动、静脉吻合顺序：一般情况下先吻合2条静脉，再吻合动脉，然后吻合其他静脉及动脉。如肢体温缺血时间较长，为使肢体尽早获得血供，也可先吻合1条动脉，开放血管夹，使远端肢体得以血液灌注，并把静脉血有意地予以放流，以减少远端肢体无氧代谢产物的回流及肢体再灌注后自由基的吸收，然后尽快修复静脉。

（5）动、静脉吻合的比例：原则上静脉修复应多于动脉。于臂部离断除修复头静脉及贵要静脉外同时应修复1条肱动脉的伴行静脉；于前臂除修复上述两静脉外，还应修复前臂皮下较粗的浅静脉及桡、尺动脉的伴行静脉，以减轻术后肢体肿胀。

（6）修复血管的行经区应有正常的皮肤覆盖，凡造成皮肤缺损者可采用局部皮瓣转移的方法覆盖。

（7）血管的张力：血管吻合时应试以血管吻合后张力。凡血管缺损所造成距离为该血管外径6倍以内时，血管均可在无张力下缝合；若血管缺损所造成距离为该血管外径6～8倍时，两端血管经游离可在张力下予以缝合，只要缝合质量保证，远期通畅率可达100%；凡血管缺损所造成距离为该血管外径9倍以上时，应采用血管移植的方法修复，决不能在高张力下进行缝合。当然，血管缝合后出现迂回曲折也不利于血流动力，多余血管应切除后进行缝合。

（8）血管缺损的处理：血管经清创造成明显缺损，再植术中不宜采用改变关节位置施行缝合，应采用血管移植的方法修复。移植血管一般取自体浅静脉或废弃肢体血管，凡移植桥接动脉者应把移植静脉倒转；桥接静脉者则不必倒转。

3. 血管吻合方法

（1）端－端吻合法：这是最常用的血管吻合方法。常采用二定点、三定点或四定点的方法进行吻合。常适应于口径相同或相近的血管吻合。遇两血管外径相差较大时可采用鱼嘴状吻合。方法：将口径较细的一端血管做纵形剖开，剖开的长度为该血管的直径，用四定点水平褥式缝合，其间用间断吻合。

（2）套叠吻合法：要求血管有足够长度，血管口径大致相同。动脉：近心端套入远心端；静脉；远心端套入近心端。套入的长度约为该血管直径1.5～2倍，仅吻合三针。若用剪开套叠，操作较为方便。采用套叠吻合法具有操作方便，费时少，血管内膜无缝线暴露的优点，但远期通畅率不高为其不足。

（3）血管吻合器：不需要经过小血管吻合训练，具有操作简单，缝合快的优点，但仅适用于大于4mm口径的血管吻合。

4. 血管吻合要点　为获得永久性血管通畅率，当吻合血管时要求掌握以下几点。

（1）垂直进、出针：凡缝针刺入管壁或穿出管壁，要求与管壁垂直，若斜形进针或出针，当打结时易造成内翻缝合或缝线切割内膜的损伤。

（2）边距、针距对称：于手术显微镜下采用徒手缝合时要求两边距对称，边距大致为血管壁厚度的2倍；针距大致为边距的2倍，使针距与针距对称，达到血管吻合口平整顺直不漏血。

（3）打结时维持两牵引线张力，要求达到内膜外翻或平整对合。打结时一定要提起两缝线来牵引两端血管，以构成张力，在清晰地见到内膜外翻或平整对合时方可系紧打结，以保证缝合血管的每一针质量。

（六）神经修复

断肢再植术后功能恢复如何，除良好的内固定、正确的肌肉及肌腱修复外，神经的修复乃是感觉和运动功能恢复的基础。为此，要求术者对修复神经要像修复血管那样加以重视。如果缝合草率，不符合缝合要求，即使肢体成活，若无感觉及运动功能，则失去了再植的意义，无功能的肢体成为病人的累赘，更给病人带来莫大痛苦。

适宜再植的断肢一般经骨缩短，神经可在无张力下缝合。凡神经长段性挫伤缺损或严重撕脱伤，预计术后难以恢复功能者，应放弃再植。

上肢的主要神经是正中神经、尺神经及桡神经，应在再植时一期修复，若能同时修复臂内侧、前臂内侧皮神经及桡神经浅支时使感觉功能恢复更完善。

缝合神经注意事项：

（1）神经断端采用锐刀切割，不准用剪刀剪，凡神经断端有活跃出血点应予以结扎。

（2）神经应在无张力下缝合，要求缝合断端无间隙。当再植术中遇到神经缺损，可采用腓肠神经或同一肢体皮神经移植修复；根据解剖部位，也可采用神经改道或前移缝合。

（3）缝合时根据神经束外形及排列，神经营养血管的走向位置采用神经外膜缝合法修复，每条神经以缝合6～8针为宜。

（七）创面闭合

断肢再植术最后一步是皮肤覆盖，早期良好的皮肤覆盖不仅有助于肢体成活，预防感染，减少疤痕，而且也为后期修复创造了条件，所以，断肢再植术结束时创面应予一期闭合。在通常情况下，断肢再植经骨缩短，皮肤均能在无张力下缝合，部分病人因皮肤挫伤范围广经清创而出现局部皮肤缺损现象，此时应根据该皮肤缺损区是否有修复的血管、神经及深部组织外露现象，必要时用局部皮肤转移或带蒂皮瓣覆盖，其他创面可用游离皮片移植覆盖。术中遇两端肢体周径粗细不等时，可将较细一端皮肤做45°～60°斜形切口，与较粗一端肢体皮肤缝合，以防皮肤疤痕环形狭窄而影响外形及血液循环。

凡高位断肢再植术后或缺血时间较长，断肢缺血已超过8小时以上者，在手术结束未包扎前于前臂做筋膜切开减压；若为断腕于手掌侧及背侧做切开减压，以防筋膜间隙综合征、减轻肢体再灌注后毒性物质回流及急性肾功能衰竭等并发症的发生。

断肢再植的皮肤缝合不宜过密过紧，只要达到皮缘对合平整，缝合略宽松，便于引流。在大血管及知名血管吻合口附近的皮肤切口宜置胶皮条引流，用多层无菌纱布交叉包扎。

（八）肢体外固定

再植术后为了维持良好的内固定，使肢体血管、神经及肌肉处于松弛位置，可应用短臂或长臂石膏托固定。术后根据引流渗出情况，及时更换敷料及拔除引流条，维持患肢抬高。

（九）术后处理及并发症防治

完成再植手术，只是手术取得成功的第一步，再植术后伤者全身及局部随时都可发生变化，出现各种并发症，若处理不当，可导致再植肢体失活，甚至危及生命。因此，肢体再植术后的处理及并发症的防治是至关重要的。

再植术后处理包括：①局部情况的观察与处理：如血循环危象的观察、抗痉挛药物及抗凝剂的应用、伤口大出血的防治等，在本章断指再植有关章节中还要详细叙述。②全身情况的观察与处理：除了观察可能发生的颅脑、胸与腹部的重要器官的合并损伤以外，应对断肢再植术后一些重要并发症的防治予以高度重视。

1. 急性肾功能衰竭　断肢再植术后引起急性肾功衰竭常因长时间低血压所致。高位肢体离断再植术后，肢体缺血时间过长，清创不彻底肢体循环障碍导致肌肉坏死、感染等原因导致肾缺血及毒性物质回流。主要表现为少尿或无尿、高血钾、氮质血症及尿毒症酸中毒。为防止急性肾功能衰竭发生应采取以下几点。

（1）术前、术中及时补充血容量，预防或纠正休克，保证肾有足够血流量。

（2）严格选择适应证，凡高位肢体离断，肢体挫伤较重，血管、神经呈撕脱离断，缺血时间过长，丧失再植条件及温缺血时间过长的肢体可不予再植。

（3）清创术中应彻底切除一切污染、挫灭及失活组织，必要时可做肌束切除。

（4）高位断肢再植术后于前臂做筋膜切开减压。

（5）为了使体内有毒物质加速排泄，在心肾功能尚能负担的情况下，给适量补液，应用血管扩张药、利尿合剂（配方：普鲁卡因 1g、氨茶碱 0.25g、咖啡因 0.25g、罂粟碱 30mg、维生素 C 2g，加入 10% 葡萄糖溶液 1 000ml）及注射速尿等预防措施，以改善肾血循环，增加尿量。此期要密切观察病情，及时检查尿液及血生化。

（6）若病人出现食欲不振、呃逆、呕吐、烦躁不安、尿量减少并出现酱色尿或无尿，各种生化检查证实为尿毒症时，为保全生命应迅速截肢。截肢时不应驱血，在气性止血带下先结扎主要浅、深静脉以防毒素吸收，于健康组织平面截肢，断面要有良好的引流，病情严重者可行开放截肢。截肢后仍应密切观察病情变化，必要时做肾透析治疗。

2. 脂肪栓塞　脂肪栓塞是一种严重并发症，多见于多发性创伤及四肢长管状骨骨折，也可发生于断肢再植术中及术后，应引起临床医师足够重视。临床上很多创伤病人存在轻度或中度脂肪栓塞，由于症状轻微及认识不足而未引起重视，脂肪栓塞发生于肺部，可出现肺炎、肺不张，严重时出现肺梗塞，最后引起呼吸功能衰竭而死亡；脂肪栓塞发生于脑部，可出现神志不清、谵妄及昏迷等；脂肪栓塞发生于肾脏，可引起肾缺血、少尿，脂肪尿滴及肾功能衰竭。凡发生脂肪栓塞应用乳化剂或去垢剂以减少血内脂肪栓子，并应用肝素以维持凝血时间在 20 分钟以内。

3. 肢体肿胀　术后肢体肿胀常因静脉回流不足、创伤、炎症反应、淋巴回流障碍、出血及血肿形成所致。断肢因缺血时间过长造成组织不同程度变性所致肿胀与上述性质不同，应及时做筋膜切开减压。凡其他因素所致，可根据肢体肿胀程度，肢体温度及循环情况而定。为防止术后肿胀发生，术中应尽多地修复静脉，尤其是深静脉的修复不能忽视，凡肢体出现发紫，大部分为静脉回流障碍，应及时手术探查，重建并多建静脉回流通道，为防术后血肿发生，断肢创面不吻合的血管均应一一结扎。术后因血肿压迫引起肿胀，应及时清除血肿并结扎活动性出血的血管。只要保证动脉血供，静脉回流通畅，因淋巴回流障碍引起的肿胀，经半月左右淋巴侧支循环建立后肢体肿胀将逐渐消退。

4. 感染　造成感染的主要原因是创伤较重又清创不彻底。为预防感染发生，对一切污染、挫灭失活的组织应彻底切除，创面做正规的消毒清洗处理，必要时创面敷以抗生素。术毕应放置引流，避免死腔形成。术后应选用广谱抗生素静脉滴注。若局部已形成感染，应及时拆线或切开引流，术后适时注意全身支持治疗，并多次少量输入新鲜血液或血浆。

5. 骨不愈合　发生骨不愈合的主要原因是骨断端接触不良、骨断端软组织嵌顿、局部感染及内固定不当所致。为防止骨不愈合发生，术中严格按照骨科原则处理两骨断端，防止软组织嵌顿，采用可靠坚固的内固定材料和方法，尽量缝合骨膜，术后应采用正规外固定，防止骨断端的异常活动。凡已发生骨不愈合，一般于术后半年重新做内固定并植骨。

6. 肌腱粘连　因创伤重，内固定及外固定时间较长，肌腱修复粗糙，术后缺乏及时主、被动功能练习而致。发生肌腱粘连后将明显影响手功能，可于术后 3 ~ 6 个月行肌腱松解术。

7. 肢体畸形　因骨断端未能修整咬平，未达到解剖复位，内固定不当及失败导致骨成角畸形而影响肢体功能，对轻度成角畸形影响功能不大者，暂不予矫治，经功能练习观察；凡形成明显成角畸形并影响功能者，于术后半年行手术矫正。

8. 神经性肢体失能　上肢断肢再植术后，由于适应证选择不当、神经损伤严重或缺损及神经修复不佳，术后可导致上肢大部或部分运动功能障碍。凡上肢运动功能全部丧失，该肢体已成为病人负担及累赘时，应考虑是否有保留肢体的必要。凡上肢大部或部分功能障碍，可根据病人伤情及已保存或恢复功能的肌肉动力，按上肢周围神经损伤的肌肉移位及功能重建，施行矫治手术，以恢复上肢及手的一定功能。

三、臂部离断再植

（一）再植适应证

臂部离断者往往伤情较重，常伴有休克发生。在检查全身及肢体情况的同时应及时抗休克治疗。根据远、近端肢体情况决定是否适宜再植，应从以下几个方面综合考虑：

（1）断面较整齐的完全性离断或不完全性离断，距外伤 2 ~ 3 小时以内或预计于 8 小时以内能重建血液循环者。

（2）两断端均有挫伤及轻度撕脱，经清创及骨缩短后预计再植后能恢复一定功能，争取于 8 小时以内能重建血液循环。

（3）于上臂下端离断，肘关节以远肢体完整。

下列情况不适宜再植：

（1）高位肢体呈撕脱性离断，血管及神经从近端及臂丛撕脱。

（2）远、近两端肢体严重挫灭并前臂严重挫伤，预计再植后难以恢复功能。

（3）缺血时间已超过 8 小时，且休克未获得纠正。

（4）不具备再植条件的医疗单位。

（5）精神失常，高龄伤病员及肢体经刺激性液体浸泡。

（二）再植要点

（1）远、近两断面严格而彻底的清创。

（2）根据伤情做允许的骨缩短，采用髓内针，把两端肱骨锯切成台阶状，用螺丝钉固定，钢板螺丝钉及交叉克氏针内固定。

(3) 骨支架重建结束后，先缝合肱动脉的伴行静脉，相继缝合肱动脉，尽早恢复断肢血液循环，然后再修复血管床、神经、肌肉及知名浅静脉。

(4) 术毕伤口置引流，前臂做预防性筋膜下切开减压。应密切观察肾功能改变，并采取相应保护肾脏的措施。

四、肘部离断再植

(一) 再植适应证

肘部离断的伤情多种多样，是否适合再植主要从再植后能否恢复手的功能，既要看正中、尺、桡神经的损伤程度，也要看前臂肌肉损伤情况，尤其是神经条件应列首位，另一方面也应考虑术后能否恢复屈肘功能。

可从以下几个方面综合考虑：

(1) 断面较整齐的肘部完全性离断或不完全性离断，预计再植后能恢复手的一定功能，争取于 8 小时内重建血液循环。

(2) 轻度肘部撕脱性离断，经清创及骨缩短后大部分血管神经不造成缺损，预计再植后能恢复屈肘及手的一定功能。

(3) 造成肘部皮肤及肱动脉缺损，肢体两端其他条件较好，可采用小腿内侧皮瓣及胫后动、静脉移植桥接施行再植。

下列情况不适宜再植：

(1) 肘部严重的撕脱性离断，造成皮肤大面积套状撕脱，远、近两端肌肉挫灭，血管、神经从近或远端撕脱，前臂尺、桡骨骨折及软组织严重挫伤。

(2) 远端肢体若缺血时间已超过 8 小时，本单位无再植条件而经转送预计缺血时间也将超过 8 小时。

(3) 肘关节结构已破坏且骨缺损较多，难以行关节成形术修复。

(4) 肢体经刺激性液体浸泡，高龄伤病员及精神失常者。

(二) 再植要点

(1) 肘部离断者，远、近两端关节面已损伤，故再植时宜行肘关节成形术。肱骨断面可采用阔筋膜或其他筋膜包裹，肱、尺骨间暂时用钢丝或筋膜条悬吊，有条件时可行一期关节置换，再植时不宜行肘关节融合术。

(2) 肱三头肌及肱二头肌肌腱与尺骨近端及桡骨近端相应腱止处或骨膜缝合重建伸、屈肘功能；前臂外侧伸肌及内侧屈肌起始部与肱骨外上髁（侧）及内上髁（侧）骨粗糙面处做固定缝合以重建前臂伸、屈肌起点。

(3) 根据断肢缺血时间，当骨架形成后是先修复伸、屈肌腱止点及起点，还是先重建断肢血液循环，可由术者灵活掌握。

(4) 凡造成肘部皮肤及肱动脉缺损者，可切取小腿内侧皮瓣移植，一期修复肱动脉缺损及皮肤缺损。

(5) 肘前静脉、头静脉及贵要静脉应予以修复，肱动脉之伴行静脉应修复 1 条。

(6) 3 条神经应予以一期修复，凡造成神经缺损者，首先应保证正中及桡神经的修复。

仅造成1条神经缺损者可取腓肠神经移植，若造成2条神经缺损，可牺牲1条缺损较长的神经移植修复，或同时切取腓肠神经移植修复。

五、前臂离断再植

前臂离断较多见，可发生在前臂近段、中段及远段离断。由于前臂有诸多伸、屈腕肌（腱）及伸、屈指肌（腱），因此，再植时相应地要延长手术时间。

（一）再植适应证与禁忌证

再植指征应从以下几个方面综合考虑：

（1）较整齐的前臂任何部位的完全性或不完全性离断。

（2）有轻度撕脱及软组织挫伤，经骨缩短后肌肉或肌腱可在无张力下缝合，并能修复神经，预计再植后能恢复一定手功能者。

（3）凡造成尺骨或桡骨较长缺损及皮肤缺损再植后预计能恢复一定功能者，可从小腿切取以腓动、静脉为蒂的腓骨及小腿外侧皮瓣移植桥接再植。

（4）上述适应证，争取于伤后8～9小时以内重建血液循环者。

下列任一情况为前臂离断再植的禁忌证：

（1）严重的前臂挫灭性离断，尺、桡骨呈多发性粉碎性骨折。

（2）严重挤压、压砸性离断，虽经骨缩短，仍难以恢复软组织连续性及功能。

（3）前臂大面积皮肤呈套状撕脱，血管、神经从近端或远端呈鼠尾状撕裂。

（4）精神失常的自截性离断、肢体经刺激性液体浸泡或缺血时间已超过8小时以上。

（二）再植要点

1. 内固定选择

（1）前臂近段离断，尺骨采用髓内针，桡骨采用钢丝十字内固定。

（2）前臂中段离断，尺骨采用髓内针，桡骨采用钢板螺丝钉或髓内针内固定。

（3）前臂远端离断，桡骨采用髓内针，尺骨采用克氏针交叉内固定；前臂远端离断，桡骨采用交叉克氏针内固定，尺骨茎突可予以切除。骨支架的重建应根据伤情及条件，采用快速、简单、固定可靠的内固定材料和方法实施。

2. 肌肉及肌腱修复　前臂近段离断若断面较整齐，经清创及骨缩短后，将伸、屈诸肌准确对合后做肌肉8字缝合；前臂中段离断以修复腕伸肌、拇长伸肌、指总伸肌、腕屈肌、拇长屈肌及指深屈肌为主，有条件时应同时修复1～2条指浅屈肌及掌长肌，为晚期对掌功能重建创造条件；前臂远段离断肌腱修复同中段离断。无论是修复肌肉还是肌腱，修复后肌张力调节于休息位以恢复良好功能。

3. 桡、尺动脉应同时修复　凡造成缺损者可采用血管移植修复，为保证桡骨连接，骨间掌侧动脉应予以修复。桡、尺动脉的伴行静脉应各修复1条，头静脉、贵要静脉及前臂较粗的浅静脉应予以修复。

4. 神经与皮肤缺损的修复　正中神经、尺神经应予以修复，凡前臂近段离断，桡神经深支也应予以修复。

因创伤致桡骨或尺骨长段缺损伴相应的皮肤缺损时可切取含有腓骨小腿外侧复合皮瓣移植一期修复骨与皮肤的缺损。

遇小儿前臂离断，应根据不同离断部位采用不影响骨骺发育的内固定材料与方法，尽量修复已离断的组织，以恢复应有的功能。

六、腕部离断再植

以上肢离断发生率而论，腕部离断较为常见，因致伤原因不同可造成不同性质及伤情的离断。

（一）再植适应证

（1）因切割、电锯、冲压、剪轧伤致腕部完全性或不完全性离断，只要手部完整均可予以再植。

（2）因绞轧及撕脱性离断，应根据伤情而定。凡血管神经呈横断伤，部分肌腱撕脱而部分肌腱呈横断伤，应用手外科知识与技术施行再植及功能重建；凡血管、神经、肌腱从近端完全撕脱，难以用协同肌代替移位，神经无修复条件者应放弃再植。

（3）腕部呈完全性或不完全性离断，肢体经适当冷藏，应尽早再植并重建血液循环，因条件有限而进行转送者，争取于12小时以内重建血液循环。

（4）手部结构已遭严重破坏，若缺血时间超过12小时，应放弃再植。必要时可采用前臂残端断指异位再植重建部分手功能，即急症手再造的方法施行再植。

（二）再植要点

（1）骨支架形成，应根据伤情采用半关节融合或全关节融合两种方法。

（2）切除腕横韧带、腕背韧带及指浅屈肌腱，其余伸、屈肌腱均应予修复，并使诸指肌腱张力调节于休息位。

（3）桡、尺动脉均应予以修复，头静脉、贵要静脉及腕背较粗的浅静脉应予以修复。

（4）正中神经及尺神经经清创后应予以修复，造成神经缺损应采用神经移植予以修复。

（5）缺血时间略可延长，可限于12小时内重建血液循环。

（6）对双腕离断，应及时组成3～4个手术组同时进行清创与再植，尽量减少断腕缺血时间，以争取全部成活。

七、四肢同时离断再植

多肢体严重创伤系创伤外科中一极其严重的创伤，由于伤情重，失血多，极易导致严重休克，呼吸心跳骤停。临床救治难度大，技术要求高，很难全部再植成活。在既往的肢体严重创伤中，有两个肢体同时创伤断离救治成功，有一个肢体两个平面的创伤断离救治成功，但三个肢体以上的多肢体同时严重创伤断离的救治成功，至今尚未见文献报道，而四肢同时离断且有再植条件者现为鲜见。裴国献等于1990年9月曾为一例四肢同时被刀砍离断伤者成功地实施了抢救与修复再植，再植四肢外形满意，感觉与运动功能恢复良好，可负重行走及从事一般体力劳动。

多肢体严重创伤救治一直是创伤外科十分棘手的难题。重视与加强对这一课题的临床研究，将有助于抢救伤者的生命，最大限度地保全肢体，降低伤残。

（一）再植适应证

（1）完全或不完全离断的4个肢体断面整齐，无严重粉碎性骨折且软组织结构完整。

(2) 肢体两断面有一定的损伤及轻度撕脱，经再植预计能够成活并可恢复一定的功能。

(3) 4个肢体离断平面不高，多在肘关节及膝关节以下。

(4) 两下肢再植预计长度相差不超过6cm。

(5) 全身情况良好，无严重合并伤，能够承受长时间手术。

(二) 抢救治疗与再植要点

多肢体离断伤伤情极为严重，涉及面广，手术规模大，持续时间长，参加人员多，体力消耗大，故需精心组织，统一指挥，协调配合。技术力量允许时，应同时设4张手术台分别对4个肢体实行清创与再植，以缩短手术时间。术中由一位经验丰富、技术全面的医师作纵观全局的技术指导，整体协调台上、台下的手术操作与配合。

抢救与再植的同时，应注重并发症的防治。

失血性休克：由于多条大血管损伤，伤后瞬间即可导致休克的发生。现场抢救时即应迅速就地取材，肢体近端简单捆扎止血，断面加压包扎。转诊时应结扎四肢断面主要大血管，防止搏动性大出血。接诊后应迅速采取输血、输液等抗休克措施。液体输入应采取超大剂量、快速与持续的方法，不应拘泥于液体输入的常规量与担心心脏的负荷。同时应及时监测中心静脉压及尿量。

急性肾功能衰竭：多肢体及大肢体的离断，一则失血和休克引起肾脏缺血、缺氧，二则由于肢体肌肉长时间缺血，通血后大量的有毒物质进入血循环，均可导致肾中毒。故应及时采取改善肾脏缺血缺氧、减少毒素吸收及加速体内毒性物质排泄的措施。

多肢体同时离断再植，手术部位多，手术时间长，对全身及有效循环血量影响大，为便于术中监测中心静脉压及输血输液的顺利进行，术前应迅速建立有效静脉通道。常规的静脉穿刺输液则难以保证抢救与术中的急需，故可采用套管针分别于右颈外静脉、股静脉等处穿刺建立静脉通路。

四肢同时离断再植，由于四肢均需采用充气性止血带，故术中的血压测量难以在肢体进行。可采用股动脉插管的方法直接监测血压，同时便于监测及酌情调整增减液体量、成分及相关药物的使用。

四肢同时离断再植时，充气止血带的使用、开放时间，应前后交替相距10～20分钟，不宜在同一时间同时使用或放开，以防血循环量的突然相对升高或下降，影响血压的稳定。

双下肢不等长或超过3cm可出现跛行。对于双下肢严重复合创伤同时修复或离断伤同时再植时，应相互调整到相等的长度，以避免术后跛行的发生。

对于高位的肢体离断且缺血时间过长者，可行预防性筋膜切开减压术。

(文　文)

第三节　断掌再植

一、概述

断掌是指自腕关节至掌指关节的手掌部的离断。断掌再植相对比较复杂，再植比较困难，原因在于掌部结构复杂，需要修复的组织比较多，但由于掌部有2个动脉弓存在，且手背已经有知名静脉存在，因此血管吻合相对简单。

断掌按掌部血管结构特点可分为：①掌指动脉型为掌骨中段至掌指关节水平的离断，主要为指总动脉断裂。②掌弓动脉型为掌骨中段至掌骨基底部的离断，主要损伤掌浅动脉弓。③掌弓主干型为掌骨基底部至腕关节水平的离断，主要损伤掌深弓。④混合型。

根据离断平面分为：①掌远端离断为掌骨头以远的离断（经掌骨头、颈及掌指关节）。该处指总动脉和神经已分为指固有动脉和指神经。近节指背静脉弓的弓角向掌骨头集中，汇合成掌背与头间静脉。屈指肌腱在骨纤维管内，伸指肌腱处于指背静脉起始端（腱帽）。此处离断多累及2~4指。②掌中段离断为掌骨干水平的离断。此处离断累及大小鱼际、骨间背侧肌和骨间掌侧肌。可能损伤的血管包括掌浅弓、掌深弓、指总动脉。该区域内掌背静脉分别向头静脉和贵要静脉汇集，正中神经和尺神经肌支亦在该部发出。再植难度高，效果差。③掌近端离断为经腕掌关节或远排腕骨的离断。内外侧为大小鱼际肌的起点，中间腕管内为屈指肌腱和正中神经，腕尺管内为尺神经主干。桡动脉由鼻咽窝底部经第一掌骨间隙入掌部。

二、适应证与禁忌证

手掌部的离断对肢体功能的影响非常明显，应尽可能予以再植。腕掌部或连同前臂远段的严重的损伤或离断，而远部的几个手指尚完好，此时可将压烂的腕掌部剔除，彻底清创后，选择较完整的手指分别固定在尺骨和桡骨，进行对掌位再植。对于年轻患者，不伴有危及生命的其他部位或脏器损伤的断掌患者应尽可能予以再植。

三、操作前准备和操作步骤

断掌再植术前准备和手术操作基本与断肢再植相同，以下几点需特别注意：

（1）骨折的固定：由于断掌多为多个掌骨骨折，因此为节约时间骨折的固定尽可能简单，通常克氏针纵穿固定是最理想的固定选择。有人主张将克氏针尾端留在掌骨头部，也有人主张留在掌骨基底部，一般认为将克氏针末端留在掌骨头必然影响术后掌指关节的活动，同时可能损伤伸指肌腱，优点在于损伤指背静脉的可能性小。将针尾留在腕部皮下不会干扰术后掌指关节的活动，但多个克氏针尾端集中在一个相对狭小的部位损伤静脉血管的概率会大大增加，需要注意。

（2）掌部存在2个动脉弓，掌深弓和掌浅弓：其中掌浅弓由桡动脉掌浅支和尺动脉终末支组成，位于掌腱膜和屈肌总腱鞘之间。掌浅弓发出1条小指尺掌侧动脉和3条指掌侧总动脉。指掌侧总动脉于掌指关节水平分成2条指掌侧固有动脉分布与相邻2指相对缘的皮肤。断掌再植时一般只要吻合2条指掌侧总动脉即可恢复2~4指的血供。拇指血供的重建要根据术中情况而定。如2~4指血供恢复后拇指也能恢复血供，则无须另外修复拇主要动脉。如果2~4指血供恢复后拇指不能同时恢复血供，应单独修复拇主要动脉，将桡动脉掌浅支直接与拇主要动脉进行吻合，必要时可行静脉移植，也可将桡动脉终末支与拇主要动脉进行吻合。

（3）掌部离断再植时屈指深和屈指浅肌腱应同时修复。

四、术后注意事项

断掌再植后的处理和注意事项同断肢再植。

（文　文）

第四节 断指再植

一、概述

断指再植能否成功关键在于血管能否接通。1965 年，Kleinert 应用放大镜接通手指血管和 Buncke 等用显微外科技术成功地进行兔耳再植与猴拇再植的动物实验后，1966 年，我国医务人员与日本学者 Komatsu（1968）等相继报告完全离断的拇指再植成功。目前，小儿断指再植术，手指末节再植术，十指离断再植术等高难度手术的成功，标志着显微外科已经发展到了新的高度。

二、适应证与禁忌证

断指的能否再植受多种因素影响，包括损伤原因、损伤性质，离断程度、水平、指别，社会因素，患者个人因素以及手术者的手术技术等。

（一）损伤原因

1. 切割伤　以刀砍伤，自残多见。一切割伤虽然是断指再植理想的条件之一，但也是相对少见的损伤类型。

2. 压轧伤　以冲床伤、切纸刀轧伤多见。离断肢体存在一定完整性，断面不整齐，骨折为粉碎。有些病例清创后缩短明显。临床实践中以此类损伤最为多见。

3. 撕脱伤　主要特点为组织损伤不在同一平面，骨的离断平面多经过关节，肌腱自肌腹内抽出，神经和血管的离断在创面范围内，但已不完全在同一平面。在临床实践中也不少见。

（二）离断程度

1. 完全性离断　是指断指远侧部分完全离体，无任何组织相连，或只有极少量损伤的软组织相连。但在清创时必须将这部分组织切断或切除后进行再植。

2. 大部离断　是指伤指断面只有损伤肌腱相连或残留相连的皮肤不超过手指断面处周径的 1/8，其余组织包括血管均断裂，断指的远侧部无血液循环或严重缺血，不接血管将引起手指坏死。

（三）离断水平

由于手指系肢体末端，血管直径逐渐变细，至末端形成血管网。因此，手指的离断平面越低，血管缝合的难度越大。小指血管相对其他手指直径更小。女性相对男性血管直径小而软。体力劳动者血管粗。任何水平的拇指的离断不管是否有神经、肌腱的损伤，均应予以再植。指浅屈肌止点以远的单指或多指离断再植功能良好。多指离断至少在中指和环指位置再植 2 指，可选择肢体完整的断指原位或易位再植以恢复手的抓、捏功能。老年患者手指、拇指和掌部离断再植后有满意的功能恢复。经屈指浅肌腱止点以近的单指离断特别是经近侧指间关节（PIP）的离断，再植后屈伸功能比较差，甚至会影响其他正常手指活动。

（四）热缺血时间

由于手指缺乏肌肉组织，而肌腱耐受缺血的时间比较长。因此对断指的热缺血时间的要求没有像断肢那样严格。一般为8h（20℃～25℃）或30h（4℃），笔者曾成功再植一例缺血56h的断肢再植，患者功能良好。

断指再植的手术指征：

1. 离断拇指再植　拇指在发挥手部功能中最为重要，在再植时应优先予以考虑，尽力争取早期修复拇指。离断拇指条件不好时，可采用离断的示指移位再植于拇指上，示指桡神经血管束转移或行血管移植后给予再植或再造拇指。

2. 其余4个手指的再植　从功能角度看，示、中指较重要，对于有条件再植的离断示、中指应设法再植。其他手指除职业或其他一些因素特殊需要外，一般情况下不必再植。理由是该手指再植存活后指关节的活动范围的限制，将影响整个手的功能发挥。

3. 末节离断的再植　末节离断主要是指远侧指间关节以远的手指离断。因为末节离断对手的功能影响不大，因而不主张再植，况且单纯的原位缝合也有一定的存活率。出于患者的某些特殊职业的功能需要，心理和美容上的要求，也可试行再植。

4. 某些液体浸泡的手指再植　错误地将断指浸泡于低渗、等渗、高渗或某些消毒液中，或者保存不妥，冰块融化后冰水浸入。由于细胞半透膜的作用，低渗液使细胞水肿而膨胀，高渗液使细胞脱水，某些消毒液，如乙醇、苯钾溴铵、硫柳汞等则直接损伤血管内皮细胞和其他组织的细胞。根据其种类、浓度和浸泡时间的长短的不一，损伤程度不一，也对存活有不同的影响。条件允许可试行再植。

断指再植的禁忌证包括：

（1）患有全身性疾病，体质差或并发有严重的脏器损伤，不允许长时间进行手术者不宜再植。

（2）断指伴有多发性骨折或严重软组织损伤者。

（3）手指血管床完整性破坏程度严重如由挤压伤引起的手指离断，表现为手指两侧皮下瘀血，即使接通血管，因软组织广泛渗血，血栓形成，再植手指仍难存活。

（4）再植时限过分超过，组织已发生变性，则不宜再植。未经冷藏，断指缺血24h仍可能再植存活；如伤后即予冷藏处理，再植时限可延长至30h以上。总之，缺血时间越短，再植存活率越高；缺血时间越长，再植存活率越低。

三、操作前的准备

断指再植手术过程漫长，应向患者以及家属交代手术风险、再植后指体存活的不确定性以及功能恢复的不确定性。

四、操作步骤

断指再植手术的一般过程，在很多方面类同于断肢再植手术。对于再植手术一般的操作方法和原则，参阅断肢再植，在此不予赘述。此处介绍断指再植有关特点。

1. 麻醉　一般用长效臂丛阻滞麻醉，个别情况采用气管插管全身麻醉。

2. 清创　断指和残端创面边缘明显污染挫伤的组织、骨断端的缩短和肌腱的断端的修整可在直视下进行。整齐切伤的骨断端一般缩短0.5cm，不整齐的损伤根据清创的情况给予相应的骨断端的切除，直到直视下骨断端对接清创后的皮肤直接靠拢并稍有富余。

在显微镜下进一步清除污染组织。在远、近断端的背侧平行并间隔0.6cm各做一斜切口，与断面呈60°角，长度不超过0.6cm，深度达到真皮层。然后在显微镜下用显微剪刀切开真皮层全层，真皮下锐性向两侧剥离皮肤，在皮下组织的浅层寻找指背静脉。一般在近节可找到2～3根，中节找到2根，末节只有1根。指背静脉呈向心分布，拇、示指偏向尺侧，环、小指偏向桡侧。指背静脉分布呈网状并向近端汇集，往往找到一根后可沿着这一根静脉找到静脉或者静脉断端。在远近断端掌侧用相同的方式做皮肤切口，可直达皮下，将皮瓣向两侧牵开，直到屈肌腱鞘浅层，首先找到指神经，指动脉位于指神经的背侧，找到后显微镜下清创，直至见到正常的血管和神经。剪去断口2mm内的外膜。方法是用显微镊夹住外膜向断口方向做一定的牵引，用小剪刀整齐地剪下0.1～0.3mm的一小段血管，使外膜略有回缩，中层与内膜稍为突出。这样，血管断口光滑而平整，外膜去除适当。

个别病例如果指背静脉不能利用，考虑用指掌侧静脉时要用与显露指背静脉相同的方式显露指掌侧静脉。软组织清创完毕，静脉、动脉和指神经显露并清创后，指骨安放克氏针待用。

对创面整齐、离断时间短的断指，一般不做血管冲洗；而对创面不整齐，疑有血管损伤，离断时间长的病例一定要进行冲洗，以了解血管床的完整性有无破坏。多个手指同时离断时，在一次清创与冲洗后，按各个手指功能的重要程度依次缝接，暂不再植的手指，可放入0～4℃的冰箱中冷藏。

3. 重建过程　重建的顺序如下：屈肌腱→指骨→伸肌腱→指背静脉→指背皮肤→指动脉→指神经→指掌侧皮肤。

（1）屈肌腱修复：首先修复屈肌腱的优点在于在完全无张力或较低的张力条件下完成腱束的缝合后，在腱周能很方便地用锁边缝合法使腱周缝合得更光滑。笔者一般先用3-0肌腱缝线改良 Kessler 法缝合屈肌腱腱束，再用5-0线缝合腱周。注意切除指浅屈肌腱，并将屈肌腱腱鞘切除1cm。

（2）骨折固定：骨折固定要做到简便迅速有效。可用2枚0.8mm克氏针交叉固定。交叉固定不仅牢固，而且可允许患指在术后早期活动。国外有人用梅花形钢板固定断指的骨折。但由于此类钢板费用昂贵，同时断指再植的成活有诸多不确定因素，笔者以为采用克氏针固定比较适合目前的国情和医疗环境。经1～5指指间关节和拇指掌指关节的离断可早期行关节融合指，而经2～5指掌指关节的离断可采用关节成形术。

（3）伸肌腱：采用3-0肌腱缝合线缝合伸肌腱，一般采用“U”形缝合法缝合2针，缝合线的结要打在伸肌腱的深面，伸肌腱的断端的背面要对合整齐、平整。

（4）修复指背静脉：在缝接血管前应开始予以6%～10%低分子右旋糖酐500ml做静脉滴注，在吻合血管时局部用10～100U/ml肝素等渗盐水间断地冲洗。缝合指背静脉前应首先将其深面的皮下组织用6-0线缝合2～3针，使静脉血管与肌腱不直接接触，同时减少血管的张力。通常近节和中节的指背静脉缝合在10倍显微镜下进行，用10-0线缝合8～10针。如缝合直径0.4mm左右血管时可放大16倍使用，缝合6～8针。指背静脉缝合数目应尽可能多。

（5）缝合指背皮肤：指背皮肤缝合要在显微镜监视下缝合，并通过事先做好的皮肤切口做“Z”字形缝合。指背皮肤的张力要尽可能低，进针点要避免在静脉吻合口部位。

（6）指动脉修复：植被皮肤缝合后，将患指翻转，显微镜下再次检查清创后的指动脉，放松血管夹后检查血管断端出血情况，松去血管夹后其近侧断口应有良好的喷血才能缝合动脉。人指动脉外径一般为0.8～1.2cm，10－0线吻合6～8针即可。动脉缝合良好后，放开阻断的血管夹，吻合口远侧的动脉可看到充盈和搏动，再植手指的远端应首先饱满有光泽，而后色泽由苍白逐渐转为红润，远端皮肤有渗血。通过勒血试验，可证明动脉是否通畅。指尖用针刺后有鲜血溢出，说明血液循环已重建成功。

指背静脉和指动脉的缝合的针距与边距要均匀，一般边距为0.1～0.2mm，针距0.2～0.3mm。静脉压力较低，针距可较动脉宽些。

术中动脉供血不足主要是由于指动脉痉挛或吻合口轻度狭窄与不平整所引起。用2%利多卡因溶液或温热的6%硫酸镁溶液进行湿敷，以利解除痉挛。如仍未能得到改善，则可以在吻合口远端0.5cm处的指动脉上，用5号锐利的“OT”针准确地刺入血管腔，以温热的2%普鲁卡因或肝素盐水做向心的加压扩张，解除动脉痉挛。如血液循环仍未改善，则应果断地切除吻合口，重新进行吻合或行血管移植。

临床证实，动、静脉比例在1∶1.5上者，血流可达到较好的平衡，再植手指一般均无明显肿胀，除远侧指间关节附近离断可仅缝1根静脉，一般均应缝2根静脉。动脉缝通后手指出现瘀血和肿胀，威胁再植手指的存活时，可在缝接指动脉对侧的手指端做一0.5cm的小切口，让手指瘀积的血液流出来进行滴血。这种滴血虽然看上去速度不快，但24h的出血却不少，应注意补充血容量。应用水蛭定期吸取再植手指远端的血液来维持血循环的通畅不失一经济可靠的方法，但是要注意感染的问题。

血管缺损的修复以指动脉缺损比较多见。解决方法有：①交叉吻合法。②邻指动脉转移。③动脉移植。④指静脉移植。

（7）缝合指掌侧神经：手指神经为单纯感觉纤维，只要有良好的对合即能迅速再生，得到较满意的恢复，故应尽可能一期修复。一般两掌侧指神经外膜缝合2～3针即可，在两侧指神经同时缺损时，优先修复拇指和小指的尺侧指神经，示指、中指和无名指桡侧指神经。

（8）缝合指掌侧皮肤：一般采用间断缝合，不要缝得过密过紧和内外翻，以免压迫血管。缝合指掌侧皮肤时，应避开缝接的静脉和动脉。

五、术后处理与功能锻炼

1. 再植术后常规的处理　包括：①隔离护理，安置患者于特殊隔离病室，保持20℃～25℃室温及一定的湿度，严格消毒隔离制度。②抬高肢体。③局部加温。④观察再植手指血液循环，包括色泽、弹性、皮温、毛细血管充盈时间等。⑤周围血管扩张药物的应用，常用妥拉唑林25mg 6小时1次、罂粟碱30mg 6小时1次等。⑥预防感染和常规破伤风抗毒血清1 500U肌内注射。断手指再植后将再植的手置于两块对合的厚无菌敷料中，露出指端便于观察血供和测量皮肤温度。换药时用盐水棉球拭去伤口周围的血痂即可，然后再用厚敷料覆盖。这样可避免直接包扎于伤口上时渗血敷料干燥变硬造成对吻合血管的卡压。

2. 全身应用抗凝药物　断指再植术后，是否应用全身抗凝药物，至今尚有争论。国外的学者仍在常规应用，认为抗凝治疗有助于减少或防止吻合口血栓形成。事实上精良的血管缝合技术最为重要。目前，一般应用低分子右旋糖酐（500～1 000ml/d）、阿司匹林（0.5～1.0g/次，3次/d）及一些血管解痉药物即可。只有当血管损伤严重或手术探查取出血栓，或做血管移植的情况才慎重地应用肝素等的抗凝治疗。

（文　文）

第五节　特殊类型的断指再植

一、末节断指再植

指掌侧固有动脉在末节指骨基底部以远分出一根分支向中央走行吻合成弓，再分出很多分支走向指端相互吻合，形成丰富的血管网。在中央及两侧常有多根较粗的分支，其余均较细小。末节指背静脉起于指甲两旁，沿甲襞上行，向中央靠拢，在指甲以近汇合向近端走行，跨过远侧指间关节。通常在其两侧尚有小静脉平行伴行。指腹中央亦常有一条静脉走行。

张成友等将末节手指分为4区：Ⅰ区为指骨以远区域，Ⅱ区为指甲弧影以远区域，Ⅲ区为指甲弧影区域，Ⅳ区为甲根到远侧指间关节间区域。动脉弓在Ⅲ区内。Ⅲ、Ⅳ区的动脉直径为0.2～0.5mm，而两区的指背静脉直径粗0.3～0.6mm。同时能够游离的血管段比较短，很少用到血管夹。

末节手指组织量少，低流量供血即足以使之成活，通常吻合一根动脉和一根静脉即可。当无合适静脉吻合时，仅吻合一根动脉而采取其他方法如拔甲或末节侧方切开滴血及以医用水蛭吸血处理3～5d亦能使之成活。

一般认为，末节指骨中部到远侧指间关节的完全性断指（Ⅲ、Ⅳ区），不论什么致伤原因，只要指体比较完整，全身情况良好的患者，均适宜再植。

经指间关节的离断要融合指间关节，无须修复屈伸肌腱。而经末节指骨基底的离断可采用克氏针纵穿固定，如需克氏针穿过远侧指间关节才能稳定，则应在3周后将克氏针部分退出，尽早进行远侧指间关节功能锻炼。末节手指的指神经接近边周，稍加吻接，即能满意生长且恢复良好的感觉功能。

Ⅱ区离断时，血管过细难以分辨与吻合，原位缝合有较高的成活率，Elsahy报告为75%而张成友报告为80%，因而不需做再植。

末节手指完全性离断再植后，外形美观，指腹饱满，绝大多数精细感觉恢复，两点分辨觉2.5～12.5mm，平均为4.2mm。即使远侧指间关节做固定而丧失活动，运动功能的影响亦甚轻微。因此绝大多数患者甚为满意。

二、拇指旋转撕脱性离断再植

拇指旋转撕脱性离断是一种特殊类型的断指，是由于拇指连同手套被卷入高速旋转的机器内而导致的拇指在掌指或指间关节水平的离断。其主要特点是血管、神经以及肌腱断面均不在同一水平，且损伤范围比较广，如指背静脉可在皮肤边缘处断裂，亦有从近端抽出相当长一段后断裂。神经有较长一段近端抽出，断裂的指神经常呈鼠尾状。动脉管壁上肌层厚，动脉常在离断平面近侧抽出一段后断裂。肌腱通常由肌腹抽出。个别病例肌腱可从末节止点处断裂。

手术要点包括：

（1）肌腱处理时在离断平面以近5cm处剪断抽出的肌腱，第2掌骨背侧作一“S”形长切口将示指固有伸肌腱从止点处切下，游离后通过皮下隧道，从拇指背侧皮下引出。于环指根部掌面作横切口，切开鞘管，将指浅屈肌腱切断。在腕横纹处作横切口，将环指指浅屈肌腱抽出，在有眼探针帮助下穿过拇长屈肌鞘管，从拇指断端引出。示指因有伸肌腱与拇长伸肌腱作编织法缝合，其张力宜稍大，示指背侧"Y"形静脉与拇指背侧两条较粗静脉行端一端吻合。

（2）在显微镜下清创，切除被拉伤的指背静脉、指动脉与指神经，直到手术显微镜下出现正常健康的血管壁、内膜及神经束为止。背侧皮下找出供吻合的静脉 2～3 条。如因近端静脉抽出找不到可供吻合的静脉，则在第 2 掌骨背侧的切口内游离一根粗细适中、远端有两根分支的"Y"形掌背静脉。示指桡侧掌横纹处作锯齿状纵切口，跨过虎口直达拇指断端。示指桡侧指固有动脉及尺侧指固有神经游离后于适当平面切断，移位至拇指掌面尺侧引出备用。示指尺侧与拇指尺侧指神经作束膜吻合。然后把示指桡侧或尺侧指动脉与拇指尺侧指动脉行端－端吻合。

（3）指间关节或掌指关节融合。

三、多指离断再植术的要点

一般指一手 3 指、二手 4 指以上的离断为多指离断。多指离断损伤较重，断指数量多，手术时间长，必须合理安排技术力量，分组轮换进行，以保证手术人员有充沛的精力完成手术，保证手术质量。

双侧多个手指离断可分 2 组同时进行。气囊止血带充气的时间左右应相差 15min。离断手指可与残端同时刷洗消毒并完成清创，做好血管和神经标记，安放好克氏针，暂不再植的手指置于 0～4℃冰箱保存。

注意骨骼缩短的长度，必要时可易位再植，以恢复各指长度的对称性。

再植的顺序依据其在手功能重的作用依次为拇、示、中、环和小指。

注意保护已经再植的手指。对于单手 3 指以下的再植笔者主张批量进行。即同时完成 3 个手指的清创，安放内固定，然后将 3 个手指同时固定到原位，缝合屈肌腱和伸肌腱，依次吻合 3 个手指的指背静脉，缝合指背皮肤。然后将手掌翻转，依次完成指动脉和指神经的吻合，最后缝合指掌侧皮肤。这样可避免影响已再植手指的血供，也可缩短手术时间。

四、小儿断手指再植的要点

所谓小儿断手指再植，是指从出生后到 12 岁以下儿童的断手指再植手术。小儿断指的再植与成人基本相似，但由于小儿处于生长发育期，手部血管神经细小薄弱，同时小儿不能自控，术后很难配合。因此小儿断指再植又有其特点。

小儿肢体的血管交感神经占优势，容易发生痉挛，而且血管较细而薄弱，动静脉口径相差不如成人的悬殊，同时血管的韧性和抗外伤能力均较成人差。因此，在手术过程中应避免对血管的刺激和损伤。

小儿骨骼正处于生长时期，血供丰富，再生能力较成人强，生长较为迅速。在手术过程中应尽力保护骨骺，避免刺激和损伤，以免发生不匀称的生长而出现畸形。

小儿断指再植手术中所采用的麻醉，应根据年龄、断指数和配合情况选择。如果年龄在 10～12 岁，单个手指离断，手术时间不太长，3～4h 即可完成，同时患儿能够配合时，可选择臂丛麻醉，再加适当的基础麻醉，比较安全简单；如果年龄较小，多个手指离断，或患儿不能配合，则应采用全身麻醉。

小儿手指的血管的口径尽管非常细小薄弱，但仍适合于显微吻合，即使是末节血管外径仍为0.2~0.4mm，精细的显微吻合后其成活率仍较高；手术后的制动非常重要，手术后应当妥善制动，并给镇静安眠剂，以避免躁动；小儿再植术后应常规应用解痉药物，如罂粟碱、妥拉唑林等，也可给予少量低分子右旋糖酐，一般不使用肝素等全身抗凝剂。

小儿断手指再植术清创，应在4~6倍手术显微镜下进行，这样既可以做到清创彻底，又能最大限度地珍惜健康的组织，尤其对血管神经的清创，只有在手术显微镜下才能辨清血管内膜是否损伤，决定去留的界限，保证在血管内膜正常部位进行吻合，以确保吻合的质量。对于神经、肌腱和皮肤的清创，虽然要求不如血管那样严格，但小儿的手指，仍应按毫米计算其去留。

尽量保留骨骼，需要缩短者一般在0.5~0.8cm，不可超过1cm，应尽量保留骨骼的长度。即：①除非关节部严重损伤，一般不做关节融合术。②关节处的伤断，只要关节或骨骺尚完整，即应保留之，如果一侧关节尚完整，亦应将该侧保留。③关节附近的伤断，缩短骨骼时偏向远离关节的断端，尽量保留近关节端。④采用健指血管神经束或皮瓣转移以保留骨骼长度。⑤将骨骺完好的断指移位于骨骺损伤指再植。

除了吻合血管的质量以外，吻合血管的数量亦甚重要。为了使再植手指得到充足的血供，应当尽量多吻合血管，有条件时两条指动脉和多条静脉均应吻合。要在20~25倍手术显微镜下进行吻合。

手术后制动对小儿断指再植至关重要。由于小儿不能配合，手术后患指疼痛、打针、服药、更换辅料等都将引起哭闹和骚动，容易引起患指的血管痉挛或栓塞导致再植失败。用“飞机型”胸壁前后石膏夹制动，由于患肢、健肢和躯干一起固定，患儿哭闹时患肢仍保持稳定。同时给予肌内注射少量冬眠1号，使患儿处于嗜睡状态，定时唤醒喂饭，3~5d后患儿已经适应即可停用冬眠药物。

（文　文）

第六节　拇指再造

一、概述

拇指作为手部的功能单位之一，由于其特殊的解剖学特点，负责了手部大约一半的功能。拇指位于手部桡侧，是手部功能活动相对应的有力支柱。第一掌骨及大多角骨鞍状关节面形成的第一掌腕关节具有多个活动轴，并且拇指骨骼上有4块外来肌和4块手部内在肌附着，使拇指能够进行伸直、屈曲、内收、外展、对掌和旋转等活动。也正是由于拇指的参与，手部能够完成握和捏的动作。因此，拇指的缺失对于手部功能影响甚大。缺失的平面越高，功能丧失的程度越重。

拇指缺失的分度如下：Ⅰ度缺失是指拇指远节指骨的部分缺失，拇指功能丧失20%~30%；Ⅱ度缺失是指指间关节以远的缺失，拇指功能丧失逾50%；Ⅲ度缺失是指拇指于近节指骨部缺失；Ⅳ度缺失是指缺失平面位于掌指关节，丧失拇指功能的近100%；Ⅴ度缺失是指第一掌骨部缺失，拇指的全部功能均丢失；Ⅵ度缺失是指掌腕关节平面的缺失。

对于缺失的拇指，如何进行再造以恢复手部功能，已有大量的基础研究和临床应用工作，陆续出现了多种重建拇指功能的手术方法，包括拇指提升、手指拇化、分期带蒂转移行自体足趾移植（Nicoladoni，1898）、皮管加髂骨植骨（Noesske，1908）、游离移植第二足趾再造拇指（杨东岳，1966）、游离移植踇趾皮甲瓣再造拇指（Morrison，1980）等。

再造技术发展至今，人们在保证较高成活率和优良功能的基础上，已经开始追求再造拇指的美容效果和降低供区创伤。总体而言，再造拇指的要求包括以下方面：

（一）长度

拇指正常长度为第一掌骨完全内收，拇指与示指并拢时，指尖不超过示指的近侧指间关节横纹。从外形及骨支架的稳定性考虑，再造拇指应略短于正常拇指。

（二）稳定性

保持腕掌关节的灵活性，指间关节及掌指关节的稳定性。

（三）对掌功能

对掌活动三要素为第一腕掌关节结构正常、大鱼际肌健全，虎口皮肤软组织无瘢痕粘连。拇对掌位时，拇指的指腹应当面对其他手指的指腹。

（四）感觉

皮肤正常的感觉是拇指功能的一个组成部分。感觉神经的修复是再造拇指时必须注意的。可将残留的拇指指神经近端与移植足趾或踇趾皮甲瓣的趾神经缝合以恢复再造拇指的感觉。

（五）外形

术者应术前精心选择与设计，利用智慧和技巧为患者重塑较为美观的再造指外形。

二、踇趾皮甲瓣及第二足趾的游离方法

（一）应用解剖

无论踇趾皮甲瓣游离移植还是第二足趾游离移植，其供血系统均是以足背动脉—第一跖背动脉—趾背动脉为供血途径，以跖背静脉—足背静脉弓—大隐静脉为回流渠道。许多扩大或改良的术式均是基于本原理的衍化。

踇趾皮甲瓣、第二趾的应用解剖：

1. 静脉　踇趾和第二趾背面的趾背静脉汇入足背静脉弓，足背静脉弓内端沿足背内侧缘而行，沿途收纳多支足背内侧缘静脉，与最后一支内侧缘静脉汇合后，成为大隐静脉，沿内踝前方上行。

2. 动脉

（1）足背动脉分型。

Ⅰ型：正常型。足背动脉为胫前动脉的延续，在两踝之间下降，经距骨、舟骨及中间楔骨的前方达第一跖骨间隙，于此分成第一跖背动脉和足底深支，占82.82%。

Ⅱ型：足背动脉细小或缺如，跗外侧动脉口径较一般为粗，明显弯向外侧，达第二跖骨间隙，占3.8%~6.7%。

Ⅲ型：腓动脉穿支代替足背动脉，穿支与胫前动脉间有细支相连，形成动脉环，

占3.67%。

Ⅳ型：足背动脉行程极度弯向外方，为趾短伸肌所掩，在正常位置摸不到足背动脉的搏动，占5.77%。

Ⅴ型：足背动脉行程向内弯曲，占3.79%。

（2）Gilbert分型：第一跖背动脉起自足背动脉（73.5%）、足底动脉（22.5%）、弓状动脉（1%）或双重起始（3%）。根据其存在与否、位置深浅及口径粗细大致分为三型。

Ⅰ型：沿第一背侧骨间肌表面或其浅层纤维前行，至近节趾骨体处在跖横韧带的背侧分成两条跖背动脉，分布于第一、二趾毗邻侧，平均口径为1.97mm，占46%～66%

Ⅱ型：第一跖背动脉与第一跖底动脉共干，行经第一背侧骨间肌中间或深层纤维，及至第一跖骨间隙远侧1/3段，斜穿骨间肌逐渐朝向跖横韧带背侧，最后分支至第一、二趾，占22%～46%。

Ⅲ型：第一跖背动脉细小（口径小于1mm，仅供应趾蹼处皮肤软组织）或缺如，占8.4%～12%。

（3）第二套供血系统：华山医院杨东岳、顾玉东及第一军医大学孙博等对于GilbertⅢ型时第二趾移植建议建立第二套供血系统并提出4种方法。

1）同时游离副第一跖背动脉：在第一跖背动脉发出之前，常发出一皮支即副第一跖背动脉，根部外径0.5 mm。该动脉发出后向前行至跖趾关节处，分出小支至趾背根部。该皮支有时较粗，易被误认为第一跖背动脉。

2）同时游离第二跖背动脉：第二跖背动脉可直接发自弓状动脉（30%），借后穿支发自足底动脉（40.5%）、发自足背动脉干（25%）或发自跗外侧动脉（4.5%）。它在第二跖骨间隙内下行，到达趾蹼处亦与第二跖底动脉吻合，发出趾背动脉供应第二、三足趾的相邻侧。

3）将第二跖底动脉于近端切断，吻合到足背动脉的足底深支上：第二跖底动脉紧贴第二跖骨底及骨间肌自足底弓向前发出，靠近分叉处（跖趾关节附近）发出前穿支与第二跖背动脉远端相交通，而后分两支趾底动脉至二、三趾相对缘。

4）同时游离足底深支及第一跖底动脉：第一跖底动脉依据其起始动脉归纳为4种类型：Ⅰ型起自足底深支或足底弓，占60%；Ⅱ型与第一跖背动脉共干起自足背动脉延续部或足底深支，占31%；Ⅲ型为足底内侧动脉的直接延续，占5.5%；Ⅳ型为足底外侧动脉的直接延续，占3.5%。

第一跖底动脉起始后立即偏向第一跖骨的跖面外侧走行。动脉成S形走行，根据其走行位置可分为近侧段（深部）和远侧段（浅部）。近侧段在蹲收肌深面贴跖骨前行，经蹲短屈肌内、外侧头之间，然后贴蹲长屈肌腱的外侧浅出，移行为远侧段。该段在第一跖骨间隙软组织内走向趾蹼，分为两条趾底动脉分别供应蹲趾和第二趾的相邻侧。

（4）动脉分叉处吻合及分支：第一跖背动脉与第一跖底动脉远端存在吻合，出现率为86%～100%，其吻合方式及吻合后发出蹲趾腓侧趾背（底）动脉和第二胫侧趾背（底）动脉的管径粗细，对蹲甲瓣及第二趾移植或其联合移植的关系重大。

Ⅰ型：占45%。第一跖背动脉在趾蹼处分出两条趾背动脉和一条穿支，前者分布于蹲趾背面及第二趾背面胫侧半，后者向前下于跖趾关节前方分为两支趾底动脉，第一跖底动脉在跖趾关节前方通过交通支与第一跖背动脉吻合。此型第一跖背动脉主要营养第二趾。

Ⅱ型：占34%。第一趾背动脉在趾蹼处与第一跖底动脉吻合，交通支外径仅0.5mm。

Ⅲ型：占15%。第一跖背动脉分出趾背动脉后，其穿支向前下移行至踇趾腓侧趾底动脉。第一跖底动脉成为第二趾胫侧趾底动脉，并借交通支与第一跖背动脉相连。本型第一跖背动脉主要营养踇趾。

Ⅳ型：占4%。第一跖背动脉发出两支大小不等的趾背动脉，细支至踇趾，粗支至第二趾，穿支向前下为第二趾胫侧趾底动脉。第一跖底动脉主要营养踇趾趾底腓侧。本型第一跖背动脉主要营养第二趾。

Ⅴ型：占2%。第一跖背动脉在跖趾关节附近仅发出细小趾背动脉至趾跟部。主干向前下方与第一跖底动脉主干吻合。

此种分型尚不全面，手术时主要根据踇甲瓣或第二趾切取需要来取舍其趾背或趾底动脉。两者中必有一支主要供应踇甲瓣或第二趾。据统计，踇趾血运主要由第一跖背动脉分支趾背动脉供给占38%，第一跖背动脉远端借交通支连于踇趾腓侧趾底动脉供血占39%，第一跖背动脉远端借交通支连于踇趾腓侧趾底动脉供血占39%，直接连于第二趾胫侧趾底动脉与踇趾腓侧趾底动脉分叉处，并通过此趾底动脉供血占23%。

（5）踇横动脉：踇趾腓侧趾底动脉在踇趾近节趾骨跖侧中部发一恒定、粗大的踇横动脉，经趾骨与踇长屈肌腱之间横行，在踇长屈肌腱内侧缘立即分为近侧支和远侧支。近侧支与胫侧趾底动脉相吻合。远侧支较粗与腓侧趾底动脉有许多吻合，形成趾端血管网。趾背动脉为踇甲瓣主要供血动脉时，其在相同平面亦发出粗大分支移行踇横动脉。因此，游离踇甲瓣外侧部时必然要结扎此分支，若在结扎此踇甲瓣内唯一粗大分支时压迫或损伤主干，容易导致踇甲瓣大部坏死。

3. 神经　踇趾和第二趾的神经分布与血管相似，有趾背胫侧、腓侧和趾底胫侧、腓侧4条神经分布。其中踇甲瓣所需趾底腓侧神经和第二趾所需趾底胫侧神经均为第一足底总神经在第一跖骨间隙远侧跖横韧带下的分支。而第一足底总神经则由来源于胫神经的足底内侧神经分出。

（二）第二足趾的游离方法

1. 皮肤切口　分别在第一和第二趾蹼的足背和足底作两个V形切口，顶点一般达跖骨头平面，其轴心位于第二足趾的中线上。从足背V形切口的顶点开始向近侧作S形切口，先弯向内侧后弯向外侧止于踝关节前方。皮瓣的大小和切口的长短可根据手术的要求作适当变更。

2. 游离静脉　沿切口边线切开足背皮肤，分别向内侧和外侧分离皮瓣，确定第二足趾拥有足够有效的回流静脉，对所有不必要的分支均应结扎、切断。在第一、第二跖骨基处注意牢靠结扎深浅静脉间交通支。在远侧，趾背静脉一直游离到恰好离开足趾皮瓣的部位，而近端游离至足够长度允许充分游离静脉。

3. 游离足背动脉　在第一跖趾关节平面踇长伸肌腱外侧暴露踇短伸肌腱，将其切断并掀向近端，足背动脉及其两条伴行静脉即可显露。打开血管鞘，突破一点用橡皮条牵引，沿途一切细小动脉分支均应予结扎切断。外径不足0.3mm的细小分支仅结扎近端，远端可任其回缩。

4. 游离第一跖背（底）动脉　Gilbert Ⅰ型时，其分离十分简单，只需做浅层解剖。Gilbert Ⅱ型时，只要切开上面的第一背侧骨间肌就能暴露在其中间或深面经过的第一跖背动脉。Gilbert Ⅲ型时，有学者认为应解剖第一跖底动脉。此时先在第一趾蹼位置分离出动脉吻合分叉处，即沿其向近侧分离，游离出第一跖底动脉的远侧部分，再分别从第一背侧骨间肌两端，在动脉表面逐渐游离之，逐层切断第一背侧骨间肌、跖横韧带及踇内收肌，切断时均偏第一跖骨侧，因第一跖底动脉被一些分支牢牢地固定在第一跖骨头下，位置深在，游离时沿途分支不必一一结扎，可在直视下远离动脉本干逐个切断分支，显露或离体后结扎均可。术中注意结扎沿途静脉分支，防止出血致术野不清，或可驱血后再分离血管。

5. 游离趾背（底）动脉　在趾蹼动脉分叉处确定进入第二趾供血趾背（底）动脉后，分别游离结扎至踇趾的趾背（底）动脉和第一跖背动脉与第一跖底动脉间的交通支以及趾背（底）动脉不必要的分支。

6. 处理足底深支　将游离好的足背－第一跖背（底）动脉移行部轻轻提起，沿足底深支及分支周围做约0.5cm钝性分离，用血管钳尽可能深地夹其远端，紧靠血管钳切断，残端予牢靠结扎，近端结扎或留作液压扩张用。

7. 游离趾神经　在跖横韧带跖侧找到第二趾胫侧趾底神经，向近侧分离至第一足底总神经，纵行劈开，在尽可能高的平面切断第二趾胫侧趾底神经并予标记。

8. 游离趾伸肌腱　暴露第二趾趾长伸肌腱，钝性分离并高位切断，锐性向远侧返折直到跖趾关节背侧，注意保护其腱旁膜。在趾长伸肌腱外侧游离趾短伸肌腱；在肌腱肌腹交界处切断肌腱，随趾长伸肌腱留用。

9. 跖骨处理　根据手术设计和具体病例再造的需要，可行跖趾关节解脱或骨干不同平面截断第二跖骨。跖趾关节解脱时，应尽可能多地保留需要端关节囊以便手部形成新的完整的掌指关节。不论何平面截取，均应将骨间肌肌腱游离切断并加以保留，以便重建再造手指之伸指装置。

10. 游离趾屈肌腱　按切口标线切开足底皮肤、皮下至趾屈肌腱鞘，纵行切开腱鞘，保留与屈肌腱相连的血管蒂，切断其他残余软组织，在足踝跖屈位，向远侧牵拉屈肌腱，用组织剪尽量于高位剪断之以完成足趾游离。

11. 分段液压扩张　节段性液压扩张为解决动脉痉挛的关键性步骤，原因是：①一般方法（温纱布湿敷、药物滴注）对血管痉挛奏效甚微。②根据帕斯卡定律扩张液对管腔周壁压力均衡。③根据实验证实，扩张压力低于80kPa对环形管腔内膜损伤甚微（超过120kPa有部分损伤）。④有利于发现未结扎的血管分支、痉挛段及软组织束带。液压扩张可在血管蒂未断时经足底深支进行，也可于断蒂后经动脉断口进行。液体用肝素生理盐水（浓度12.5U/ml）。将连有注射器的平针头插入动脉管腔后，保持约2cm长分段进行扩张。应特别注意足背－第一趾背（底）动脉移行处、动脉吻合分叉处及动脉暴露段移行皮内处的血管扩张，须扩张使其推注通畅、足趾切缘渗血良好。

12. 供足创面的关闭　创面的关闭应注意：①仔细止血。②修整跖骨残端。③重建跖横韧带。④直接缝合皮肤。

（三）踇趾皮甲瓣的游离方法

1. 皮肤切口　常规皮肤切口始于踇趾趾腹尖，离趾甲边缘约3mm，保持此距离切口沿趾甲向内并转向近侧，笔直延伸并以平滑弧线止于踇趾背侧中线与跖趾关节平面相交处。再自第一趾蹼中心点引平滑弧线至相交处，在踇趾背侧形成V形。自此V形顶点切口以足背动脉行径为轴心呈S形向足背近侧延伸，先弯向外侧再转向内侧，与切取第二足趾所用切口相反。踇趾足底切口亦始于趾腹尖，向近侧内弧形延伸至踇趾跖趾关节横纹皱襞，然后转向近侧外侧与第一趾蹼中心点向近侧内侧的延线会合，在第一跖骨头跖侧稍偏外也形成一个 V 形皮瓣。踇甲瓣皮肤切口各处，均可根据再造拇指的粗细和手部受区皮肤覆盖的多寡以及血管蒂的长短等具体需要来加以调整。一般来说，踇趾胫侧舌状皮瓣远窄近宽，其宽度应不少于踇趾周径的1/5。

2. 游离静脉　沿标线切开足背及踇趾背侧皮肤、皮下组织，充分暴露有关静脉，确定有效回流静脉后结扎不必要的分支。在游离踇甲瓣回流静脉时，应注意如下 2 点：①第一跖骨头附近静脉位置表浅，切勿损伤。②第一、二跖骨基处深浅静脉交通支要结扎牢靠。

3. 游离动脉　同法游离足背动脉、第一跖背（底）动脉。所不同的是，于趾蹼动脉分叉处结扎并切断至第二足趾的趾背（底）动脉。

4. 游离腓侧趾神经　像游离第二趾胫侧趾底神经一样，高位切断并标记趾腓侧趾底神经，可达 4cm 长。

5. 剥离踇甲瓣　按切口标线切开踇甲瓣所有皮肤切口，紧贴踇趾远节趾骨掀起踇趾胫侧舌状皮瓣至踇趾趾间关节平面，锐性剥离甲床内侧缘根部，用刀柄作骨膜下剥离掀起甲床根部，按所需趾骨长度（0.5～0.8cm）用骨剪剪断趾骨，保留趾骨远侧半和踇甲瓣一起游离。仔细保护血管蒂，将踇甲瓣背侧部自踇长伸肌腱腱膜表面与浅筋膜间作锐性分离，既避免过深暴露伸肌腱直接在其上植皮不易成活，又避免过浅易损伤皮瓣内静脉网。在踇趾屈肌腱鞘表面翻起跖侧 V 形皮瓣，然后翻开踇甲瓣逐渐分离其外侧部，大约在近节趾骨中点处紧靠趾骨结扎踇横动脉，切勿影响动脉主干。最后彻底游离踇甲瓣。此时同样可于供足上经足底深支或切断血管蒂后经动脉断口进行分段液压扩张。

6. 供区创面关闭

（1）修整远节残端，用踇趾胫侧舌状皮瓣加以覆盖。

（2）足背、跖侧 V 形皮肤创口直接缝合关闭。

（3）踇甲瓣切取后背侧、外侧和跖侧皮肤创面均用中厚或全厚游离皮片覆盖。

（4）GilbertⅢ型的供区必须重建跖横韧带。

三、移植踇趾皮甲瓣和髂骨块再造拇指

1980 年，Morrison 应用踇趾皮肤和趾甲移植再造拇指，克服了用第二足趾再造拇指外形细小的缺点，使再造的拇指与正常拇指外形相仿，深受患者，特别是年轻患者的欢迎。

（一）手术指征

（1）拇指Ⅰ°～Ⅲ°缺失。

（2）拇指脱套伤，骨结构及动力系统比较完整（急诊修复）。

（3）无再植条件的拇指离断伤（急诊修复）。

（4）不适用于骨骺尚未闭合的儿童病例。

（二）供足的选择

一般选择同侧供足，理由是：再造时应用的踇趾皮甲瓣中的神经为腓侧趾神经，可以恢复再造拇指有效的尺侧皮肤感觉，同时吻合的血管蒂行径较直。

也可使用对侧供足，尤其是在如下情况：同侧足部血管异常或有损伤，手部瘢痕情况不允许按常规设计手部切口或无法保证拇指再造后有一个大小合适的虎口。

（三）髂骨块的切取

髂骨块上保留骨膜及一薄层软组织，可使骨块重新血管化的速度快、质量好。髂骨块修整成弧形，骨块的毛糙面要打磨光整。

（四）受区的准备

1. 切口设计　置第一掌骨于完全外展对掌位，在大鱼际的掌面第一掌骨的纵轴上标出距残端3～4cm的C点，距离因所移植跗趾皮甲瓣的宽度而异。在第一掌骨的背侧，标出和C点相对应的B点，它离拇指残端的距离比C点的长一些。A点则位于示指基底的桡侧，通常为手掌中间横纹的外侧端。

从A点开始沿虎口向外横行切开皮肤，在拇指残端顺着横行瘢痕到达残端的桡侧，然后在指背呈弧形转向近侧、尺侧，止于B点。第二个切口位于掌面，同样始于A点，略呈弯曲，斜向并止于C点。这两个切口便围成了一个基底位于桡掌侧的三角皮瓣。将皮瓣从深部结构分离而掀起时，应力求保持皮瓣的最大厚度。

三角皮瓣必须做到：基底位于拇指残端的桡掌侧，以利再造拇指发挥正常对指功能；具有足够的长度，须达再造拇指指间关节平面；其基底部应无影响皮瓣血供的瘢痕组织。

2. 受区组织暴露　游离尺侧指神经约1cm并标记之，松解挛缩的拇收肌，而后修整残留的拇指近节指骨骨端直到其髓腔并清晰可见，然后暴露并游离桡动脉及头静脉。

（五）拇指再造

步骤如下：重建骨支架，安置跗趾皮甲瓣，吻合指神经并关闭围绕拇指的所有创口。然后吻合血管，关闭腕部创口，正确包扎。

四、移植跗趾皮甲瓣和第二跖趾系列骨、关节、肌腱再造拇指

（一）手术指征

（1）同第二足趾移植再造拇指的手术指征。

（2）不适于骨骺未闭的儿童病例。

（二）供足的选择

一般取同侧供足，特殊情况（拇指残端瘢痕严重或虎口挛缩等）可选择对侧。

（三）供足的处理

为了使再造的新拇指长度适当，再造时只需移植第二足趾的中节和近节趾骨。这样，跗趾末节趾骨的远侧半将和第二足趾的中节趾骨接合，组成新拇指的末节指骨，二足趾的近侧趾间关节形成新拇指的指间关节。第二足趾相应的趾短伸、屈肌腱用于重建拇指的伸屈功能。

在关闭供足创口时，首先修复第一和第三跖骨间的深横韧带。然后将留在足部的第二足趾皮甲瓣移向内侧覆盖跗趾裸露的创面。如果第二足趾和末节趾骨还留在其皮甲瓣上，则应先切除其关节面，包括关节软骨和软骨下骨。第二足趾的末节趾骨将与跗趾残留的末节趾骨对接，而跗趾内侧舌状皮瓣的尖端则镶入第二足趾末节的裂隙内。如果在对合皮肤时遇到过度的张力，应当缩短跗趾末节趾骨，直到趾骨接骨后皮肤缝合没有张力为止。从趾尖开始缝合皮肤，逐渐向近侧推进。跗趾跖面及足背的创面均可通过直接缝合皮肤而完全关闭。在第一跖趾关节的背侧，皮肤不要直接缝合，留下一个3～4cm长、1～2cm宽的梭形小创面，以

中厚游离皮片覆盖。为了改善踇趾的整体形象，手术中必须将踇趾上保留的舌状皮瓣尖端镶入第二足趾趾腹的冠状面裂隙之内，要想使皮肤对合得更好，就应当将第二足趾的趾腹皮肤从趾骨上分离，使跖侧皮瓣和背侧皮瓣形成一个楔形创面，以接纳踇趾舌状皮瓣。准确对合并缝合皮肤，使踇趾关节呈圆形显得丰满。

（四）受区的准备

在残端形成一个基底在桡侧的三角皮瓣，然后游离指神经、拇长伸屈肌腱，处理残端骨骼，暴露并解剖桡动脉、头静脉。

（五）拇指再造

步骤为：重建骨支架，修复肌腱、神经，缝合围绕拇指的所有创口。然后在腕部创口内吻合血管并关闭创口，最后正确包扎各创口。

五、移植第二足趾再造拇指

（一）手术适应证

（1）对于拇指缺失尤为适合。

（2）残端背侧留有瘢痕组织的拇指缺失。

（3）残端留有较广泛的瘢痕者先行皮管移植或皮瓣移植。

（4）儿童拇指缺失。

（5）供足无感染并具有可供吻合的血管蒂。

（二）供足的选择

选择对侧供足，理由是：移植足趾的血管可位于有较好皮肤软组织覆盖的部位，重新吻合的血管蒂行径便捷，可避免血管的扭曲与受压；由于踇趾的趾背动脉与第二足趾的趾背动脉都起源于第一跖背动脉，因此移植第二足趾时还可以在其胫侧同时带一块趾蹼皮瓣（由拇指的趾背动脉供血）移植到拇指残端，用于修复同时存在的拇指尺侧皮肤缺损（对虎口狭窄的病例尤为适合）。

（三）再造的方法

1. 皮肤切口　拇指残端切口：在第一掌骨中心线上左残端矢状面纵切口；腕部切口：鼻咽窝至前臂桡掌侧弧形延伸切口。

2. 受区组织暴露　步骤如下：充分游离伤口周缘皮瓣，解剖并标记指神经（或以桡神经皮支代替），游离拇长屈肌腱（或以环指指浅屈肌腱代替），游离拇长伸肌腱（或以桡侧腕伸肌腱代替），处理骨骼，暴露并游离桡动脉与头静脉并经皮下向残端做皮下隧道。

3. 拇指再造　步骤如下：首先建立骨支架，缝合伸屈肌腱、修复蚓状肌，然后吻合神经、吻合血管，最后关闭皮肤创口，敷料覆盖、疏松包扎。

六、复杂拇指缺失的再造

（一）复杂拇指缺失

复杂拇指缺失是指存在以下情况的拇指缺失：

（1）拇指缺失平面很高，在再造一个具备正常长度的拇指时，需要额外移植皮瓣来覆盖手术的创面。

(2) 拇指缺失合并虎口皮肤缺损，拇指严重内收挛缩，再造时必须加以松解，留下的创面需要移植皮瓣才能覆盖。

(3) 在拇指缺失的同时合并有软组织缺损，需要移植皮瓣才能修复，而且必须修复这些缺损才能施行拇指再造手术。

在进行复杂拇指缺失的拇指再造时，必须先切除瘢痕，矫正挛缩畸形，进行远处带蒂皮瓣或皮管转移，也可应用组合移植的方法处理。前者需要进行多次手术才能完成治疗，后者则通过一期手术即能完成再造。

在实施再造之前，必须根据需修复的缺损组织的性质和面积对移植的皮瓣进行选择：用于修复位于虎口或手掌的中等度大小的皮肤缺损，可以选择诸如肩胛皮瓣、足背皮瓣、前臂皮瓣或腹股沟皮瓣之类的皮瓣；对于面积比较广泛，分布于手掌及前臂的皮肤缺损，从可切取的面积考虑，可以选择移植背阔肌肌皮瓣。如果组织缺损位于前臂，累及深层组织而需要重建拇指屈曲活动的动力，最适合做背阔肌肌皮瓣移植，因为它含有一层肌肉，有助于修复前臂丰满的外形，如进一步修复了支配背阔肌的胸背神经，移植的肌肉还可重新获得收缩能力，有助于增进再造后的手部功能。

当然，具体选择何种皮瓣，术者及患者的习惯和偏好也起着一定的作用。

(二) 手术方法

1. 切取供移植的组织　从供足游离供移植的组织，操作方法与一般再造拇指一样。

不同之处在于血管蒂的处理：足背动脉上保留 0.5～1cm 长的足底深支，足背静脉弓上保留 1cm 长的属支；血管蒂比常规游离得更长。

皮瓣按常规游离，背阔肌肌皮瓣以肩胛下血管为蒂，在解剖时于血管本干上保留 0.5～1cm 长的旋肩胛血管。

2. 受区的准备　与通常手术一样，辨别并游离与再造手术有关的神经、肌腱和血管。瘢痕组织的切除必须彻底。

3. 骨支架的重建　与从上手术一样，切取带骨膜的髂骨块或植骨，插入拇指掌骨残端来延长残留拇指。

4. 皮瓣或肌皮瓣的放置　安置皮瓣时，务必使其血管蒂能和准备与之吻合的血管彼此靠近。然后，通过部分地关闭创口而达到将皮瓣或肌皮瓣固定在位的目的。缝合时注意分层缝合，使皮肤缝合部与皮下组织缝合部不在同一垂直面上，以便伤口愈合后，皮肤能获得良好的移动性。注意吻合趾神经与指神经。

5. 血管的处理　先进行血管的吻合。血管吻合应避免张力，吻合后妥善安排血管的行径，避免扭曲。然后将两个移植组织的共同血管蒂与受区的有关血管吻合，重建移植组织血液循环。

6. 创口的关闭　通常直接缝合皮肤以完全关闭创口。但张力过大时不用勉强缝合，应植皮覆盖。

（贾学峰）

第七节　多指及全手缺失再造

一、概述

多指缺失根据受伤的情况，在临床大致可归纳为以下2种类型：第一种是拇指健全或伤后仍保留大部分功能，其余4指部分或全部缺失；第二种是含拇指在内的二指以上手指的缺失包括全手指缺失。由于各手指在手部功能的重要性中占的比例不同——拇指占40%，示、中指分别为20%，环、小指分别为10%，所以当多个手指缺失进行再造时，手术的指征是不同的：对于第一种类型的损伤，只有当示、中、环、小指完全缺失时，才有再造手指的强烈指征，否则，只要是拇指能与其他手指（保留的部分手指或手指的残留部分）相对，完成手的部分功能时，再造手指就不是十分必要的，此时功能锻炼及康复训练将为尤其重要；第二种类型的损伤，由于包括了拇指的缺失，这就使再造手术变得十分必要。在自体移植中，由于再造的手指，均取自患者的足趾，所以并非为缺多少造多少，而是以恢复手的基本功能为原则。如拇指缺失的同时有示指、中指、环指的缺失，小指功能正常，那么只要再造一个功能较好的拇指即能发挥手的功能，对于示、中、环指是否有再造的必要就值得探讨。若为全手指缺失，是再造2个手指还是3个手指或5个手指，一般来说，具有3个手指以上的手，持物比较稳定，更能发挥手的功能，但是在再造3指或5指时，有1个或2个供足必须取下2个足趾，术后对供足有一定的影响，所以必须慎重考虑，与患者交代清楚，只有在患者强烈要求时才再造3指或5指，否则可考虑再造2指。

对于全手缺失的处理，有包括机械手、电子手的假体，也可以用自体足趾移植再造的方法。陈中伟院士将以上两者结合起来，为1名年轻女工缺失的手再造了1个手指（用第2足趾），配以电子手，用再造的手指操纵电子手，从而达到了既有良好的手的外形及功能，供足造成的损伤又减到最低程度。1917年，Krukerborg创用了前臂分叉术，利用残肢重建简单的夹持功能。由于全手缺失的病例无掌骨，这就使临床医师在为患者再造手指时考虑掌骨的重建，1978年10月，于仲嘉教授首次应用人工掌骨并移植双足第2趾为双手缺失患者重造了世界上第一只具有2个手指的手。在1980年第一届全国骨科会议上，“再造手”的论文公认为是显微外科的最新成就。1982年，在法国里昂召开的第六届国际显微外科的会议上于仲嘉教授宣读了论文，并放映了“再造手”电影，获得了大会的首奖。1985年，“手再造”作为我国四大技术之一，在日本参加了世界博览会。同年，此项技术定为国家发明一等奖。1980年，Motrison用踇趾皮甲瓣再造拇指取得了成功，为手指的再造树立了一个新的里程碑。1981年8月和10月，于仲嘉教授将此技术应用到临床，同时移植踇趾皮甲瓣和相邻的第2足趾为双手缺失的19岁女青年分别再造了各具2指的2只手（为了克服金属掌骨对趾骨头术后产生的磨损，改用髂骨及跖骨作支架），再造的手对指有力，具有温、痛、触觉，可做进餐、书写动作。用两只手互相配合，可以料理自己的日常生活，并做较轻的工作。供足行走、弹跳功能无明显影响，仅外形稍有影响。

二、多指和全手指缺失的再造

（一）手术指征

（1）一只手的5个手指在掌指关节或更高平面缺失（掌骨残留不短于正常的一半）。

（2）1只手的4个手指都在近节指骨基或更高平面缺失。

（3）示指和中指在掌指关节或更高平面缺失，而其他手指也有部分缺失。

（4）手指仅为部分丧失，但因职业或其他特殊要求，可再造手指的缺失部分。

（5）单足或双足有可供移植的足趾。

（二）术前准备

1. 供足的准备　供足必须无足癣，无静脉损伤的外伤史及切取的供趾部位皮肤无瘢痕，大隐静脉弹性正常。术前1周鼓励患者做上下楼梯锻炼并用温水浸泡供足，以增强足部血管的弹性。如有条件，术前供足需做血管多普勒超声检查，这样可以在术前即比较准确地了解供足血管的情况。据笔者临床体会，手术成功的先决条件是进入足趾的趾背动脉口径必须足够粗。若术前检查发现进入足趾的趾背动脉内径小于0.5mm，一般应放弃手术或更换手术方法，因为过于纤细的血管，术后血流易发生涡流现象，造成再造手指的动脉危象导致手术失败。

2. 受区的准备　一个理想的受区，必须具备以下几个方面。

（1）具有足够的有弹性的皮肤软组织：手部受伤时，为了保留其长度，截指后残留的创面往往需植皮（或换药）后才能愈合。这样，手的残端或更高平面就形成广泛的瘢痕，而在这样的瘢痕部位无法进行手指的再造，必须在移植手术前做带蒂皮瓣手术，以改善受区皮肤软组织的条件，或者在做手指再造术的同时，切除瘢痕移植游离皮瓣，为再造手指提供正常的、具有弹性的软组织床。另外，有的患者伤肢皮肤虽为直接缝合，但由于患手长期无法活动，残端皮肤软组织挛缩。对于这样的病例，可在术前数周，教会患者自行牵拉皮肤，以增加受区皮肤的弹性和长度，有利于再造手术时皮肤无张力的缝合及避免术后因肿胀皮肤过紧造成对血管蒂的压迫。

（2）具有可供吻合的一组血管蒂：前臂的两组血管——尺动脉及其伴行静脉（或贵要静脉）、桡动脉及其伴行静脉（或头静脉）均可选作再造手指的血管供区。但是若在外伤时，前臂合并损伤或先天性截指畸形病例，往往存在血管损伤或炎性改变及先天性缺失可能。所以必须在术前准确了解血管情况，保证用以吻合血管的质量，同时留下的1组血管也能为伤肢提供必须的血供。同样血管多普勒超声检查可使术者在手术前对血管情况做出评估。

3. 周密的手术计划　手术前，除了受区及供区要做一定的准备外，周密的手术计划也是必须的。这个计划包括：再造几个手指、再造手指的长度、再造手指的位置、再造方法的选择、供足的选择等，做出计划后，与患者做必要的沟通，一定要在患者自愿及强烈要求下才能施行手术。这个计划也包括手术医生必须具备的技术及体力条件。

（三）手术方法

1. 麻醉　常用连续硬膜外及长效臂丛麻醉，需要时也可采用全麻方法。

2. 移植足趾的切取　常规应用游离方法切取。以相应的足背动脉及大隐静脉为蒂切取供移植的足趾。移植足趾骨骼的处理：根据手术的需要，可以经骨干截断跖骨，也可以做跖趾关节解脱。如果移植足趾的跖骨要和手部残存的掌骨接合，可以根据需要在适当的平面截断跖骨干；如果再造时计划做掌指关节成形，解剖供足时必须行跖趾关节解脱。手术时，沿跖趾关节囊在跖骨颈的附着处切断关节囊，注意使跖趾关节囊的大部分连在近节趾骨基上，以便于重建再造手指的掌指关节的关节囊。假如足趾将移植在残留的近节指骨上，游离足趾的时候，先解脱跖趾关节，然后切除近节趾骨基，使近节骨髓腔清晰可见，切除跖骨基时，要避免损伤与其紧靠的血管蒂。若移植的足趾取自双足，在再造时准备组合移植，那么在解剖时应当在其中之一的血管蒂上保留适当的分支以供血管组合用，先切取供移植的足趾，再完成手部供区的准备。为缩短再造手指缺血时间，只有当受区的一切准备就绪时才切断血管蒂，取下游离好的足趾。

3. 手部受区的准备

（1）皮肤切口：单指再造时，在受区相应手指上沿其纵轴方向做矢状切口；多指再造，同时移植相邻的两个足趾时，手部受区皮肤切口取决于手指缺失的平面。如果准备再造的手指的截指平面经过近节指骨基或在其近侧，手指指间已不存在指蹼，就沿相应的掌骨之间的间隙做矢状切口，在掌面和背面延伸。如果指蹼及近节指骨仍然存在，并有良好的皮肤覆盖，那么，除了矢状切口之外，沿两个手指相对两侧的正中线再做一个冠状切口。如果手的残端存在瘢痕，可以沿瘢痕与背侧皮肤交界处做横形切口，在切除瘢痕之后，分别在手掌和手背纵形切开与再造手指相对应的掌骨间隙表面的皮肤，在筋膜上分离皮肤并分别向桡侧和尺侧牵开，形成鱼口状切口以备接纳移植的足趾。

（2）肌腱和神经的游离：找到再造手指相应部位伸屈肌腱的近侧断端，向上游离，彻底松解粘连直至肌腱能正常滑移，用肌腱缝线缝合屈肌腱断端（指深或指浅屈肌腱仅选择一根条件好的）用以牵拉防止其回缩，显露指神经（或指总神经），切除其断端的指神经瘤。

（3）骨骼的处理：以咬骨钳（剪）咬平骨骼残端，打通骨髓腔。

（4）血管的游离：一般选择腕关节平面的桡动脉及头静脉作为血管供区，因为此处的皮肤软组织覆盖常常是正常的，而且用以吻合的血管口径粗（大小相仿，术后通畅率高），在腕部自外上至内下做斜形切口，暴露头静脉及桡动脉，并游离血管 2.5～3cm 长，结扎其两侧血管分支。

（5）皮下隧道的建立：在手部及腕部创口间做皮下隧道，注意皮下隧道必须有一定的宽度，并位于皮下脂肪深层筋膜浅层。为了减少受区皮肤与移植足趾皮瓣的缝合张力，手背皮肤可以做广泛的潜行分离。

4. 手指再造

（1）骨支架的重建：正常情况下，当手指完全屈曲时，诸指的指端都指向舟状骨结节，所以在手指再造时，必须注意在建立骨支架时，移植的足趾不能有旋转畸形，屈指时，指端亦必须指向舟状骨结节。特别是当足趾连同跖趾关节一起移植，而跖骨与掌骨对应端修成阶梯状再用螺钉固定时，更要注意足趾放置的方向。再造手指需做掌指关节成形时，将用于内固定的克氏针沿近节指骨的纵轴逆行打进足趾，理想的出针部位为中节指骨的背侧（若从趾端出针，完全伸直位的足趾固定可能会造成足趾血管的牵拉，导致血管危象）。然后将足趾置于掌骨上，使掌指关节轻度屈曲，再将克氏针向近侧钻入掌骨完成内固定。假如将足趾固定在位时，置新的掌指关节于完全伸直，再造后可能会发生掌指关节半脱位，影响再造手指的功能。骨骼固定好后，必要时修复关节囊。

（2）肌腱与神经的修复：将再造足趾的趾浅屈肌腱切除，趾深屈肌腱与相应手指屈肌腱缝合（一般用2-0肌腱缝线，腱内单线缝合方法缝合）。在合适的张力下，以绞辫式方法缝合伸肌腱。由于一般情况下，屈肌的力量大于伸肌的力量，所以在缝合伸肌腱时，要注意有足够的张力。指神经缝合时，注意在无张力下，用6-0无损伤线缝合两针即可。将血管蒂通过皮下隧道自手部创口引向腕部创口，关闭掌侧和指蹼创口。

（3）血管的修复：在腕部创口内缝合足背动脉和桡动脉，大隐静脉及头静脉，假如移植足趾取自双足，则处理方法有2种：①用组合移植方法——先作两个移植体独立血管蒂的组合，用其中一组血管的足背动脉与另一足背动脉的足底深支吻合，大隐静脉与另一大隐静脉上保留的分支吻合，最后将共同血管蒂与受区血管吻合。②不用组合移植方法——将桡动脉游离部分向远端延长至鼻咽窝部位，并在此处切断桡动脉。两个移植体独立血管蒂的动脉分别与桡动脉近侧断端与远侧断端吻合，静脉则分别与头静脉和腕背静脉吻合，彼此之间不做组合，术后更具安全性。

（4）关闭创口：关闭腕部创口，注意皮肤张力，缝合时注意勿损伤伤口内的血管。分别在手部及腕部皮下置皮片引流条，减少术后血肿及感染。

5. 术后处理与功能锻炼　其中有一种类型的手指再造需特别注意，即单足供趾，再造包括拇指在内的2指以上手指。由于再造拇指与其余指的动脉共干，而在再造时，为了使再造的拇指能够发挥更好的功能，虎口必须有一定的宽度，原先“丫”形的血管组成变成了“T”形，使血管分支受到了牵拉，术后由于血管的持续牵拉，很容易发生血管危象。为了避免血管危象的发生，可通过用粗丝线将再造拇指及其余手指指端的克氏针靠拢捆扎，以减少血管的牵拉，防止血管危象的发生。

功能锻炼对于再造手指的功能恢复是非常重要的。锻炼的方式和开始的时间取决于再造时骨支架的固定方法，如果再造手指为掌指关节重建，不存在骨骼愈合问题，则可在术后3周拔除克氏针，行主动伸屈指活动。因为3周后肌腱及关节囊已愈合，而在此之前，可做被动活动锻炼；如果用跖趾关节替代了再造手指的掌指关节，在再造手术时将跖骨与掌骨进行了接骨固定，那么内固定就必须维持到跖骨与掌骨牢固连接为止。为尽早主动功能锻炼，在连接跖骨及掌骨时，可用克氏针及螺钉同时做内固定，术后3周去除克氏针，做主动锻炼，螺钉提供起内固定的作用，并可不取出。

三、全手缺失的再造

（一）手术指征

（1）双手缺失，肢体缺失的平面为掌骨基到前臂中、下1/3交界处之间。

（2）单手缺失，患者不能接受安装假肢，强烈要求手再造。

（3）肢体的残端有良好的皮肤软组织覆盖，伸屈肌的肌腹有主动收缩活动，残端有可用于吻合的血管。

（4）供足无皮肤病，能提供用于移植的足趾。供趾的血管特别是静脉系统正常，无因静脉注射引起的血管硬化或栓塞。

（5）年龄一般不超过50岁。

（二）再造手的分类

根据提供移植足趾的足的数目，再造的手的数目以及每只再造手所拥有的手指的数目，再造手一般可分为6种类型：第一类：双足一手两指；第二类：双足一手三指；第三类：一足一手二指；第四类：双足双手二指；第五类：一足一手三指；第六类：双足双手三指。

技术要点：

（1）对于腕关节以近缺失的肢体手再造时需考虑掌骨的重建，一般掌骨重建的方法有2种：一种是金属人工掌骨，另一种是用髂骨和跖骨重建掌骨，临床常选用后者。

（2）对于重建掌骨的病例，需要在伤肢残端设计覆盖其上的皮瓣。由于足趾切取时，携带的皮瓣大小有限，无法用之覆盖掌骨，可通过缩短骨骼，利用残端的皮瓣来覆盖，一般桡骨缩短5cm，尺骨缩短6cm。

（三）术前准备

1. 前臂残端皮肤的准备　前臂残端，尤其是远端1/3应当没有或有很小瘢痕。因为在手再造对，往往需要用前臂的皮肤软组织来覆盖再造手掌骨，如果前臂远端1/3布满瘢痕，或者残端长度过短，要形成具有这种作用的软组织瓣是不可能的。所以，术前应教会患者牵拉残端皮肤，让其尽量松弛。必要时，先切除残端广泛瘢痕，行腹股沟带蒂皮瓣移植，待软组织条件改善后再施行再造手术。

2. 血管检查　应用血管多普勒超声，检查前臂的尺动脉、桡动脉、头静脉、贵要静脉以及供足的足背动脉、趾背动脉及大隐静脉，在术前即可了解有关血管的详细情况。

3. 周密的手术计划　首先，对患者的全身情况做全面评估。只有在条件允许下才能施行手术。再造几个手指，是单足供趾还是双足供趾等要做详细的手术计划，并将计划与患者沟通，以取得配合，术后更好恢复功能。

（四）手术方法

1. 麻醉　多用连续硬膜外和长效臂丛麻醉，也可用全身麻醉。

2. 移植组织的切取　根据手再造时，创面能在无张力情况下关闭的需要，在足趾切取时，足背的三角皮瓣要比一般情况下宽一些（约3cm宽）、长一些（6~8cm），如系单 足供趾，为使再造手拇指与其他手指之间能够达到对指及获得有效宽度，游离趾背动脉时，要尽量向远侧游离，以获得必要的血管长度，防止再造时因血管长度过短造成牵拉，引起血管痉挛。

3. 前臂残端受区的准备　在残端做冠状面横形切口，并沿前臂尺侧及桡侧向近侧延伸4~5cm，深筋膜深层游离皮瓣，分别解剖出头静脉、贵要静脉、桡神经浅支、尺神经（或其感觉支）、桡动脉、尺动脉、伸屈肌腱。这些游离的组织必须保证质量。如肌腱要检查其肌腹的弹性是否正常，血管则要检查其管壁及内膜是否正常，是否有搏动性喷血。只有当这些提供的组织为正常组织时，才能保证手术的成功及术后再造手功能的恢复。暴露桡骨及尺骨，切开骨膜并做骨膜下剥离，切除桡骨4~5cm，尺骨5~6cm。

4. 手再造，取下供足游离好的足趾

（1）骨支架的重建：骨支架的重建主要为再造手掌骨的重建。在手再造时，若用金属人工掌骨，则将桡骨骨髓腔扩至刚好能插入人工掌骨呈棱形的柄，插入时，前臂旋后位，使第1掌骨位于桡侧，其余掌骨位于尺侧。若用髂骨及跖骨或单用跖骨重建掌骨，在与桡骨远端固定重建时，有3种方法：①将髂骨修剪成第1掌骨及拇指指骨的形状，骨面锉平，与桡骨并行排列放置以螺钉固定在桡骨的桡侧，将指骨近端修成60°角的斜面，固定在桡骨的尺侧。②单用跖骨时，用螺钉将跖骨固定在桡骨上，桡侧跖骨与桡骨呈180°角并排，尺侧跖骨与桡骨呈60°角。③双侧跖骨均与桡骨呈30°夹角。

（2）神经肌腱的修复：足趾的趾神经分别与受区的桡神经浅支、前臂外侧皮神经或尺神经背侧支吻合，当神经缺损长度不够时，可用小腿的腓肠神经或同种异体神经移植。分别缝合再造手指的伸屈肌腱，动力肌可选择腕伸屈肌腱，亦可选择指总伸肌及屈指肌腱。缝合方法可以为双垂直缝合法、腱内单线缝合或编织缝合法。同时，应详细记录缝合的方法，以便在术后指导患者进行功能锻炼时更准确有效。

（3）血管的缝合：用单足供趾时，吻合的血管为一组：大隐静脉与头静脉（或其他合适的静脉）足背动脉与桡动脉吻合。用双足供趾时，吻合的血管为2组：桡侧——大隐静脉与头静脉（或其他合适的静脉），足背动脉与桡动脉吻合。尺侧——大隐静脉与贵要静脉（或其他合适的静脉）足背动脉与尺动脉吻合。均为端-端吻合，一般为两定点间断缝合8针。

（4）创口的关闭及包扎：血管吻合后，要检查再造手指血液循环情况，确认血循已重新建立后关闭创口。一般均可直接缝合皮肤，如缝合时张力大则做部分缝合，余下创面用游离植皮方法关闭。皮下置引流片数根。用敷料包扎时，防止过紧及绷带的环形加压，再造手指指端外露以便术后观察血液循环。一般可不用外固定。

（5）术后处理：由于在进行手指再造时，剥离的组织较广泛，加之术后扩血管、抗凝药物的应用，创口的渗血会较多，故在术后3d中，应及时更换敷料，以免渗血后的敷料在烤灯作用下变得干硬，压迫皮肤及皮下的血管，造成血管危象。若再造手的掌骨为髂骨及跖骨，则在拆线后用石膏托固定前臂及手部，待掌骨与桡骨愈合后再去除石膏托，一般固定时间为6~8周。术后即可开始做手指的被动伸屈。3周后行主、被动伸屈锻炼。如出现肌腱粘连情况，经功能锻炼后也不能改善，则在术后3个月可行肌腱粘连松解术。对于再造手各指感觉的恢复，只要在术中选择用于缝合的神经为感觉神经且缝合时做到准确对合，则术后感觉的恢复可基本接近正常。

（文　文）

第八节　足跟缺损重建

随着交通事故增加和局部战争中使用地雷的增多，足跟伤逐年增加，全足跟缺损或大部缺损，由于足跟结构的特殊性，缺损后不可能有类同的材料修复，治疗较为复杂。解决足跟重建问题的关键是探索符合足部生物力学要求及能重建足跟功能相应的替代材料和技术方法，重建应达到下述要求：①每一种组织都要基本符合足跟的功能要求，如皮肤应有一定厚度，耐磨耐压，有感觉；骨骼有足够的硬度，不致被压缩变形；在骨骼与皮肤之间有较厚的软组织充填，以分散压力，吸收震荡。②皮肤、皮下组织、跟骨应同期修复，力争恢复足跟解剖结构的完整性，以缩短疗程，提高疗效。③所有移植组织必须血供充足，尽量同属一条动脉供应，以求整体移植。对单纯皮肤软组织毁损，有多种达到一定厚度的感觉皮瓣可利用，足部或小腿部血管条件差的伤者尚可用吻合臀下皮神经的臀部皮瓣带蒂移植修复。但对于全足跟缺损，要把所有组织同期得到修复，供区受到严格限制。

临床实践证明，小腿外侧供区形成的逆行岛状复合瓣基本上可满足上述要求，且安全可靠。因为：①腓骨质地较硬，符合跟骨要求，为增加负载能力，将腓骨折成两段并排移植，并把远端断面磨圆，增加接触面积。移植时使骨干纵轴倾斜，符合跟结节角度数并恢复足的弓状结构。②小腿外侧皮肤较厚，切取范围基本可满足修复足跟皮肤缺损的要求。③再造足跟的感觉可通过腓肠外侧皮神经与近侧足背内侧皮神经或腓肠神经缝接来实现。④跟部需较厚的皮下结缔组织层，用携带小腿部分踇长屈肌或比目鱼肌替代，这样既能达到厚度要求，也可恢复足跟部饱满的外形。⑤在小腿外侧，上述移植组织同属腓动脉供应，血供丰富，可整体切取一期移植。小腿外侧复合组织瓣行足跟缺损再造具体介绍如下。

一、适应证

足跟是足的重要组成部分，如果没有足跟整个足就不能发挥作用，一般来说，失去足跟的患者都是再造足跟的适应证。但不是所有足跟缺损的患者都一定接受足跟再造手术，因为再造足跟无论从功能与外形都要与正常足跟完全一样是不可能的，而且有一定范围和程度的手术创伤，因此，患者自已及家属的意见是不可缺少的。患者除接受全足跟再造外，也可接受其他修复方法或配载支具，甚至选择截去残肢，佩带假肢的方法，我们在选择的病例中，都反复向患者介绍手术的经过、再造后存在的问题，然后在其强烈要求下实施手术，可以说每一个患者都是有备而来的。考虑到手术的可行性，伤肢局部必须具备以下前提条件：

1. 足部的缺损范围不能太大　全足跟缺损应用小腿外侧复合组织瓣移植方法完全可行，如果超出这一范围连同小腿远侧及前足部分均有缺损，修复就有困难，因为小腿外侧皮瓣所取最大宽度也只能达到前、后中线，如果再造足跟时不能全面封闭创面，会给术后处理带来许多困难。

2. 距骨完整、健康　距骨必须完整、健康，或者虽有轻度骨感染，但经过切除能彻底清除病灶，腓骨可顺利插入并融合者。

3. 小腿外侧皮肤条件好　小腿外侧皮肤应当是很少或者没有瘢痕，如果小腿外侧中 1/3 布满瘢痕，这种皮肤要作为替代耐压、持重的足跟皮肤，重建足跟功能是不可能的。

4. 腓肠外侧皮神经完整　为了使再造足跟有良好的感觉功能，再造时一定要修复感觉神经，因小腿外侧为腓肠外侧皮神经支配，皮瓣区的腓肠外侧皮神经要能切取一定长度，足背内侧皮神经或腓肠神经也需完整，以便能满足与腓肠外侧皮神经缝接的要求。

5. 血管条件一定要好　作为组织移植，无论是吻合血管游离移植还是带血管蒂逆行转位移植，都要有良好的血管条件。由于腓动脉变异有一定比例，术前要仔细检查，超声多普勒血流仪探测可作为常规检查，必要时应作下肢血管造影检查。

6. 其他　患者健康，没有糖尿病或下肢静脉炎等疾病。手术者有一定显微外科经验，具有小腿腓骨皮瓣操作的经验，特别是做逆行移植，需要向远侧游离腓血管，位置较深。不过，只要严格遵循显微外科手术原则，认真完成好每一个手术步骤，手术就能获得成功。

二、应用解剖

小腿外侧的皮肤薄而松弛，移动性比较大，皮下组织有脂肪层，较肥胖的患者脂肪层较厚，在稍深处有浅筋膜层，小腿外侧腓肠神经的分支和皮肤浅静脉均分布在这一层内。在浅筋膜深部为深筋膜层，腓动、静脉的皮肤营养支都穿过肌肉间隙分布到这一层。切取小腿外侧皮瓣，无论作游离吻合血管移植还是带血管蒂转移移植都必须保护好这一层。腓总神经沿腘窝外侧缘行向下、外方，在腓肠肌和股二头肌之间通过，在腓骨后方刚好位于皮下，并发出腓肠外侧皮神经，该皮神经在腓肠肌外侧头浅面的浅筋膜中下降分布于小腿外侧面皮肤，在切取小腿外侧皮瓣时，凡是移植后需要重建感觉者，应把这一神经分布区包括在内，并保护好皮神经主干，以便缝接。

1. 腓骨　是小腿两根管状骨中较细的一根，与胫骨并列，位于其外侧。腓骨的下 1/4 段对踝关节的稳定和功能至关重要，因此在一些特殊的病例，即便需要移植比较长的腓骨，其远侧 1/4 段也必须保留在原位，不予移植。从功能上看，腓骨除了参与构成踝关节之外，仅仅作为一个支柱供肌肉附着，并无重要的负重功能。因此，切除腓骨干上部及中部对小腿的负重功能没有大的影响。在近端，腓骨通过胫腓关节与胫骨相连，其关节囊及滑膜附着在腓骨头关节面的边缘。腓骨被附着的肌肉所包绕，它们构成腓骨毗邻结构的大部分。腓骨和其他长骨一样，有 3 个血供来源：①骨骺和干骺端血管；②进入骨干的固有滋养血管；③骨膜血管。腓骨头的血供是由集中在上端骨骺的多条血管完成的。起于膝降动脉、腘动脉和胫前动脉的分支在腓骨骨骺上的肌肉及骨膜之内彼此沟通。特别值得指出的是，营养腓骨头的一或两条分支很固定地起于胫前动脉的近端 2 ~ 3cm 处，这个解剖特点使临床上有可能以胫前血管为蒂移植腓骨头。腓骨干是由滋养动脉和节段性肌肉骨膜血管供应血液的。前者供养骨皮质的内侧半或 2/3，后者供养骨皮质的其余部分。两者皆为腓血管的分支，因此可以说腓血管是腓骨干的主要血供来源。

2. 腓动脉　起于胫后动脉起始部下方大约 2. 5cm 处，通常有两条伴行静脉。在正常的情况下，腓动脉向腓骨发出 1 支滋养动脉，有时发出 2 或 3 支滋养动脉。当腓动脉还在踇长屈肌内走行时，它发出 1 支横向的分支，在胫骨与踇长屈肌之间走向胫后动脉并与之分支交通。或在发出这一交通支之前、后，腓动脉还发出一穿支，在胫骨和腓骨之间通过靠近骨间膜远侧边缘的间隙到达踝关节的前方，与胫前动脉的外踝支吻合，在足背与足背动脉的跗骨支吻合，全足跟逆行岛状复合瓣转位后的血供即依靠这些吻合支。腓动脉以发出外踝支和跟骨支而告终，并在踝关节后方与胫后动脉的分支吻合。腓动脉还发出一些间隔皮支和肌皮支以供养小腿外侧腓骨表面的皮肤，前者完全走行在小腿后肌间隔内，而后者则先穿过踇长屈肌、胫骨后肌或比目鱼肌，再进入小腿后肌间隔。这些皮支最终都走行在腓骨肌和比目鱼肌之间的间隙内。皮支的数目有 3 ~ 6 支，以 3 ~ 5cm 的间隔呈节段性分布在腓骨干上。腓动脉的起点和大小有较大的解剖变异。腓动脉可以直接起于腘动脉而不是发自胫后动脉。在这种情况下，腓骨的腓动脉蒂比正常的长得多，为带血管的腓骨移植提供了便利。有的腓动脉发自胫前动脉，遇到这种情况，腓骨的腓动脉蒂可能很短。有的腓动脉较粗，甚至可能替代胫后动脉。如果胫后动脉纤细或者缺如，腓动脉将成为足底动脉血液的主要来源。即使遇到这种情况，只要手术中不损伤正常的胫前动脉，也不损伤足和踝关节附近胫前动脉与腓动脉之间的交通支，以腓血管为蒂切取游离腓骨仍然是安全的，并不会危及小腿和足的生存。在罕见的情况下，腓动脉可能为足部供应血液的唯一大血管，则不能以腓动脉为蒂移植小腿外侧复合瓣，最好术前做小腿血管造影，预先了解小腿血管分布情况。

三、体位

一般侧卧位，也可半仰卧位，患侧抬高，大腿部上气囊止血带。

四、麻醉

硬脊膜外麻醉、全麻。

五、皮瓣设计

首先根据血管走行，用超声多普勒血流仪探测腓动脉行程及其皮穿支的部位，用甲紫标记。或标记出腓骨头至外踝的两点连线，此为腓动脉的走行线，即皮瓣的轴心线，其中皮支穿出点约在腓骨头下 9cm 和 15cm 处，为肌皮支进入皮肤的关键点。此点超声多普勒血流仪可以探测出并加以标记。以这些分布点为中心设计所需复合组织皮瓣。

（1）腓骨长度包括双排腓骨再造足跟所需的长度，插入洞穴所占的长度及腓骨对折时中间所需截除的 2.5cm 长度。为保持踝关节稳定性，腓骨远侧至少要保留 5cm 长度。

（2）皮瓣大小包括包裹足跟、修复足跟邻近挛缩瘢痕切除后的缺损范围及皮瓣切取后 20% 左右的回缩。

（3）软组织切取范围，应包括充填残腔以及恢复足跟部软组织厚度和形态所需的总量。

（4）腓动、静脉血管蒂的长度应保证逆转修复后没有张力。

（5）腓肠神经外侧支长度，应能满足逆行转移后近侧断端能与足背内侧皮神经缝接。反复核算准确无误时，即用甲紫做出标记。

六、手术步骤

1. 受区准备　足跟缺损者一般都遗留创面或挛缩瘢痕，彻底清除病灶及挛缩瘢痕组织是重建足跟的先决条件。手术一般在完全充气止血带下进行，创面的肉芽组织应彻底清除，同时应切除坏死的肌腱与骨骼，为使移植时能充分充填残腔，对创面基底部凹陷要修整并敞开。按足弓的要求，在创面基底部的距骨或跟骨残端凿两个洞穴，以供植骨用。在足背内侧解剖出足背内侧皮神经分支。反复冲洗，彻底止血，并以健足为准，测出包括骨骼、皮肤、皮下组织等缺损的大小范围。

2. 切取皮瓣　先沿皮瓣的后缘标记切开皮肤，直达深筋膜与肌膜之间，在深筋膜下向前游离皮瓣，在比目鱼肌与腓骨所形成的外侧间隙附近，要细心注意由肌间隙或比目鱼肌穿出的皮支，选择较粗的 1 ~ 2 条皮支或肌皮支作为皮瓣的轴心点，校正或重新设计皮瓣的远近及前后缘，以保证皮瓣的血供。按设计切开皮瓣四周，并在深筋膜下向皮支或肌皮支附近解剖分离皮瓣，沿皮支顺外侧肌间隙进行分离，如果较粗的皮支血管来自比目鱼肌、跗长屈肌的肌皮支，在向深部解剖分离时应保留 0.5 ~ 1cm 肌袖于血管周围，以免损伤皮支血管（图 13 – 1A）。

3. 游离胫前间隙　沿前方的腓骨肌与后方的比目鱼肌之间的肌间隙作锐性解剖，直达腓骨。在切口近侧，沿腓总神经旁组织间隙内插入蚊钳，挑起上面的腓骨长肌，切断它在腓骨头上的附着部，然后向前向内拉开，即完全显露围绕腓骨颈斜向前下方的腓总神经。游离腓总神经并向远侧跟踪分离，直到分为腓浅神经和腓深神经的部位。游离时，用一根橡皮条保护腓总神经并将它拉向前方。手术者用左手握住小腿，用拇指向前内推开腓骨肌及腓浅神经，同时右手用解剖刀紧靠腓骨切断腓骨肌在腓骨上的附着部，在腓骨上留下一薄层肌袖。这样边推边切，由近而远，直到切口远极。接着，再从近侧开始，以腓深神经为向导（它位于胫前血管的外侧），靠近腓骨切断趾长伸肌和踇长伸肌在腓骨前面的附着部，从而进入胫前间隙（图 13－1B）。

4. 分离切取部分比目鱼肌及部分踇长屈肌　在腓骨后方的浅层，从腓骨头部和上 1/3 部切断比目鱼肌的附着部。根据充填残腔和足跟塑形的需要，切取部分比目鱼肌和腓肠肌。将切断的比目鱼肌牵向后方，即到达位于深层的踇长屈肌。在切断踇长屈肌时，要稍远离腓骨，让肌袖保留在腓骨上，因为腓血管和腓骨的滋养血管就包含在靠近腓骨的肌肉之中。为恢复足跟饱满的外形也需要这一肌肉。

5. 截断腓骨　截断腓骨有利于血管的解剖和分离。分别在远侧和近侧预定截骨的部位，呈“十”字切开腓骨骨膜，做骨膜下剥离，宽度以能接纳骨膜剥离器为宜。在腓骨前、后各插入一把骨膜剥离器，两者在腓骨的内后方相遇。用这两把骨膜剥离器保护周围的软组织，用钢丝锯或摆锯锯断腓骨。

6. 游离腓血管　用布巾钳夹住截取的腓骨两端，通过布巾钳，将其向外牵开，拉紧骨间膜，靠近骨间膜在腓骨上的附着部纵向切开，直视下切断胫骨后肌在腓骨上的附着部，将切断的肌肉连同骨间膜一起用拉钩牵向内侧，这样边切边拉，自远而近。逐层解剖，直到显露胫后血管神经束及腓血管为止（图 13－1C）。然后，从腓血管自胫后血管分杈处开始，直视下剪开腓血管与胫后血管神经束之间结缔组织。这样游离后腓血管及部分踇长屈肌的肌袖就很好地保留在腓骨上（图 13－1D）。以腓血管为铰链，向前内翻开腓骨，直视下纵向切开剩下踇长屈肌，完成腓骨游离。操作时要仔细保护腓血管。

7. 取下组织瓣　在切断近端腓血管之前，放松止血带，仔细检查皮瓣、肌瓣、腓骨髓腔和肌袖的渗血情况，确定游离的腓骨是否具有良好的血供。肌袖与髓腔及皮缘有鲜血渗出是血供正常的佐证。最后，靠近胫后血管，分别结扎切断腓动脉及其两条伴行静脉。为了防止近端结扎线脱落，结扎前应仔细分离血管，尽量少带结缔组织，或者操作时在腓血管上夹两把血管钳。血管近端结扎，切断后将整个复合组织瓣掀起。如果血管长度不够，自近端继续向远端分离，腓动脉越至远端，分布位置较深，多在胫骨与腓骨之间，整个分离血管过程都在比较狭窄的腓骨与胫骨间隙进行，且有多个分支，切断结扎的操作都必须准确、轻柔。

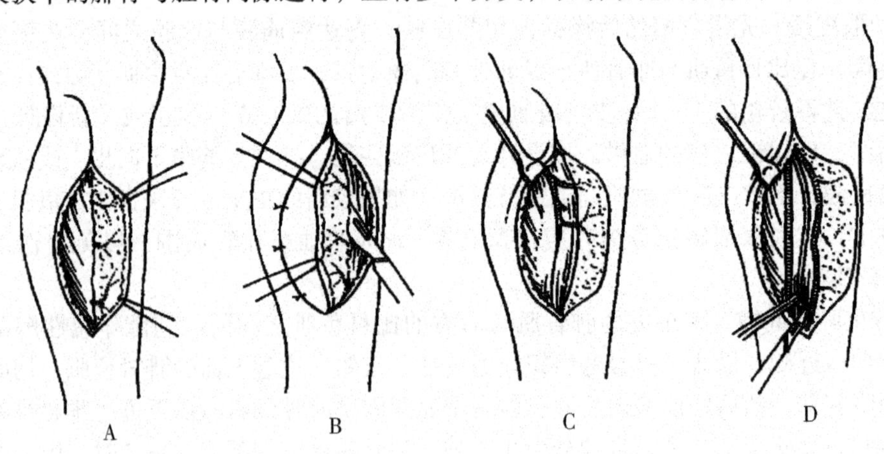

图 13－1　手术步骤一

A. 皮瓣切取；B. 游离胫前间隙；C. 腓动脉显露；D. 游离腓血管

8. 对折腓骨的整修　为了增加腓骨移植的强度及负重接触面积，切取的腓骨必须进行整修。整修包括3个步骤。

第1步：要把截取的腓骨中央截除2.5cm一段，这是手术中非常关键的一步，为了保护好腓动脉对骨膜供血的连续性，在腓骨外侧面切开骨膜，然后小心地用骨膜剥离器剥开一周（图13-2A），用摆锯锯断中央1cm一段（图13-2B），从折断端向两侧端用小咬骨钳在骨膜下直咬至所需要的长度，或者先从中央折断再用摆锯截至所需长度。在操作中，骨骼一定要固定妥善后再截骨，不能撕脱骨膜，也不能损伤腓动、静脉至腓骨的分支，然后对折腓骨使之平行（图13-2C）。要保证血管没有张力，如果发现张力太大，可继续增加截骨长度，直到满意为止。

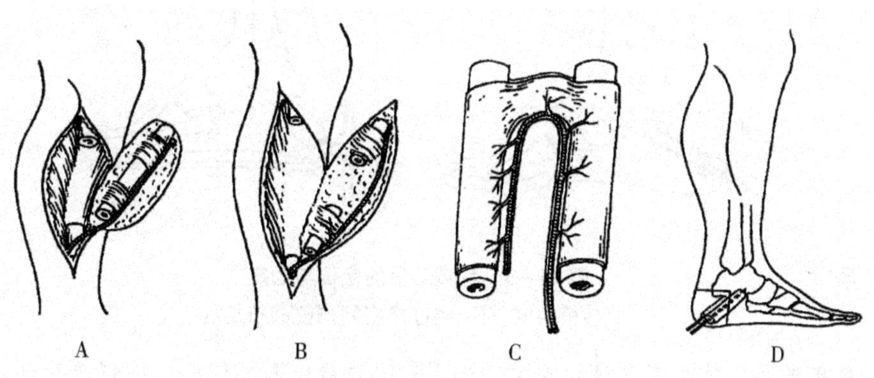

图13-2　手术步骤二

A. 腓骨中段骨膜剥离；B. 腓骨中段断开；C. 对折腓骨；D. 骨瓣并列插入

第2步：修整负重远端断面用咬骨钳和骨锉把其锉成钝圆，以增加负重时骨端接触面积。

第3步：修整插入端。插入端可以连骨膜一起插入（图13-2D），要根据预置好的洞穴深度重新修整骨瓣长度，一般尽量加深洞穴，使插入深度增加，反复测量洞穴的深度与直径，然后一次插入，不要反复，以免损伤骨膜。无论哪一步骨骼修整都要保护好骨膜，要保证骨骼有绝对良好的血液供应，足跟再造中手术是在感染创面上进行的，要保证骨移植成功，必须具备两个条件，一是清创要彻底，二是移植骨骼一定要有良好的血供。

9. 移植腓骨的定位与固定　正常人跟结角42°左右，双排腓骨移植的角度应与之相当，以重建良好的足弓（图13-3A）。移植的双排腓骨必须平行，否则在负重时偏高的一根就不能分担负重量。由于腓骨插入洞穴后，皮瓣闭合创面的牵拉有时不能保证两根腓骨完全平行排列，并始终维持一定的角度，因此手术中需要用经髓腔的克氏针固定，一般选择直径2.5mm的克氏针（图13-3B），摸准腓骨断端，经此穿刺到达腓骨髓腔，再继续向深处钻入，一般越过插入腓骨端1.5~2cm。针尾留4cm一段作为观察调整骨移植角度及是否平行的标志。术后石膏置钢丝支架，并用橡皮筋与固定克氏针连接，根据两根腓骨平行和倾斜角度的需要调整松紧度，直至骨骼愈合为止。

10. 再造足跟感觉功能重建　足跟底面和侧面感觉的恢复，对足跟功能十分重要。在组织瓣切取中已切取相应长度的腓肠外侧皮神经，逆行转位后，神经断端转位在外侧要与足背侧皮神经缝接，最邻近的神经是足背内侧皮神经，该神经在足背侧与断端一般有一段距离，为了能顺利地与复合瓣皮神经对接，需要从足背内侧做一切口，然后向远侧游离一段，用丝线测量其长度并与复合皮瓣已游离腓肠外侧皮神经试行对合，如果缝接后没有张力，表明长度均匀，即可切断。经皮下在切口处行外膜缝合，缝接对位一定准确、平整。如两断端不是在伤口或切口内，而是在切口和伤口之间，可在对合处切一小口，然后把两神经端断从小口中引出，在显微镜下做缝接，神经缝好后退回到皮下，再缝合皮肤切口。如果内侧皮肤条件不好，或足背内侧皮神经已毁损，也可用腓肠神经，腓肠神经在小腿外侧向远侧游离长度有限，遇此情况，在游离切取皮瓣腓肠外侧皮神经时所留长度要足够，实在不够长可移植一段神经。

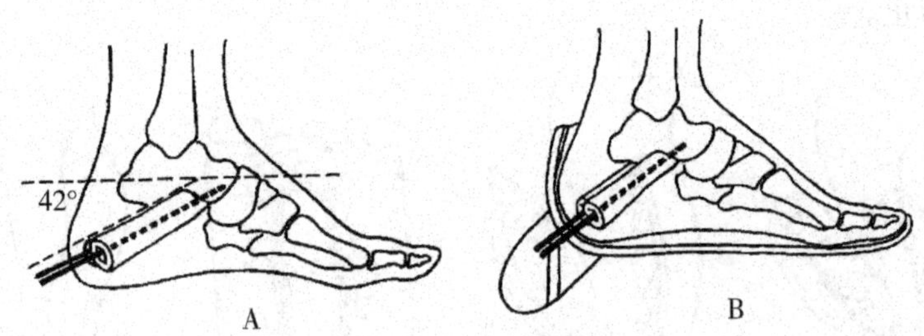

图 13－3　移植腓骨的定位与固定

A. 移植角度；B. 通过橡皮筋调整移植角度

11. 移植的肌肉软组织安排与固定　小腿外侧复合皮瓣转位后，应仔细止血，要把携带的肌肉及筋膜层安排好，一是要把肌肉层铺盖在移植腓骨的断端，使该部软组织厚度，包括皮肤在内达到 1cm 以上，这对于负重、减轻震荡与防止再造足跟皮肤磨破非常重要。如果在经髓克氏针穿针前安排得不够妥当，这时要重新安排，必要时拔出克氏针重穿。二是要充填好残腔，病灶清除不留残腔是一条重要的外科原则，也是保证再造足跟成功的重要一步，要将肌肉组织紧贴骨骼创面，一般说肌肉组织抗感染力最强，在感染创面上作足跟再造，这一步也同样关键。如果充填肌肉有回缩张力，可用细丝线将肌肉组织与周围软组织固定几针。三是足跟塑形，尽管再造足跟时用了两根腓骨，但要比正常跟骨细得多，周围没有软组织充填，其外形不会像足跟。我们希望再造一个有功能，而且外形又逼真的足跟，其中主要依靠移植腓骨周围软组织充填，充填过程从某种意义讲是个造型过程。如果软组织尚有富余，在上述 3 个步骤完成后可以修去，修剪时一定要进一步止血。

12. 创面闭合

（1）受区创面闭合：骨骼、肌肉、筋膜移植安排好后缝合皮肤闭合创面，一般说皮瓣的左右侧长度按要求设计，缝合时没有困难，但一定要注意血管蒂没有张力，没有压迫，一般在皮瓣远端留成一个小三角形，如一个把，皮瓣转位后这个把即落在血管蒂部，以保证血管蒂没有张力。在闭合上下侧有时会遇到问题，因小腿外侧皮瓣的宽度前后一般不超过中线，移植后软组织肿胀显得宽度不够。再造足跟的近侧要穿鞋，要耐摩擦，应该完善修复，足跟底部负重面更是不可缺少。邻近足心，也就是在弓形结构顶端一般不负重，可用游离植皮来消灭创面，在创面完全关闭时皮下应置引流管，回病房后行负压引流。

（2）供区创面闭合：仔细止血后逐层缝合关闭创面，将腓总神经置于原来位置，修复手术中切断的腓骨长肌起始部，小心避免压迫腓总神经，缝合腓骨肌与比目鱼肌肌膜，使之不留残腔。皮瓣切取在 7cm 以内可直接缝合，如果不能直接拉拢缝合可在大腿取相应的断层中厚皮片，缝合后打包固定。这种植皮是在健康组织植皮，只要基底处理得当，完全成活没有问题。为保证植皮平整，并有一定压力，所植皮片不宜太大。如果肌肉切断创面有一些渗血，就在打包固定的近侧及远侧皮肤缝合的皮下放置橡皮引流条，以防术后发生血肿。

七、并发症

主要并发症是静脉危象。足跟再造动脉供血情况通过术前血管减影检查一般可以判断，但静脉回流情况则比较困难。静脉回流不足，主要表现为皮瓣张力偏高，肤色偏暗，特别是腓静脉怒张。遇到上述情况，可将腓静脉从血管蒂中解剖出来，因腓静脉通常有两根，解剖分离时应解剖较粗的一根，解剖后上好血管夹，可间断放血，减轻皮瓣压力。作为补救措施，应把腓静脉与大隐静脉作吻合，因大隐静脉最近，管径也相当，尽管大隐静脉有多种类型，一般在足内侧均可找到。从足背内侧游离解剖出大隐静脉，其长度要在转位后，顺利与腓静脉吻合且没有张力为宜。大隐静脉远端与腓静脉近端血管口径相差不是太大，一般腓静脉粗，但管壁薄。吻合时可将大隐静脉稍作扩张，然后作对端吻合。复合组织瓣刚游离时这种静脉回流不足多不明显，由于转位移植后血管蒂受到牵拉，再加上转位点角度形成方才发生。因此，在作静脉血管吻合前，要认真仔细检查血管旋转点是否扭曲，周围软组织包括筋膜有没有形成束带，血管通道中是否有压迫，这些因素全部去除后，再考虑作静脉血管吻合。

八、术后功能训练

足跟再造术后，皮肤及其肌肉、骨骼血供良好，即可认作成活，但足跟作为功能器官，成活了不等于就具备了功能，也不等于手术完全成功，要使用小腿骨骼、肌肉、皮肤营造出来的足跟具备行走负重等重要功能，有一个功能训练问题。一般情况下术后2周刀口愈合就可以拆线，做理疗，以促进侧支循环建立，消除肿胀；术后2～3个月X线证实移植骨骼愈合，可持拐下地活动，伤足可穿软底鞋轻轻接触地面，但不宜负重，而后逐渐增加接触地面的时间和频度，并辅助理疗，并经常观察足底负重时的情况，如果发现有磨破征象，比如红肿，甚至起疱则立刻停止负重，待完全恢复与愈合后再开始进行锻炼。因足底感觉一般术后2个月才开始恢复，故早期知觉很差，这时磨破征象不能依靠自身感觉，主要是靠眼睛观察。至术后6个月后方可完全弃拐负重行走。根据我们经验，在术后6个月以内下地负重者均有磨破皮肤之可能，至6个月足跟部所有移植组织神经营养改善，骨骼完全愈合，经过前期持拐训练，皮肤耐磨能力也有所改善，这时可穿软底鞋行走。在整个功能训练中密切观察十分必要，如果待足底形成溃疡再去治疗，即使创面愈合，也是瘢痕组织，其负重耐磨能力均差，要恢复正常需要一个相当长的周期，甚至影响到再造足跟的最终结果。8～9个月后当自我感觉用再造足跟行走无特殊不适感，伤口瘢痕也基本上软化，足底感觉已经恢复，即可放心活动。唯再造的足跟因皮肤没有垂直固定纤维容易滑动，行走时有打滑现象，在早期最好选择包脚的鞋类，如旅游鞋、运动鞋等。

九、随访结果

小腿外侧复合瓣移植再造足跟成活了，术后功能怎样？为此进行了长期的（最长10年）随访，随访内容包括移植组织局部变化和再造的足跟能否满足劳动及日常生活功能需要两方面，结果是满意的。

1. 移植组织的变化

（1）骨骼变化：移植腓骨在术后逐渐“跟骨化”，至术后3~4年，大部跟骨缺损者移植骨周围有新骨形成并融为一体。全跟骨缺损者，并排的腓骨远端有牢固的骨性桥接，断端更钝圆，原先空缺的跟结节角处，有新形成楔形骨块嵌入，外形差不多接近跟骨，从而大大地增强了移植骨的负载能力。

（2）皮肤变化：皮肤形态仍和足底有较大差别。在早期，走路或穿鞋不合适时，可发生磨破现象，2年后受力处出现胼胝，患者常需用小刀切削，才能消除填压感。

（3）神经感觉变化：再造足底感觉功能，术后6~8个月可以恢复到小腿外侧水平，两点分辨觉达到2~3cm，至术后1.5~2年再造足底两点辨别觉可恢复到0.8~1.0cm，接近正常足底感觉功能。

2. 功能恢复情况　所有患者术后1年可参加一般劳动，2~3年均可参加重体力劳动，首例女性患者可挑两桶水（80斤）浇地，第2例男性患者曾干过两年水泥搬运工，可扛两袋（100kg）水泥。穿鞋袜不受影响，男患者可穿皮鞋，女患者可穿高跟鞋，能完全满足他们在生活上美的追求。这批患者在择偶与家庭中没有受到任何歧视，最早接受本手术的两名伤者都是家中主要劳动力，都找到称心如意的配偶，如果没有足跟就无法想象有这样的生活。

（贾光辉）

第九节　前足缺损再造

按照解剖结构可将足分为跟部、顶部和前部。跗骨以远称之为前部，即前足。前足在行走与负重中起着重要作用，据测量，人体直立时，前足着力分布约占37%。而在足跟离地时，人体的全部重力几乎都要落到前足。近年来由于交通事故伤及其他机械事故伤的增加，前足部位的损伤日趋增多，研究和总结前足损伤的修复与重建越来越显得重要。前足占据了足的大半范围，目前再造整个前足还存在不少问题，前足缺损再造是按照足功能要求，通过组织移植方法，把前足缺损部分从结构上修复完善，从而使伤者能够行走负重，恢复其生活和劳动能力。

一、前足解剖及生物力学特点

足部骨结构相当于屋顶桁架，距骨为顶部，跟骨相当于后撑杆，跗、跖骨相当于前撑杆，在前撑杆与后撑杆之间有跖腱膜，起拉杆作用，拉杆缩短则桁架顶升高，其耐压程度相对增加，这种桁架结构称之足弓或称足纵弓，是人体负重行走的基础，我们按解剖特点将前撑杆连同相应的皮肤软组织称之为前足。前足除组成纵弓外，跗、跖骨还组成足横弓，正常站立时负重研究表明，当不负重时，第2、3跖骨为顶，第1及第4、5跖骨为臂，前足一旦受载，横弓顶下降，所有跖骨都与地面接触，也就是说横弓并不是一个总是存在的足弓，只有在前足腾空或刚接触地面时存在，随着身体重量的前移，前足负荷增加，横弓顶下降，足横弓也就消失。当足抬起，足横弓又恢复，这样的横弓出没，对吸收震荡至为重要。所以在前足修复中一定要设法维护足弓，维护跖骨的长度与形态。在合并皮肤软组织缺损时，修复创面不应轻易短缩骨骼，而应该通过皮瓣移植来解决，特别是第1跖骨与第5跖骨不仅是组成横弓的两块基石，也是纵弓的重要组成部分，纵弓不完整，足底就失去三点支撑力学结构，足就降低了负重能力。

从前足横弓出没变化中，可以看到跗、跖骨组成的前足横弓是一个动态弓。这种弹性结构主要依赖两部分：一是骨骼框架，二是非骨骼编织在一起的跖骨横韧带，使之分不开，压不散。足底横韧带又由跖底浅韧带和跖骨深横韧带组成，其交叉编织强韧而富有弹性。所以在前足修复重建中不能忽视对跖骨横韧带的检查、修复与重建。

足底皮肤软组织有别于全身其他区域软组织，其要求较高，要耐压、耐磨、富有感觉并能吸收震荡，所以修复足底的皮瓣供区应是血供好，有皮神经供缝合，以恢复感觉。另外随修复区域不同，移植皮肤与皮下组织需要一定的厚度。据我们的解剖学测量，前足第1和第5跖骨负重点的皮肤软组织厚度分别为（0.99±0.13）cm和（1.01±0.15）cm。这种厚度对保证负载压力分散及吸收震荡十分重要，所以选择皮瓣供区时应尽可能满足这些要求。

二、前足再造常用供区

前足缺损，不仅包含皮肤，也包括骨骼、足底软组织等多种组织的缺损，重建时常需用复合组织瓣移植修复。临床能满足再造前足要求的供区主要有髂腹部、肩胛部和小腿外侧部3个部位。

在修复前足缺损中上述3个供区都可以提供相应的骨瓣、皮瓣或骨皮瓣，虽然全身能提供皮瓣的供区很多，能提供骨瓣的供区也不少，但是能提供较大面积的骨皮瓣，特别是能提供较大骨量的骨皮瓣修复前足缺损的只有上述三种。这三种骨皮瓣有时可以任意选择，但在多数情况下不能互相替代，这是由前足创伤和骨皮瓣解剖特点决定的，因它们所能提供的皮肤面积、质量、骨骼长度、宽度都有区别。

1. 皮瓣面积　肩胛部最大，除能提供最大18cm×13cm肩胛皮瓣外，如果利用肩胛下动脉和胸背动脉，还可以同时提供侧胸皮瓣，制成侧胸与肩胛双叶皮瓣，互叠式修复前足，或者在修复前足缺损的同时利用另一页皮瓣修复足其他部位的皮肤缺损，从而可以满足修复足部缺损皮瓣面积需要。小腿外侧部皮瓣切取范围，前后可达中线，上至小腿上1/3，下至踝关节，最大切取范围可达30cm×16cm。髂腹部旋髂浅血管供应范围包括腹股沟外侧半上部以及大腿外侧上部的皮肤，最大皮瓣为27cm×17cm，旋髂深血管皮肤供养范围要比旋髂浅血管小，而且必须包括皮瓣深层髂骨周围肌肉。

2. 皮瓣皮肤质地　肩胛部皮肤较厚，耐磨耐压性能较好；小腿外侧部居中；髂腹部皮肤相对较薄。

3. 感觉恢复　小腿外侧皮瓣可缝接腓肠外侧皮神经恢复皮瓣的感觉，但如果皮瓣切取得较大，在皮瓣下部有感觉恢复盲区。肩胛部皮瓣没有直接可供缝合的皮神经，但在联合切取侧胸皮瓣时可缝合胸背神经。胸背神经并非纯运动神经，也包含一定的感觉纤维，移植于足部后经过训练，可恢复部分粗感觉，并能部分改善皮肤神经营养状况。髂部皮瓣也无皮肤感觉神经可缝接，移植后不能重建前足的感觉功能。

4. 骨瓣的长度　除腓骨远端5cm因参与踝关节的组成，不能截取外，其他部分均可提供，在长度上完全能满足修复足任何部位的要求，截断对折后，皮瓣也必将随之折曲，我们曾利用这种特点作足跟再造，但修复前足缺损时这种方法的应用受到限制。髂骨能提供的骨瓣主要是髂嵴，因为有一定弧度，临床上截取的长度很少能超过10cm。肩胛骨只能用外侧缘，能提供最大长度为12cm，提供的骨量有限。

5. 骨瓣的宽度　腓骨仅能提供柱状骨瓣，宽度有限。肩胛骨虽然切取的宽度能达到3cm，但靠近中心部骨质非常薄，没有太大实用价值，能提供临床修复应用的也就是一骨条。骨瓣宽度最大的当属髂骨，其切取范围可从髂骨嵴直至髋臼上缘，最宽可以达到8～9cm，不过靠近髂骨翼的中心部位，骨质也很薄。

6. 骨骼的坚硬度　腓骨为骨密质，非常坚硬，在修复下肢缺损中用一根腓骨移植，代替胫骨或股骨，愈合后能适应一般的行走负重，其强度作为修复足缺损是不会成为问题的。从这三块骨骼讲，坚硬度弱的当属髂骨，髂骨主要为骨松质，平时不负重，易压缩变形；肩胛骨介于腓骨与髂骨之间，故我们在修复前足缺损时除用腓骨外也常利用肩胛骨。

7. 血管蒂的长度　在前足修复中血管蒂长度非常重要，如果血管蒂长可以修复远隔部位，还可以把吻合口上移到比较健康的部位作血管吻合。有些情况下复合组织瓣不能应用原因不是皮瓣或骨瓣大小的问题，而主要是由于血管蒂长度不够。旋髂深动脉血管蒂长度达7～8cm，旋髂浅血管蒂长度5～6cm，旋肩胛动脉从肩胛下动脉起始至肌皮血管分支4～6cm，如果将肩胛下动脉一并加上可达9～11cm。要是取中段腓骨，腓动脉血管仅1～2cm长，如果将骨瓣的部位向远侧移，骨瓣近侧的腓动脉解剖游离出来，其长度也可相对增加，但到小腿下段，皮瓣切取的大小范围就受到很大影响。

在修复前足缺损中，最终选用哪一个供区要根据患者的具体情况全面衡量，上述7个因素都要考虑到。经常遇到的情况是要全部满足前足修复要求非常困难，只能抓主要矛盾：①要保证游离组织移植成活，也就是血循重建问题；②要保证创面覆盖；③要保证骨支架建立。在此基础上再考虑足的感觉功能重建、骨骼坚硬程度和皮肤的质地，最终选择哪一种应该由伤足的伤情决定，而不应由医师的习惯决定。在临床中修复前足缺损用得最多的是肩胛骨皮瓣，其次是腓骨皮瓣，髂骨皮瓣由于皮下脂肪太厚，不能恢复感觉，不建议单独使用。

三、肩胛部复合瓣游离移植修复前足内侧缺损

对前足来讲无论是内侧部分还是外侧部分缺损，都必须妥善修复。前足内侧缺损主要指包括皮肤、骨骼等在内的复合组织缺损，有多种复合组织瓣可供移植，肩胛部复合瓣是其中较为理想的一种。

（一）适应证

肩胛部组织修复前足缺损，只能作吻合血管游离移植，应严格掌握适应证。

（1）皮肤面积缺损较大，而骨骼缺损较小的前足部分缺损。肩胛部能提供的皮瓣面积较大，完全可以满足修复前足的要求，但提供的肩胛骨量非常有限，基本就是外侧缘条状骨块，而且长度也不能超过12cm，如果需修复骨骼的范围超过此长度，就无法应用。

（2）前足缺损直接影响到足底负重3个支撑点之一者，不用骨皮瓣修复重建骨桁架结构，足功能会受到严重影响者。

（3）如果感染创面，伤口周围炎症基本控制，移植骨骼能植入到健康的骨骼中或者经彻底清创能植入相对健康的骨骼之中的伤者。

（4）受区有一定血管条件，特别胫前动脉和大隐静脉在吻合口近端没有损伤者，因为胫后动脉分出的足底内侧动脉和足底外侧动脉，不仅血管较细，而且位置较深，吻合比较

困难。

（5）此手术一般多选用全麻，要求接受手术的患者，全身情况较好，特别是胸部没有严重影响手术安全的疾病的伤者。

（二）手术设计

手术设计总的原则要求按照足的生物力学要求，尽可能恢复足结构完整，从而最大限度恢复足的功能。具体有下述5条。

（1）要彻底清除病灶，彻底切除坏死组织及失去功能的瘢痕挛缩组织。

（2）前足修复时，因基底多为骨性组织，皮瓣移植易肿胀退缩余地较小，皮瓣宽度一定要够大。

（3）按照前足的要求，骨移植时，移植骨近端要争取插入跗骨或距骨骨质内，以求愈合快，并建立相对稳定的骨支架，所以骨瓣的长度不宜太短。

（4）血管蒂要够长，保证吻合后没有张力，特别是如果足背皮肤条件不是太好者。在肩部皮瓣设计时应在血管蒂处带一个舌瓣，以保证血管吻合后有一个宽松健康的血管通道。

（5）肩胛部皮瓣血循环较好，皮瓣形状可自由截取，为保证修复后平整，应对受区所需的皮瓣形状与大小进行仔细测量和安排。

（三）体位

侧卧位，因手术涉及肩胛部及足两个部位，取皮瓣时稍向前倾斜，待皮瓣取完后将体位改成半仰卧位，以便实施足部的移植手术，特别是在血管吻合时如没有合适的显露和体位难以保证吻合质量。

（四）麻醉

多采用全麻，也可选用上下两个平面的硬膜外麻醉。

（五）手术步骤

1. 切取肩胛复合组织瓣

（1）根据受区需要而定，一般采用梭形切口。分两步进行，第一步显露血管蒂，由腋后皱襞向肩胛冈联线中点做一6cm切口，第2步待血管蒂解剖出来后，由上述切口之两端向肩胛骨下角作两弧形切口，使皮瓣呈梭形。先在切口中分离解剖三边孔。三边孔中仅有少许疏松结缔组织，用血管钳稍加钝性分离，在孔内即可看到旋肩胛动脉搏动。如看不到搏动，用示指向肩胛盂下3～4cm处肩胛骨外侧缘抵压即可触到旋肩胛动脉深支的搏动。然后用钝性分离，即可显露旋肩胛动脉及其2条伴行静脉。此血管束在三边孔顶角分为深、浅2支，慎勿损伤。旋肩胛动脉除深、浅2条大的分支，沿途还发出2～3支细小肌支，应仔细予以结扎，以免撕破出血。

（2）血管蒂游离后，做一梭形切口。由肩胛骨外侧缘将小圆肌切断，向下分离大圆肌，用手指将肩胛骨外侧缘由胸壁掀起。在肩胛盂下约1cm肩胛骨外侧缘内2～3cm处用钻头钻一小孔，把线锯送入，向肩胛骨外侧方向锯开肩胛骨外侧缘。下端用同法锯开。此时，术者左手将肩胛骨外侧缘连同皮瓣抓在拇指与其他手指之间，将另一侧的软组织连同部分肌肉切开直至肩胛角，用骨剪或线剪即可很容易地将菲薄的肩胛骨由两个骨孔之间剪开。

（3）待受区准备就绪后，即可断蒂。断蒂前再次检查骨皮瓣血供情况。断蒂部位一般由胸背动脉分支处结扎切断。如果要较长的血管蒂，则先将胸背动、静脉结扎切断，然后由肩胛下动、静脉起始部结扎切断。

2. 骨骼固定　骨骼固定方法有两种情况：如跖骨头或趾骨还存在，骨瓣为嵌入移植；远端足趾跖骨均已丧失，移植之肩胛骨无法嵌入，只能将近端插入远侧跗骨或距骨，称为插入移植。

（1）嵌入移植：在缺损近端的跗骨或距骨按照所需部位凿一个与移植骨直径相当的骨洞，将远端跖骨或趾骨断端制成粗糙面，仔细核准移植骨所需长度，用一枚2mm克氏针自近向远穿过肩胛骨边缘骨嵴部，因此处骨质内无明显腔隙，穿针时一定要把握方向，穿出远端1～2mm再经跖骨或趾骨髓腔从跖底或趾尖穿出，调换克氏针骨钻的固定端，将肩胛骨骨条近端插入预制好的跗骨远端骨内，克氏针再向近推进3～4cm，查固定可靠，即可行移植缝合皮瓣及吻合血管。

（2）插入移植：前足缺损时，远端假如没有跖骨，也没有趾骨，也就是远端无法做骨骼对端固定，为保证骨移植重建足弓的稳定性，也为了在重建一个稳定的纵弓的同时重建一个稳定的横弓。在肩胛骨骨瓣切取时不仅切取外侧缘，肩胛下角也应同时取下，将骨瓣修整成L形，移植时，近侧跗骨打洞和经髓固定，方法与嵌入移植基本相同。在远端要将邻近的跖骨头伤侧制成粗糙面，按照前足横弓的弧度要求将肩胛骨通过螺针固定到邻侧的跖骨头上。如果仅缺第1跖骨，所需肩胛角的宽度狭些，如果第2～3跖骨同时缺损，所需肩胛角则相对要宽一些。

3. 血管吻合　骨骼固定稳妥后，即可行血管吻合。一般用肩胛下动脉或旋肩胛动脉与足背动脉吻合，以9-0无损伤缝合线行间断缝合，同样将肩胛下静脉或旋肩胛静脉与大隐静脉吻合，这是因为足背动脉伴行静脉外径太细，不匹配，而大隐静脉与肩胛下静脉外径相当，吻合血管的质量有保证。

4. 足底感觉功能重建　用肩胛部皮瓣重建足底的感觉功能比较困难，因该部皮肤不是由单一感觉神经支配的，不可能通过缝合皮瓣感觉神经来重建再造前足的感觉功能，而足的感觉恢复又十分重要。作为补救的办法是：把胸背神经与足背内侧或足背中间的皮神经缝合，胸背神经是运动纤维为主的神经，内含有少量感觉纤维。实践证明将感觉神经与胸背神经缝接后，局部皮肤可恢复一些保护性触觉，特别是皮肤失神经营养状态有所缓解。在足底负重点用感觉神经植入的方法无论从实验到临床证明都是有意义的，手术时从足背切口取一段皮神经与趾神经吻合后，植入相当第1或第5跖骨头负重区。当然如果皮瓣移植足部分面积很小，可不做神经植入，四周的皮肤感觉神经以及创面基底部的感觉神经可以进一步延伸到皮瓣，从而恢复移植皮瓣部分感觉功能。

5. 创面闭合　血管神经修复后，即可闭合创面，皮下置引流条，并小腿石膏托固定制动。

四、小腿外侧复合组织瓣带蒂逆行移植修复前足外侧缺损

前足外侧第5跖骨也是足三点支撑的基石之一，失去这块基石，同样整个足就失去平衡，也需要重建。前足外侧缺损当然也可以用肩胛部复合瓣重建，但如缺损不仅包括第5跖骨，骰骨乃至部分距骨也缺如，肩胛缘骨瓣的长度就满足不了修复需要，此时髂骨瓣长度也不够，小腿外侧复合瓣是最佳也是唯一的选择。

（一）适应证

（1）前足外侧缺损，如果系内侧缺损血管蒂转移则较为困难。

（2）小腿外侧上段皮肤健康，无损伤、炎症，可以直接切取复合组织瓣，并向下游离出相当长的血管蒂以便逆行转移修复前足。

（3）如果前足外侧缺损合并感染，病灶应相对稳定，周围皮肤软组织无红肿等急性感染现象，可对病灶实施彻底清除者。

（二）手术设计

（1）彻底清除病灶并切除失去功能的挛缩瘢痕组织。

（2）腓动脉血管蒂要够长，皮瓣要尽量靠近上方。

（3）要携带腓肠外侧神经修复前外侧的感觉，重建足的感觉功能。

（4）血管蒂隧道应设计在内踝后，隧道要相对宽松，为保证血管蒂不受压，在皮瓣远端应设计一个三角瓣以扩充隧道。

（5）腓骨远侧断端逆转插入跗骨或距骨应够深，以求可靠的稳定性。

（6）术前应仔细探测腓动脉皮支的穿出点，以这些点为中心设计皮瓣，保证皮瓣有充足血液供应。

（7）要同时携带部分比目鱼肌及踇长屈肌以填补残腔，修复足底的厚度，尽可能恢复足部外形。

（三）体位

仰卧位。

（四）麻醉

选用硬膜外麻醉，也可选用全麻。

（五）手术步骤

1. 骨骼固定　同肩胛骨固定一样也可分为嵌入式固定和插入式固定。固定方法与注意事项也相同，唯一不同的是肩胛骨有肩胛下角可利用，可顺利与邻近跖骨建立骨性连接。而腓骨远端要与邻近跖骨形成骨性连接，就显得复杂一些，一般来说如果只缺第 5 跖骨，把第 4 跖骨远端和移植腓骨远端制成粗糙面，用一枚螺钉将之与第 4 跖骨头固定在一起就可以。如果缺两根跖骨则需在移植腓骨和第 3 跖骨间植一骨块，再用一枚螺钉从移植腓骨经过植骨块一起固定到第 3 跖骨头上，以重建足的横弓和纵弓。有时我们不做骨性融合，而是分离解剖一段趾长伸肌腱，移植腓骨远端钻一骨孔，将趾长伸肌腱通过骨孔，环绕到第 4 跖骨颈部并绕过第 4 跖骨颈内侧再与趾长伸肌腱编织缝合，通过重建跖骨横韧带方法固定移植腓骨远端，也取得了良好效果。

2. 感觉功能重建　小腿外侧复合瓣切取时携带腓肠外侧皮神经，复合瓣转位移植后可将腓肠外侧皮神经与足背中间或足背内侧皮神经缝合，因皮瓣切取位置偏小腿上方，腓肠神经切取长度有限，常不能直接与足背神经缝合，吻合时常需游离一段神经作移植，这样手术较麻烦。后来我们将趾神经从远端游离出来与腓肠外侧皮神经吻合，两断端距离较接近，缝合较为容易，趾神经两侧有重叠交叉支配，切取后对足趾感觉影响不大。

（六）注意事项

（1）连同腓骨头切取时要保护好腓总神经。一般先要把腓总神经游离保护起来。

（2）腓骨下1/4段参与踝关节组成，不能切除，否则将影响踝关节的稳定，久而久之可造成创伤性关节炎，如果切取腓骨超过全长1/4，宜在踝关节上胫、腓骨之间进行植骨融合，但腓骨远端所留长度不得少于5cm。

（3）手术中要保护好腓动脉穿支，防止皮瓣和腓骨分离。

（4）小腿外侧复合组织瓣逆转移植，有时静脉回流不足，可采取将腓静脉与足内侧大隐静脉作吻合，以解决静脉回流不足的问题。

（5）腓骨做嵌入移植时，如果邻侧跖骨头缺损，腓骨经髓固定后发现稳定性不好，应增加跖骨横韧带重建术。

五、带血管小腿内侧皮瓣与髂骨瓣联合修复前足缺损

前足部分缺损选用何种方法，除考虑供区因素外，最主要是取决于前足骨骼缺损情况，一般情况下前足缺1根跖骨用腓骨或肩胛骨附加相关的皮瓣修复即可，缺2根跖骨可利用肩胛骨外侧缘及肩胛骨下角，以重建足的纵弓和横弓，如果缺3根跖骨，肩胛骨是达不到要求宽度的，只有利用髂骨才够宽，但髂部皮下脂肪厚，又不能携带皮神经重建感觉，特别是肥胖患者难以应用。在此情况下可采用带血管小腿内侧皮瓣与髂骨瓣形成的组合瓣来修复前足缺损。为保证移植髂骨的血供，可将逆转的胫后动、静脉残端与供应髂骨的旋髂深动、静脉吻合，以重建移植髂骨的血液循环。这也不失为修复前足缺损的一种办法。

（一）适应证

（1）前足缺损，长度不超过10cm，宽度不超过3根跖骨者。

（2）小腿及踝内侧皮肤没有受损伤，可供做皮瓣移植者。

（3）胫前动脉完好，利用胫后动脉后不会对该侧肢体造成血供危象者。

（4）患者肥胖，髂腹部皮下脂肪厚，作髂骨皮瓣移植修复后足外形估计不好者。

（5）如系前足开放伤且合并感染，病灶基本稳定者。

（二）手术设计

（1）胫动、静脉血管蒂要够长，逆转后要保证没有张力。

（2）皮瓣面积要够大，大隐静脉尽量包含在皮瓣内。

（3）隐神经蒂应够长，逆转后能顺利与足背内侧皮神经缝合。

（4）皮瓣的血管蒂隧道要够宽，沿途没有受压情况。

（5）所取髂骨瓣要够长够宽，嵌入跗骨的长度应达1cm。

（6）选用同侧髂骨，利用髂嵴代替第1跖骨，并利用髂嵴的弧度重建足纵弓，利用髂骨翼的弧形重建足的横弓，利用髂肌恢复足底的厚度，并把供应髂骨的旋髂深动、静脉蒂准备好，以便与逆转的胫后动、静脉远侧断端吻合。

（7）联合组织瓣设计：仔细测量前足骨骼及皮肤缺损范围，根据骨骼缺损范围在同侧髂骨取带旋髂深血管的髂骨瓣。根据前足皮肤缺损范围和需胫后血管的血管蒂长度，在小腿内侧设计相应大小和形状的带蒂岛状皮瓣，并沿大隐静脉标出切取隐神经的切口。

（三）体位

取仰位。

（四）麻醉

硬膜外或全身麻醉。

（五）手术步骤

1. 切取髂骨瓣　由髂嵴中部做切口，沿髂嵴弧度切至髂前上棘，继续向前沿腹股沟韧带上方切开股动脉搏动处。在股三角腹股沟韧带上方显露股动、静脉及髂外动脉，在髂外动脉发出腹壁下动脉的对侧找到旋髂深动脉，沿血管束向髂骨方向分离，切断结扎沿途分支及腹壁肌肉的分支。在髂前上棘附近仔细分离出股外侧皮神经，保留好附着在髂嵴及髂窝的肌肉，髂骨外侧的肌肉予以剥离，按照设计大小用骨刀切取髂骨，备用。

2. 切取小腿内侧逆行岛状皮瓣　按手术设计先从皮瓣后侧切开皮肤，在深筋膜深面，腓肠肌及比目鱼肌表面向前分离，在小腿下段至肌间隔处可见血管神经束。将胫神经从血管束分离出来，继续向上分离，显露出所需胫血管全长。切开皮瓣的前缘，沿深筋膜下向后分离，直至肌间隔处，切开并结扎肌肉的分支。在切口上端沿大隐静脉行走方向切开分离出隐神经，结扎大隐静脉的远近端，用血管夹阻断胫后动、静脉，观察阻断远端胫后动脉搏动情况和皮瓣皮缘出血情况，如皮瓣血供可靠，即可切断并结扎胫后动脉，提起皮瓣向远端分离直至血管蒂所需长度为止。

3. 固定骨骼　在跗骨凿上骨槽，其大小正好容纳髂嵴及髂翼。用 1 枚 2mm 克氏针从髂嵴远端穿入，垂直从髂骨表面穿出，将髂嵴及髂翼插入骨槽，将克氏针钻入跗骨中固定。髂骨的倾斜度相当于足纵弓弧度，在髂板的前下角钻孔，邻近跖骨头制成粗糙面，将趾长伸肌腱穿过骨孔，捆绑在跖骨颈部。如果检查时发现固定尚不可靠，可从髂骨表面再向跗骨打一克氏针追加固定。

4. 吻合旋髂深血管与胫后血管　小腿内侧皮瓣逆行转移到前足，按照设计先予以定位缝合数针。将胫后动、静脉血管蒂和旋髂深动、静脉血管蒂行端－端吻合，吻合后观察肌袖出血情况。

5. 神经缝接，重建足底感觉功能　将隐神经与足背内侧皮神经对端缝接。吻合神经可采用外膜缝合法，缝合处应避免有张力。

6. 闭合创面　血管神经修复后即可闭合创口，皮下置引流条，手术侧石膏托固定。

（六）注意事项

（1）本术式为串联式组合组织瓣，在切断结扎胫后动脉近端时，远端结扎要靠近末端，尽量不用血管夹，因用血管夹在皮瓣分离、转移过程中常易脱落引起出血。有时担心一个血管夹不保险，用两个血管夹阻断血管，反而更易引起血管壁损伤。

（2）髂嵴及髂骨翼用克氏针固定不可靠时，也可用长螺钉斜行向上将髂嵴固定到跗骨上。

（3）在髂嵴内侧应携带 1cm 肌袖，特别是髂前上棘附近是重建跖骨头负重点，其底面应有肌肉组织铺垫以恢复足底的厚度。

（贾光辉）

第十节　跟腱及皮肤软组织缺损的一期重建

跟腱是人体中最粗大的肌腱，由小腿三头肌（比目鱼肌，腓肠肌内、外侧头）肌腱在足跟上方约15cm处融合形成，主要功能是屈小腿和足跖屈。诸多原因可导致跟腱的断裂、缺损。临床工作中，跟腱缺损的伤情复杂，以单纯跟腱缺损、跟腱合并跟区皮肤缺损和跟腱－跟骨－跟区皮肤复合缺损常见。跟腱的功能不仅在于其良好的滑动以便带动踝关节跖屈的功能，还需具备良好的抗张强度；跟区也是穿鞋和负重的功能部位，需外形佳，耐磨性能好，其修复困难。目前，应用显微外科手术方法是跟腱及皮肤软组织缺损的一期重建的主要手段。

一、吻合血管大收肌腱组织瓣移植一期修复跟腱及皮肤软组织缺损

应用带血供的大收肌腱组织瓣移植是一期修复跟腱及皮肤软组织缺损较理想的方法之一。

（一）应用解剖

（1）在缝匠肌前缘入路切开皮肤时，要注意保护大隐静脉及隐神经。

（2）股内侧肌与大收肌腱有时相贴甚紧，宜切开股内侧肌肌膜，在肌膜侧作钝性分离，以保护膝降动脉关节支。

（3）截取大收肌腱瓣时要保持关节支与肌腱相连，防止分离，影响肌腱的血供。

（4）切取大收肌腱－骨瓣时，前方应注意勿伤及髌上囊，下方应注意勿伤及膝关节囊。

（5）约有1/5左右的关节支和隐动脉为非共干型，而为直接型，大收肌腱骨瓣和（肌）皮瓣可分别以关节支和隐动脉血管为蒂。

（6）有的闭孔神经膝关节支与大收肌腱伴行，术中注意保护，防止术后出现膝关节皮肤感觉过敏。

（7）U形大收肌腱填充跟腱缺损区是否影响其血供？腱膜状大收肌腱与跟腱相比，其截面积相差较大，但U形大收肌腱往往能填充跟腱缺损区。用跟腱筋膜包绕后，跟腱外形良好，但须注意膝降血管关节支不能扭曲，吻合血管后要镜下观察大收肌腱远端的渗血情况。

（二）皮瓣设计

膝降动脉发出的关节支分布于大收肌腱、股骨内侧髁，隐支发支供应缝匠肌下1/3段和小腿内侧中上部皮肤。可根据膝降动脉的分支分布类型和受区组织缺损修复需要，设计相应的组织瓣，主要有以下几种。

1. 大收肌腱－骨瓣　以膝降血管－关节支大收肌腱－骨瓣吻合血管游离移植，适用于单纯跟腱伴小面积跟骨缺损的修复。切取时结扎膝降动脉和关节支的其他分支，如股内侧肌支和隐动脉。

2. 大收肌腱－骨皮瓣　以膝降血管带隐血管切取小腿内侧上部皮瓣，带关节支携带大收肌腱骨瓣，可形成膝降血管大收肌腱－骨皮瓣。根据受区的功能需要，缝接隐神经，建立皮瓣的感觉功能，可修复跟骨跟腱伴跟区皮肤缺损。

3. 大收肌腱－骨肌皮瓣 在大收肌腱－骨肌皮瓣设计的基础上，根据受区的修复需要，可设计带股内侧肌支携带部分股内侧肌或以隐动脉携带缝匠肌下段的肌皮瓣，形成膝降血管大收肌腱－骨肌皮瓣。既可填充受区，改善血供，又可在大收肌腱较薄弱的个体，增加大收肌腱的强度，对跟腱跟骨的感染性缺损修复有重要意义。

（三）体位

仰卧位，健侧肩、臀垫高。

（四）麻醉

硬膜外麻醉或腰麻。

（五）常用术式

1. 吻合膝降血管大收肌腱游离移植修复跟腱缺损 自股骨收肌结节向上纵向切口10cm，切开皮肤、皮下组织，保护大隐静脉，将缝匠肌和股内侧肌拉向两侧，即可见关节支及大收肌腱，向上追溯可见膝降血管及其隐血管、股内侧肌支等分支。游离膝降血管，保护关节支，结扎其他分支，向下游离大收肌腱，并结扎关节支的终末支、股骨内侧髁骨膜支和膝上内侧血管，最后断蒂移植。

2. 吻合血管大收肌腱－隐血管神经皮瓣游离移植修复跟腱伴皮肤缺损 按上述切口暴露大隐静脉、膝降血管、隐血管及隐神经。于膝下内侧作梭形切口，切开皮肤至深筋膜，确认大隐静脉、隐血管和隐神经在皮瓣内，然后游离大收肌腱，形成膝降血管蒂大收肌腱－隐血管神经皮瓣的复合组织瓣，即可断蒂游离移植，膝下内侧创面可直接缝合或游离植皮。受区血管为胫后血管，动脉可采用端－端吻合或端－侧吻合，受区静脉为大隐静脉或小隐静脉和胫后静脉，神经为腓肠神经。锥状大收肌腱可直接填充跟腱缺损，膜状大收肌腱U形填充缺损处。

3. 吻合膝降血管大收肌腱－骨－隐血管复合组织瓣修复跟腱复合缺损 当跟腱伴跟骨止点及皮肤缺损时，可采用此术式；如果跟骨缺损大，则可用腓浅血管蒂腓骨头骨瓣重建部分跟骨的同时，组合使用此复合组织瓣，一期修复跟腱、重建跟腱及其止点。并且修复跟区的皮肤缺损。

（六）术后处理与康复指导

术后常规抗痉挛、抗血栓、抗感染治疗，长腿石膏托外固定。术后2周通过彩色Doppler观察膝降动脉－胫后动脉吻合口通畅及再造跟腱区的血流图情况。术后4周在长腿石膏托的保护下作腓肠肌主动收缩，以免腓肠肌进一步萎缩。术后6周拆除石膏扶拐步行，并作双足提跟功能锻炼。术后8周弃拐步行，作单足提跟锻炼。一般术后3个月可逐渐恢复正常或接近正常步态。修复后跟的隐血管神经皮瓣需感觉恢复后再正常穿鞋，以免皮瓣破溃。

二、吻合血管髂胫束移植一期修复跟腱及皮肤软组织缺损

髂胫束，即阔筋膜的外侧增厚部分，是大腿的深筋膜结构，外形呈扁带状，起自髂嵴前份的外侧唇，其上部为两层，包裹阔筋膜张肌，下部为上述两层愈合而成，形成上宽下窄的腱性结构，向下以纵向纤维紧附着于胫骨外侧髁。髂胫束上部血供来源于旋股外侧动脉和股深动脉的穿动脉；其下部血供来源于膝上外侧动脉、膝最上外侧动脉及第4穿动脉，上、下

部通过旋股外侧动脉降支形成主要吻合。髂胫束纵跨膝关节外侧，并与腓侧副韧带、膝关节囊外层愈着，故膝关节动脉网也是其血供来源之一。

膝上外侧血管解剖位置恒定，起始外径粗，可满足吻合血管移植。它修复跟腱缺损的同时形成膝上外侧皮瓣，一期修复跟腱伴跟区皮肤缺损；也可带股外侧肌瓣用于填充感染性跟腱缺损区残腔，带血供利于抗感染；还同时可携带股外侧髁骨瓣，一期修复跟腱伴跟骨缺损，手术时将髂胫束远端埋于骨瓣与跟骨残端之间，用骨松质螺钉固定，达到重建跟腱止点的目的。膝上外侧皮瓣感觉由股外侧皮神经支配，将该皮神经与受区腓肠神经缝合，可在修复跟腱区皮肤缺损时重建其感觉功能。

（一）应用解剖

1. 血管蒂　由于膝上外侧血管紧贴股骨外侧髁后侧骨膜表面，尽管血管主干周围有许多脂肪组织，但膝上外侧静脉壁薄，要耐心分离，为防止损伤，可先断蒂再游离血管主干。膝最上外侧血管从股血管分出，在股外侧肌内走行与膝上外侧血管吻合，故切取时须顺肌纤维仔细分离，以免损伤。

2. 髂胫束

（1）髂胫束与跟腱相比，其厚度相差较大，故切取髂胫束时，可在髂胫束穿支的穿出点周围适当加宽切取髂胫束，然后游离两缘，向血管穿出点中央包绕缝合，形成双层髂胫束，以增加修复跟腱的强度，但术中注意穿支不能扭转。

（2）膝上外侧血管升、降支各有 1 支穿支供养髂胫束，通常外径有 1mm 左右，术中可根据切取髂胫束瓣（皮瓣）的大小，选择 1 支或将 2 支都包含在瓣内，一般保留降支的穿支，即可满足其血供要求，而且降支的穿支属肌间隙血管，手术操作简易，损伤小。

3. 腓总神经　位于股二头肌短头的内侧，暴露股二头肌短头与股外侧肌肌间隔时，不要牵拉时间太长，以免造成腓总神经的牵拉性损伤。

（二）体位

取供区侧肩、髋垫高俯卧位。

（三）麻醉

硬膜外麻醉、全麻。

（四）切口设计

膝上外后侧弧形切口，长 10～15cm。

（五）手术步骤

1. 暴露髂胫束血管蒂　于股二头肌短头外侧缘进入肌间隙，屈膝位拉开股二头肌短头，于腓骨头上缘垂直距离 5cm 左右平面寻找膝上外侧血管，暴露主干，结扎膝中血管和股二头肌支，对骨膜支及股外侧肌支视受区具体情况决定取舍。

2. 切取髂胫束瓣　切取相应长度和 3～4cm 宽的髂胫束（皮瓣），贴股骨外侧髁骨膜表面仔细游离膝上外侧血管，确认升支和（或）降支进入髂胫束瓣内后，然后断蒂进行吻合血管游离移植。

3. 髂胫束皮瓣神经选择和处理　大腿前外侧下段由股外侧皮神经前支支配，前支通常在髂前上棘与髌骨外上缘连线 1cm 范围内走行，在制备带感觉神经皮瓣时，可沿此标志线纵形分离，容易寻找。另外，腓总神经位于股二头肌短头的内侧，暴露股二头肌短头与股外侧肌肌间隔时，牵拉时间不要太长，以免造成腓总神经的牵拉性损伤。

（六）优缺点

跟腱通常至少需要承受人体1.2倍体重的拉伸力，才能满足下肢的基本功能，与腹直肌前鞘、腓骨长肌腱等自体材料相比，应用带血供的髂胫束修复跟腱缺损的优点是具有力学性能好，再造跟腱外形不臃肿，而且供区影响小的优点。本术式血管解剖位置恒定，血管蒂长，口径粗，可用一血管蒂同时完成髂胫束、肌、皮、骨（骨膜）复合组织瓣移植，可满足跟腱、跟骨和皮肤缺损的修复。术式的缺点是，膝上外侧血管位置较深，紧贴股骨外侧髁后骨膜表面走行，如操作不当，易损伤血管主干，导致移植失败；如果皮瓣切取的宽度 >6～8cm，供区需植皮修复创面，对膝关节功能可能会有些影响。

三、吻合血管腹直肌前鞘皮瓣移植一期修复跟腱及皮肤软组织缺损

蔡锦芳等于1991年介绍了腹直肌前鞘皮瓣移植一期修复跟腱及皮肤软组织缺损，取得了较理想的效果。腹直肌前鞘皮瓣是以腹壁下或上血管为蒂的肌皮瓣，具有血管解剖恒定、蒂长、管径粗，解剖方便等优点，可用于游离移植修复某些足部缺损。

（一）适应证

若是单纯的跟腱缺损，可用阔筋膜或腓肠肌腱膜移植修补，但如伴有皮肤软组织缺损且合并感染时即难以适用。但设计以腹壁下血管为蒂带腹直肌前鞘的游离皮瓣，血管蒂长，可利用胫后动脉的残端进行吻合，使难题迎刃而解。若无皮肤缺损亦可单纯切取带以腹壁下血管为蒂的游离腹直肌前鞘瓣修复跟腱缺损。

（二）体位

取仰卧位，健侧垫高。

（三）麻醉

硬膜外麻醉、全麻。

（四）皮瓣设计

根据跟腱及皮肤缺损大小在脐旁设计一腹直肌前鞘皮瓣，用甲紫做好标志，并标出腹壁下动、静脉表面投影（图13-4）。

（五）手术步骤

手术分两组进行。

1. 受区处理　先将跟部肉芽及周围瘢痕组织清除，用1∶1 000苯扎溴铵液浸泡，然后自伤口上下找出跟腱的远、近端，并将腱端的瘢痕组织切除，准确测量缺损长度，在切口近端找出胫后动、静脉及大隐静脉，以备吻合。

2. 下肢组　先将肉芽及周围瘢痕组织清除，用1∶1 000新洁尔灭液浸泡，然后自伤口上下找出跟腱的远、近端，并将腱端的瘢痕组织切除，准确测量缺损长度，在切口近端找出胫后动、静脉及大隐静脉，以备吻合。

3. 腹部组　根据跟腱及皮肤缺损大小在脐旁设计一腹直肌前鞘皮瓣，经反复核算准确无误后，用甲紫做好标志，并标出腹壁下动、静脉表面投影。先切开皮肤、皮下组织，分离

解剖腹壁下动、静脉，在其进入腹直肌处，切开部分肌组织，寻出分布至前鞘和皮肤的血管分支。按设计切取腹直肌前鞘皮瓣，为保证血管分支的完好，可在局部前鞘深面连带小块薄层肌肉（图 13－5A）。将前鞘光面朝外，卷成筒状，以 1－0 丝线间断缝合固定（图 13－5B）。然后进行吻合血管的游离皮瓣移植，先将腹直肌前鞘筒两端分别与跟腱远、近端用丝线或 4 号尼龙线作对端间断缝合修复跟腱缺损（图 13－5C）。腹壁下动脉与胫后动脉吻合，腹壁下静脉与大隐静脉吻合，最后缝合皮瓣。术毕皮下置引流管，用石膏托将踝关节固定于跖屈位，8 周后开始功能锻炼。

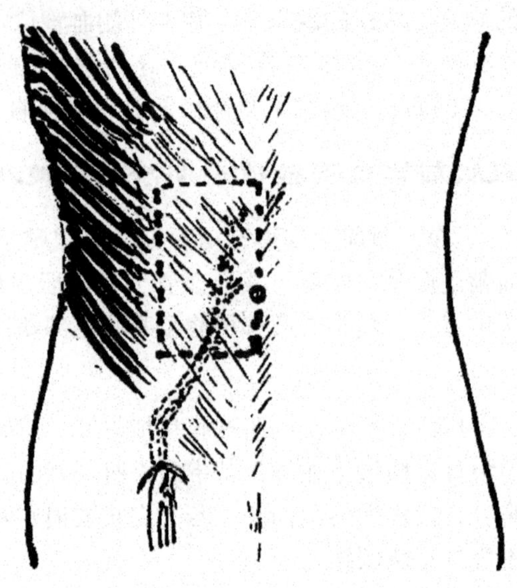

图 13－4　肌皮瓣设计

4. 供区修复　本法仅切取部分腹直肌前鞘，腹直肌及其后鞘仍保存完整，通常情况下不会削弱腹直肌肌力。为减轻皮肤缝合张力，可将腹外斜肌腱鞘缘与残存的腹直肌前鞘边缘或白线缝合，然后缝合皮肤，对合一般不会发生困难。术后常规用腹带捆扎，以防腹胀时增加缝合张力，并可减轻咳嗽时的疼痛。

（六）优缺点

1. 优点

（1）前鞘及皮瓣面积可任意切取，能满足要求。

（2）前鞘有血供，抗感染力强，可用于感染创面。

（3）腹直肌前鞘较强韧，经锻炼后能满足足跟部拉力的要求。

（4）血管蒂长，可利用胫后动脉残端吻合，不影响胫前动脉。

（5）供区隐蔽，可直接缝合。

（6）手术可一期完成，疗程短，效果好。

2. 缺点　肥胖者特别是女性腹壁脂肪较厚，腹直肌前鞘移植后，显得臃肿，有时甚至穿鞋亦发生困难，常需作二期削薄整形术。

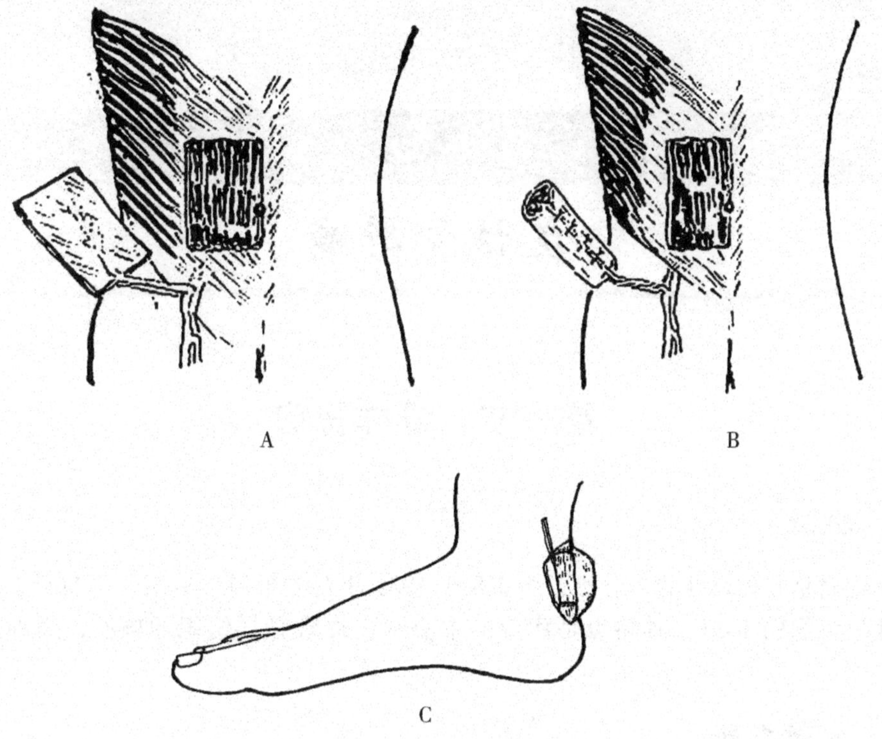

图 13－5 手术步骤

A. 切取肌皮瓣；B. 前鞘卷成筒状；C. 移植修复跟腱缺损

（贾光辉）

第十四章
良性骨肿瘤

第一节　骨样骨瘤

一、概述

骨样骨瘤是一种良性的骨肿瘤，由 Jaff 于 1935 年首先报道。本病并不少见，国外报道约占良性骨肿瘤的 10%，其特点是病变的中心有一血管骨样组织的核心，周围有一硬化骨带。

二、诊断思路

1. 病史要点

（1）好发人群：好发于 7 ~25 岁，男女比例约 3∶1。

（2）好发部位：最常见于股骨近端，其次为胫骨、脊柱的后部附件和肱骨等，其发生于近端骨干或干骺端概率远大于远端。

（3）症状：以疼痛为主要的症状，夜间疼痛剧烈，呈钝痛或刺痛，小量水杨酸可缓解。

2. 查体要点　侵犯的部位的不同，有不同的表现。骨未成熟时，可出现肌萎缩、骨骼畸形，病变在脊柱部位可出现斜颈、脊柱僵硬、脊柱侧弯，在关节部位病变可出现关节局部压痛、滑膜肿胀、活动受限。

3. 辅助检查

（1）影像学检查：骨样骨瘤典型的表现为：有一小圆形的透亮的瘤巢及周围有不同程度的骨质硬化，即“牛眼征”，还可伴有骨膜反应、周围软组织或相邻关节的肿胀。在 X 线上，这种典型表现常为瘤巢位于骨皮质内者，而瘤巢位于松质骨、骨膜下及复杂部位（如骨盆和脊柱等）者常无典型表现，并因此而误诊或漏诊。

CT 最大的优点是比 X 线和 MRI 更为准确地显示瘤巢，更易显示瘤巢内的钙化而更易表现为“牛眼征”。CT 对于病变的定位，特别是其与解剖标志距离的测量对于手术进路的选择以及术中定位极有帮助。随着微创手术的不断开展，骨样骨瘤的 CT 引导下经皮切除术已较广泛地应用，并具有良好的治疗效果。

MRI 对于瘤巢的显示不如 CT，对于瘤巢周围软组织和骨髓的水肿的显示优于 X 线和 CT，水肿的范围多较局限，形态多较规则，表现为环绕在病变周围的、厚度较一致的 T_1WI 低、T_2WI 和 STIR 高的信号带。这和恶性肿瘤周围的弥漫的水肿带不同，少数病例可出现显著的水肿，此时，单凭其 MRI 的表现易被误诊为恶性肿瘤。

（2）病理检查：完整的标本中，肿瘤与周围骨组织分界清楚，呈圆形或椭圆形，直径小于 2cm，周围组织发生反应性硬化带。肿瘤内骨样组织多时，核心呈棕红色，间杂有黄白色沙砾样物，如核心为致密骨小梁，则肉眼色泽红白，质地硬密。

镜下，巢穴中可有不同成熟阶段的骨质，并有丰富的血管结缔组织基质，有不同比例的骨样组织及新生骨小梁。如核心肉眼致密时，镜下为不典型新生骨小梁，小梁表面有骨母细胞覆盖，有少量破骨细胞，小梁间为扩大的血窦。

4. 鉴别诊断　骨样骨瘤主要需与骨母细胞瘤相鉴别，其鉴别的要点是瘤巢的大小，小于 2cm 者为骨样骨瘤，而大于 2cm 者为骨母细胞瘤。Klein 等认为，骨样骨瘤具有限制性生长的趋势，几年内肿瘤的大小可以无变化，直径很少超过 1cm。当肿瘤的直径超过 2cm，说明肿瘤已不具备限制性生长的特性，应称其为骨母细胞瘤。

骨样骨瘤和骨母细胞瘤有完全相同的组织学表现，主要由编织骨组成。在骨母细胞瘤若干病例中，编织骨可以聚集在一起呈结节状，必须仔细分辨才能与骨肉瘤鉴别。编织骨的聚集和瘤细胞直接形成的骨和骨样组织之间的混淆，可能是 WHO 第 2 版分类单独列出侵袭性骨母细胞瘤的重要原因。临床上鉴别两者，应坚持骨样骨瘤的三大特点，即直径小于 2cm、限制性生长和疼痛。

5. 诊断流程　见图 14－1。

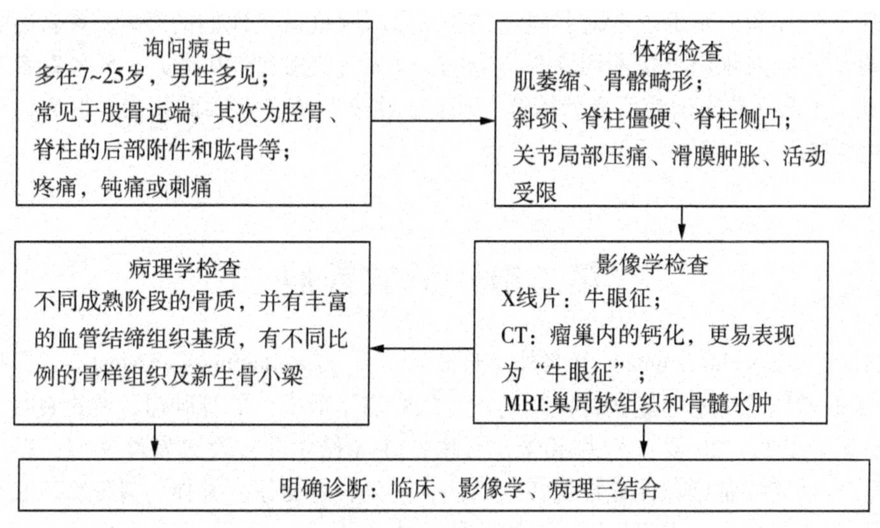

图 14－1　骨样骨瘤诊断流程

三、治疗措施

1. 保守治疗　非甾体类抗炎药物可用于缓解肿瘤引起的疼痛，对于术后复发者亦可使用。

2. 手术治疗　手术治疗的原则是准确定位，彻底切除，包括瘤巢及周围反应硬化骨，否则术后易复发。准确定位可通过 CT 引导或者采用放射性核技术，术中用探头定位肿瘤，完整切除。

3. 治疗流程　见图 14－2。

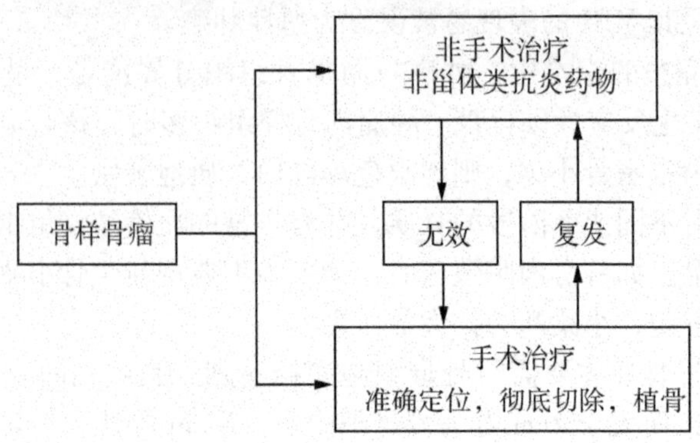

图 14－2　骨样骨瘤治疗流程

四、预后评价

预后良好，切除不彻底易复发。

五、最新进展

骨样骨瘤是一种发展缓慢和成长概率有限的肿瘤，以往只能通过手术完整切除或刮除治疗。近年来，经皮微创手术越来越普遍。香港一家医院报道了他们的经验。6 名患者通过经皮计算机断层扫描射频消融技术切除骨样骨瘤。术后平均随访 40 个月，5 名患者治疗后痛楚完全消失，1 名在首次治疗后症状持续存在，二次术后痊愈。因此认为，此方法侵害性低且具有成本效益。

（孙亚澎）

第二节　骨软骨瘤

骨软骨瘤（osteochondroma）又名外生性骨疣（osteocartilaginous exostosis），是指发生在骨表面，表面覆以软骨帽的疣状骨性隆起。骨软骨瘤是最常见的骨肿瘤，约占良性骨肿瘤的 1/3。本瘤多见于 11～20 岁，约占 40%，有单发性（孤立性）及多发性两型，以单发性者为多见，多发性者为常染色体显性遗传性疾病，多处长骨受累，并伴有骨发育不良及弯曲或短缩畸形。但无论单发或多发性者，其形态学基本相似。

一、单发性骨软骨瘤

（一）概述

单发性骨软骨瘤仅发生于软骨内化骨的骨骼，多见于长管状骨的近骺区，其特征是带有软骨帽的骨性隆起物。

（二）诊断思路

1. 病史及查体要点

（1）好发人群：本病变大都发生于儿童期，就诊时多见于 10～20 岁，男性发病率略高于女性。

（2）好发部位：骨软骨瘤约50%以上生长于股骨下端、胫骨上端和肱骨上端，少数病例见于脊椎、骶骨、锁骨和手足的小骨。在长管状骨，往往发生于干骺端，但偶尔也发生于骨骺，即骺生骨软骨瘤。在末节指骨，也可出现骨软骨瘤，一般称为甲下骨疣。

（3）症状体征：早期一般无明显症状，肿块的发现是患者前来就诊的唯一因素。肿块有时会压迫周围组织，如肌肉、神经等，引起疼痛和不适。少数病例可因肿瘤顶端穿出筋膜而引起关节交锁，个别股骨下段可以因骨软骨瘤骨折，从而损伤周围血管、神经。

2. 辅助检查

（1）影像学检查

1）X线片检查对多数患者的诊断即已足够，骨软骨瘤的X线图像是很典型的，不论其形态如何，它总是指向骨干，远离骨骺。其边缘可以是整齐的，但也可以凹凸不齐，依软骨的多少而定，有时呈吸墨水纸的墨迹状，表明其中软骨尚未钙化。发生于干骺端肌腱附着处，其生长方向与肌肉牵拉方向一致，呈倒刺状。如软骨帽出现广泛不规则斑点状钙化，应考虑恶性变。

2）对于解剖较复杂部位的骨软骨瘤和骨干中轴不规则的肿瘤，CT可以较好地显示。瘤顶部有圆形或菜花状不规则的高密度影，为软骨帽内的钙化所致，无钙化的软骨帽X线平片显示困难，表现为低密度透亮带。肿瘤较大时压迫邻近骨骼使之畸形、移位、萎缩，在腋窝部的肿瘤可压迫毗邻血管形成假性动脉瘤。

3）MRI能从多方向切面多个角度显示瘤体与患骨的关系，特殊的软骨信号能直接显示软骨帽，而软骨帽的变化是恶变的重要征象。MRI还可显示肿瘤周边的滑囊改变，软骨帽在T_1加权像上呈低信号，在脂肪抑制T_2加权像上为明显的高信号，信号特点与关节透明软骨相似。

（2）病理学检查：肿瘤大体观为一个带蒂的或无柄的骨性隆起，大小不等，直径一般为3～4cm，大者可达10cm以上。可分为宽基型与带蒂型两种，从骨表面向外隆起，表面呈半球状、菜花状或息肉状。从外到内一般分为3层：①表层为一薄层纤维组织，和相邻骨膜相连。②中层为软骨帽盖，由灰白略带蓝色的透明软骨组成；年龄越小，软骨帽越厚；在成年人，软骨帽很薄或几乎消失，厚度多为1～5mm。③基底部为肿瘤的主体，常占肿瘤的大部分，由海绵状松质骨组成，骨小梁间多为纤维组织，有较丰富的毛细血管网。在骨软骨瘤的顶端，可有一个继发性滑囊形成，特别是较大的肿瘤抵住肌肉或肌腱时。滑囊的内面可有滑膜覆盖，囊腔内有时可以有游离体。

显微镜下软骨帽的软骨细胞排列与正常骺软骨相似，表层软骨细胞及基质组织较不成熟，在年幼患者，偶可见不典型的细胞，如双核细胞等。愈近底层愈成熟，交界处的成熟软骨细胞排列成柱状，并见钙化及骨化现象。总的看来，软骨细胞密集成团，在软骨基质内，可出现钙化及崩解残屑，呈复杂的镶嵌状态。软骨下有成熟骨小梁，其中有时仍可看到软骨小灶。

3. 鉴别诊断　需要排除是否多发的可能，多发性骨软骨瘤常伴有家族遗传性病史，且以膝关节周围多见，对称性明显，易鉴别。还需除外周围型软骨肉瘤，应根据临床、部位、影像学、病理组织学综合分析，才能最后确诊。

4. 诊断流程　骨软骨瘤诊断容易，不易与其他肿瘤相混淆，有典型的临床表现及影像学特征，不易误诊。诊断流程见图14－3。

（三）治疗

对没有症状的骨软骨瘤，特别是年龄较小者，不一定需要做切除手术；对有明显症状者，则应考虑予以切除。若骨软骨瘤迅速增大，并有疼痛者，应考虑有恶性变倾向。在切除骨软骨瘤时，应包括肿瘤基底部周围的正常骨组织，否则容易复发。

治疗流程见图 14－3。

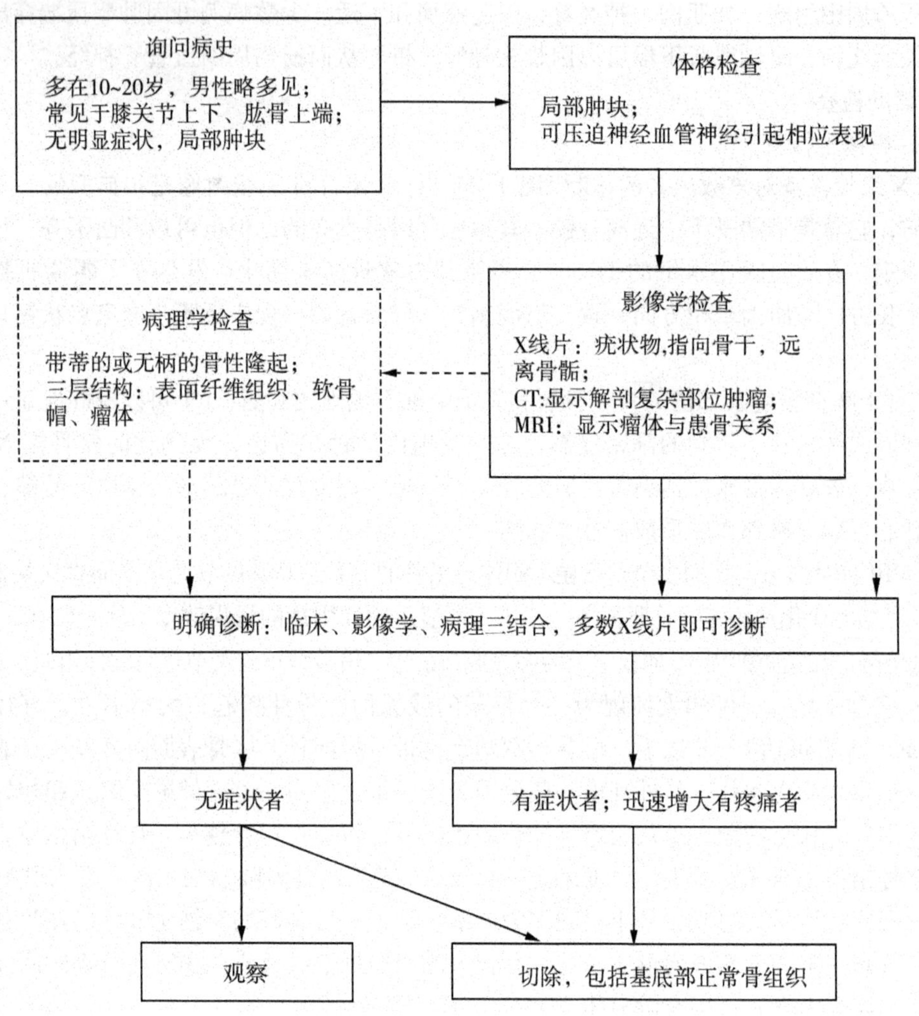

图 14－3　骨软骨瘤诊治流程

（四）预后评价

骨软骨瘤如果切除不彻底，复发的机会较多，复发率约在 2% 以上。单发性骨软骨瘤的恶性变机会较小，在 1% 左右。恶性变主要是转变为软骨肉瘤，但个别病例也会转变为骨肉瘤，对此肿瘤可疑恶性变者，可高温灭活基底部肿瘤后再做肿瘤切除。

（五）最新进展

罗显德等报道了 103 例小儿单发性骨软骨瘤的治疗随访资料，总结了手术的适应证，包括：①随着瘤体长大对附近血管、神经、骨骼产生压迫者。②肿瘤本身发生病理性骨折。

③合并滑囊炎局部肿痛或不适。④发育已经停止，肿瘤继续长大者。⑤有恶变先兆者。⑥患者及家属有强烈要求者。⑦肿瘤部位有经常疼痛或瘤体妨碍关节活动者。⑧肿瘤位于表浅部位影响美观者。认为手术力求彻底切除，从瘤体基底部正常骨开始连同纤维外膜即骨膜、滑囊、软骨帽、骨肿瘤本身全部切除，肿瘤切除时禁忌碎瘤术。尤其对于X线分型为广基底型者，更应力求切除彻底，否则易出现肿瘤复发。术中还需注意切口的选择，以尽量减少对功能和外观的影响。

舒仁义等对6例腰椎骨软骨瘤进行了影像学分析，认为本病早期诊断困难，主要原因是：①腰椎骨软骨瘤少见，临床医生对其缺乏认识。②患者早期临床症状不明显，多数病例直到肿瘤压迫脊髓或神经根经影像学检查才发现，且其临床表现亦无特异性。③常规X线平片，尤其是腰椎正、侧位片因影像重叠，难以早期发现病变。其症状主要是随着肿瘤逐渐增大而出现局部疼痛或向内压迫脊髓或马尾神经引起，一般有腰背部疼痛并单侧或双侧下肢感觉运动障碍，与椎间盘突出症、椎管狭窄症、椎管内其他肿瘤等不易鉴别。MRI和CT检查能独立诊断骨软骨瘤，可以显示X线无法显示的结构，应是本病的首选检查。

二、多发性骨软骨瘤病（遗传性骨软骨瘤病）

（一）概述

多发性骨软骨瘤病或多发性外生骨疣的发病率比孤立性骨软骨瘤小，它是一种常染色体显性遗传性疾病，大多数病员有家族遗传史。此病名称很多，有时称为遗传性畸形性软骨发育不良或骨干续连症，后者主要是指整个患骨的塑形有异常，严重时，几乎所有软骨内化骨的骨骼均有不同程度的异常。好发部位仍以膝和踝邻近的长管状骨最多见，呈双侧性和对称性。本病的病因尚不完全清楚，近年，有人认为本症与酸性黏多糖的代谢紊乱有关。

（二）诊断思路

1. 病史及查体要点

（1）好发人群：男性多见。

（2）好发部位：所有的软骨内化骨的骨骼均可发病，其中以四肢长管骨的干骺端最多见，常对称性发生，下肢发病多于上肢，下肢以膝关节周围骨骼最多。

（3）家族史：有显著的家族遗传病史。

（4）症状体征：早期肿瘤小常无症状，一般在儿童和青春期由于骨赘增生成肿块、发生畸形、压迫附近软组织而疼痛时方被注意而发现。肿瘤在关节附近可影响关节功能，压迫神经时（特别是腓总神经）可引起相应的症状。多发性骨软骨瘤病在儿童早期就可发现，到青少年时，前臂可发生弓形畸形，手向尺侧偏斜，有时可有骨盆和胸廓变形。

2. 辅助检查

（1）影像学检查：X线表现与孤立性骨软骨瘤相似，多部位骨骼上有不同大小的骨软骨瘤。膝部附近的骨软骨瘤可因瘤体的生长而交锁，甚至类似骨融合。除长管状骨外，肩胛骨的脊椎缘也是常见的好发部位，然后依次为掌骨、跖骨、指骨、趾骨、肋骨、脊椎和骨盆。髂骨嵴在与骺软骨的连接处，可有无数的小骨软骨瘤出现。发生恶性变后ECT表现恶变部位代谢明显活跃。

（2）病理学检查：纵切患骨可见骨软骨瘤并不是覆盖于皮质上，而是一个不规则的袋状骨皮质。这种袋状骨皮质是纯粹骨组织，在皮质下面是松质骨，在骨皮质外面有一层软骨覆盖。显微镜下可见软骨属透明软骨，若软骨生长活跃，可见软骨细胞排列成柱状。覆盖骨软骨瘤表面的骨膜与正常骨的骨膜相连接，在这些骨膜生长层，可看到局灶性软骨化生。在骨软骨瘤下面，偶尔可见多少不等的砂粒状钙化物质。组织学检查主要是钙化或大部分坏死的软骨，钙化的软骨基质和钙化残屑，表明软骨内化骨的正常过程发生局限性紊乱，以致原来应该破坏并被骨替代的钙化软骨基质堆积起来。这些砂粒状钙化灶并非起源于骨内，而是起源于表面的增殖软骨。

3. 鉴别诊断　与软骨瘤病表现完全不同，鉴别诊断多无困难。当然也有例外，当 Ollier 病生长在骨的表面时，则临床上容易混淆。但根据其典型的放射学特征，容易区分，而且 Ollier 病无家族性遗传史。

4. 诊断标准　本病诊断容易，不易误诊。流程参照单发性骨软骨瘤。

（三）治疗

多发性骨软骨瘤病的存在并不一定需要做切除术，只有在局部发生疼痛或产生压迫症状时，才可考虑切除有症状或引起症状的骨疣。手术方法同孤立性骨软骨瘤。切除时必须将覆盖其上的骨膜一并切除，否则容易复发。对骨盆的恶性变，处理比较困难，由于不易彻底切除，复发率很高，可能的话，应早期做半骨盆切除术。放射疗法对软骨肉瘤无效。

对于比较严重的骨畸形可待患者成年后，行截骨矫形术或骨端切除。合并肱桡关节或下尺桡关节脱位，而前臂旋转功能明显受限的可行桡骨小头或尺骨头切除术。对患手尺偏明显的可行桡骨下端截骨术，胫骨明显外翻的可行胫骨近端截骨术。

治疗流程见图 14－4。

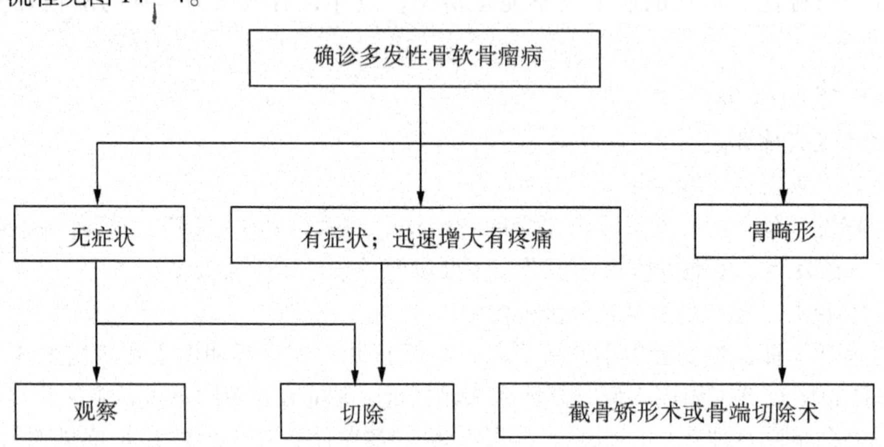

图 14－4　多发性骨软骨瘤治疗流程

（四）预后评价

多发性骨软骨瘤与单发骨软骨瘤一样，随人体生长，骺闭合后也停止生长。手术后效果好，局部复发率低。本病的恶变率明显高于单发，多为单个肿瘤恶变为周围性软骨肉瘤。文献报道其恶变率为 5%～25%。需长期随诊观察。

（五）最新进展

熊革等回顾分析了 14 例 23 侧累及尺骨远端的多发性骨软骨瘤病，认为桡骨小头脱位和尺骨弯曲有密切的相关性，手术治疗对外观改善较明显，但无助于患肢功能改善，应根据病变的具体情况制订个体化的手术方案，如果决定采取手术治疗，早期手术疗效更好。

（孙亚澎）

第十五章
恶性骨肿瘤

第一节　骨肉瘤

一、概述

骨肉瘤（ostosarcoma）是起源于骨骼的恶性肿瘤，好发于青少年的长骨骺端，发病率为2～3人/10万，发病机制不明。其组织学特点是在多数情况下肿瘤细胞产生骨样或不成熟骨。多数学者认为骨组织的任何部分均能产生骨肉瘤，但以骨膜深层为最易。根据病因骨肉瘤分为原发与继发，原发骨肉瘤是指没有先前的病损直接发生者，继发骨肉瘤是有先前的病损或放射治疗后出现者，可继发的病变有骨母细胞瘤、骨纤维结构不良、多发性内生和外生软骨瘤病、Paget病、先天性成骨不全、慢性骨髓炎等。儿童和青少年的骨肉瘤约93%是原发的，与此对应，60岁以上的骨肉瘤，1/4的患者为继发的。

Enneking外科分期根据X线片、CT、MRI，确定肿瘤的边界，帮助指导治疗和判断预后。ⅡA期属早期，肿瘤在筋膜间室内（囊内）。ⅡB期属中期，肿瘤侵袭到筋膜间室外（囊外），包括跳跃性病灶。ⅢA/B期属晚期，除原发部位外，远处（主要是肺）发生转移瘤。

骨旁骨肉瘤是最常见的表面骨肉瘤，占骨肉瘤的5%。此型肿瘤发生在骨的表面，为骨性结缔组织肿瘤，与骨膜及皮质旁组织密切相连，并有环绕骨面的趋势，肿瘤呈慢性发展，恶性低，预后较好。症状轻微，仅有模糊不清的钝痛，关节活动受限。骨膜骨肉瘤占骨肉瘤的1%～2%，来源于骨干表面皮质，常见于长骨干骺端，特别是胫骨的近端、股骨和肱骨。高分化表面骨肉瘤，在所有骨肉瘤中所占比例不足1%，它和常见的骨肉瘤唯一的区别就是骨膜骨肉瘤位于骨的表面。血管扩张性骨肉瘤是少见的高度恶性骨肉瘤的变型，占骨肉瘤的5%，可发生于干骺端或骨干，流行病学类似于传统骨肉瘤，但发生病理骨折更常见。小细胞性骨肉瘤占所有骨肉瘤的1%，肿瘤发生于长骨干骺端，肿瘤呈成骨性，向骨干方向破坏性生长，具有明显的侵袭性行为。

常规型（传统型）骨肉瘤占所有骨肉瘤的75%～85%，以下主要叙述常规型骨肉瘤。

二、诊断思路

1. 病史要点

（1）年龄：患者多为10～25岁的少年或青年，由畸形性骨炎转变者，年龄常超过

50 岁。

（2）部位：长管状骨的干骺端为骨肉瘤最易发生的部位，尤其是膝关节周围，约 75% 发生于股骨下端和胫骨上端。骨骺、骨干和其他任何部位的骨组织，亦能发生骨肉瘤。

（3）症状：最早的主诉为渐进性疼痛、肿胀和发热，持续的局部钻入样疼痛，日渐加重，夜间痛，一般止痛剂无效，剧痛往往不能忍受。患者睡眠不佳，食欲不振，全身迅速消瘦，精神萎靡。疼痛发生 2～3 个月后，局部或可摸到肿瘤，但软硬不定，且有轻度压痛。肿瘤周围肌肉萎缩甚早，使肿瘤部分显得更大。

（4）既往史及家族史：患视网膜母细胞瘤的儿童发生骨肉瘤的危险较高，约占视网膜母细胞患者的 38%，如有家族史，可高达 40%，这与 RB 基因变异有关。患有 Li－Fraumeni 综合征（乳腺癌并发软组织肉瘤）女性生育的儿童，骨肉瘤发生的机会也增高，这与 P53 基因突变有关。

2. 查体要点　局部检查可见肿胀、压痛，可触及肿块，肿瘤常很大，表面皮肤张紧发亮，色泽改变，呈紫铜色，静脉充盈或怒张，有时可以摸到搏动，或听到血管搏动的杂音，肢体活动受限，患者体温略有增高，体重减轻。

3. 辅助检查

（1）影像学检查：局部和肺部 X 线片为诊断骨肉瘤和判断肉瘤预后的重要步骤。骨肉瘤的 X 线征象包括：①局部软组织肿瘤。如肿瘤发生在骨膜深层，或肿瘤已由骨质内部向周围突破，则在 X 线照片上可以发现软组织中肿瘤影和不规则的骨化区。②骨膜变化。早期的骨膜变化为三角形骨膜新骨形成，其次为日光放射样的骨膜反应。晚期因肿瘤向周围扩大，Codman 三角形新生骨也随之发生缺损，并向骨干中部推移。日光放射样的新生骨小梁是因受肿瘤细胞的挤压和破坏，而形成如毛发蓬松的紊乱状态。最后因肿瘤继续增生，新生骨可完全消失，软组织可显有不规则的肿瘤阴影。③皮质骨变化。骨肉瘤发生于骨膜层或皮质骨本身时，其最早和最主要的变化为一侧皮质骨的轻度破坏和疏松。如肿瘤系硬化性骨肉瘤，除骨质破坏和疏松外，另有不规则的肿瘤骨增生的阴影。因此，在 X 线片中可以发现组织紊乱，毫无纹理，十分致密的肿瘤骨阴影重叠于疏松破坏的骨质上。④松质骨变化。由髓内发生的骨肉瘤以溶骨性为多，血运丰富，生长快。骨质破坏系由内向外，迅速广泛，周围均匀，故骨膜反应性新生骨不易产生。X 线征象可能为囊肿样，故易引起病理性骨折。⑤肺部的变化。肺部转移瘤一般在原发肿瘤出现 4～9 个月内发现。肺部转移瘤在早期不易觉察，故在肺部 X 线片上未发现转移瘤时，绝不等于肺中无转移瘤存在。一般每隔 2～3 个月即应重摄肺部 X 线片一次，继续观察至 2～3 年后，若肺中仍无转移瘤发现，则其发现的可能性逐渐减少。转移瘤多数分布于肺叶边缘，偶尔亦可发生于肺门附近，后者应与钙化淋巴结鉴别。转移瘤呈大小不一的棉球状，生长缓慢者，产骨较多，密度亦高。亦有转移瘤完全不产生瘤骨，故其密度和其他软组织的转移瘤无异。

CT 扫描：显示肿瘤骨、软组织肿块。MRI 可以显示软组织侵蚀情况和细胞分布区域、坏死范围、水肿反应的边界。骨肉瘤常常沿着韧带和肌腱方向生长。

（2）病理学检查：肉眼观察下，骨肉瘤的性质颇不一致，有坚硬如象牙者（硬化性骨肉瘤），有脆软如肉芽易出血、瘤骨极少者（溶骨性骨肉瘤），有的生长迅速而供血不足，以致部分肿瘤坏死，形成含棕色或血性液体的囊肿者，有生长迅速而血运丰富，肿瘤组织含有极多的扩张血管，以致肿瘤产生搏动和杂音，形成假性动脉瘤者。

显微镜下，肿瘤组织的成分亦复杂无常。诊断的必要条件是产生类骨质。骨肉瘤的主要组织成分为肿瘤性成骨细胞、肿瘤性骨样组织和肿瘤骨。其成分的多寡，随肿瘤性成骨细胞分化程度而异。常规型骨肉瘤有3种组织学变化形式：成骨型、软骨母细胞型和成纤维型。成骨细胞型骨肉瘤有丰富的骨样成骨，软骨母细胞型骨肉瘤有软骨产生，成纤维细胞型有核型细胞基质伴散在性骨样病变。

根据影像学所分的溶骨型、成骨型、混合型骨肉瘤的镜下表现亦差异较大。分化比较成熟者，肿瘤骨多，称为硬化性骨肉瘤，分化比较原始者，肿瘤骨少，称为溶骨性骨肉瘤。介于两者之间者，即有不同程度的溶骨性和硬化性骨肉瘤。在硬化性部分的切片中，可以发现不分层、无骨小管系统、排列杂乱、染色颇深的肿瘤骨小梁。肿瘤骨小梁间隙之中，可能有未被破坏的正常骨质存在，与肿瘤骨对比，更显出肿瘤骨小梁不服从生理力线原则的紊乱现象。在溶骨性部分的切片中，则可以发现肿瘤骨稀少或不存在，偶尔或有散在的骨样组织，但肿瘤性成骨细胞极多，分化原始，大小不一，胞质多少不匀，胞膜不清，胞核大，染色深，分裂多。此外血管丰富，有成窦状者，其管壁系由肿瘤细胞所形成。上述两种显微镜下的不同组织现象可能存在于同一骨肉瘤中。除上述镜下所见外，尚可发现两种比较少见的细胞：一为肿瘤巨细胞，胞核多至3~10个，染色颇深，一为异物巨细胞，散在于肿瘤坏死部分或出血部分的周围，其形态与骨巨细胞瘤的巨细胞相同。总的来说，骨肉瘤的主要成分为肿瘤性成骨细胞、骨样组织和肿瘤骨。但也可能有一些恶性程度不等的软骨组织小岛，数量小，不能左右骨肉瘤的本质。因此，不应因软骨组织的出现，变更骨肉瘤的名称。

（3）化验检查：早期可发现轻度贫血、白细胞计数增多、血清碱性磷酸酶增高、血沉加快。血清碱性磷酸酶的测定对骨肉瘤的诊断和预后有一定意义，碱性磷酸酶常为标准值的2~3倍。当血清碱性磷酸酶正常时，它对骨肉瘤的诊断不起否定作用，但当它经常超过6~7U（甘油磷酸钠法）时，结合其他征象，对骨肉瘤的诊断却起着一定的支持作用。肿瘤经过彻底手术切除，增高的血清碱性磷酸酶不见降低或降低后又重新升高，则应考虑转移瘤的存在。

4. 鉴别诊断

（1）骨关节结核：骨肉瘤和骨关节结核的鉴别，比较容易。后者为慢性疾病，疼痛不剧烈，骨关节结核局部肿胀较大，大多数病例有关节面破坏现象。骨肉瘤很少侵入关节内部。

（2）其他恶性骨肿瘤：骨肉瘤与其他恶性骨肿瘤的鉴别，有时比较困难，须根据组织病理检查，方可作出最后诊断。在一部分病例，骨肉瘤与软骨肉瘤之间，有时与骨纤维肉瘤之间，因无病理切片不能明确地区别，但这种鉴别对于治疗的决定及疗法的选择无重大意义。当有必要进行术前活组织检查时，应准备冰冻切片，术者技术必须熟练，手术应在止血带下进行。一经诊断确定，立刻在止血带以上施行彻底手术治疗。但必须认识到止血带并不能完全制止骨髓腔内静脉血液的回流。当活组织检查的结果与临床和X线所见不相符合时，不宜采取以病理诊断为最后依据的态度，必须适当地考虑到活组织检查的局限性。在这种情况下，如果一再进行切取检查或长期等待观察，坐视肿瘤发展，对患者是极为不利的。只有全面了解整个病例，既重视病理检查又不忽视临床和X线所见，才可减少误诊。

5. 诊断标准　骨肉瘤的诊断强调临床、影像学（X线片）、病理三结合。影像学是早期诊断骨肉瘤及临床分期的重要手段，是其他诊断方法的基础，结合患者年龄、发病部位、部分患者可通过X线片作出判断。CT扫描和磁共振（MRI）检查可清楚显示肿瘤软组织侵犯和髓腔浸润程度，对保留肢体手术有重要指导作用。肺CT检查可确定有无肺转移，对临床分期有重要价值。骨扫描排除骨转移。

病理学检查是确诊的依据。通过针吸活检或切开活检取得病变组织行病理学检查可达确诊目的，并可进一步确定肿瘤亚型。活检应由有经验的医生进行，不恰当的活检可能丧失挽救肢体的机会。针吸活检危险性小，同时可减少肿瘤污染的危险，专科医院成功率在80%以上。针吸活检失败则应尽早行切开活检，切开活检的切口应沿肢体长轴，利于以后肿瘤切除时一并切除。

6. 诊断流程　见图15－1。

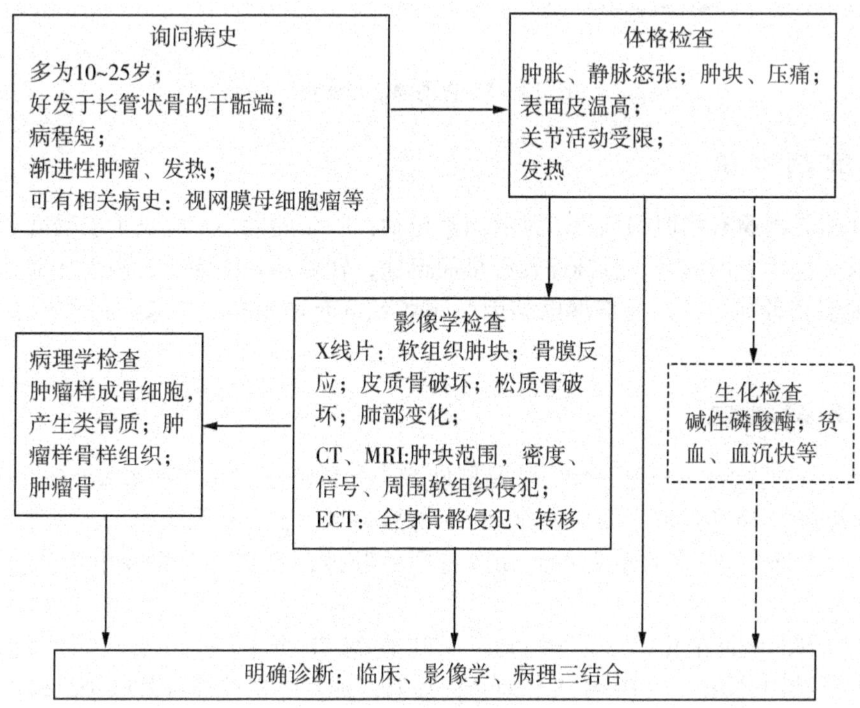

图15－1　骨肉瘤诊断流程

三、治疗措施

治疗原则为综合治疗方式，以手术为主，以化疗及区域性介入化疗为辅，酌情联合放疗、免疫和中药治疗，手术前后应配合化疗和（或）放疗，基因治疗正处于研究阶段。

1. 保守治疗　骨肉瘤的治疗是复杂的，在术前及术后化疗是常规。彻底手术在一小部分病例可达到根治，而在另一部分病例似乎亦有加速转移瘤发生和缩短生命的迹象。对骨肉瘤在采用彻底手术以前（包括活组织检查），进行一个短期的局部放疗和全身化疗是必需和有好处的，对由手术而扩散的游离肿瘤细胞可能有抑制甚至毁灭性的影响。利用局部体外循环，在彻底手术之前进行化学治疗，可以提高五年生存率。

2. 手术治疗　在还没有找到更好的办法以前，对诊断已确定而肺部尚无转移征象的病例，最好采用高位截肢或关节离断术，至少应越过一个关节进行截肢或离断。因此，胫骨肿瘤应做股骨截肢；股骨下端肿瘤应做髋关节离断，股骨上端肿瘤应做半骨盆切除。值得注意的是，肿瘤的扩散部位往往远超过 X 线所显示确诊的范围。在被侵犯的同一骨干进行锯、凿的操作，都有扩散肿瘤的危险，因此血带并不能有效地制止髓腔肿瘤的扩散。术者必须充分了解肿瘤的性质，技术熟练、决定果断、操作敏捷。必要时可先做一个简单斩断式截肢，去掉肿瘤，杜绝扩散的可能后，再仔细修整皮瓣和骨断端。

3. 治疗流程　见图 15－2。

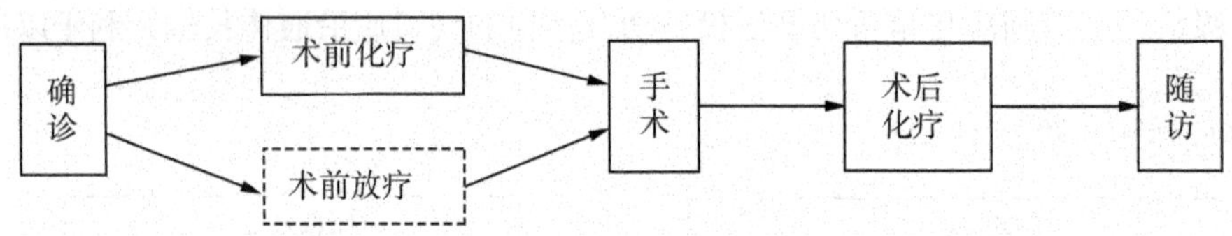

图 15－2　骨肉瘤治疗流程

四、预后评价

不同亚型骨肉瘤有相似的预后。预后因素包括：肿瘤的大小、生长扩展程度和局部范围大小。转移是预后差的信号，骨肉瘤转移早而迅速，转移瘤几乎完全发现于肺部，通过肺部转移至其他器官者则罕见，局部淋巴结因肿瘤坏死可有增生扩大现象，但很少有转移瘤的存在。

五、最新进展

1970 年之前骨肉瘤的标准治疗方法是截肢术，外科治疗五年生存率 <25%。近 30 多年来，随着先进的影像学技术、多药联合化疗、保肢手术、肺转移瘤清扫术、骨重建等的开展运用，使得近 80% ~85% 的患者得以保留有用的肢体，患者生存率及生活质量均有明显提高。

1. 化疗、新辅助化疗、多药耐药性　20 世纪 70 年代初，Wang 等发现多柔比星（ADM）、大剂量甲氨蝶呤（HDMTX）对骨肉瘤原发灶及肺转移灶有效以来，辅助化疗与保肢手术既改善了患者的生活质量，又提高了五年生存率。近年来Ⅱ期研究证实顺铂（CDP）对骨肉瘤化疗有较好疗效，其他副作用较小药物，如叶已甙（VP－16）、异环磷酰胺、环磷酰胺、长春新碱（VCR）、放线菌素 D（BCD）也应用于联合化疗。

Rosen 于 1982 年提出新辅助化疗概念，强调化疗 6 ~10 周后再行肿瘤切除术，然后根据肿瘤组织学坏死程度，制定术后化疗方案。如果肿瘤坏死率在 90% 以上，则继续原方案，如果在 90% 以下，则换药或增加新药。目前，国际上常用的化疗方案是 HD－MTX－CF、ADM、DDP 联合疗法及 Rosen 的 T10、T12 方案。

尽管术前化疗对患者的远期生存意义目前仍有争议，但却是采取保肢手术的前提。大剂量化疗药物的骨髓抑制作用使其应用受到限制，国外骨髓移植或输入 G－CSF 加大剂量化疗药轰击疗法可缩短化疗疗程，进一步提高治愈率，已应用于儿童骨肉瘤的治疗。新辅助化疗的优点：评估术前化疗效果；根据术前化疗效果，调整术后化疗方案，判断预后；杀灭亚临床病灶对原发灶的控制，有利于保肢手术；可利用肿瘤滋养动脉给药或高温隔离肢体灌注化疗（HILP）等方法以提高肿瘤细胞坏死率，提高保肢术的安全性。

目前，多药耐药性已经成为制约化疗药物的主要因素之一。多药耐药性分为内在性耐药和获得性耐药两类，而骨肉瘤主要是内在性耐药。提高化疗药物在细胞内浓度，增强药物对肿瘤细胞作用的药物，通称为 MDR 调节剂、MDR 逆转剂或化疗增敏剂，包括钙离子通道阻滞剂（维拉帕米及其衍生物）、环孢素（环孢素 A 及其衍生物）、钙调蛋白抑制剂（三氟丙嗪等吩噻嗪类化合物）、抗疟药（如奎宁等）。寻找体内效果好、无明显毒副作用的骨肉瘤 MDR 逆转药物将是今后发展的方向之一。

2. 免疫治疗　免疫治疗包括非特异性免疫治疗、特异性免疫治疗、过继免疫治疗和免疫导向治疗等。对于骨肉瘤来讲，目前白细胞介素 -2 已经用于骨肉瘤术后化疗，可以诱导自然杀伤细胞和淋巴激活杀伤细胞的产生，但疗效有待进一步证实。

3. 基因治疗　是指以正常和野生型的基因插入靶细胞的染色体基因组中，以替代、置换致病或变异基因，从而恢复细胞正常表型的一种治疗方法。主要包括靶细胞的选择、将目的基因导入靶细胞的基因转移方法、目的基因的正常表达、目的基因的选择和应用 4 个方面。一般包括免疫基因治疗、反义基因治疗、抑癌基因治疗、自杀基因靶向治疗等。

4. 保肢手术　保肢手术最基本的要求是将肿瘤整块切除，在瘤体四周均保留一层正常组织，即达到广泛性切除。然而手术切除边缘的大小直接决定能否采取保肢手术，骨肿瘤切除后骨缺损如何有效重建亦成为保肢手术时所必须面对的主要问题，因此，如何在广泛性切除下尽量减小手术切除边缘成为保肢手术的关键。

肢体骨肉瘤的保肢手术必须严格掌握适应证和禁忌证。保肢的适应证有：①主要的血管和神经未受累。②患者的全身情况和局部软组织条件，可以达到广泛性的切除。③无肺部等远处的转移病灶，或者有转移病灶但可以被治愈。④对化疗反应好的骨肉瘤。⑤患者有强烈的保肢愿望，且在经济上可以承受高强度的化疗。对于出现下列情况应视为保肢禁忌证：①主要的血管和神经受累。②主要的肌肉将随肿瘤被切除；局部的软组织条件不好，例如，皮肤瘢痕，皮肤弹性差，皮肤感染等。③发生了病理性骨折，肿瘤细胞突破生理屏障，随血肿扩散污染了周围的正常组织等。随着新辅助化疗、手术技术及骨重建方法的发展，保肢已成为骨肉瘤外科治疗的主要治疗方向，截肢相对减少。

近年来，骨肉瘤治疗尚处于平台期，化疗疗效基本没有很大的发展和提高，多学科的联合尚需要进一步加强，保肢手术尚需要进一步规范。而近年来的免疫基因治疗、病毒增殖溶瘤治疗、肿瘤血管靶向治疗等治疗方法，越来越成为肿瘤研究热点，取得了一定的进展，显示了一定的潜力。如果将这些治疗方法与化疗、手术联合应用于骨肉瘤的治疗，可望得到突破性进展。

（庄正陵）

第二节　多发性骨髓瘤

一、概述

多发性骨髓瘤或称浆细胞肉瘤是一种浆细胞恶性肿瘤，是最常见的骨原发性肿瘤，以广泛的溶骨性破坏伴有贫血、高钙血症、肾功能受损为特点。本病由 Rustizky 于 1873 年首先描述其病理并定名为多发性骨髓瘤（multiple myeloma，MM）。近年来，多发性骨髓瘤发病有增高趋势，发病率为（2～3）人/10 万人。MM 属造血系统肿瘤，其基本异常为成熟及非成熟的浆细胞进行性增殖。这种不断增殖的浆细胞被认为是单克隆的细胞，浸润骨髓及软组织，生产一种类型的重链和一种轻链的免疫球蛋白，通常是 M 蛋白，引起骨骼破坏、贫血、肾功能损害和免疫功能异常等。

二、诊断思路

1. 病史及查体要点

（1）好发人群：发病年龄多见于中老年，以 50～60 岁为多，40 岁以下者较少见。男性多于女性，男女比约为 2 ∶ 1。

（2）好发部位：多见于脊柱、颅骨、肋骨、胸骨和骨盆，但可以累及任何有造血性红骨髓的骨骼。

（3）病程：多发性骨髓瘤起病多缓慢，患者可有数月至 10 多年的无症状期，此谓“临床前期”。

（4）主诉：临床期表现复杂多样，最常见的主诉是疼痛。因为正常的免疫球蛋白生成缺乏，患者常出现细菌性感染导致发热。高钙血症引起精神错乱、虚弱和嗜睡。其他症状包括贫血症状、出血、肾功能不全症状、关节痛、消化道症状、骨骼变形及病理性骨折、脊髓压迫症状等。

1）浸润性表现

A. 骨痛：骨痛常常是早期和主要症状，其中以腰骶痛最常见，其次是胸痛、肢体和其他部位疼痛。早期疼痛较轻，可为游走性或间歇性，因而易误诊为风湿痛。后期疼痛较剧烈，活动、负重加重，休息及治疗后减轻。

B. 骨骼变形和病理性骨折：骨髓瘤细胞浸润，破坏影响皮质血液供应，引起弥漫性骨质疏松、局限性骨质破坏并可形成局部肿块，且常呈多发性。胸、肋、锁骨连接处发生棉球样结节，骨质破坏处易引起病理性骨折，且往往多处骨折同时存在。

C. 造血器官的损害：贫血常见，可为首发症状，贫血多为中度，后期严重；血小板减少多见，可伴有出血症状。

D. 髓外浸润：受侵器官组织中以脾、肝、淋巴结、肾脏为最常见，呼吸道和口腔中单发软组织骨髓瘤的机会较其他部位为多。

E. 神经系统病变：可首发或后期出现，最多见为胸、腰椎脊髓受压引起截瘫。病理性骨折也是造成骨髓压迫的另一重要原因，且多数病例在截瘫前可出现相应的神经根疼痛。颅骨肿瘤可直接压迫引起相应的临床症状。周围神经病损以进行性、对称性四肢远端感觉运动障碍为主。

2）大量 M 蛋白及其多肽链引起的临床表现：①肾功能损害：半数左右患者有肾功能损害，可作为首先症状或在病程中发生，尿蛋白常有本周蛋白存在。M 蛋白及其多肽链可致肾小管变性、扩张、堵塞，导致肾单位的破坏和肾衰竭。肾衰竭可为慢性或急性，是本病仅次于感染的死亡原因。②易感染性：正常免疫球蛋白形成减少和 γ 球蛋白分解代谢增加，是易感染的主要原因。感染概率较正常人高 15 倍。近年来，以革兰阴性杆菌感染为主，病毒感染也有所增多，感染是本病致死的主要原因。③高黏稠性综合征：患者血液黏滞度增高与血清中大量 M 蛋白增多和 γ 蛋白本身黏滞度变化有关。血液黏滞度增高后影响血液循环和毛细血管内的灌注，引起组织器官瘀血、缺血、缺氧改变，其中以脑、眼、肾、肢端最为明显。④出血倾血：为本病常见，原因不一。血小板生成减少、M 蛋白导致血小板功能障碍、M 蛋白直接抑制Ⅷ因子活性等都是导致出血的原因。

3）其他

A. 伴有其他肿瘤：尸检可见本病患者约有 19% 可合并其他肿瘤，这些肿瘤中非淋巴网状系统肿瘤发生率明显增加，尤其是乳房癌、脑癌、胆道肿瘤。也有报告合并霍奇金病、淋巴肉瘤、网状细胞肉瘤、骨髓纤维化、Kaposi 肉瘤等。

B. 与淋巴细胞、自身免疫性疾病关系密切：Golderberg 等报告其风湿性关节炎发生率远远高于一般居民发生率，也有报道伴皮肌炎等疾病者。

2. 辅助检查

（1）实验室检查：在无症状期，可有血沉增快、M 球蛋白或原因不明的蛋白尿。由于骨髓的功能障碍，患者可能有贫血和血沉升高，血浆电泳可以发现单克隆免疫球蛋白，患者的尿样中可以发现本周蛋白、免疫球蛋白轻链亚单位。

骨髓穿刺活检对本病具有特异诊断的意义，病变部位显示骨髓有核细胞多呈增生活跃或明显活跃。当浆细胞在 10% 以上，伴有形态异常，应考虑本病的可能。骨髓瘤细胞大小形态不一，核染色质较疏松细致，核周淡染环多消失，胞质嗜碱，深蓝、不透明泡沫状；有的瘤细胞胞浆内有 Russell 小体，有的胞质内充满大而浅蓝色空泡并具立体感，谓之葡萄状细胞（grape cell）；并可见双核、三核及少数多核的瘤细胞。

50% ~80% 的骨髓瘤患者尿出现本周蛋白阳性。此病初期，本周蛋白常间歇出现，晚期才经常出现。注意本周蛋白亦非此病特有，其他疾病如骨骼转移癌、多发性肉瘤、纤维囊性瘤等多种疾病亦可呈阳性反应。

约 95% 的患者，血清球蛋白增多，血球蛋白比例倒置，做醋酸纤维膜电泳可见一异常电泳图形，即 M 球蛋白。

由于骨质广泛破坏，大量的钙进入血循环，出现高钙血症，晚期及肾功能不全患者，血磷可显著升高。血清碱性磷酸酶大多正常或轻度升高，此与骨转移癌有区别，血清尿素氮和肌酐增高。

（2）影像学检查：本病早期骨骼 X 线检查常无阳性改变。根据肿瘤细胞动力学研究，只有当单位瘤细胞增殖至一定数量时才能出现 X 线可见的破坏灶。影像学特点是大小不等的不规则的溶骨性缺损，溶骨区域常被描述为“轧空”（punch out），没有骨膜反应。侵蚀从骨髓内开始，进展性地穿过皮质。典型的 X 线片表现包括广泛性骨质疏松改变、多发性骨质破坏和病理性骨折，此外硬化性骨质变化偶可见到。

近年来发现，对多发性骨髓瘤者行 CT 扫描有以下优点：①均能证实所有 X 线检查结果。②病变的更大范围尤其是髓外浸润病灶的范围能更好确定。③发现 X 线检查阴性的多发性骨髓瘤病灶尤其是病变早期等。

MRI 检查有时能先于 X 线检查发现骨病，利用短反转时间的反转恢复加权技术，能减少骨髓中脂肪对背景的影响，MRI 对描绘脊柱和骨盆病变方面具有优势。^{99m}锝标记物对骨髓瘤骨病检查灵敏度和特异度均较高，可发现 X 线不能发现的病灶，但同时存在一定的假阳性和假阴性。

（3）病理学检查：大体检查，髓隙被弥漫的棕红色的凝胶样组织替代，可以看到大约

1cm 大小的肿瘤结节。镜下，多发性骨髓瘤是由大片的浆细胞组成，这些细胞异型性的程度没有预后价值。溶骨性破坏是由浆细胞释放的细胞因子刺激破骨吸收增加造成的。

3. 鉴别诊断

（1）骨髓穿刺活检发现大量骨髓瘤细胞，此为最主要的诊断依据。但浆细胞增多也可见于类风湿关节炎，骨髓内肿瘤转移、慢性炎症等诸多疾病，但在上述疾病中，浆细胞一般不超过 10%，且无形态异常。

（2）骨质破坏性改变：此需和肿瘤骨转移、老年性骨质疏松、甲状旁腺功能亢进等相鉴别。

（3）高球蛋白血症：主要为 M 蛋白和（或）蛋白尿（尿中可检出本周蛋白），但 M 蛋白及本周蛋白尚可见于其他疾病如转移癌、巨球蛋白血症、多发性肉瘤等。

4. 诊断标准　WHO 诊断 MM 标准（2001）如下：诊断 MM 要求具有至少 1 项主要标准和 1 项次要标准，或者具有至少 3 项次要标准而且其中必须包括①项和②项，患者应有与诊断标准相关的疾病进展性症状。

（1）主要标准包括：①骨髓浆细胞增多（>30%）。②组织活检证实有浆细胞瘤。③M－成分：血清 IgG >35g/L 或 IgA >20g/L 或本周蛋白尿 >1g/24h。

（2）次要标准包括：①骨髓浆细胞增多（10% ~30%）。②M－成分存在但水平低于上述水平。③有溶骨性病变。④正常免疫球蛋白减少 50% 以上：IgM <0.5g/L、IgA <1g/L 或 IgG <6g/L。

三、治疗措施

多发性骨髓瘤的治疗包括化疗、放疗、手术治疗、止痛剂以及骨髓移植等。只有患者从这种疾病中完全康复，骨病变才能愈合。二磷酸盐用来抑制骨吸收和随后的高钙血症。

（1）化学治疗化疗的目的是延缓多发性骨髓瘤疾病的病理过程，避免骨质破坏的进一步加重。细胞周期非特异性药物是化疗最有疗效的药物，以美法仑及环磷酰胺为首选。过去以 MDC（多药联合化疗）为主，现有人推荐 MP 方案（美法仑 + 泼尼松）为多发性骨髓瘤诱导缓解治疗的首选标准方案。VAD 方案也被认为是一种用药少、疗效高、药效快的诱导方案。

（2）支持治疗对患者出现的伴随症状，对症或紧急处理输红细胞及注射雄激素促进正常造血以纠正贫血；高血钙症应用大剂量泼尼松和（或）加用降钙素等；口服别嘌醇治疗高尿酸血症；血黏滞度增高者用青霉胺或考虑血浆分离，控制感染，改善肾功能；脊髓压迫者应用大剂量激素，局部放疗或紧急行椎板切除减压术；骨痛应用止痛药物、放疗等；对有病理性骨折者按一般骨折治疗原则处理，可做内固定术；四肢病变累及软组织者可考虑行姑息性截肢。

（3）放射治疗本病对放疗较敏感，局部骨痛或有病理性骨折者，局部照射可减轻症状，但对病程经过帮助不大。

（4）其他二磷酸盐治疗的适应证为：平片显示溶骨性改变，骨平片或骨无机质密度测定提示骨量减少，高钙血症。对于孤立性浆细胞瘤，不推荐使用二磷酸盐。

止痛剂的应用应当遵循癌症止痛治疗的原则，常用止痛剂有单一非阿片类止痛剂、非类固醇类抗炎药（尽量避免使用）、弱阿片类、强阿片类、合成阿片类。

除传统治疗方法外，人们开始探索治疗本病的新方法，如α-干扰素治疗此病。体外研究证实α-干扰素与美法仑联合具有协同作用，与泼尼松合用具有加强作用。另有学者开始研究骨髓移植（BMT）治疗此病，同种同基因 BMT 有良好疗效，但不能避免晚期复发，这一问题如何解决，仍有待进一步探讨。

四、预后评价

不经治疗，伴骨病变的患者平均生存期只有 6~12 个月，死亡的原因通常是感染和出血。全身化疗和支持治疗等对骨髓瘤细胞的减少、临床症状及体征的改善、健康状况的恢复已较以往有明显进展。

五、最新进展

多发性骨髓瘤可引起骨质疏松、病理性骨折、高钙血症、骨痛等骨科相关疾病。目前认为，引起这些相关疾病的发生机制是由于骨髓内破骨细胞的激活和成骨细胞功能的抑制造成的，也有多种其他细胞因子作用于其中。

在临床相关实验室检查中，多种反映骨吸收的生物学指标也具有一定的参考价值。例如，空腹尿钙/肌酐比值升高，空腹尿羟脯氨酸/肌酐比值升高，尿吡啶啉和脱氧吡啶啉的增多，血抗酒石酸酸性磷酸酶的增高，Ⅰ型胶原交联氨基末端肽和羧基末端肽，这些都是敏感性和特异性较高的骨吸收指标，其水平变化也能反映治疗的效果。

在治疗方面，二磷酸盐类药物的应用是目前研究的热点之一，有关的适应证、用法用量，目前仍在进一步完善。手术治疗主要用于病理性骨折的治疗，椎体成形术和后凸成形术是较新的术式，特别是后者，除可稳定脊柱、缓解疼痛外，还能使后凸脊柱恢复原先的高度。其他的治疗手段，如蛋白酶抑制剂、伊马替尼、抗 RANKL 疗法尚在进一步研究之中。

（庄正陵）

第十六章

小儿骨科手术

第一节　胫骨内翻（Blount 病）斜形截骨术

一、概述

Erlacher 被认为是最早描述胫骨内翻并胫骨内旋的学者（1922 年），但是 Blount 在 1937 年发表的论著，才促进了人们对这一疾病的认识。Blount 对胫骨内翻的描述是：一种与扁平髋和 Madelung 畸形相似的骨软骨病，只是病变位于胫骨近端骨骺的内侧。目前认为胫骨内翻是一种累及胫骨近端干骺端的获得性疾病，而不是骨骺发育不良或骨软骨病。确切的病因尚不清楚，可能是软骨内骨化发生了改变。可能的致病原因包括感染、创伤、缺血性坏死或隐匿型佝偻病，但无一得到证实。最有可能的原因是遗传性与发育性因素的联合作用。负重是发生本病的必要条件，因为不能行走的患者不罹患本病，而且已清楚证明过早行走和肥胖与 Blount 病有关。

虽然 Blount 病的真正病因仍有争论，临床及 X 线表现却很一致，特征表现是胫骨内翻、内旋及膝反屈。Blount 根据发病年龄将其分为 2 型：①婴幼儿型，8 岁以前发病；②青少年型，8 岁以后至骨骼发育成熟之前发病。婴幼儿型很难与这一年龄组常见的生理性弯曲相区分，特别是小于 2 岁的儿童。约 60% 的患儿为双侧对称发病，而生理性弯曲也几乎总是具有双侧对称的特点。Blount 病的内翻畸形通常进行性加重，而生理性弯曲则随着生长而消失。

尽管青少年型比婴幼儿型少见，但又分成 2 种类型：①8 ~ 13 岁发作，由创伤或感染引起部分骨骺闭合所致；②“迟发”型见于 8 ~ 13 岁肥胖患儿，特别是黑种人儿童，无明确的致病因素。Thompson 等发现，迟发型胫骨内翻的组织学改变与婴幼儿型胫骨内翻、股骨头骨骺滑脱很相似，提示这些疾病有共同病因。他们认为不对称的跨越胫骨近端骺板压缩性剪力作用，可引起骺板分裂，造成正常髁间骨化中心压缩、偏移。Loder 等报道了 15 例迟发型胫骨内翻，大部分为肥胖的黑人小孩，一半以下的患儿双侧发病，平均发病年龄为 11 岁，都有逐渐加重的膝内翻畸形病史，多数患儿有膝关节疼痛，术前平均胫股角为 14°。

胫骨内翻最典型的 X 线表现包括，胫骨近端骨骺内侧半变短、变薄并呈楔行改变，骺板轮廓不规则并向内倾斜。干骺端形成一个通常可触及的内侧突起，但这对胫骨内翻不具有诊断意义。然而，Smith 认为内侧干骺端的碎裂是进行性胫骨内翻的特征性表现，成角畸形恰好发生于这一突起的远端。Langenskiold 发现骨骺的进行性改变和畸形，随着生长发育可分为6期，在第Ⅵ期骨骺内侧部分融合，并向下形成90°角（图16－1）。

对婴幼儿胫骨内翻角度的测量，需参考以下三种测量方法（图16－2、图16－3、图16－4）。

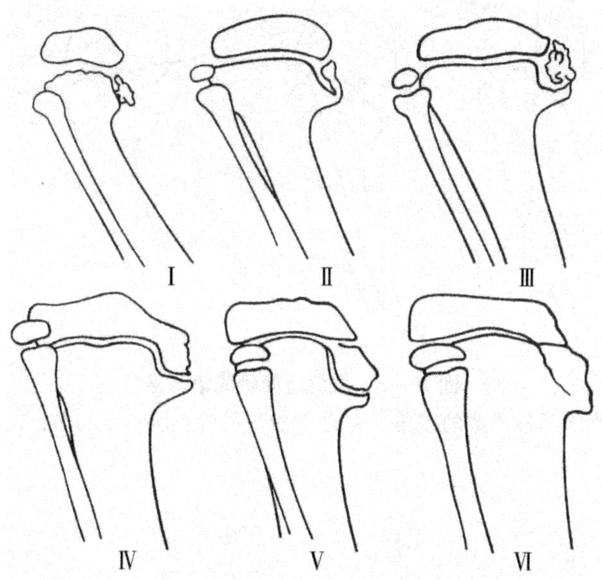

图16－1　婴幼儿型胫骨内翻及随着年龄增加而发展的X线改变示意图

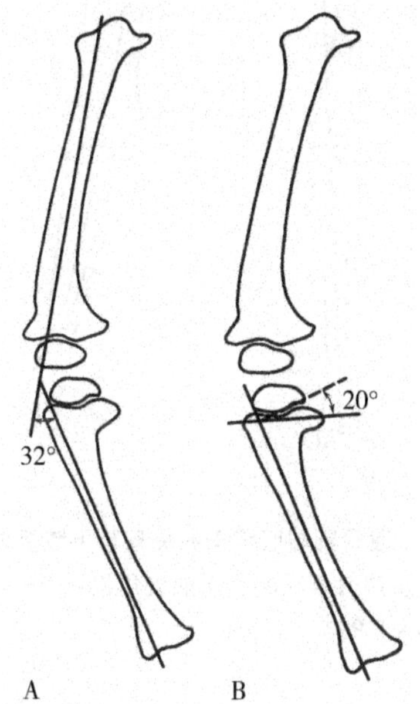

图16－2　A. 胫骨和股骨长轴的交角为胫股角；B. 胫骨长轴的垂线与经干骺端两个突起所确定的干骺端横轴形成夹角，为干骺端骨干角

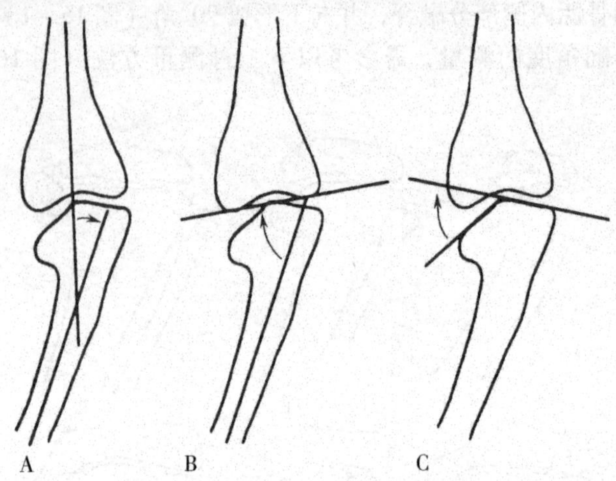

图 16－3　股骨与胫骨成角测量

A. 股骨干与胫骨干所形成的夹角；B. 股骨髁与胫骨干所形成的角；C. 胫骨平台内侧下陷的角度

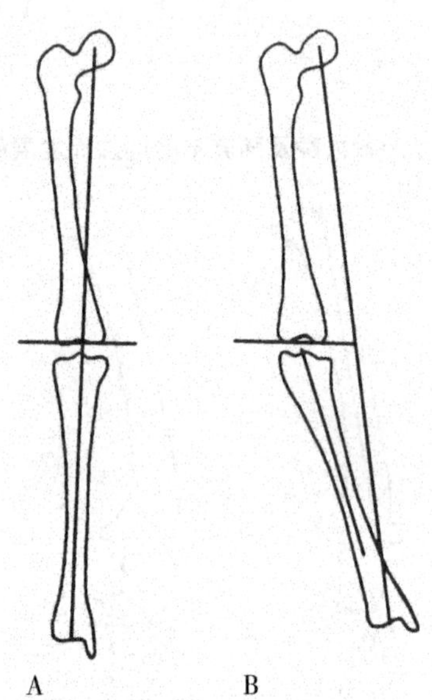

图 16－4　股骨髁与胫骨干的夹角与下肢机械轴的关系

A. 正常的下肢力线，股骨髁与胫骨干的夹角接近 90°；B. 胫骨内翻，股骨髁与胫骨干的夹角小于 90°

二、截骨术

（一）干骺端截骨术

Rab 介绍了通过美容横切口，进行斜行截骨（图 16－5）。截骨线起于胫骨结节远端，止于胫骨干骺端后方的近端，恰好位于骺板的下方。另取切口，切开筋膜，进行腓骨截骨。由于不使用坚强的内固定，所以术后可能应用楔形石膏来调整截骨部位。

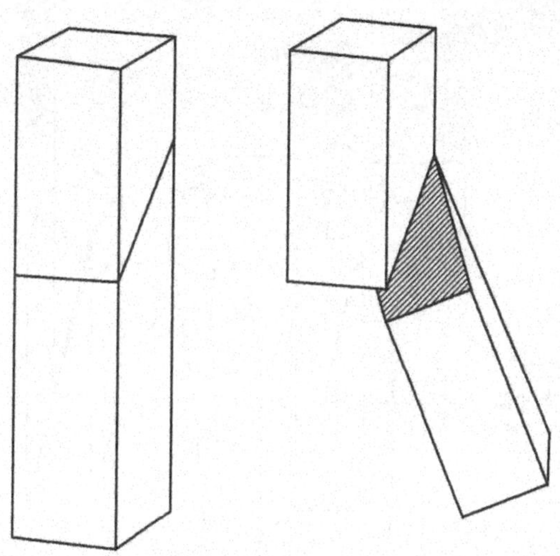

图 16－5　斜形截骨原理：截骨面的旋转产生外翻和内旋

沿着斜行截骨面旋转可矫正畸形，这可理解为不同解剖平面上的截骨。单纯旋转畸形的矫正需要水平面截骨，单纯内翻或外翻畸形则需要冠状面截骨，而自前下向后上的斜行截骨可将二者兼顾，将相互接触的两个面旋转可矫正内翻和内旋。截骨线越垂直（冠状面），矫正内翻的作用越大，反之，截骨线越水平（横断面），矫正内旋的作用越大。按照 Rab 的观点，Blount 病患者内翻和内旋的程度几乎相等，事实上向上 45°的截骨将使大部分畸形获得适当的矫正。他报道可同时矫正达到 44°的内翻和 30°的内旋畸形。当需要矫正不同外旋与外翻角度时，图 16－6 提供了一种快速评估截骨角度的方法。图 16－7 为旋转截骨的数学模型。的外翻角度，横轴上可查到需要矫正的旋转角度，斜交线为与水平面所成的截骨角

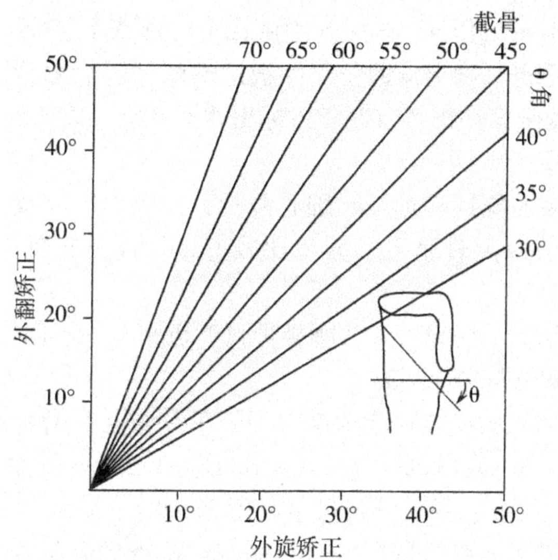

图 16－6　斜行截骨的角度计算表，纵轴上可查到需要矫正

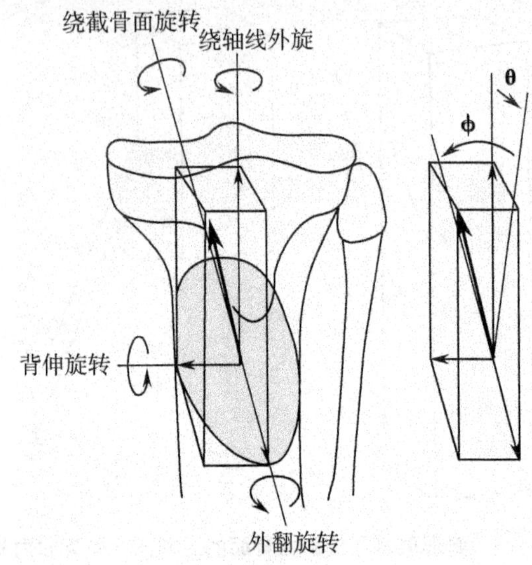

图 16－7　旋转截骨的数学表达

矢量表示在冠状面、水平面及矢状面上的旋转。Rosteot 表示截骨面上的实际旋转量。表示旋转的矢量与截骨平面正常相交（与之垂直）

（二）胫骨斜行截骨术

（1）常规消毒皮肤和铺单，使用气囊止血带。

（2）在胫骨结节下方做横切口：Y 形切开并剥离骨膜（包括鹅肌肌腱的内侧止点），直至板状拉钩或 Blount 拉钩可插入胫骨后方。根据需要可向远端扩展骨膜切口，以便在骨膜下保护后方结构（图 16－8）。

（3）在胫骨结节下 1cm 处以 45°角插入细施氏针，在 X 线透视监视下，使其恰好穿透后侧骨皮质。通过 X 线透视，确定该针位于骺板远端的胫骨后侧骨皮质，测量施氏针插入的深度，用记号笔或无菌带子在锯片或截骨刀标出相同深度，以起提醒作用。还可确定侧位 X 线透视的位置是否合适。

（4）将骨刀或骨锯紧贴施氏针远端，细心截骨，并经常用 X 线透视截骨操作。当截骨接近完成时，由于胫骨前内侧骨膜下显露得比较好，从此处有助于完成最后的截骨操作（图 16－8）。

（5）在腓骨中段另做一小切口，并从腓骨骨膜下切除 1～2cm 骨块。前后移动胫骨截骨断端，使后方的骨膜与截骨断端相剥离。

（6）在胫骨结节外侧，从前向后跨越截骨面钻 1 个骨孔。沿着截骨面外旋和外翻截骨远端（用于 Blount 病），必要时可以过度矫正，用 1 枚 3、5mm 骨皮质螺钉或骨松质拉力钉经所钻骨孔固定截骨端，不要将螺钉拧得过紧（图 16－8）。

（7）切断两切口间皮下筋膜，然后松开止血带，检查动脉是否恢复搏动，特别是足背动脉。止血后放置负压引流，用细的可吸收线皮下和皮内缝合切口。检查术后双下肢的力线，这是一个很重要的步骤。因为单根螺钉固定有足够的松弛性，允许术后根据需要通过楔形石膏矫形，调整截骨位置。术后使用长腿屈膝位管形石膏固定。

（8）术后处理：术后 4 周更换石膏。如果 X 线片上可见到骨痂，只要患者可以忍受，允许患肢负重。石膏固定 8 周或直到 X 线片证实截骨部位已愈合。

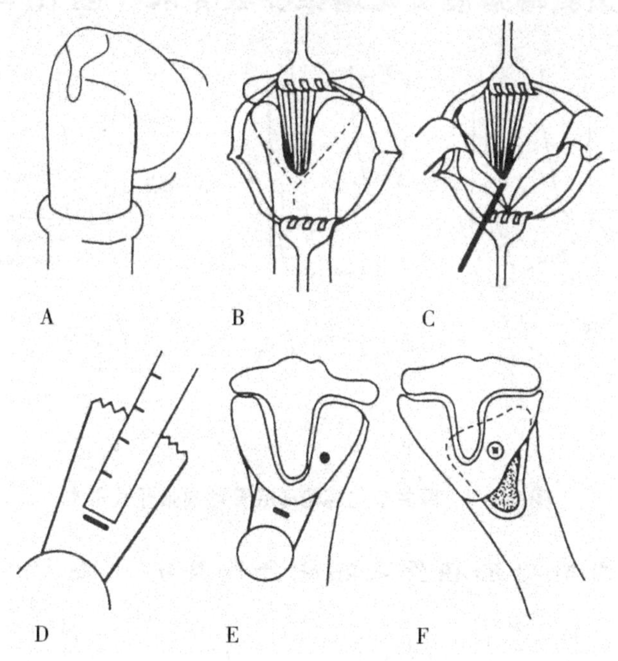

图 16-8　胫骨斜行截骨

A. 胫骨结节处做横切口；B. Y 形切开骨膜；C. 骨膜下显露后，插入施氏针；D. 在骨刀或锯片上做标记以防止截骨过深；E. 在施氏针下方斜行截骨；F. 旋转胫骨远端并以 1 枚拉力螺钉固定

（史文宇）

第二节　胫骨远端截骨术治疗踝关节内、外翻

对跟骨内、外翻畸形，可用跟骨截骨术或三关节固定术解决，但对于踝关节内、外翻畸形，则需要行踝上截骨术，即胫骨远端截骨术方能奏效。只有踝上截骨术，才能将胫距关节恢复正常的水平位。由于胫骨下 1/3 的内翻或外翻畸形导致踝关节内翻或外翻，造成两足底支重点改变，久而久之将会并发足部畸形的出现。

胫骨远端截骨术，根据踝关节内翻或外翻，分为内翻截骨术、外翻截骨术两种，但手术切口和入路均从胫骨内侧进行，外侧只作腓骨的斜形切断即可。对外翻截骨术，一般采用闭合式截骨术，对内翻截骨术，一般采用张开式截骨术。常用的胫骨远端截骨术有三种，现介绍如下：

一、踝关节内翻畸形胫骨远端张开截骨术（图 16－9）

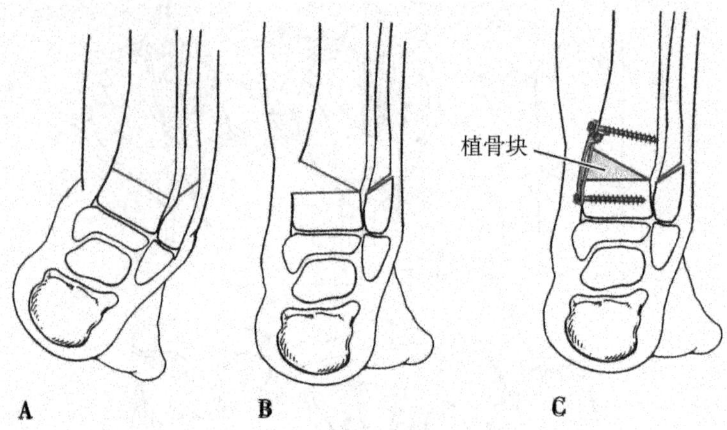

图 16－9　踝关节内翻畸形胫骨远端张开截骨术

二、踝关节外翻畸形胫骨远端闭合截骨术（图 16－10）

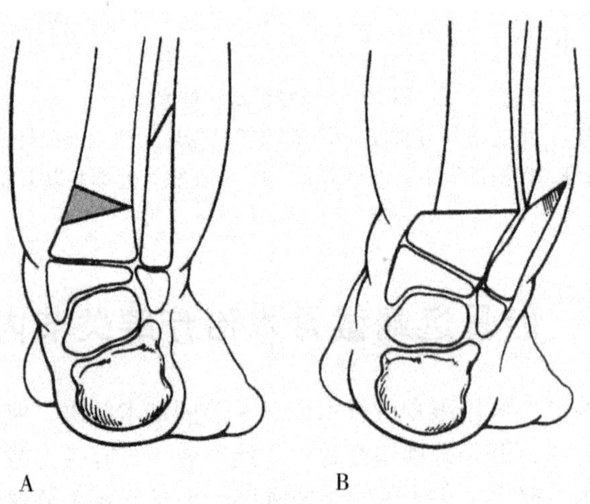

图 16－10　踝关节外翻畸形胫骨远端闭合截骨术

（1）采取前方切口显露胫骨远端，外侧切口显露腓骨远端。

（2）于胫骨远端做三角形截骨，去除的三角骨块可用做植骨材料，注意三角基底应与水平面平行而不是与踝关节相平行。

（3）斜行截断远端腓骨。

（4）再使截骨远端向近端及外侧移位，避免内踝过度突出。

（5）用施氏针固定截骨两端，并用长腿石膏固定。

（6）术后处理截骨完全愈合后才允许负重。

三、踝关节外翻畸形胫骨远端倒 V 形截骨术（图 16－11）

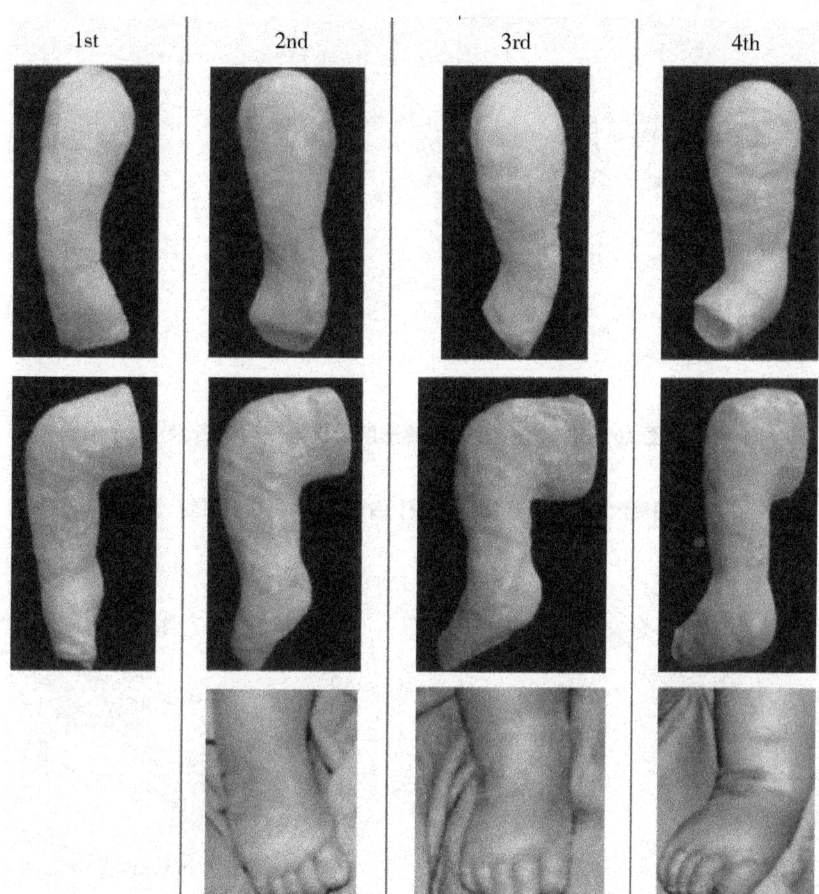

图 16－11　胫骨远端倒 V 型截骨术

（1）患者取仰卧位，在小腿远端 1/3 做前方纵行切口。显露胫骨远端并找到骨骺。

（2）在腓骨远端 1/3 表面做第 2 个切口，根据需矫正的外翻度数，从外侧开始向远端内侧做斜行截骨术。

（3）尽可能在胫骨的远端做以内侧为基底的楔形截骨术。

（4）在校正外翻的同时，内旋远端截骨块来纠正胫骨向外的扭转。

（5）用 2 根克氏针暂时将截骨块固定在矫正的位置，摄 X 线片确定外翻畸形的矫正情况。

（6）距骨应水平，外踝应低于内踝。可用骑缝针或克氏针做内固定：对于骨骺发育快成熟的患者，可用接骨板和螺钉做内固定。

（7）闭合切口，并用长腿石膏管形固定踝和足于中立位。

（8）术后处理　术后即可扶拐部分负重。3 周时换成膝下石膏管形并可完全负重。术后 8～12 周可拔除克氏针。

四、踝关节外翻畸形胫骨远端闭合截骨术（图 16－12）

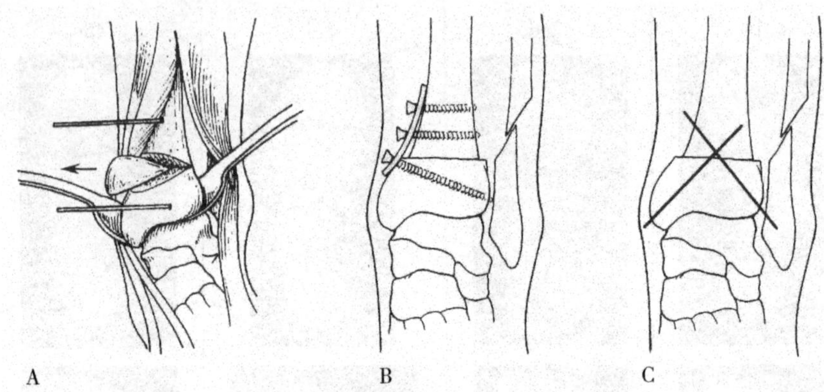

图 16－12　踝关节外翻畸形胫骨远端闭合截骨术

五、踝关节外翻畸形胫骨远端闭合截骨术（图 16－13）

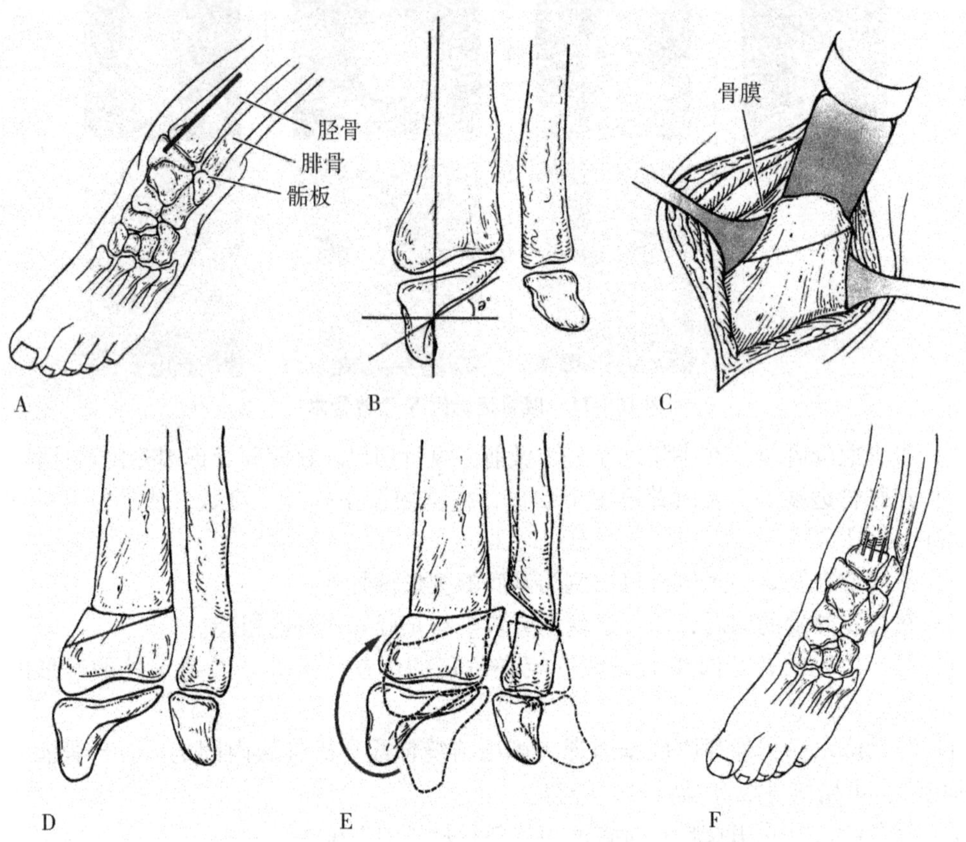

图 16－13　踝关节外翻畸形胫骨远端闭合截骨术

（朱　博）

第三节　发育性髋关节脱位

一、病因

发育性髋关节脱位通常包括以下三种：股骨头半脱位或部分脱位、髋臼发育不良和股骨头完全脱位。新生儿期，真正髋关节脱位的股骨头可从真臼中轻松脱出和复位，而较大年龄儿童的髋关节脱位，股骨头为持续性脱位，股骨头和髋臼也相应发生继发性改变。

DDH 的发病可能和以下几种因素有关：①女婴发病率较高约为男婴的 5 倍；②臀位产的发生率明显高于非臀位产；③DDH 多见于第一胎，有家族史者占 10%；④人种可能在发病中也起一定作用，白人儿童的发病率高于黑人，印度 Navai 地区该病的发病率较高，而中国的发病率较低；⑤DDH 还常伴有其他骨骼肌肉异常，如先天性斜颈、畸形足以及跟骨外翻畸形。

关于 DDH 的病因，目前已提出以下几种学说，包括机械学说（胎产式）、激素学说（引起关节松弛）、原发性髋臼发育不良和遗传学说等。

二、临床表现和影像学检查

DDH 的临床表现因年龄不同而出现的临床症状也不同。

6 个月以内的婴幼儿因股骨头尚未骨化，依靠骨盆平片诊断不太可靠。目前对于此年龄段的婴儿的诊断除了常规行 Ortolani 试验和 Barlow 试验外，影像学上多采用奥地利小儿骨科专家 Graf 教授提出的超声诊断标准（图 16－14）。

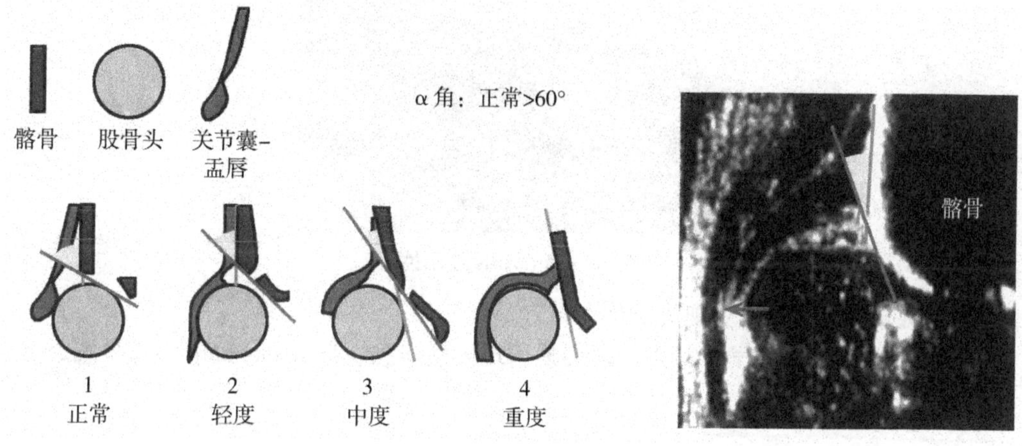

图 16－14　Graf 超声诊断图示

6 个月以上的婴幼儿影像学检查多采用骨盆平片，而且 X 线检查可清晰显示髋臼发育不良或者畸胎型脱位。在骨盆平片诊断中最常用 Perkins 垂线和 Hilgenreiner 水平线，来估计股骨头的位置，可以测量髋臼指数和即 CE 角。正常股骨近端干骺端的鸟嘴样突出部分位于 Perkins 方格的内下象限。新生儿期的髋臼指数通常等于或小于 30°，超过这一数值则是髋臼发育不良的征象。另外年长儿童的 Shenton 线并不连续（图 16－15）。

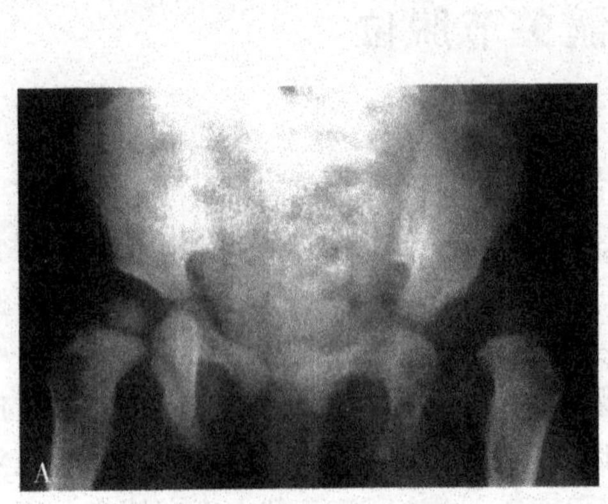

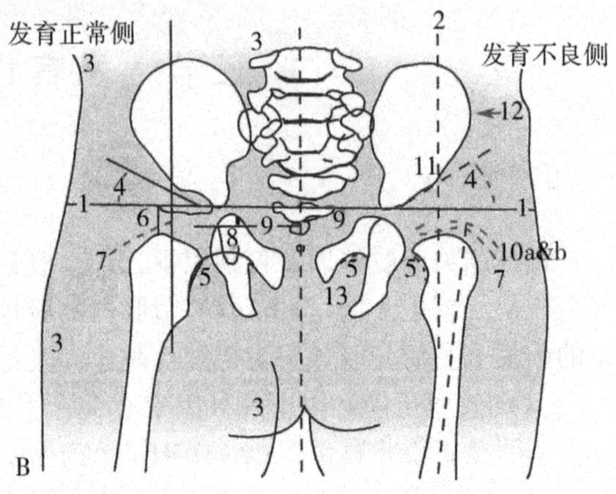

图 16－15　影像学显示脱位的髋关节

6～18 个月的 DDH 患儿的临床体征最常见的是髋关节外展受限和大腿皮肤皱褶的不对称，同时出现 Allis 征阳性（图 16－16）。

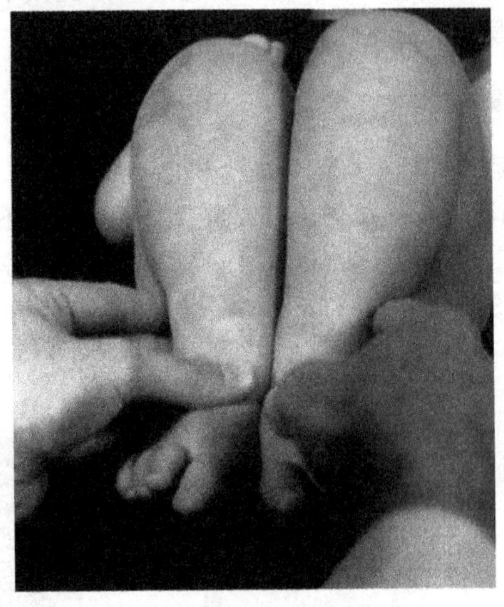

图 16－16　Allis 征阳性

但双侧髋关节脱位时可表现为对称性异常。

大于 18 月龄的婴幼儿学步行走阶段容易出现摇摆步态、Trendelenburg 阳性步态。

三、治疗

DDH 的治疗与年龄有关，应根据不同的病理变化选择不同的治疗方法。根据年龄不同可分为 5 个组：①新生儿组（出生后～6 个月龄）（图 16－17A）；②婴儿组（6～18 个月龄）（图 16－18）；③幼儿组（18～30 个月龄）（图 16－19）；④儿童组（3～8 岁龄）（图 16－20）；⑤青少年组（大于 8～10 岁龄）。

（一）新生儿组（出生后～6 个月龄）

对于出生后 6 个月内、Ortolani 和 Barlow 试验阳性的患儿，治疗的目的是稳定髋关节。

对于有轻中度内收肌挛缩的患儿，主要是将脱位的髋关节复位。目前治疗上应用最广泛的是Pavlik吊带保守治疗，据文献报告其应用的成功率为85% ~95%（图16－17A）。

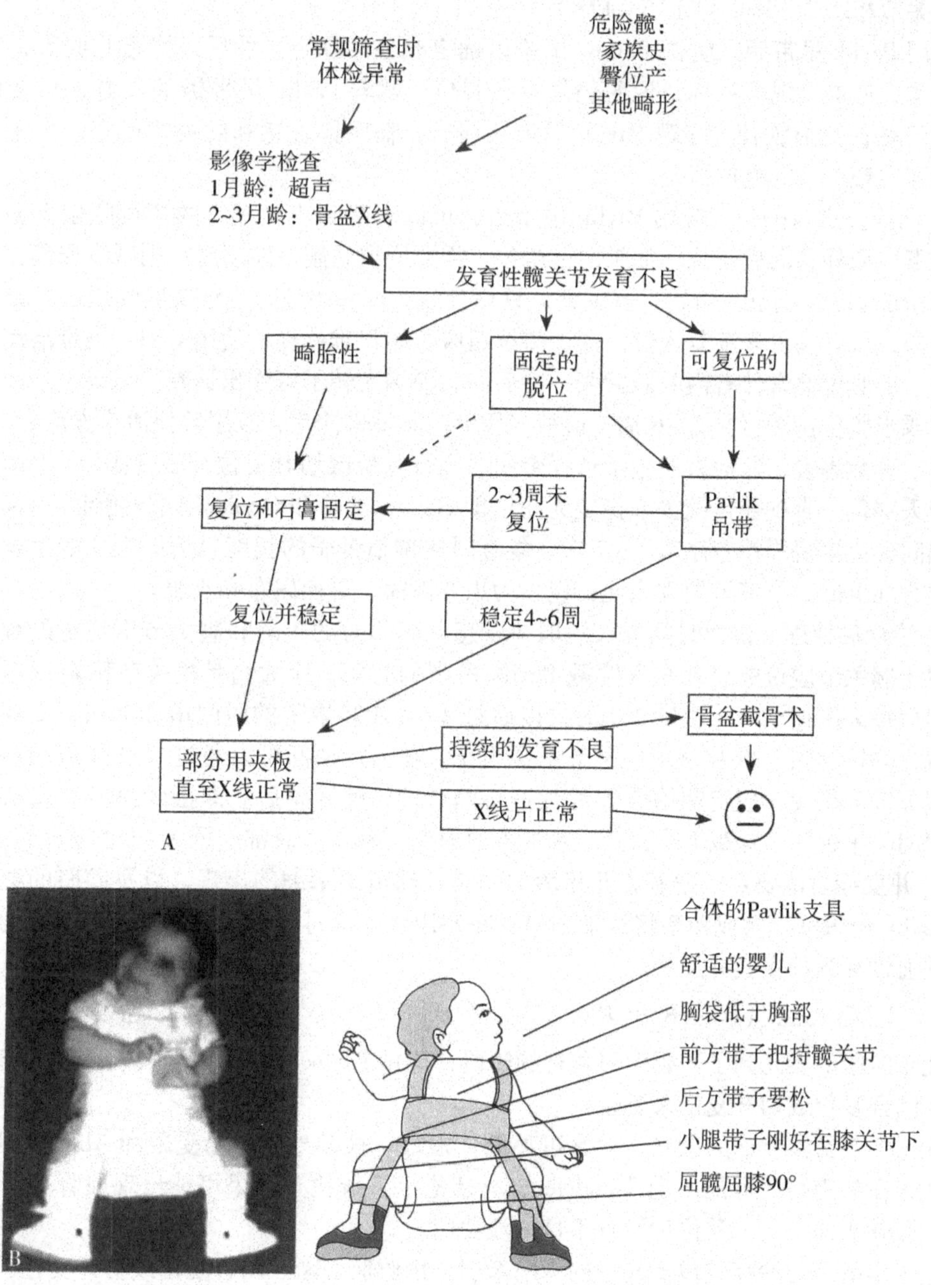

图16－17 A. 新生儿组治疗流程；B. Pavlik吊带示意图

1. 治疗方法 Pavlik吊带由1条胸带、2条肩带和2个镫带组成。前内侧镫带使髋关节屈曲，后外侧镫带使髋关节外展。穿戴Pavlik吊带时，将穿着舒适衬衣的患儿仰卧，首先系上胸带，调整松紧度使胸壁与带子之间保持3指宽的距离，保持胸带位于乳头平面，然后扣紧肩带，再将双足同时放到镫带内，调整前屈的带子使髋关节位于屈曲90°到110°位置，最后调整后外侧带子呈略微松弛状，以限制内收，但不能强迫外展。为确使髋关节稳定而采取过度外展是不可接受的。在穿用Pavlik吊带时，即使双髋关节完全处于内收状态下，也应保持双膝关节相距3～5cm（图16－17B）。

应用Pavlik吊带后，应作Barlow试验以确定充分的稳定。然后，将患儿俯卧，触摸双侧大转子，如果发现不对称，说明仍然存在脱位。戴着Pavlik吊带摄X线片，可帮助证实股骨颈正对着Y形软骨。穿戴Pavlik吊带几周后，临床检查感到髋关节稳定，再作超声检查帮助证实髋关节的复位情况。

2. 治疗要点与陷阱　应用Pavlik吊带后，可以观察到4种基本的持续脱位类型，即向上、向下、向外和向后脱位。如果向上脱位，需要增加屈髋；向下脱位则减少屈髋；在穿戴Pavlik吊带时向外脱位，初始只需观察，只要X线片或超声波检查证实股骨颈正对着Y形软骨的方向，股骨头可逐渐复入髋臼内。持续后脱位则很难处理，使用Pavlik吊带治疗往往不能成功。后脱位通常伴有内收肌紧张，在后侧触摸到大转子可作出诊断。如果上述任何类型的脱位或半脱位持续存在3～6周，应放弃用Pavlik吊带治疗，改用其他治疗方法。

对于多数患者，其他方法包括选择牵引、闭合复位或切开复位和石膏固定。Pavlik吊带应该全天穿戴，直到获得髋关节稳定为止，即Barlow试验和Ortolani试验阴性。穿戴Pavlik吊带期间，应该每周检查患者1～2次，复查时应调整带子的长度以适应患儿的生长，指导家长学会在Pavlik吊带里护理患儿，包括为患儿洗澡、更换尿布和衣服。

3. 治疗后处理　治疗时间的长短取决于患儿确诊时的年龄和髋关节不稳定的程度。例如，对于髋关节脱位的患儿全天穿戴Pavlik吊带的时间，应大约是髋关节稳定后再加两个月。然后每天取掉Pavlik吊带2小时，以后每2～4周将取下的时间增加1倍，直到仅需夜间穿戴，并持续到X线片显示髋关节正常为止。在治疗期间可以通过X线片或超声检查来确认髋关节的位置，应定期拍摄X线片进行随诊即治疗开始后立即摄X线片，每次大范围调整Pavlik吊带后、穿戴1个月后、患儿6个月龄时和1岁时都应摄X线片。

4. 并发症防范要点　随着患儿年龄的增长，软组织挛缩的出现，以及髋臼的继发性改变，Pavlik吊带治疗的成功率将逐渐下降。在使用该方法时要求注意每个环节，因为包括股骨头缺血性坏死的潜在并发症。

（二）婴儿组（6～18个月龄）

此年龄段的婴儿到了开始学习爬行的阶段，应用Pavlik吊带治疗的成功率显著降低，可能需要闭合复位或切开复位来矫正。

在这个年龄段就诊的患儿，通常可见肢体短缩、被动外展活动受限和Allis征阳性。如果患儿正在学走路，可能出现Trendelenburg步态。X线检查结果可能出现股骨头骨骺骨化延迟、股骨头向外上方移位和发育不良的浅髋臼。

这个年龄组的治疗应包括充分的术前牵引、内收肌切断、闭合复位或切开复位，最后行“髋人字石膏固定术”（图16－18）。

1. 术前牵引　此举可减少股骨头缺血坏死发生率和促进股骨头的复位。它主要是采用骨牵引，牵引重量为患儿体重的1/7～1/9，可使牵引充分，同时积极复查骨盆平片以查看股骨头位置。

2. 内收肌切断术　适用于轻度内收肌挛缩者。对于较长时间的内收肌挛缩，则应选择小的横行切口切断内收肌。

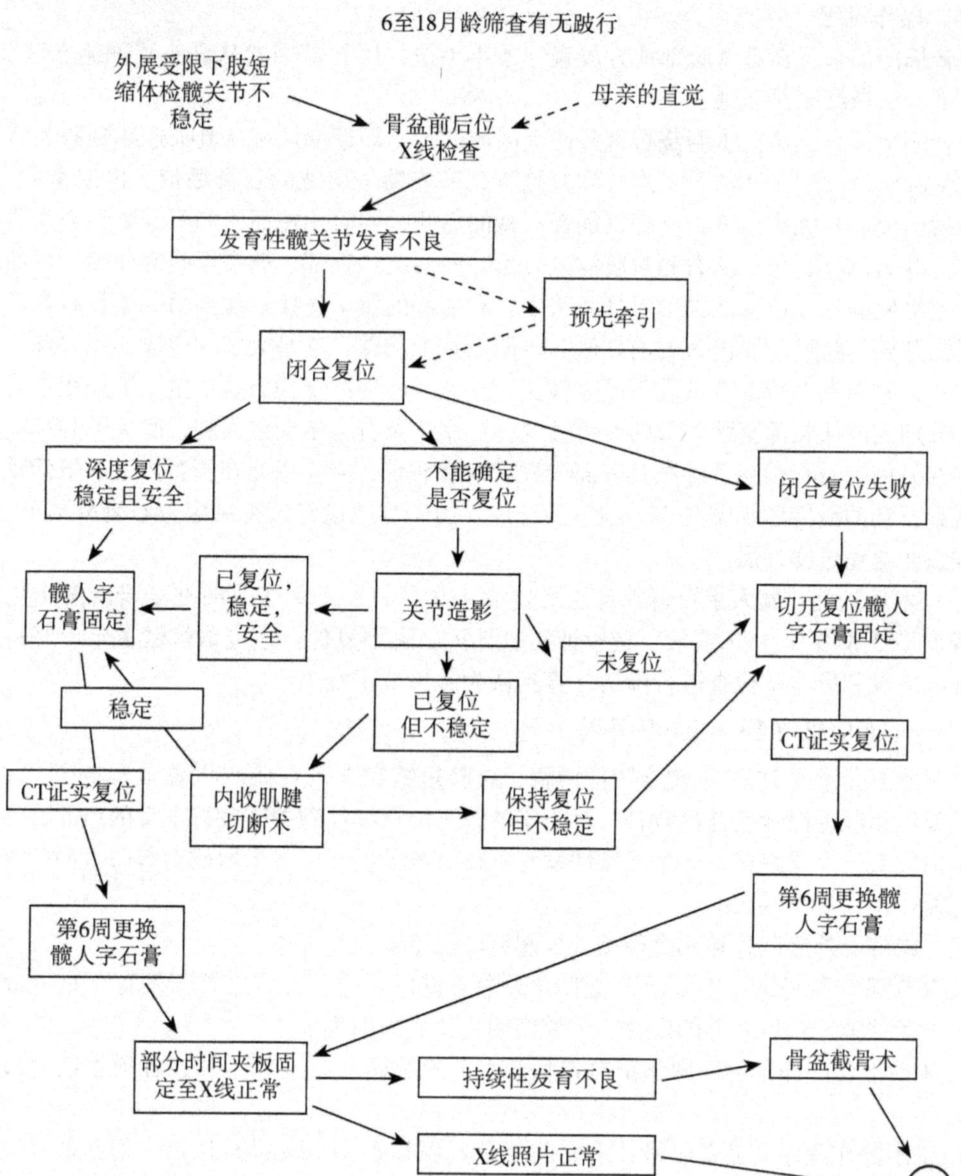

图 16－18　婴儿组治疗流程

3. 闭合复位　应在全身麻醉下，轻柔地完成闭合复位。

4. 髋人字石膏的应用　确定复位稳定后，于髋关节屈曲 95°、外展 40°～45°的位置，使用髋人字石膏固定于“人类位置”。

5. 髋人字石膏技术

（1）术前准备：患者已经通过以上几种措施的综合治疗，髋关节已经复位。

（2）麻醉：全麻。

（3）体位：将已经麻醉的患儿呈仰卧位置于石膏床上，将髋关节外展 40°～45°，屈髋约 95°。

（4）操作过程

石膏棉的铺垫：在患者腹部前方放置一条小毛巾，用石膏棉卷从乳头平面缠至踝关节，再用标准毡垫条缠于骨凸处。

石膏绷带缠绕方法：①缠绕石膏分两个区域进行，即近端区域从乳头连线到膝关节，远端区域从膝到踝关节。②从乳头连线到双侧膝关节先缠一层宽的石膏绷带，再用 4～5 个石膏条从后向前、从乳头到骶骨缠绕以加强石膏的后侧，同时用短而厚的石膏条加强腹股沟的前外侧。③另用一石膏条从右侧腹股沟区开始，向后绕过臀部、髂嵴至腹部前侧，再回到对侧大腿重复此操作。这些加强的石膏条将大腿和上部的躯干连接。④用另一条长石膏条从膝关节平面开始，跨过腹股沟区的前外侧、再向上到上胸壁，这是大腿和躯体的主要连接和固定物之一，并用宽石膏绷带从乳头缠至膝关节，完成近端区域的石膏固定。⑤应用单卷石膏绷带，分别完成从膝部至踝关节的石膏缠绕，再用 2 条石膏带加强大腿、膝关节和小腿的内外侧。⑥另用一卷石膏绷带缠在其表面。最后安装肩带，防止患儿在石膏内上、下活动。

观察石膏的最后形状应有 40°～45°的外展。髋关节的稳定位置决定着石膏外展的度数，并再次强调避免过度外展。

（5）术后处理：髋人字石膏固定需要持续 4 个月，可于 2 个月时在全身麻醉下更换一次石膏，并摄 X 线片、CT 或关节造影证实股骨头已解剖复位。适度锻炼髋关节，坚持长期通过临床检查和影像学检查进行随访，直到认为髋关节正常为止。

（三）幼儿组（18～30 个月龄）

大年龄段儿童的 DDH 表现会阴部增宽、患肢短缩和下段脊柱前凸增加等症状，往往需要切开复位和股骨截骨或骨盆截骨。对于年龄较小的持续性髋关节发育不良的患儿，通过股骨近端内翻截骨可望纠正。如果原发性发育不良只累及髋臼，只采取改变髋臼方向的骨盆截骨术即能矫正（图 16－19）。

股骨内翻、外旋截骨和儿童型接骨板螺钉内固定术：

1. 适应证与禁忌证　①骨截骨使股骨头中心复位，即股骨头已置于发育不良的髋臼的中央；②髋关节未获得满意的发育；③髋臼的生长潜力消失。

2. 术前准备　详尽的影像学资料包括，术前骨盆平片，双髋平片，各项术前血液项目检查。

3. 手术操作程序　显露股骨：沿髂前上棘处做长 8～12cm 纵行切口，切开髂胫束，向远端剥离股外侧肌起点，显露股骨外侧。

截骨位置选择：与小转子水平，用骨刀在股骨皮质上标出横行截骨线，也可用 C 形臂 X 线机核实正确的截骨部位。继之，在股骨前侧皮质标出一纵行线，作为旋转角度的参考线。

置入接骨板内固定：在紧靠大转子的下方钻孔并用 C 形臂 X 线机监测，将一适当长度的导针穿入股骨颈部作为角度调整的指导。用 C 形臂 X 线机检测导针的位置，一旦导针位置安放正确，用测孔器确定套管螺钉的长度，随后按套管螺钉的长度攻丝达到对侧骨皮质，将适当长度的中间加压螺钉沿导引针拧入。安放一枚加压螺钉防止在截骨后手法矫形时接骨板的移位，用该型接骨板螺丝钉系统的专用有槽螺丝起子将螺钉固定紧。

截骨：按照设计好的矫正角度进行横形方向的截骨。如果需要进行旋转，截骨面应该通过内侧皮质骨。在进行旋转矫形前可在股骨皮质骨上做一纵形标记，然后旋转股骨达到需要前倾的角度（通常为 15°～30°）。由为了获得较合适的内翻角度，常常需要在内侧骨皮质做一楔形截骨使颈干角保持在 120°～135°。

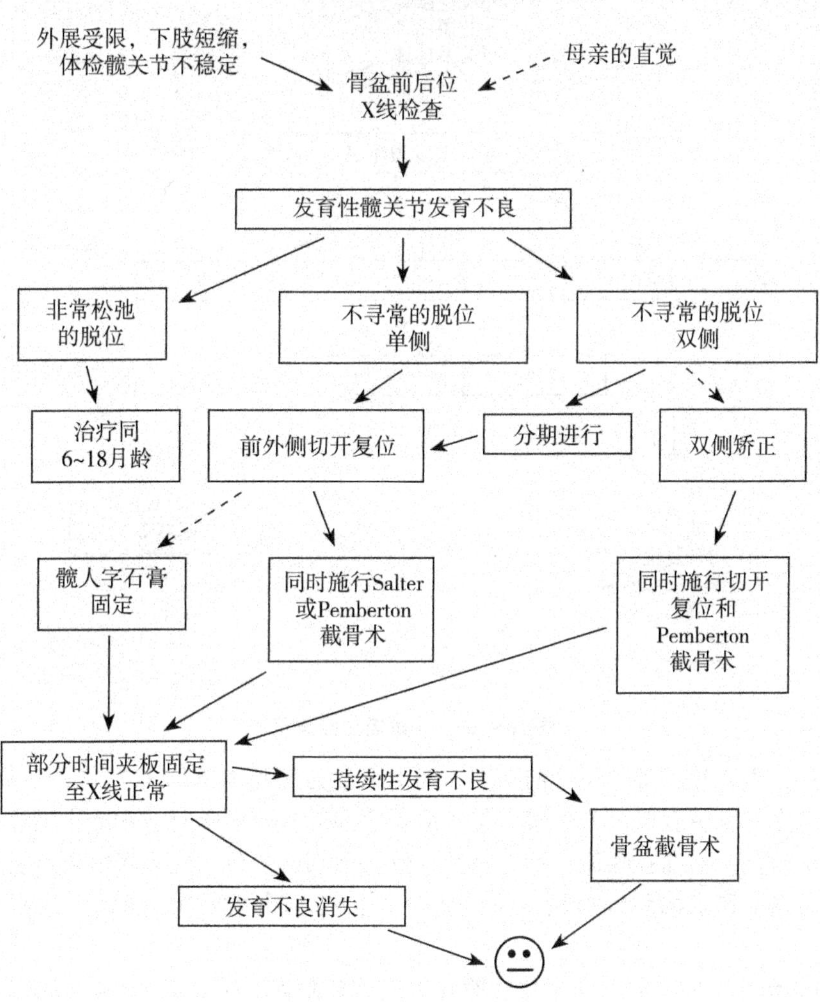

图 16－19 幼儿组治疗流程

4. 术后处理 单髋人字石膏固定 8～12 周，直至截骨愈合。内固定可于术后 12～24 个月取出。

5. 手术要点与陷阱 为了获得截骨面的压缩，可以将加压螺钉放在接骨板压缩槽的最远端，固定螺钉必须穿透内侧骨皮质。如果不需要截骨面的过度压缩，可以将加压螺钉放在接骨板压缩槽的中间或中下 2/3 处。逐一固定每一个螺钉。为了保证截骨面的稳定性，位于接骨板近端的第一枚螺钉必须穿过截骨面。通过安放最后一枚螺钉的位置可以获得截骨面一定的压缩程度，向下移动一个标准深度固定螺钉可使截骨面压缩 5mm，向下移动两个标准深度固定螺钉可使截骨面压缩 10mm。经正位 X 线片证实内固定器和截骨两端的位置合适后，冲洗切口和分层缝合切口。如有必要可放置负压引流。术后用单髋人字石膏固定。

（四）儿童组（3～8 岁龄）

3 岁以上尚未治疗过的 DDH 病例是较为困难的，此年龄组髋关节周围的结构已发生适应性短缩，髋臼和股骨头也出现结构性改变，因此需要切开复位（图 16－20）。

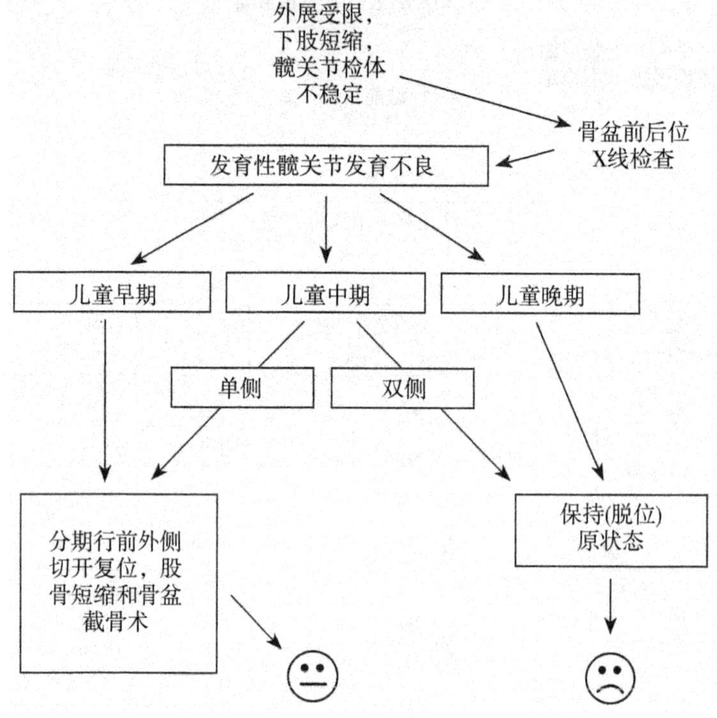

图 16－20　儿童组治疗流程

术前准备：术前建议常规作骨骼牵引，牵引重量为患儿体重的 1/7～1/9，牵引应充分，定期复查骨盆平片，查看股骨头位置。尽管股骨短缩截骨有助于复位和减少潜在并发症，但手术技术要求较高。目前在临床治疗上多采用髋关节切开复位、股骨短缩或联合骨盆截骨等手术，此法可避免昂贵的住院费用，获得髋关节复位，同时减少了股骨头缺血性坏死的发生率。

1. 髋关节切开复位、关节囊紧缩、股骨短缩旋转截骨、接骨板螺钉内固定术

（1）体位：患者仰卧于手术床上，患髋下方置一可透 X 线的体位垫。常规消毒下肢和铺单。

（2）显露：采取前方髂股部切口联合外侧直切口。经前方髂股部切口如同髋关节切开复位描述的步骤，充分显露关节囊，便于行关节囊紧缩缝合。于大转子的尖端向股骨干下 1/3 作一直切口，逐层切开阔筋膜张肌、髂胫束和股外侧肌。显露股骨干后，在小转子水平标出一横行截骨线，另在股骨近端的前缘标出一纵行线作为股骨旋转的参照线。根据术前 X 线片估计术中股骨需要短缩的长度，即股骨头上缘至 Y 形软骨的距离，通常要短缩 1～3cm。

（3）截骨：于股骨颈内拉力螺丝钉的稍下方截断股骨，再于此截骨线远端的适当距离作第二处截骨。第二处截骨的角度依照内翻和旋转的需要，并截除已测定的一段股骨干。

（4）复位及矫形固定：在小转子处切断髂腰肌附着点，切开附着股骨颈内侧的关节囊，但要避免损伤旋股内动脉。利用股骨颈内拉力螺丝钉的杠杆作用，将股骨头轻柔的复入髋臼，并使截骨近端内旋 15°～45°，矫正增大的股骨颈前倾角。把截骨两端对齐，侧方接骨

板上端与股骨颈内拉力螺丝钉连接固定，再把接骨板下端固定到截骨远端。应用 X 线片，确认股骨短缩和股骨头复位情况。

（5）骨盆截骨：如果有指征矫正髋臼发育不良，可进行 Salter 或 Pemloerton 骨盆截骨，细致、彻底的紧缩缝合关节囊，把关节囊最外侧部分拉倒最内侧缝合，切除假臼处多余的关节囊。冲洗两个切口后，常规闭合切口。如有必要可放置负压吸引。

用髋人字石膏固定，保持髋关节轻度屈曲、外展和旋转中立位。

（6）术后处理：术后 24～48 小时拔除引流，8～12 周拆除髋人字石膏。定期摄 X 线片，观察股骨头和髋臼的发育。虽然下肢不等长不常见，但每年应做一次随诊检查，必要时摄扫描 X 线片，测量两下肢长度。

2. 骨盆截骨　骨盆截骨包括：①髂骨截骨（Salter）；②髋臼成形（Pemberton）；③游离髋臼截骨（Steel 三处截骨或“转盘式”髋臼截骨）；④造盖术（Staheli）；⑤髋臼内移截骨（Chiari）。为矫正年长儿童的股骨头和髋臼异常，上述骨盆截骨可同时行股骨短缩截骨（图 16－21）。

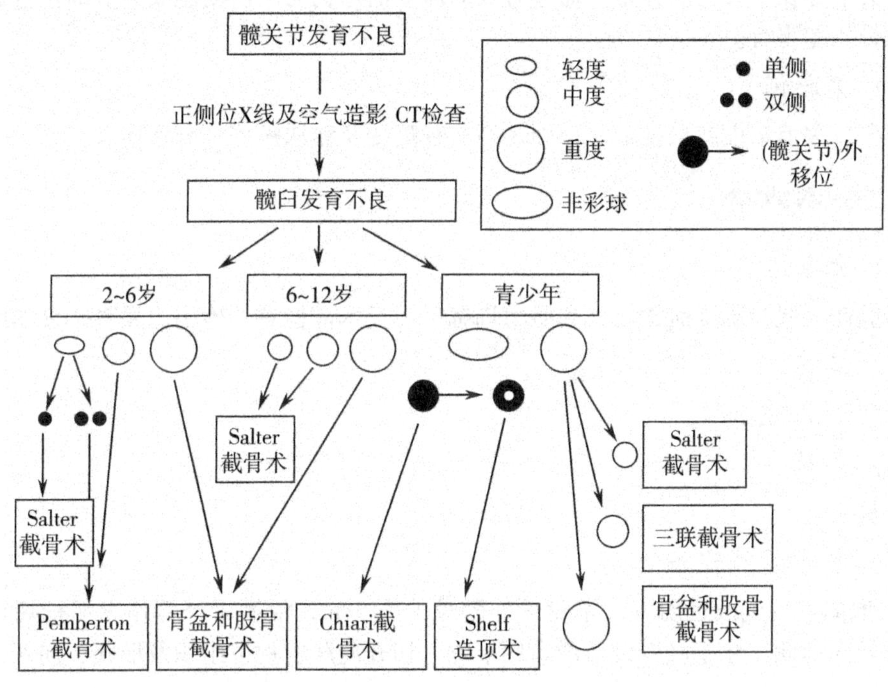

图 16－21　不同年龄段选择不同的截骨方式

（五）青春期和青年组（大于 8～10 岁龄）

当年龄大于 8～10 岁的儿童或成年人，其股骨头已不能移下到髋臼水平，只能采用姑息性及补救性手术，在罕见的情况下，才考虑做股骨短缩和骨盆截骨联合手术，但术后髋关节功能可能很差。然而，即使年龄已 6～8 岁的单侧髋关节脱位，应更多地考虑复位。双髋关节脱位是关节固定术的禁忌证。此年龄组的双髋关节脱位不应予以复位。待进入成年期后，再考虑作全髋关节置换术。在髂骨翼形成假臼的 DDH，比无假臼者更易在成年后早期发生退行性关节病。髋关节已复位，但有髋臼发育不良伴有疼痛者，可选择适当的骨盆截骨术进行治疗。

（朱　博）

第四节 屡发性髌骨脱位

一、目的及意义

通过调整髌骨力线重建伸膝装置，以矫正髌骨脱位和防止脱位复发，防止髌骨软骨的进一步损伤，尽早矫正髌骨力线不正引起的恶性循环，恢复髌股关节的正常运动轨迹和稳定性。

二、适应证与禁忌证

（一）适应证

髌股关节存在发育上的异常，通过有效的保守治疗仍无法恢复髌股关节的正常运动轨迹和维持髌骨的稳定者。

（二）禁忌证

伴有多发关节挛缩或松弛症、周围神经血管病变及糖尿病等全身疾病者。

三、手术方法

（一）术前准备

前行股四头肌和腘绳肌柔韧性和肌力训练，通过术前检查明确引起发育不良的因素。

（二）麻醉

全麻或硬膜外阻滞。

（三）体位

平卧位。

（四）手术操作程序

1. 采取髌前外侧改良切口　于股骨外髌骨上方5cm，沿髌骨外侧作纵弧行切口，至髌骨外下方转向前侧，止于胫骨结节的内侧下方。切开皮肤、皮下组织及筋膜，向两侧牵开皮瓣，显露膝前软组织。

2. 外侧松解　将髌骨外侧的挛缩组织充分松解，包括髌韧带外侧，挛缩的髂胫束，股外侧肌及关节囊，如股二头肌紧张亦一并松解。

3. 髌骨的复位　沿髌骨内缘股直肌与股内侧肌之间切开，此时髌骨可复位至股骨髁间。如果股四头肌腱和髌韧带仍不成直线，屈曲膝关节仍存有髌骨外脱位的力量，可将外侧髌韧带一半移缝至内侧，纵形切开髌腱，分成两半，于胫骨结节处的外侧一半切断，将其从内侧一半的后方拉紧，与内侧软组织及缝匠肌止点拉紧缝合。

4. 修补缝合软组织　加强伸膝装置将内侧松弛的关节囊及滑膜切除一部分后拉紧缝合。将股内侧肌稍向上游离之后用肌腹组织盖过髌骨缝合于髌骨外缘，加强固定髌骨于中立位的力量。

5. 被松解的股外肌远端向上移位缝于股四头肌腱上部，减少向外牵拉髌骨的力量　切除内侧多余关节囊及滑膜修补外侧滑膜缺损。术中屈曲膝关节90°，髌骨不再向外滑移，即认为满意。

（五）术后处理

术后将患肢抬高，长腿石膏托固定于伸膝位共6周，早期锻炼股四头肌收缩功能，6周后拆除石膏逐渐练习膝关节伸屈活动，扶拐负重及行走，并辅以理疗及体疗。

四、典型病例介绍

患儿高某某，女，14岁，以“发现右膝无力，反复摔倒3年”为主诉入院。查体：右大腿肌肉萎缩变细，膝关节周围无肿胀、压痛，髌骨内侧韧带松弛，外侧紧张，右膝主动伸屈功能正常，伸屈过程中髌骨外移明显，屈膝时髌骨外侧脱位，伸膝髌骨自动回复。髌骨内移活动度减少，恐惧试验阳性。右下肢末梢循环、皮肤感觉正常，各足趾活动良好。X线检查：右股骨外髁发育欠佳，髁间窝浅平。屈膝30°轴位片显示髌骨外侧脱位。经手术治疗，髌骨复位，无复发，关节活动度恢复正常（图16－22A－D）。

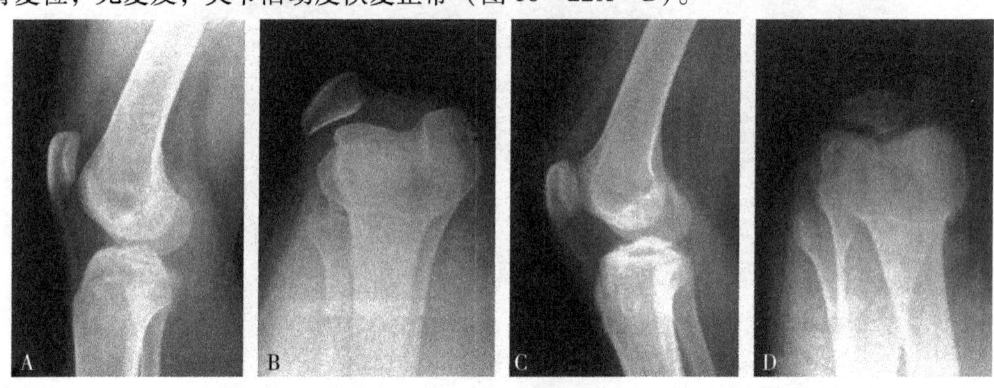

图16－22　典型病例介绍

A－B. 术前侧位和轴位X线片；C－D. 术后侧位和轴位X线片

五、手术要点及缺陷

手术应根据不同年龄、不稳定程度、不同的病理因素选择不同的方法，尽可能使股四头肌力线恢复正常。髌骨外侧组织松解要彻底；矫正要适度，以膝关节屈曲90°位时髌韧带张力不大为宜。无论采用何种方法手术结束时，屈曲膝关节至90°过程中，髌骨应不再向外滑脱，而且膝关节屈曲范围不受限制。手术缺陷是创伤较大，术后需石膏固定至少6周，对大龄重度髌骨脱位患儿效果不确切。

六、并发症防范要点

早期并发症包括感染或神经、血管损伤等，晚期并发症包括脱位复发或向内侧脱位，关节活动受限，活动时疼痛，骨性关节炎等。防范要点是注意术前术后的有效功能锻炼，术中要明确并矫正每一种发育不良的因素，矫正力度适中。

（朱　博）

第五节　先天性马蹄内翻足

一、目的及意义

天性马蹄内翻足的发病率约为1‰，马蹄内翻足的病因目前主要集中在以下两种，一种理论认为距骨内的原始胚浆缺陷引起距骨持续性跖屈和内翻，并继发多个关节及肌肉肌腱等软组织改变。另一个理论认为是多个神经肌肉单位内的原发性软组织异常，引起继发性骨性改变。为了有效地治疗马蹄内翻足畸形，必须了解它的病理变化。马蹄内翻足的三种主要病理变化是跖屈、内翻和内收畸形。然而。畸形的严重程度则不尽一致，整个足可以处于跖屈和内翻的位置伴前足内收及高弓畸形。畸形也可不很严重，仅有轻度的跖屈内翻畸形。马蹄内翻足多伴有胫骨内旋，踝关节、跗骨间关节以及距下关节都有病理改变（图16－23）。

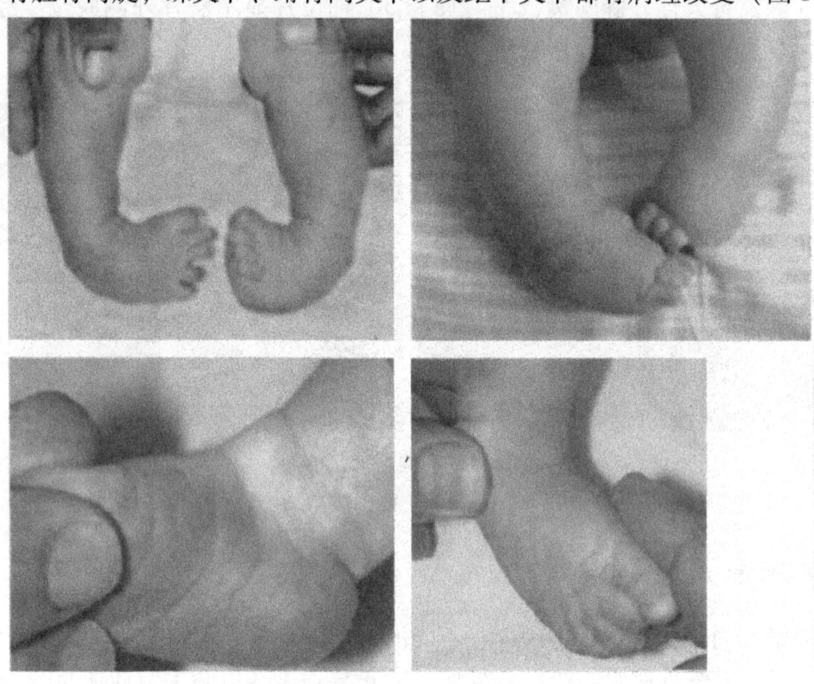

图16－23　马蹄内翻足

非手术治疗：马蹄内翻足的初期治疗为非手术疗法，目前常用潘塞缇矫形石膏管形固定术。生后6周内，每周进行一次手法矫正和石膏管形固定。此后改为每2周作一次手法矫正和石膏管形固定，直到患足在临床上及X线片上均得到矫正为止（图16－24）。

手法矫正和石膏管形固定的操作应按下列步骤进行：首先矫正前足内收，继之矫正足跟内翻，最后矫正后足跖屈畸形，最后达到后足背伸的目的，从而将防止出现扁平足、摇椅足畸形。如果儿童的年龄已至6个月时，应从临床上的外形和反复摄足的正位片及应力性背伸侧位X线片，证明其马蹄内翻足畸形已得到矫正。对于能合作的家庭，可佩戴矫形支具，将患足间歇性固定。

适应证与禁忌证：马蹄内翻足的手术适应证为经过系列手法和石膏矫形治疗后，畸形仍没有得到矫正者。通常，僵硬型马蹄内翻足畸形，其前足通过保守治疗已得到矫正，但后足则仍然固定在内翻和跖屈位置上，或畸形复发。治疗马蹄内翻足的手术必须适合于患儿年龄和需要矫形的畸形程度。

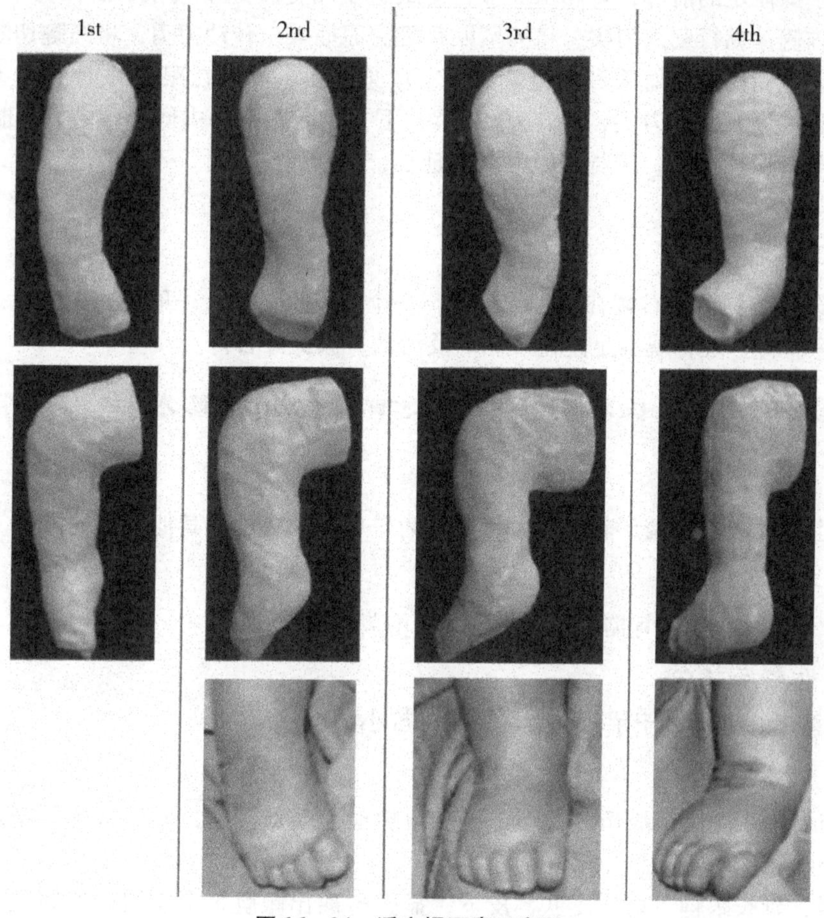

图 16－24　潘塞提石膏示意图

治疗马蹄内翻足的一般原则：①手术完成时松开止血带，并电灼止血；②于足跖屈位，仔细的缝合皮下组织和皮肤。如果需要防止皮肤张力过大，于术后两周后首次石膏时，再把足置于完全矫正的位置。手术体位则由手术医师自己决定。手术方法较多，要针对畸形的具体情况，采用不同的手术方式。

二、经皮跖腱膜切断、跟腱延长术

（一）手术指征

4 个月以上的婴幼儿，经非手术方法治疗，足部其他畸形已矫正，而仍遗留马蹄畸形，跖腱膜紧张者。

（二）术前准备

清洁皮肤，术前半小时肌注阿托品。

（三）麻醉与体位

基础麻醉；患儿仰卧于手术台上，屈膝外旋小腿。

(四) 手术步骤

术者一手握住足的前部，背屈踝关节，使跟腱及跖腱膜处于紧张状态，另一手持尖刀，在足底中部内侧，纵行刺入刀尖，将刀紧贴跖腱深面插入，转动刀刃，将跖腱切断。注意勿切入太深，以免损伤足底血管和神经。用纱布压迫止血。然后在跟腱的上下方（两者相距4cm左右）正中纵行刺入刀尖，旋转刀刃90°，下方切断跟腱的内侧半，上方切断跟腱的外侧半；进一步背屈踝关节，感觉到跟腱撕裂延长，马蹄纠正即可。不用缝合刀口，仅敷无菌纱布。

(五) 术后处理

①术后即用长腿管形石膏在矫正位固定，一个月更换一次，一般更换3次后，穿矫形鞋1年。②注意石膏护理，观察足趾血液循环及活动，保护好石膏。

三、切开跟腱延长和踝关节后关节囊切开松解术

(一) 手术指征

1岁以上患儿，马蹄畸形较为严重，可作为单项手术或配合其他手术进行。

(二) 术前准备

术前拍X线片，排除骨骼畸形，术前3天泡脚，每日二次。

(三) 麻醉与体位

全身麻醉；患儿仰卧于手术台上，屈膝外旋小腿。

(四) 手术步骤

1. 切口　沿跟腱内侧缘作纵行切口，从跟腱最远端点开始，向近端延长至踝关节上方长约6～8cm。

2. 显露，延长跟腱　切开皮肤、皮下，显露游离出跟腱，上至肌腱肌腹交界处，下至跟腱附丽处；在矢状面正中作跟腱Z形切开（内侧半在附丽处上方切断，外侧半在肌腱肌腹交界下方切断），并向上下翻开（图16－25）。

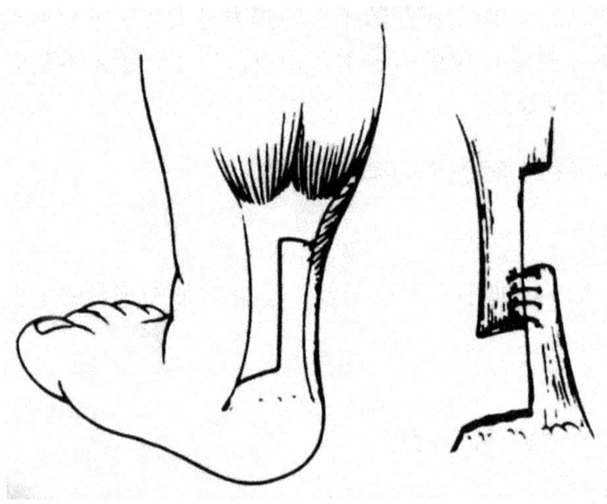

图16－25　跟腱延长术

3. 后踝关节囊松解　将拇长屈肌腱，胫后血管和神经牵向内侧，腓骨肌腱牵向外侧，钝性分离踝关节后方及下方组织，显露出踝关节后部，此时可见到胫骨骨膜上的踝后血管及其分支，勿结扎、切断，活动踝关节或用注射针头刺入关节腔，确定踝关节后，横行切开关节囊。一般不显露和切断距下关节囊。若马蹄畸形仍不能完全纠正，可进一步下压跟骨结节，使其降低。还可向内外作进一步松解，向内切断胫跟韧带，向外切断距腓韧带，此操作需在张开踝关节直视下进行，用尖刀紧靠关节囊的浅面切断，既不可损伤其内侧浅面的血管、神经和肌腱，也不可损伤深面的关节。

4. 缝合　使足跟处于中立位，踝关节背伸 5°~10°位，将跟腱的内外侧半重叠缝合，逐层缝合刀口（图 16-25）。

（五）术后处理

（1）术后即用长腿管形石膏在矫形位固定，3 周后更换石膏时拆线，以后每月更换一次石膏，2~3 次后，穿矫形鞋 1 年。

（2）注意石膏护理。

（3）术后应用抗生素预防刀口感染。

四、后内侧软组织松解术（Turco 手术）（图 16-26）

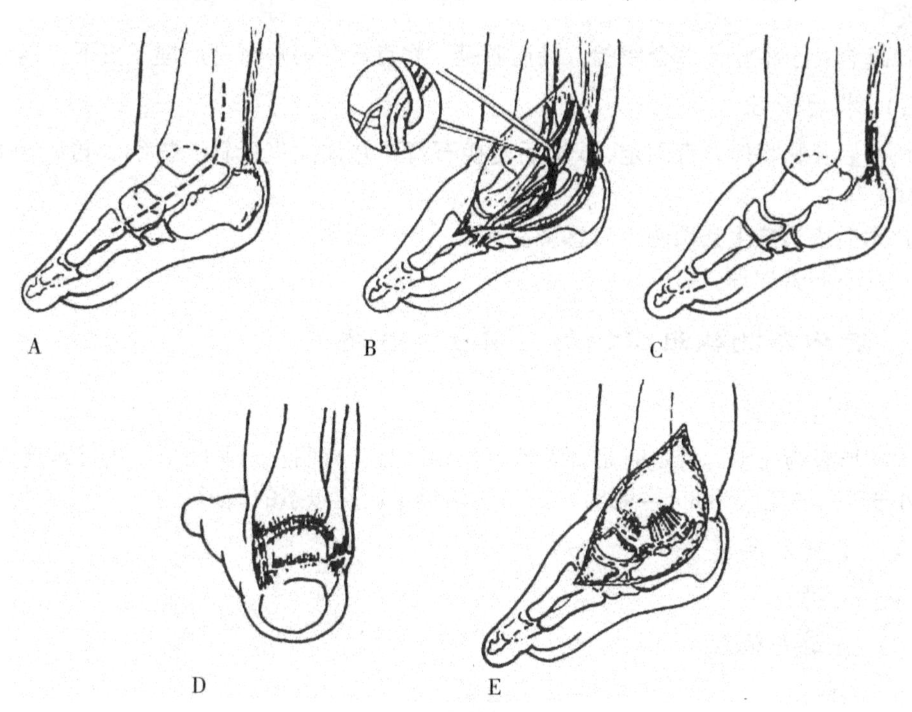

图 16-26　后内侧软组织松解术

（一）手术指征

保守治疗失败，1 岁以上，畸形比较固定，非僵硬型，跟骨内旋不显著。

（二）术前准备

术前拍 X 线片，了解骨骼发育情况，术前 3 天泡脚，每日二次。

（三）麻醉与体位

全身麻醉，年龄大的儿童可用硬膜外麻醉或神经阻滞麻醉；患儿仰卧于手术台上，屈膝外旋小腿。

（四）手术步骤

（1）切口：起自第一跖骨基底部，绕过内踝至跟腱内侧缘，长约 8～10cm。

（2）显露出胫后肌腱、拇长屈肌腱、胫后血管神经束及跟腱，并充分游离，矢状面上 Z 形延长跟腱，内侧半从跟腱附丽点上方切断。然后在直视下切开踝关节的后关节囊，进一步松解（切断）距下关节的后关节囊和跟腓韧带。

（3）切开屈肌支持带，向前牵开血管神经束，在内踝上方将胫后肌腱作 Z 形延长。向远端牵拉胫后肌腱远段，切开距舟关节内侧关节囊，同时对背侧、跖侧、外侧关节囊也进行切开松解，注意勿损伤关节面软骨，切断三角韧带浅层，弹簧韧带，继之切开舟楔、楔跖内侧关节囊。

（4）将足外翻，切开跟距关节内侧关节囊，切断骨间韧带和 Y 形韧带。将舟骨整复至距骨头上，同时使其他骨骼对合，确定跟骨和舟骨对距骨的关系矫正后，用一根克氏针自第一跖骨背侧，经第二楔骨、舟骨、距骨，固定距舟关节；另用一根克氏针经跟骨、距骨，固定跟距关节。

（5）缝合：于中立位缝合跟腱，胫后肌腱，将克氏针剪短折弯后埋于皮下，缝合刀口。

（五）术后处理

（1）术后长腿管形石膏固定，6 周后更换石膏，并拔除克氏针，拆线，再固定 8 周后，穿矫形鞋 1 年。

（2）术后应用抗生素预防刀口感染。

（3）注意石膏护理。

五、后内外侧软组织松解（Mckey 手术）

（一）手术指征

足部畸形较为僵硬，行走时足背着地，足跟内翻，有明显内旋畸形，内外踝连线与足纵轴交角小于 75°（正常为 85°～90°），经过矫治仍呈内旋步态的畸形足。

（二）术前准备

同 lurco 手术。

（三）麻醉与体位

同 lurco 手术。

（四）手术步骤

1. 切口　取足后方马蹄形切口（Clncinnati 切口）（图 16－27），起自足外侧跟骰关节处，向后经过外踝下 0.5cm 距离，绕过足跟后方至内踝下，继续向前延伸，至第一跖骨基底。注意在跟腱后外侧勿损伤小隐静脉和腓肠神经。

2. 后侧松解　向近侧游离、翻开皮瓣，显露跟腱、踝关节囊后部，将跟腱在额状面上作 Z 形延长，横行切开后踝关节囊，进行后侧松解。

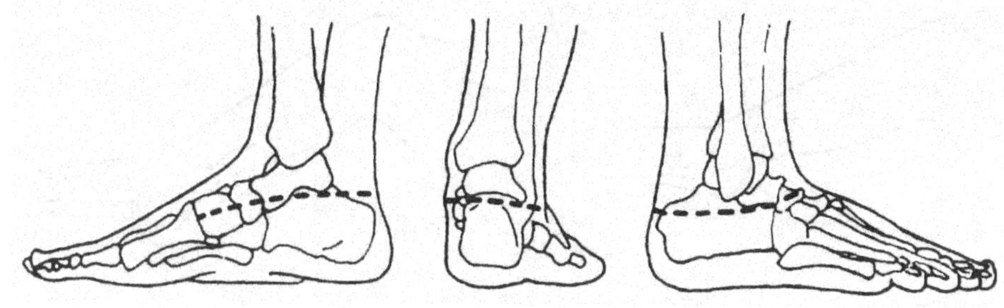

图 16－27 Cincinnati 切口示意图

3. 外侧松解 切断腓骨肌腱上的支持带，分离跟腓韧带并从跟骨处切断，切开腓骨肌腱腱鞘，显露并切断外侧跟距韧带、距下关节外侧关节囊。对于僵硬较重的，还需进一步松解跟骰背侧韧带和舟骰韧带。

4. 内侧松解 在刀口内侧，向前游离向管神经束并牵开，于内踝上方 Z 形延长胫后肌腱，以远段胫后肌腱为引导，显露距舟关节，切开内侧、背侧、外侧及跖侧关节囊，游离舟骨；切断三角韧带浅层，弹簧韧带；切开距下关节内侧关节囊，骨间韧带及叉状韧带。

5. 矫正畸形，钢针固定 先矫正距骨舟骨关系，恢复距骨、舟骨、楔骨的正常对位，用一根克氏针自距骨后穿入，经过舟骨，楔骨，第一跖骨内侧皮质，从第一、二趾间穿出；矫正跟骨在水平面上的内旋畸形，使双踝连线与足纵轴之交角达 85°～90°后，用两根克氏针自跟骨至距骨交叉固定跟距关节。

6. 缝合 使足处于中立位，缝合跟腱、胫后肌腱；再轻度跖屈缝合刀口，用长腿管形石膏固定，2 周后改为中立位固定。

（五）术后处理

（1）术后长腿管形石膏固定，2 周后更换并拆线，再用石膏固定 4～6 周，拔除钢针，进行功能锻炼。

（2）术后应用抗生素预防刀口感染。

（3）注意石膏护理。

六、肌腱移位术－胫前肌外移术（图 16－28）

（一）手术指征

年龄在 1 岁以上，畸形经治疗后足仍内翻，且有复发趋势，腓骨肌肌力较弱者。

（二）术前准备

同 lurco 手术。

（三）麻醉与体位

全身麻醉，年龄大的儿童可用硬膜外麻醉或神经阻滞麻醉；患者仰卧于手术床上，并用止血带。

（四）手术步骤

（1）切口：以胫前肌止点为标志，沿足内侧缘中段，相当于第一楔骨和第一跖骨基底部，作一长约 3cm 的纵行切口，显露出胫前肌止点，并尽其远处切断。

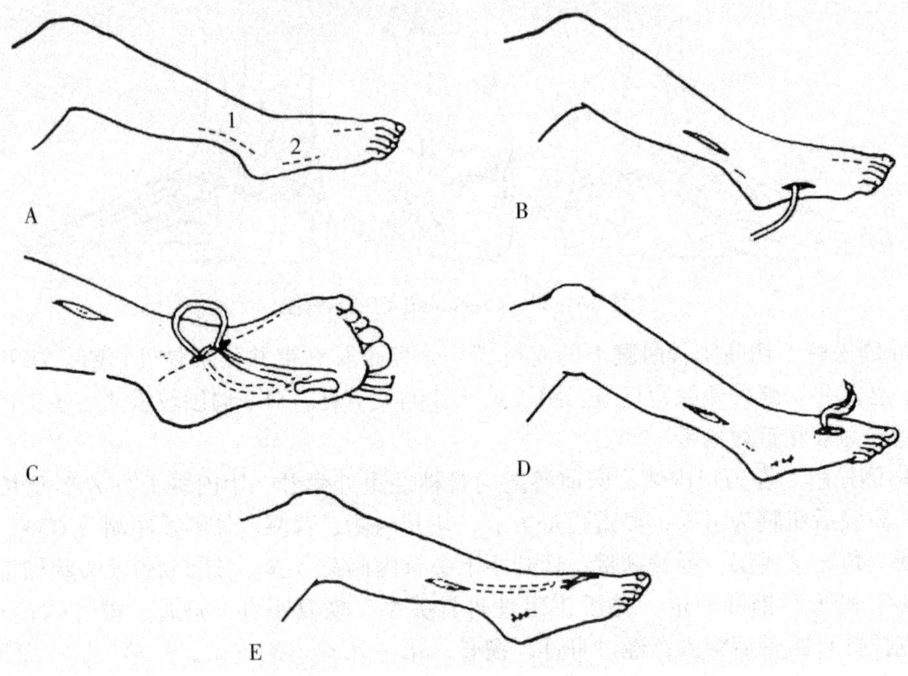

图 16－28　肌腱移位术－胫前肌外移术

（2）在小腿中下 1/3 交界处，沿胫骨前嵴外侧，作一长约 3～4cm 纵行切口，切开深筋膜，找到胫前肌腱，并由此切口内抽出，暂用湿纱布保护，缝合足内侧切口。

（3）在足背中线稍外侧，作一长约 3cm 的纵行切口，分离并牵开趾伸肌腱及软组织，直达第三楔骨（内翻程度较重者，可选在骰骨内侧）。从此切口至小腿前切口，用长弯钳作一皮下隧道，并将胫前肌腱从皮下隧道抽出，注意勿使其扭转。缝合小腿前切口。

（4）在第三楔骨中央钻一骨洞，将胫前肌腱用不锈钢丝或丝线，按 Bunnell 法拉入骨洞内，钢丝从足底内穿出，背伸踝关节至中立位，拉紧钢丝，使肌腱具有张力，将钢丝固定在衬有纱布的纽扣上。缝合足背刀口。

（五）术后处理

（1）术后即用长腿管形石膏固定，6 周后去石膏，拆线，抽钢丝。开始进行功能锻炼。

（2）术后应用抗生素预防刀口感染。

（3）注意石膏护理。

七、骰骨截骨术

（一）手术指征

经软组织松解后，前足内收畸形仍很明显，足外柱明显外凸。

（二）术前准备

拍照足部 X 线片，了解骨骼发育情况，术前 3 天泡脚，每日 2 次，清洁皮肤。

（三）麻醉与体位

全身麻醉或硬膜外麻醉或神经阻滞麻醉；仰卧位，可使用止血带。

(四) 手术步骤

1. 切口　在足外侧，自外踝前下方 1cm 至第五跖骨中部作一长约 4 ~5cm 的向背侧弧形切口（图 16 -29）。

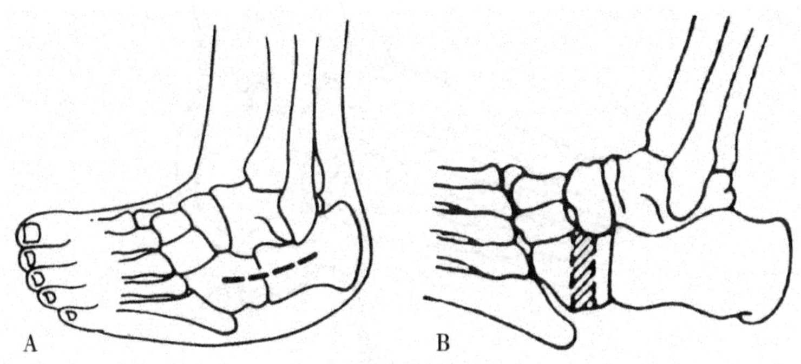

图 16 -29　骰骨截骨术

A. 手术切口；B. 矫正后示意图

2. 显露　切开皮肤、皮下组织，游离部分趾短伸肌，并向背侧牵开，显露跟骰关节、骰跖关节，在腓骨短肌腱背侧切开骨膜并剥离，显露骰骨面，注意保护上下关节囊完整。

3. 截骨　在骰骨中部作楔形截骨，基底在前外侧，尖顶在内下达第三楔骨，将前足外展、外翻，使截骨面良好对合，缝合刀口。

(五) 术后处理

(1) 术后用石膏靴固定，固定 6 ~8 周。

(2) 注意石膏护理。

(3) 术后应用抗生素预防刀口感染。

八、跟骨楔形截骨术（Dwyer 手术）（图 16 -30）

(一) 手术指征

经软组织松解术后，跟骨仍内翻，跟腱附丽点偏内，有使跟骨继续内翻趋势，且有高弓者。

(二) 术前准备

同骰骨截骨术。

(三) 麻醉与体位

同骰骨截骨术。

(四) 手术步骤

(1) 首先行皮下跖腱膜切断，以矫正前足下垂与高弓。

(2) 在腓骨长肌腱下方 1cm 处作一与其平行的弧形切口，翻开皮瓣，显露出腓骨长肌腱，切开骨膜并骨膜下剥离出骨面。

(3) 在腓骨长肌腱下作楔形截骨，楔形的基底在跟骨外侧，宽约 8 ~12mm，顶在跟骨的内侧骨皮质，将楔形截骨块取出后，手法使跟骨沿截骨线折断，使两截骨面良好对合，用 2 根克氏针交叉固定。缝合刀口。

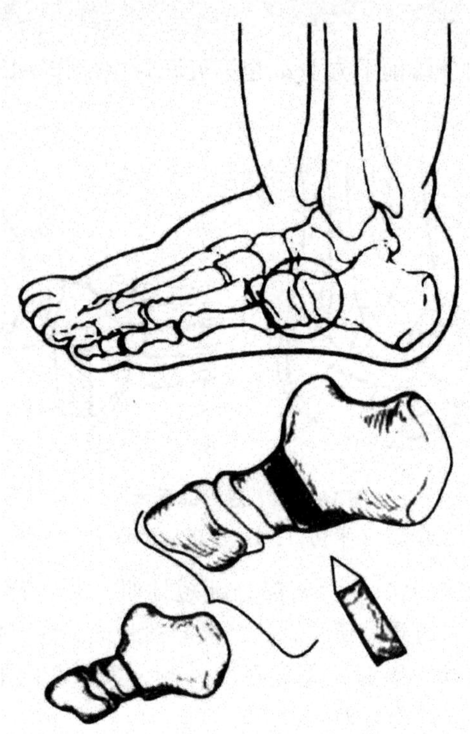

图 16－30 跟骨楔形截骨术

（五）术后处理

用石膏靴固定 8 周，注意石膏护理。术后应用抗生素预防刀口感染。

九、三关节融合术（图 16－31）

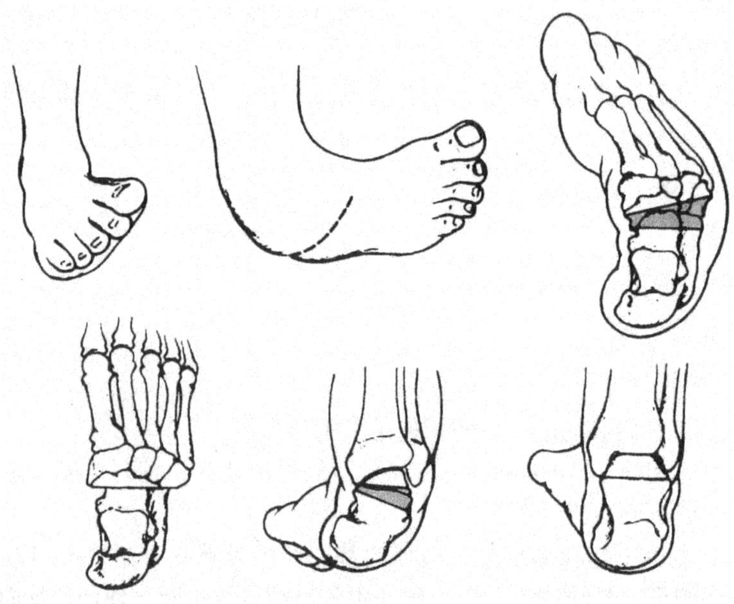

图 16－31 三关节融合术示意图

(一) 手术指征

年长儿童和青少年未矫正的足畸形的补救性手术。

(二) 术前准备

同骰骨截骨术。

(三) 麻醉与体位

同骰骨截骨术。

(四) 手术步骤

(1) 沿足内侧、平行于跟骨下缘作一个切口，从跟骨跖侧游离跖筋膜和趾短屈肌附着点，采取手法整复，尽可能的矫正高弓畸形。

(2) 通过前外侧斜切口，显露中跗骨关节和距下关节，切除一个基底位于外侧，包括中跗骨关节在内的楔形骨块，切除骨块应足够的大，以便矫正前足的内翻和内收畸形，再切除一个基底位于外侧，包括距下关节的楔形骨块，应多切除一些跟骨上部和距骨下部的骨组织，切除足够大的骨块才能矫正跟骨的内翻畸形。

(3) 最后 Z 形延长跟腱，并切开踝关节后关节囊，再用手法整复踝关节，矫正足跖屈畸形。将足固定在矫正的位置上，用克氏针分别插入跟骰和距舟关节或用 U 形钉固定。

(五) 术后处理

应用从足趾基底到腹股沟的长腿石膏，将足固定在矫正的位置上，并保持膝关节屈曲 30°。术后 6 周拔克氏针并拆除石膏，然后继续用短腿行走石膏固定 4 周。

十、距骨切除术

(一) 手术指征

适于未经治疗的严重马蹄内翻足以及虽曾治疗但任何手术都不能矫正的马蹄内翻足和神经肌肉性疾病所致的马蹄内翻足。

(二) 术前准备

同骰骨截骨术。

(三) 麻醉与体位

同骰骨截骨术。

(四) 手术步骤

(1) 作一平行于跟骨下缘的切口，或足前外侧切口显露距骨。

(2) 沿趾长伸肌与第三腓骨肌的间隙进行分离至舟骨关节外侧缘的突起处，将前足内翻和跖屈，用一把巾钳夹住距骨颈，将距骨提到切口内，并切断距骨的所有韧带。确定距骨已完整切除，因为保留部分软骨可影响将足矫正至合适的位置；遗留下来的这些软骨也可生长，引起晚期畸形和矫形效果的丢失。

(3) 将前足外旋，将跟骨向后推移，直到舟骨与踝穴顶部的胫骨前缘相接触，被显露的踝穴顶部的胫骨关节面应与跟骨中间关节面的相对应。如果需要使足充分的后移，可切除跗舟骨，切断三角韧带和侧副韧带。切断跟腱矫正后足跖屈畸形，允许其近端回缩。

（4）在适合跖行的位置，足的长轴应与双踝的轴线而不是膝关节的轴线呈直角相交，通常需要使足外旋20°~30°。当获得合适的位置后，经足跟钻入1~2根史氏针至胫骨远端，应用长腿石膏于膝关节屈曲60°的位置上固定。

（五）术后处理

术后6周拔克氏针，并用膝下负重管形石膏继续固定12周以上。

（朱　博）

第六节　距下关节制动术

一、目的及意义

儿童扁平足是一大类疾患，其共同特征是足内侧纵弓低平或消失，负重时跟骨外翻。除了少数先天性发育异常外，多数为特发性改变，随生长可自行改善，但是仍有4%左右的患儿畸形逐渐加重，并出现疼痛和穿鞋问题，对该类患儿的治疗具有挑战性，保守治疗无确切效果，而传统的截骨矫正手术损伤较大，而且会影响正常患儿足部骨骼的正常发育，因此距下关节制动术成为目前儿童扁平足治疗的主要手术方法。

二、适应证与禁忌证

（一）适应证

（1）柔韧性、可复性平足。

（2）后足外翻10°，跟腱短缩，如图16－32AB。

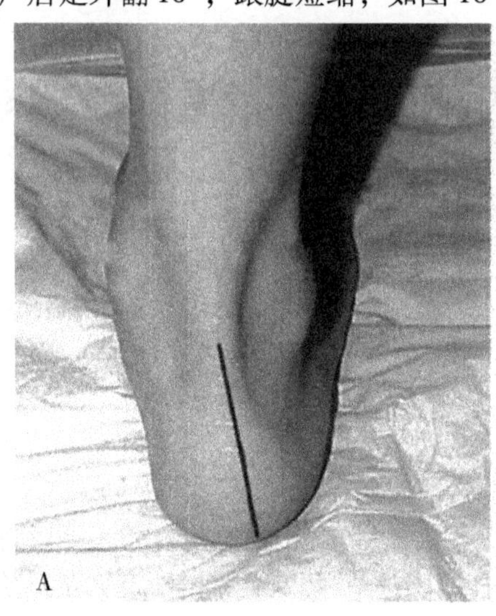

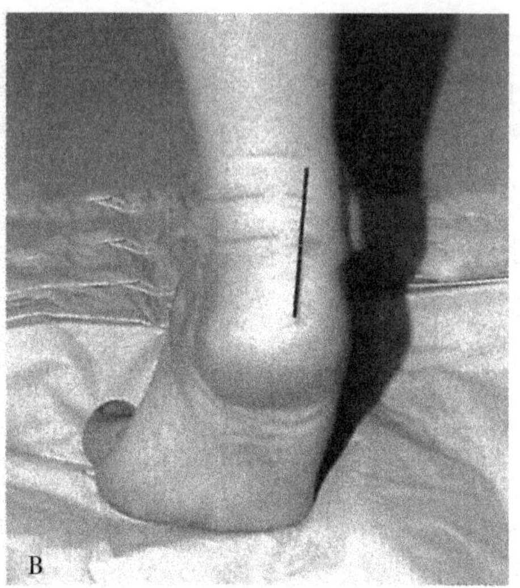

图16－32　内翻与跟腱短缩

（3）Meary角（距骨轴心线与第一跖骨夹角），如图16－33，正常为0°~40°，若超过12°，则为手术适应证。

（4）cyma线（侧位片中距骨、跟骨、舟状骨连线），正常呈平滑S形，如图16－34，若S形断开，则为适应证。

（5）跗骨窦开口闭合，如图 16－35。

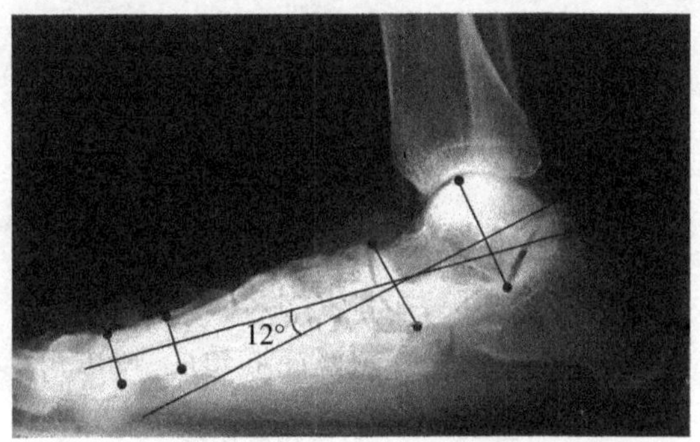

图 16－33 Meary 角不超过 12°

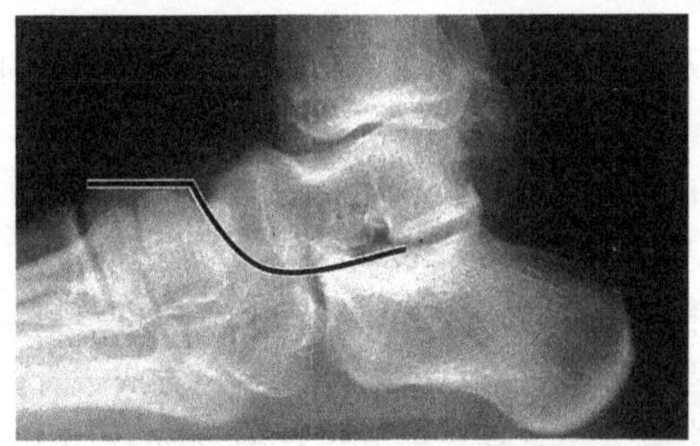

图 16－34 平滑的“S”型

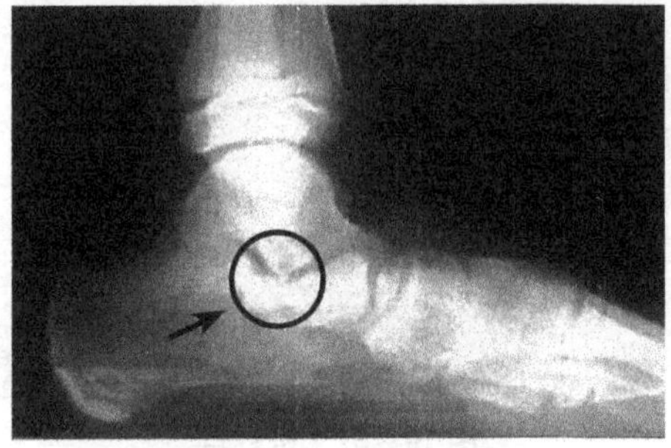

图 16－35 跗骨窦闭合

（二）禁忌证

（1）患者年龄不满 3 周岁。

（2）僵硬性平足。

（3）严重骨关节炎。

（4）足部感染。

三、手术方法

（一）术前准备

先定位外踝，再定位跗骨窦，为了避免肌皮神经的损伤。外踝角标记两条平行线，45°向下一示指宽的位置下压，如图 16－36，可以感觉到一个柔软的空心位置，即为跗骨窦，此为手术注射及切口位置。

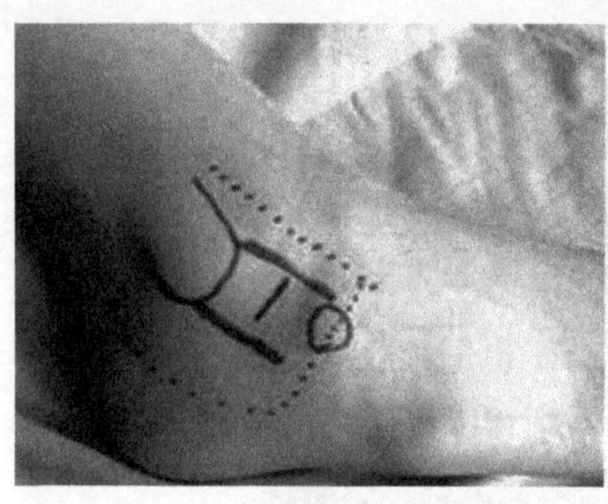
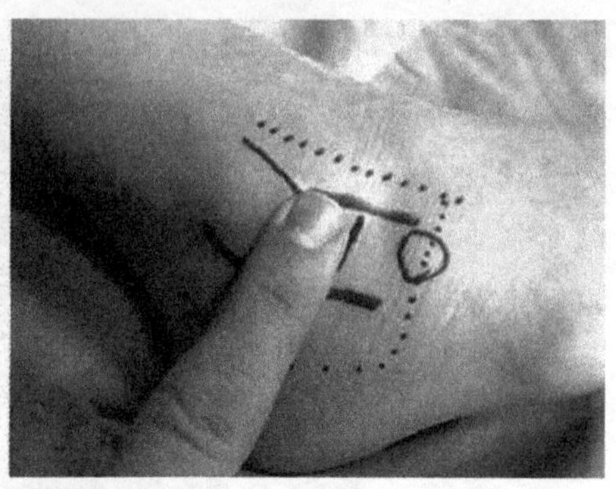

图 16-36　外踝角的标记

(二) 麻醉

1. 注射位置　跗骨窦及跗骨管内，外踝45°向下的1个示指的宽度的空心空间即为注射点。

2. 麻醉剂配方　①10ml 注射器；②9ml 0.5% 布卡比因加肾上腺素；③1ml 磷酸地塞米松。

3. 注射操作　注射过程分为两步，第一步先进行浅表层麻醉，第二步向跗骨窦内注射麻醉剂。在第二步注射过程中，有可能针头会触碰到距骨或跟骨，此时需要向斜后方调整注射角度，便可平滑的将针头刺入跗骨管，刺入过程中应该是无阻力的，如图 16-37。

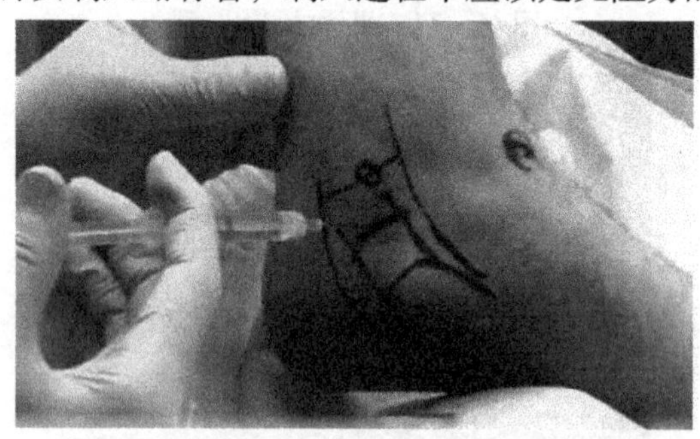

图 16-37　进针点

(三) 体位

患者呈仰卧位。

(四) 手术操作程序

根据距下关节内置物位置的不同，分为：

1. 距下关节稳定术（EOrITS）　内置物在跗骨管。

2. 距下关节制动术（Subtalar Joint Arthroresis）　内置物在跗骨窦。

方法一：距下关节稳定术

第一步手术切口：同麻醉位置。在此位置做约 1.5~2cm 的切口，如图 16-38，仅切开皮肤即可，无需切开皮下组织。

第二步跗骨窦解压：①将手术剪闭合插入切口，如图 16-39A。②撑开手术剪以便打开手术通路，如图 16-39BC。③用剪刀剪开骨间韧带，否则无法植入跗骨螺钉，且易脱出。

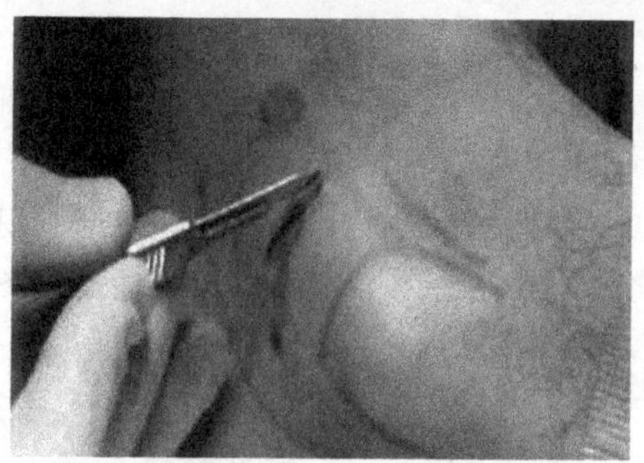

图 16－38　1.5～2cm 切口

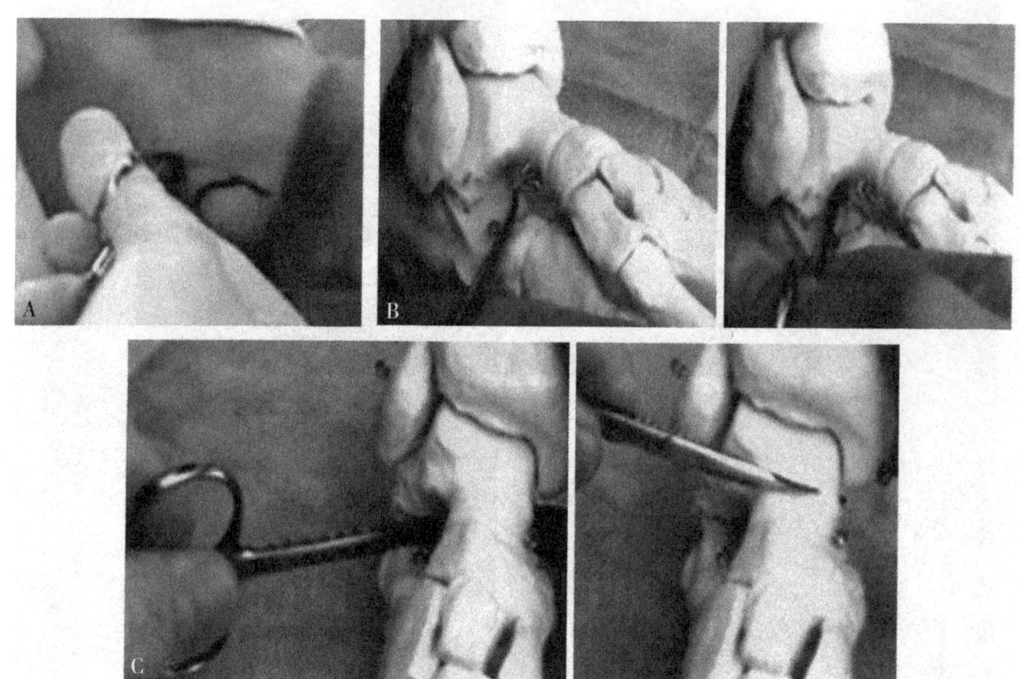

图 16－39　跗骨窦解压

A. 闭合剪刀插入；B. 打开手术通路（侧面观）；C. 打开手术通路（正面观）

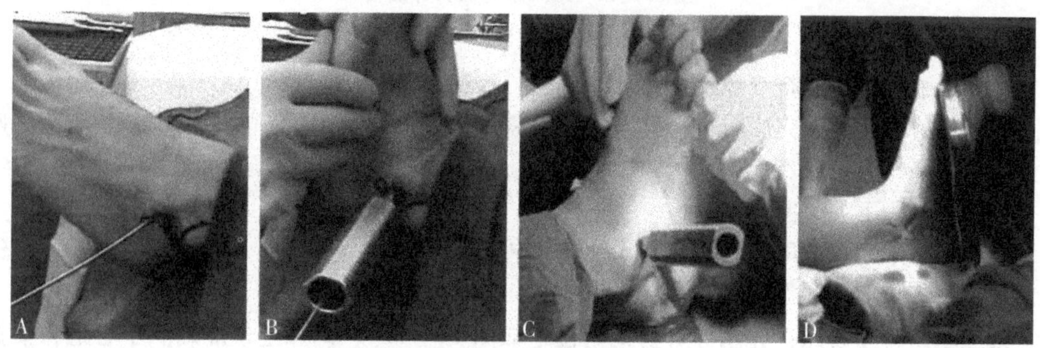

图 16－40　术中判断尺寸

A. 导诊定位；B. 插入模具；C. 检查活动度；D. 测量解剖角度

第三步判断尺寸：①试模插入：先用导针协助定位，确保定位准确。插入方向按照跗骨管生长方向由前向“斜向后”，将试模尖部插入跗骨窦管腔内，如图 16－40AB。②尺寸测试：建议从 6 号（最常见的尺寸）开始，用手按住第四、第五跖趾关节，用全身的力量推动，测试脚的活动度是否在解剖角度 2°～4°内，如图 16－40CD。

第四步跗骨螺钉植入：①将跗骨螺钉用引导针，顺着导针，推入到跗骨窦的道管。②然后可将手柄旋转 1～2 圈，将骨间韧带缠紧，然后取出手柄，如图 16－41AB。

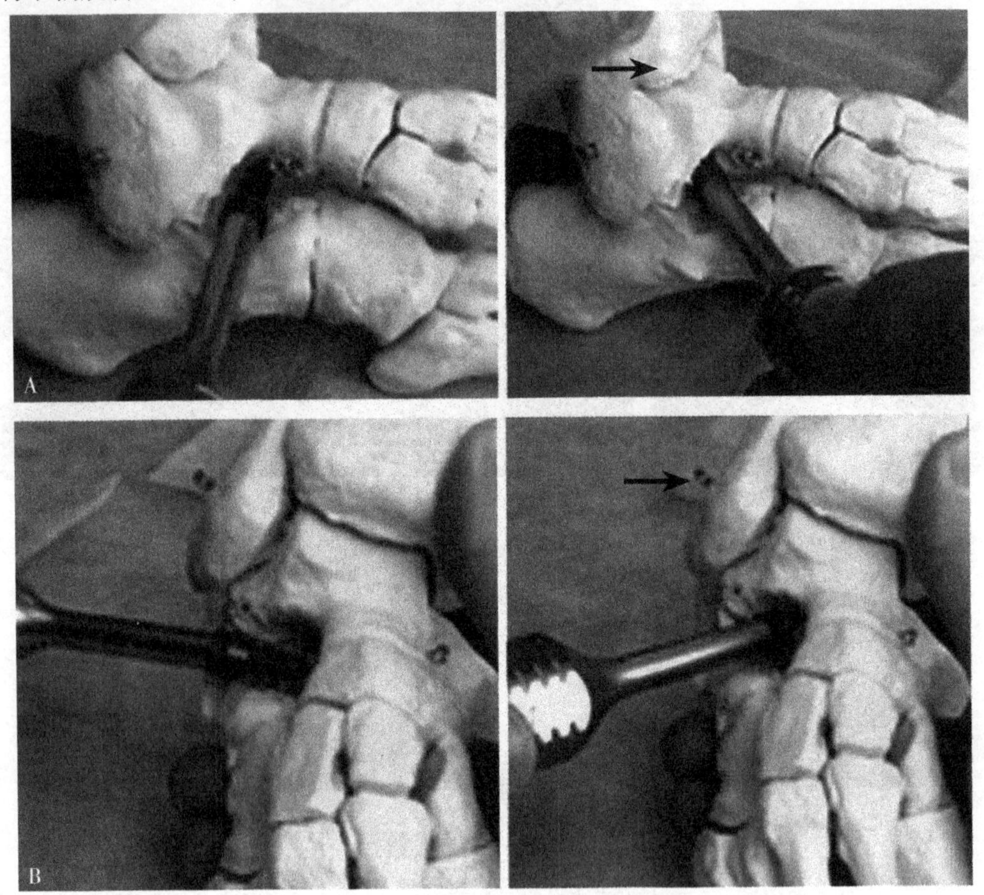

图 16－41　推入跗骨螺钉并旋转

A. 侧面观；B. 正面观

第五步手术透视检查（见图 16－42）。

第六步缝合：手术完成后进行缝合时，仅需缝合表皮，无需进行皮下缝合，从而可以避免更多的肿胀，瘢痕或炎症，如图 16－43。

方法二：距下关节制动术

第一步手术切口：同麻醉位置。在此位置做约 1～2cm 的切口，如图 16－44，剥离组织，暴露跗骨窦。

第二步跗骨窦解压：先用导针协助定位，如图 16－45A，确保定位准确。小心地将撬拨器插入跗骨窦，如图 16－45B，向跖侧推挤以复位下沉的距骨，并使后足（跟骨）内翻，同时助手旋前前足，如图 16－45CD，使足弓恢复。

第三步放入模具及跗骨螺钉植入：将模具置入跗骨窦，建议从小号开始试着置入，直到最适合的型号，测试脚的活动度是否在解剖角度 2°～4°内，选用相同型号螺钉拧入，由于不同产品置入方法不同，可拧入（图 16－46AB）或直接插入（图 16－46CD）。

第四步手术透视检查（见图 16－47）：

第五步缝合：手术完成后进行缝合时，仅需缝合表皮，无需进行皮下缝合，从而可以避免更多的肿胀，瘢痕或炎症发生。

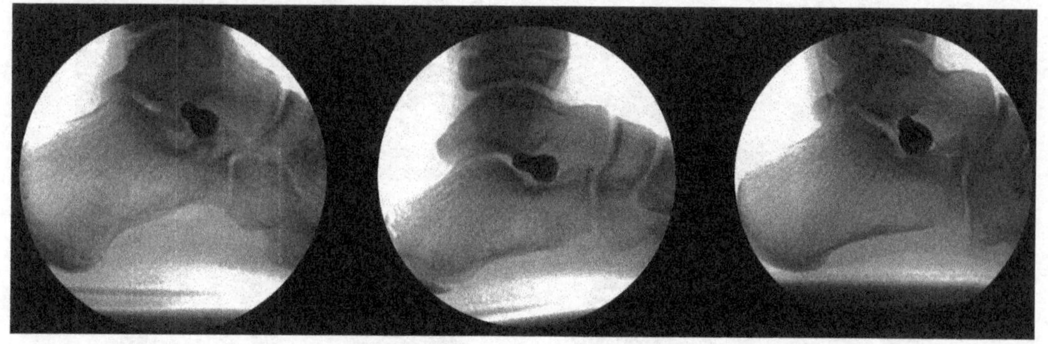

图 16－42　螺钉的理想放位

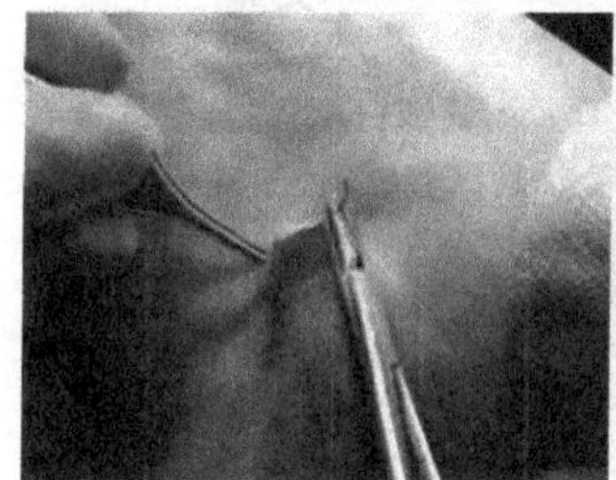
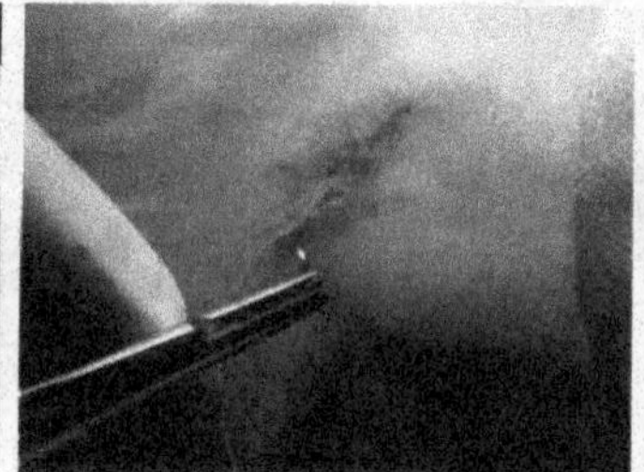
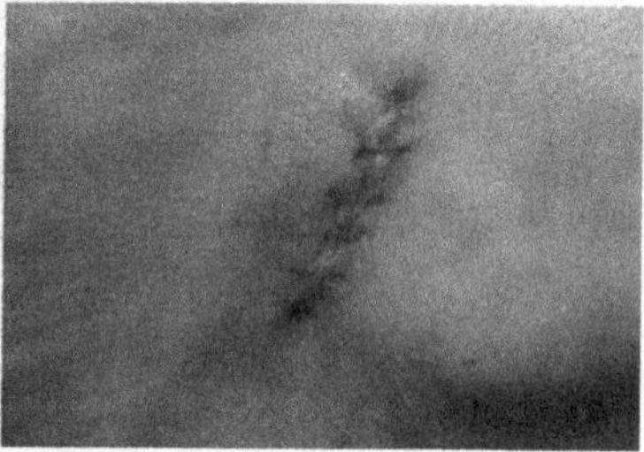

图 16－43　关闭切口

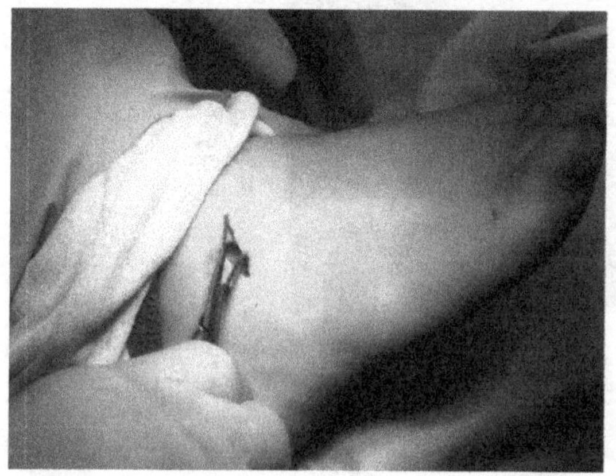

图 16－44　切口长 1～2cm

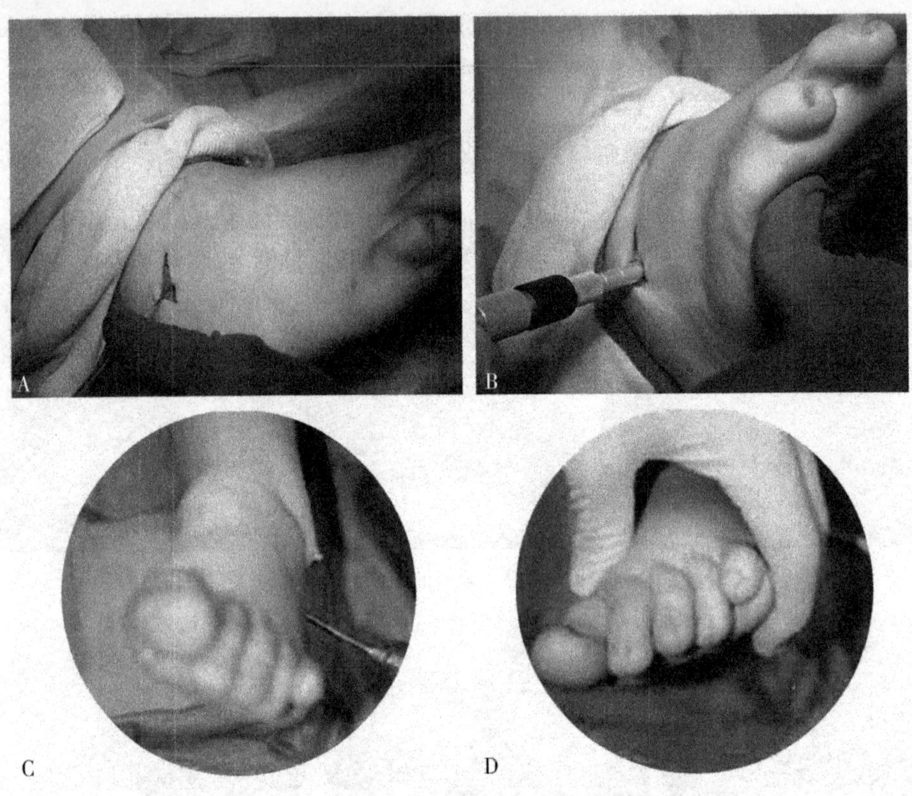

图 16－45　跗骨窦解压

A. 导诊定位；B. 插入撬拔器；C. 向跖侧推挤以复位下沉的距骨；D. 旋前足

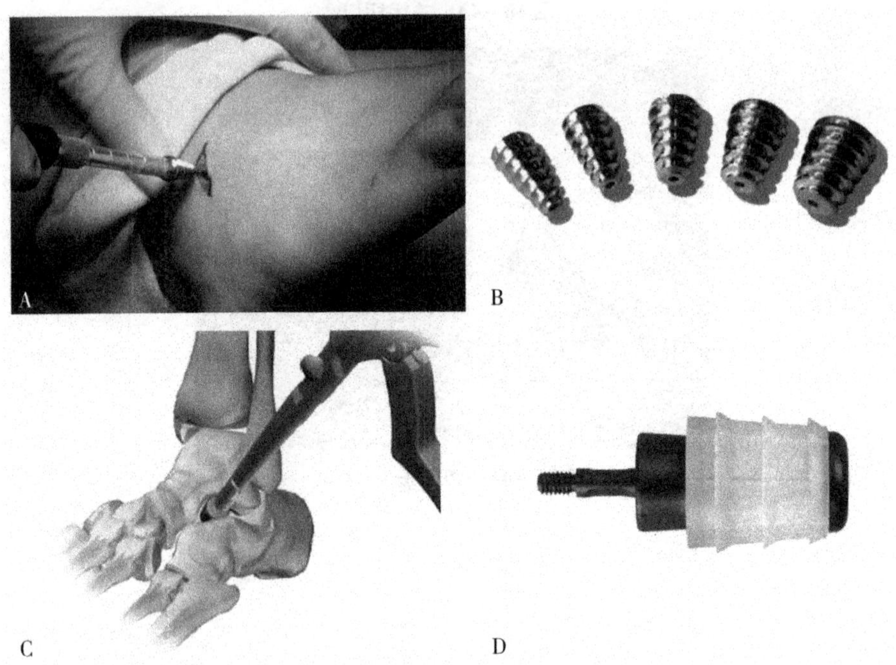

图 16－46

A. 拧入螺钉；B. 不同型号的螺钉；C. 插入螺钉；D. 插入式螺钉

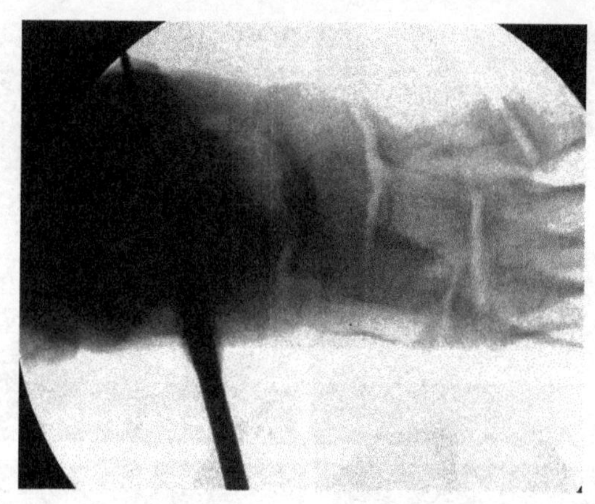

图 16－47　术中示螺钉位置

（五）术后处理

（1）术后，卧床期间踝关节可锻炼活动。

（2）最初几天中，可能会有一些肿胀和青紫的现象。

（3）术后 2 周拆线，拆线 3 天以后可以常用热水或中药泡脚促进血液循环，每次 30 分钟左右。

（4）术后 3 周左右可以拄拐下地站立；4 周左右拍片复查，可以试着负重行走。

（5）术后 2 个月后可以行走的时候，要穿没有磨损的新鞋。

（6）跟腱挛缩或腓肠肌挛缩患者没有做手术者：需要在康复后加强跟腱及腓肠肌锻炼。

四、典型病例介绍

患者，男，11 岁，以“双足疼痛不适 1 年余”为主诉入院。诊断为：双足平足症。查体：双足平足，负重时加重，解除负重后足弓略恢复，外力作用可恢复足弓。负重 X 线片示：双足足弓减低，左足侧位第一跖距角为 15°，右足侧位第一跖距角为 17°，如图 16－48A－F。患者行距下关节稳定术，具体步骤如上所述。术后两个月复查，如图 16－49A－F。

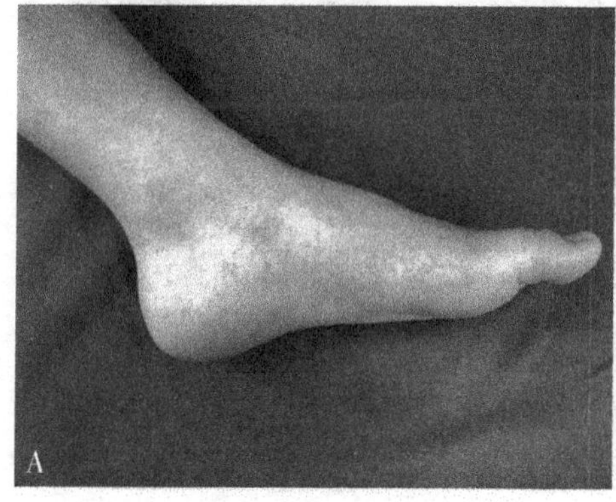

A

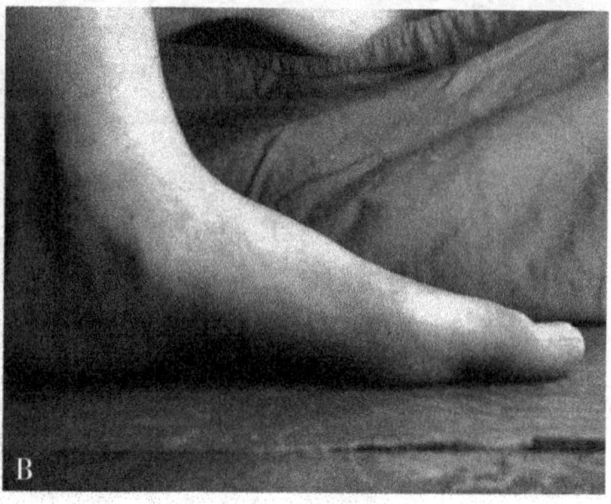

B

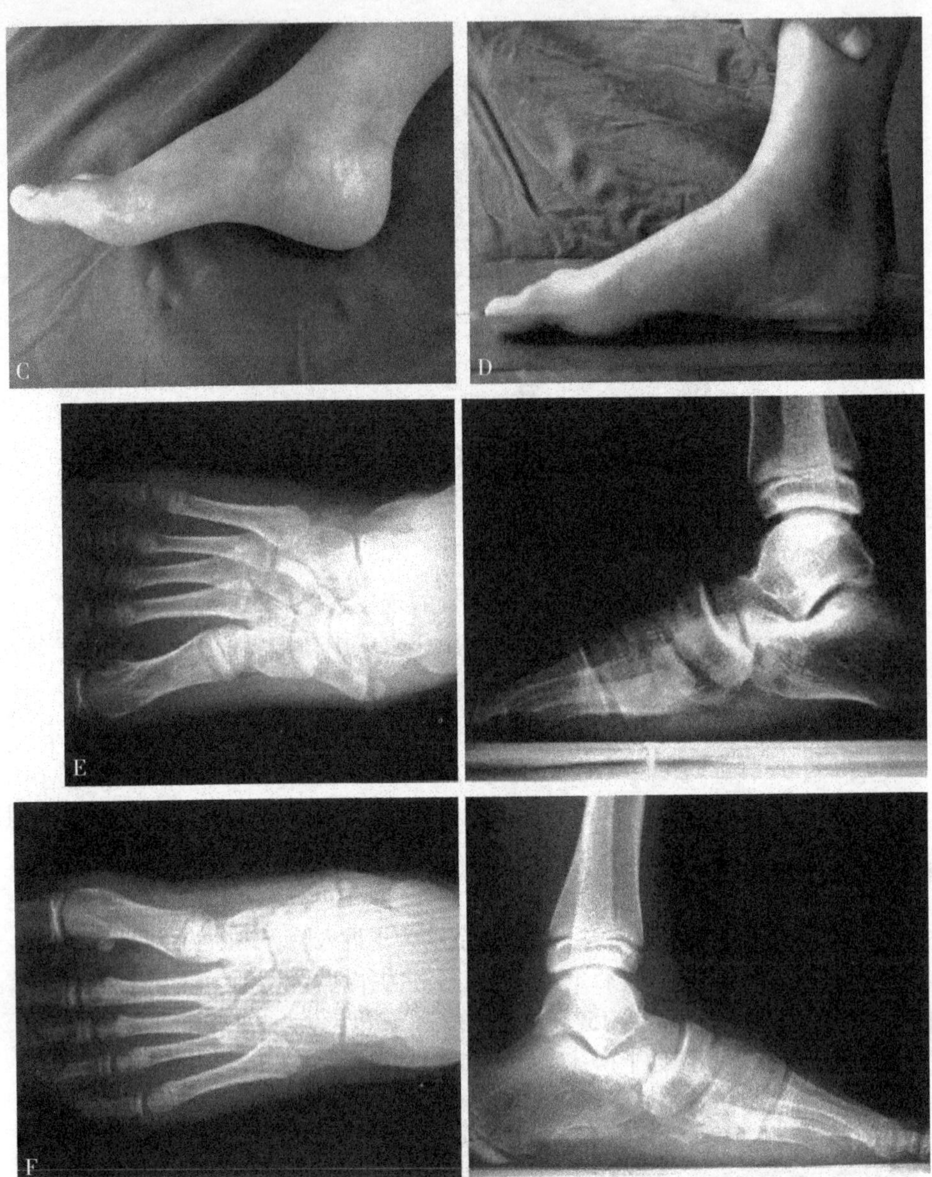

图 16－48　A. 左足松弛位略见足弓；B. 持重位见足弓减低；C. 右足松弛位足弓明显；D. 持重位见足弓低平；E. 左足 X 线正侧位；F. 右足 X 线正侧位；左右足正侧位提示：Meary 角（距骨轴心线与第一跖骨夹角），超过 12°，cyma 线（侧位片中距骨、跟骨、舟状骨连线），“S” 断开，跗骨窦开口闭合

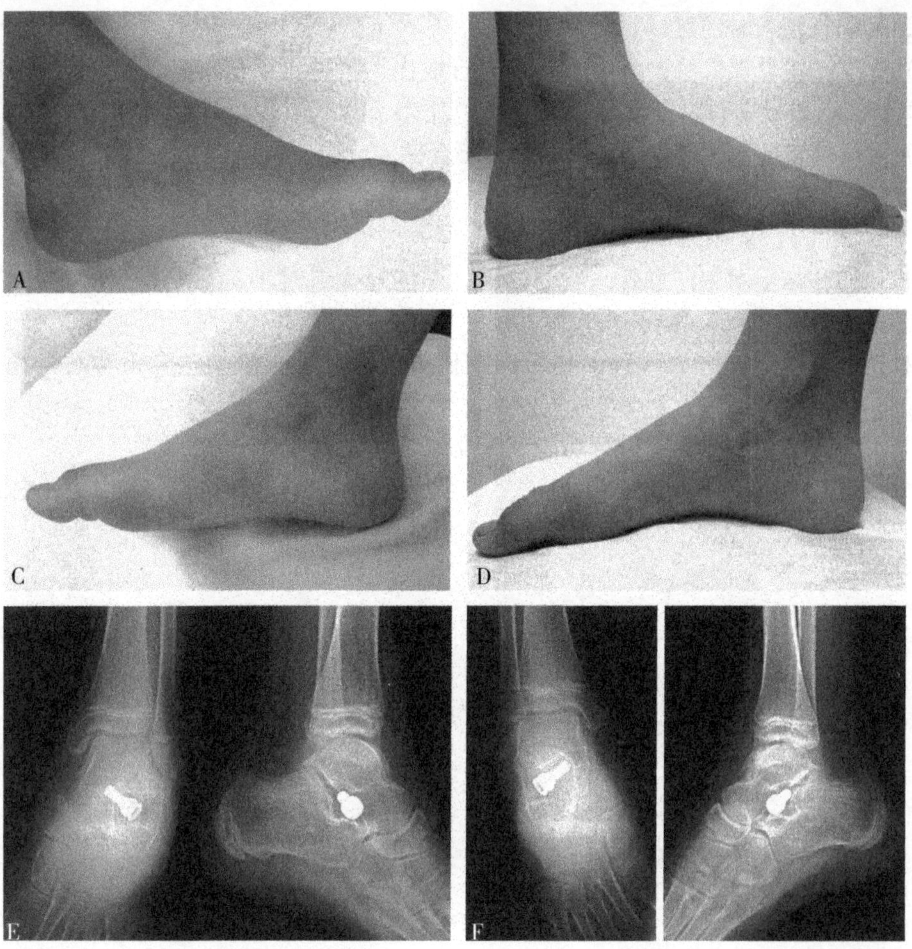

图 16－49　A. 左足松弛位可见足弓恢复；B. 左足持重位足弓形成；C. 右足松弛位可见足弓恢复：D. 右足持重位足弓形成；E. 左足正侧位；F. 右足正侧位；（左右足正侧位示：螺钉位置良好，无移位，Meary 角（距骨轴心线与第一跖骨夹角）已恢复正常，跗骨窦开口张开，跟距夹角适宜

五、手术要点与陷阱

1. 麻醉时注意　一般足踝手术以腰麻为主，但建议在进行距下关节稳定术时，同时在跗骨窦位置进行局部麻醉。这样可以减少术后炎症反应及疼痛感。

2. 跗骨窦解压时注意　①切开骨间韧带时，应将剪刀弯曲角度向后，否则会无法清除组织，造成手术失败。②剪断的骨间韧带会缠绕在跗骨螺钉前部的螺纹上，由于韧带本身已经失去大部分功能，所以剪断后不会造成不稳定的恶化。

3. 判断尺寸时注意

（1）跗骨窦大小不随年龄而定，成人可能会用 5、6 号，儿童也会用到 8、9 号。

（2）脚活动角度测试时要用全身的力量，因为人在运动时足部承受的力度会更大。

（3）宁小勿大：如果一只脚有两个尺寸放进去有相似的活动度，则选小号，以免矫正过度。

4. 跗骨螺钉植入时注意

（1）在推入跗骨螺钉后，务必将导针先行取出，再进行手柄旋转。避免旋紧韧带后造成导针弯曲，取出导针时，带动螺钉移位。

（2）跗骨螺钉前部螺纹仅为缠绕韧带，不会钻入骨内，所以不会出现“拧紧”的情况。

六、并发症防范要点

1. 植入物移位　术中注意置入物要匹配，不能过大或过小，根据置入物特点，准确放入跗骨窦或跗骨管内。

2. 校正过度或不够　放入置入物后应测试脚的活动度，使其达到正常解剖角 2°～4°之内。

3. 软组织需适应　术后应进行功能锻炼及足弓垫辅助治疗。

（史文宇）

第十七章

四肢手术后康复概要

第一节　概论

一、术后体位与同功能位

“良肢位”是日本的称谓，就是良好的肢体位置，其实称为功能位更为确切，是指使肢体持续保持在相应的功能姿势，即使以后发生挛缩，引起的障碍也相对较少，仍可存留一定的功能。功能位最早起源于骨科非手术治疗时代，是在使用石膏外固定时采取的肢体位置。随着现代关节外科和创伤外科的进展，手术治疗和早期介入处置的方法得以迅速开发，术后体位是指手术后将患肢放置在能最大程度地达到手术疗效的位置，这与功能位是两种不同的概念。

如何决定术后体位有一定的原则，所要求的术后体位能贯彻手术的目的，或者说不影响手术的疗效。当肌肉或者肌腱完全断离时，缝合后必须将患肢体位安放在被缝合的肌肉或肌腱充分松弛且无张力的位置。例如 Chiari 骨盆截骨手术，由于术中操作时需要将髂腰肌和臀中肌等从髂骨内、外壁附丽处剥离松解，术后应将患侧髋关节放在外展屈曲位，使被剥离的肌肉在相对松弛状态下尽可能接近原附丽处重新附着。一般而言，在术后 3 周内，需要限制被缝合的肌肉和腱性组织的主动活动。

肌肉在部分撕裂、没有完全断离时，手术缝合后宜将肢体放置在能够有利康复的位置；而施行坚强的内固定手术，术后则可进行肢体高举运动，以促进组织肿胀的消退。

进化迄今，人类的肩关节和髋关节仍与四肢爬行动物有着某些类似的解剖结构，休息时髋关节轻度外展屈曲位，肩关节也大致如此，这种基本体位相对放松，肌肉松弛，处于安定状态，即便是要求的术后体位，也不过是在这些体位的基础上再加改良而已。例如，肩袖断裂修补手术，由于不做内固定，术后需要固定较长时间，功能位制动或维尔波（Velpeau）弹性绷带缠绕过久后不可避免地引起挛缩。用维尔波弹性绷带缠绕制动肩关节 6 周，其引起的不适不言而喻，即便是四肢动物，将前肢贴紧胸部包扎固定的话，也会感到非常不自在。在吊床上休息时的状态能使肩关节和髋关节解除紧张，如果术后体位可以达到充分放松的话则康复处置可简化许多。

膝关节和肘关节具有类似的解剖学功能，膝关节依靠髌骨和髌韧带装置，平滑地进行伸膝、屈膝动作并且限制膝关节过伸运动，肘关节通过尺骨鹰嘴发挥相同的伸屈功能。股四头肌、肱三头肌分别附着在这些关节的近侧端，建立起伸展功能。骨骼肌和骨紧密贴合，一旦发生骨折，两者间容易发生粘连，影响伸屈功能。因此，为了防止由于疼痛反射引起的伸肌短缩，按照 AO 的处理原则，对股骨骨折，尤其是股骨远端部位的骨折，在术后 4 ~5d，采取股四头肌的伸展位置，即保持膝关节屈曲 90°的体位，并施行固定。术后 5 ~6d 起，随着疼痛的逐渐缓解，解除外固定，开始助力主动运动。同样，对于肘关节处理也是术后保持、固定于屈肘 90°的体位，待到手术 4 ~5d 后，疼痛有所减轻，开始进行助力主动运动训练。然而，固定于屈曲 90°的术后体位也不可持续过久，肘关节制动 3 周以上和膝关节制动 3 周时间都会造成同样的不良结局，导致伸肌与骨的粘连，残留关节伸展障碍，改善、矫正这种功能障碍非常困难。

以往，对于膝部韧带损伤的修补术或重建手术，术后都是外固定 6 周以便损伤韧带愈合，恢复功能。现在，主张在韧带能够承受的张力范围内使用具有活动功能的支具或特制石膏固定方法，采取固定期间能有部分活动的措施，以最大限度地减轻术后挛缩的形成。

二、等长运动的作用

手术结束后需要必要的镇静安定，关节制动，在此期间，进行等长性肌肉收缩运动十分重要，等长性运动能锻炼肌肉，又不影响关节的固定。尤其是对于因为某种原因必须延迟介入助力主动运动训练的患者来说，这种等长性运动是进行手术部位周围肌肉锻炼的唯一方法。等长性运动的意义除了维持固有的肌肉力量外，还可以促进静脉回流，有利手术创伤的及早修复。不仅仅是股四头肌，等长性运动还包括内收肌、外展肌、臀中肌以及三角肌等。如同对踝关节、腕关节和手指等不需要安静制动的部位施行主动运动的意义一样，要积极鼓励从术后即刻起就进行等长性肌肉收缩运动。

三、助力主动运动的意义

从手术后 4 ~5d 起，手术引发的疼痛和肿胀逐渐缓解，开始由“术后体位”进入助力主动运动。助力主动运动介入时，必须手法柔和，动作幅度宜小。手术后，患者对手术引起的疼痛特别敏感，存在不同程度的恐惧感，一旦肌肉受到轻微刺激容易引起僵硬对抗的反应。运动初始时先练习缓慢、脱力（不用力）、轻微的且患者可接受的活动，待患者能够进行主动活动后再逐步增加关节活动范围，但应注意以不诱发疼痛为限。

术后早期开始助力主动运动，对促进患肢静脉回流，减轻肿胀，恢复关节和肌肉协调运动具有非常重要作用。通常需要 3 周时间来恢复经受手术侵袭的软组织，对此进行 3 周的外固定的话则会造成关节的挛缩，然后必须再通过运动锻炼予以纠正。所以，在使用坚强内固定方法的关节外科，手术后早期就开始助力主动运动已作为一项康复的原则。至于关节活动度的训练，术后早期 ROM 练习导入应用 CPM（continuous passive motion），其具有被动运动功能，对预防挛缩有一定的疗效。骨科手术后康复处置不仅仅在于解除挛缩，更应着重于如何避免或减轻挛缩的发生。

四、早期负荷和功能协调训练

对于快速捷径的康复而言，手术后及早地介入负荷状态下的康复锻炼非常重要。在受到动态性活动的束缚下，下肢的手术后训练大多是在卧位和坐位姿势时进行。在术后早期限制负荷运动是有必要的，但如果从术后早期开始在可承受的范围下给予功能性负荷，采取站立位动态训练则更有益。原本，下肢具有在站立姿势下通过各组肌肉相互间向心性和离心性收缩达到平衡的功能，因此，这种训练模式对躯干、髋、膝及踝关节的多关节联合运动，提高关节和肌肉功能十分关键。

与步行所采取的屈髋、伸膝的动作有所不同，下肢直腿抬高动作（SLR）产生股四头肌的等长性肌肉收缩运动是除了足部功能外的动态活动限制的训练，在能够进行负荷行走后，SLR 的训练效果较差，而且，还应该知道 SLR 训练时髋关节要承受相当 2 倍肢体重量的应力，以及由此可能引起的不良反应。

对于中枢神经系统而言，限制步行会对神经、运动系统的协调功能造成不良的影响，然而以往对肌力和关节活动度等的康复治疗仍以静态训练为主。现在康复的理念有所进步，采取术后早期就进行 ROM 锻炼以防止失用性肌力减退，增强肌力，早期负重行走，并且介入神经、运动系统的功能协调训练，体现了更具有生理性和功能性康复的意义。

（史文宇）

第二节　基本康复处置

在四肢的外伤以及关节的手术后，采取后续康复治疗的目的是：迅速恢复关节活动和肌肉力量，能够达到正常的日常生活活动和行走能力。四肢手术通常会累及邻近大关节，容易使关节发生挛缩。为了避免引起关节挛缩，在允许的范围内，从术后早期就开始进行邻近关节的运动是四肢术后康复的重点。

一、术后体位

（一）目的

手术后在不影响末梢血液循环前提下，将患肢搁置在适宜的支架上以减轻肌肉紧张，减少疼痛。患肢抬高的时间根据肿胀消退情况而定。

（二）方法

术后将患肢的远端抬高，高度原则上应超过手术部位。尤其是下肢，手术后使其置于备有柔软衬垫的搁架上，通常使用有侧板的内面衬有海绵织物的勃朗（Brown）搁架上（图 17－1）。如果是髋关节的手术，术后宜将手术侧下肢远端置放在勃朗搁架上，并且保持髋关节和膝关节轻度屈曲的体位（图 17－2）。术后必须限制下肢产生旋转活动时，则要使用能够防止旋转的小腿石膏管型加上横板条十字固定的方法（图 17－3）。施行从小腿至足趾部位的手术时，在术后宜将小腿以下部位抬高，放置在远端垫高的搁架上（图 17－4）。对于大腿直至邻近膝关节部位的手术，在术后要使膝关节屈曲 90°，小腿高置搁架中，并且条带横向缚扎固定（图 17－5）。在上肢部位的手术后，可以利用三角枕将患肢抬高（图 17－6）。

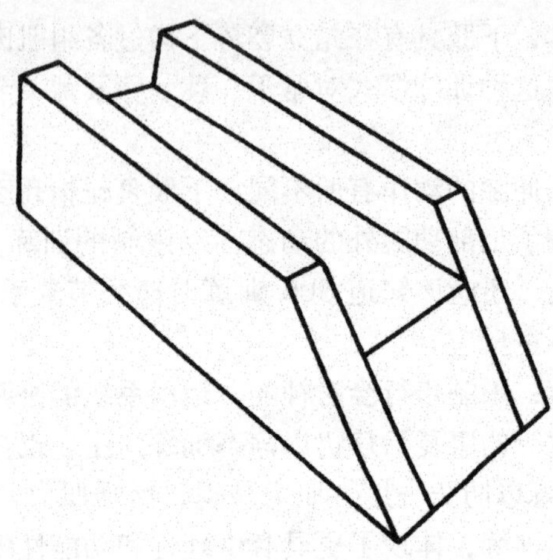

图 17－1　内衬软垫的勃朗架可避免压迫引起腓神经麻痹

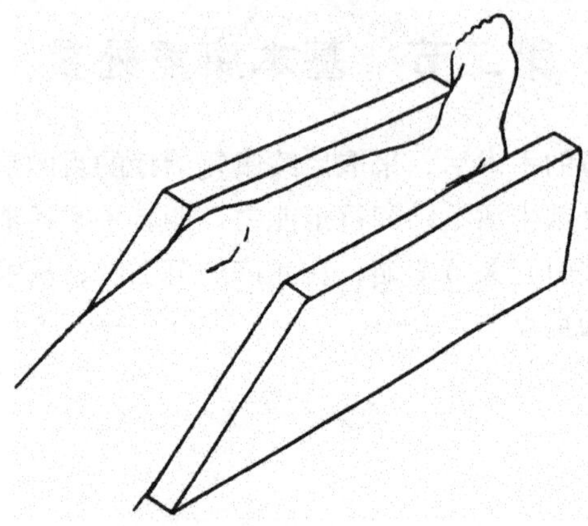

图 17－2　髋关节术后体位髋、膝关节轻度屈曲位

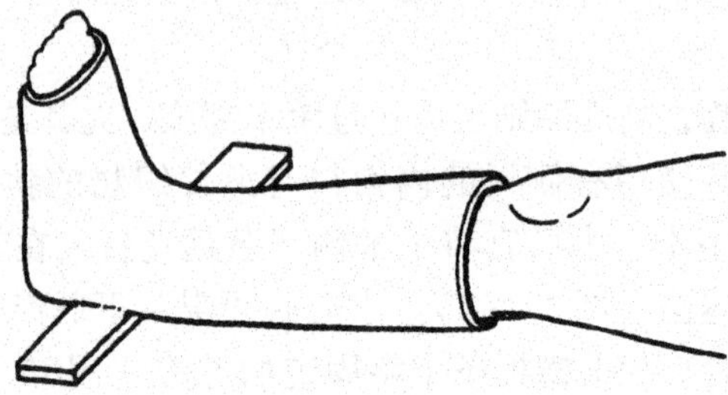

图 17－3　下肢防旋石膏固定髋关节术后防止旋转时使用

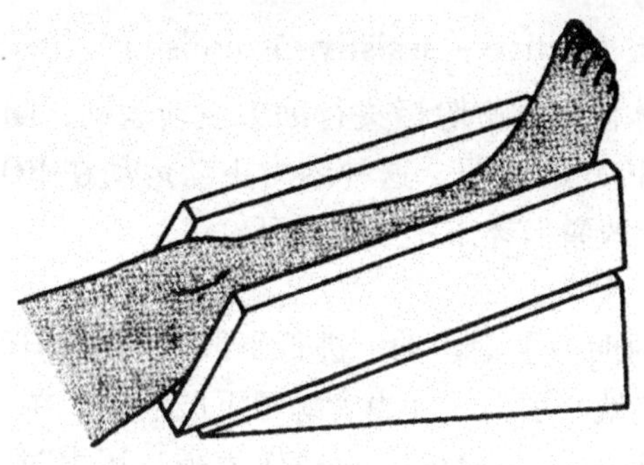

图 17-4　小腿、足部术后体位而且足部抬高

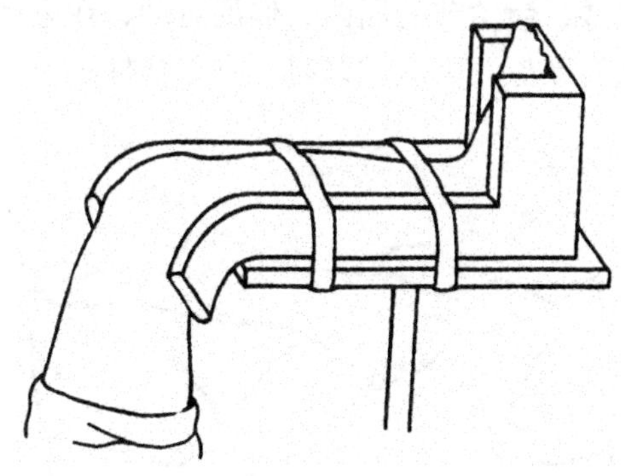

图 17-5　膝关节周围术后体位屈膝 90°固定

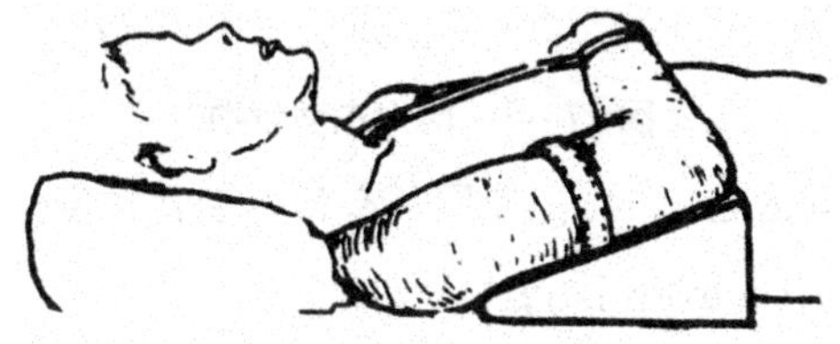

图 17-6　上肢术后上肢抬高位（利用三角枕）

二、关节活动度训练

关节活动度（range of motion，ROM）的训练是手术后康复的一个关键措施。手术后由康复治疗师指导进行关节活动的手段包含助力主动运动，或者利用诸如关节连续被动运动器具（continuous passive motion，CPM）等开展的关节活动训练，以及具有肌肉收缩的主动运动。

具体来说，关节活动包括有骨的运动和关节囊内的运动两种内容，上述提及的是迄今普遍沿用的关节活动度的训练，属于骨的运动形式。然而，仅仅进行这种运动训练是不够完整的。根据相互连接的骨端解剖结构特点，关节形成与之相适应的各种不同的关节面，因此，关节囊内的运动是正常关节组合运动的一部分，而且，这种关节滑移所产生的在一定活动范围内的生理性运动非常重要，其能够在维持关节的稳定性以及吸收、缓解外力的冲击方面承担关键的作用。

（一）助力主动运动（active - assistive exercise）

1. 目的　术后要求的体位限制解除后进行助力主动运动，随着肌肉和关节协调运动的恢复，继而酌情逐渐增加 ROM 的练习。这种助力主动运动在 ROM 训练中不易诱发疼痛而有一定治疗效果，并且也能改善肢体末梢血液循环。

2. 方法

（1）康复治疗师介入的助力主动运动：进行下肢助力主动运动时，由康复治疗师托起并把握膝和踝关节，以对抗地心引力，让患者练习下肢活动。在每次锻炼结束前稍微加力以增大关节活动的角度，但是，必须避免因为动作生硬，用力过大或运动过度而诱发疼痛（图 17－7）。如果患者自行进行主动运动的话，操练方法是首先使足跟抵住床面，然后再努力进行下肢轴向滑移，练习膝、髋关节的屈曲、伸展运动，在运动过程中应该尽量使用肌肉力量，减小足跟与床面的滑行摩擦。上肢训练时，宜先在仰卧位开始助力主动运动，然后再过渡到坐位姿势下练习。

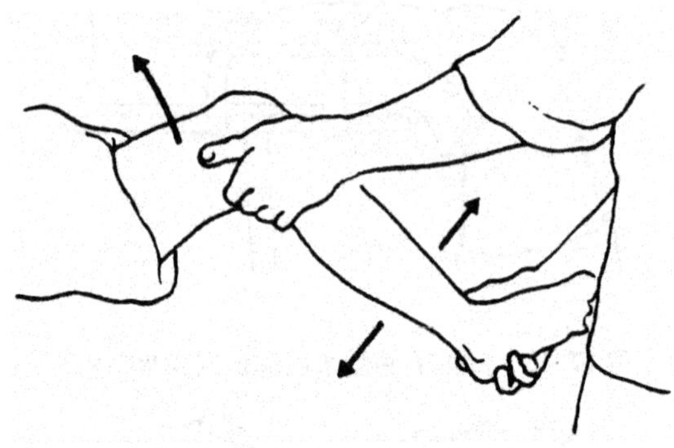

图 17－7　助力主动运动

（2）悬吊疗法（suspension therapy）：使用具有弹性装置的悬吊器械进行的助力主动运动。

（二）主动运动（active exercise）

主动运动是指不需要借助外力辅助，患者自己能够主动进行的锻炼（图 17－8）。开始训练时宜先练习对抗肢体重力的运动，逐渐加强运动量，能够顺利完成后，再酌情过渡到对抗阻力，增强肌肉力量的训练。

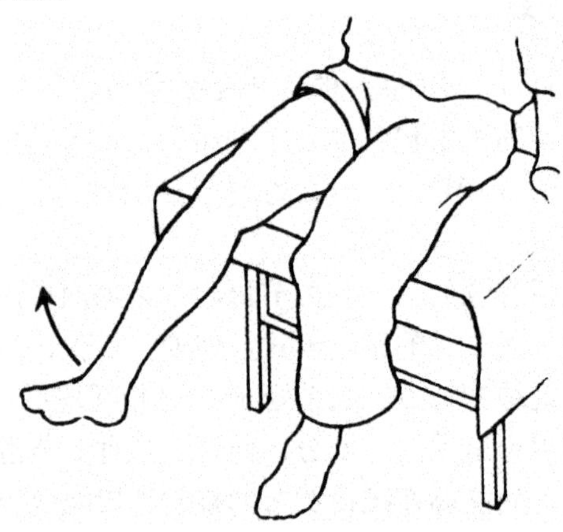

图 17－8　端坐位下膝关节主动运动

（三）被动运动（passive exercise）

被动运动对于避免或减轻机体组织的挛缩形成非常重要，还可作为解除残留挛缩畸形的一种手法矫正手段（图 17－9）。

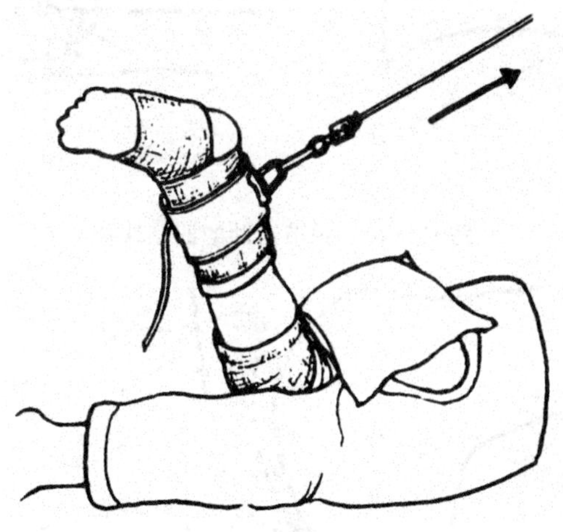

图 17－9　俯卧位持续牵引

1. 关节连续被动运动（continuous passive exercise，CPM）　通过连续被动运动器械（CPM）使关节进行重复、缓慢、匀速、圆滑的被动活动，能够在不引起疼痛的情况下训练关节恢复活动功能。CPM 训练的目的与上述的助力主动运动相同，手术后卧床期间即可开始进行练习。在 CPM 训练过程中必须注意观察，如果在关节活动度达到终端时出现肌肉收缩，应及时移行到主动运动的训练方式：

2. 手法治疗　由康复治疗师使用手法进行矫正治疗。

3. 牵引疗法　利用重力持续进行牵引。

使用牵引器具，将牵引的一端连接患肢，依靠牵引力使患肢维持在要求的位置，间隔一定时间后解除牵引，放松患肢，如此牵引一放松重复进行，该牵引方法有效而且不易引起疼痛发生（图 17－9）。

（四）关节运动学基础

关节并非铰链式连接，而是球形面与凹面的组合，关节面彼此相对滑动发生位移。关节的运动都遵循凹凸法则，凹的法则是运动时关节面位移方向与骨的运动方向相一致，凸的法则则相反，关节面与骨各自向相反的方向移动。理解这种关节囊内的运动很是重要。如果在关节活动度训练中仅仅依靠骨的运动，而将关节囊内滑移运动置之不顾的话，这种铰链式运动锻炼会诱发疼痛（图 17－10，图 17－11）。

关节运动训练时首先要使被治疗者及其所治疗的关节充分放松，实施前说明治疗手法及其目的，如可能出现疼痛则预告疼痛发生的部位、性状、程度以及如何应对。开始实施时动作宜缓慢柔和且有节律，反复 5～10 次，然后根据被治疗者的反应采取进一步训练方案。

1. 肩带骨的运动训练　采取侧卧位，患侧在上，下肢屈曲以保持稳定体位，治疗师位于患者背侧，朝向患者头侧，挟持患者肩胛带进行上举、后牵、屈曲和伸展等被动活动，运动时要注意避免胸腰部代偿性旋转活动，同时了解运动引起的疼痛情况（图 17－12）。

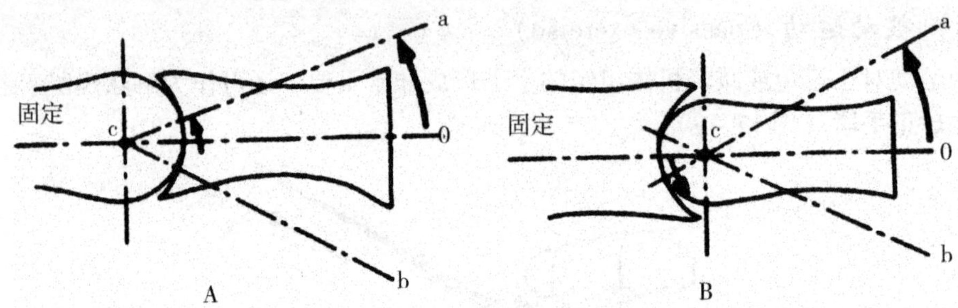

图 17-10 关节运动的凹凸法则

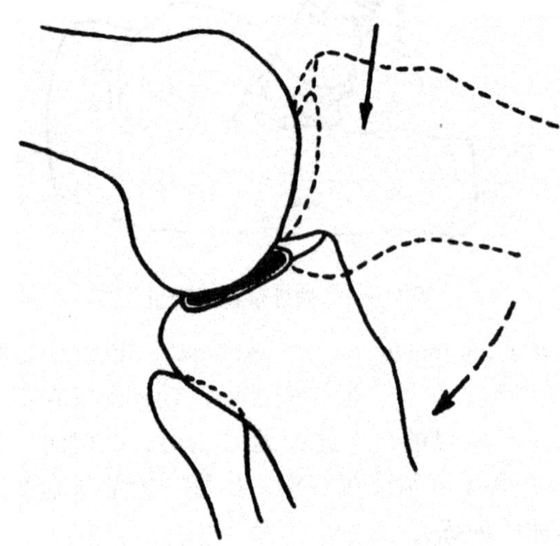

图 17-11 膝关节运动的凹凸法则

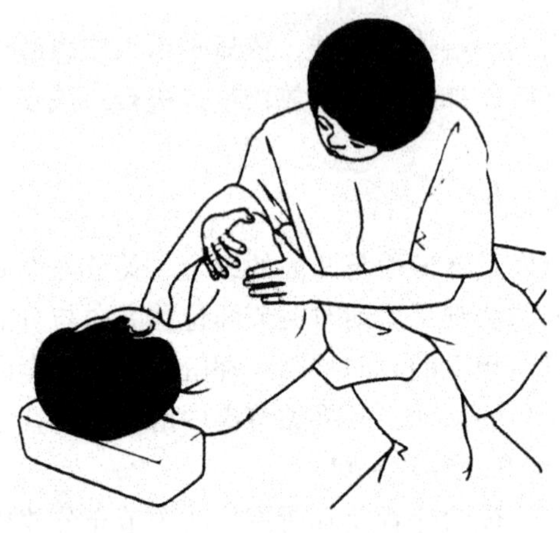

图 17-12 肩胛带下压

2. 肩关节的运动训练 卧位在床，使患侧肩关节移至床的侧缘，练习肩关节的屈曲、后伸、外展、内收、水平屈伸动作，仰卧位时训练肩关节内、外旋活动。训练时注意固定肩带骨，ROM 易受重力影响尽量使动作圆滑柔和（图 17-13）。

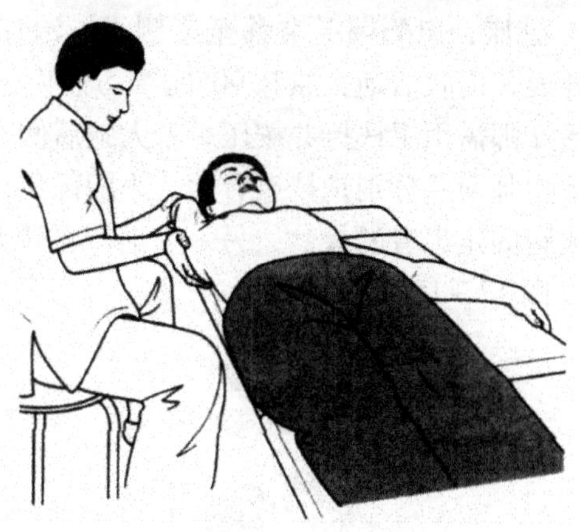

图 17－13　肩关节提伸

3. 肘关节的运动训练　仰卧位，患侧肘关节移至床侧缘，训练肘关节的屈伸活动，练习屈肘时需前臂外旋引向患者头侧，伸肘动作时前臂内旋朝向患侧下肢方向，训练时需固定肩带骨和上臂近端。也可用手拉肋木通过下肢屈伸运动发生的体重变化施力于肘部，达到练习牵伸目的（图 17－14）。

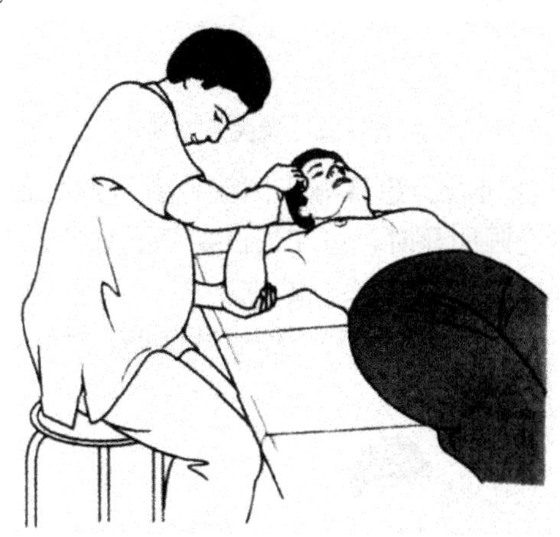

图 17－14　肘关节屈曲

4. 前臂的运动训练　体位与上类同，训练前臂的内外旋转活动。练习外旋活动时需屈肘 90°，将前臂引向患者头侧，练习内旋活动时需伸肘并引向下肢方向。

5. 腕关节的运动训练　仰卧位或坐位下将肘部搁于桌上，训练腕关节的掌屈、背伸、桡屈和尺屈，练习时以桡腕关节（桡骨远端和近排腕骨）作为支点，在老年前臂骨折训练时务必确实固定好骨折及其远端部位，避免引起再次骨折。

6. 对掌关节的运动训练　体位与上相同，训练原则是以关节近端骨为轴心，充分保持固定，把持远端骨并围绕近端骨端开展运动。掌腕关节（CM）练习桡向外展、尺向内收、掌屈和背伸动作，掌指关节（MCP）和指间关节（IP）练习屈伸活动。如果未能从早期及时开始训练则往往容易引起不同程度的 ROM 功能障碍，而且训练时也多易引起明显疼痛。

7. 指关节的运动训练　体位、练习原则及特点均与以上对掌关节的运动训练内容相同，主要练习指关节的屈伸功能。

8. 髋关节的运动训练　卧床，患侧髋关节移至床侧缘，治疗师同侧站立，面向患者头侧。仰卧位下练习屈髋、外展、内收活动，屈膝90°时练习髋内、外旋动作，在侧卧位下训练伸髋活动。在屈髋时，治疗师需用手扶持并按压患者大腿后侧的远端部位；做髋外展、内收以及内、外旋活动时，治疗师两手分别把持患者大、小腿部位；伸髋动作时，治疗师一手置于患者髂前上棘并协同大腿固定患者的骨盆，另一手把持患者大腿远端进行训练，伸髋练习时要避免腰椎过度伸展（图17－15）。

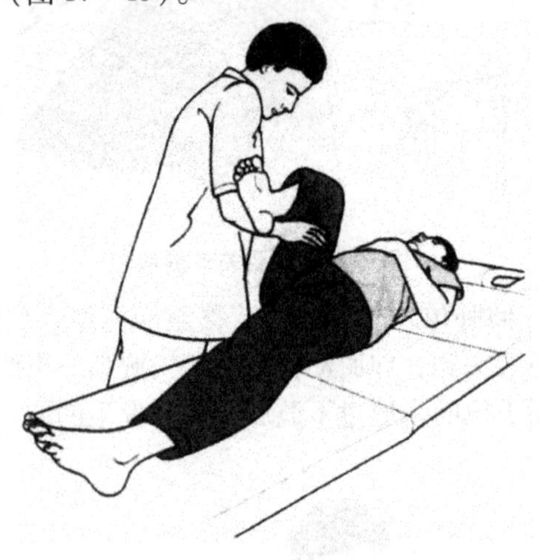

图17－15　髋关节屈曲

9. 膝关节的运动训练　俯卧位，患膝靠床侧缘或者采取坐位，固定大腿远端下训练膝关节屈伸活动。膝关节屈曲受限明显时，可在坐位姿势下对患者小腿前侧施压。如果屈膝受限，ROM在90°左右时，采取单膝（患膝）站立，然后下蹲，利用体重缩短臀部与足跟间距离的练习方法较为有效。也可在坐位姿势下使患膝前伸，小腿悬空下垂或再加载进行训练（图17－16）。

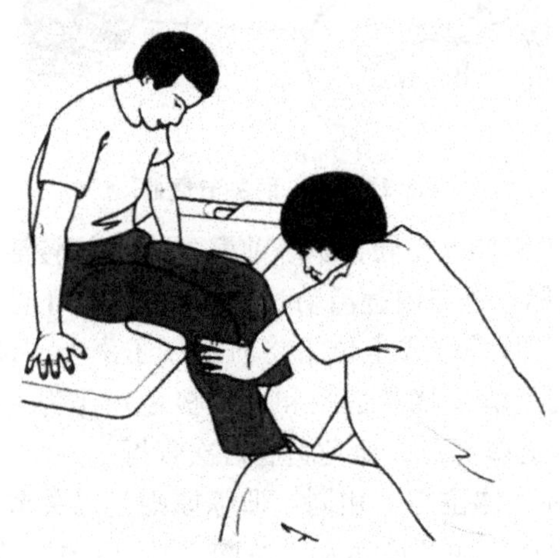

图17－16　膝关节屈曲

10. 踝关节的运动训练　仰卧体位下练习踝背伸和跖屈活动。治疗师一手扶持固定大腿远端，如在背伸训练时，另一手保持患者足跟，同时用前臂抵押足底并向近端推压；在跖屈训练时则抓捏跟骨的前方向远端推压。注意背伸练习时宜使距骨向后移动，跖屈训练时使其向前移动（图 17－17）。

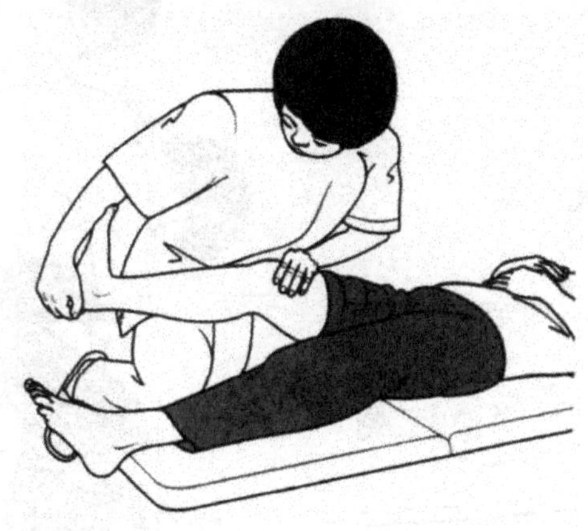

图 17－17　踝关节背屈

11. 足跗关节的运动训练　仰卧位或坐位下练习踝内翻、外翻、外展和内收活动，训练时治疗师一手把持固定小腿远端，另一手从足的基底部逐渐移向远端，并且将足部轻微压向近侧为宜（图 17－18）。

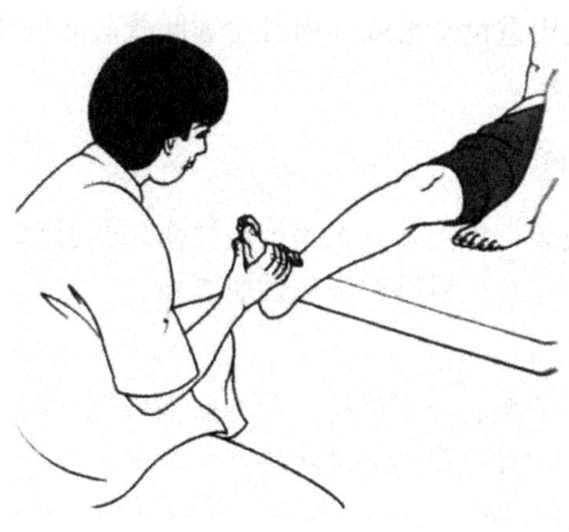

图 17－18　踝外翻

12. 趾关节的运动训练　采取坐位或仰卧体位，仰卧位时治疗师位于患足踇趾侧。跖趾以下关节都是训练屈曲和伸展的活动，且都固定关节的近端，把持关节远端进行练习。注意观察在站立和行走时屈趾肌肉的紧张度。

13. 颈部关节的运动训练　取仰卧位并使两肩部连线以上的头颈部位伸出床的顶缘，治疗师坐在位于治疗床头侧的椅子上，一手托住患者的颈部，另一手把持患者的头枕部，训练颈部的屈曲、伸展、左右旋转和左右侧屈动作，运动间隙时宜使患者的头颈枕在治疗师大腿上得以休息（图 17－19）。

14. 胸腰部关节的运动训练　患者坐在床顶缘或凳上，治疗师站在患者的后侧方，架持住患者的躯干部，训练胸腰椎的屈曲、后伸、左右旋转和左右侧屈动作，练习时注意防止患者向前跌倒（图 17－20）。

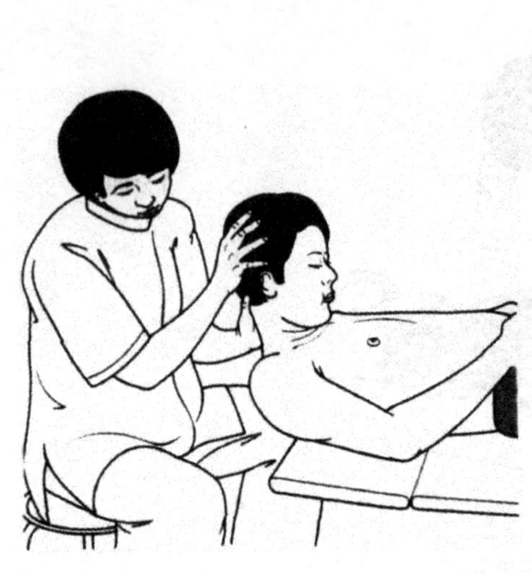

图 17-19 颈部屈曲

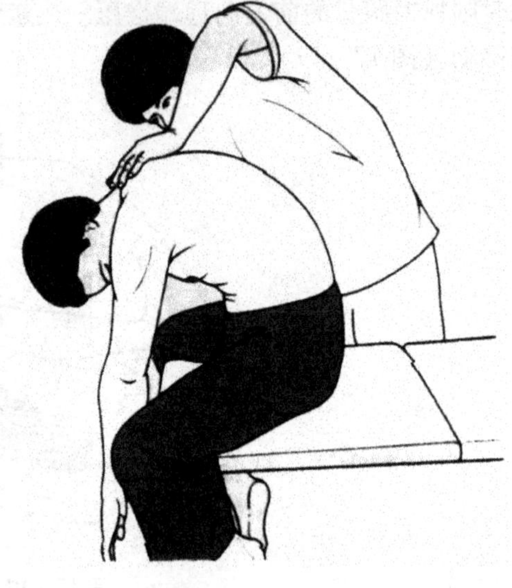

图 17-20 胸腰部屈曲

注意事项：开始练习 ROM 运动时，动作需轻柔圆滑并密切观察患者表情，尤其注意有无疼痛及其状况。较为薄弱的关节对疼痛反应比较敏感和明显，可以酌情减少运动次数，减缓反复练习的速度，也可选用重量悬吊或利用滑轮等低载荷的持续治疗方法。关节活动改善不明显时可施加手法辅助治疗。

三、肌力增强训练

四肢手术后肌肉力量减弱，如果伴有末梢神经损伤时会引起去神经性肌萎缩，大多由于手术后疼痛、局部制动，时隔长久后导致失用性肌萎缩。

（一）肌力增强运动

根据所锻炼肌肉的肌力情况，分别施行不同的肌肉锻炼形式，这种运动形式包含被动运动、助力主动运动、主动运动和抗阻力运动 4 种。

1. 被动运动　当肌力检查评定为 0～1 级时，采取被动运动锻炼方式，使患者的关节得到被动活动。

2. 助力主动运动　在达到 1 级或 2 级肌力时，进行助力主动运动。借助外力帮助，使患者努力主动收缩肌肉，诱导产生并增大关节活动。

3. 主动运动　恢复到 3 级肌力时开始主动运动训练，进行肌肉收缩运动以对抗肢体的地心引力。

4. 抗阻运动　当肌力增加到 4～5 级后开展抗阻力运动。

（二）等长运动（isometric exercise）

1. 目的　手术后，在要求保持术后体位的期间内需要进行等长性运动。等长性运动能够在关节固定，限制活动的状态下，维持肌力，防止肌肉萎缩的发生，并且通过肌肉收缩“泵”的作用改善末梢血液循环。这种等长运动从手术后第 1 天就开始，一直持续进行到关节能够主动运动。在手术前就要指导患者，通过演练掌握如何练习等长性运动。

2. 方法

（1）股四头肌的练习

a. 主动收缩：在仰卧位下，采取立正样姿势练习肌肉收缩，康复治疗师用手分别触摸患肢髌骨的上下两端，确认股四头肌和髌韧带发生紧张提拉变化，每次收缩动作保持6s时间（从1数到10的时间），然后放松，重复练习直至感觉肌肉疲劳（图17－21）。

b. 抗阻力收缩：康复治疗师施力向下固定髌骨，不使其向上移动，嘱患者用力收缩股四头肌，以此方法维持和增强肌肉的力量（图17－22）。

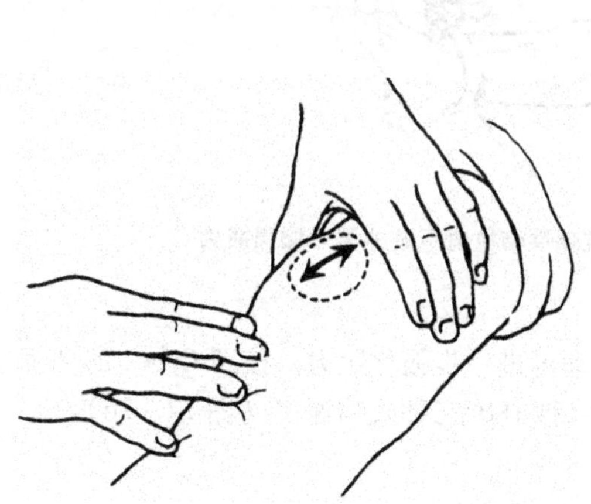

图17－21　股四头肌等长运动

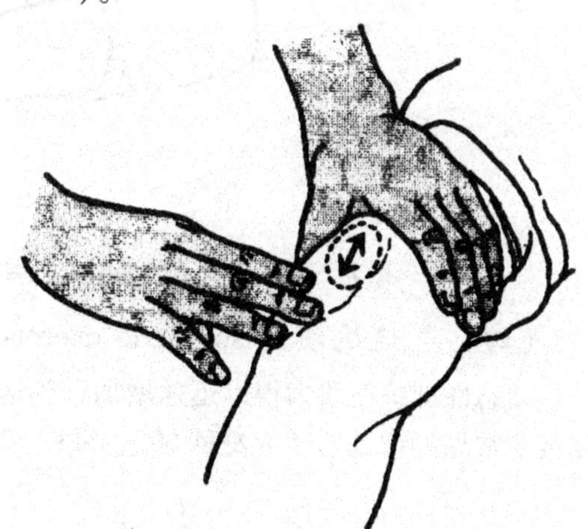

图17－22　股四头肌抗阻等长运动

（2）髋关节外展肌、内收肌的练习：康复治疗师用手分别把持、固定患肢膝部和踝部的侧方，然后嘱患者向阻挡侧做类似踝关节的内翻或外翻样的动作，整个下肢同时同方向用力，以此练习大腿部内、外侧的肌肉、臀中肌和内收肌（图17－23，图17－24）。

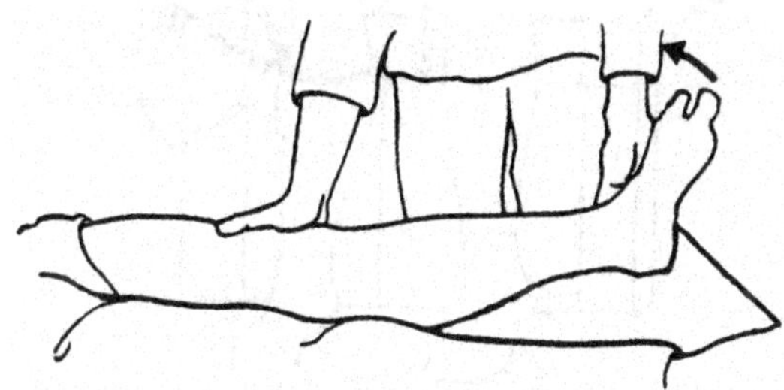

图17－23　股四头肌外侧肌的等长运动

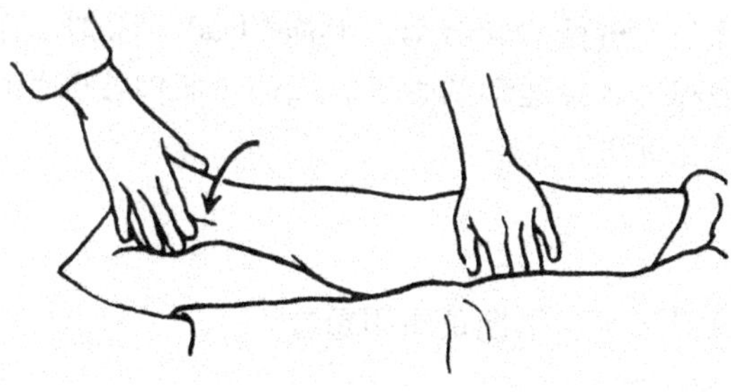

图17－24　股四头肌内侧肌的等长运动

(3) 三角肌的练习：利用墙壁或固定障碍物练习、强化三角肌。

(三) 等张运动 (isotonic exercise)

随着关节活动度（ROM）的扩大以及主动运动的增大，开始进行等张性运动。采取用手或者利用沙袋、弹性带等器具进行抗阻运动的方式增强肌力（图 17－25）。

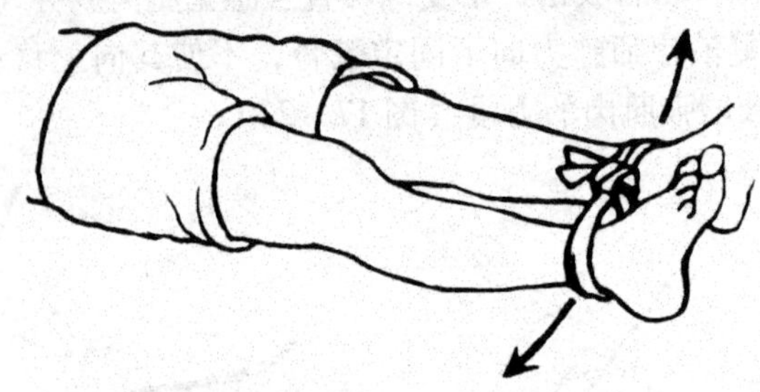

图 17－25　髋关节外展肌抗阻运动对抗弹性带拉力下髋外展以增强肌力

(四) 等速运动 (isokinetic exercise)

动态性训练使肌力得以迅速增加，等速性运动可进一步强化肌力。按照 Cybex 的训练速度谱，常见的训练速度为每秒 60°、每秒 120°和每秒 180°三种收缩速率（图 17－26）。

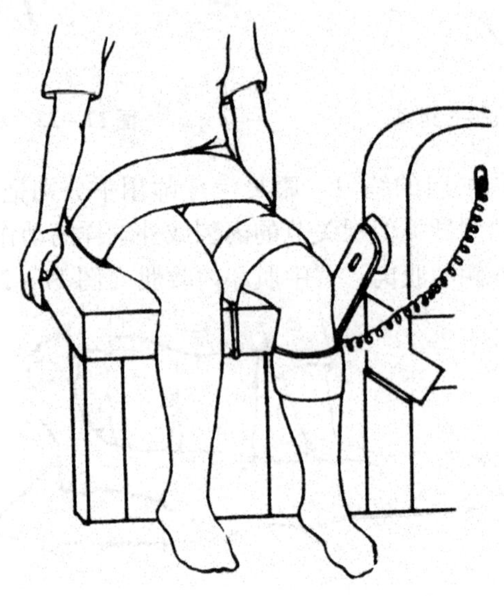

图 17－26　等速运动强化肌力

注：在肌力增强训练中，遵循“超载荷”（over load）原则，作为自主训练运动，指导患者掌握进行等长性运动和等张性运动的强度，以产生肌肉疲劳为度。在目前，临床上还难以确定肌力增强训练的量化标准。

四、行走训练

下肢术后，行走训练对于术后早期负重很重要。

(一) 负重量的测试

扶持平行杆，两下肢下方各垫入体重测量仪，体会、掌握允许承受的负重量。通常，初始负重量占体重的1/4，一般为10～20kg，然后逐渐递增（图17－27）。从不负重行走向负重行走过渡时，首先要检查、确定患肢是否达到步行所需要的基本肌力，这可以用直腿抬高试验（SLR）作为测定指标（图17－28）。

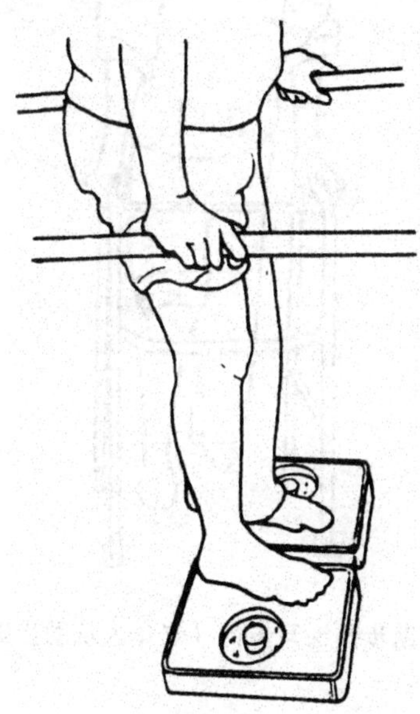

图17－27　测量负重量

手扶平行杠，测重仪下垫足下，掌握患肢负重量

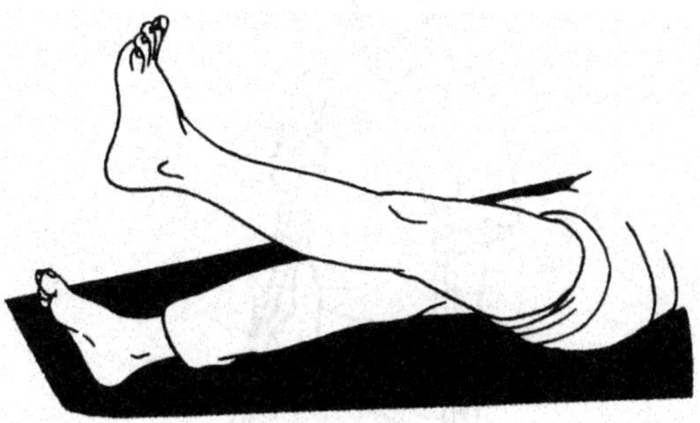

图17－28　开始负重步行时先进行直腿抬高训练（SLR），以获得步行所需肌力

（二）使用助行器行走

一般来说，老年人使用助行器可以避免跌倒的危险。即使不要求负重行走，步行时蹑足或足部踮地也能增加些稳定性，不易倾跌（图17－29）。

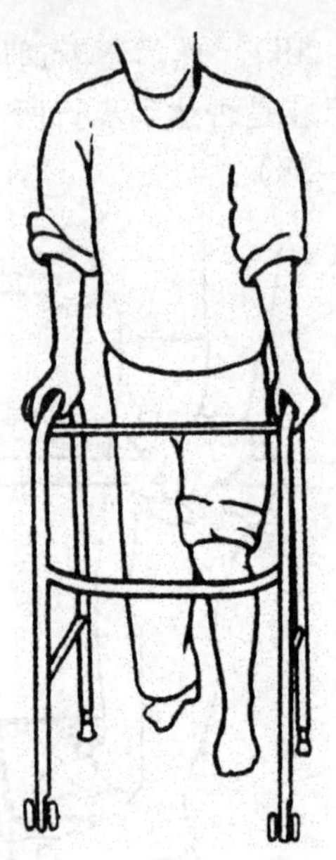

图 17-29　利用助步器练习步行（老年人从助步器开始站立行走）

（三）使用双拐行走

利用双拐三点式行走，患肢蹑足，负重约 5kg（图 17-30）。

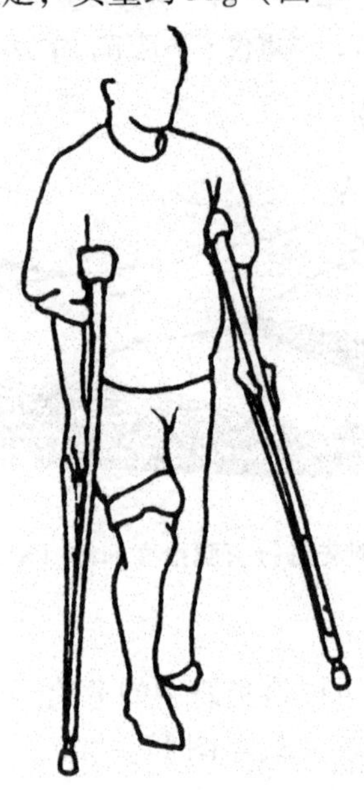

图 17-30　在允许的负重量下用双拐行走

（四）使用单拐行走

使用单拐练习步行，但是将单拐放在健侧，负重量为体重的 1/2（图 17-31）。

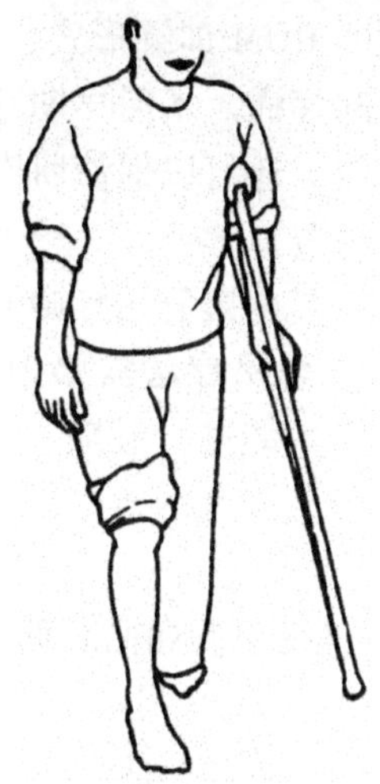

图 17－31　单拐步行拐杖置于健侧行走

（五）使用手杖行走

将手杖用于健侧步行。老年人有长时间使用手杖的必要。

（六）阶梯行走训练

一旦平稳步行后，进入上下阶梯训练。

登梯时，健肢先行，带动患肢向上；下梯时相反，患肢先行，健肢随后（图 17－32，图 17－33）。

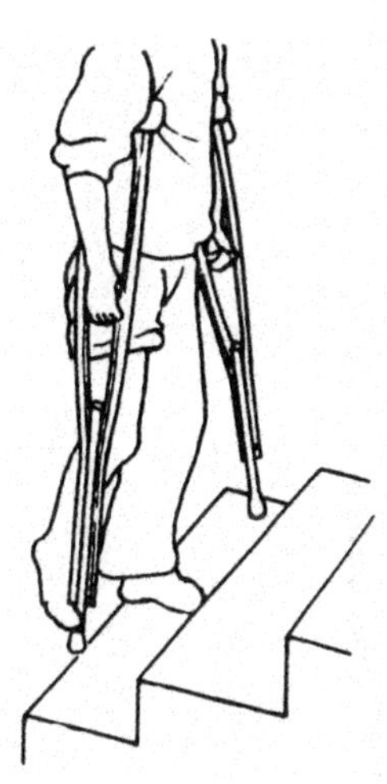

图 17－32　阶梯训练上梯健侧先行

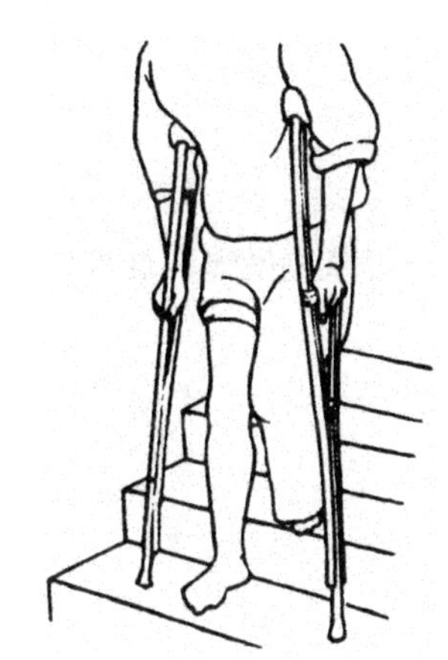

图 17－33　阶梯训练下梯患侧先行

（史文宇）

第三节　关节伤病悬吊疗法

预防挛缩的最好方法是手术后早期开始关节活动度（ROM）的训练，但是在 ROM 训练中不可诱发疼痛，一旦引起疼痛甚至疼痛有所加重，则康复训练就不能顺利进行下去。

助力主动运动是手术后首先采取的ROM训练形式，由于活动时受肢体重力影响小，运动幅度不大，助力手法轻柔，不易引起疼痛。术后早期开始这种运动，对减轻疼痛，改善静脉反流，减少肿胀的形成有一定的疗效。还可以促使肌肉进行各种收缩运动，加强主动肌和拮抗肌的协调性，有利于肌肉功能的恢复。

助力主动运动可有两类方法，一种是由康复治疗师介入的方法，另外一种是由患者自身进行的悬吊疗法（suspension therapy）。悬吊疗法需要预先在康复治疗室或病房内安装固定的框架、弹力拉钩及吊带等器具，然后才能进行锻炼。

一、髋关节

（1）向健侧侧卧位，悬吊患侧，进行患髋屈曲和伸展活动（图17－34）。

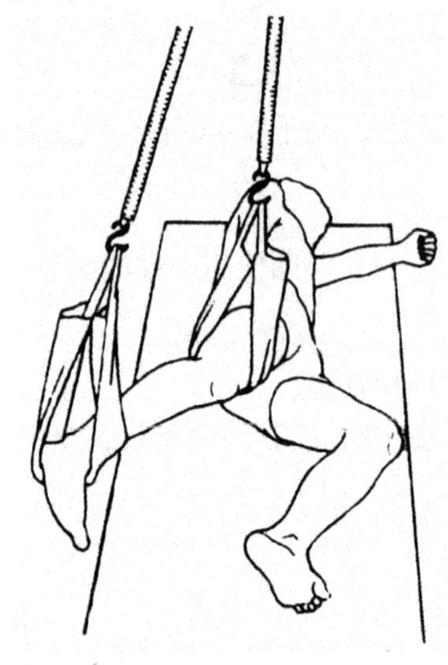

图17－34　髋关节伸屈活动

（2）患者自行牵拉吊绳，屈曲髋关节（图17－35）。

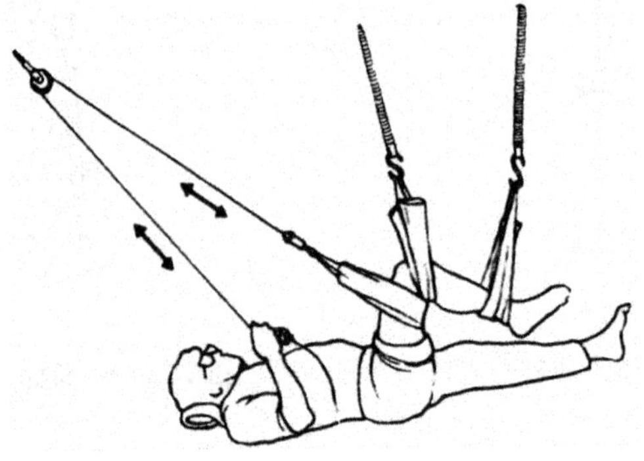

图17－35　利用悬吊滑轮自行练习屈髋

（3）在悬吊下，进行下肢直腿抬高训练（图17－36）。

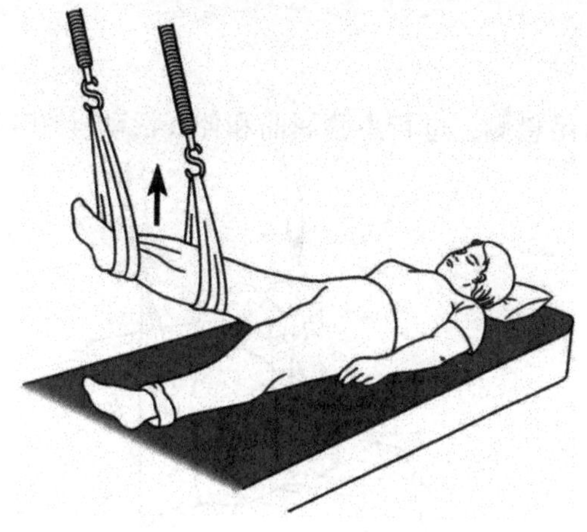

图 17-36　悬吊下直腿抬高运动

（4）在仰卧位悬吊下，进行髋关节内收、外展运动（图 17-37）。

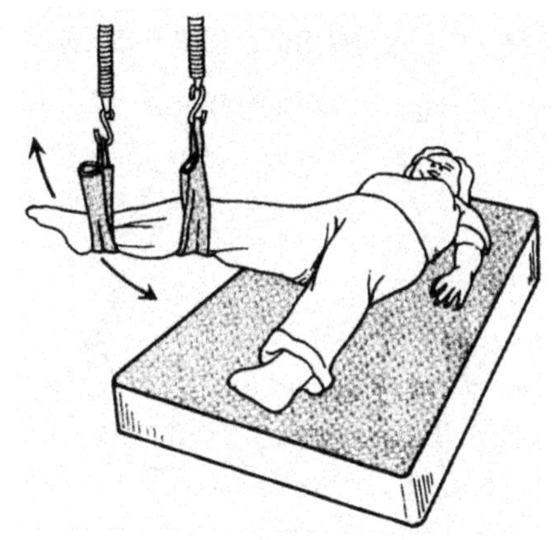

图 17-37　仰卧位髋关节内收外展

（5）在侧卧位悬吊下，进行髋关节外展训练（图 17-38）。

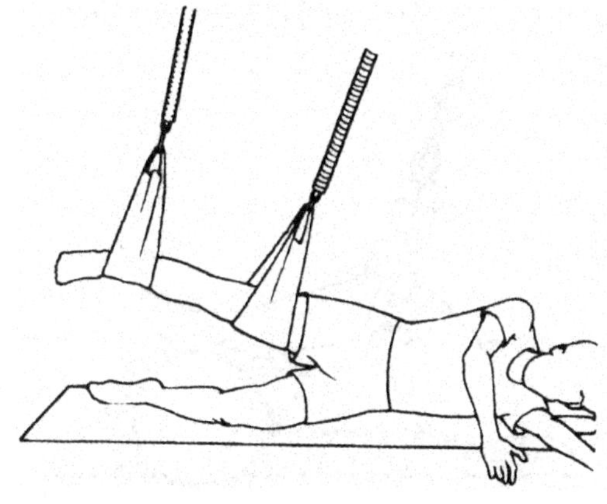

图 17-38　悬吊下训练髋外展运动

二、膝关节

（1）向健侧侧卧，悬吊患侧，进行患膝屈曲和伸展活动（图 17－39）。

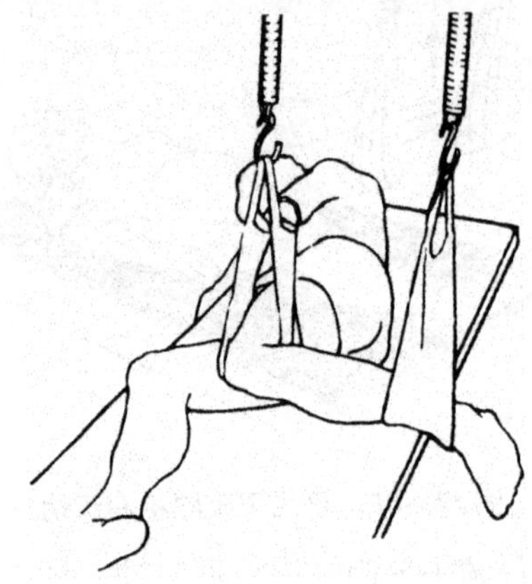

图 17－39　利用悬吊侧卧位练习膝屈伸运动

（2）仰卧位，患者自行牵拉吊绳，屈伸膝关节（图 17－40）。

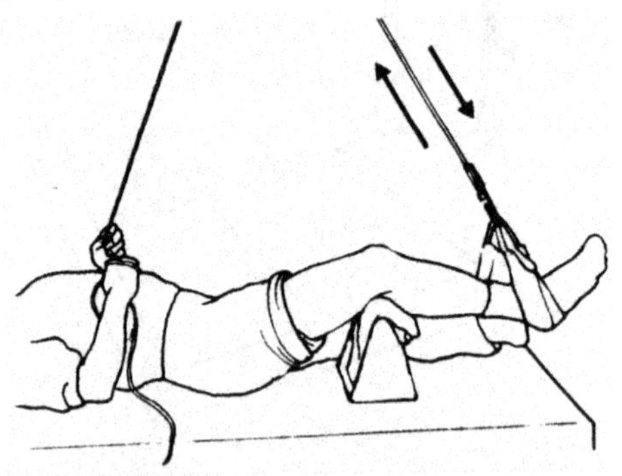

图 17－40　利用悬吊滑轮练习膝屈伸运动

（3）在仰卧位悬吊下，小腿下置圆枕，进行膝关节屈伸运动（图 17－41）。

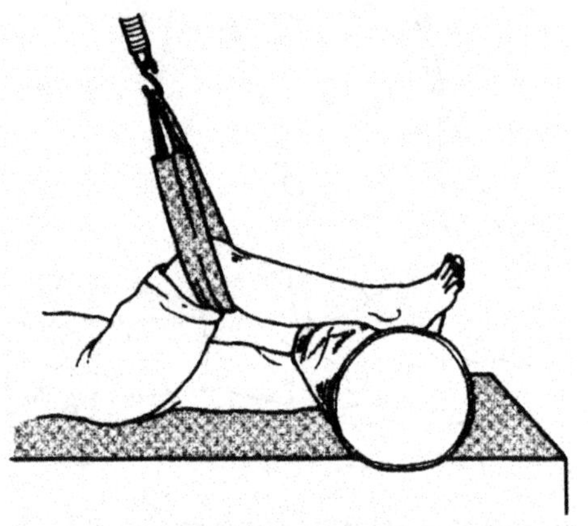

图 17－41　悬吊下翻滚圆枕练习屈伸膝

三、肩关节

（1）向健侧侧卧，悬吊患侧，进行患肩前屈、后伸活动（图 17－42）。

（2）在坐位悬吊下，患者自行牵拉吊绳，前屈肩关节（图 17－43）。

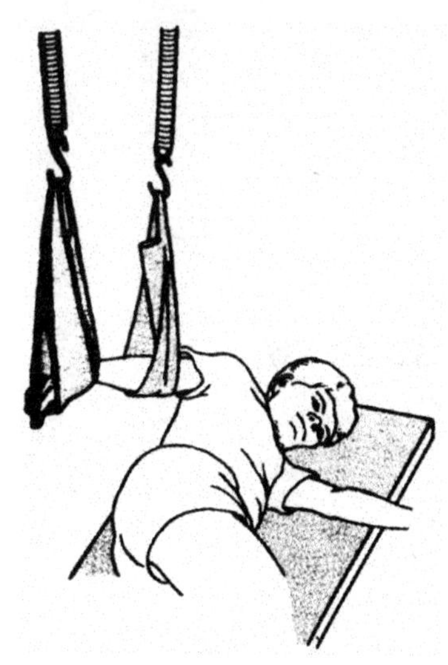
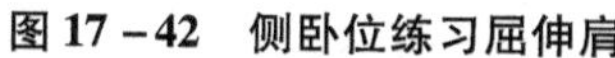

图 17－42 侧卧位练习屈伸肩

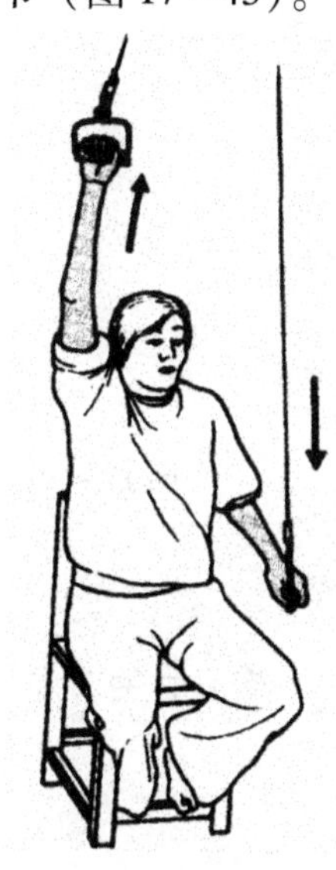

图 17－43 坐位利用滑车练习屈曲

（3）在仰卧位悬吊下，进行肩关节内收、外展运动（图 17－44）。

（4）在坐位悬吊下，进行肩关节水平位的内收、外展运动（图 17－45）。

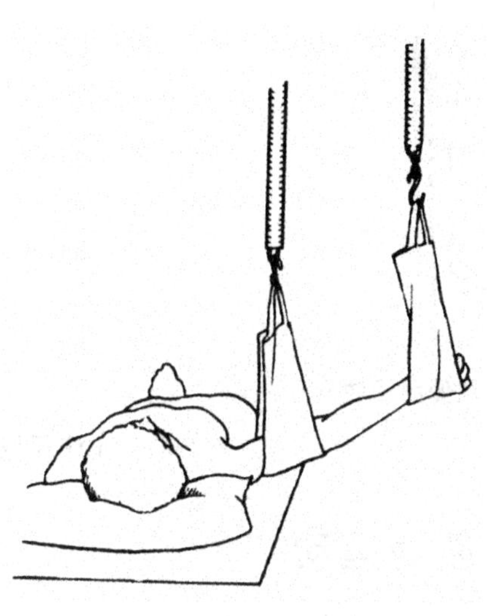

图 17－44 仰卧位悬吊下肩关节内收外展

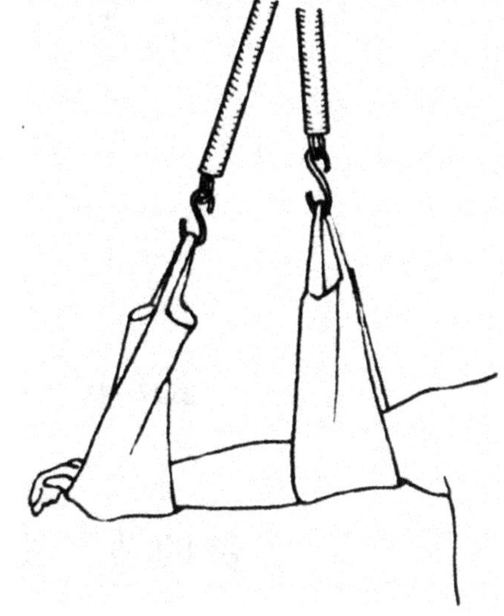

图 17－45 坐位悬吊下肩关节水平位内收外展

（5）在仰卧位悬吊下，进行肩关节前屈旋转运动（图 17－46）。

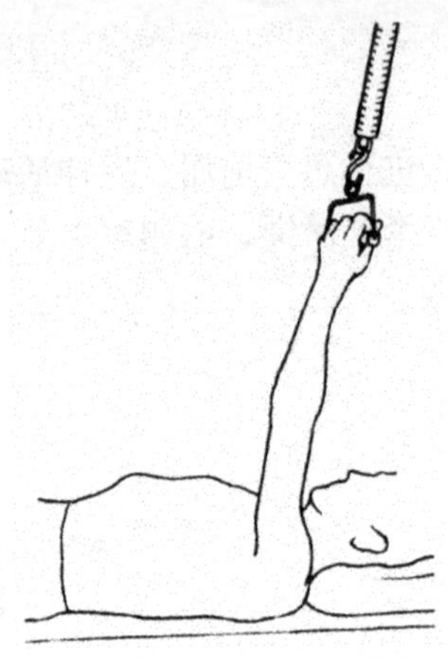

图 17－46　仰卧位提拉吊绳上肢前屈旋转训练

四、肘关节

在坐位悬吊下，练习肘关节屈伸运动（图 17－47）。

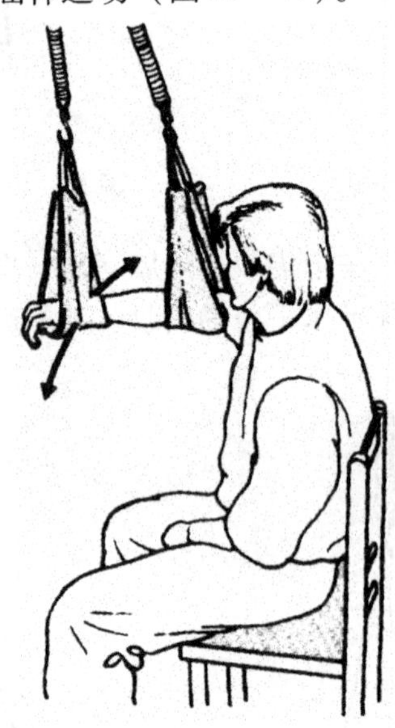

图 17－47　坐位悬吊下练习屈伸肘运动

（庄正陵）

第四节　关节持续被动运动

关节持续被动运动（continuous passive motion，CPM）是使关节柔和、流畅、重复地进行被动运动的康复器械，这与推拿手法（manipulation）并不相同。

Salter 认为 CPM 的主要功用为：①防止挛缩，获得 ROM；②促进软骨、肌腱、韧带、皮肤等组织创伤的愈合；③减轻肿胀和疼痛。

从解除术后体位的限制开始，使用 CPM 作为术后早期 ROM 训练的方法。与助力主动运动相比较，CPM 相对更不容易诱发疼痛而又具有疗效，已有报道在关节内骨折时，CPM 对软骨的愈合也有疗效。

现在，CPM 已在临床上广泛地用于髋关节、膝关节、踝关节、拇指关节、肩关节、肘关节、腕关节、指关节等，成为四肢手术后常规使用的康复器械。

CPM 适用于人工关节置换术、骨折、滑膜切除术、关节松解术以及韧带损伤等术后的康复。CPM 如今已被普遍使用，但是，如果仅仅是改善关节的活动度而没有肌肉收缩的话，仍然会遗留功能障碍，因此，在 CPM 达到最大活动度时发生肌肉收缩非常重要。

1. 用于膝关节的 CPM（图 17－48）。

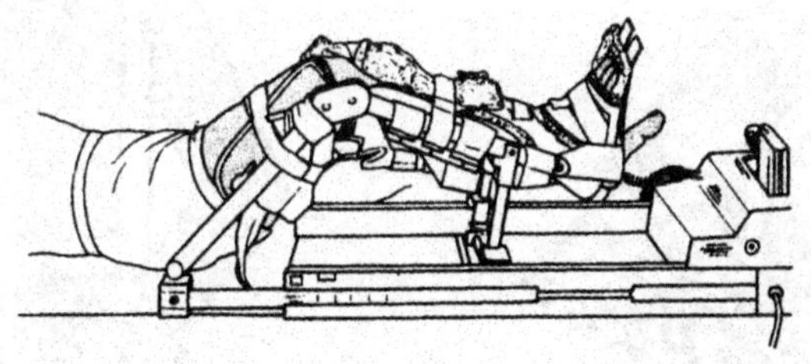

图 17－48　膝关节的 CPM 训练

（1）适应证，人工膝关节置换术、滑膜切除术、关节松解术等术后。

（2）术后第 1 天开始进行。

（3）测量并掌握运动前的关节活动范围、可能引起疼痛的关节活动度，设定运动速度，以慢速起始，慢匀速为主。

（4）每日进行 2～3 次，持续练习 1～3h，也可长时间连续锻炼。

（5）可与主动运动协同进行，当膝关节能够屈曲 90°以上时更应积极进行主动运动训练。

（6）CPM 训练一般进行 2～3 周，然后采取诸如间歇性牵引等被动运动方法来增加关节的活动度。

2. 用于踇趾的 CPM（图 17－49）　可在踇趾外翻矫正手术后，对踇趾的 MP 关节进行 ROM 功能训练。

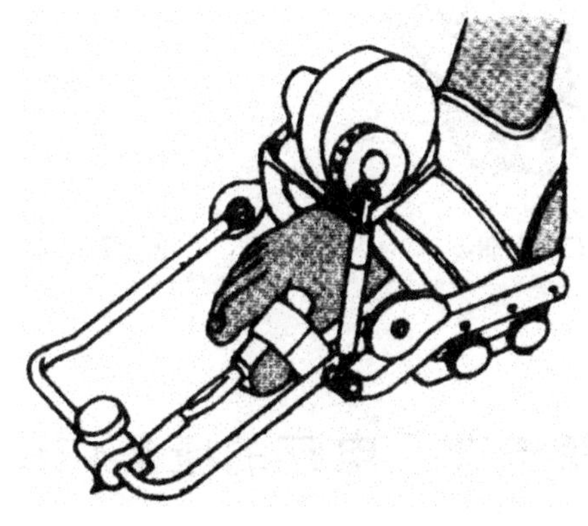

图 17－49　踇趾关节 CPM 训练

3. 用于肩关节的 CPM（图 17－50）　可在肩袖损伤、人工肩关节置换、肱骨外科颈骨折等手术后使用，能够训练屈曲/伸展、外展/内收、外旋/内旋等各方向的组合动作。

4. 用于肘关节的 CPM（图 17－51） 可在肘部和前臂手术后使用，能够训练肘关节的屈曲和伸展运动，也可行走练习时同时进行。

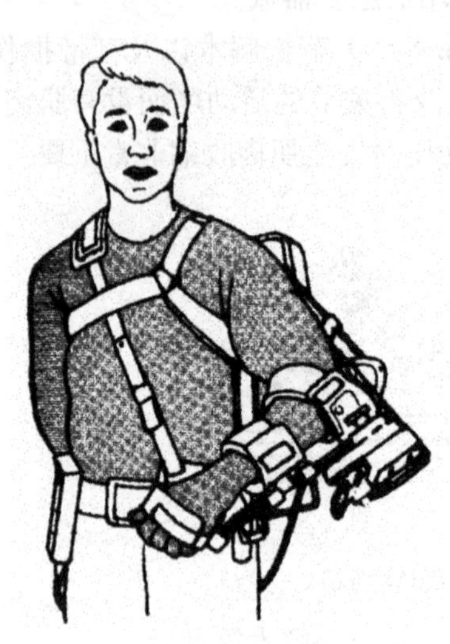

图 17－50 肩关节 CPM 训练

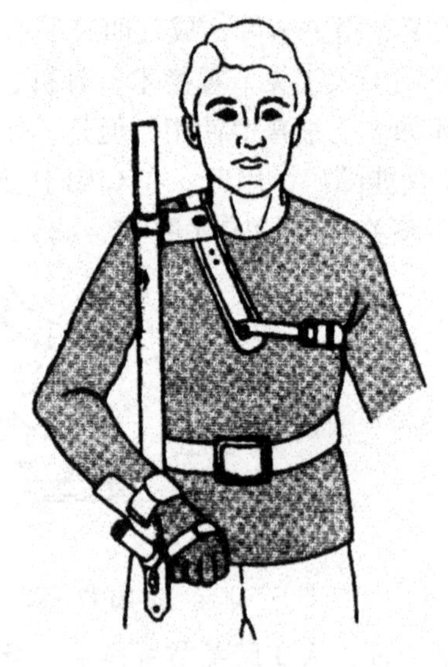

图 17－51 肘关节 CPM 训练

5. 用于腕关节的 CPM（图 17－52） 可在介入桡骨远端骨折的康复时使用．能够训练腕关节的背伸/掌屈、桡偏/尺偏运动。

6. 用于手指的 CPM（图 17－53） 可在手指骨折、肌腱损伤后康复介入时使用，能够训练手指关节的完全屈伸运动。

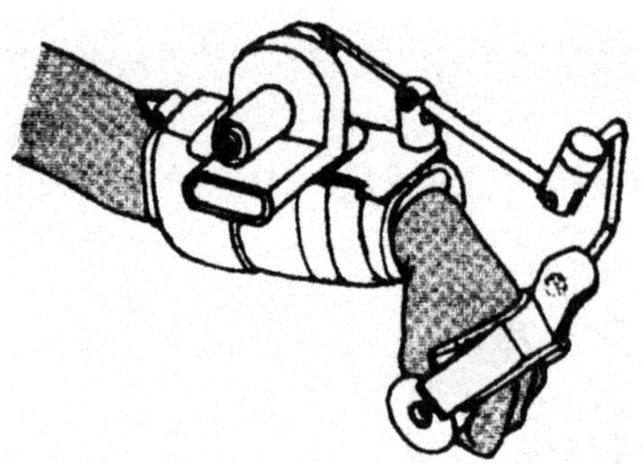

图 17－52 腕关节 CPM 训练

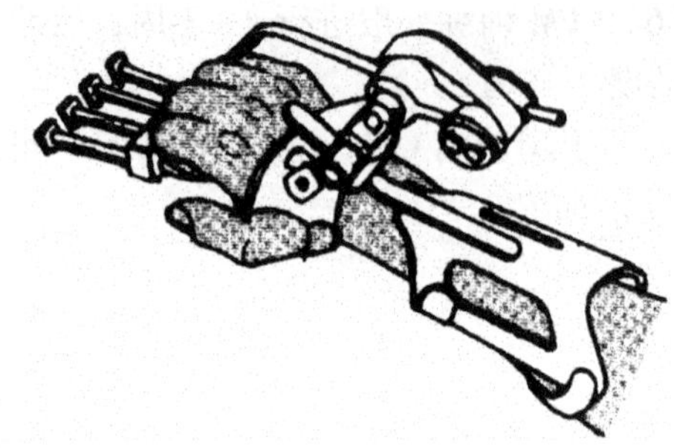

图 17－53 手指关节 CPM 训练

（庄正陵）

第五节 电疗的康复作用

电疗法是用电刺激肌肉组织的方法，包括治疗性电刺激（TES）和功能性电刺激（FES）两种，在康复阶段，经常使用 TES 和用作镇痛的经皮神经电刺激（TENS）进行治疗。

一、治疗性电刺激（TES）作用（图 17－54）

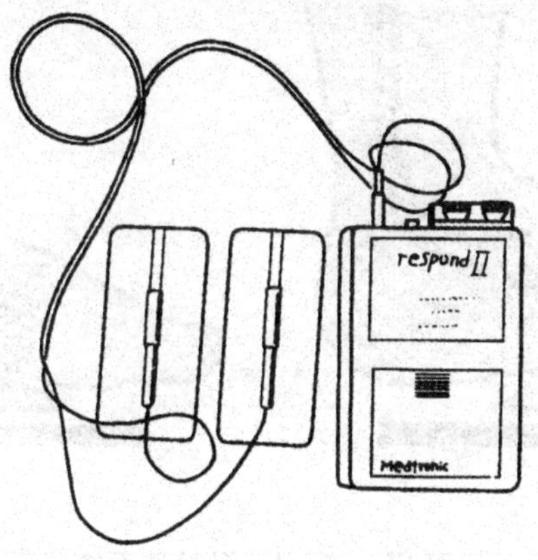

图 17－54　TES 理疗仪

1. 增强失用性萎缩肌的肌力　关于使用 TES 能够防止肌肉萎缩和增强肌力这一点已经得到普遍公认，但是 TES 和主动运动以及等长性收缩等运动同时进行十分重要，这样才可以在四肢康复中使肌肉恢复功能。

2. 刺激失神经性肌肉　失神经性电刺激对于防止可逆性周围神经损伤引起的肌肉纤维化和神经支配功能恢复后肌力的低下有一定的疗效。

3. 预防深静脉栓塞　对于手术后患肢肿胀，利用空气加压装置间歇性地挤压小腿的治疗方法早已被临床使用，然而作用效果毕竟有限。现在从足部存在静脉泵（即足底静脉丛）这个角度来认识，考虑充分发挥静脉泵的作用，为此研制成 A－V（动－静脉）脉冲系统（图 17－55）。临床上对于防止深静脉栓塞，减轻手术后的肿胀具有一定的治疗效果。

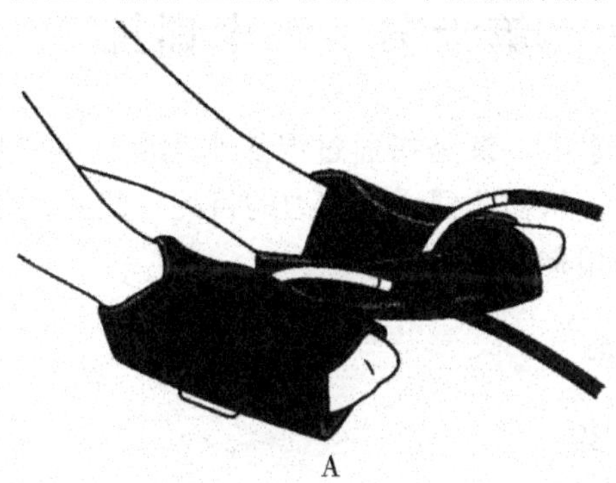

A

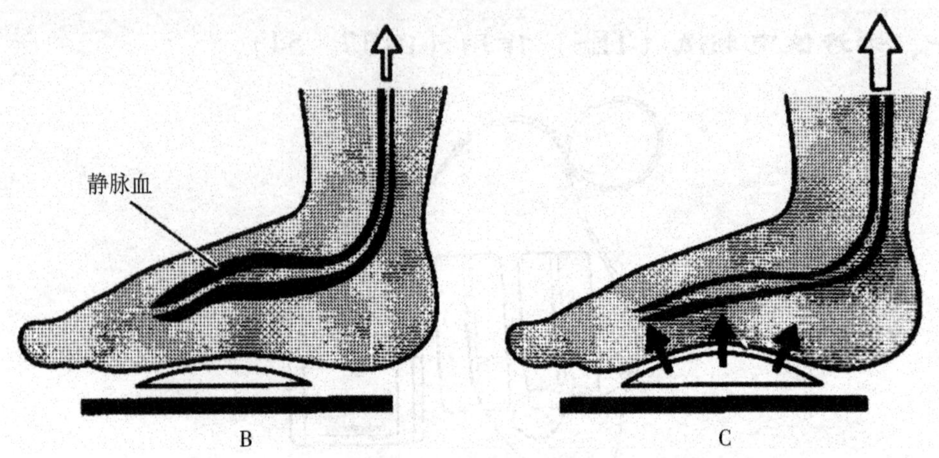

图 17－55　A－V 脉冲系统

A. 足部气压式循环改善仪；B. 足底静脉丛充血状态；C. 挤压足底部促进血液向上半身回流

二、经皮神经电刺激（TENS）

多使用于损伤引起的疼痛，也有将电极埋于硬膜外部位。电刺激的效果基于步态控制原理（gait control theory），高频率刺激法是从脊髓节段，而低频率是通过内源性镇痛介质发挥镇痛效果。

TENS 适用于从急性痛以至各种慢性疼痛的镇痛，例如发生在手术后、外伤后、神经损伤后的疼痛，还有断端以及幻肢痛、灼性痛等。

（孙亚澎）

第六节　水中训练

对于骨关节疾病，进行水中训练是指通过温热水刺激达到缓解疼痛，维持、改善 ROM 和肌力，提高步行平衡能力，从而达到增强体力的目的。此外，温水浴的舒适感和运动的乐趣也可带来一定的成就感和精神愉悦的效果。

一、局部水中训练

（一）水中活动度训练

对疾病的部位进行局部水中训练，依靠水的浮力可练习助力主动运动、主动运动、被动运动（图 17－56，图 17－57）。

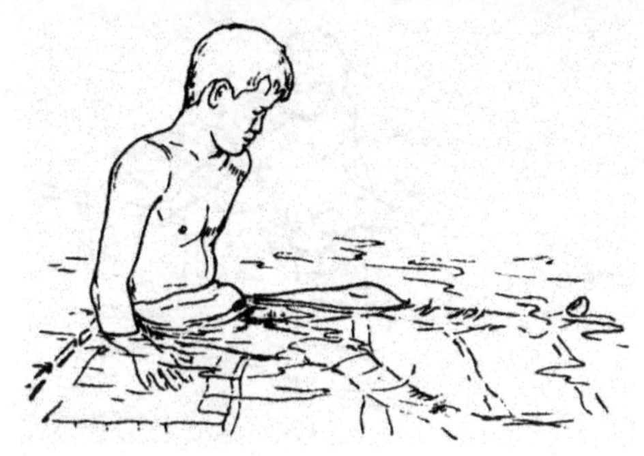

图 17－56　利用水浮力进行阻力、主动 SLR 运动

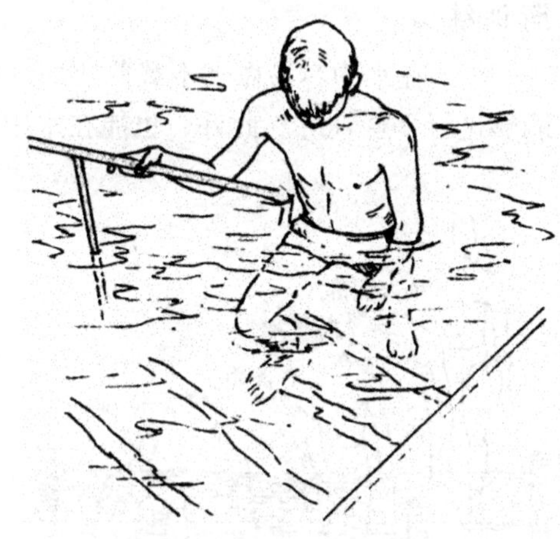

图 17－57　立位下练习屈膝、踝关节背屈被动运动

(二) 水中增强肌力训练（图 17－58）

根据肌力情况利用水的浮力进行训练。肌力 <3 级者利用水浮力作为助力进行运动，肌力 3 级者用水浮力作为支持，肌力 4～5 级者进行反浮力运动。抗阻运动在水中不仅是等张性运动，就是等动力运动也可施行。动作缓慢时水抵抗就小，动作迅速时运动负担也随之增加（表 17－1）。

表 17－1　水中主动运动

1. 水浮力作为助力朝向水面的运动	助力主动运动
2. 水浮力作为支持水平方向的运动	主动运动
3. 水浮力作业阻力朝向水底的运动	抗阻主动运动
4. 水上上举动作从水中向上空提升	抗阻主动运动

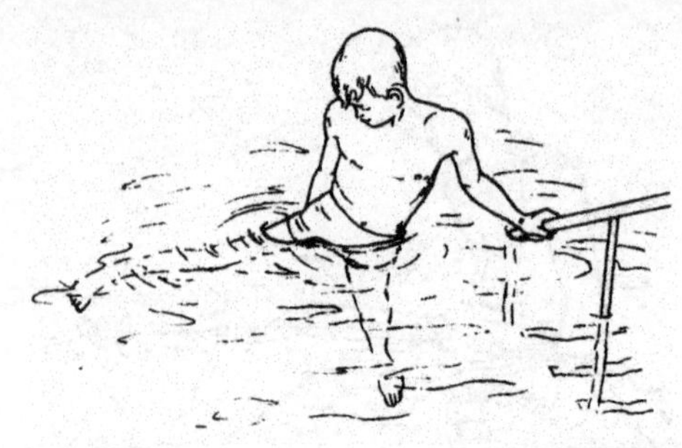

图 17－58　作为水中抗阻训练的髋关节外展

（三）水中步行和平衡训练

水深与浮力有关（图 17－59），在水中容易做到不载荷或部分负重。由于深水机体在水中的平衡与在陆地上不同，能够进行平衡训练。此外，也能在水中增强下肢肌力，这是最适当的训练方式。

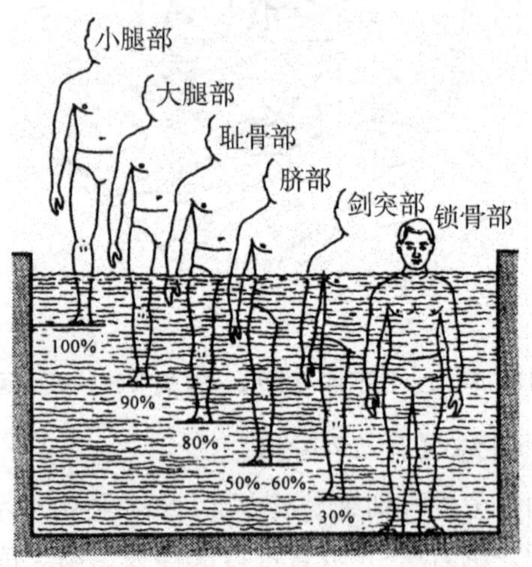

图 17－59　躯干不同入水深度的载荷率

步行训练需在以下指导下进行。

（1）按通常的前后步行法逐渐增大步幅。

（2）练习髋、膝关节同时屈曲和伸展动作时步行。

（3）练习伸膝步行、足尖步行、足跟步行。

（4）练习在水中跳跃训练。

（5）练习在水中全力步行直至跑步。

注意：在水中快速步行的话会产生较大的载荷，必须有所控制。

二、全身水中训练

游泳疗法可以提高机体的耐力，通过各种游泳方式有效地增强肌力。必须根据上肢、下肢和躯干不同的训练部位，结合治疗目的，选择适合的游泳方式。四肢和躯干部的水中训练可采取 Badelon 的方法进行（图 17－60）。

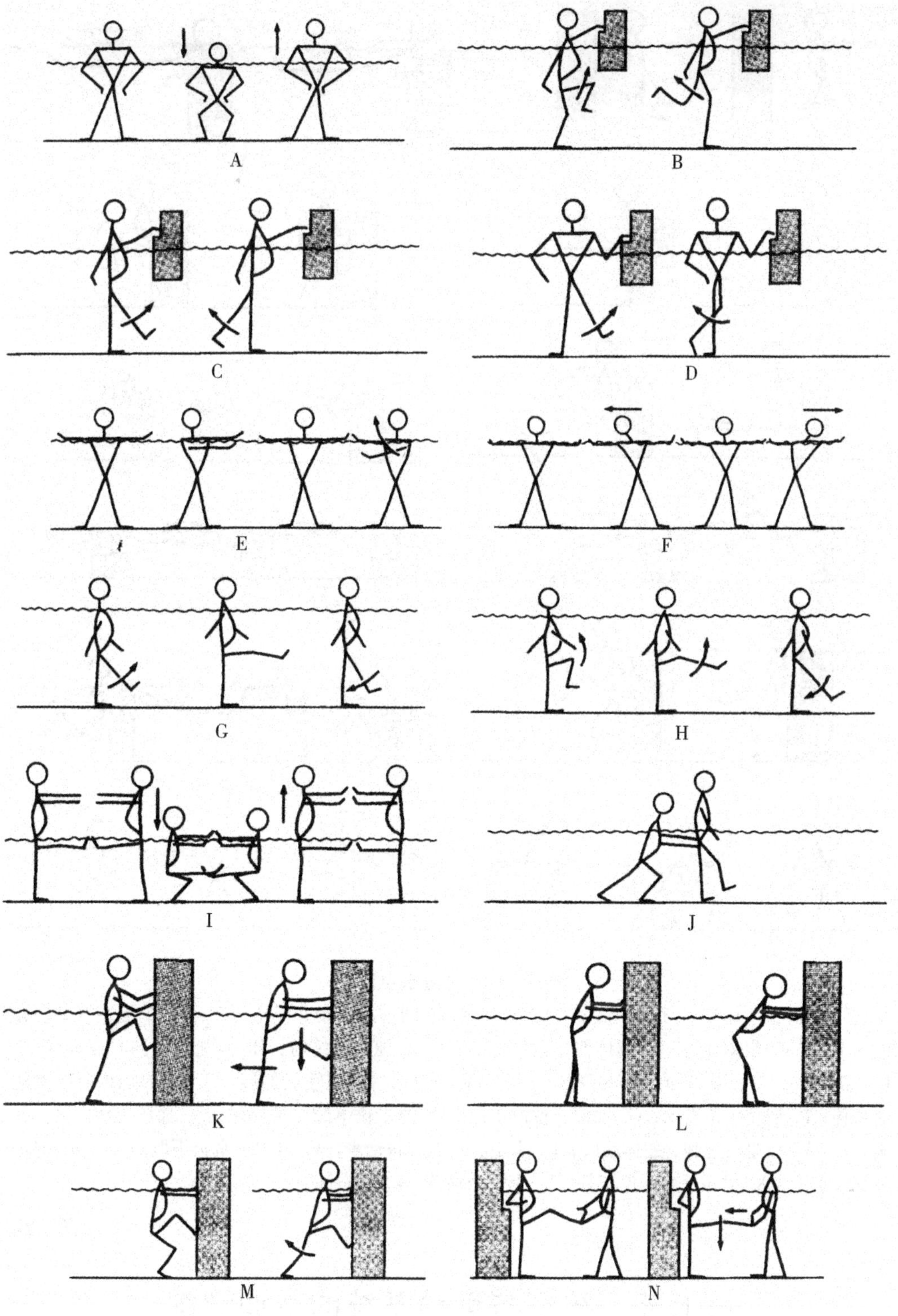
A
B
C
D
E
F
G
H
I
J
K
L
M
N

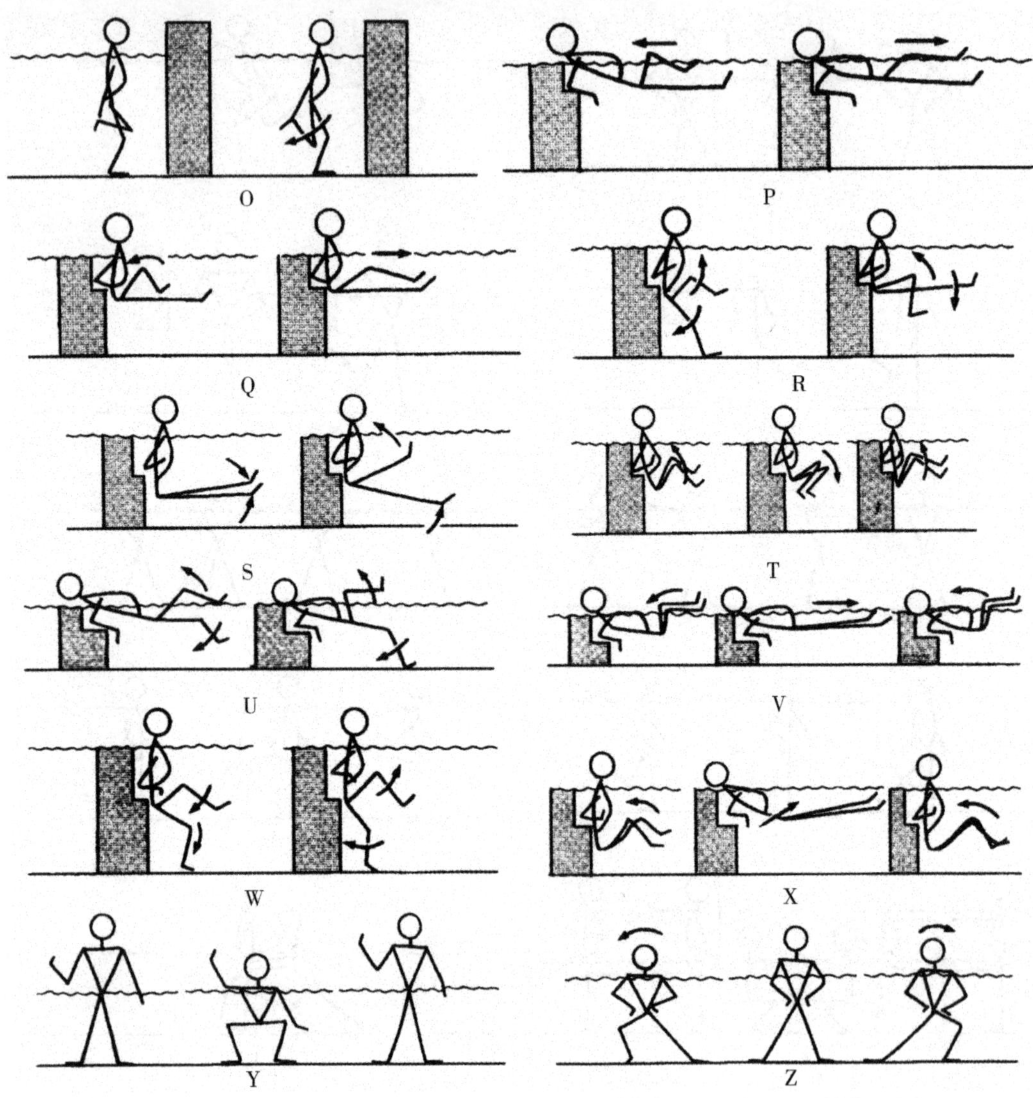

图 17－60　全身水中训练

A. 下肢分开位下屈膝练习；B. 收腿提臀练习；C. 单腿前后摆动并保持平衡；D. 单腿左右摆动并保持平衡；E. 躯体旋转；F. 躯体侧向倾斜练习；G. 单腿摆动练习；H. 单腿摆动同时屈伸膝部；I. 下肢屈伸；J. 抵抗外力；K. 单腿压壁；L. 两手压壁；M. 屈髋肌伸展；N. 下肢屈伸；O. 大腿肌拉伸；P. 肘撑卧位击水；Q. 肘撑坐位击水；R. 肘撑坐位下肢交替屈伸；S. 肘靠壁坐位分、并腿；T. 肘靠壁坐位抱膝，躯体旋转；U. 水中、水上交替击水；V. 水中、水上下肢屈伸；W. 肘靠壁立位击水；X. 肘靠壁坐卧位交替；Y. 上下肢屈伸；Z. 左右倾斜

（张　峰）

第七节　神经与运动系统的协调训练

肢体动作与机体姿势因果关联，四肢与躯干互相联接使人体能够完成所有活动。运动系统一旦损伤，其康复如果仅仅采取训练关节活动度和增强肌力的方法是不完全的，尚不能充

分提升、改善受伤部位的功能，必须及时进行整合运动传导链（kinetic chain）的神经与运动系统的协调训练。

四肢手术后，由于关节周围的损伤、石膏外固定、手术侵袭、长期卧床以及年龄老化等因素，使得关节内固有的机械感受器（mechanoreceptor）损伤，加之肌肉、韧带损伤改变了关节动力学和运动学，影响神经肌肉传导，最终导致正常的神经、运动系统的协调功能迟钝障碍。并且，在完成正常动作时，这种协调功能在对应静态状态下避免同一组织受到持续应力作用，而在动态状态下为完成动作，促成关节的始动、连续、停止或转换成其他动作方面是必需的，此外，在对应突然遭受外力、关节位置变化等方面的作用必不可少，这些对肌肉支配的关节非常重要。以此为目的的神经、运动系统的协调训练不仅在于使日常或体育运动等的动作变得圆滑流畅，还可避免机体承受持续过度的载荷以及预防外伤损害。

一、协调训练目的

（1）训练足趾、足底的控制能力以改善机体的制动能。

（2）在免荷负重下促进下肢多关节运动链的整合。

（3）为避免单侧肢体过度载荷而提升两侧肢体之间功能替换的能力。

（4）避免同一组织持续承受应力。

（5）改善对应突然遭受外力的反应，建立防御能力。

二、协调训练实施

为了诱发足趾部的控制功能，促进信息从足底输入，裸足下进行练习。设置外力刺激、不稳定板等的训练以提高神经、运动系统的制御能力。

训练程序分为免荷期、部分负重期、完全负重期、家庭练习期，依次进行。

（一）免荷期

（1）进行足趾、足底的抓地训练（图 17－61）。

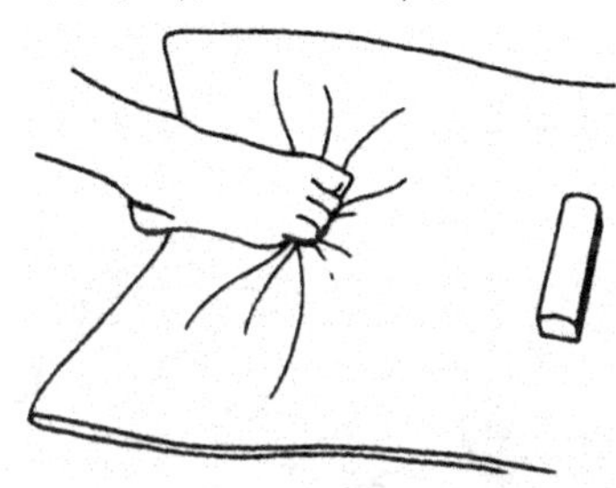

图 17－61　足趾关节的抓地训练

（2）为恢复负重感觉，治疗师用手向上推压足底，或者用足底踩压墙壁，进行下肢的等长性训练（图 17－62）。

（3）作为躯干和肢体各关节的联合运动，仰卧位下模拟练习骑自行车运动（图 17－63）。

（4）如膝部以下功能障碍时，屈膝支撑桌面进行髋关节负重练习（图 17－64），如膝部以上至躯干障碍时，可以在坐位下压膝，进行足部关节的负重训练（图 17－65）。

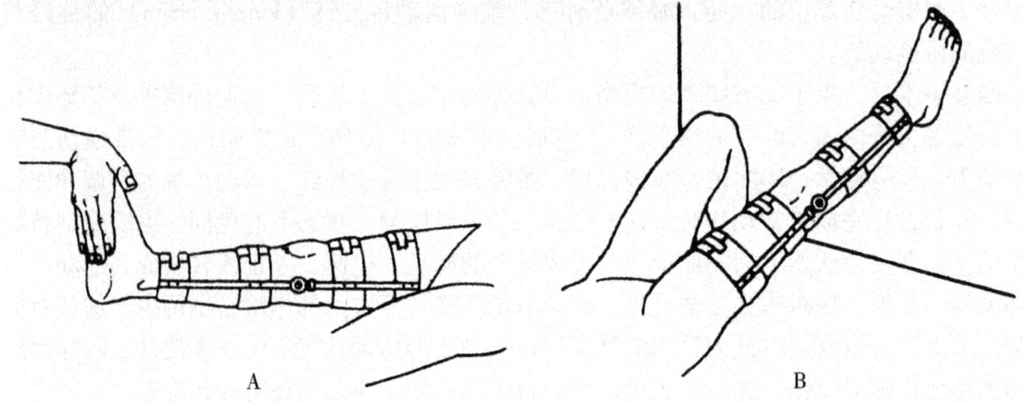

图 17－62　下肢等长性训练

A. 促使足底负重感觉恢复的下肢等长训练；B. 促使足底负重感觉恢复的下肢等长训练

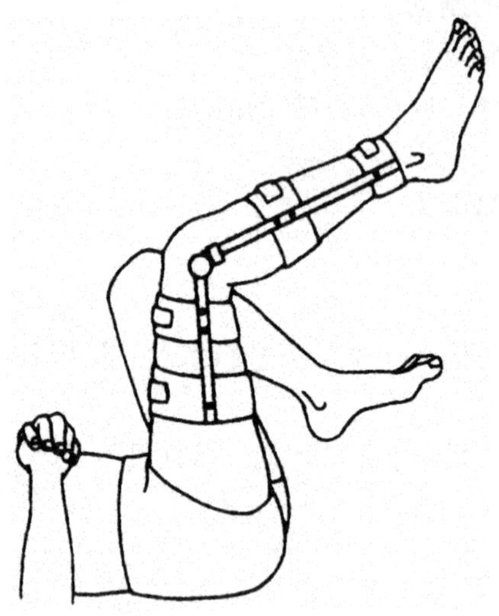

图 17－63　仰卧位模拟骑车训练

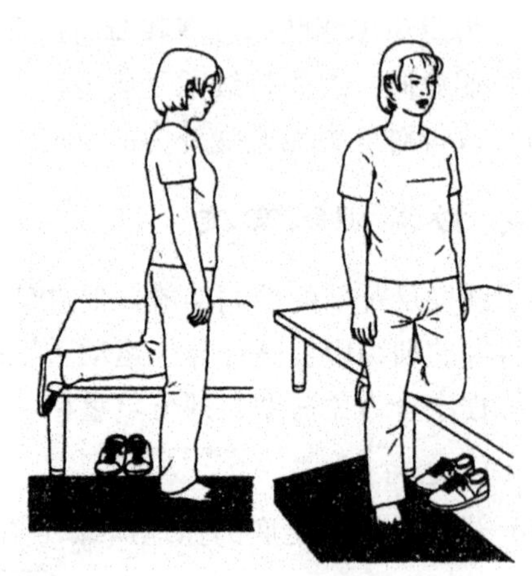

图 17－64　髋关节负重感觉维持训练

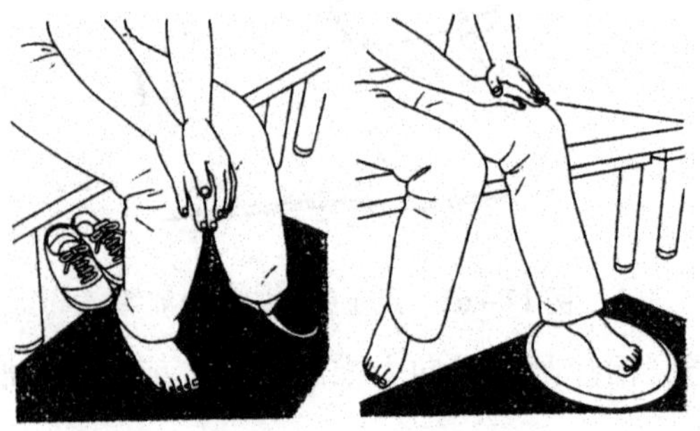

图 17－65　足关节负重感觉维持训练

（5）健侧肢体进行动力性负重和不稳定板的训练。

注意：足趾和足底抓控训练：相对地面的制止移动为基本姿势，在免荷下练习。具体方法是用足趾抓住床单或毛巾，抵抗外力移动而用力维持在原位置。

（二）部分负重期

（1）作为恢复运动觉和下肢各关节周围肌肉的训练方法，可以在下肢部分负重下进行骑自行车（特制训练车）练习（图 17－66）。

（2）坐位下练习制动摇摆不稳定的圆板（图 17－67）。

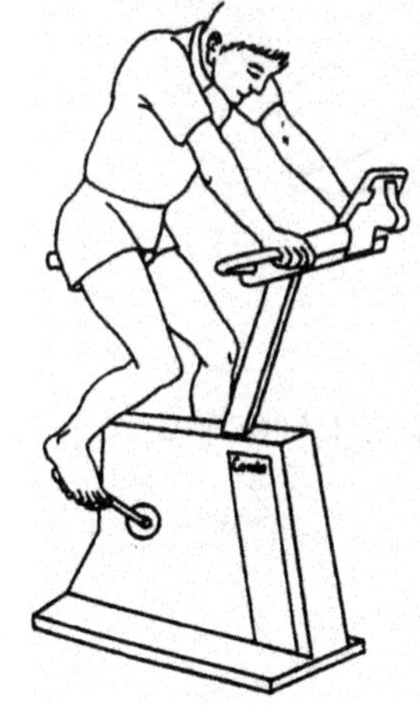

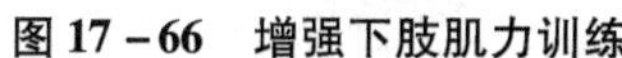

图 17－66　增强下肢肌力训练

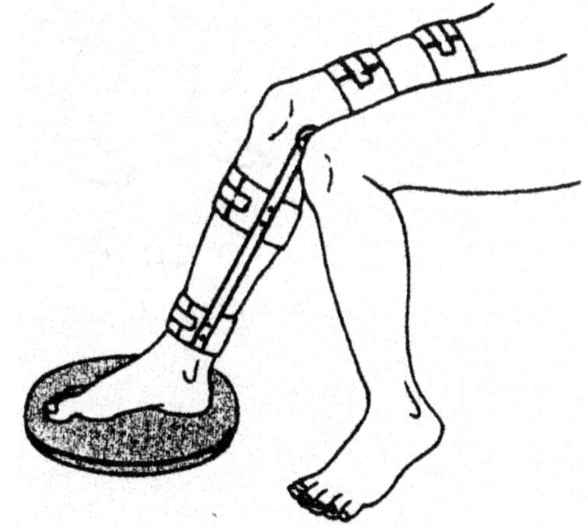

图 17－67　坐位下下肢控制活动盘训练

（3）在矫形支具辅助下，立位练习制动摇摆不稳定的圆板（图 17－68）。

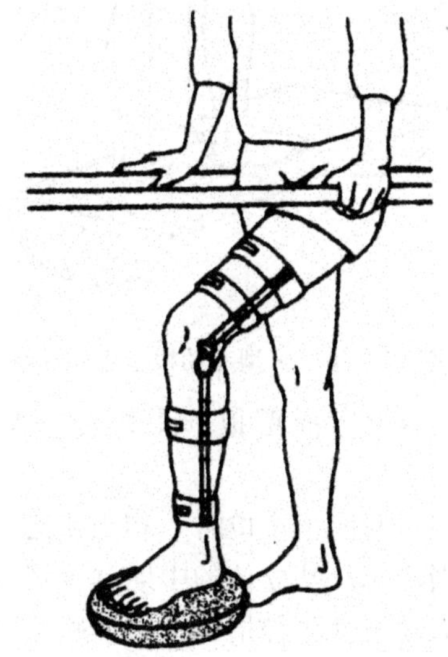

图 17－68　下肢站位负重下控制活动盘训练

（4）在水中进行行走训练。

（三）完全负重期

（1）两足站立，在施加外力下进行平衡练习。

（2）反复交替进行向前半步进位和向后半步退位，在避让遭受外力下练习平衡（图 17－69）。

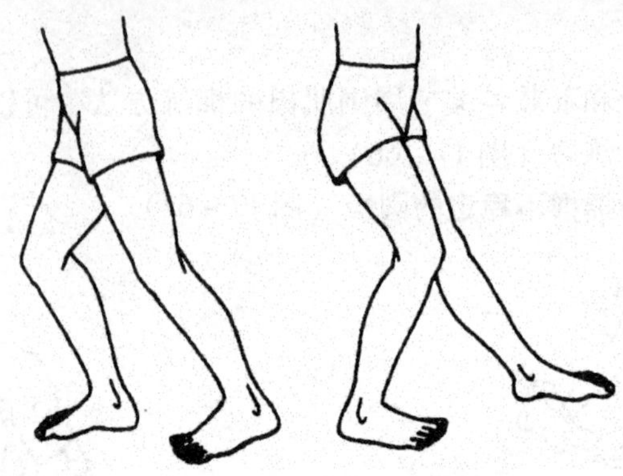

图 17－69　半步前进、后退训练

（3）同上反复进行半步进位和半步退位练习，在不稳定板上训练平衡（图 17－70）。

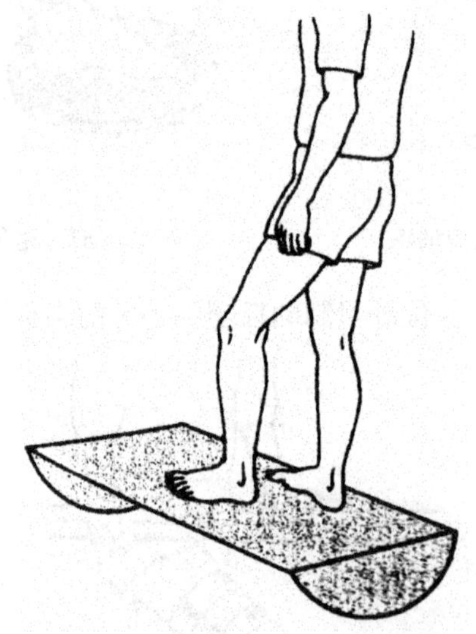

图 17－70　大型活动板上平衡训练

（4）站立在大型活动板（不稳定摇摆板）上练习平衡并训练遭受外力的反应（图 17－70）。

注意，半步进位和半步退位：向前半步位时．相当步态从站立位初期过渡到中期体位，前足负重；向后半步位时，相当步态从站立位的中期过渡到后期体位，后足负重。这个进退步法在突遭外力下机体容易采取动态性防控措施，以利避免受伤，但是对这种不稳定姿势的平衡训练非常重要。

（四）家庭练习期

（1）用大浴巾铺垫足下。

（2）用单足转动并固定圆球（图 17－71）。

（3）在汽车或轨道车内练习平衡。

（4）骑自行车练习，在泳池内积极行走。

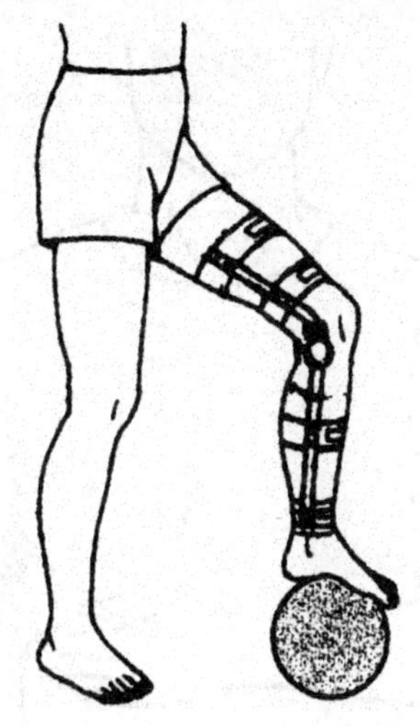

图 17－71　下肢控球训练

三、协调训练适应证

（1）四肢关节疾病的非手术治疗或术后训练。
（2）四肢骨折的术后训练。
（3）下肢截肢后义肢操作训练。
（4）脊柱疾病的非手术治疗或术后训练。
（5）体育运动训练。
（6）高龄者。
（7）失用性病变。
（8）神经、肌肉疾病。

（张　峰）

第八节　矫形器的使用

四肢手术后通常使用矫形器进行康复。

一、功能性矫形器

（一）用于骨折的功能支具

如发生在股骨或肱骨骨干等部位的不稳定性骨折，以及考虑到内固定不够坚固时，通常使用特殊的功能支具进行外固定，这些支具能完整、紧密地贴合并包绕大腿或上臂，有效地提高外固定性能（图 17－72）。

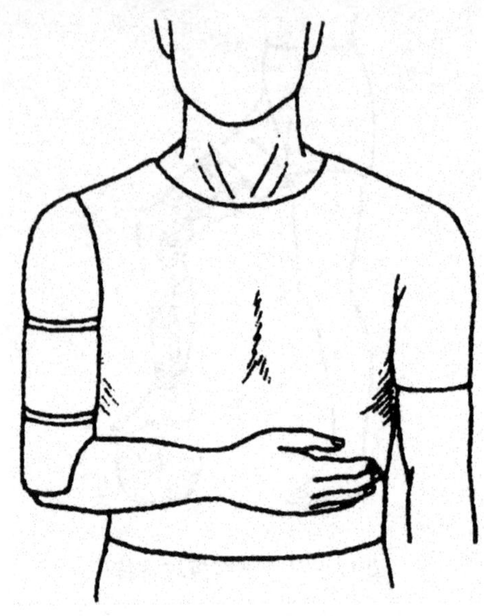

图 17－72　上臂骨折的功能辅具固定

（二）外展支具

多用于肩袖损伤修补术后以保持肩关节 0°位，并且间歇性地练习下垂动作，这样能够获得较良好的活动范围。

（三）限制运动度的支具

膝部前交叉韧带（ACL）损伤重建术后使用限制活动范围的支具。根据生物力学分析，当膝关节屈伸活动度为 30°～100°时会增加 ACL 的张力，因此在术后早期必须控制其活动度以免影响组织修复，然后再酌情逐渐增大训练角度。

二、免荷矫形器

下肢损伤或手术后，通常需要在避免负重而加重下肢损伤或维持术后固定的前提下，进行不负重的行走练习，穿着这种支具训练时可将所受到的载荷转移到患部以外的部位。临床上多使用坐骨支持支具、髌腱支持支具（patellar tendon bearing，PTB）等。

三、防止挛缩的矫形器

使用目的在于防治关节的挛缩。矫正因损伤引起的挛缩除了进行被动运动外尚应使用支具治疗（图 17－73～图 17－75）。

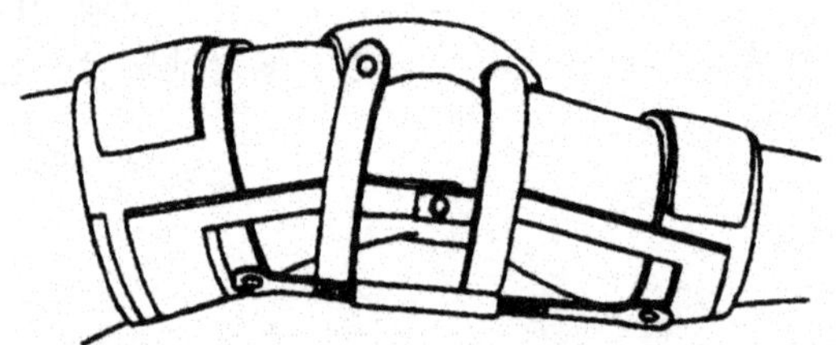

图 17－73　屈膝挛缩矫形的可控辅具固定

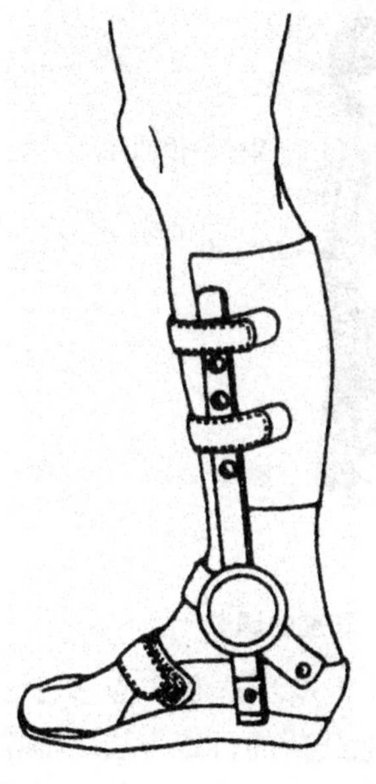

图 17－74　小腿矫形辅具

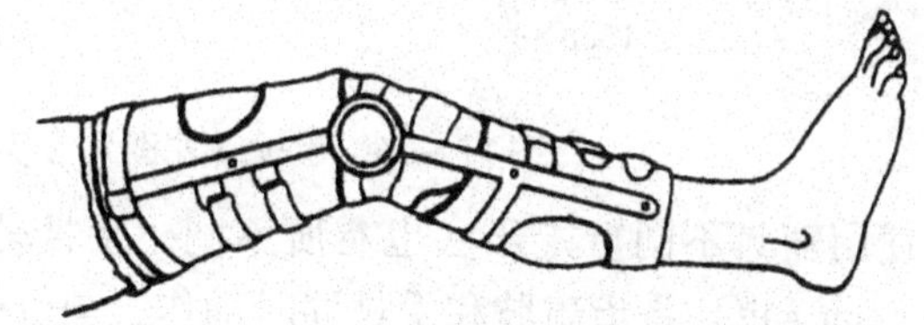

图 17－75　锁扣控制式膝部矫形辅具

（张　峰）

第九节　移动辅具的使用

移动能力中至关重要的是行走活动，其相关的辅具包含手杖、拐杖、助步器以及轮椅等。辅具的选择不仅与使用的目的、场所、频率等 ADL 有关，更主要的是辅具须与身体能力互为匹配。除此以外，适宜的辅具尚需满足以下要素：具有一定的强度、质量宜轻、使用顺手、体积小、美观、价廉和易修理。

一、手杖与拐杖（crutch）

手杖具有单脚或多脚支撑不同类型，质轻巧携带方便，但载荷有限，且手、腕功能受限者使用不便，适宜于下肢轻、中度且单侧功能障碍者。根据机体应力部位（腋下、肘、前臂等）不同拐杖也有数种类型，以腋下作为支点的拐杖最有代表性，能使机体完全免荷，支持力确实，临床使用最多，尤其适用于骨科术后、骨折或关节外科后的行走练习、关节炎等，低位或不完全截瘫以及下肢截肢者也多选用，特别是在人工关节或骨折后需要逐渐递增载荷的康复治疗时更为适宜。使用使注意在腋下受力的拐杖顶端辅以软垫以保护腋窝神经和血管。

辅具使用前需调节长度，人体站立位下屈肘 30°，手的位置约在股骨大粗隆部位，这时手至足尖前、外方各 15cm 处两者间的距离为适宜的手杖长度，如果是调节拐杖长度．则在此基础上使腋窝与拐杖顶点之间再留出 2 ~3 横指的空隙（图 17－76）。

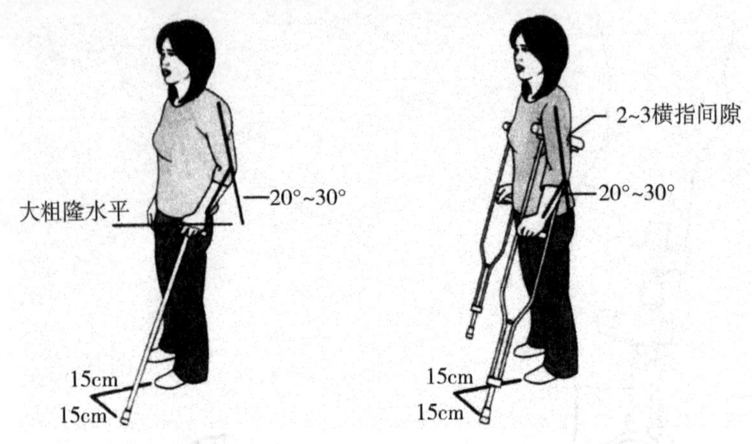

图 17－76　手杖（左图）和拐杖（右图）长度的调节

使用辅具不同行走步法也有所不同。手杖辅助行走有 2 点步法和 3 点步法，2 点步法（two point gait）是指患肢和手杖同时动作，与健侧交替着地载荷的行走方法。通常是健侧握杖，健肢着地承载时患肢和手杖同步等距前伸跨出，俟后者着地，重心交替承载后健肢跟进前移，该法步速较快（图 17－77）。3 点步法（three point gait）是指步行中大部分时间肢体和手杖处于 2 点着地的状态，即手杖、患肢和健肢依序分别前移的步法，往往适宜于行走不稳或起始练习步行的阶段（图 17－78）。拐杖步法也有数种，其中 4 点步法（four point alternative gait）是指步行中大部分时间处于 3 点着地的状态，即一侧拐杖前伸后对侧肢体紧跟前移，然后另一拐前伸，其后对侧肢体向前跨进。这种步法稳定性好，可以将步行周期拆解练习，有利于开始步行练习或平衡较差时采用（图 17－79）。3 点步法是两拐杖和患肢 3 个支撑点同时前伸移动，俟着地后健侧再向前跨进，这是免荷步行的重要手段，在要求完全免荷行走时使用（图 17－80）。2 点步法是一侧拐杖和对侧下肢同时前伸跨步，着地承载后另一侧拐杖和对侧下肢再行前移，如此交替行走，有如通常步行动作，其特点是能保持一定步速（图 17－81）。此外，还有拖曳式（交替）步法［tripod（shuffle）alternative gait］，将双拐先后向前伸出，着地后作为支撑点同时拖曳双下肢前移，多为双下肢麻痹的移动步法（图 17－82）。拖曳式（同时）步法基本与上相同，不同的是双拐同时前移伸出，往往在适应拖曳式（交替）步法后再过渡到本步法（图 17－83）。挪移步法（swing to gait）是双拐先行前移，着地后借助拐杖支持提起双下肢向支点挪近的移动．多在两下肢麻痹（下脊髓损伤等）后开始步行练习阶段采用，该步法特点是比较以下的摆动步法稳定，但前移速度较慢（图 17－84）。摆动步法（swing through gait）基本上与挪移步法类同，只是两下肢每次前移幅度较大，向前摆动后下肢落脚点位于双拐支点的前方，其特点是前移步速较快，但要求上肢肌力协调和具有一定平衡能力（图 17－85）。

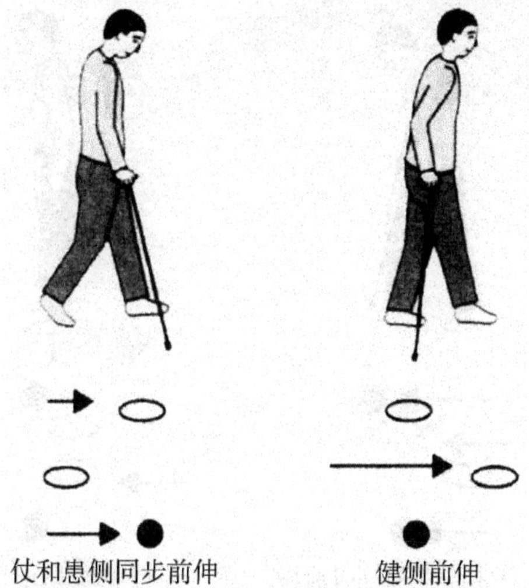

图 17－77　手杖 2 点步行法

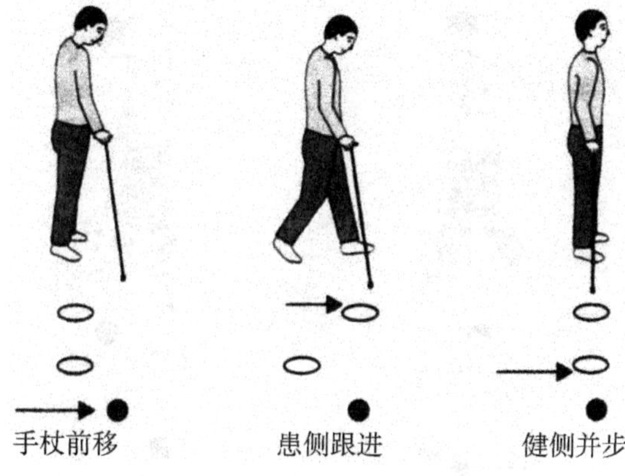

图 17－78　手杖 3 点步行法

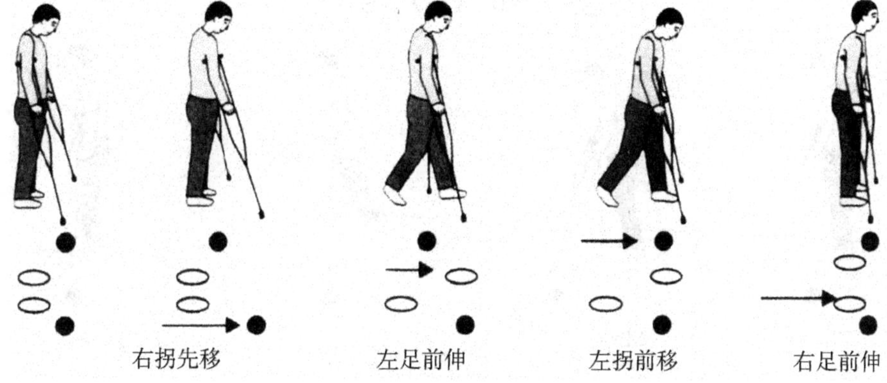

图 17－79　双拐 4 点步行法

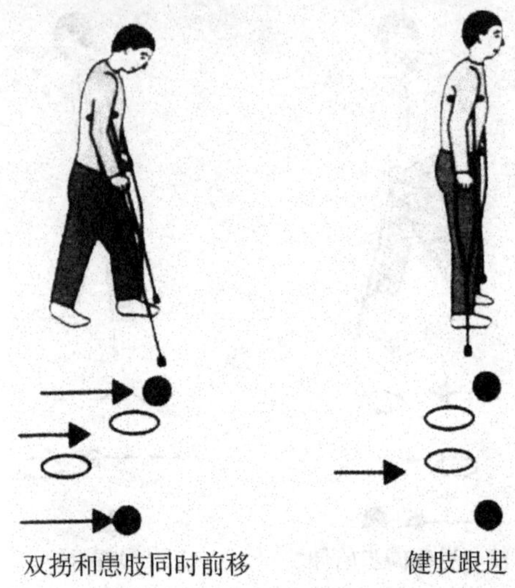

图 17－80　双拐 3 点步行法

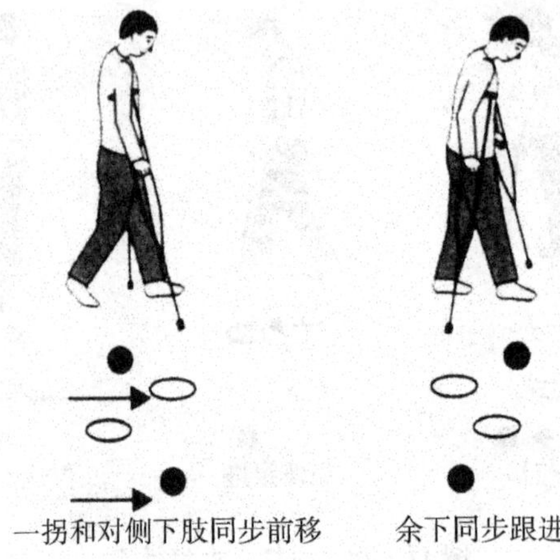

图 17－81　双拐 2 点步行法

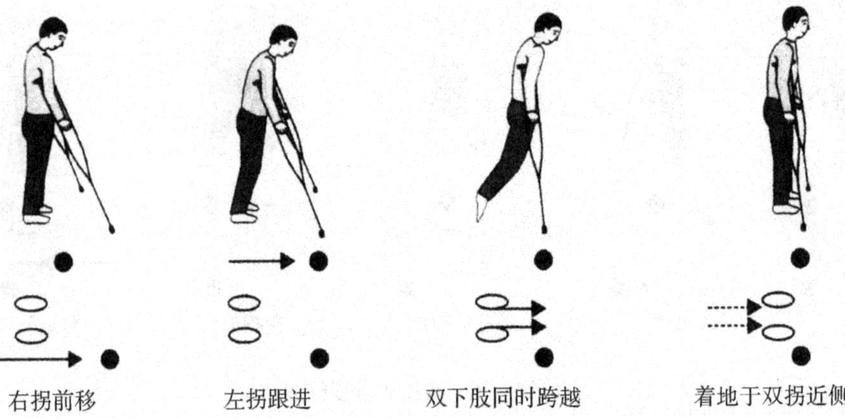

图 17－82　双拐交替拖曳步行法

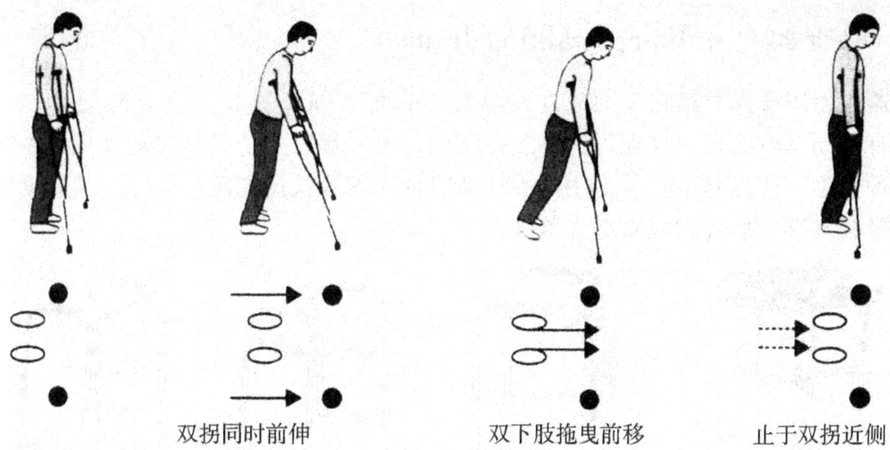

图 17－83　双拐同步拖曳步行法

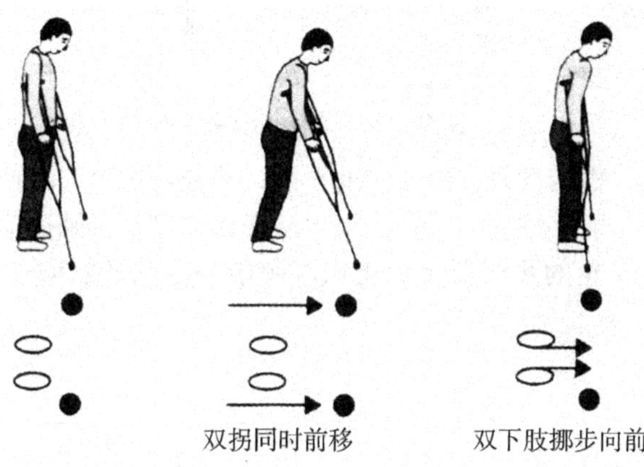

图 17－84　双拐挪步步行法

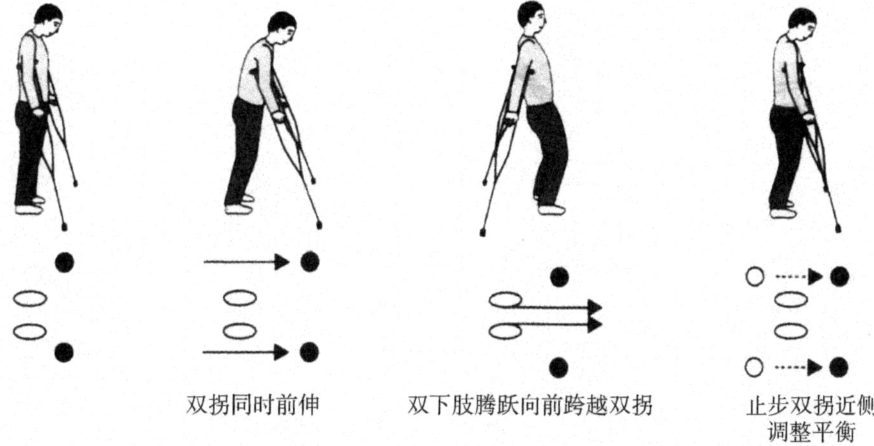

图 17－85　双拐跳跃步行法

二、助步器（walker，walking frame）

助步器是使用金属材料将三面（左右侧面和前面）围起的U形立体框架结构，有些尚在底部装有移动车轮或在中部配置坐骨支持结构，患者赖以支持进行移动（图17－86）。助步器有各种类型，但是基本上分为用两手扶持或依靠前臂扶持的两种类型，其高度在前者以股骨大粗隆为基准，后者则以胸部为基准。

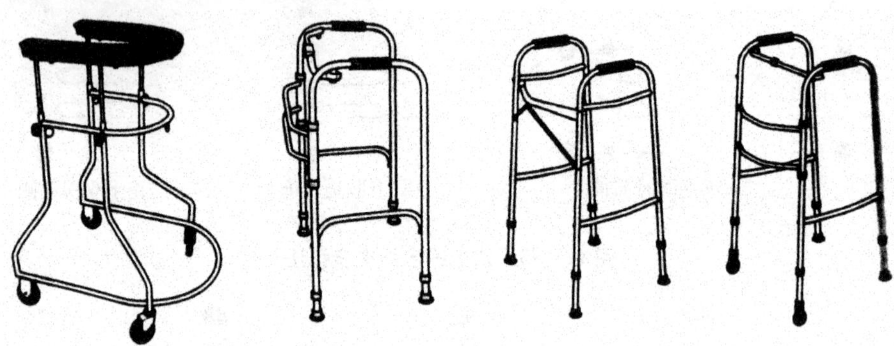

图17－86　各种助步器

助步器的支持面大，稳定性好，能够辅助平衡，减轻行走引起的疲劳，减少行走时可能跌倒的忧虑，籍此可由于能够站立、行走使得生活变得丰富，特别适应于老年人以及两下肢麻痹者使用，底部装有车轮的步行器多为类风湿关节炎、脑性麻痹、小儿麻痹症后遗症等使用。

（张　峰）

参考文献

[1] 陈焕朝，刑丹谋，陈焱．骨肿瘤的治疗与康复［M］．湖北：湖北科学技术出版社，2016.

[2] Marvin Tile，David L Helfet，James F Kellam. 骨盆与髋臼骨折治疗原则与技术［M］．张伟，孙玉强，张长青，译．上海：上海科学技术出版社，2016.

[3] 梅西埃．实用骨科学精要［M］．戴闽，姚浩群，译．北京：人民军医出版社，2016.

[4] 王兴义，王伟，王公奇．感染性骨不连［M］．北京：人民军医出版社，2016.

[5] 加德纳、西格尔．创伤骨科微创手术技术［M］．周方，译．山东：山东科学技术出版社，2016.

[6] 舒彬，孙强三．骨骼肌肉康复学治疗方法［M］．北京：人民卫生出版社，2015.

[7] 燕铁斌．骨科康复评定与治疗技术［M］．北京：人民军医出版社，2015.

[8] 张延平，杨子润．颅底骨折与合并症外科治疗［M］．北京：人民军医出版社，2015.

[9] 雒永生．现代实用临床骨科疾病学［M］．陕西：西安交通大学出版社，2014.

[10] 汤亭亭，卢旭华，王成才，林研．现代骨科学［M］．北京：科学出版社，2014.

[11] 田慧中，等．小儿骨科手术学［M］．北京：人民卫生出版社，2014.

[12] 郭卫春，熊敏，余铃．骨肉瘤基础与临床［M］．湖北：武汉大学出版社，2014.

[13] 唐佩福，王岩，张伯勋，卢世璧．创伤骨科手术学［M］．北京：人民军医出版社，2014.

[14] 张静．骨科围手术期康复［M］．北京：人民卫生出版社，2014.

[15] 黄振元．骨科手术［M］．北京：人民卫生出版社，2014.

[16] 邱贵兴．骨科学高级教程［M］．北京：人民军医出版社，2015.

[17] 赵定麟，陈德玉，赵杰．现代骨科学［M］．北京：科学出版社，2014.

[18] 燕铁斌．骨科康复评定与治疗技术［M］．北京：人民军医出版社，2015.

[19] 蒋保国．严重创伤救治规范［M］．北京：北京大学医学出版社，2015.

[20] 鲁玉来，刘玉杰，周东生．骨科微创治疗技术［M］．北京：人民军医出版社，2010.

[21] 田伟，王满宜．积水潭骨折［M］．北京：人民卫生出版社，2013.

[22] 张铁良，刘兴炎，李继云．创伤骨科学［M］．上海：第二军医大学出版社，2009.

[23] 刘玉杰，等．实用关节镜手术学［M］．北京：人民军医出版社，2011.

[24] 杨扬震，林允雄．骨与关节创伤［M］．上海：上海科学技术出版社，2013.

[25] 刘益善．新医正骨手法实用指南［M］．北京：军事医学科学出版社，2014.

[26] 关骅，张光铂．中国骨科康复学［M］．北京：人民军医出版社，2011.
[27] 孙婕，刘又文，何建军，汤志刚．实用微创骨科学［M］．北京：北京科学技术出版社，2012.
[28] 林定坤，杨海韵，刘金文，等．中医临床诊治骨伤科专病［M］．北京：人民卫生出版社，2013.
[29] 赵定麟，陈德玉，赵杰．现代骨科学［M］．北京：科学出版社，2014.